韓國傳染病史 II

Korean History of Infectious Diseases

大韓感染學會

韓國傳染病史 II

첫째판 1쇄 인쇄 | 2018년 10월 16일
첫째판 1쇄 발행 | 2018년 11월 1일

지 은 이   대한감염학회
발 행 인   장주연
출 판 기 획   김도성
편   집   배혜주
표 지 디 자 인   김재욱
편 집 디 자 인   김수진
일 러 스 트   유학영
발 행 처   군자출판사(주)
            등록 제4-139호(1991. 6. 24)
            (10881) 파주출판단지 경기도 파주시 회동길 338(서패동 474-1)
            전화 (031) 943-1888   팩스 (031) 943-0209
            www.koonja.co.kr

ISBN   979-11-5955-379-0
정가   40,000원

편찬위원회

위 원 장	김준명	연세의대 감염내과
부위원장	김민자	고려의대 감염내과
	김양수	울산의대 감염내과
자문위원	강문원	전 가톨릭의대 감염내과
	김정수	전 전북의대 소아청소년과
	신완식	전 가톨릭의대 감염내과
	장우현	전 서울의대 미생물학교실
	정희영	전 가톨릭의대 감염내과
	채종일	전 서울의대 기생충학교실
	최강원	전 서울의대 감염내과
편찬위원	강진한	가톨릭의대 소아청소년과
	권준욱	보건복지부 건강정책국
	박대원	고려의대 감염내과
	여인석	연세의대 인문사회의학교실 의사학과
	우준희	울산의대 감염내과
	이경원	연세의대 진단검사의학교실
	이동건	가톨릭의대 감염내과
	최보율	한양의대 예방의학교실
	홍성태	서울의대 기생충학교실
	황응수	서울의대 미생물학교실

집 필 위 원

[시대사]

1장	미 군정기와 정부 수립기: 1945–1949년	여인석	연세의대 인문사회의학교실 의사학과
2장	한국전쟁과 전후 복구 시기: 1950–1959년	여인석	연세의대 인문사회의학교실 의사학과
3장	보건방역 체계 수립 시기: 1960–1969년	신규환	연세의대 인문사회의학교실 의사학과
4장	예방 접종 활성화 시기: 1970–1979년	김영수	연세의대 인문사회의학교실 의사학과
5장	새로운 전염병 출현 시기: 1980–1989년	김택중	인제의대 인문사회의학교실
6장	의료관련감염과 내성균 엄습 시기: 1990–1999년	김진혁	고려대 한국사학과
7장	전염병 세계화 시기: 2000–2015년	박소연	경희의대 의학교육학 및 의인문학교실
8장	해방 이후 북한 전염병사	김진혁	고려대 한국사학과

[질병사]

1장	결핵	대표저자	송재훈	아시아 태평양 감염재단
		공동저자	허경민	성균관의대 감염내과
			정두련	성균관의대 감염내과
2장	장티푸스	대표저자	우준희	울산의대 감염내과
		공동저자	김성민	인제의대 감염내과
3장	콜레라	대표저자	김양수	울산의대 감염내과
4장	이질	대표저자	배현주	한양의대 감염내과
5장	신증후군출혈열	대표저자	송진원	고려의대 미생물학교실
		공동저자	노지윤	고려의대 감염내과
			정재훈	고려의대 예방의학교실

발 간 사

2009년 역사적인 출판물인 한국전염병사가 우리 앞에 모습을 보였습니다. 고조선, 삼국 시대, 통일 신라를 거쳐, 고려, 조선 및 일제강점기까지의 전염병에 대한 역사를 편찬하는 의미 있는 작업이었습니다. 2018년 오늘, 해방 이후의 전염병사를 편찬한 한국전염병사 II의 제작을 마침으로써, 온전히 한국전염병사를 완성하는 대과업을 이루게 되었습니다.

제임스 볼드윈은 "역사는 단순히 과거에 관한 것이 아니다. 아니, 과거와는 거의 상관이 없다. 사실 역사가 강력한 힘을 갖는 까닭은 우리 안에 역사가 있기 때문이고, 우리가 깨닫지 못하는 다양한 방식으로 우리를 지배하기 때문이며, 그리하여 말 그대로 우리가 하는 모든 일 안에 '현존하기' 때문이다"라고 말하였습니다.

전염병 때문에 한 국가나 사회가 소멸되거나 격변을 맞았던 경우를 자주 볼 수 있습니다. 알렉산더 대왕은 동방 원정 도중 "열병" 때문에 사망했는데, 이것 때문에 동방 원정이 중단되고 동서문화의 교류가 더 이상 진척되지 못하였습니다. 과거, 중국이 베트남과 전쟁을 할 때 베트남에서 유행하는 풍토병 때문에 고전하기 일쑤였습니다. 조선시대에 전염병이 유행할 때마다, 민심이 흉흉하고 사회가 혼란스러웠던 것은 잘 알려진 사실입니다. 2016년 국내에 들어온 메르스는 의학적인 측면만이 아니라 사회경제적인 면에서도 엄청난 충격을 안겼습니다. 전염병은 시대를 관통하여 국가나 사회에 거대한 영향을 주기 때문에, 과거를 통하여 전염병의 현재와 미래를 예측하고 대비할 수 있어야 합니다. 단순히 기록을 남기는 것만으로는 부족하며, 각고의 편찬 작업을 통하여 통찰력을 제공할 수 있는 역사서가 제작되어야 합니다.

한국전염병사는 이러한 역사서의 본질에 충실하게 만들어졌습니다. 국내 고유의 의학적 특성을 서술하되, 일반인들도 쉽게 이해할 수 있도록 표현되었습니다. 전염병 발생 당시의 시대적 상황을 밝힘으로써 전염병이 잉태되고 확산될 수밖에 없었던 배경을 소개하였습니다. 전염병 발생이 미치는 사회경제적 파급효과를 언급함으로써 과거에 대한 반성과 미래 대비에 대한 경각심을 느낄 수 있도록 하였습니다.

편찬위원회 김준명 위원장님의 애착과 헌신, 전임 김민자 이사장님의 열렬한 지원, 역사학자와 감염 전문가로 구성된 편찬위원의 노력 및 전 과정을 함께 해주신 군자출판사의 사명감이 없었다면, 한국전염병사는 탄생되지 않았을 것입니다.

대부분의 역사서는 정치, 경제, 사회 위주로 구성되어 있으며 문화가 한 귀퉁이를 차지하고 있는 반면, 한국전염병사는 감염질환을 중심에 두고 정치경제적, 사회문화적 배경과 파급효과를 이야기함으로써, 독자들에게 다른 역사서를 읽을 때는 느끼지 못하는 호기심과 지적 충족을 선사할 수 있을 것으로 기대됩니다.

의학서적으로서, 또한 역사서적으로서, 한국전염병사의 가치와 의미가 독자들의 마음속에 영원히 간직될 것입니다.

2018년 10월

대한감염학회 이사장   김 양 수

편 찬 사

인류의 역사 속에는 수많은 전염병이 등장하고 있는데, 이러한 전염병은 역사의 배경으로 나타나는 것이 아니고 역사의 흐름을 이끄는 주역으로 등장하고 있습니다. 따라서 인류의 역사를 이해하기 위해서는 전염병의 역사를 알아야 하겠으며, 이는 인류의 과거 질병사의 대부분이 전염병사이기 때문에 더욱 그러하다 하겠습니다.

이에 대한감염학회에서는 2009년에 '한국전염병사'를 출간하였습니다. 당시 전염병의 역사와 관련된 방대한 분량의 자료를 한 권의 책에 수록하기가 힘들어 우선 선사시대부터 삼국시대, 통일신라시대, 고려시대, 조선시대를 거쳐 해방 이전 일제강점기까지의 역사를 정리한 바 있습니다. 당시 이 책은 전염병을 전공하거나 전염병의 역사에 관심이 많은 독자들에게 귀하고 유용한 자료가 되었다 자부합니다.

칠 년이 흘러 2016년에 대한감염학회에서는 '한국전염병사 II'의 출간 작업을 시작하였습니다. I권인 '한국전염병사'에 이어서 1945년 해방 이후 미 군정기와 정부 수립기로부터 한국 전쟁과 근대화 시기를 거쳐 2015년 메르스 사태까지 70년간의 한국 전염병의 역사를 정리하였습니다. 또한, 해방 이후 북한 전염병의 역사도 자료 수집에 한계는 있었지만 나름대로 최대한 자료를 모으고 정리하여 기술하였습니다. 한편, '한국전염병사 II'에서는 시대사와 더불어 우리나라 전염병 역사에서 특히 의미가 큰 전염병들을 선별해서 해방 이후 각 질병에 따른 질병사도 함께 기술하였습니다.

기록을 남긴다는 것은 미지의 미래를 준비하는 것이라 생각합니다. 특히, 과거 전염병에 대한 기록은 미래에 예기치 않게 다가올 수많은 전염병들을 슬기롭게 대처할 수 있도록 도움을 줄 것입니다. 이 역사서가 감염 전문가는 물론이고, 전염병의 역사에 관심 있는 의료인이나 보건행정가, 나아가서 의료 분야에서 공부하고 있는 학생들에게도 유익하고 소중한 자료가 되기를 바랍니다.

'한국전염병사 II'를 집필함에 있어서 혼신의 노력을 아끼지 않으신 여인석 교수를 비롯한 시대사 집필위원들과 16개 전염병의 질병사를 위해 귀한 옥고를 완성해 주신 집필위원들께 심심한 감사의 말씀을 전합니다. 또한, 귀한 조언을 주신 여러 자문위원님들과 편찬위원들께도 감사를 드립니다. 그리고 '한국전염병사'에 이어 '한국전염병사 II'에서도 출판을 맡아 주신 군자출판사에도 감사를 드립니다.

2018년 10월

편찬위원회 위원장 김 준 명

추 천 사

이번 대한감염학회에서 발간한 한국전염병사(韓國傳染病史) II는 2009년 발간한 한국전염병사에 이어 9년 만에 세상에 태어난 대한감염학회의 역사적 족적입니다. 2009년 판에서는 우리나라 전염병에 대하여 역사 이전의 시대부터 1945년 대까지 역사적인 내용을 수록한 데 비하여 이번에 새롭게 발간된 한국전염병사 II는 1945년부터 2015년까지의 시대사적(時代史的) 변화를 다루었습니다. 특히 마지막 제8장에서는 해방 이후 북한의 전염병사를 다룸으로써 통일 이후를 대비하는 지적 바탕을 마련하고 있습니다. 한편 질병사(疾病史)에서는 시대별로 결핵, 장티푸스, 콜레라, 이질 등 소위 저개발국가의 전염병부터 비브리오패혈증이나 성병에 이르기까지 최신의 전염병에 대하여 그 질환의 역학 및 임상적 특성과 치료에 이르기까지 전염병의 중요 특징을 섭렵한 교과서적 역저임을 보여 주고 있습니다.

이 책을 상재하고 출판하기까지 밤잠을 설쳤을 김준명 편찬위원회 위원장님을 비롯한 50여분의 위원님들의 노고를 눈앞에 그려 보면서 대한의학회 회장으로서 깊은 감사와 찬사를 드립니다. 대한감염학회는 186개의 학회로 구성된 대한의학회 정회원 학회로서 매년 엄격하게 실시되고 있는 학회평가에서 중상위 그룹에 속하는 훌륭하고 미래지향적인 거침없는 행보를 보이고 있는 대한의학회의 자랑스러운 회원입니다.

이제 인류는 제4차 산업혁명이라는 미증유의 변화 속에서 살아가게 됩니다. 삶의 모든 현장에서는 인공지능(AI; Artificial Intelligence)과 협업(Collaboration)을 하면서 삶의 돌파구를 열어가야 합니다. 다시 말씀드리면 Homo Sapiens 시대를 살아 온 인류는 이제 Homo Cooperatio로서 새 시대를 살아가야 합니다. 과거 우리는 수차의 산업혁명에 덕을 본 사회의 발전에 따라 풍요로움을 누리며 살아 왔습니다. 그러나 이제는 이 풍요로움에 뒤따르는 여러 가지 기대와 공포가 혼재한 제4차 산업혁명의 시대를 맞이하고 있습니다. 이러한 가운데 반드시 우리의 눈앞에 닥쳐올 것이며 또한 극복하여야 할 과제로 부각되는 것이 새로운 전염병의 발생이라고 생각합니다. 문화가 진보되고, 다각화된 사회 정의가 뒤엉키며, 인간 삶의 공간이 협소해질 수밖에 없는 미래 사회일수록 예측하기 힘든 감염병이나 전염병이 인류를 위협하게 될 것으로 추정됩니다. 제3의 신인류라고까지 지칭되는 인공지능이 과연 질병을 앓게 될 것인지? 또 이들에게 질병이 생긴다면 우리 참 인류에게는 어떤 영향을 미칠 것인지? 앞으로의 감염성 질환은 현재 우리가 생각할 수 있는 그 범위와 정도를 훨씬 능가할 것이라는 우울한 예측을 해봅니다. 그렇기 때문에 대한감염학회의 시대적 역할이 중요하고 또한 기대되는 것입니다.

한국전염병사 II는 생각할수록 가슴이 뜁니다. 마치 우리민족의 과오를 뛰어넘은 것 같은 기분이 들기 때문입니다. 한민족은 기록에 취약한 역사적 한계를 갖고 있습니다. 기록에 둔감했던 것인지 아니면 기록은 했지만 유지 보존을 못했는지 몰라도 현존하는 역사서라는 것은 1145년에 발간된 "삼국사기"가 글자로 기록된 우리역사의 가장 오래된 기록입니다. 5천 년이라는 민족사에 비교한다면 참으로 부끄러운 일입니다. 그러나 일본만 하더라도 우리보다 700년이나 앞선 서기 730년에 일본서기라는 역사 기록이 현존하고 있으며, 중국은 BC 1600년 전의 기록이 있습니다. 이렇게 살펴보면 우리는 참으로 뒤떨어지는 민족이라는 생각을 할 수 있습니다. 그러나 우리 조상님들께서도 그러한 현실에 대한 자괴감이 있으셨던 것 같습니다. 유학이 인간의 삶에 기본적인 생활철학으로 본격적으로 받아들여진 고려말 이후 우리는 지구상의 어느 민족사에서도 발견하기 힘든 역사적 기록물들을 어마어마하게 쏟아 냄으로써 문화민족의 긍지와 능력을 유감없이 발휘하였습니다. 조선왕조 5백 년은 그야말로 기록의 산실이고 보물 덩어리입니다. 거기에 한글이라는 문자를 창제하였다는 것은 가히 신(神)과 같은 일을 해낸 것입니다.

이러한 의미로 볼 때 오늘 대한감염학회에서 발간한 한국전염병사 II는 한 시대의 족적이 깊게 새겨진 역사적 역저입니다. 출간을 다시 한 번 축하드리며 관련단체나 관심 있는 개인 연구자 분들께 주저없는 추천의 말씀을 올리면서 추천사에 가늠하겠습니다.

2018년 10월

대한의학회 회장　장 성 구

추 천 사

　　현대 한국의 전염병의 역사를 일괄해서 볼 수 있는 책이 출간되어 반갑습니다. 여기『한국전염병사Ⅱ』가 바로 그 책입니다. 누구나 인정하듯이 한국 현대사는 매우 역동적으로 펼쳐져 왔습니다. 한국인들은 산업화의 성공과 민주화의 달성을 위해 숨 가쁘게 달려왔습니다. 이면을 들여다보면 수많은 전염병이 잇달아 생겨났습니다. 해방 직후 한동안은 장티푸스, 이질 콜레라 같은 급성전염병과 결핵, 한센병, 기생충질환, 성병 등이 가장 큰 보건문제였으며, 1980년 이후부터는 새로운 전염병이 출현하여 우리를 괴롭혔으며, 항생제 내성균 문제가 크게 대두되었습니다.

　　2000년 이후부터 세계화 추세와 함께 질병의 세계가 새로운 특징으로 나타납니다. 에이즈나 최근에 겪은 메르스 유행이 대표적인 사례입니다. 때로는 좌절과 실수가 있기는 했지만, 긴 안목으로 봤을 때에는 시대에 따라 전염병 문제를 잘 풀어왔습니다. 이에 대해 의료인은 물론이거니와 보건행정가, 과학자, 매스컴, 일반 시민의 대응이 같이 이루어졌습니다. 또 한국과 국제 간에 협조가 같이 진행되었습니다. 이런 내용 전반을 이 책은 빠짐없이 잘 담아냈습니다. 최근 의사학 분야의 연구 성과를 잘 담아냈다는 점에서, 각 분야별 전문가가 집필에 참여했다는 점에서 이 책은 신뢰할 만합니다. 방대한 현대 한국의 전염병의 역사를 처음으로 정리하는 일은 결코 쉽지 않은 일이었을 텐데, 그 첫걸음을 성공적으로 이끌어낸 대한감염학회의 노고에 감사드립니다.

2018년 10월
대한의사학회 회장　신 동 원

한국전염병사 II

Korean History of Infectious Diseases

시대사

한국전염병사 Ⅱ

한국전염병사 II

질병사

한국전염병사 Ⅱ

한국전염병사 Ⅱ

한국전염병사 II

부록

시대사

미 군정기와 정부 수립기: 1945-1949년

개관

1945년 8월 15일 일제의 식민 지배는 종말을 맞았다. 태평양전쟁이 막바지로 치달으며 일본의 패전을 예상한 사람도 있었지만 패전 이후 한반도의 운명에 대해서는 예측하지도, 준비하지도 못했다. 따라서 혼란은 불가피한 일이었다. 더구나 초기에 치안 유지를 위해 미국과 소련이 38선 남쪽과 북쪽에 각각 진주했던 것이 한반도의 고착된 분단으로 이어지면서 상황은 더욱 복잡해졌다. 그리고 이 분단은 5년 후 유래 없이 참혹한 내전의 원인이 되었다.

이 시기의 혼란상은 단순히 정치적 상황에 국한되지 않았다. 정치적 혼란은 방역 체계의 미비함으로 이어져 전염병이 유행하기 좋은 상황을 만들었다. 더구나 해방 이후 해외로부터의 대규모 인구 이동은 전염병 전파의 중요한 원인이 되었다. 해방 직후 발병하여 전국에 창궐하여 엄청난 인명 피해를 안긴 콜레라는 그렇게 유행한 것이었다. 또 일제 말기부터 두창 접종이 제대로 시행되지 못한 결과는 해방 후 두창의 대대적인 유행으로 번졌다.

미 군정기는 긍정적이건 부정적이건 이후 한국 사회의 기본적인 틀을 마련하는 계기가 되었다. 일제강점기의 제도와 관습의 상당 부분은 미국식 제도로 대체되었으나 또한 상당 부분은 그 관성으로 인해 지금까지도 우리 사회에 많은 영향을 미치고 있다. 보건의료 제도도 마찬가지였다. 일제강점기 경찰이 주체가 되어 실행된 방역 제도는 의사와 같은 전문가가 중심이 되는 시스템으로 바뀌었다. 또 이들 전문가 중 상당수가 이 시기에 미국 유학을 가서 미국식 보건의료 제도를 배워 돌아왔고, 이들이 이후 한국 보건의료계의 지도자가 됨으로써 미국식 제도와 가치가 한국 사회에 뿌리내리는 계기가 되었다.

1948년 정부 수립 이후 이 분야에 대한 정부적 차원의 지원이나 관심은 오히려 군정기보다 후퇴했다고 볼 수 있다. 지극히 제한된 재원과 우선순위에서 보건의료 분야가 밀린 결과였을 것이다. 어려운 환경 가운데서나마 우리 손으로 구성된 정부에서 시작한 보건의료 관련 활동들은 한국 전쟁의 발발로 힘들게 쌓아올린 토대들이 다시 붕괴되는 어려움을 겪게 되었다. 그러나 역설적으로 전후 복구 과정에서 이루어진 해외의 다양한 지원은 한국 전쟁을 거치며 한국의 보건의료 수준을 끌어올리는 기회가 되기도 했다.

1. 미 군정기의 방역 체계

제2차 세계 대전 종전 이후 남한에 진주한 미군은 남한에 독자적 정부가 수립되기 이전까지 군정을 실시하였다. 군정의 특성상 일단 치안 유지가 중요한 과제로 떠오른 가운데 보건의료 분야에 대한 관심은 상대적으로 뒤로 밀릴 수밖에 없었다. 그렇지만 각종 전염병의 유행은 사회불안을 초래할 수 있는 요인이 될 수 있고, 현지에서 유행하는 질병은 주둔군인 미군에게도 전염될 수 있다. 따라서 장기적인 안목까지는 아니라 하더라도 최소한 치안과 주둔군 보호라는 차원에서 방역에 초점에 둔 보건의료 체제를 구축할 필요가 있었다. 이를 위해서는 우선 남한의 보건의료 상황을 파악하는 일이 우선되어야 했다.

남한의 상황에 무지한 상태로 진주한 미군은 먼저 현지인들로부터 남한의 상황에 대한 정보를 얻을 필요가 있었다. 단순히 정보를 얻는 것에서 그치는 것이 아니라 이후 통치를 위해서 현지인들의 도움과 참여도 필수적이었다. 그런데 이 경우 '현지인'이란 한국인만이 아니라 35년간 한국을 지배해온 일본인도 함께 의미하는 것이었다. 사실 남한의 통치권을 넘겨받고 새롭게 통치를 시작해야 하는 미군의 입장에서는 피통치민이었던 한국인보다는 그간 한반도를 통치해온 일본인들의 도움이 더욱 절실했을 것이다. 실제로 미군은 총독부

조직을 그대로 둔 채 일본인 관료를 남겨 군정에 활용하려 하였으나, 한국인들의 격한 반발로 그러한 계획은 포기할 수밖에 없었다. 보건의료 분야에서도 군정 당국은 경험이 있는 일본인 의사, 과학자, 실험실 기사들이 더욱 오랜 기간 남아서 활용이 가능한 한국인 인력을 훈련시켜 배출시키기를 원했으나, 한국인들의 정서가 이를 허용하지 않았다.[1]

경험 있는 일본인 관료들을 군정에 참여시킬 수 없게 된 미군은 한국인의 도움에 만족해야 했다. 보건의료 분야에서 미군의 한국 측 파트너가 된 대표적 인물은 이용설(李容卨, 1895~1993)이었다. 이용설은 해방 직후 조직된 건국의사회의 위원장으로, 건국의사회는 해방 직후 일본인의 의사 조직과 그들 소유의 병원을 접수하는 일을 우선적인 과제로 삼았다. 그 밖에 해외에서 귀국하는 전재민(戰災民)을 돌보는 역할도 했다. 건국의사회의 이러한 활동을 인지한 군정 당국은 건국의사회에 위생고문 추천을 의뢰했고, 위원장이던 이용설이 추천되었다. 그는 처음에는 고문으로 활동하였으나, 정식으로 군정청이 설립되자 그 산하 보건후생국의 국장으로 임명되었다. 그리고 보건후생국이 보건후생부로 승격되자 1946년 3월 29일에는 보건후생부의 부장이 되었다. 또 1947년 2월 15일에는 과도입법정부의 보건후생부장으로 임명되어 1948년 8월 대한민국정부가 수립될 때까지 보건관련 제도를 정비하는 데 큰 역할을 했다. 이용설 이외에도 최제창을 비롯하여 여러 명의 한국인들이 군정 초기 보건행정의 틀을 짜는 데 공헌했지만, 사실 이들은 해방 직전까지 임상의사로 활동하던 사람들로서 보건행정에 대한 경험이나 전문적인 지식이 있지는 않았다. 그런 이유로 이들 중 일부는 군정 당국의 도움을 받아 보건행정을 공부하러 미국 유학을 떠났다.[2]

물론 전반적인 보건행정의 틀을 짜는 일이 중요했지만 시급한 일은 전염병의 발생을 예방하고, 일단 발생한 전염병에 대해서는 효과적으로 대응하는 방역 활동이었다. 방역을 위한 전문가로서 군정청에서 발탁한 사람이 미생물학자 기용숙과 최영태였다. 주로 만주에서 연구 활동을 했던 기용숙은 일제 말기 국내에 들어와 대구동산병원에서 임상의사로 근

---

1 Public Health and Welfare, RG 332, USAFIK, XXIV Corps, G-2, Historical Section, USAMGIK, Box No. 20, p. 224. (국편 수집번호: 03010337) (국편 자료 21권)

2 신영전 · 서제희, 「미군정 초기 미국연수를 다녀온 한국인 의사 10인의 초기 한국보건행정에서의 역할」, 『보건행정학회지』 23-2, 2013.

무하고 있었고,[3] 최영태는 세브란스 의전의 교수로 재직하고 있었다.[4] 기용숙은 1945년 9월 24일 조선방역연구소가 설립되면서 초대 소장을 맡았고, 최영태는 보건후생부의 방역 국장으로 임명되었다. 이들은 모두 방역 전문가로서 이후 군정과 대한민국 정부 수립 이후 많은 활동을 하였지만, 식민지 시기에는 총독부의 보건행정에 참여할 기회가 없었으므로 조선의 전반적 질병 상황에 대해 미군들에게 가치 있는 정보를 주기는 힘든 입장이었다.

이에 미군은 일본인 관료나 전문가들의 도움을 받았다. 이들을 군정에 직접 참여시키는 일은 한국인들의 강한 반발로 어려웠지만, 이들로부터 조선의 질병 상황에 대한 보고는 받을 수 있었다. 군정 당국은 경성제국대학의 교수로서 저명한 기생충학자이자 조선의 풍토병연구의 권위자인 고바야시 하루지로(小林晴治郎) 교수와 일본군 군의관들과 집중적인 인터뷰를 함으로써 한국의 질병 양상에 대한 사전 지식을 얻었다. 그리고 이 인터뷰의 내용을 바탕으로 한국의 보건 상황에 대한 두 편의 보고서 "Communicable Diseases in Korea"와 "Preliminary Entomological Report"를 작성하고, 그 내용을 요약하여 1945년 9월 15일에 열린 간부회의에서 발표하였다.[5] 거기에서는 조선의 전반적인 보건 상황은 전쟁 말기로 가면서 의약품, 식품 등의 부족으로 악화되었으며, 각종 질병 통계들은 병원에 내원한 경우들만 포함하고 있으므로 불완전하다는 점이 지적되었다. 실제로 일제강점기 통계를 담당했던 일본인 관료로부터 전염병 환자의 약 10-20%만이 보고되었다는 말을 들은 미군은 이 시기 전염병 통계를 전반적으로 신뢰하기 어려운 것으로 판단하였다.[6] 특히 전쟁 말기인 1942년 이후는 형식적인 보고 시스템마저도 제대로 작동하지 못했으므로 그 신뢰성이 더욱 떨어졌다.

미 군정 당국은 방역 활동을 포함하여 남한의 전반적인 보건의료 체제를 구축하는 첫 번째 가시적인 조치로 1945년 9월 24일 반포된 군정법령 1호에 따라 위생국을 설치했다. 이는 식민지 시기 경무국 산하의 위생과에서 경찰 업무의 일부로서 담당하던 위생 관련 업무

3   서울대학교 한국인물사 편찬위원회, 『한국의학인물사』(태학사, 2008), 213쪽.

4   노재훈, 「산업보건학의 선구자 최영태 박사」, 『연세의사학』 2-3, 1998, 336-370쪽.

5   USAMGIK Box 19, p. 125.

6   Summation of non-military activities in Japan and Korea, No. 2, 1945. 11.

를 독자적인 업무로 분리시키고, 이를 담당할 독립적 조직을 창설한 것으로 기존 위생행정
의 철학과 틀을 근본적으로 바꾼 것이었다. 이는 보건과 방역을 경찰의 영역에서 의학의
영역으로 이동시킨 것이다. 그 결과 의사들이 중용되어 보건행정 조직의 책임자로 임명되
었다.

그런데 이 전환 과정에서 보건과 방역이 경찰의 업무라는 과거의 생각에 젖어 있는 하부
관료 조직의 저항이 적지 않았다. 군정과 더불어 주요 직책에 있던 일본인 관료들은 물러
났으나, 그 밑에서 근무하던 하위직 한국인 관료들은 여전히 그 자리에 남아 동일한 역
할을 수행하고 있었기 때문이다. 이러한 가운데 군정 당국이 의학적 전문 지식을 갖춘
의사들을 잇달아 보건행정의 책임 있는 지위에 임명하자, 일반 행정 관료들, 특히 군수
를 포함한 지방의 행정 관료들은 의사를 책임자급 관료로 임명하는 것에 대해 상당한 반
감을 표했다.[7]

의사들의 적극적 활용이라는 맥락에서 전염병 발생의 보고 시스템에도 큰 변화가 있었
다. 식민지 시기에는 방역 활동이 치안이라는 경찰 업무의 틀 안에서 이루어졌으므로, 보
고의 주체는 의사가 아니라 일반 경찰이었다. 이처럼 질병에 대한 전문적 지식이 없는 경
찰이 질병을 확인하고 보고했으므로, 보고된 질병에 대한 의학적 정확성이 떨어지는 것은
피할 수 없는 일이었다. 미 군정 당국이 식민지 시기에 작성된 질병 통계를 신뢰할 수 없었
던 것은 단순히 누락률이 높았기 때문이 아니라, 비전문가에 의해 전염병의 확인과 보고가
이루어졌기 때문이었다. 따라서 군정 당국은 오직 의사에게만 질병을 확인하고 보고할
수 있는 권한을 부여했으며, 여기에 더해 전화를 사용해 보고가 더욱 신속히 이루어지도
록 했다.[7]

군정 당국이 이러한 시스템의 정비와 더불어 중요시한 것은 각종 전염병 백신의 제조와
확보였다. 위생국이 창설되던 같은 날, 조선방역연구소가 새롭게 설립된 사실이 이를 보여
준다. 이듬해인 1946년 2월 19일 국립방역연구소로 명칭이 바뀐 조선방역연구소는 군정기

---

7   Public Health and Welfare, RG 332, USAFIK, XXIV Corps, G-2, Historical Section, USAMGIK,
     Box No. 20, p. 225. (보고서 23쪽) (국편 수집번호: 03010337) (국편 자료 21권)

방역 활동에서 핵심적인 역할을 담당했다. 군정 당국이 방역 활동에서 가장 중점을 둔 부분은 백신 접종을 통한 전염병 예방이었다고 할 수 있고, 백신 생산이 대부분 국립방역연구소에서 이루어졌기 때문이다. 물론 방역 활동에서 백신 접종은 빼놓을 수 없는 부분이지만, 그에 못지않게 전반적 생활환경의 개선도 중요한 일이었다. 그러나 전반적 생활환경의 개선은 짧은 시간 안에 이루어지기는 어려우므로, 군정 당국은 더욱 직접적이고 가시적인 효과를 볼 수 있는 백신 접종에 집중했던 것으로 생각된다. 이러한 모습은 실제로 이루어진 방역 활동에서 나타난다.

2. 급성 전염병

태평양전쟁이 막바지를 향하는 가운데 일본은 모든 자원과 역량을 전쟁 수행에 쏟아부은 결과 민간의 생활환경은 점차 악화되어 갔다. 식량이나 생필품 등 모든 자원들의 부족이 초래되었고, 이로 인해 보건환경 또한 악화되었다. 일본이 마침내 패망하자 그나마 작동하던 식민지 방역 체계마저 역할을 할 수 없는 상황이 되었다. 일제의 방역 체계는 작동을 멈추었고, 군정의 방역 체계는 아직 제대로 작동을 하지 않는 공백기에 각종 전염병들이 유행하기 시작했다. 이 시기에 크게 문제가 되었던 급성 전염병은 두창, 발진티푸스, 콜레라 등이었다. 물론 이 밖에도 여러 전염병들의 크고 작은 유행이 없지는 않았으나, 발병의 규모나 희생자의 규모 면에서 이들 전염병이 이 시기에 가장 큰 문제가 되었다고 할 수 있다.

가. 두창

두창은 예방 접종을 통해 효과적으로 관리할 수 있는 대표적인 전염병으로 조선 말기부터 국가에 의한 접종이 시작되었고, 일제강점기에도 강제 접종이 이루어졌다. 다만 일제강점기에 강제 접종이 이루어지기는 했으나 누락된 미접종자들이 적지 않았고, 인근 국가들에서 유행할 경우 그 영향을 받아 발병 환자들이 급증하는 양상을 보였다. 두창은 예방 접종 여부가 질병의 유행에 절대적인 영향을 미치는 전염병인 만큼 어떤 이유에서건 예방 접종 시스템에 문제가 발생할 경우 대규모 발병으로 이어질 가능성이 크다. 일본의 패색이 짙어지며 태평양전쟁이 막바지로 치닫는 가운데 모든 자원과 물자들이 전쟁에 동원되자 공중보건이나 전염병 관리와 같은 영역은 소홀히 될 수밖에 없었다. 그 결과 그나마 식민지 시기를 통해 이루어지던 기본적인 활동조차 이루어지지 않게 되었다. 실제로 1945년 1월 이후 태어난 아기들은 두창 접종을 받지 못했고[8] 그 결과는 즉시 나타나기 시작했다.

일본이 패전하고 미군이 진주하는 과정에서 국가 공권력의 공백 상태가 발생했고 이는 공중보건에도 영향을 미쳐 우려하던 대로 각종 전염병들이 유행하기 시작했다. 두창의 경우 1945년 9월 11일, 서울의 영등포에서 13명의 환자 발생이 보고되었다.[9] 이후 두창은 전국으로 확산되어 이듬해 4월에는 정점에 이르렀다. 이때 보고된 환자만 19,809명에 달했다.[10] 일제강점기에 두창 접종이 모든 사람에게 의무적으로 이루어졌음에도 불구하고, 이처럼 큰 유행이 있었던 것은 백신에 문제가 있었거나 접종이 형식적으로만 이루어졌기 때문이라고 군정 당국은 파악했다.

두창 환자 발생이 본격화되는 가운데 군정 당국은 1945년 10월 초부터 접종 프로그램을 시작했다. 당장 직면한 문제는 필요한 양의 백신을 제조하고 확보하는 일이었다. 일제강점기에도 백신 제조가 이루어졌으나 전쟁 말기 폭격을 우려하여 백신 제조 시설을 부산과 대구 등지로 분산시켜 효율적인 생산과 즉각적인 대응이 어려웠다. 먼저 각 지역에서 생산된 백신을 서울로 모은 다음에 이것을 다시 필요한 각 지역으로 내려 보내는 번거로운 방식으로 배분이 이루어졌던 것이다. 1945년 11월 20일경에는 180,000명분의 확보된 백신을 부산, 전주, 목포, 광주 등으로 보냈다. 그리고 서울 지역에서는 38선을 넘어 내려오는 한국인과 일본인에 대한 접종이 이루어졌으며, 태어난 후 한 번도 접종을 받지 못한 아이들에

---

8   98th MG Gp. Report, 1946 March 1-31.

9   Public Health and Welfare, USAMGIK, Box No. 19 (국편수집번호: 03010333), p. 150.

10 Headquarters United States Army Military Government in Korea(HUSAMGIK), APO 235 Unit 2. History of the Department of Public Health and Welfare to May 1947.

대한 접종 프로그램도 시작되었다. 접종은 먼저 필수 요원들에 대해 우선적으로 이루어졌는데 필수 요원이란 환자들을 대하는 의사, 간호사 등 의료인과 사람의 접촉이 많은 공무원 등을 말한다. 이해 12월 초까지 서울 지역에서만 8만여 명에 대한 접종이 이루어졌다. 그렇지만 11월 말까지 이미 크고 작은 두창의 유행이 11차례나 있었으며[11] 미군들 가운데도 감염되어 사망자가 나오기도 했다.

이처럼 두창이 유행하자 군정 당국은 남한의 모든 사람에게 접종을 한다는 계획을 세우고 1,800만 명분의 백신을 부산의 가축위생연구소[12]에서 대량으로 제조하여 1946년 10월부터 전국에 배포하였다.[13] 접종 이후 이듬해인 1947년에는 발병이 대폭 감소해 182명의 환자가 보고되었다. 이들 환자 중 대부분은 강원도 강릉 지방에서 생겨났으며, 북한을 방문했던 한 환자에서 시작된 것으로 조사되었다. 또 이 가운데 55명은 백신 접종이 지연되었기 때문에 발병된 것으로 추정되었다. 1946년과 1947년에는 서울에서 발병된 사례는 별로 없었으나, 1948년 11월과 12월에 서울에서 큰 유행이 있었다. 총 569명의 환자가 발생해서 202명이 사망했다. 치사율은 35.6%에 이를 정도로 높았다. 이처럼 사망자 비율이 높았던 것은 환자들의 전반적 영양상태와 위생 상태가 좋지 않았기 때문으로 여겨진다. 또 서울의 감염자 중 79%가 5세 미만이었다. 백신 접종을 받지 않은 사람의 치사율은 37%였고, 백신 접종을 받은 사람은 22.2%였다. 백신 접종을 받고도 이처럼 치사율이 높았던 이유로는 접종 백신이나 접종 과정이 불완전했거나, 면역력이 저하되었고, 또 접종 후 충분한 면역력이 형성되기 전에 감염되었기 때문으로 생각된다.

1947년에는 두창 발병이 크게 감소했으나 1948년 12월부터 전국적으로 유행이 시작되어 1948년에는 1,197명, 1949년에는 10,085명의 환자가 발생했으며 2,088명이 사망했다.

---

11 Headquarters XXIV Corps Office of the Surgeon, APO 235, General conditions of health and welfare of Korea.

12 현재 국립수의과학검역원의 전신이다. 1911년 4월 부산에서 우역혈청제조소(牛疫血淸製造所)로 창립된 이래 두창 백신 제조를 해왔기 때문에 군정 당국도 두창 백신은 여기에서 공급받았다.

13 Historical Summation, Department of Public Health and Welfare, September 1945 – May 1947, RG 407, Entry No. 368, Box No. 2066 (국편수집번호: 03016382), p. 152.

나. 콜레라

1946년에는 콜레라가 전국적으로 크게 유행했다. 1946년 5월 중국에서 들어온 귀환동포로부터 유입되어 부산에서 시작된 콜레라는 곧 전국으로 퍼져나갔다. 검역 과정의 실패가 직접적 원인이었다. 해방되자 중국, 일본 등에 거주하던 동포들이 대거 귀국하였다. 이 과정에서 전염병도 함께 들어올 가능성은 충분히 예견할 수 있는 상황이었다. 특히 중국의 광동(廣東)은 콜레라 빈발 지역으로 1945년 9월에 콜레라가 유행한 데 이어 1946년 5월에도 콜레라가 발생했다. 실제로 중국에서 일본으로 귀환하는 수송선에서 콜레라가 발생하였으므로 미 군정도 그 가능성을 충분히 고려하고 있었다. 남한에 본격적으로 콜레라가 발병하기 이전인 1946년 4월 군정 당국은 귀환자들에 대한 자세한 검역 지침을 내렸다.[14] 그러나 검역 지침을 그대로 지킬 수 있는 실질적인 여건이 마련되지는 않았다.

그런 가운데 콜레라가 발생했던 광동에서 1946년 5월 귀환 전재민 3천여 명을 태운 수송선이 부산으로 향했다. 이 배 안에서는 이미 24명의 콜레라 환자가 발생했고, 7명이 사망했다. 배가 부산 앞바다에 도착하자 6명의 의사가 승선하여 방역 활동을 했고, 항구 근처의 주민들에게 예방 접종을 실시했다. 그러나 이 배에 승선했던 모든 사람들에 대한 적절한 검역 조치가 취해지지 않은 까닭에 콜레라의 유입이 이루어졌던 것이다.[15] 해외로부터 귀국하는 전재민들은 부산뿐만이 아니라 제주, 군산, 인천 등의 항구를 통해 들어왔으므로 이들 항구에서도 철저한 검역이 요구되었다. 그리고 이들 항구만이 아니라 항구로부터 내륙으로 이어지는 각 거점 도시인 천안, 대전 등에서도 콜레라의 확산을 막기 위해 방역소들이 차례로 설치되었다.[16]

그러나 이처럼 방역 활동이 이루어졌지만 1946년 5월 28일 현재 모두 109명의 콜레라

---

14 "Quarantine procedure for cholera in repatriators" 1946. 4. 13.

15 최경달 선생의 회고에 의하면 당시 부산 지역의 검역을 담당했던 미군 장교는 충분한 검역기간을 지키지 않고 귀환지들을 조기 하선시켰다. 그 과정에서 한국인 검역담당자 박기출과 의견충돌이 있었으나 미군장교의 의견대로 조기 하선이 이루어졌고 그 결과 콜레라가 유입되었다.(2016년 5월 9일)

16 「호역방지에 철벽」, 『동아일보』 1946년 5월 25일.

환자가 발생했고, 32명이 죽었다.[17] 발병자와 사망자는 대부분 부산에서 나와 환자는 87명, 사망자는 25명이 부산에서 발생했다.[18] 환자가 발생한 지역 주위로 위생경계선(sanitary cordons)이 설치되어 군 인사 이외에는 출입이 금지되었고, 공무교통을 제외하고는 도시가 봉쇄되었다. 우물도 사용이 금지되었고, 급수는 미군 급수장으로부터 공급되었다. 이처럼 부산이 콜레라 발생의 중심지가 되자 미군은 부산항의 사용 중지를 요청했다. 대신 중국에서 들어오는 귀환자 수송선은 인천항으로, 그리고 일본에서 들어오는 귀환자 수송선은 군산과 인천으로 분산하여 입항토록 했다. 부산항은 8월 1일부터 사용이 재개되었다. 그런데 부산은 일본에서 들어오는 한국인 귀환자들만이 아니라 한국에서 일본으로 가는 일본인 귀환자들이 함께 사용하는 항구였다. 따라서 쌍방향의 감염이 우려되었으므로 검역에도 각별한 주의가 요구되었다. 일본에서 한국인 귀환자를 태우고 부산항에 입항한 배는 일본인 귀환자를 태우고 바로 출항할 수 없었다. 배는 일본인을 싣기 전에 8일간 정박한 이후에 다시 일본으로 출항할 수 있었다. 그리고 한국에서 일본인을 싣고 돌아가는 배는 모두 사세보(佐世保)항으로 들어가도록 귀환 통로를 일원화했다.

　부산에서 시작된 콜레라는 한반도의 남쪽 지역으로 퍼져나갔다. 6월 중순에는 전북 지역에서 감염자가 특히 많이 발생했다. 6월 17일 기준으로 전북에서 발생한 환자만 244명이었고, 사망자는 123명에 이르렀다. 3일 후인 6월 20일에는 동진강 하류에 위치한 부안, 정읍, 김제에서만 399명의 환자가 발생했고, 사망자는 200명에 달했다. 이처럼 이 지역에 콜레라가 크게 유행한 이유로는 곡창 지역인 이 지역에서 농번기인 6월에 이동을 차단하기가 쉽지 않았기 때문이다. 그 밖에도 위생의 문제나 오염된 동진강 물을 식수로 사용한 것도 원인의 일부로 지적되었다.[19]

　엎친 데 덮친 격으로 상황을 악화시키는 자연재해까지 발생했다. 6월 말부터 기록적인 호우와 장마가 이어진 것이었다. 6월 15일부터 전국적으로 비가 내리기 시작하다가 6월

---

17 「호역 각지에 만연」, 『동아일보』 1946년 5월 28일.
18 「증가되는 호역 환자 부산만 25명 사망, 87명 발병」, 『동아일보』 1946년 5월 28일.
19 「호열자 전북이 우심(尤甚)」, 『동아일보』 1946년 6월 16일.

24일부터 27일까지 하루 강우량이 100 mm가 넘는 폭우가 연일 계속되었다. 인천의 경우 6월 24일 하루에 237 mm의 비가 내려 43년 만의 기록을 깨기도 했다.[20] 이때 내린 폭우로 사망자 110명, 부상자 196명, 침수가옥 12,430호 등의 피해가 발생했다. 수해로 인해 도로 유실과 같은 사태가 발생해 식량 수송에 문제가 생겼고, 식수원이 오염되어 콜레라가 더욱 창궐하는 조건이 조성되었다. 특히 당시에는 식수원으로 대부분 우물이 사용되었는데 홍수로 인해 많은 우물이 오염되어 피해가 컸던 것이다.

환자 발생은 7월이 되자 정점에 달했다. 이는 6월에 발생한 홍수와 그로 인한 위생 상태의 악화, 그리고 관리할 요원과 장비 부족 등이 주요 원인으로 작용했다. 콜레라가 유행하자 군정 당국은 6월부터 38선 이남의 전 국민을 대상으로 콜레라 백신의 접종을 추진했다. 이를 위해 국립방역연구소에서 1946년 한 해에만 35,868,850 cc의 콜레라 백신을 제조했으며,[21] 이도 부족하여 일본으로부터 약 10,000,000 cc의 백신을 추가로 공급받았다. 콜레라는 1946년 11월에 이르러서야 유행을 멈추었는데, 그간 총 15,642명의 환자가 보고되었고, 그 가운데 10,191명이나 사망했다.[22] 치사율은 약 64%에 달할 정도로 상당히 높았다. 경상남도와 경상북도에서 환자 발생이 특히 많았다. 콜레라 전파의 주요 경로는 물과 음식인데, 상가(喪家)에 온 사람들에게 대접한 음식과 물이 중요한 원인이 되었음이 밝혀졌다.

콜레라의 대유행이 가라앉은 이듬해인 1947년 10월에도 전라북도 지역에서 작은 규모의 콜레라 유행이 있었다. 역학조사 결과 해외에서 유입된 것이 아니고, 전년도에 감염된 보균자에 의해 시작된 것으로 추정되었다. 그러나 1946년에 유행했던 콜레라와는 다른 균주로 밝혀졌다. 1947년 8월 '해공항검역규칙'이 제정되면서 법규에 입각한 검역이 처음으로 시작되었다. 이 규칙에 따라 콜레라를 비롯한 페스트, 두창, 발진티푸스, 황열이 검역의 대상 전염병이 되었다. 1948년 정부 수립 이후에는 정부에서 대대적인 콜레라 예방 프로그램을 실시하였다. 엄격한 검역과 예방 접종 프로그램 가동, 그리고 즉각적인 보고 시스템을

---

20 「폭우로 많은 재해 발생」, 『서울신문』 1946년 6월 28일.

21 中央防疫研究所, 『大韓民國 保健社會部 中央防疫研究所 要覽』 第2號 (大旺印刷所, 1955), 30-31쪽.

22 Historical Summation, Department of Public Health and Welfare, September 1945 – May 1947, RG 407, Entry No. 368, Box no. 2066 (국편수집번호: 03016382), p. 153.

구축하였고 그 결과 이 해에는 콜레라 유행이 보고되지 않았다.[23]

결국 1946년에 발생한 콜레라 대유행은 해방 직후 군정 치하에서 방역 체계가 갖추어지지 않은 시기에 콜레라가 유행하던 해외로부터 248만 명이라는 대규모의 귀환동포들이 귀국하며 콜레라의 유입과 전파에 유리한 환경이 조성되며 일어난 일이었다.

표 1-1. 1946년 콜레라 환자 발생과 사망자 수

날짜(1946년)	누적 환자 수(명)	누적 사망자 수(명)
5월 30일	109	32
6월 23일	1,300	600
7월 26일	9,620	4,967
8월 24일	10,648	6,894
9월 30일	14,614	9,474
10월 30일	15,481	10,043
11월 30일	15,616	10,191

다. 발진티푸스

벼룩이나 이가 매개하는 발진티푸스는 미 군정 당국이 특히 많은 주의를 기울인 전염병의 하나였다. 한국에서 보고된 발진티푸스는 세 종류로 이가 매개하는 *Rickettsia prowazeki*, 벼룩이 매개하는 *Rickettsia mooseri*, 그리고 쯔쯔가무시로 알려진 *Rickettsia orientalis*가 그것이다. 그러나 검사 장비나 인력의 부족, 그리고 발생 지역이 외져서 접근하기 어려운 경우가 많아 혈청학적 확진을 내리기 어려운 경우가 대부분이다. 발진티푸스 발병 통계는 일제강점기부터 존재하며, 1920년에 간헐적으로 유행하다가 1929년부터 거의 매해 1,000여 명의 환자가 발생하였으며 치사율은 10.6~13.5% 정도로 보고되었다. 그러나 발병자의 수나 치사율은 이보다 높은 것으로 생각되었다. 전체적인 통계는 아니지만 1940년대에 들어서면서 발진티푸스 유행의 빈도나 규모가 커지는 것으로 나타난다. 예를 들어 1941년에서 1943년 사이 만주 접경 지역의 인구 8만 명 규모의 도시에서만 5백 명의 환자

---

23 Choi CC, Public health in Korea, Deputy Minister of Public Health and Welfare, American Military Government, Seoul, Korea, 1945-1949.

가 발생했으며, 치사율도 22%에 이르렀다. 이때는 만주와 접경하는 한반도 동북 지역이 주요 발병지로 지목되었으나 인구가 밀집되어 거주 환경이 좋지 않은 대도시를 중심으로 발병되기도 했다. 특히 해방이 되던 해인 1945년 3월에서 5월 사이에 발진티푸스의 대유행이 있었는데 대략 10만 명 이상의 환자가 발생한 것으로 추정되었다. 이때는 서울과 같은 대도시의 공장근로자들 사이에서 크게 유행했다.

해방이 되면서 중국과 일본 등 해외로부터 많은 동포들이 대거 귀국하기 시작했다. 백만 명이 넘는 동포들이 귀환하는 과정에서 전염병의 유입이 큰 문제도 대두되었다. 다른 전염병도 그러하지만 특히 이나 벼룩이 옮기는 발진티푸스는 이동 과정에서 배나 기차와 같이 제한된 공간 내에 많은 사람들이 높은 밀도로 있을 때에 옮겨지고 발병할 가능성이 큰 질병이다. 발진티푸스에 대한 본격적인 관리 프로그램은 1945년 11월 5일부터 시작되었다. 먼저 일본으로 귀국하기 위해 38선을 넘어오는 일본인 귀환자들에 대해 DDT 살포가 이루어졌다. 또 한국인 귀환자들은 각자의 고향으로 가기 전에 서울에 있는 몇 군데의 귀환자 임시처소에 머물러 있었으므로 이곳에서 DDT 살포가 이루어졌다. 그러나 임시 처소에 머무는 기간이 길지 않고 곧 고향으로 떠났기 때문에 그곳을 거쳐 가는 귀환자들에게 모두 살포하기에는 시간이 부족했다. 그래서 각 지방으로 이동이 시작되는 서울역에 군 인력이 파견되어 귀환자들에게 DDT 살포를 하였다. 티푸스 백신이 도착한 1945년 11월 26일 이후에는 백신 접종도 함께 이루어졌다. 11월 말이 되자 서울역에서 이루어지던 귀환자들을 대상으로 한 방역 활동은 중단되었는데 그것은 항구나 국경 지역에서 효과적으로 검역 활동이 이루어지고 있다고 판단했기 때문이다. 11월 말까지 58,170명의 한국인 귀환자와 4,198명의 일본인 귀환자들에 대해 DDT 살포가 이루어졌고, 그 가운데 한국인 3,987명과 일본인 1,057명은 예방 접종도 받았다.[24] 다만 백신의 공급은 그 양이 제한되어 DDT만큼 광범위하게 사용되지는 못했다. 그래서 먼저 보건 업무에 종사하는 의사, 간호사, 병원 직원과 대민 접촉이 많은 관공서, 철도 역무원들이 우선적으로 접종을 받았다. DDT 살포는

---

24 Headquarters XXIV Corps Office of the Surgeon APO 235, General conditions of health and welfare of Korea.

환자가 발생한 집과 사람들이 밀집한 장소들, 즉 공공건물, 병원, 학교, 감옥, 공장 등을 중심으로 이루어졌다. 서울뿐 아니라 지방에서도 1945-46년의 겨울 동안 'Mobile typhus team'이 트럭으로 다니며 DDT를 살포했다.

이처럼 DDT 살포와 백신 접종이 이루어졌으나 발진티푸스의 유행을 막지는 못했다. 1946년 초에 발진티푸스가 유행하여 이해에 5,869명의 환자가 보고되었는데, 4월이 1,064명으로 가장 많았다. 이를 제거하고 백신을 투여하였지만 큰 효과를 얻지는 못했다. 6월 초에는 유행이 없어졌지만, 이듬해에 재발하여 1947년에는 1,831명의 환자가 보고되었고, 1948년에는 1,806명이 보고되었다. 1947년과 1948년의 발병자 수에 큰 차이가 없었던 것은 이를 관리할 백신이나 DDT와 같은 수단이 절대적으로 부족했기 때문이다. DDT만으로도 발병을 절반 이상 감소시킬 수 있다고 알려졌으나, 티푸스에 대한 적극적인 방역 활동을 전개하기에는 이런 자원이 부족했다. 충청북도, 경상북도, 경기도 등에서 많이 발생되었다. 1949년에는 발병자가 감소해 1,322명 발병에 120명의 사망자가 보고되었다. 그러나 보고되지 않은 환자들이 많아 실제 발병자 수는 이보다 더 많을 것으로 추정된다.

라. 장티푸스

장티푸스는 콜레라와 함께 대표적인 수인성 전염병이다. 대개 3월에서 8월 사이에 많이 발생하지만 다른 계절에도 적지 않게 환자가 발생한다. 일제강점기에도 장티푸스는 거의 매년 상시로 발생했으며, 1929년에서 1938년 사이에 적은 해는 5,414명, 많은 해는 7,954명의 환자가 발생했다. 치사율은 19%로 낮지 않았다. 미 군정기에 들어와서는 군정 초기에 많은 환자가 발생해서 1946년 전반기에만 9,319명의 환자가 발생했다.[25] 이에 국립방역연구소에서 평소보다 많은 양의 백신을 생산해서 예방 접종에 나섰다. 장티푸스를 예방하기 위한 방법으로는 수질 관리와 예방 접종이 있다. 수질 관리가 더욱 근본적인 대책이기는 하지만 깨끗한 물을 공급받고 사용할 수 있는 상하수도 체계를 완비하는 데 많은 비용과

---

25 Chu IH, Public health report in Korea, Headquarters Combined Hospital Facilities 3rd and 14th Field Hospitals, 1951. p. 86.

시간이 필요하므로 군정 당국에서는 예방 접종을 통한 관리에 우선순위를 두었다. 그러나 생산되는 백신의 양이 충분하지 못했으므로 전국적인 규모로 예방 접종을 실시하지는 못하고 장티푸스가 빈발하는 지역 주민을 우선적으로 접종하는 데에 머물렀다. 또 많은 경우 보균자에 의한 감염이 주요 원인이었으므로 예방 접종에 더욱 주력한 측면도 있다.

마. 일본뇌염

일본뇌염은 일제강점기에는 한반도에 발병한 보고가 많지 않다. 실제로 일본뇌염 발병이 적었을 가능성도 있고, 일본뇌염에 대한 인식이나 관심이 적어 다른 질병과 구별되지 않고 통합되어 인식되었을 가능성도 있다. 일본에서는 이미 1910년대부터 유행이 있었기 때문에 그에 대한 주의를 기울이고 있었다. 패전한 일본에 진주한 미군이 특별히 조심했던 질병이 바로 일본뇌염이었다. 따라서 미군은 일본 전역에 대한 모기를 조사했고, 우리나라에도 와서 동일한 조사를 수행했다. 그 결과 일본뇌염을 매개하는 모기로 우리나라에 서식하는 종에는 *Culex pipens, Culex tritaeniorhynchus, Aedes togoi* 가 있다는 사실이 확인되었다.[26]

우리나라에서는 1946년 여름에 미군들 가운데서 세 명의 발병이 보고되었는데 이들은 모두 군산 지역에 주둔하고 있는 군인이었다. 그래서 군산 지역의 일반인들을 대상으로 조사를 하였으나 감염자가 발견되지는 않았다. 다만 매개 모기의 존재는 확인되었다.[27] 일본뇌염이 우리나라에 처음 사회적인 문제로 인식되기 시작한 것은 1949년 8월 말에 큰 유행이 발생한 이후이다. 이때 전국적으로 발생한 환자는 5,611명이었고 이 중에 거의 절반에 해당하는 2,747명이나 사망하여(치사율 49.4%) 사회적으로도 큰 문제가 되었다. 그 심각성을 인식한 정부는 긴급 예산 2억 원을 투여하여 관리 프로그램을 만들기 시작했다. 유행 직후 서울여자의과대학에서 서울에서 발생한 환자 557명에 대한 조사를 한 결과, 우리나

---

26 Mosquito Fauna of Japan and Korea, Office of the Surgeon HQ. 8th Army APO 343. Prepared by 207th Malaria Survey Detachment APO 301.

27 Headquarters USAMGIK, APO 235 Unit 2. History of the Department of Public Health and Welfare.

라에서 발생한 일본뇌염에는 다음과 같은 특징이 있다는 사실이 밝혀졌다. 먼저 발생한 환자의 60%가 4세에서 15세 사이의 어린이였고, 회복이 될 경우에는 신속하게 별다른 후유증이 없이 회복되었다. 유행은 급격히 시작되었다가 급격히 소멸하는 양상을 보였다. 당시 북한에서도 일본뇌염이 유행해 약 200명이 발생하고 70명이 사망했다고 보고되었으며, 러시아의 세균학자와 역학자가 이 조사를 담당했다고 한다.[28]

3. 만성 전염병

가. 결핵

결핵은 일제강점기에도 큰 사회적인 문제가 되었던 중요한 질병이었다. 결핵 치료에 효과적인 항생제가 사용되기 이전이었으므로 일광요법, 영양요법, 인공기흉법 등 여러 방법이 사용되었으나 큰 효과를 보지는 못했다. 이 시기 결핵 환자 통계가 존재하지만 통계에 포함되지 않은 환자의 수가 훨씬 많아 그 통계가 실상을 정확히 반영하고 있다고 보기는 어렵다. 그렇더라도 1939년의 경우 결핵으로 인한 공식적인 사망자 수는 11,706명에 이를 정도였지만 실제로는 매년 결핵으로 인한 사망자가 6만 명을 넘을 것으로 추정되었다.

이러한 만연상은 해방 이후에도 계속되었다. 1948년 서울 시내의 어린이 95,317명을 대상으로 한 투베르쿨린 반응 조사에서는 6-8세 아동의 35.6%, 8-10세 아동의 38.2%, 그리고 10-12세 아동의 47.5%가 양성으로 나타났다. 젊은 사람에게 많은 질병의 특성상 양성 비율은 청년으로 갈수록 높아져 1947년에 서울 시내 중학생을 대상으로 이루어진 조사 결과에 따르면 남학생은 69.4~76.6%, 여학생은 60.3~70.8%의 양성률을 보였다. 미 군정기나 정부 수립 이후에도 전국적인 규모의 조사는 이루어진 바가 없으므로 당시의 결핵 유병률을 정확히 알기는 어렵다. 다만 특정 지역의 특정 집단을 대상으로 한 여러 조사 결과들을 토대로 추정을 할 뿐이다.

---

28 Chu IH. Public health report in Korea, Headquarters Combined Hospital Facilities 3rd and 14th Field Hospitals, 1951. p. 90.

그렇지만 일제 말기 전쟁으로 인한 물자와 영양 공급의 부족, 그리고 해방 이후의 사회
경제적 어려움과 수백만 귀환동포의 유입으로 초래된 밀집되고 악화된 주거 환경으로 인
해 1940년대를 통해 결핵은 증가할 수밖에 없는 상황이었다. 그래서 정확한 조사에 근거한
것은 아니지만 1949년 당시 어느 일간지에서는 전국의 결핵 환자가 90만 명에 이른다는
보도를 할 정도였다.[29] 이러한 위중한 상황을 타개하기 위해 어려운 가운데서도 결핵 관리
를 위한 다양한 노력이 전개되었다.

1) BCG 백신 생산

1920년대에 파스퇴르 연구소에서 개발된 결핵 백신 BCG는 효과적인 치료약제가 개발되
지 않은 상태에서 결핵에 대한 가장 효과적인 예방 수단이었다. 일제강점기에 BCG는 조
선총독부 산하의 세균검사소에서 만들어졌다. 1942년 세균검사소 안에 BCG 제조소를 설
치하고 일본에서 가져온 BCG 균주로 1943년부터 BCG를 생산하기 시작했다. BCG는 제조
후 5일 내에 접종해야 하므로 일본에서 가져올 경우 소요되는 시간으로 인해 조선 내에 별
도의 제조소를 만들 수밖에 없었다. 이렇게 만들기 시작한 백신을 1944년 전국의 1만 5천
명에게 시험적으로 접종하여 좋은 성과를 얻었고, 이를 토대로 추후 30만 명에 대한 접종
계획을 수립했다. 그러나 패전을 눈앞에 둔 전쟁 말기에 이러한 대규모 접종 계획이 실행
되기는 어려웠다.[30]

총독부 산하의 세균검사소는 해방 이후에는 조선방역연구소로 개칭되어, 종래 수행하던
업무를 계속 수행했다. 조선방역연구소는 8개의 부로 구성되었는데, 그중의 하나로 결핵부
가 따로 설치될 정도로 결핵은 중요하게 여겨졌다. 결핵부 아래에는 투베르쿨린연구실,
BCG연구실, 제조실을 두었다. 당시 결핵부장이었던 서인수는 총독부 세균검사소의 BCG
균주를 인수받아 1943년부터 세균검사소에 근무하고 있던 정홍모와 함께 투베르쿨린과
BCG 생산에 착수했다.[31] 이렇게 만들어진 BCG는 국제적인 공인을 받지 못했으나 한국 전

---

29 「결핵환자 날로 급증 전국에 물경 90만 명」, 『동아일보』 1949년 10월 25일.

30 조동수, 「우리나라의 결핵사정 BCG 예방접종」, 『보건세계』 (1958. 2), 34-35쪽.

31 대한결핵협회, 『한국결핵사』 (대한결핵협회, 1998), 318쪽.

쟁 이전 서울 시내의 고아원, 유치원, 초등학교, 중학교 등의 학생들에게 소규모로 접종되었으나 이마저 전쟁 발발로 중단되었다.

2) 관련 단체와 병원의 설립

국립방역연구소가 그러했던 것처럼 결핵 관련 단체와 병원은 일제강점기에 유사한 역할을 하던 조직을 재활용한 측면이 강하다. 조선결핵예방협회는 일본결핵예방회 조선지방본부를 계승한 것으로 볼 수 있는데 해방 후 미 군정청 보건후생부 내에 사무소를 설치하고 활동을 시작했다. 박병래가 회장으로 임명되어 다소의 국고 보조와 민간의 지원을 얻어 자체적인 사업을 실행하고자 노력했다. 1948년 8월 15일 대한민국 정부 수립 이후에는 보건행정 기구와 예산이 군정기보다 더욱 축소되어 활동에 어려움을 겪었다. 그 예로 일제강점기에도 이루어진 크리스마스 씰 발행을 계획했으나 착수하지 못하고 한국 전쟁의 발발로 그나마 해오던 활동도 중단되었다.[32]

일제강점기에도 결핵 환자를 위한 전문적인 시설이 적지 않게 설립되었다. 세브란스 의전의 내과의사 스타이츠(Frank M. Stites)는 1920년 3월에 세브란스 병원 내에 우리나라 최초의 결핵 병사를 만든 바 있으며 이는 후에 별도의 결핵 병동으로 발전했다.[33] 또 서우드 홀 부부는 1928년 10월 28일 우리나라 최초의 결핵요양원을 해주에 설립하였다.[34] 한편 일본인들은 1942년에 강원도 평강읍에 경성제국대학 고지요양연구소를 열고 결핵 환자를 치료했다. 다른 한편 일본군은 결핵으로 제대하는 상이군인의 수가 많아지자 이들을 위한 입원치료 시설로 1941년 마산에 마산상이군인요양소를 열었다. 이 시설은 해방 직후 과도기에 마산시 의사회에서 임시로 맡아 운영했다. 기존 건물은 보수하고 일부 건물은 신축하여 1946년 6월 1일 200병상 규모로 국립마산요양원이 개원했다. 초대 원장으로는 세브란스 의과대학 교수였던 곽인성이 부임했다. 당시 환자에 대한 치료는 풍광이 좋은 곳에서 안정을 취하며 충분한 영양을 공급하는 전통적인 자연요법과 허탈요법인 인공기흉술이 주류를

---

32 대한결핵협회, 『한국결핵사』 (대한결핵협회, 1998), 320쪽.

33 「朝鮮의最古結核病舍」, 『세브란스교우회보』 11, 1929, 64–65쪽.

34 대한결핵협회, 『한국결핵사』 (대한결핵협회, 1998), 322–325쪽.

이루었다. 명칭은 1949년에 국립마산결핵요양소로, 또 같은 해에 국립중앙결핵요양소로 두 차례 바뀌었다. 요양소는 결핵 진단과 치료에 관한 선진적인 방법을 도입함으로써 우리나라 결핵 치료를 이끌었다. 또 요양소는 입원 환자에 대한 치료 활동 이외에도 1949년에는 인근 지역과 마산 시내의 학생들을 대상으로 투베르쿨린 반응검사와 BCG 접종, 그리고 객담검사와 계몽 활동 등도 실시했다.

국립마산요양원은 당시 우리나라 결핵 환자 진료와 연구, 그리고 교육의 중심적 역할을 수행했는데 그렇게 할 수 있었던 것에는 초기부터 국립마산요양원에서 헌신적으로 활동한 미군정청 의료고문관 스미스(Roy K. Smith, 1885-1957)의 공헌이 컸다. 스미스는 1911년 미국북장로교 의료선교사로 내한하여 세브란스 병원을 시작으로 대구, 안동, 재령, 평양 등에서 활동하다가 1941년 선교사들이 추방될 때 귀국했다. 제2차 대전 종전 이후 미 육군과 함께 내한하여 미 군정청 의료고문관으로 임명되었고, 1946년 국립마산요양원이 개원하자 그곳으로 바로 가서 1948년까지 요양원 내에 거주하면서 엑스선 진단, 결핵균검사법, 횡격막신경마비술, 늑막박리술 등 치료법을 직접 시술하고 지도했다. 또한 전국에서 의사들을 모아 결핵 전반에 대한 강습회를 개최하는 등 결핵에 대한 의사들의 재교육에도 크게 공헌했다.[35]

3) 새로운 치료법의 도입

효과적인 치료약인 항생제가 개발되기 이전까지는 결핵에 대한 적극적인 치료는 주로 외과적 치료술이었다. 1930년대에 새롭게 각광을 받은 인공기흉술 역시 외과적 처치를 통한 것이었다. 결핵에 대한 외과적 치료법은 항생제가 개발되고 난 이후에도 상당 기간 시술되었다. 문창모가 원장으로 재임하던 시기인 1948년 10월 6일 국립마산요양원에서는 당시 대구의과대학 학장 고병간을 초빙하여 우리나라 최초의 흉곽성형술을 실시했다. 이듬해인 1949년 5월 5일에는 역시 고병간의 집도로 대구의과대학병원에서 국립마산요양원의 환자를 대상으로 한국 최초의 전폐적출술이 성공적으로 이루어졌다. 또 국립마산요양원의 의무과장으로 후에 원장을 역임한 이완영은 미국에서 배워온 새로운 폐수술법인 합성수지구충전술을 시행

---

35 대한결핵협회, 『한국결핵사』(대한결핵협회, 1998), 327쪽.

하기도 했다. 이처럼 당시 흉부외과의 주요 치료 대상이 된 질병은 결핵이었다.

위험부담이 크고 후유증이 적지 않은 외과적 치료가 아닌 약을 통해 결핵을 치료하는 새로운 시대가 1944년 스트렙토마이신의 개발과 더불어 시작되었다. 물론 스트렙토마이신 이전에도 결핵의 특효약으로 선전된 약제가 적지 않았으나 스트렙토마이신처럼 확실한 효과를 나타낸 약제는 없었다. 1946년에는 화학적으로 합성한 새로운 결핵 치료제 파스가 개발되었다. 우리나라에는 1946년부터 주한 미군이나 미국인을 통해 스트렙토마이신 주사약이 비공식적 경로로 들어왔으나 희귀하고 고가여서 널리 사용되지 못했다. 또 1947년에는 제7 안식교에서 운영하는 청량리 위생병원에 파스가 들어왔으나 이 역시 고가여서 널리 사용되지 못했다. 이들 효과적인 항결핵제는 한국 전쟁을 거치며, 그리고 한국 전쟁 이후 전후 원조가 활발히 이루어지는 과정에서 널리 사용할 수 있게 되었다.

나. 한센병

1916년 총독부가 한센병 환자만을 수용하는 소록도 자혜병원을 설립한 이래 한센병 환자에 대한 기본적인 정책은 격리 수용이었다. 총독부가 소록도에 병원을 만들기 이전 선교사들이 각 지역에서 한센병 환자를 수용하기 위한 시설을 만들었다. 1910년 부산에 상애원이, 1912년 광주에 생긴 시설은 1926년 여수와 순천 사이로 이전했다. 대구에도 1915년부터 한센병 환자를 수용하는 시설이 생기기 시작했다. 이런 시설들은 한센병 환자를 치료하는 시설이기도 했지만 이들이 생활을 하는 공간이기도 했다. 한센병 환자들이 이처럼 격리된 별도의 공간에서 살 수밖에 없었던 것은 이들에 대한 사회적인 편견과 차별이 컸기 때문에 일반 사회에서는 정상적인 생활이 불가능했기 때문이다.

이러한 양상은 해방 이후에도 크게 달라지지 않았다. 해방 당시 한국에는 약 4만 명의 한센병 환자가 있는 것으로 추정되었다. 이들 중 약 8천여 명이 4개의 시설에 수용되어 있었다. 원래 미국 북장로교에 의해 운영되던 대구의 애락원에는 750명, 마찬가지로 북장로교에 의해 운영되던 여수 애양원에는 800명, 그리고 부산의 상애원에는 750명이 수용되어 있었고, 소록도병원에는 거의 6,000명이 수용되어 있었다. 소록도 병원의 경우 해방과 함께 일본인 운영진이 물러나자 생긴 운영권의 공백을 두고 직원과 원생 사이에 발생한 충돌로 인해 원생 84명이 학살당하는 비극을 겪기도 했다.[36] 이처럼 운영권의 공백 상태가 초래되자 많은 환자들이 탈출하여 전국을 유랑하는 문제가 발생했다. 군정 당국은 이를 치안 문제로 보고 강력한 단속을 실시하여 부랑 환자들을 검속하여 재수용시켰다. 그 결과 4,000여 명대로 줄어들었던 환자의 수가 다시 6,000여 명으로 늘어났다.

미 군정 당국의 한센병 관리 정책은 치안 문제의 차원에서 부랑 환자를 단속하는 것과 치료의 차원에서는 막 개발된 효과적 치료제 DDS를 배급하는 것으로 이루어졌다고 할 수 있다. 군정 시기 한센병 관리에 중요한 역할을 한 사람은 윌슨(Robert Manton Wilson, 1880~1963) 박사였다. 그는 1908년 미국 남장로교 선교사로 내한하여 전남 지역에서 활동하였으며, 특히 광주와 여수에 한센병 환자 수용시설(애양원)을 만들어 봉사하다가 1940년 일제의 선교사 추방 정책에 따라 귀국하였다. 이처럼 한국에서 오랜 기간 한센병 환자를 위해 봉사한 그는 맥아더로부터 남한의 한센병 근절 자문관으로 임명받아 1946년 1월에 다시 내한했다. 내한한 그는 소록도와 애양원 등 한센병 환자 수용시설이 집중되어 있던 전라남도를 방문하여 전남도지사와 한센병환자 수용시설의 지원 문제를 협의하였다.[37] 미 군정 당국의 한센병에 대한 정책 방향은 1948년 수립된 대한민국 정부에서도 그대로 적용되었다. 1949년 당시 수용시설 바깥에 있는 환자들이 최소 3만여 명에 이를 것으로 추정되었고, 이들 중 대다수가 부랑 생활을 하고 있었다.[38] 따라서 한센병은 단순히 의료적인 문제만이 아니라 사회의 치안과 관련되는 문제였으므로 신생 정부로서도 관심을 기울이지 않을 수 없었다. 이는 한센병 환자에 투여된 예산의 비중을 통해서도 알 수 있다. 1948년 보건사회부 예산 가운데 '나병관리비'가 차지하는 비중은 57.8%로 그 비중이 절반을 넘어 압도적임을 알 수 있다. 사실 국가가 관리해야 할 질병이 많이 있었음에도 불구하고 한센병이란 단일 질병에 이처럼 보건 예산의 절반 이상이 투입된 것은 한센병 환자의 관리가

---

36 『동아일보』1946년 4월 29일.

37 애양원 100년사 간행위원회, 『구름기둥, 불기둥: 성심의 동산, 애양원 100년』(북인, 2009).

38 Choi CC, Public health in Korea, Deputy Minister of Public Health and Welfare, American Military Government, Seoul, Korea, 1945-1949. p. 41. 1949.

사회적으로 큰 문제였음을 보여주는 증거라 할 수 있다.

한센병 관리는 국가적 차원에서 이루어져야 하지만 국가의 역량이 미흡했던 미 군정기나 대한민국 정부 수립 초기에는 민간의 자발적인 활동도 중요한 역할을 하였다. 방수원과 세브란스의대 교수 유준이 뜻을 모아 1948년에 만든 나예방협회는 민간 차원에서 한센병 문제를 해결하는 구심점의 역할을 했다. 이와 유사한 단체로는 1932년에 만들어진 조선나예방협회가 있었으나 일종의 관제 단체로 활동했다. 나예방협회는 모금 사업, 계몽 활동, 정착촌 조성 활동 등을 전개했으며, 이에 필요한 자원을 확보하기 위해 정부와 외원단체에 활발히 접촉하였다. 한센병 환자의 집단 수용시설은 앞서 언급한 4개의 주요 시설(소록도, 부산, 대구, 여수) 이외에 각 지역에 작은 규모의 정착촌들이 만들어졌다. 예를 들어 경기도에서는 1947년 서울과 경기 일원의 환자를 수용하기 위한 시설로 동인요양소(同仁療養所)를 인천 간석동에 만들었다. 여기에 서울의 돈암동과 망우리 일대의 부랑 환자, 강원도, 수원 세류동 일대의 부랑 환자들이 더해져서 1948년 11월에는 상당한 규모의 수용시설이 만들어졌다. 이곳의 환자 대표였던 사람이 시인 한하운이었다. 그는 이 시설을 성계원(成磎園)이라 지었다. 전라북도에서는 소수의 환자들이 모여 살며 소춘원(蘇春園)이란 이름의 집단을 만들었으나 인근 주민들과 마찰이 그치지 않았다. 이에 당국이 나서 익산군 왕궁면에 부지를 마련해 입주하여 살 수 있도록 했으며 이름도 소생원(蘇生園)으로 개명했다. 또 대구 지역의 한센병 환자들은 사람들의 인적이 드문 대명동 공동묘지 근처의 기와골에서 모여 살았는데 그 수가 많아지며 1950년에 인근 칠곡군 지천면으로 옮겨 집단 거주를 시작하였다. 이곳에 만들어진 정착촌은 애생원(愛生園)이라 하였다.[39] 일제강점기에는 한센병 환자가 검속의 대상이었으므로 당국의 눈을 피해 외진 곳에서 독거환자를 중심으로 소수 집단이 있었으나, 해방 이후에는 그런 집단들이 상대적으로 양성화되어 규모도 커지고 활성화되었다. 이렇게 하여 애경원, 호혜원, 영생원, 광명원, 소아원, 영신원, 팔복원, 상락원 등의 이름을 가진 많은 한센인 정착촌들이 전국에 생겨났다.[40]

---

39 한국한센복지협회, 『한국나병사』, (한국한센복지협회, 2001), 81쪽.
40 ibid., 82쪽.

한센병과 관련해 미 군정 시기에 이루어진 중요한 사건의 하나는 한센병 치료에 효과적인 약제인 DDS(Diaminodiphenyl sulfone)제의 도입이었다. 이전까지 한센병은 불치병으로 여겨졌다. 한센병 환자에 대한 관리 대책이 격리 수용으로 이루어질 수밖에 없었던 중요한 이유는 치료가 불가능하다는 점 때문이었다. 물론 치료제로 대풍자유(大風子油, hydnocarpus oil)가 사용되고는 있었지만 치료 효과가 미미했기 때문에 큰 의미는 없었다. 이런 가운데 한센병에 대한 획기적인 치료제로 등장한 것이 DDS제였다. DDS는 다른 설폰계 항균제와 마찬가지로 처음에는 염료로 개발되어 합성된 물질이었다. 처음 이것의 항균 효과가 알려졌으나 다른 부작용이 심해 실제로 사용되지 않다가 1937년 부작용 문제를 해결한 프로민이 나오면서 임상에서 사용되기 시작했다. 1941년에 한센병 환자에게 처음 사용되어 효과가 있음이 입증되어 이후 한센병 치료에 널리 사용되게 되었다. 우리나라에는 앞서 언급한 윌슨 박사가 나병 근절 자문관으로서 내한하며 40명분의 프로민을 갖고 와서 환자들에게 사용하여 좋은 결과를 본 것이 시초이다.[41] 이후 1947년 미 군정 당국에 의해 대량으로 공급되어 사용되었다.

4. 기생충질환

기생충질환의 만연상은 일제강점기에도 잘 알려져 있었다. 전국적인 규모의 조사는 없었지만 특정 지역의 특정 집단을 대상으로 한 조사에서 최소 70% 이상이 어떤 종류이건 하나 이상의 기생충에 감염되어 있다는 사실이 알려졌다.[42]

미 군정기에는 다른 긴급한 급·만성 전염병에 밀려 상대적으로 많은 관심을 받지 못한 측면은 있다. 그렇지만 1948년 8월에 미군을 포함하여 전국적인 규모의 기생충 조사가 시행되었다. 이 조사는 당시 남한 과도정부 보건후생부의 미국인 고문인 메이슨(Herman C.

---

41 오중근·유준, 「한국 나병의 관리 및 추세」, 『대한나학회지』 7-1, 1970.

42 『朝鮮衛生要覽』(朝鮮總督府, 1929), 135쪽.

Mason)의 요청에 의해 실시되었다. 실제 조사는 각 시도의 행정적인 지원을 받아 국립방역연구소의 장익진을 비롯한 국립방역연구소 팀과 미군 종합의학연구소(406th Medical General Laboratory)의 헌터(George Hunter) 중령 팀의 협력으로 이루어졌다. 전국의 민간인 2,000명과 주한 미군 400명을 대상으로 한 조사였다.[43]

조사는 기생충 전반에 대해 과거력 청취와 빈혈, 황달, 복수, 간장비대, 비장비대 등 기생충 감염 시 일어날 수 있는 증상에 대한 검진, 그리고 분변에 대한 검사를 시행했다. 소수이지만 말라리아가 유행하는 지역에서는 혈액을 채취하여 도말표본을 만들어 감염 여부를 검사했고, 상피증 유행 의심 지역에서도 주민들의 혈액을 채취하여 마이크로필라리아의 감염 여부를 확인했다. 조사 결과 95.1%의 한국인이 어떤 종류이건 하나 이상의 기생충에 감염되어 있었다. 그중에서 윤충류 감염률이 94.7%로 높았고, 원충 감염률은 35.6%였다. 각 종류별 기생충 감염 양상에 대해 좀 더 자세히 살펴보면 아래와 같다.

가. 장내기생충

대표적인 장내기생충인 회충의 경우 조사자의 82.1%가 감염되어 가장 많은 사람들이 일반적으로 감염되어 있는 기생충으로 나타났다. 매개숙주를 통해 감염이 일어나는 폐흡충과 간흡충의 경우는 지역적인 특징이 강해, 폐흡충은 예전부터 북쪽 지역(황해도와 함경북도)에 많은 것으로 알려졌고, 간흡충은 남쪽 지역, 특히 낙동강과 금강 유역에 많은 것으로 나타났다. 이러한 지역적 감염 양상은 폐흡충의 경우 매개숙주인 민물가재, 간흡충의 경우는 참붕어의 서식지와 이들 매개숙주에 대한 지역민들의 생식 습관과 깊은 관련이 있는 것으로 생각된다. 폐흡충은 전국적으로 대략 7만 명 정도가 감염되어 있는 것으로 추정되었다. 간흡충은 낙동강 유역인 대구 근처 영천 지역 주민들의 감염률이 36.9%로 다른 지역에 비해 특별히 높았던 반면 제주도에서는 감염자가 단 한 사람도 없었다.

---

43 Hunter GW, Ralph WD, et al., Report of parasitism among the South Koreans, 『中央防疫研究所所報』1-1, 1949, p. 73.

나. 장내원충

장내원충의 감염률은 앞서 언급된 바와 같이 35.6%였는데 이는 당시 일본의 장내원충 감염률보다 10% 이상 낮은 수치였다. 이질아메바는 조사 대상의 5.5%에서만 확인되었다. 특히 대전 지역은 1.25%로 아주 낮게 나와 조사팀은 그 결과를 '믿을 수 없다'고 쓰면서도 대전이 다른 지역에 비해 상수도 사정이 좋다는 점에서 그 이유를 찾으려 하였다. 흥미롭게도 조사팀에서는 한국의 상하수도 상태가 전반적으로 좋지 않은 상황에서도 이질아메바의 감염률이 이렇게 낮게 나타나는 것은 한국인들이 섭취하는 음식, 즉 김치와 관련이 있지 않을까 하는 추측을 내어놓았다. 김치에 들어있는 마늘과 파가 일정한 항균작용을 하지 않았을까 하는 가설이었다. 이질아메바 이외에도 설사의 원인이 될 수 있는 람블편모충의 감염률은 3.6%였다.

다. 말라리아

1946년 3월, 도쿄에서는 일본에 주둔하던 미군 군의관들과 민간인 전문가들이 모여 일본 점령 이후 맞게 되는 첫 여름을 대비하여 모기에 대한 구제를 어떻게 효과적으로 할 것인가에 대한 일련의 회의가 열렸다.[44] 이 회의는 우선적으로 주둔하는 미군에게 가장 위험할 것으로 여겨진 일본뇌염을 매개하는 모기를 어떻게 구제할 것인가에 초점이 맞추어져 있었다. 회의가 진행되어 감에 따라 많은 질문들이 제기되었다. 특히 일본뇌염을 매개하는 모기를 비롯하여, 일본의 모기들이 어디에서 주로 번식을 하는지, 계절적인 소장(消長)은 어떠한지, 그리고 이들의 흡혈 습관은 어떠한지 등 효과적인 구제를 위해 필요한 지식이 자신들에게 없다는 사실이 드러났다. 따라서 미군은 이후 약 4년에 걸쳐 일본 전 지역을 대상으로 일본에 서식하는 모기의 종류와 그들의 번식 환경, 그리고 습성 등에 대한 광범위한 조사를 실시하여 이를 보고서로 작성했다. 이 조사 보고서는 일차적으로 일본의 모기를 대상으로 한 것이지만 한국의 모기에 대한 조사 결과들도 포함되어 있다.

---

44 Mosquito Fauna of Japan and Korea, Office of the Surgeon HQ, 8th Army APO 343, Prepared by 207th Malaria Survey Detachment APO 301, p. 1.

이 조사를 총괄한 '207 말라리아 조사 파견대'는 1946
년 가을과 1947년 가을, 두 차례 한국에 와서 한국에
서식하는 모기에 대한 조사를 수행했다.[45] 그런데 미군
이 한국의 모기를 조사한 것은 이때가 처음이 아니었
다. 해방 직후인 1945년 9월 8일, '601 말라리아 조사
파견대(601st Malaria Survey Detachment)'가 일본에서
인천을 통해 서울로 들어왔다. 서울로 들어온 이들은
한국에 서식하는 모기에 대한 정보를 얻기 위해 9월 10
일부터 모기가 발생하는 다양한 지역에서 모기를 채집
하여 종을 판별하는 작업을 수행했다. 이 조사 결과는
위에 언급한 보고서에 통합되었다. 이 보고서에 따르

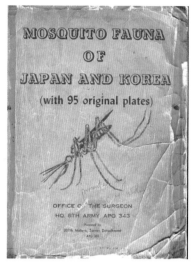

그림 1-1. **일본과 한국의 모기 분포 조사 보고서**
(1950년)

면 한국에 서식하는 모기는 말라리아를 매개하는 대표적인 모기종인 '*Anopheles sinensis*'
를 포함하여 모두 23종으로, 이 가운데 3종을 제외하고는 모두 일본에서도 공통으로 발견
되는 종이었다.[46]

매개 곤충인 모기에 대한 조사는 남한의 말라리아 상황을 파악하기 위한 가장 기초적인
작업이지만, 실제로 말라리아 환자가 얼마나 있는가, 혹은 과거에 있었는가를 파악하는 것
은 현실적으로 중요한 일이었다. 우선 참고할 수 있는 자료는 식민지 시기에 작성된 말라
리아 관련 통계였다. 그러나 이 역시 다른 질병 통계와 같은 이유로 신뢰성이 높지 않았다.
더욱이 식민지 시기에 말라리아는 법정전염병도 아니었으므로 통계의 정확성을 신뢰하기
는 어려웠다. 그렇지만 일단 이러한 불완전한 통계라도 참고하지 않을 수 없었다. 미군은
식민지 시기 일본인들의 조사 자료를 이용하여 한국의 말라리아 상황을 파악하였다. 미군
이 참고한 통계는 1935년의 것으로 한국에서 발생하는 말라리아는 대부분 온대열 말라리

---

45 ibid., p. 54.
46 ibid., p. 55. 한국에서만 발견되는 종은 Anopheles pillus, Aedes chemulpoensis, Aedes seoulensis
   등이다.

아이나 마약중독자들의 경우 주사바늘을 통한 감염으로 열대열 말라리아도 있다는 보고를 인용하였다.[47]

기존의 불완전한 통계를 보완하기 위해 전문가의 자문을 받기도 했다. 군정 당국은 경성제대의 교수이자 기생충학의 권위자인 고바야시 하루지로 교수로부터 한국의 말라리아 상황과 특징에 대한 전반적인 설명을 들을 수 있었다. 그 내용은 대략 다음과 같은 것이었다. 한국의 말라리아는 남부 지방에 특히 많으며, 증상이 심하지는 않아 치명적인 경우는 거의 없다. 그리고 매개 곤충은 주로 'Anopheles hyrcanus sinensis'로 이들은 주로 논과 웅덩이에서 번식한다. 한국에서 발생하는 말라리아의 특징은 모기가 아주 많아지는 8월이 되기 이전 6, 7월에 환자가 가장 많이 발생한다는 점이었다. 고바야시 교수는 다른 지역과 마찬가지로 잠복기를 거쳐 늦여름까지도 발생할 것이라고 추정했다.[48] 고바야시 교수로부터 한국에서 발생하는 말라리아의 일반적인 특징을 듣기는 하였지만, 정확한 통계를 얻을 수는 없었다. 다만 전반적으로 부정확한 민간인 발병 통계에 비해 상대적으로 정확한 군대 내의 발병 통계는 확보할 수 있었다. 일본 군인 통계에 따르면 1945년 8월 일본이 항복할 때까지 그해 약 8개월 동안 일본군에서 발생한 말라리아 환자가 1,647명이었다.[49]

남한의 말라리아 상황을 기존의 통계와 전문가 면담을 통해 어느 정도 파악한 군정 당국은 민간인의 말라리아 감염률을 직접 조사하기 시작했다. 위에서 언급한 '601 말라리아 조사 파견대'는 모기에 대한 조사와 함께 9월 19일부터는 일종의 샘플로 서울의 초등학교 학생들 약 500명을 대상으로 말라리아 원충 확인을 위한 혈액검사를 시행했다. 이어서 송도와 이리 등지에서도 초등학생들을 대상으로 동일한 검사를 실시하였다. 그 결과 학교 간에 조금의 차이는 있었으나 전체적으로 보아 대략 4% 정도의 어린이들에서 온대열 말라리아

---

47 TB MED 208
    War Department Technical Bulletin
    Medical and sanitary data on Korea, p. 36, 43쪽
    War Department, Dec 1945.
48 USAMGIK Box 19, p. 126.
49 ibid., p. 114.

원충(*Plasmodium vivax*)이 확인되었다.

표 1-2. 시울시내 초등학교 어린이를 대상으로 한 말라리아 검사 결과

학교	검사한 어린이 수(명)	양성(명)	비율(%)
가	99	2	2.0
나	80	1	1.3
다	75	3	4.0
라	72	1	1.3
마	75	1	1.3
바	75	3	4.0
사	75	6	8.0

　　직접 채혈을 통해 감염 여부를 확인하는 조사가 전국적인 규모로 행해지기는 어려웠으므로, 그에 대한 정확한 통계는 없다. 그러나 당국은 남부 농촌 지역의 경우 대략 20% 전후의 주민들이 말라리아에 감염된 것으로 보았고, 전국적으로는 매년 약 100만 명의 환자가 발생하는 것으로 추정했다.[50] 전라북도와 충청남도, 경상북도에 대해 부분적으로 통계가 존재하는데, 경상북도는 환자의 발생이 다른 지역에 비해 월등히 많았다. 이러한 이유로 1950년대 후반 세계보건기구의 지원으로 말라리아 박멸 사업이 본격적으로 시작되었을 때에도 경상북도 지역은 특별한 관리의 대상이 되었다.

표 1-3. 1947, 1948년 말라리아 보고 건수　　　　　　　　　　　　　　　　단위: 명

지역	1947년	1948년	합계
전라북도	22,526	2,400	24,926
충청남도	22,490	–	22,490
경상북도	–	68,214	68,214
3개도 합계	45,016	70,614	115,630
기타 도	4,169	450	4,619
합계	49,185	71,064	120,249

50　Chu IH, Public health report in Korea, Headquarters Combined Hospital Facilities 3rd and 14th Field Hospitals, 1951. p. 92.

표1-4. 1946, 1947년 각종 전염병 통계   단위: 명

	1946년		1947년			
	7월	8월	7월	8월	9월	10월
말라리아	678	825	17,083	26,901	1,455	2,066
재귀열	12	31	95	20	11	10
콜레라	5,713	3,725	-	-	3	11
디프테리아	37	31	34	26	47	87
천연두	401	63	14	5	3	4
발진티푸스	216	64	74	60	39	11
장티푸스	1,017	596	795	618	214	149
세균성이질	309	204	110	213	70	46

위에서 본 것과 같이 군정 당국은 남한 진주 초기부터 말라리아 방역에 상당한 관심을 갖고 관리한 것으로 보인다. 이는 남한에서 발생하는 말라리아가 미군이 남양 군도에서 경험한 말라리아와 같이 치명적이지 않고 상대적으로 온건한 것임을 생각할 때 의외로 보일 수 있다. 말라리아의 발생이 적지 않음에도 불구하고 식민지 시기에 말라리아가 법정 전염병으로 지정되지 않았던 것은 한국의 말라리아가 갖는 온건한 성격 때문이라고 볼 수 있을 것이다. 한국의 말라리아가 다른 전염병에 비해 치명적이지는 않았으나 그 빈도에 있어 주둔한 미군들이 한국에서 가장 많이 걸린 질병은 말라리아였다. 실제로 콜레라나 발진티푸스와 같은 다른 전염병들이 전국적으로 유행할 때에도 미군들이 이들 질병에 걸린 경우는 거의 없었다. 반면 말라리아는 DDT를 살포하고 모기향을 사용하는 등 각종 조치를 취했음에도 불구하고 여름 동안 군대 내에 환자들이 끊이지 않았다.[51] 그리고 온대열 말라리아는 비록 치명적이지는 않더라도, 감염자의 활동력을 상당한 정도로 저하시키는 문제가 있었다. 따라서 다수가 말라리아에 감염될 경우는 그 집단 전체의 활동력의 저하를 가져오므로 결코 안이하게 대처할 질병은 아니었다. 그런 의미에서 말라리아는 경제적인 관점에서 그 중요성이 특별히 강조되는 질병이었다. 특히 농업 국가였던 당시 한국에서 말라리아 환자는 농번기인 6월에서 8월 사이에 집중적으로 발생했으므로, 말라리아로 인한 노동력의 손실이 적지 않았다. 그 결과 농업생산력의 저하가 초래되므로 단순히 국민 보건이란 관점

---

51 ibid., p. 4.

에서만이 아니라 경제적인 관점에서도 말라리아는 소홀히 할 수 없는 질병이었다(Choi, 1949: 37).

5. 성병

미 군정 당국은 처음에는 성병에 대한 별도의 관리 프로그램을 갖고 있지 않았다. 그러나 군정으로 인해 많은 미군들이 주둔하게 되고, 이들이 유흥업소를 이용하면서 성병에 걸리는 사례가 점차 증가했으므로 이를 막기 위해서라도 성병 관리에 관심을 갖지 않을 수 없었다.[52] 그래서 1946년에 환자들이 무료로 치료받을 수 있는 국립성병센터(National Venereal Disease Center)를 서울에 설립했다. 이 센터에서는 환자에 대한 치료만이 아니라 실무자를 위한 최신 진단 기법과 치료법에 대한 교육도 실시하였다. 서울뿐 아니라 도청이 소재한 지방 중심 도시들에도 성병 진료를 위한 전문 클리닉을 도립병원과 보건소에 설치하고 필요한 검사 장비와 충분한 치료제를 공급했다. 치료제로는 페니실린이 사용되었다. 이처럼 치료를 위한 체계가 어느 정도 만들어졌으나 예상보다 이용자가 많지는 않았다. 유흥업소 종사자의 경우 경찰의 관리를 받는 경우가 일반적인데, 이들 진료소가 경찰과 무관하게 운영된 점이 이용자가 적은 이유로 생각되었다.

전반적인 질병 통계가 부실한 당시의 상황에서 정확한 성병 관련 통계를 얻기는 어렵다. 더구나 성병과 같이 감추는 경향이 크고 은밀한 질병의 경우는 더욱 어렵다. 이처럼 유병률 통계나 사망률 통계를 얻기는 어려우므로 다만 부분적인 조사에서 나타난 결과를 토대로 추정하는 수밖에는 없다. 예를 들어 1948년 서울대학병원에서 치료한 5,219명의 어린이 가운데 3.4%가 선천성 매독을 앓고 있었다. 1949년 한 해 동안 총 3,940명의 환자가 국립성병센터를 방문했고, 이 가운데 84.6%에 해당하는 3,336명이 성병이 있는 것으로 확인되

---

52 Headquarters USAMGIK, APO 235 Unit 2. 'History of the Department of Public Health and Welfare'

었다. 성병의 대부분은 매독과 임질로 매독 환자가 1,746명, 임질 환자가 1,587명으로 52.3%와 47.5%에 해당되었다. 또 1948년에는 각종 접객업소 여성들 16,874명을 대상으로 성병 검사를 하였다. 여기에는 기생, 매춘 여성, 종업원 등 조금씩 다른 성격의 업소 종사자들이 포함되어 있다. 전체적으로 보았을 때 66.6%에 해당하는 11,256명이 어떤 종류이건 성병에 감염되어 있었다. 이 중 임질 감염자는 5,702명(33.4%)으로, 매독 감염자 5,317명(31.5%)에 비해 조금 많았다.[53]

6. DDT의 개발과 사용

말라리아나 발진티푸스, 일본뇌염 등 매개 곤충을 통해 감염되는 질환의 관리는 두 가지 측면에서 이루어진다. 하나는 감염자에 대한 치료약 투여이고, 다른 하나는 매개 곤충인 모기나 이에 대한 방제이다. 보다 근본적인 대책은 매개 곤충에 대한 방제이지만 모기의 경우 발생지가 워낙 광범위하므로, 모기의 발생을 근본적으로 막는다는 것은 현실적으로 불가능하다고 판단하여 치료제 투여에 집중하는 것이 일반적이었다. 실제로 식민지 시기에 이루어진 말라리아 관리는 환자들에 대한 키니네 투여에 한정되었다. 물론 이때도 모기 방제의 필요성이 언급되었지만, 현실적인 어려움으로 인해 모기의 방제는 원칙론으로만 머물렀던 것이 사실이다.[54]

이처럼 모기 방제에 대한 회의론에 근본적인 변화를 가져온 것이 살충제 DDT의 개발이었다. DDT가 처음 합성된 것은 1874년이었지만, 살충제로서의 효과를 발견한 것은 1939년이었다. 이후 DDT는 제2차 세계 대전 중에 문제가 되었던 질병인 말라리아를 매개하는 모기와 발진티푸스를 매개하는 이를 방제하는 데 탁월한 효과가 있는 것이 확인되어 각광

---

53 Chu IH, Public health report in Korea, Headquarters Combined Hospital Facilities 3rd and 14th Field Hospitals, 1951, pp. 98-101.

54 여인석, 「학질에서 말라리아로: 한국 근대 말라리아의 역사(1876-1945)」, 『의사학』 20-1, (2011. 6).

을 받게 되었다.[55] DDT는 강력한 살충 효과와 장기간의 잔류 효과, 거기에 더해 당시에는 인체나 환경에 무해하다고 여겨져서 기적의 살충제로 환영받았다.

　DDT는 크게 두 가지 방식으로 살포되었다. 하나는 분말의 형태로 살포하는 것으로 이 것은 발진티푸스를 매개하는 이와 벼룩을 방제할 때 사용하는 방식이다. 즉 이들 매개 곤 충이 주로 서식하는 의복이나 담요 등에 직접 분말을 살포하는 것이다. 살포 대상자가 양 팔을 옆으로 올린 상태에서 머리카락과 소매, 그리고 뒷덜미를 통해 입고 있는 속옷 안으 로 분말을 살포했다. 또 허리띠를 헐겁게 한 상태에서 바지 안으로도 살포했다. 다른 방법 은 DDT 분말을 디젤유나 등유에 용해시켜 5%의 용액으로 만든 다음, 이를 분무하여 사용 하는 방법이다. 이것은 주로 모기와 파리를 방제할 때 사용하는 방법으로 사람들이 거주하 는 집안이나 건물 내부의 해충을 방제하기 위해 사용되었다. 살포는 실내에서 모기나 파리 가 앉을 수 있는 모든 표면(벽, 천정, 의자, 테이블, 옷장 등)에 대해 이루어졌다. 이것은 DDT의 장점인 긴 잔류 효과를 극대화하는 방법으로, 일부러 씻어내지 않는 한, 한 번 살 포하면 그 효과가 3개월 정도 지속되었다.[56]

　한국에서 DDT가 처음 사용된 시점은 정확히 알려져 있지 않으나 미군이 남한에 진주한 직후에 사용되었을 것으로 생각된다. DDT 살포가 상시로 이루어지는 것은 아니므로, 규정 에 따르면 살포에 즈음하여 20여 명으로 이루어진 임시 살포팀이 조직되어 임무를 수행하 고, 임무 수행 후에는 해산되는 형태로 살포팀이 운영되었다. 일의 성격상 임시 살포팀은 말라리아 통제 파견대와 조사 파견대가 중심을 이루었다. 남한의 경우는 미 17보병연대에 소속된 '179 말라리아 통제 파견대(179th Malaria Control Detachment)'가 현장에서 사용이 가능하도록 각종 살충제를 배합하여 공급하는 역할을 담당했다. 그리고 이들을 중심으로 조직된 임시 살포팀은 먼저 서울 시내에서 일본인들이 사용하다 철수하여 접수한 건물들 을 소독하여 사람들이 사용할 수 있도록 만드는 역할을 했다. 아마도 이들에 의해 남한에

55　Kinkela D, DDT the American Century, University of Chapel Hill Press, 2011.

56　Preventive Medicine Manual for All Officers No. 2, Military control of insect and snail borne diseases, malaria and insect-borne disease control, United States Army Forces, Pacific, Au- gust 1945. pp. 56-59.

서 DDT가 처음 사용되었다고 볼 수 있을 것이다.

그리고 1945년 9월 26일에는 서울의 공중에서 처음으로 DDT 용액이 살포되었다. 이는 파리와 모기로 인해 매개되는 질환들을 감소시키기 위한 조치였다. 그리고 11월부터는 기차, 버스, 전차, 감옥, 학교, 공장 등에 대해 한 달에 한 번 DDT 잔류 살포가 이루어졌다.[57] 피난자 수용소와 진료소에는 두 달에 한 번 DDT살포가 이루어졌다. 북으로부터 내려온 귀환동포들의 경우 발진티푸스를 매개하는 이의 보유자일 가능성이 높으므로 이들이 모이는 서울은 특별히 주의할 필요가 있었다. 따라서 특히 위험성이 높다고 판단되는 7개 지역 거주자들을 대상으로 DDT 살포와 함께 백신을 접종하였다.[58]

DDT의 살포는 서울과 같은 도시 지역, 특히 미군의 거주 도시를 중심으로 이루어졌다. 일차적으로는 미군의 주둔 지역의 모기 발생을 막기 위한 것이었지만 모기의 이동성 때문에 군대 영내만을 관리해서는 말라리아를 예방할 수 없으므로, 부대 주변의 넓은 지역을 함께 관리해야 했다. 따라서 미군이 주둔하고 있는 지역이나 도시에서 발생하는 모기를 광범위하게 없애기 위해 DDT를 비롯하여 등유, 디젤유 등이 살포되었다.[59] 미군이 주둔하는 도시에서 DDT 살포를 통한 모기의 구제는 미군이 맡았으나, 미군이 주둔하지 않는 도시에서는 한국인이 이 역할을 맡아 했다. 그 밖에 집안에서 모기가 발생하지 않도록 하고, 밤에 외출하여 모기에 물리지 않도록 하라는 내용의 교육 프로그램도 시행했다. 말라리아에 대한 방제 프로그램이 어떻게 진행되었는가를 충청북도의 경우를 통해 살펴보면, 전담 부대가 한 달에 한 번 시내 전체에 DDT와 등유를 살포했으며 집 안을 소독하고 밤에 모기에 물리지 않도록 조심하는 내용으로 교육 프로그램도 운영했다.[60] 그런데 DDT는 당시 국내에서 생산되지 않았으므로, DDT의 공급 상황에 따라 방역 활동에 차질이 빚어지기도 했다. 1948년 여름에는 DDT의 공급량이 극히 부족해서, 민간에서 이루어지던 서울과 경상

---

57 Public Health and Welfare, p. 16; USAMGIK Box 19, p. 153.

58 USAMGIK Box 19, p. 80.

59 HUSAMGK, part III, p. 89.

60 Public Health and Welfare, p. 16-17; USAMGIK Box 20, p. 223; 국편 21권(223쪽).

북도의 말라리아 관리 사업은 거의 중단되기도 했다.[61]

 당시 한국에서 사용된 DDT는 대부분 수입에 의존했다. 일본도 처음에는 완성품 형태의 DDT를 수입하여 사용하였다. 다만 DDT는 유효 성분이 10%로 이루어져 있으므로 얼마 후에는 농축 DDT를 일본으로 수입한 다음, 여기에 나머지 90%는 활석(talc)을 섞어 사용하였다. 그러다가 1946년 5월에 일본 내 DDT 생산 허가가 나면서 일본에서 자체적인 DDT 생산이 가능하게 되었다. 이처럼 일본에서 생산된 DDT는 한국에도 보내져서 사용되었다.[62]

 DDT가 효과적이기는 했지만 모기를 방제하는 일이 쉽지는 않았다. 예를 들어 남부 농촌 지역은 말라리아 감염률이 약 20% 정도로 상당히 높았기 때문에 어느 지역보다도 적극적으로 모기에 대한 방제 작업이 이루어져야 했다. 남부 농촌 지역은 논이 많은데 모기는 논과 같이 고인 물에서 주로 번식하므로 모기 방제를 위해서는 논에 DDT를 살포해야 했다. 그러나 DDT 살포가 벼를 죽이므로 논에 직접 DDT를 살포할 수는 없었다. 때문에 실제로 감염률이 높은 농촌 지역에서 모기 방제를 위해 할 수 있는 일은 많지 않았다.[63] 문제는 DDT 살포에만 있지 않았다.

 모기의 방제는 공병대와 협력을 통해 보다 효과적으로 이루어질 수 있었다.[64] 왜냐하면 고여 있는 물은 모기 번식의 장소였으므로 도랑을 만들어 배수를 시키거나, 혹은 웅덩이 자체를 메움으로써 모기의 번식 장소 자체를 없앨 수 있기 때문이다. 그러나 한국에서는 이러한 공병대의 적극적인 활동을 기대하기 어려웠다. 우선은 인력의 부족도 그 원인이 될 수 있겠지만, 한국에서 모기 번식의 장소로 여겨지는 논의 물을 임의로 배수시키거나 논을

---

61 Headquarters USAMGIK, APO 235 Unit 2. Monthly Report of Public Health and Welfare Activities for July 1948. p. 1.

62 Sams CF, "Medic" – The mission of an American military doctor in occupied Japan and wartorn Korea (M. E. Sharpe, 1998), p. 85.

63 USAMGIK Box 19, p. 22.

64 The Medical Department of the United States Army, Preventive medicine in World War II, Vol. II. Environmental Hygiene, p. 202, Office of the Surgeon General Department of the Army, 1955.

메울 수는 없는 일이었기 때문이다.

사실 미군은 태평양전쟁 초기에는 말라리아로 인해 고전했지만, DDT의 개발과 더불어 그에 대한 경험과 지식이 축적되면서 상당히 체계적으로 말라리아에 대처할 수 있게 되었다. 이러한 사실은 앞서 언급한 바 있는 맥아더 사령부가 종전 직후 펴낸 말라리아를 비롯한 곤충 매개성 질환의 방제를 위한 매뉴얼을 통해 잘 볼 수 있다. 그런데 이 매뉴얼의 내용을 잘 살펴보면 이것이 원래 남양군도의 전쟁터의 경험을 기준으로 작성되어 남한의 상황에는 부합하지 않는 면도 있었다. 예를 들어 남양군도에서는 비행기를 동원해 넓은 지역에 DDT를 광범위하게 살포할 수 있었고, 또 공병대가 중장비를 동원해 모기 발생원인 웅덩이를 메울 수도 있었다. 그러나 이러한 방법을 남한에서는 그대로 사용하기 어려웠다. 따라서 모기 방제를 통한 말라리아에 대한 방역 활동은 어느 정도 제한적일 수밖에 없었다.

7. 전염병의 사회사

가. 1946년 콜레라 대유행과 대구경북 10월항쟁

미 군정기에는 정치적으로나 사회적으로 불안정한 상황이 계속되었다. 특히 군정 초기 미곡 정책의 실패는 큰 사회적인 혼란뿐 아니라 정치적인 위기까지도 초래하는 결과를 낳았다. 처음 한반도에 상륙한 미군은 한국인의 주식인 쌀이 부족함을 알게 되었다. 군정 당국은 일제강점기 동안 강력한 통제를 받던 쌀의 생산과 유통을 자유화함으로써 시장을 통해 자연스럽게 수요자에게 쌀이 공급되리라 기대했다. 그러나 기대와는 달리 7개월 사이에 쌀값이 30배 이상 폭등하는 사태가 벌어졌다. 이는 공급이 부족한 미곡에 대한 투기와 매점매석이 이루어진 것과 함께 통화 정책의 실패로 살인적인 인플레이션을 초래한 탓이 컸다. 이에 미 군정은 곡물 자유 시장 정책을 폐지하고 쌀을 농민들에게 구입한 후 이를 싼 가격에 배급할 것이라고 발표했다. 그러나 이를 일제강점기의 강제공출과 같은 것으로 이해한 농민들은 이에 대해 강력히 반발했다. 이처럼 가장 중요한 쌀에 대한 정책의 실패로 민심이 흉흉한 가운데 1946년 대규모의 콜레라 유행까지 발생했다.

　대구, 경북 일대에 2천여 명의 콜레라 환자가 발생하자 치료를 위한 조치들은 제대로 하지 않은 채 전염을 막는다며 미군은 대구를 봉쇄해버렸다. 차량은 물론 사람조차 시 경계를 넘을 수 없게 되면서 농작물과 생필품 공급이 끊어지고 말았다. 무엇보다도 쌀이 부족했다. 당시 돈이 있다 해도 쌀을 구할 수 없어 콜레라를 치료하는 의사들조차도 콩나물과 쌀로 죽을 끓여 먹을 지경이었다고 한다. 또한 국립경찰로 채용된 과거 친일파 출신 경찰들이 일제강점기 방식 그대로 농민들의 쌀을 강탈하다시피 공출해갔다. 친일 출신 경찰들에 대한 시민들의 분노는 매우 커져갔고, 경찰은 이에 대해 보복하는 일이 곳곳에서 벌어졌었다. 이러한 가운데 대구, 경북 일대의 민심은 매우 흉흉했다. 10월 1일 대구 시청 앞에서 1만여 명의 시민이 모여 식량 요구 시위를 벌였다. 저녁 7시, 경찰의 발포로 사망자와 부상자가 발생했다. 다음날 학생들은 사망자의 시체를 들것에 싣고 학교와 시내를 행진한 뒤 경찰서로 몰려갔다. 당황한 경찰은 무기를 버리고 도망쳤다. 대구역 부근에서는 1천여 명의 군중과 20여 명의 경찰이 대치, 경찰의 발포로 22명(시위대 18명, 경찰 4명)의 사망자가 생겼다. 분노한 민중은 경찰과 관리의 집을 습격했다. 상가는 모두 철시하고 시청·도청 직원들도 결근했다. 사태가 심각해지자 미 군정은 군대를 출동시켰다. 계엄령이 선포되고 파업에 참가한 노동자와 좌익 세력 총검거가 시작되었다. 군대의 진압으로 사태가 진정되기는 했으나 이는 제주 4·3항쟁과 여순사건의 전조가 되는 중요한 사건이었다.

한국 전쟁과 전후 복구 시기: 1950-1959년

개관

해방 이후 미 군정기를 거치며 1948년 8월 15일 수립된 대한민국은 출범한 지 2년이 되지 않아 한국 전쟁이라는 비극적 내전에 휩싸이게 된다. 혼란기를 거치며 어느 정도 질서를 잡아가던 한국 사회는 전쟁의 소용돌이 속에서 모든 것이 다시 전복되고 파괴되는 경험을 한다. 의료 분야도 마찬가지여서 전쟁으로 방역 체계가 작동하지 못하게 되자 각종 전염병들이 대규모로 유행하는 사태를 맞게 되었다. 전쟁 초기 급변하는 전황 속에서 방역 활동은 제대로 이루지지 못했으나 전선이 고착되고 후방이 안정을 찾아가자 비록 전쟁 중이었지만 참전국들의 지원으로 의료 분야의 문제들도 조금씩 개선되어 가기 시작했다.

전쟁 중에 보건의료와 관련된 중요한 역할을 한 조직은 주한유엔민간원조사령부(United Nations Civil Assistance Command in Korea, UNCACK)였다. 전쟁이 발발하자 유엔군사령부의 공중보건복지부는 전쟁 중 공중보건 관련 업무를 수행하기 위해 유엔보건복지부파견대를 조직했고 민간인들에게도 의료 구호를 제공했다. 이 보건복지부파견대가 UNCACK의 전신이 되는데[1] UNCACK는 전쟁 중에 급·만성 전염병 관리에 많은 공헌하였다.

휴전으로 전쟁이 일단락되자 사회 각 분야에서 본격적인 전후 복구 사업이 이루어지기 시작했다. 전쟁으로 모든 것이 파괴되어 자체적 재원이 없는 상태에서 여러 외원단체들의

---

1   이임하, 「한국전쟁기 유엔민간원조사령부(UNCACK)의 보건위생정책-급성전염병을 중심으로」, 『사회와 역사』 100, 2014, 329쪽.

지원은 전후 복구 사업을 가능하게 하는 필수적 요소였다. 보건의료 분야에도 여러 외원단체들의 지원으로 본격적인 복구가 이루어지기 시작했다. 전후 복구에서는 파괴된 건물과 사회기반 시설의 건설과 같은 외형적 재건도 중요하다. 그러나 사회가 다시금 안정을 되찾기 위해서는 사회적 불안 요인이 되는 전염병의 유행을 막아 재건 활동에 매진하는 구성원들의 건강을 지키는 일이 무엇보다도 시급한 과제로 떠올랐다. 따라서 보건의료 분야의 전후 복구 사업에는 파괴된 병원 시설의 복구나 의료 시설 지원, 의료 인력 교육과 함께 당시 사회구성원들의 건강을 위협하던 중요한 몇 가지 질병들에 대한 관리 프로그램이 여러 외원단체들의 지원으로 시작되었다. 대상이 되었던 주요 질병은 한센병, 결핵, 말라리아 등이었다. 이런 질병들은 장기적인 계획을 갖고 꾸준히 국가적 차원의 관리를 하여야 효과를 거둘 수 있는 질병들인데 당시 한국 정부는 이런 지속적 사업을 할 수 있는 재원이 없었으므로 이들 외원단체의 지원은 필수적이었다. 한국 사회는 이처럼 1950년대 외부의 지원으로 전후 복구사업에 전념하는 시기를 거치며 1960년대의 경제개발과 도약을 위한 토대를 닦을 수 있었다.

1. 한국 전쟁 시기의 방역 체계

전쟁 중이던 1951년 9월 25일 정부 수립 후 처음으로 의료에 관한 내용을 다룬 별도의 법인 국민의료법이 제정되었다. 이는 일제강점기에 제정된 의사규칙의 연장선상에서 의료인과 의료기관에 대한 규정과 관리를 주로 다루고 있는 법안이다. 그리고 휴전 이듬해인 1954년 2월 2일에는 '전염병예방법'이 법률 제308호로 공포되었다. 여기서는 법정전염병을 세 종류로 나누었다. 제1종 전염병은 콜레라, 페스트, 장티푸스, 이질, 파라티푸스, 성홍열, 디프테리아, 두창, 유행성뇌척수막염, 유행성뇌염, 재귀열, 발진열 등 13종이었고, 제2종 전염병은 급성전각회백수염, 백일해, 마진, 유행성이하선염 등 4종이었으며, 제3종 전염병은 결핵, 나병, 성병 등 3종으로 모두 20종이었다. 1종과 2종 전염병은 발생이 확인되는 즉시 신고하도록 하였고, 3종은 월 1회 신고하도록 하였다. 그리고 두창, 디프테리아, 백일해, 장티푸스, 발진티푸스, 파라티푸스, 결핵을 정기 예방 접종이 필요한 질병으로 지정해서 이들 질병에 대해 국가적 차원의 예방 접종 사업이 시작되었다.[2]

전염병 예방에 중요한 제도적 장치는 검역이다. 해방 직후 검역의 부실로 콜레라의 전국적 대유행이 있었고, 그로 인해 막대한 인명의 피해가 있었으므로 정부로서는 검역에 주의를 기울이지 않을 수 없었다. 먼저 검역소는 1946년 11월 10일 미 군정청 후생부 소속으로 인천, 부산, 목포에 설치되었고, 1947년 3월과 8월에 여수, 군산에, 1949년 12월 10일에는 김포공항에 설치되었다. 검역 제도의 법률적 근거는 1947년 8월 25일 보건후생부령 제2호로 제정된 해공항검역규칙이다. 이 해공항검역규칙은 보완되어 1954년 2월 2일 전염병예방법과 함께 반포되었다. 해공항검역법은 WHO가 제정한 국제보건규칙과 함께 이후 검역업무 수행의 기본적인 법규로 활용되었다. 그리고 이전의 검역전염병이던 콜레라, 페스트, 두창, 발진티푸스, 황열에 재귀열이 더해져 모두 6개의 전염병이 검역 대상이 되었다. 그리고 1951년 12월 15일에는 국제공인 예방주사증명서교부규정이 제정되었다. 그 내용은 콜레라, 발진티푸스, 장티푸스, 두창에 대해 완전히 면역된 사람에게 국제공인 예방주사증명서를 발급한다는 내용이다.[3]

2. 급성 전염병

가. 두창

전쟁으로 방역 체계가 허물어지자 그 영향은 즉시 나타났다. 1951년의 경우 그 전 해에 비해 주요 급성 전염병은 최소 10배 이상의 발생 증가가 있었다. 특히 두창은 전년도 발생자 2,845명에 비해 거의 20배에 이르는 43,213명의 감염자가 생겼고, 그로 인한 사망자도

---

2   보건복지70년사 편찬위원회, 『보건복지70년사』 '보건의료편' 2015, 227쪽.
3   질병관리본부, 『한국 질병관리 60년사 및 주요 업적 정리』, 2008, 141-145쪽.

11,530명이나 되었다. 해방 직후의 대유행보다 더 많은 환자가 발생했던 것이다. 이때의 대유행은 물론 전쟁이라는 특수한 상황 속에서 일어난 일이기는 하지만, 1910년대 이후 두창은 일정 기간을 두고 유행을 반복하는 양상을 보였다. 두창은 조선 말부터 예방 접종이 시작되어 일제강점기에도 지속적으로 강제 접종이 이루어졌으나, 이러한 주기적 대유행을 볼 때 1950년대 초반까지도 집단면역 수준이 충분하지 않았음을 짐작할 수 있다.

또 한 가지 고려해야 할 사항은 당시 통계상으로는 충분히 많은 사람이 접종을 받은 것으로 되어 있으나 접종 방법이나 두묘 보관 등의 문제로 접종이 충분히 효과를 발휘하지 못했을 가능성이다. 실제로 당시 보건부 예방과장으로 방역 활동의 일선에 있었던 방숙의 회고에 따르면 길가에 친 텐트를 임시 종두소로 삼아 밀려오는 피난민들에게 접종을 했다. 더운 날 뙤약볕 아래에서 접종이 이루어졌으므로 생묘가 상할 가능성도 컸고, 또 상하지 않더라도 강한 햇볕에 생묘가 말라버리기도 했다. 또한 접종은 1, 6, 12세의 아이들에게 해야 효과가 큰데 성인이 다수를 차지하는 문제도 있었다. 접종 방법에도 문제가 있었다. 전통적으로 종두는 종두칼로 피부에 엑스 자 상처를 내고 거기에 두묘액을 도포하는 것이었다. 그러나 상처에서 흘러내리는 피와 함께 두묘도 흘러내려 두묘가 제대로 체내에 흡수되지 못했다.

이런 문제를 인지하고 동회에서 파악한 명단에 의거해 우선 1세 미만과 6세, 12세 아동을 우선 대상으로 하여 정기종두를 봄(4월)과 가을(10월)에 실시하였다. 또 UNCACK의 협조를 얻어 일본 기타사토 연구소에서 만든 두묘를 공급받아 접종에 사용했다. 접종법도 이전처럼 피부를 칼로 절개하는 절피법이 아니라 종두침으로 피부를 여러 차례 눌러 피하로 두묘가 흡수되게 하는 다압법(多壓法, Multiple Pressure Method)으로 바꾸었다. 그리고 접종요원들이 새로운 접종법인 다압법에 익숙해지도록 훈련도 시켰다. 1952년부터 이처럼 개선된 방법으로 접종을 시행한 결과 1955년 이후는 발생이 급격히 감소하는 양상을 보였고, 1960년 이후는 한 명의 환자도 발생하지 않는 성과를 이루었다.[4]

그리고 두창만큼은 아니라 하더라도 장티푸스와 발진티푸스 환자도 유사한 발생 양상을

---

[4] 지역보건의료발전을 위한 모임, 『지역보건 60년의 발자취』 1, 함께한 사람들, 2012, 19쪽.

보였다. 따라서 정부에서는 백신의 효과가 큰 두창, 장티푸스, 발진티푸스에 대해 1951년 6월까지 전 국민을 대상으로 예방 접종을 실시하겠다는 계획을 세우고 접종 사업을 시작했다.[5]

나. 장티푸스

장티푸스 역시 전쟁으로 인한 인구의 대이동과 위생 환경의 악화로 인해 81,575명이란 폭발적인 수의 환자가 1951년에 발생하였다. 이후 주한유엔민간원조사령부(UNCACK)에 의한 전반적인 예방 접종의 실시와 1952년부터 클로람페니콜(Chloramphenicol)의 사용, 그리고 전염병 대유행 이후의 집단면역 효과에 의해 장티푸스 발생은 1950년대 중반까지 급격히 감소한다.[6] 그렇지만 지역별로 산발적인 유행은 상당 기간 지속된다. 예를 들어 1958년 1월에 강원도 묵호 지역에 장티푸스가 유행하여 방역 조치와 감염원 조사를 위한 방역 지도반이 파견되었다.[7] 역학조사 결과 묵호진 입구에 집중적으로 환자가 발생한 사실을 알아내고 그 지역에서 보고된 환자 121명에 대해 발생 일자별, 연령 및 성별, 급수원별로 보다 자세한 역학조사를 실시하였다. 그 결과 이 구역 내에 있는 7개의 우물 중 하나가 주된 감염원임을 알고 이를 폐쇄하고 상수도 급수와 다른 우물들에 대한 염소소독과 화장실에 대한 소독 등을 시행하여 유행을 종식시키기도 했다.

다. 발진티푸스

한국에서 가장 널리 유행하는 발진티푸스는 *Rickettsia prowazeki*가 원인균으로 이가 매개하는 것이다. 발진티푸스도 다른 전염병과 마찬가지로 전쟁 이듬해인 1951년에 가장 많은 환자가 발생했다(32,211명). 이 역시 전쟁으로 인해 잦은 이동이 일어나고 그 과정에서 불가피하게 옷이나 침구를 청결하게 하지 못해 발진티푸스를 매개하는 이가 많이 생겼기

---

5   Koo YS, Public health in Korea, 1951, April. p. 14. Report submitted to WHO Regional Committee by delegate of Korea.

6   전종휘, 「6·25사변을 전후한 급성전염병의 연차적 변동」, 『감염』 2-1, 1970, 13쪽.

7   「四名死亡·51名罹患 墨湖에 眞性『腸窒扶斯』(江陵)」, 『동아일보』 1958년 1월 26일.

때문으로 생각된다. 특히 국민방위군 사건으로 인해 희생자가 더욱 컸다. 국민방위군이란 1950년 12월 21일에 공포·실시된 '국민방위군 설치법'에 따라 동원된 만 17세 이상 40세 미만의 인력을 말한다. 9·28 수복 이후 중공군의 남하 정보를 입수한 정부는 적에 의해 병력 자원으로 징발될 수 있는 청장년을 미리 국민방위병으로 소집하고 이들을 남쪽으로 후송하려는 계획을 세웠다. 이렇게 모집된 인원이 50만 명에 달했다. 그런데 이들을 남하시키는 과정에서 일부 군 간부들이 방위군의 이동과 수용을 위해 할당된 국고, 양곡, 피복 등 약 25억 원 상당의 보급 자원을 착복하였고, 그 결과 한겨울에 장거리를 이동하는 국민방위병들이 생존에 필요한 보급품을 제대로 지급받지 못해 수만 명에 이르는 국민방위병들이 이동 도중 병에 걸리거나 아사, 혹은 동사하는 사태가 일어났다. 특히 이들이 불결한 환경에서 겨울철 집단생활을 했으므로 발진티푸스의 발병을 피하기 어려웠다. 추후 문제가 드러나자 국회는 1951년 4월 30일 국민방위군 설치법 폐지안을 결의하고 이 사건의 주모자들인 군 간부들을 군법회의에 회부하여 사형에 처하므로 사건은 일단락되었다. 남쪽으로 후송된 국민방위병은 주로 경남 지역의 36개 수용소에 분산해서 수용되어 있었다. 대다수가 기아와 추위로 쇠약해져 있었고 환자들도 많이 발생했지만 이들은 열악한 환경의 임시 수용소에서 제대로 치료도 받지 못하고 죽어가는 경우도 많았다. 더구나 이미 쇠약해져 면역력이 저하된 상태의 많은 사람이 집단적으로 수용되어 있었으므로 전염병이 유행할 가능성이 컸다. 특히 발진티푸스 발병이 가장 우려되었으므로 약 7만여 명에 대해 예방 접종과 DDT 살포가 이루어졌다. 그 밖에 이들에 대해 두창과 장티푸스 예방 접종도 이루어졌다.[8]

　발진티푸스 유행이 우려되는 또 다른 위험 장소는 피난민 수용소였다. 전쟁으로 피난민들이 대량 발생한 데다 북한에서 내려온 피난민까지 더해져 주거 상황이 악화되었으므로 위생에 대한 우려가 커진 상태였다. 대략 50여 개의 대형 피난민 수용소들이 주된 관리의 대상이었다. 발진티푸스 예방을 위해 DDT 개인 살포가 이루어졌는데 1951년에 1천 6백만

8　United Nations Civil Assistance Command, Kyongsang Nam Do Team, APO 59, 12th March, 1951.

명, 1952년에는 약 5백만 명, 1953년은 3백 5십만 명에 대해 살포가 이루어졌다. 다만 10% DDT가 이(lice)에 대해 크게 효과가 없음이 알려져 점차 Lindane 살포로 대치되었다. 예방 접종의 경우 1950년에 1백 4십만 명, 1951년은 약 2천만 명, 1952년은 7백만 명, 1953년은 약 5백만 명에 대한 예방 접종이 이루어졌다. 전선이 38선에 고착되고 후방이 안정을 찾아 가는 1952년 이후는 예방 접종과 DDT등 살충제의 광범위한 살포, 그리고 치료제의 보급 으로 발생티푸스의 발생도 급격히 감소했다.

표 2-1. 1950년대 주요 급성전염병 발생통계. 보건사회부 『건국10주년 보건사회행정개관』. 1958년 　　　　단위: 명

연도	두창		장티푸스		발진티푸스		일본뇌염	
	발생자	사망자	발생자	사망자	발생자	사망자	발생자	사망자
1950	2,845	517	8,810	1,270	2,523	459	98	–
1951	43,213	11,530	81,575	14,051	32,211	6,154	27	13
1952	1,313	277	3,969	330	923	81	1,221	526
1953	3,349	571	1,352	70	410	24	280	112
1954	790	127	617	21	293	14	316	148
1955	2	–	353	28	77	4	2,056	837
1956	9	–	351	17	92	3	269	124
1957	10	–	619	33	187	11	132	56
1958	6	–	1,411	71	161	9	6,856	2,166

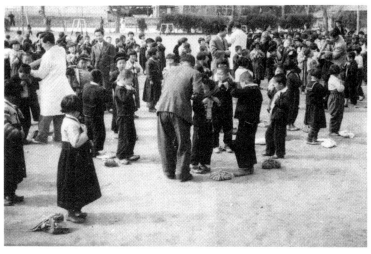

사진 2-1. **초등학교 학생들에 대한 DDT 살포(1951년)**　출처: 나의 교우록(이영춘)

라. 일본뇌염

일본뇌염은 일본에서 메이지 초기부터 임상적으로 주목하기 시작했고, 1912년에 학계에서 처음으로 논의되었다. 이후 일본에서는 1924년, 1927년, 1935년, 1948년에 각각 대유행이 있었다.[9] 우리나라에서는 1930년대부터 발병 보고가 있었는데 처음으로 대규모 유행이 보고된 것은 1949년이었다. 이전에도 일본과 비슷한 시기에 대규모 유행이 있었을 것으로 추정되나 식민지 시기에는 일본뇌염에 대한 관심이 많지 않아 정확한 보고와 통계는 확보하기 어렵다. 일본뇌염에 대한 발병 통계는 대유행이 있었던 1949년부터 존재한다. 1949년에는 총 5,616명의 환자가 발생했는데 이 가운데 2,729명이 사망하여 발병 환자의 거의 절반이 사망하는 높은 치사율을 보였다. 한국 전쟁 초기에는 거의 발병통계가 없으나 1952년에 1,200여 명의 환자가 발생하는 유행이 있었다. 1950년대의 가장 큰 일본뇌염 유행은 1958년으로 총 6,856명의 환자가 발생하여 2,166명이 사망하였다. 이해 7월 말 부산에서 시작된 뇌염은 부산과 경남 지역을 중심으로 유행되기 시작하다가 8월 초부터 전국으로 확산되었다. 일본뇌염이 소아 연령대에 주로 발병하는 점을 고려하여 1958년 8월 15일에는 초등학교 휴교령을 내렸으나, 이미 9월 3일 당시 3,616명이 발병하고 765명 사망하는 등 인명 피해가 컸다.[10] 특히 1958년 유행의 경우 일본을 왕래하던 밀항자에 의해 유입되었다는 사실을 군의무당국이 공식적으로 밝힌 점이 특이하다.[11] 이듬해인 1959년에는 발병자가 2천 명대로 떨어지기는 했으나 이후에도 상당 기간 매년 천 명 이상의 환자가 발생했다.

마. 유행성출혈열

한국 전쟁 중인 1951년 봄, 전투가 벌어지고 있던 중부전선 지역에서 이제껏 경험하지 못한 급성 전염병이 군인들에게 발생하였다.[12] 이 질병은 발열, 쇠약, 구토, 단백뇨, 신부

---

9   전종휘, 『韓國急性傳染病槪觀』(醫藥界社, 1965), 61쪽.

10   「全國腦炎 總3, 616中死亡 765名」, 『마산일보』1958년 9월 3일 2면.

11   「今年 것은 毒性日本腦炎」, 『경향신문』1958년 8월 23일 1면.

12   Apel OF, Apel P. MASH-An army surgeon in Korea (The University Press of Kentucky, 1998) p. 81.

전, 출혈경향, 심혈관계 장애 등의 특징을 지녔다. 당시 미군 의무대에서는 이 질병을 렙토스피라증이나 재귀열로 생각했으나 질병의 경과와 검사 소견, 그리고 부검 소견 등을 종합해본 결과 1930년대에 일본과 소련 학자들이 보고한 유행성출혈열, 혹은 출혈성신염에 해당한다는 사실을 확인했다. 한국 전쟁 이전에 이 질병이 보고된 바는 없으나 이미 이전부터 풍토병으로 존재해온 것으로 생각된다.

발병자에 대한 전체 통계는 없으나 유엔군의 경우 1951년에 827명, 1952년에 833명, 1953년에 455명의 환자가 발생했다. 주 발생지는 경기 북부 지방인 포천, 연천, 철원 등으로 중부 전선에서도 산악지인 동쪽이 아니라 평지인 서쪽이었다. 당시 미군은 주로 중부 전선에서 중공군과 싸웠고, 한국군은 동부 전선에서 싸웠으므로 발병자는 미군이 훨씬 많았다. 유엔군 의사들은 처음 경험하는 괴질에 당혹스러워했다. 더구나 전쟁이 소강상태로 접어들어 전투 중 부상자가 많지 않은 상황에서 괴질로 인한 희생자가 전투로 인한 부상자의 수를 초과하는 상황이 벌어지자 군 지휘부는 난감하지 않을 수 없었다.

이처럼 이 질병의 희생자가 늘어나자 미 육군 극동군사령부는 1951년 12월 서울에서 유행성출혈열에 대한 학술대회를 열고 이 병의 임상증상과 초기 진단 방법을 유엔군 산하의 모든 의무부대에 전달했다. 그러나 질병의 정확한 원인도, 따라서 효과적인 치료법도 모르는 상황이었다. 이미 감염자의 사망률이 15~20%에 이르고 있었기 때문에 미 육군성 의무사령부는 워싱턴에서 긴급 대책회의를 열고 미육군의학역학위원회 산하에 유행성출혈열 연구를 담당할 야외연구소를 조직하여 1952년 4월 한국에 급파했다. 야외연구소인 '필드 유닛(Field Unit)'은 미 육군 8228 이동외과병원 내에 설치되어 주로 환자들에 대한 조사를 하다가 1952년 11월에는 뚝섬으로 이전하여 미 육군 제48 이동외과병원에서 출혈열센터(Hemorrhagic Fever Center)를 열고 유행성출혈열에 대한 연구를 시작했다.[13] 여기서는 단순히 환자에 대한 연구만이 아니라 기초 연구를 위한 실험실도 설치하였다.

전쟁이 진행되고 있는 한국에서는 본격적인 연구를 하기 어려웠으므로 일본 가나가와(神奈川) 현의 자마(佐間) 시에 있는 미 육군 극동사령부 구내에 있는 제406 의학연구소가

---

13 전종휘, 『韓國急性傳染病槪觀』(醫藥界社, 1965), 77-78쪽.

유행성출혈열 연구의 센터가 되어 관련 분야 학자들이 병원체를 밝히기 위한 연구에 착수했다. 한편 미국에서는 미 육군성이 1952년 10월 29일 의학역학위원회 산하에 출혈열연구위원회(Commission on Hemorrhagic Fever)란 새로운 기구를 창설하여 연구를 총괄했다. 이 위원회는 미국 내 대학과 연구 기관에 연구비를 지원하며 연구를 독려했으나 가시적인 성과를 거두지 못하고 휴전 이후인 1955년에 해체되었다.[14]

3. 만성 전염병

가. 결핵

급성 전염병의 경우 1951년의 대유행을 제외한다면 UNCACK가 스스로 만족함을 표현할 정도로 이후 비교적 잘 관리가 되었다고 볼 수 있다. 반면 정부의 장기적 지원과 실행이 뒷받침되어야 하는 만성 전염병은 한국 전쟁 기간 중에는 제대로 관리가 이루어지지 못하고 결핵과 한센병과 같은 질병에 대해 실태 조사가 이루어졌을 뿐이다. 이들 만성 질환에 대한 본격적인 관리 사업은 전후 복구 사업의 일환으로 외원기관의 도움을 받아 비로소 체계적으로 이루어지기 시작한다.

결핵의 심각성은 이미 이전 시기부터 잘 알려져 있었다. 특히 결핵은 가장 활동적이고 왕성한 청년기에 가장 많이 발병하기 때문에 그 사회 전체에 주는 타격이 컸다. 실제로 1952년 보사부에서 실시한 투베르쿨린 반응검사에서 양성 반응은 유치원생 27.9%, 초등학생 41.4%, 중학생 59.9%, 고등학생 74.3%, 대학생 90.5%로 청년기로 갈수록 높아지는 것을 볼 수 있다.[15] 1950년 당시 적극적인 치료가 필요한 환자가 900,000명으로 추정될 정도였기 때문에 보건당국자들도 결핵이야말로 가장 시급하고도 중요한 보건 문제임을 인정하고 있었다. 그러나 신생 정부의 제한적인 재정으로 적극적인 관리 사업을 전개하기 어려웠

---

14 이호왕, 『한탄강의 기적』(시공사, 1999), 70-73쪽.
15 『韓國의 結核』(中央結核院, 1954), 22-24쪽.

다. 그런 상태에서 전쟁이 발발하였다. 전쟁은 많은 것을 앗아갔지만, 전후에 많은 외원단체들이 들어와 전후 복구 사업을 돕는 가운데 한국의 결핵 문제의 심각성을 인지하고 그에 대한 많은 지원을 하는 계기가 되기도 했다.

특기할 것은 해방 후 처음으로 1954년 2월 2일에 결핵이 포함된 전염병예방법이 공포된 점이다. 그 내용을 보면 성병, 나병과 함께 결핵을 제3 전염병으로 규정했다. 의사는 결핵 환자에 대한 기록과 신고를 의무화했으며, 30세 미만자는 의무적으로 매년 1회 이상 결핵 검진을 받고 BCG 예방 접종을 받도록 했다. 이 전염병예방법으로 인해 정기적인 결핵 검진과 BCG 접종이 법에 의해 의무화된 것은 우리나라 결핵 관리에서 큰 의미를 가지는 일이라 할 수 있다.[16]

표 2-2. 1950년대 초의 결핵 관련 통계

	1950년	1951년	1952년	1953년
결핵병원	2	4	5	9
결핵병원의 병상	300	1,250	1,336	1,536
결핵병원의 입원 환자(명)	250	800	950	1,240
일반병원의 결핵 환자(명)	-	-	-	1,014
이동식 치료센터	0	0	1	15
이동식 치료센터에서 치료받은 환자(명)	0	0	50	1,750
투베르쿨린 검사(명)			533,976	486,679
BCG 접종(명)			292,174	236,917

1) 외원 단체의 결핵 사업 지원

한국 전쟁과 전후의 결핵 사업에서 외원단체의 지원은 결정적이었다. 결핵 사업에는 여러 단체들이 도움을 주었지만 여기서는 특별히 세 단체에 관해서 언급하고자 한다. 먼저 부산의 스웨덴 적십자병원이다. 이 병원은 처음에는 유엔군 치료만을 했으나 점차 민간인들의 치료도 담당했다. 결핵과 관련해서는 수술을 필요로 하는 폐결핵 환자들을 입원시켜 수술을 받게 했다. 그 밖에 이 병원에서는 6개월에 걸쳐 부산 시내 33개 고아원에 수용된

---

16   대한결핵협회, 『한국결핵사』(대한결핵협회, 1998), 411-412쪽.

어린이들과 직원들 3,516명을 대상으로 관리 프로그램을 시행하기도 했다. 항결핵제인 스트렙토마이신과 파스는 한국 전쟁 이전에 비공식적인 경로로 들어왔다. 한국 전쟁 중에 결핵 환자가 급증하자 세계보건기구와 국제아동긴급구호기금, 한국민사원조처 등에서 원조 물자로 항결핵제를 도입하여 국립요양소를 비롯해 결핵 치료를 하고 있는 각종 기관에 보내어 임상에서 사용될 수 있도록 했다.

다음은 한미재단(American Korean Foundation)의 지원이다.[17] 한미재단은 1952년 전쟁으로 피폐해진 한국을 돕기 위해 아이젠하워 행정부의 지원을 받아 설립된 민간 지원 재단이다. 이 재단의 핵심적 인물이었던 러스크(Howard A. Rusk, 1901-1981)는 재활의학 창시자의 한 사람으로 뉴욕대학의 교수이자 뉴욕 타임즈의 의료담당 부주필이기도 했다. 재단 설립 후 그는 조사단을 이끌고 1953년 3월 11일부터 18일까지 한국을 방문해 교육, 보건, 사회 분야의 재건을 위해 필요한 내용을 파악하였다. 이러한 조사를 바탕으로 한미재단은 지원사업을 진행했다. 그 가운데 보건과 관련된 사업은 전쟁 부상자를 위해 재활의학을 도입하고 국립재활원 설립을 지원한 것, 보건의료 인력 양성을 위해 공중보건원을 설립한 것, 그리고 결핵과 한센병 관리에 대한 지원 등이 있다. 특히 결핵과 관련해서 한미재단은 국립중앙결핵원의 설립을 후원했다. 국립중앙결핵원은 결핵의 예방과 지도를 담당할 인력 양성과 통원 치료가 가능한 환자들에 대해 무료로 진단과 치료를 시행하는 것이었다. 또한미재단은 대한결핵협회의 활동 자금을 지원하기도 했고, 이어서 서술할 기독교세계봉사회의 활동을 지원하기도 했다.

효과적인 항생제가 개발되기 이전 결핵 치료는 산 좋고 물 좋은 지역에 설치된 요양원에서 충분한 영양 섭취와 휴식을 취하는 것이었다. 따라서 결핵 대책의 중요한 부분은 이런 결핵요양원을 포함한 결핵 환자가 입원하여 치료받을 수 있는 결핵 병상을 증설하는 것이었다. 그러나 위에서 본 바와 같이 1940년대 후반 한국에서 적극적인 치료가 필요한 결핵 환자는 수십만 명에 이르고 있었으므로, 이들을 모두 병상에 수용한다는 것은 현실적으로

---

17 한미재단의 보건분야 지원에 대한 내용은 다음의 논문에 잘 정리되어 있다. 권영훈, 「1953–1955년 한미재단의 보건의료부문 활동과 그 영향」, 연세대학교 대학원 석사학위논문, 2017.

불가능했다. 또 실제로 1950년대 후반에도 결핵 병상은 전국적으로 5천여 병상에 불과했다. 따라서 적은 예산과 부족한 시설로 보다 많은 결핵 환자를 치료할 수 있는 통원 치료 제도가 중요한 대안으로 떠올랐다. 결핵 환자에 대한 통원 치료는 기독교세계봉사회의 지원으로 캐나다의 선교의사 스트러더스(Ernest B. Struthers)가 처음 시작했다. 그는 1954년 1월 세브란스 병원 구내에 흉부 진료소를 개설해 결핵 환자에 대한 통원진료를 시작했으며 이듬해까지 서울의 적십자병원, 여자의과대학병원, 서울시립병원과 대전, 대구, 인천, 용인, 공주, 광주 등에 흉부 진료소를 설치하여 결핵 환자에 대한 무료 통원 치료를 광범위하게 실시했다. 한편 한미재단의 원조로 1954년 8월에 설립된 국립중앙결핵원에서도 결핵 환자에 대한 통원 치료 제도를 시행했으나 이는 4년의 시범 사업으로 끝났다. 반면 기독교 세계봉사회 흉부진료소의 통원 치료 제도는 이후에도 계속 이어져서 좋은 성과를 얻었으며 우리나라 결핵 환자 통원 치료의 모범적 사례로 높이 평가되고 있다.[18]

2) 민간의 항결핵운동

결핵 관리는 국가적인 사업이지만 결핵 문제의 심각성을 현장에서 느끼는 의사들이 중심이 되어 민간 차원의 항결핵운동을 전개했다. 피난지 마산에는 원래 국립마산결핵요양소와 마산교통요양원이 있었다. 그런데 한국 전쟁 중에 결핵 환자가 급증하자 마산에는 국립신생결핵요양원이 급히 문을 열었고, 결핵 전문인 제36 육군병원, 공군결핵요양소, 진해 해군병원 결핵 병동 등 각종 결핵 관련 기관들이 마산에 집중되는 양상을 보였다. 이처럼 마산에 결핵 환자와 이를 치료하는 결핵 전문가들이 집중되자 자연히 이들을 중심으로 항결핵민간단체를 만들려는 움직임이 일어났다. 그 결과 1952년 초에 결핵에 대한 연구와 책자 발간, 계몽 사업 등을 목적으로 하는 한국결핵협회가 창립되었다.

당시 보건부장관이던 오한영이 명예회장을 맡고, 회장은 국립신생결핵요양원장이던 박용래가 맡았다. 그 밖에 마산의 결핵 관련 기관에서 근무하던 의사들이 주로 임원으로 활동하였다. 그런데 한국결핵협회 외에도 항결핵운동을 하는 단체들이 있었다. 박병래의 조

---

18 대한결핵협회, 『한국결핵사』(대한결핵협회, 1998), 335쪽.

선결핵협회, 문창모의 기독의사회, 보건부의 결핵대책위원회 등이 그것이었다. 한국 전쟁 이후에 민간의 결핵 운동 역량을 결집하여 보다 효율적으로 결핵 문제에 대처할 필요성에 공감하여 이들 단체들은 발전적인 해산을 단행하였다. 그리고 새롭게 대한결핵협회가 1953년 11월 6일에 창립되었다. 초대 회장은 사회부 장관을 지낸 최창순이 맡았다. 이후 대한결핵협회는 학술대회를 비롯하여 협회지를 발간하고, 사업비를 마련하기 위해 문창모가 중심이 되어 크리스마스 씰을 발행했다. 그 밖에 결핵예방주간을 설정하여 결핵에 대한 일반인들의 경각심을 환기시키는 한편 각종 계몽 활동을 전개하여 결핵 예방에 큰 공헌을 했다.

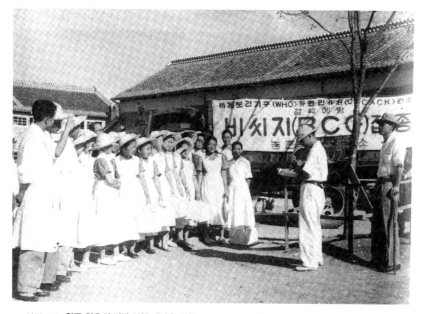

사진 2-2. **한국 최초의 집단 결핵 예방을 위한 BCG 접종 사업(1952년)**　출처: 나의 교우록 (이영춘)

나. 한센병

한국 전쟁 직전 보건부에서는 나예방협회와 긴밀히 협조하여 한센병 환자들의 요양 시설을 확충하여 5만 명에 이르는 것으로 파악되는 환자들을 모두 수용하겠다는 장기적 목표를 세웠다. 그리고 이를 달성하기 위해 먼저 제1차 3개년 계획을 수립하였다. 이 계획에 따르면 각 도의 임시 수용소를 통폐합하여 보다 큰 규모의 요양 시설을 신설하여 이를 점차 확장해나가고, 이들이 장기적으로 정착해 살 수 있는 부락을 조성해나갈 예정이었다.[19] 그러나 이 계획은 곧이어 발발한 전쟁으로 실행되지 못했다.

전쟁 기간 중 한센병 관리는 제대로 이루어지지 못했다. 국가의 지속적인 지원과 관리가 필요한 질병의 특성상 불안한 전쟁 상황 속에서 안정적으로 환자들에 대한 관리 사업이 이루어지기를 기대하기는 어려웠기 때문이었다. 그렇지만 UNCACK를 통해 한센병에 대한 실태 조사가 이루어졌다. 그 결과에 따르면 전국에 12개의 나요양원과 5개의 수용소가 있으며, 1952년 현재 병원에 수용된 환자의 수는 대략 26,210명이라고 보고했다. 이 수치는 정부의 보고보다는 많았다. 정부 보고에 따르면 시설에 수용된 환자는 13,000여 명이고, 전국적으로는 45,000명 정도의 환자가 있다고 추정했다.[20]

한센병에 대한 보다 효과적이고 체계적인 관리는 전후 복구 과정에서 이루어졌다. 이 과정에서 한미재단이 중요한 역할을 했다.[17] 한미재단은 1953년에 두 차례에 걸쳐 한국에 방문단을 파견하여 전후 복구 과정에서 필요한 내용들을 파악하고 그 내용을 보고서로 정리하였다. 특히 한미재단은 1955년 한센병의 세계적 권위자인 코크란(R. G. Cochrane) 박사를 초빙해 한국의 한센병 실태를 조사하고 권고안을 제시하도록 했다. 코크란 박사는 1955년 3월과 4월에 걸쳐 전국을 돌며 한센병 환자 시설을 돌아보고 보고서를 작성해 제출했다.[21] 이 보고서에서 그는 한국의 한센병 환자를 대략 17만 명으로 보았는데, 이는 공식적인 통계에 잡힌 환자 수의 10배에 해당하는 수치였다. 인도 등 그가 활동했던 다른 지역에서의 경험상 공식 통계의 10배 정도가 실제 환자 수라는 것이 그의 추론이었다. 그리고 중요한 것은 단순히 환자의 수가 아니라 실제 감염시킬 수 있는 환자들의 수였다.

---

19 한국한센복지협회, 『한국나병사』(한국한센복지협회, 2001), 88쪽.

20 Koo YS, Public health in Korea, 1951, April, p. 16, Report submitted to WHO Regional Committee by delegate of Korea.

21 Cochrane RG, A report on leprosy in Korea, March 15-April 26th, 1955, RG 469, Entry P321, Box 3.

　나환자시설에 수용된 환자들에 대한 조사에 따르면 25세 미만인 환자가 53.75%였고, 15세 미만의 환자가 15%였다. 그런데 나병의 특성상 발병 연령은 15세 미만이고 대부분의 경우 발병 후 상당 기간이 지나 증상이 심해진 다음에 인지된다. 따라서 발병은 15세 이전에 되지만 병으로 인지되는 것은 그보다 나이가 들어서이므로 정작 발병이 생기는 15세 미만의 어린이나 사춘기 청소년은 관심 밖에 있는 점을 문제로 지적했다.[22] 또한 그는 한국에서 나병에 감염되는 경로에 대해 의견을 제시했다. 그에 따르면 나병의 전파되는 경로는 크게 마을과 집을 통한 두 가지이다. 그가 활동했던 인도의 경우는 마을을 통한 감염이 적지 않았으나 한국은 집을 통해 감염이 이루어진다고 보았다. 그 이유는 한국은 장성한 자녀들이 결혼으로 분가할 경우 살던 집에서 멀리 떨어진 다른 지역이나 마을로 가는 경우가 많기 때문이다. 반면 인도에서는 동족 집단이나 같은 카스트 내에서 혼인이 이루어지므로 혼인 이후에도 같은 장소에 모여 사는 경우가 많아 마을이 전파의 주요 거점이 된다는 것이었다.

　그 밖에 그는 나환자촌을 방문한 인상도 기술했다. 그가 보기에 한국의 나환자촌은 나환자들의 집단적 거주지(settlement)였지 나병원(leprosarium)은 아니었다. 나병원이 되기 위해서는 의학적 치료와 진단을 위한 의료 시설이 있어야 하지만 그는 이러한 시설을 한국에서는 발견하지 못했다. 따라서 한국의 나환자의 거주 상태는 서양 중세에 나환자들이 일반인들을 피해 마을에서 떨어진 곳에 집단 거주를 하는 형태에 가깝다고 보았다. 그런데 이러한 집단은 환자에 의해 운영되는 작은 고립된 사회를 형성하기 때문에 치료나 예방을 위한 국가적 차원의 외부적 개입에 대해 저항하는 경향이 나타난다. 따라서 이러한 특징이 오히려 상황을 악화시키는 요인으로 작용할 수 있다고 보았다. 그는 또 당시 나환자들에 대한 약품과 식량이 거의 해외 원조 단체들의 지원에 의존하고 있는 문제점도 지적했다. 즉 외부에 전적으로 의존하는 방식은 외부의 상황 변화에 좌우되기 쉬워 지속되기 어려운 문제가 있으므로 자체적인 지원 체계를 갖추는 것이 중요하다고 역설했다.[23] 물론 코크란

22　ibid., p. 3.
23　ibid., p. 7.

의 이러한 지적은 타당하지만 전후 원조 경제로 운영되던 당시의 상황에서는 개선을 기대하기 어려운 일이었다.

4. 기생충질환

가. 장내기생충

한국 전쟁은 각종 전염병들의 창궐에 용이한 조건으로 작용했다. 기생충질환도 그중의 하나였다. 질병의 체계적 관리를 위해서는 감염 상태를 파악하기 위해 역학 조사가 시행되어야 한다. 그러나 1950년대에는 아직 전국적인 규모의 기생충조사 사업은 실시되지 못했고, 일부 지역 주민을 대상으로 이루어진 조사들만 존재한다. 이영춘은 전라북도 개정에 농촌위생연구소를 설립하여 농촌 지역의 보건 문제를 해결하고자 했다. 그가 해결하고자 한 문제 가운데 중요한 것이 농촌 지역에 만연한 기생충질환이었다. 그는 먼저 만경강 유역 주민들을 조사하여 이들이 간흡충, 회충, 십이지장충, 편충, 촌충 등의 많은 기생충에 감염되어 있음을 보고했다.

1950년대에 전국적인 규모로 이루어진 조사로는 미군에 의한 간흡충과 폐흡충 조사가 있다. 기생충 감염을 진단하기 위해서는 환자의 대변에서 충란을 발견하거나 폐흡충의 경우는 환자의 객담에서 충란을 발견해야 한다. 그러나 이러한 검사들은 번거롭고 시간도 많이 걸려 큰 규모의 인구 집단을 대상으로 실시하기에는 어려움이 있었다. 이에 사둔과 월튼 등 미군은 이들 기생충의 항원을 정제하여 피하주사하고 피부반응을 봄으로써 감염 여부를 예비적으로 판단할 수 있는 간편한 검사법을 개발했다.

이 검사법을 이용하여 전국에서 다양한 연령대의 사람들 9,771명에 대해 조사를 시행했다. 이 결과에 따르면 매개 동물의 생식으로 감염률이 높을 것으로 예상되는 하천 주변 거주자들만이 아니라 거기서 멀리 떨어진 사람들에서도 상당히 많은 수가 양성 반응을 나타냈다. 낙동강 유역의 경상남도의 양성 반응자가 1,717명으로 가장 많았으나 경기도, 강원도, 충청남도를 제외한 다른 도의 양성 반응자도 모두 1,000명이 넘었다. 이러한 전국적인 분포는 한국 전쟁 중에 전국으로부터 피난민들이 낙동강 유역으로 몰려들었다가 감염되어 다시 전국으로 흩어진 결과로 해석되었다. 간흡충은 경상북도가 남성 53%, 여성 14%, 평균 36%로 가장 높은 양성률을 보였다. 반면 폐흡충은 제주도가 남녀 평균 47%로 가장 높은 양성률을 나타내었다.[24]

한편 1950년대 말이 되면서 기생충질환의 심각성을 우려하는 전문가들이 모여 관련 단체들을 만들기 시작했다. 먼저 1958년 11월 3일에는 조복성, 주인호, 강영선, 소진탁, 이주식, 황종현을 발기인으로 하는 한국위생동물협회가 창립되었다. 또 이듬해인 1959년 1월 15일에는 대한기생충학회가 창립되었고, 같은 해 8월 13일에는 정부가 기생충예방대책위원회를 구성하고 관련 전문가들을 위원으로 위촉했다.[25] 1950년대의 이런 움직임을 기반으로 해서 1960년대에 들어서는 본격적인 기생충 관리 사업들이 진행될 수 있었다.

나. 말라리아

한국에 말라리아가 상당히 만연해 있으며 이는 집중적인 관리가 필요한 주요한 감염 질환의 하나라는 사실은 미 군정 시기부터 인정되었고, 마침 개발된 DDT의 살포를 통해 제한적이지만 관리도 이루어졌다. 그러나 정부 수립 이후 남부 지역을 중심으로 수십만 명의 환자가 발생하는 것으로 추정되었으나 정부에서는 어떠한 형태의 관리 프로그램도 실시하지 않았다. 이는 당시의 국가 재정과 인력의 부족으로 이해되지만, 정부 입장에서는 그렇다고 손을 놓고 있을 수만은 없는 상황이었다. 왜냐하면 말라리아는 주로 농번기에 환자가 발생하므로 주요 산업이 농업이고 생산 인구의 절대 다수가 농업에 종사하는 당시 한국의 산업구조상 말라리아로 인한 농업생산성의 저하는 막대한 국가 경제의 손실로 이어지기 때문이었다. 당시 정부도 말라리아로 인한 경제적 손실 규모를 약 180억 원으로 산정할 정

---

24 Walton BC, Chyu I. Clonorchiasis and paragonimiasis in the Republic of Korea. Bull. WHO 21, 1959, pp. 721-726.

25 한국기생충박멸협회, 『寄協 20年史』, 1984, 70-71쪽.

도였다.[26]

1) 한국 전쟁과 군대 내의 말라리아 문제

한국 전쟁을 통해 말라리아는 다시금 주목을 받게 된다. 야전 활동이 많은 군대의 특성상 군인들이 말라리아에 이환될 가능성이 높으므로 군대 내의 말라리아 관리가 특히 중요한 문제로 대두되었다. 한국 전쟁 중에 파견된 유엔군은 예방적으로 클로로퀸을 복용하여 한국에 있을 때에는 발병이 억제되었다. 그러나 본국으로 귀환 이후에 발병되는 사례가 많았다. 미극동군사령부의 발표에 따르면 미군의 경우 귀국 후 발병률이 6.6%였다.[27] 캐나다 군인의 경우 1953년 캐나다의 몬트리올 지역에 귀환한 1,350명 중 152명(11%)이 발병하였다고 보고되었다.[28] 국군 내에서도 이미 상당수의 군인들이 말라리아에 감염된 사실이 보고되었다. 육군의무통계에 따르면 1953년도 군대 내의 말라리아 발생 환자는 8,855명으로 당시 군 병력을 대략 40만으로 보면 약 2.2%의 군인이 이환되어 있는 것이다. 이듬해인 1954년에는 조금 줄어 5,741명의 발생이 보고되었으나 이 역시 적은 수는 아니었다. 이처럼 군대 내에 환자들이 많이 발생하자 군 당국은 전투력 손실을 우려하여 적극적 조치를 취하기에 이른다. 그래서 1955년부터는 매년 4월 중순부터 10월 중순까지 전군(全軍)에 대해 예방적으로 Chloroquine diphosphate (매주 0.3 gm)를 강제로 복용토록 하였다. 그 결과 1955년의 경우는 발생자가 99명으로 대폭 줄었다.

2) 세계보건기구의 말라리아 박멸 사업

세계보건기구의 추산에 의하면 1955년 현재 전 세계적으로 말라리아에 이환된 사람이 약 2억 명에 이르고 그로 인한 사망자도 2백만 명에 이를 정도로 말라리아는 인류의 건강을 위협하는 무서운 질병이었다. 이에 세계보건기구는 전 지구적 차원에서 의욕적으로 말라리아 박멸 사업에 착수했다. 1960년 현재 세계보건기구가 말라리아 박멸 사업을 마친 국

---

26 Smith HF, Report of the public health problems of the R.O.K., 1951, p. 211.

27 Garrison, et al. Treatment of Korean vivax malaria, JAMA 149, 1952, p. 1562.

28 Hale TR, Halpenny GW, Malaria in Korean veterans, Canad Med Ass J 68, 1953, p. 444.

가가 18개국, 사업을 진행 중인 나라가 66개국, 예비 조사가 진행 중인 나라가 5개국, 그 외에도 사업 진행을 위해 협상 중인 나라가 12개국 등 약 100여 개국에서 말라리아 박멸 사업이 진행되고 있었다. 세계보건기구가 '박멸(eradication)'이란 강한 단어를 쓰며 적극적으로 사업에 나설 수 있었던 것은 살충제 DDT의 개발 덕분이었다. 강력한 살충제 DDT를 통해 말라리아의 매개 곤충인 모기를 박멸할 수 있다는 자신감이 '말라리아 박멸 프로그램(Malaria eradication programme)'이란 강한 공식적 표현을 가능하게 한 배경이었다. 실제로 1955년을 기점으로 세계보건기구의 말라리아 대책의 기본 개념은 '관리(control)'에서 '박멸(eradication)'로 전환하였다.

그런데 이 사업의 경우 해당 국가와 협의를 통해 경비를 공동으로 부담하고, 세계보건기구에서는 전문가를 파견하여 현지 인력과 협력하는 형태로 사업이 진행되었다. 세계보건기구는 한국에서 사업을 시작하기 위해 한국 정부와 교섭을 시작했으나 정부는 전쟁 후 재정 부족을 이유로 사업 착수에 소극적이었다. 그러다가 결국 1959년부터 본격적인 사업이 시작된다. 사업은 일반적으로 4단계로 진행되었다. 먼저 1년간의 준비기(preparatory phase), 4년간의 공격기(attack phase), 3~4년간의 정리기(consolidation phase), 보전기(maintenance phase) 등 대략 8~9년이 소요되는 사업으로 이 기간 안에 소기의 목적을 달성할 수 있다고 인정되었다.[29]

먼저 1959년 7월부터 1960년 5월까지는 박멸 기초 조사(Pre-eradication survey)가 진행되었다. 이는 말라리아 박멸 사업의 계획을 세우는 데 필요한 기초적인 자료를 얻는 시기로 비장조사(spleen survey)와 원충조사(blood survey)를 통해 말라리아의 만연 정도와 지역을 파악하는 단계이다. 9개 도, 37개 군에서 1~14세 22,005명을 대상으로 비장조사를 한 결과 약 1.1%의 비장률이 나타났으며, 전국적으로 큰 차이는 없었다. 그런데 9개 도, 41개 시군, 278개 부락에서 1~14세 18,697명을 대상으로 한 혈액검사에서는 212명의 양성자가 확인되었는데, 이 중에 183명이 경북 북부의 4개 군, 즉 영주(2.8%), 봉화(5.4%), 안동(11.7%), 예천(10.3%)에 집중되어 있음이 밝혀졌다. 따라서 이 지역은 말라리아 병소 지역

---

29 보건사회부, 『말라리아 撲滅基礎事業年報』(1965)

으로 확인되어 이후 진행된 본 사업에서 집중적인 관리를 받게 되었다.

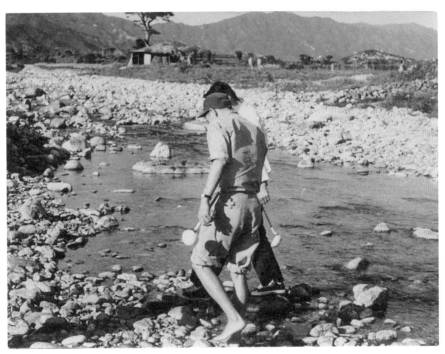

사진 2-3. **말라리아 매개 모기 조사(경북 영주군 단양면, 1960년)**　출처: 이한일 교수 제공

표 2-3. 말라리아 박멸 사업 연도별 예산

연도	한국 정부 예산(원)	WHO 지원 예산(US Dollar)
1959	703,610	38,898
1960	1,000,190	50,617
1961	1,580,000	32,644
1962	2,192,969	77,932
1963	5,696,398	75,728
1964	5,524,368	91,380
1965	6,178,660	86,642

5. 성병

해방 이후부터 1950년대에 들어섰어도 인구 전체에 대한 신뢰할 만한 성병 통계는 없었으며 대략 3% 미만일 것이라고 막연히 추정하기만 했다. 그런데 한국 전쟁의 발발로 인해 상황은 더욱 복잡하게 전개되었다. 전쟁으로 인해 가정이 파괴되고 생존을 위한 식량의 부족, 군대의 대규모 이동과 주둔 등의 상황은 매춘에 용이한 조건으로 작용했다. 원래 법적으로 매춘은 금지되었지만 실제로는 다양한 형태로 매춘이 이루어졌고 그로 인해 성병의 확산이 문제가 되었다. 이로 인해 1951년부터 접객업소 종사자들에 대한 등록과 정기적 검진이 시작되었다. 종사하는 일의 성격에 따라 가능성이 높은 업종 종사자는 1주일에 두 번, 그리고 그보다 가능성이 낮은 경우는 1주일에 한 번, 혹은 2주일에 한 번 검사를 받도록 하였다. 등록확인증은 보건당국이 아니라 경찰에 의해 발급되었다.

이와 동시에 성병치료소가 설치되어 관련 업무를 담당했다. 1951년 30개소이던 성병치료소는 이듬해인 1952년에는 68개, 1953년에는 115개로 증가했다. 성병치료소는 처음에는 관련 업소 종사자들만 검사와 치료를 하였으나 점차 경제적인 이유나 혹은 다른 이유로 다른 의료기관에서 검진받기 어려운 일반인들이 찾아오는 경우가 증가했다.

표 2-4. 1950년도 초의 성병 관련 통계

	1951년	1952년	1953년
성병치료소(개소)	30	68	115
검사 수	67,500	273,787	413,766
양성률(%)	40	40	18

1953년 12월의 경우 2,880명의 등록된 여성이 총 28,239회의 검사를 받았고 이 가운데 5.2%에서 하나 이상의 성병에 걸린 것으로 나타났다. 또 등록되지 않은 여성 1,553명에 대해 이루어진 3,689회의 검사에서는 약 20%의 양성률을 보였다. 남성의 경우는 610명이 검사를 받았는데 75%가 양성으로 나왔다. 남성들은 대부분 임질에 걸려 있었다. 성병치료소는 단독으로 존재하거나 병원에 부속된 형태로 운영되었는데 대부분은 군대 주둔지

주변에 자리 잡았다. 여기서는 진단과 치료만이 아니라 예방을 위한 교육 프로그램도 운영되었으나, 교육을 담당할 전문 인력과 관련 장비의 부족으로 원활히 이루어지지는 못했다.[30]

6. 전염병의 사회사

가. 한국 전쟁 중 세균전 논란 – 니담 보고서

한국 전쟁이 한창이던 1952년 2월 22일 당시 북한의 외교장관 박헌영과 중국 공산당 외교부 부장 주은래는 미국이 한국 전쟁에서 세균전을 수행하고 있다고 공식적으로 국제사회에 항의했다. 그리고 1952년 3월 29일 오슬로에서 열린 국제회의에 참석한 중국과 북한의 대표들은 세균전에 관한 자료를 제시하며, 그에 대한 국제사회의 엄정한 조사 활동을 촉구했다. 특히 중국 측 대표였던 곽말약은 국제적십자사의 인물들이 정치적 영향에서 자유롭지 못하기 때문에 객관적이고 독립적이며 다양한 배경을 가진 인사들로 구성된 국제적 조사단을 조직해 세균전과 관련된 조사를 수행해달라고 국제사회에 요구했다. 이 요청에 따라 세계 각국의 관련 분야 과학자들로 구성된 국제과학위원회(International Scientific Committee)가 구성되었다. 위원회는 7개국의 학자(스웨덴, 프랑스, 영국, 이탈리아, 브라질, 소련, 중국) 10명으로 구성되었으며, 후일 중국과학문명사의 저술로 유명해지는 조셉 니담이 영국 대표로 참가했다. 1952년 6월 21일 중국에 도착한 위원회는 6월 23일부터 북경을 시작으로 중국의 동북 지역과 북한에서 조사 활동을 벌였다. 북한에 들어가 조사 활동을 벌인 것은 7월 말이었다. 북한 지역의 조사 기간은 상대적으로 짧았고, 나머지 기간은 대부분 중국 지역에 대한 조사에 소요되었다. 위원들이 다국적이었던 만큼 언어 문제가 컸으나 위원회의 내부 활동에서는 불어가 사용되었다. 조사는 현지 조사, 현지인들의 증언 청취, 항공 조사, 포로가 된 미국인 조종사에 대한 면담 등 다양하게 진행되었으며, 8월 말

---

30 Annual Report of Public Health in Korea, 1953. pp. 37-38.

에 마무리되었다. 조사 보고서는 본문은 65쪽이지만 첨부된 각종 관련 자료들을 포함하면 전체 650쪽에 이르는 방대한 보고서이다. 보고서는 불어, 영어, 러시아어, 그리고 중국어로 간행되었다. 이 보고서는 한국인과 중국인들이 미군에 의한 생물학전의 공격 대상이 되었으며, 미군이 세균전에 사용한 방법의 상당 부분은 제2차 세계 대전 중 일본군이 개발한 생물학전의 방법이었다는 결론을 내렸다. 이 보고서의 신빙성에 대해서는 논란이 있어 왔다. 일단 조사에 참여한 위원들이 중국혁명에 호의적인 사람들이라는 점, 조사가 중국 측의 적극적인 지원하에 이루어지고 보고서도 북경에서 출판되었다는 점, 또 미군의 세균 무기 사용을 증언한 미군 조종사들이 본국 송환 후에 자신들의 증언을 부인한 점, 그 밖에 주로 사용된 것으로 주장된 매개 곤충의 살포가 효과 측면에서 비효율적이라는 점 등이 그 이유로 거론되었다.

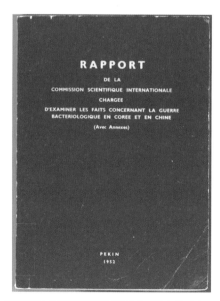

사진 2-4. 한국 전쟁 중 미군의 세균전 의혹을 조사한 소위 니담 보고서(1952년)

보건방역 체계 수립 시기: 1960-1969년

개관

1960년대 한국 사회는 제3 공화국의 출범과 군사정권에 의한 개발독재로 특징지어진다. 이 시기를 기점으로 두창, 발진티푸스, 공수병, 소아마비, 디프테리아 등 범유행 감축기에 들어선 주요 전염병들은 절멸되거나 급감하는 양상을 보이기도 했지만, 장티푸스, 뇌염, 콜레라 등 급성 전염병은 여전히 창궐하고 있었다. 이 시기 동안 한국 사회는 '기생충 왕국', '결핵 왕국'으로 불릴 정도로 기생충질환, 결핵 등 오랫동안 한국인들을 괴롭혀왔던 만성 질병들과 지난한 싸움을 계속했다. 군사쿠데타로 권력을 장악한 군사정권은 경제개발과 민주사회 건설을 약속했지만, 인력 및 물자 확보, 제도 정비 등 거의 모든 분야에서 답보 상태를 벗어나지 못했으며, 보건방역 분야도 예외는 아니었다. 1960년대 초까지만 해도 보건방역 관련 법제도는 여전히 미비한 상황이었고, 여전히 일제강점기 보건 관련 법규를 원용할 정도였다.

1961년 7월 15일 군사정권은 법령 제69호로 기존 법령을 정리하고 1962년부터는 새로운 법령을 공포하여 각종 보건방역 사업을 추진했다. 바야흐로 1960년대는 각종 법령과 제도 정비를 통해 현대적인 보건방역 체계를 수립해 나가는 시기였다고 할 수 있다. 정부가 보건방역 체계 수립의 근간으로 삼았던 법령은 「보건소법」(1962)과 「전염병예방법」(1963)이었다. 또한 정부는 통합적인 질병 관리를 위해 각각 독립기관으로 운영되던 국립방역연구소, 국립화학연구소, 국립생약시험소, 국립보건원 등을 통합하여 1963년 12월 16일에 국립보건원을 발족시켰다. 이후 국립보건원은 1967년에 국립보건연구원으로 개칭되었다.

　　정부는 급성 전염병에 대해서는 검역 체계를 구축해 나갔지만, 개별 전염병에 대한 구체적인 대책이나 재정 지원 등은 여전히 취약했다. 적지 않은 질병들이 방치되거나 민간에 의존하는 실정이었다. 특히 간염은 정부나 민간에서 거의 주목받지 못하는 실정이었는데, 몇몇 의학자들은 수혈이나 예방 접종에 의한 혈청 간염의 증가에 주목했다. 정부는 결핵, 성병, 한센병 등에 대해서는 보건소를 중심으로 환자등록제를 실시하여 만성 전염병을 관리하고자 했다.

　　대내적으로는 1963년과 1969년 콜레라가 크게 유행하여 각각 30여 명과 140여 명의 사망자가 발생하기도 했다. 또한 민물 어패류 생식으로 인해 폐흡충증과 간흡충증이 여전히 만연했고, 국민 1인당 기생충 2-3마리는 보유하고 있다고 할 정도였다. 1969년부터는 학생과 지역 주민들을 대상으로 회충, 요충, 십이지장충 등 기생충병에 대한 정기적인 채변 검사가 실시되었다. 대외적으로는 한국 정부는 베트남전쟁(1960-1975년) 중 1964년 9월부터 1973년 3월까지 한국군을 파병했다. 베트남전쟁 참전으로 인해 한국군은 경제적 수혜를 얻었지만, 전쟁으로 인한 질병의 공포와 후유증으로부터 자유로울 수 없었다.

1. 1960년대의 전염병 개황

가. 제3 공화국의 보건법령과 보건방역 정책

　　1960년 3월 15일 실시된 정부통령 선거에서 자유당은 이승만 대통령과 이기붕 부통령을 당선시키기 위해 투표용지 바꿔치기 등 부정선거를 주도했다. 부정선거 규탄 시위는 점차 전국적으로 확대되었고 4·19혁명으로 민주화에 대한 요구는 절정에 달했다. 4월 26일, 이승만 대통령이 하야하고, 6월 15일, 국회는 내각책임제 개헌안을 통과시켰다. 8월 12일, 민의원, 참의원 합동회의는 대통령에 윤보선, 국무총리에 장면을 선출함으로써 제2 공화국을 출범시켰다. 제2 공화국은 부정선거관련자 처벌법, 부정축재자 특별처리법, 특별재판소 및 특별검찰부 설치법, 공민권제한법(公民權制限法) 등 혁명입법을 실시하고, 민선에 의한 최초의 지방자치제를 실시하기도 했다. 그러나 장면 정권의 무능과 사회 혼란 등이 지속되자, 새로운 사회 개편의 가능성이 제기되고 있었다. 1961년 5월 16일, 박정희 소장을 중심으로 한 군부 쿠데타 세력은 경제개발과 사회 혼란의 일소를 약속하며 국가재건최고회의를 설치하여 권력을 장악하고 일시적인 군정을 실시했다. 1963년 10월 대통령 선거에서 박정희가 대통령으로 당선되었고, 제3 공화국이 출범했다. 제3 공화국은 1972년 10월 유신헌법의 제정 이전까지 10년간 지속되었다.

1950년대에 정부는 「국민의료법」(법률 제221호, 1951년), 「전염병예방법」(법률 제303호, 1954년), 「해공항검역법」(법률 제3076호, 1954년), 「보건소법」(법률 제406호, 1956년) 등을 제정한 바 있다. 1960년대에는 이들 법령들에 대한 개정이 이루어져 「의료법」(법률 제1035호, 1962년), 「보건소법」(법률 제1160호, 1962년), 「전염병예방법」(1963년) 등이 개정되었고, 「의료보험법」(법률 제1623호, 1963년), 「기생충질환예방법」(법률 제1789호, 1966년), 「결핵예방법」(법률 제1881호, 1967년) 등 새로운 법령이 제정되었다.

1951년 「국민의료법」 제2조는 의료업자를 제1종 의사, 치과의사, 제2종 한의사, 제3종 보건원, 조산원, 간호원 등으로 구분했던 것과 달리, 개정된 「의료법」(1962. 3. 20) 제2조는 의료업자를 의사, 치과의사, 한의사, 조산원 및 간호원 등으로 구분했다. 또한 기존 20병상 이상 설비를 갖춘 시설을 병원이라고 했던 것과 비교하여, 개정 「의료법」은 2개과 이상의 진료 과목과 인원 및 시설 등을 갖춘 것을 병원이라고 했고, 12개 이상의 진료 과목과 인원 및 시설 등을 갖춘 것을 종합병원이라고 규정했다.[1]

1956년 전염병 예방과 공중보건을 향상시킬 목적으로 서울시 각 구와 기타 시군에 1개소의 보건소를 설립하도록 하는 「보건소법」(1956. 12. 13)이 제정된 바 있다. 전면 개정된 「보건소법」(1962. 9. 24)에서는 보건소의 설립 목적이 "보건행정의 합리적인 운영과 국민보건의 향상 및 증진"을 위한 것으로 변경되었고, 그 업무 범위와 활동도 전염병 예방과 공중보건 활동에서 국민 보건과 관련된 제반 업무로 확대되었다.

해방 이전 법정전염병은 9종에 불과했으나,[2] 해방 이후 「전염병예방법」(1954. 2. 2) 제정으로 법

---

1 총무처 의정국 의사과, 「국민의료법 개정법률: 의료법」(1962. 3. 20).

2 대한제국시기에 공포된 「전염병예방규칙」(1899. 8. 16)에 따르면, 법정전염병은 콜레라, 이질, 장티푸스, 두창, 발진티푸스, 디프테리아 등 6종이었다. 「전염병보고례」(1910. 8. 16)에 따르면, 기존 6종 이외에 성홍열과 페스트가 추가되어 8종이 되었다. 「전염병예방령」(1915. 6. 5)은 콜레라, 이질, 장티푸스, 파라

정전염병은 20종으로 크게 늘었다. 「전염병예방법」(1954. 2. 2)은 20종의 법정전염병을 3종류로 구분했다. 제1종은 콜레라, 페스트, 발진티푸스, 발진열, 장티푸스, 파라티푸스, 두창, 성홍열, 디프테리아, 이질, 재귀열, 유행성뇌척수막염, 유행성뇌염 등 13종이었다. 제2종은 급성전각회백수염(急性前角灰白髓炎) 즉 소아마비, 백일해, 마진, 유행성이하선염 등 4종이었다. 제3종은 결핵, 나병, 성병 등 3종이었다. 개정된 「전염병예방법」(1963. 2. 9)에 따라, 제1종이었던 유행성뇌염은 제2종으로 변경되었고, 제2종에 공수병과 말라리아가 추가되어 총 22종이 되었다.

표 3-1. 1960년대 주요 급성전염병 발병 추이[3]

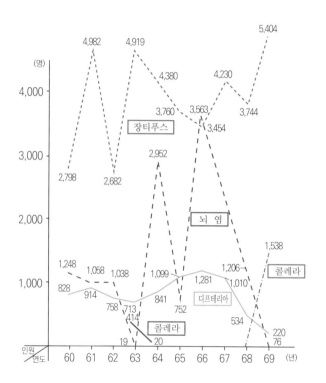

티푸스, 두창, 발진티푸스, 성홍열, 디프테리아, 페스트 등 9종을 법정전염병으로 정했다. 신규환, 「제1 · 2차 만주 폐페스트의 유행과 일제의 방역행정(1910-1921)」, 『의사학』 21-3, (2012. 12), 459쪽.

3   국회 보건사회위원회, 『제73회 제1차 보건사회위원회 회의록』(1970. 6. 1), 8쪽.

「전염병예방법」(1954. 2. 2)이 제1종, 제2종, 나병의 진단 즉시 해당 소재지의 시장 및 읍면
장에게 신고하고, 결핵과 성병은 매월 1회 이상 해당 소재 시장 및 읍면장에게 보고토록 했
던 데 비해, 개정된 「전염병예방법」(1963. 2. 9)은 제1종과 제2종 전염병은 진단 즉시 해당
소재 시장 및 읍면장에게 신고하고, 제3종은 매월 1회 이상 해당 소재 시장 및 읍면장에게 보
고하도록 했다. 그 밖에 「전염병예방법」(1954. 2. 2)이 나병에 대해서는 제1종에 준하는 환자
관리와 사체 처리를 했던 것에 비해, 개정된 「전염병예방법」(1963. 2. 9)은 나병은 제3종 전
염병에 준하는 규정으로 변경되었다. 또한 개정된 「전염병예방법」(1963. 2. 9)은 15인 이상
근로자가 근무하는 사업장의 근로자나 학생 등에 대해서는 매년 1회 이상 결핵 건강진단과
예방 접종을 실시하도록 했다. 결핵의 중요성이 날로 증가하면서 정부는 이미 「전염병예방
령」을 통해 15인 이상의 사업장과 학교 시설에 대해 결핵 검진과 예방 접종 실시에 필요한
법령을 제정한 바 있다. 그러나 15인 이하거나 정기검진을 받지 않은 사업장에 대한 관리의
필요성도 제기되었다. 「결핵예방법」(1967. 10. 27)은 이러한 소규모 사업장의 결핵 관리와 대
한결핵협회의 설립을 통한 민간의 결핵 관리를 지원하기 위한 제도 정비였다. 「기생충질환예
방법」(1966. 4. 25)은 전문 11조와 부칙으로 식품점영업자와 각급 학교 등에서 회충, 요충,
십이지장충, 편충, 동양모양선충, 조충, 간디스토마, 폐디스토마 등 기생충질환을 검진하도록
했다.

표 3-2. 1954년 및 1963년 「전염병예방법」 비교

	1954년 전염병예방법	1963년 전염병예방법
제1종	콜레라, 페스트, 발진티푸스, 발진열, 장티푸스, 파라티푸스, 두창, 성홍열, 디프테리아, 이질(세균성, 아메바성), 재귀열, 유행성뇌척수막염, 유행성뇌염 13종	콜레라, 페스트, 발진티푸스, 발진열, 장티푸스, 파라티푸스, 두창, 성홍열, 디프테리아, 이질(세균성, 아메바성), 재귀열, 유행성뇌척수막염, 유행성 12종
제2종	급성 전각회백수염, 백일해, 마진, 유행성이하선염 4종	급성 전각회백수염, 백일해, 마진, 유행성이하선염, 유행성뇌염, 공수병, 말라리아 7종
제3종	결핵, 나병, 성병 3종	결핵, 나병, 성병 3종
계	총 20종	총 22종

1960년대에 가장 많은 환자를 발생시킨 것은 홍역(104,032명), 백일해(70,109명), 장티푸스
(41,963명), 유행선 이하선염(29,933명) 등의 순이었고, 가장 많은 사망자를 낸 것은 일본뇌염

(4,141명), 장티푸스(883명), 홍역(682명), 디프테리아(655명) 등의 순이었다. 콜레라 등 제1종 법정 전염병은 백일해 등 제2종 법정전염병보다 발생 수는 적었지만, 치명률은 훨씬 높게 나타났다.

표 3-3. 1960년대 제1종 법정전염병 발생 환자 수 및 사망자 수(1961-1970년)[4] 단위: 명

연도	콜레라		이질		장티푸스		파라티푸스		두창		발진티푸스		재귀열		성홍열		디프테리아		유행성뇌척수막염		일본뇌염	
	환자	사망	환자	사망	환자	사망	환자	사망	환자	사망	환자	사망	환자	사망	환자	사망	환자	사망	환자	사망	환자	사망
1961	–	–	145	4	4,982	186	92	3	–	–	41	2	2	–	5	1	914	83	9	3	1,058	375
1962	–	–	101	2	2,682	97	43	2	–	–	30	3	–	–	6	1	758	86	20	6	1,038	341
1963	414	36	818	21	4,919	126	25	1	–	–	32	–	–	–	–	–	713	63	20	6	19	8
1964	20	2	434	16	4,380	124	35	2	–	–	14	–	–	–	2	–	841	85	18	4	2,952	966
1965	–	–	355	9	3,760	94	22	1	–	–	23	–	–	–	1	–	1,079	117	24	8	752	284
1966	–	–	133	2	3,454	66	34	–	–	–	1	–	–	–	–	–	1,281	86	17	2	3,563	965
1967	–	–	139	7	4,230	53	33	1	–	–	1	–	–	–	–	–	1,070	63	9	2	2,673	791
1968	–	–	251	7	3,931	38	59	–	–	–	–	–	–	–	–	–	537	38	15	6	1,208	396
1969	1,538	137	282	8	5,404	57	20	–	–	–	–	–	–	–	–	–	220	17	3	–	76	13
1970	206	12	927	26	4,221	42	33	–	–	–	–	–	–	–	–	–	567	17	17	3	27	2
계	2,178	187	3,585	102	41,963	883	396	10	–	–	142	5	2	–	14	2	7,980	655	152	40	13,366	4,141

표 3-4. 1960년대 제2종 법정전염병 발생 환자 수 및 사망자 수(1961-1970년)[5] 단위: 명

연도	백일해		소아마비		홍역		유행성이하선염		말라리아		광견병	
	환자	사망	환자	사망	환자	사망	환자	사망	환자	사망	환자	사망
1961	16,887	287	2,003	86	16,251	233	7,269	10	1,083	–	–	–
1962	16,311	63	1,183	20	30,792	240	5,104	15	4,600	1	28	2
1963	10,700	13	1,644	2	9,328	33	3,123	1	1,425	–	103	5
1964	4,038	5	359	2	12,698	60	2,437	7	1,028	2	45	3
1965	2,676	5	174	2	6,748	15	2,259	–	628	–	5	–
1966	8,373	10	153	11	11,925	57	2,982	13	404	–	101	–
1967	1,327	1	198	1	982	10	1,297	–	1,443	–	2	1
1968	1,205	3	367	5	6,286	19	1,687	2	3,270	–	11	3
1969	4,774	5	194	–	5,397	8	1,961	–	299	–	1	–
1970	3,818	6	176	–	3,625	7	814	–	–	–	10	–
계	70,109	398	6,451	129	104,032	682	28,933	49	14,180	3	306	14

---

4   보건사회부, 『보건사회 행정의 실적과 전망』(보건사회부, 1971), 101-102쪽.
5   ibid., 103쪽.

나. 정부의 전염병 관리 대책과 국립보건원의 설립

1945년 8월, 해방 직후 국가적인 질병 관리를 위해 서대문구 홍제동에 설립된 조선방역연구소는 1946년 2월 미 군정하에서 국립방역연구소로 개칭되었다. 국립방역연구소는 1949년 중앙방역연구소로 개칭된 이후, 1959년 국립방역연구소로 재개칭되었고, 1960년에는 은평구 녹번동에 신청사를 건립했다. 국립방역연구소는 1959년부터 DPT 예방약과 뇌염 백신을 개발한 데 이어, 1960년에는 BCG Schick 항원, 간·폐디스토마 진단액 등을 개발했으며, 1961년에는 30여 종의 각종 예방약과 진단액의 국산화 시대를 열었다.

표 3-5. **국립방역연구소 예방약 생산 실적(1959-1963년)**[6]   단위: cc

약품종류	1959년	1960년	1961년	1963년
장티푸스 백신	1,600,000	916,180	2,273,610	2,900,450
BCG 백신	7,030	26,015	69,147	13,250
DPT 백신	–	205,380	201,000	345,980
혈액형 분류혈청	680	2,000	400	
박테리아 항원	9,200	15,240	29,200	
O.T. 투베크린	125,900	160,720	159,000	
건강마 혈청	3,400	5,950	5,800	1,500
각종 진단용 혈청	1,750	2,650	3,300	5,145
디프테리아 안티톡신	575병	1,516병	205병	365병
디스토마 항원	500	700	3,568	13,400
두창 백신	4,016,800인분	4,000,000인분	3,152,000인분	3,262,200인분
발진티푸스 백신	205,980	331,550	100,000	23,600
파상풍 안티톡신	–	333	100	–
콜레라 백신	293,650	201,180	1,348,650	14,711,250
디프테리아 톡소이드	46,800	95,300	208,000	
뇌염 백신	44,110	33,200	33,100	–
광견병	1,471	270	500	
매독 항원	7,000	3,000	–	–
파상풍 톡소이드	–	–	–	19,400
결핵반응	–	–	–	3,440
PPT 희석	–	–	–	289,180
세균진단액(6종)	–	–	–	32,320

---

6   國立防疫研究所, 『國立防疫研究所所報』 第4卷 第1號, (1961. 4), 112쪽; 國立防疫研究所, 『國立防疫研究所所報』 第5卷 第1號, (1962. 10), 189쪽; 國立保健院, 『國立保健院院報』 第1卷 第1號, (1964), 263쪽.

시대사

표 3-6. 국립방역연구소 예방약 검정 실적(1959-1963년)[7]   단위: 건

검정 품목	1959년	1960년	1961년	1963년
두창 백신	33	26	17/1	16
발진티푸스 백신	10	5	2	1
장티푸스 백신	29	6	23	28
콜레라 백신	3	1(1)	11	150
DPT	–	5	1(1)	1
백일해	3	(2)	(5)/2	11
디프테리아 톡소이드	4	2	1	–
BCG	4(1)	16	26	34
뇌염 백신	4	4	3(1)	–
광견병 백신	1(8)	1(8)	1/7	10
디프테리아 안티톡신	7	1(2)	3(2)	2
파상풍 안티톡신	1	(2)	1(1)	2
건강마 혈청	2	1	1	–
혈액형 분류혈청	1	–	1	1
박테리아 항원	12	18	16	–
진단혈청	2	2	3	–
매독 항원	2	2	2	–
결핵반응	12	2	3	9
소아마비 백신	(11)	(22)	(30)	20
파상풍 톡소이드	–	(1)	–	2
인간 혈장	–	(3)	(8)	21

※ 각 건수의 수치는 자체 검정, ( )는 수입품 검정, /는 국내업체 검정

한국 전쟁 발발 직후 중앙방역연구소는 예방약 생산에서는 극도의 침체기를 맞이했으나, 휴전이 이루어지면서 ICA(국제협조처)등 각종 국제기구에서 인적·물적 지원이 활발하게 이루어져 예방약 및 진단액 생산은 크게 진전되었다.

우선 1959년부터 DPT 예방약과 뇌염 예방약이 새로 생산되었다. BCG 예방약은 1952년 1월 접종이 시작되었으나, 순수 국내 기술로 BCG가 생산된 것은 1960년으로 최초로 BCG 20,000 cc를 생산했다. 1961년부터는 Schick 항원과 간·폐디스토마 진단액을 생산하기 시작했다. 1961년 기준으로 예방약이 30여 종으로 증가했으며, 이로써 각종 예방약과 진단액의

7 國立防疫研究所, 『國立防疫研究所所報』 第4卷 第1號, (1961. 4), 112쪽; 國立防疫研究所, 『國立防疫研究所所報』 第5卷 第1號, (1962. 10), 189쪽; 國立保健院, 『國立保健院院報』 第1卷 第1號, (1964), 263쪽.

70

국산화 시대를 열 수 있게 되었다.

1963년 12월 16일, 국립방역연구소, 국립화학연구소, 국립생약시험소, 국립보건원 등 4개 기관이 통합되어 국립보건원으로 발족했다. 국립보건원은 질병 관리에 필요한 연구, 조사, 교육, 훈련 및 치료 약품의 생산 및 검사 등의 사업을 통합·확대했다. 그러나 전염병 예방약 및 혈청 생산에만 한정한다면, 전반적으로 전염병 예방약의 종류도 감소했으며, 국립방역연구소 시기에 비해 국립보건원의 예방약 생산 실적은 두각을 나타내지 못했다. 두창, 발진티푸스 예방약의 생산은 감소했으며, BCG 백신, DPT 백신, 장티푸스 백신 등은 증가했다. 국립보건원 초대 원장으로 윤유선 박사가 취임했고, 1967년 2월, 국립보건원은 국립보건연구원으로 개칭되었다.

표 3-7. **국립보건원의 방역약품 생산 실적(1964-1966년)** 단위: cc

약품 종류	1964년	1965년	1966년
두창 백신	2,993,000인분	3,019,200인분	3,000,000인분
장티푸스 백신	1,615,300	1,216,800	2,578,650
콜레라 백신	8,277,900	2,080,200	2,737,000
발진티푸스 백신	21,140	20,460	22,780
BCG 백신	253,915	261,870	330,495
파상풍 톡소이드	22,000	10,000	10,000
DPT 백신	421,600	398,200	455,840
OT 항원	53,600	34,160	525,200
PPD 항원	474,100	506,600	495,080
디스토마 항원(2종)	13,404	13,562	19,800
장티푸스(6종)	34,400	83,200	80,000
진단용 혈청	7,075	9,375	6,040
건강마 혈청	2,500	1,650	1,500
디프테리아 안티톡신	212병	850병	476병
파상풍 안티톡신	–	100	86
종균 종병독 계대	235주	235주	–

연도별 예방약 생산량은 매년 기복은 있지만 현저히 증가했다. 1960년에 비해 1970년에 그 생산량은 약 6.7배 증가했다. 이러한 예방약 생산의 증가로 그동안 외국 원조에 의존했던

예방약도 국내 생산으로 그 수요를 충당할 수 있게 되었고, 예방 접종 사업의 질적 수준도 개선되었다. 1950년대 중반 이후, ICA원조와 의약품의 국산화로 국내 제약 산업은 항생제를 비롯한 전문 의약품 생산 중심에서 일반 의약품 시장으로 확대되는 추세였다.[8]

1960년대 우두 접종을 비롯한 예방 접종 사업은 10여 년 동안 3억 3천여만 명에게 실시되었다. 가장 많은 예방 접종은 장티푸스(146백만 명), 콜레라(132백만 명), 두창(30백만 명), DPT(9백만 명), 소아마비(6백만 명), 발진티푸스(3백만 명), 일본뇌염(0.1백만 명)순으로 실시되었다. 1962년부터 소아마비 예방 접종을, 1967년부터는 일본뇌염 예방 접종을 실시했다.

표 3-8. 급성전염병 예방 접종 실적(1961-1970년)[9]   단위: 명

연도	두창	장티푸스	발진티푸스	콜레라	DPT	소아마비	일본뇌염
1961	2,813,709	13,173,785	139,558	18,490	368,733	−	−
1962	3,638,693	24,672,795	323,669	753,947	963,340	−	−
1963	4,526,610	31,904,512	617,427	28,447,630	897,309	297,755	−
1964	2,648,547	15,622,741	369,504	18,351,976	722,198	325,341	−
1965	2,033,868	6,229,530	481,839	1,740,058	769,307	1,450,577	−
1966	2,418,508	17,792,499	111,061	6,216,066	486,300	886,312	−
1967	2,944,669	21,549,370	256,384	5,225,249	723,252	1,107,350	34,069
1968	2,923,366	6,395,888	57,456	6,580,064	1,426,483	956,228	35,228
1969	2,742,385	8,966,160	203,495	25,991,092	1,399,281	526,630	69,920
1970	3,862,861	15,036	423,545	38,920,676	1,267,890	580,000	126,065
계	30,553,216	146,322,316	2,983,938	132,245,248	9,024,093	6,130,193	139,217

다. 경제개발 시기의 기생충과 결핵

1960년대 한국은 '기생충 왕국', '결핵 왕국'이라고 불릴 정도로 기생충과 결핵의 천국이었다. 항간이나 병원에서 횟배를 앓는 아이들은 흔히 볼 수 있었고, 회충을 토하거나 회충으로 인한 장폐색, 갈고리충에 의한 빈혈, 폐흡충에 의한 객혈, 간흡충에 의한 간경변, 기

---

8   신규환, 「1950-60년대 한국 제약산업과 일반의약품 시장의 확대」, 『의사학』24-3, (2015. 12).

9   보건사회부, 『보건사회 행정의 실적과 전망』(보건사회부, 1971), 99쪽.

생충성 설사 및 영양장애 등 이루 헤아릴 수 없는 각종 합병증과 후유증도 결코 드문 현상이 아니었다. 이 때문에 임상에서 다른 진료를 하기도 전에 환자에게 구충제를 먹이는 것만으로도 적지 않은 환자의 고통이 해결돼, 구충제 하나만으로도 명의 대접을 받을 수 있었던 시기이기도 했다.

연세의대 위생학교실 양재모 교수의 조사에 따르면, 1960년대 초 서울 사람들이 겪고 있는 질병 양태 조사에서, 가장 많이 경험하고 있는 증상 중의 하나는 치통, 식욕부진과 더불어 회충 토하기가 언급될 정도였다.[10] 1969년 최초로 실시된 전국 규모의 기생충 감염 조사에 따르면, 조사 대상 40,581명 중 연충란 양성자는 90.5%, 회충 58.2%, 편충 74.5%, 갈고리충 17.6%, 동양모양선충 15.9%, 요충 46.6%, 간흡충 4.7%였다. 이들의 누적 감염률이 300%가 넘었고, 이는 한 사람당 2-3개 이상의 기생충에 감염되어 있다는 뜻이 된다.[11]

표 3-9. 학생 기생충 감염률(1967-1970년)[12] 단위: %

연도	기생충 감염률					
	회충	십이지장충	편충	요충	간흡충	폐흡충
1967	75.8	19.2	74.2	37.5	15.0	5.0
1968	70.0	17.1	71.4	37.1	14.3	4.3
1969	56.0	15.0	16.0	30.0	10.3	4.6
1970	55.5	14.0	58.4	28.3	10.1	4.0

이 문제를 해결하기 위해 정부는 1966년 「기생충질환예방법」을 제정·공포했고, 1967년부터 본격적인 기생충 관리 사업이 시작되었다. 기생충 관리 사업은 환경 개선, 집단 구충 및 보건 교육의 세 가지 세부 사업으로 구분된다. 이 중에서 단기간에 성과를 올릴 수 있는 것은 성장기에 있는 초·중·고교생에게 집단 구충 사업을 실시하는 것이었다. 구충 방법은 연 2회 봄과 가을에 채변 검사를 실시하고 그 결과에 따라 투약하는 방법을 채택했다. 이에 따라

10 「건강진단 (6) 의료: 과학적이고 효험 빨라, 수입 높을수록 양의 선택」, 『동아일보』, 1961년 5월 20일.
11 서병설, 「1950년-1960년대 기생충학」, 의학신보 편, 『한국의학100년사(상)』(서울: 의학출판사, 1984), 456쪽.
12 보건사회부, 『보건사회 행정의 실적과 전망』(보건사회부, 1971), 112쪽.

학생들의 기생충 감염률은 점진적으로 감소 추세를 나타냈다. 1967년 75.8%에 달했던 회충 감염률은 1970년도에 55.5%로 감소했고, 십이지장충은 19.2%에서 14.0%로, 편충은 74.2%에서 58.4%로, 요충은 15.0%에서 10.1%로, 간흡충은 15.0%에서 10.1%로 감소했다.[13]

　1960년대에 공식적으로 통용된 결핵 통계는 인구 10만 명당 사망률이 160명이라는 통계였다. 1963-65년까지 서울시의 전체 사망률은 인구 10만 명당 각각 457명, 433명, 507명이며, 결핵 사망률은 42.9명, 43.4명, 49.8명이었다.[14] 전국 단위의 결핵 유병률 조사는 1965년 처음 실시되었는데, 당시 5세 이상 인구의 결핵 유병률은 5.1%, 전염성 환자율은 0.9%, 치료를 요하는 결핵 환자 수는 124만 명에 달했다. 1970년에 실시된 제2차 결핵실태조사 결과 결핵 유병률은 4.1%, 전염성 환자율 0.7%, 치료를 요하는 결핵 환자 수는 109만 명이었다. 5년 만에 결핵 유병률과 전염성 환자율은 급격히 감소했다.[15]

2. 소멸 및 급감 전염병

　1960년대는 급성 전염병이 급감하는 대표적인 시기였다. 1951년 43,213명에 이르렀던 두창은 1961년 1명이 마지막으로 보고되었고, 1951년 32,211명에 달했던 발진티푸스는 1967년 1명이 마지막으로 보고되었다. 공수병, 소아마비, 디프테리아, 페스트 등도 점차 사라져간 대표적인 전염병이었다.[16]

가. 두창

WHO는 1979년 지구상에 두창이 박멸되었다는 선언을 했다. 한국에서는 1961년 1명의 두

13　보건사회부, 『보건사회 행정의 실적과 전망』(보건사회부, 1971), 111-113쪽.

14　김택제, 「최근 3년간의 서울시 사망률 조사보고 – 특히 결핵 사망률을 중심으로-」, 『대한결핵 및 호흡기학회 춘계학술발표 초록집』 22권, 1966, 7-8쪽.

15　보건사회부, 『보건사회 행정의 실적과 전망』(보건사회부, 1971), 110쪽.

16　대한보건협회, 『대한민국 보건발달사』(지구문화사, 2014), 246-247쪽.

창 환자가 발생한 이래로 더 이상 두창 환자가 발생하지 않고 있다. 두창은 한국 전쟁 직후 43,213명이 보고되었고, 1952년 1,313명, 1953년 3,349명, 1954년 790명, 1955년 10명 등으로 급속히 줄었다. 1960년대에 들어선 이후 두창은 1960년 3명, 1961년 1명 등을 끝으로 더 이상 발생하지 않고 있다.[17]

나. 발진티푸스

발진티푸스는 한국 전쟁 직후 32,411명의 환자가 보고되기도 했다. 1950-60년대 들어서 발진티푸스 발병은 계속해서 줄어들어, 1960년대에 14-41명이 보고되다가 1966년 1명의 보고를 끝으로 더 이상 보고되지 않았다.

다. 소아마비(폴리오)

소아마비는 폴리오 바이러스에 의한 감염으로 뇌와 등뼈의 척수에 있는 중추신경계 마비를 일으킨다. 1960년대에 소아마비는 급성 전각회백수염(急性前角灰白髓炎) 혹은 급성 전각 척수염(急性前角脊髓炎) 등으로 불렸다. 소아마비는 1960년대 초에 매년 1,000-2,000명이 발생하다가, 1960년대 중반 이후로는 100-300명씩 신고되었다.

라. 공수병

공수병은 1963년 처음으로 법정전염병에 포함되었다. 따라서 그 이전까지의 공수병 발생 현황은 파악하기 어렵다. 공수병 환자는 1963년 103명이 신고된 이래 점차 감소하다가 1966년 다시 101명이 신고되었다. 1968년에는 11명으로 줄었고, 그 이후 대체로 한 자리 수 이하의 발병을 보였다. 공수병의 자연 숙주는 너구리와 박쥐 등이고, 공수병은 주로 개한테 물려서 발생하고 있기 때문에, 매년 발생 건수에 큰 차이가 있고, 간헐적으로 발생하는 것까지 완전히 없애기 어려운 특징이 있다.

---

17 1971년 보건사회부가 발표한 『보건사회 행정의 실적과 전망』(보건사회부, 1971), 101쪽에서는 1960년 3명을 마지막 보고로 간주하고 있다.

마. 디프테리아

디프테리아는 일제하에서 계속 증가되다가 한국 전쟁 시기에 가장 많은 환자가 발생했다. 그 후 디프테리아는 계속해서 감소했으며, 1960년대 후반 이후로는 디프테리아 항생제가 개발되면서 디프테리아로 인한 사망자는 더 이상 발생하지 않았다.

바. 페스트

페스트는 20세기 이후 만주, 중국, 시베리아, 일본, 대만 등 주변국에서 빈발했던 전염병이다. 한국 전쟁 이후 중공군의 남하, 베트남전 참전 군인의 귀국 등으로 페스트균의 한반도 유입 가능성은 여전히 남아 있었다. 그러나 페스트가 한반도에서 공식적으로 발생했다는 기록은 발견되지 않고 있다.

3. 급성 전염병

가. 콜레라

콜레라는 19세기 이래로 한국에서 가장 많은 사망자를 낸 전염병 중 하나였다. 콜레라는 수인성 전염병 중의 하나로서 상수도 보급 체계와 밀접한 관련을 갖고 있고, 20세기 중반까지 상수도 보급이 미진했던 시기에 콜레라의 만연은 충분히 예상할 수 있는 일이다. 또한 콜레라는 전염성이 강해 전 세계적인 유행과도 밀접한 관련을 갖고 있다. 1960년대는 이러한 수인성 전염병이 전 세계적인 팬더믹 양상에서 지역적이고 국소적인 양상으로 변절되는 중요한 전환점이었다. 특히 1960년대 이후 콜레라는 과거와 같은 치명적인 고전형 아시아 콜레라(Classical asiatic cholera)가 사라지고 독성이 약한 엘토르형 콜레라(El Tor cholera)가 유행하기 시작했다. 1963년부터 1970년까지 유행한 콜레라는 모두 엘토르형 콜레라로 판명되었다.[18]

---

18 김동한, 「한국에서 분리된 콜레라균의 성상」, 이화여자대학교 교육대학원 과학교육전공 석사학위논문,

표 3-10. **1960년대 콜레라 환자 수 및 사망자 수**[19]　　　　　　　　　　　　　단위: 명(%)

연 도	발생 기간(일)	환자 수	사망자 수(치명률)
1963	36	414	36(8.8)
1964	31	20	2(10.0)
1969	59	1,538	137(8.1)
1970	77	206	12(5.7)

1) 1963-64년 콜레라의 유행

(1) 콜레라 유행 상황

1946년 5월, 상해에서 귀국한 귀환동포 중에서 발병한 고전형 콜레라는 남한 각처에서 유행하여 15,644명의 환자가 발생하고 10,181명의 사망자가 발생하기도 했다. 그 후로 콜레라는 잠시 소강상태를 보였는데, 1960년대 초 전 세계적인 콜레라 팬더믹과 더불어, 한국 사회에서 또다시 콜레라가 유행했다.

1960년대 초의 콜레라 팬더믹은 1961년 인도네시아 술라웨시(Sulawesi)에서 시작되었다. 1963년 9월 17일, 부산시 서구 감천동에서 최초의 콜레라 환자가 발생했다. 그 후 콜레라는 영도구와 동구 등지로 확대되었다. 9월 19일, 부산의대 응급실에 실려 온 환자의 대변 검사에서 진성 콜레라균이 확인되었다. 부산의대는 분리된 균과 가검물을 국립방역연구소에 송부하였고, 9월 21일, 국립방역연구소는 진성 콜레라임을 최종 확인했다.

부산에서 유행하기 시작한 콜레라는 경상남북도와 강원도를 중심으로 확대되기 시작했고, 서울, 경기도, 전라남도까지 퍼져나갔다. 보고된 콜레라 진성 환자 수는 414명이었고, 사망자는 36명이었다.[20] 엘토르형 콜레라의 국내 최초 유행이었다. 엘토르형 중에서도 오가와형(小

1972, 19쪽.

19　질병관리본부 편, 『콜레라방역관리지침』(질병관리본부, 2002), 1쪽.

20　1963년 콜레라 환자 수와 사망자 수에 대해서는 약간의 논란이 있다. 당시 『경향신문』 보도는 환자 수 975명, 사망자 수 75명(치명률 7.7%)이라고 했고, 전종휘는 환자 수 1,073명, 사망자 수 71명(치명률 6.6%)으로 보고했는데, 이는 진성 콜레라와 유사 콜레라를 모두 포함한 수치라고 생각된다. 「종언한 콜레라 방역을 결산해본다」, 『경향신문』(1963. 10. 21); 전종휘, 『한국급성전염병개관』(醫藥界社, 1965), 4쪽; 질병관리본부 편, 『콜레라방역관리지침』(질병관리본부, 2002), 1쪽.

川型)과 이나바형(稻葉型)이 거의 같은 시기에 부산에서 검출되었다. 1964년 10월 8일부터 11월 13일까지 인천 지역에서 엘토르형 콜레라가 유행하기 시작하여 20명이 감염되고 2명이 사망했다.[21]

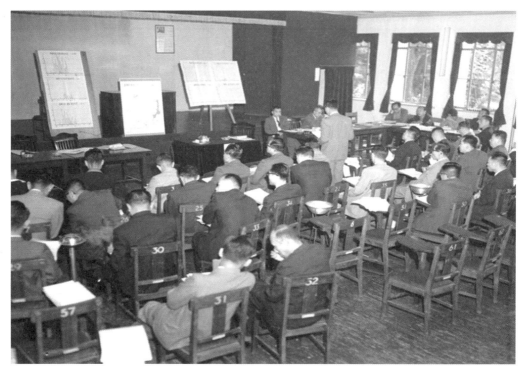

사진 3-1. **콜레라 방역 대책 회의(1963년)** 　출처: 국가기록원

(2) 정부 대응과 조치

1963년 9월 21일, 정부는 콜레라 방역대책본부를 설치한 데 이어, 콜레라가 전국으로 확산될 조짐을 보이자, 전국 의과대학 3・4학년생 1,400명을 전국 189개 보건소에 배치하고, 군부대에서 군의관, 위생병, 차량을 각 보건소에 배치하도록 했다. 콜레라 환자의 검체 확인은 국립방역연구소, 국립보건원, 국립의료원, 서울시 위생시험소가 담당했고, 보건대학원 학생

21　질병관리본부 편, 『콜레라방역관리지침』(질병관리본부, 2002), 1쪽.

들을 중심으로 역학조사반을 운용하기도 했다. 정부는 해외에도 전문가 파견과 콜레라 백신 원조를 요청하여 미 해군과 WHO 등에서 방역 활동을 지원해 주었다. 이와 같은 방역 활동 덕택에 1963년 콜레라는 전국적인 확산 양상에도 불구하고 조기에 억제할 수 있었다. 1964년에도 9월부터 11월까지 인천 지역에서 엘토르형 콜레라가 유행했는데, 20명이 콜레라에 감염되었고, 2명이 사망하였다.[22]

2) 1969-70년 콜레라의 유행

(1) 콜레라 유행 상황

1960년대 말의 콜레라 팬더믹은 1969년 6월 태국 우돈(Udon Thani)과 우본(Ubon Ratchathani)에서 시작되었다. 콜레라는 필리핀, 베트남, 싱가포르, 홍콩 등지로 퍼져나갔다. 1969년 8월, 한국 정부는 동남아에서 유행 중인 콜레라 침입에 대비하여 부산, 인천, 군산 등 3개 항만 도시에 설사센터를 세우고 콜레라 환자를 조기 발견하기 위한 시스템을 가동시켰다.[23]

9월 3일, 군산에서 콜레라 환자가 발생했다고 최초 보도되었는데, 군산, 옥구, 고창, 서천지역에서 64명의 환자가 발생했고, 11명이 사망했다.[24] 당시 전염원으로는 일본 기타큐슈 모지(門司)항에서 출항하여 9월 1일부터 3일 동안 군산항에 정박했던 긴세이마루(金生丸)호의 선원이 지목되었다.[25] 그러나 동일 감염원을 통해 이틀 만에 4개 지역에서 콜레라가 동시 발발한다는 것은 현실적으로 불가능한 일이었다. 1970년 8월 국립보건원의 분석에 따르면, 필리핀 세레베스(Celebes) 지역에서 유행한 형태가 군산에서 유행했으며, 1969년 8월 1일부터 29일까지 필리핀에서 출항한 목재 운반선 6척이 군산항에 입항했고, 이들을 통해 군산항으로 콜레라균이 유입된 것으로 결론 내렸다.[26] 1969년 9월 초부터 11월 초까지 2개월 동안 콜레

---

22 질병관리본부 편, 『콜레라방역관리지침』(서울: 질병관리본부, 2002), 1쪽.

23 「부산 등에 설사센터 콜레라 침입 대비」, 『매일경제』 1969년 7월 25일.

24 「네 곳서 식중독 11명 사망」, 『동아일보』 1969년 9월 3일.

25 「공포에 휘말린 서해안」, 『경향신문』 1969년 9월 3일.

26 「작년 콜레라 比서 침입, 印菌株 분석통보로 결론」, 『동아일보』 1970년 8월 19일.

라는 전국적으로 1,538명의 환자와 137명의 사망자(치사율 8.8%)를 냈다.[27]

1970년에는 206명의 환자와 12명의 사망자가 발생했다. 그해에는 8월 9일 경남 창녕에서 첫 환자가 발생한 이래로 11월 3일까지 창녕과 밀양 일대에서 86일 동안 콜레라가 유행하였다. 1969-70년 콜레라는 전형적인 엘토르형 콜레라가 아닌 복합형 콜레라로 간주되었다. 1960년대 전반과 달리 30세 이상의 환자가 대다수인 데다가 남성 환자도 이전보다 2배 이상 많았다.

(2) 정부 대응과 조치

콜레라 확산 초기인 1969년 9월 초 정부 당국은 발병 중인 전염병을 엘토르형 콜레라로 확정하지 않았고, 강한 전염성 여부에 대해서도 의문을 제기했다. 당국은 처음에는 콜레라가 아니라 식중독이라고 발표했다. 9월 9일, 당국은 신종 콜레라라고 발표했다. 이러한 초기의 혼란 속에서 9월 한 달 동안만 전국에 걸쳐 1,000여 명의 콜레라 환자가 발생했다.[28] 10월에도 콜레라는 계속 확산세였고, 11월 들어 날씨가 추워지면서 11월 4일 경상북도 지역을 마지막으로 콜레라가 더 이상 발생하지 않았다.

정부 당국은 1969년 콜레라에 대해서 처음에는 비브리오균에 의한 식중독이라고 발표하였고, 그 다음에는 신종 비브리오균, 신종 콜레라균 등 갈팡질팡하는 모습을 보였다. 정부 당국이 2주 동안 오락가락 하는 사이에 콜레라는 급속히 확산되는 양상을 보였다. 정부의 이런 태도는 정부 당국의 방역 자문을 담당했던 기용숙 교수 연구팀의 조사 연구와 관련된다. 당시 기용숙 교수연구팀은 전염병 발생 시 현장 조사, 임상 실험, 역학조사 등을 담당했다. 연구팀이 1969년 전염병을 비브리오 식중독, 신종 비브리오균 등으로 확정함에 따라 정부 당국의 대처에 혼선이 있었다. 특히 연구팀의 잡종형 및 혼합 감염 주장은 자연 상태에서 거의 발견되지 않는 사례였기 때문에 1969년 콜레라는 북한의 세균전 의혹으로 증폭되기도 했다.

1969년 콜레라는 점차 학계의 논쟁거리로 부상하였고, 일본과 WHO에서도 조사단을 파견

---

27 전종휘, 『한국급성전염병개관』(醫藥界社, 1965).

28 「콜레라 천명 돌파」, 『동아일보』 1969년 9월 27일.

하여 진상 조사에 나서기도 했다. 결론은 1969년 콜레라는 해항을 통해 감염된 전형적인 엘토르형 콜레라이며, 인위적으로 살포되었다는 증거는 없다는 것이었다. 1970년 콜레라 역시 정부 당국은 처음에는 식중독이라고 발표했다. 1970년 8월 9일, 경남 창녕에서 콜레라 환자가 발생했는데, 그곳은 마산항으로부터 40km 떨어진 내륙이었다. 정부 당국이 1970년 전염병을 콜레라로 확정한 것은 첫 환자 발생 후 8일이 지난 후였다. 1970년 콜레라 역시 정부 당국의 초동 대처가 미흡했고, 그 결과는 콜레라의 확대와 사망자 양산이라는 필연적 재난으로 이어졌다.

나. 장티푸스

장티푸스는 대표적인 후진국형 전염병으로 생활환경의 개선과 국민소득의 증가로 개선되기 쉬운 전염병 중의 하나이다. 1960년대 이후 많은 전염병들이 감소세에 있었는데, 유독 그 발생이 줄기는 커녕 오히려 증가세를 보였던 대표적 전염병이 장티푸스였다.[29]

표 3-11. 1960년대 장티푸스 환자 발생 수 및 사망자 수[29]

연도	발생 수(명)		사망자 수(명)	
	실수	이환율(인구 10만 명당)	실수	이환율(인구 10만 명당)
1956	351	0.6	17	4.8
1961	4,982	19.6	186	3.7
1965	3,760	13.1	94	0.3
1966	3,454	11.8	66	0.2
1967	4,230	14.3	59	0.2
1968	3,931	12.2	38	0.1

장티푸스 환자의 발병은 지방 중소 도시와 서울과 부산 등 대도시에 유행하는 특징을 보였다. 도시에서 발생이 증가하는 경향은 인구 증가 대비 정수 공급이 원활치 않은 데 기인하는 것이다. 농촌과 빈민촌에서 집단적으로 발생하는 경향이 있는데, 이들 지역에서 발생하는 장티푸스는 보건 통계에 잘 반영되고 있지 않다는 특징이 있었다. 그 밖에 외식산업의 증대 대

---

29 전종휘, 「장티푸스의 당면과제」, 『감염』 1-1, 1969, 5쪽.

비 대중식당의 위생 관리가 철저하지 못한 점, 작은 읍면과 농촌에서 우물 관리가 부실한 점, 하수도 및 오물 처리의 비위생, 항생제의 부적절 사용과 남용, 교통의 발달로 인한 전염 기회의 증대 등이 장티푸스의 확산 원인으로 지목되었다.[30]

항생제의 남용과 관련하여 주목되는 특징 중의 하나는 장티푸스 진단이 어려워지고 있다는 점이었다. 도시의 장티푸스 환자들은 병원이나 의사를 찾기 전에 항생제나 스테로이드제를 스스로 구입하여 사용했기 때문에, 전형적인 장티푸스 증상이 사라져서 장티푸스 진단이 어려웠다. 그런 점에서 장티푸스의 유형을 소시민형과 빈민형으로 구별할 필요가 있었다. 소시민형은 발병 후 의사를 찾지 않고 약국에서 해열제, 항생제, 진정제 따위를 사서 복용하고도 낫지 않거나 재발이나 장출혈, 장천공 등의 합병증이 생긴 후에야 늦게 입

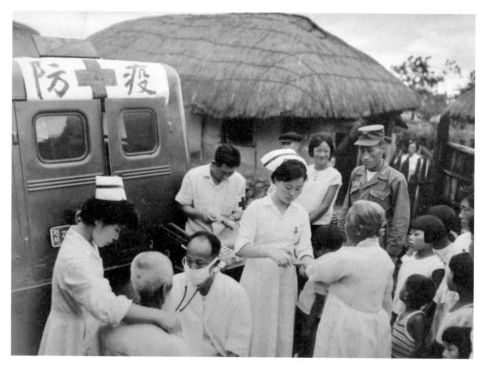

사진 3-2. **전북 남원의 장티푸스 방역 활동(1961년)** 출처: 「그 시절 장티푸스 방역」, 『한겨레신문』(2005년 6월 19일)

---

30 전종휘, 「장티푸스의 당면과제」, 『감염』 1-1, 1969, 5-6쪽.

원하는 도시 거주 소시민에게서 자주 볼 수 있었다. 이 임상형은 그 임상증상이나 세균혈청검사 소견이 전형적이지 않은 것이 특징이다. 소시민형은 합병증이 많고 그 예후도 좋지 않아 치명률이 6.9-9.3%이었다. 이에 비하여 빈민형은 도시 주변의 난민 부락이나 빈민굴을 비롯하여 빈농층에 유행적으로 발생하는 증례들로서 값비싼 항생제를 구입할 수 없어 치료를 당국에 의존하지 않을 수 없는 사람들에서 나타났다. 이 임상형은 그들의 임상증상과 검사 성적이 교과서에 나오는 전형적인 것이 비교적 많고, 초기 치료를 받는 경우 예후는 좋아서 치명률은 0.2-3.7%이었다.[31]

다. 이질

1968년도 보건부 통계에 의하면, 이질 환자는 256명으로 점혈변이 나오는 전형적인 이질은 감소세로 파악된다. 하지만 전형적인 증례가 감소하고 있을 뿐이지 전형적인 이질보다 경미하고 설사 증세만을 보이는 이질 환자는 보고된 수치보다 100배 이상 많을 것으로 추산되었다. 과거 심한 증세를 일으키는 이질은 시가 이질균(*Shigella dysenteriae*)이었고, 1960년대 유행한 이질은 플렉스네리 이질균(*Shigella flexneri*)이었다.

1960년대에 세균성 이질과 아메바성 이질 중 어느 것이 많은지 논란이 있었다. 임상적으로 전형적인 증세를 보이는 이질이 감소되고 단순 설사 증세를 보이는 환자가 늘어나고 있었다는 것은 세균성 이질이 아메바성 이질보다 많다는 것을 시사하고 있다.[32]

라. 파라티푸스

파라티푸스의 주요 증상은 기침과 장미진(薔薇疹)을 제외하고 발열, 오한, 두통, 전신권태, 복통, 설사 등 임상적으로 장티푸스와 유사한 양상을 보인다. 더욱이 장티푸스와 파라티푸스의 치료제로 1952년 이후 클로람페니콜(Chloramphenicol)이 사용된 후 치료 성적에도 별반 차이가 없었다. 파라티푸스는 장티푸스와 같이 많은 환자가 발생하지 않았기 때문에 보건 당

31　ibid., 6-7쪽.
32　정희영, 「장내세균감염증」, 『감염』1-1, 1969, 22-23쪽.

국이 특별히 주의하지 않은 데다, 1960년대까지만 해도 혈액배양 기술이 보편화되지 않아 파라티푸스를 장티푸스의 일종으로 간주하는 경향도 있었다. 전종휘의 관찰에 따르면, 해방 전까지 파라티푸스는 *S. paratyphi* B에 의한 것이 압도적으로 많았는데, 한국 전쟁 이후 1950-60년대에 *S. paratyphi* A의 발생이 뚜렷이 증가하여 *S. paratyphi* B를 압도했고, 심지어 장티푸스를 능가하는 경향이 있었다고 한다. 따라서 파라티푸스는 통계적으로 파악되는 것보다는 훨씬 많은 환자와 사망자가 존재했을 것으로 추정된다.[33]

장티푸스가 남녀 비율에서 별 차이가 없는 데 비해, 파라티푸스는 남녀 비율이 1.5:1 정도로 남성 발생률이 높은 경향이 있으며, 사회 활동이 활발한 20-30대의 청년층에서 빈발했다. 일반적으로는 파라티푸스가 장티푸스보다 경증으로 알려져 있으나, 실제로 나타나는 증상은 비슷하며 파라티푸스는 기침까지 동반되기 때문에, 둘 사이의 경중을 따지기는 어렵다.[34]

마. 식중독

우리나라의 대가족 제도 및 번잡한 관혼상제의 풍속과 관련되어 집단 식중독 사례가 빈번하게 보도되고 있는데, 이를 학문적으로 연구한 것은 1938년 『조선의학회지』상에 발표된 호소가와(細川) 등의 장염균(*S. enteritidis*, Gartner)에 관한 것이었다. 해방 이후 식중독에 관한 보고는 주로 살모넬라에 의한 중독 사례들이었다. 1960년대 이후 일본에서 장염비브리오 식중독에 관한 연구가 주목을 받았고, 이에 자극받은 한국 연구자들도 장염비브리오에 의한 식중독 연구 사례를 발표했다. 한국에서는 포도구균 식중독 다음으로 장염비브리오 식중독이 많았던 것으로 추정되었다. 1960년대 식중독 발생 상황을 검토해보면, 매년 그 수치가 늘어나는 추세에 있지만, 그 치명률은 연차적으로 떨어져 1969년도에는 0.22%를 나타냈다. 대체로 식중독은 고온다습한 여름철에 주로 발생하며, 교육 수준이 낮은 층에서 발생했다. 농촌에서는 관혼상제에 따른 집단 식중독 사례가 많이 발견되며, 소풍이나 야유회 등 집단 도

---

33 전종휘, 『한국급성전염병개관』(醫藥界社, 1975년 제3판), 63-65쪽.

34 ibid., 50쪽; 김원호·박병기·정규복·이헌주·도사금, 「장티푸스 168례와 파라티푸스A 45례에 대한 임상적 관찰」, 『대한내과학회잡지』 24-6, 1981, 488-492쪽.

시락 취식 과정에서도 많이 발생했다. 따라서 식품업체와 주방 등에 대한 철저한 위생 관리와 집단적인 식품 대접 문화의 억제가 요구되었다.[35]

1) 살모넬라 식중독

학술적으로 조사·연구된 것은 살모넬라 식중독에서 주로 *S. enteritidis*와 *S. typhimurium*의 2개의 균종주가 주목을 받았다. *S. enteritidis*에 의한 식중독은 1965년 4월, ○○교도소에서 발생했는데, 식당에서 취식한 500여 명 중 102명의 환자가 발생했고, 1명이 사망했다. 쥐에게서 원인균이 발견되어 쥐 분뇨에 의해 오염된 식품 섭취가 원인으로 추정되었다. *S. typhimurium*에 의한 식중독은 1968년 4월, 직원 야유회에서 도시락 돈육을 먹은 78명 전원에서 검출되었는데, 잠복기는 7-39시간(평균 17시간)이었고, 주요 증상은 발열, 구역, 구토, 설사, 복통 등이었으며, 사망자는 발생하지 않았다.

2) 포도구균 식중독

포도구균 식중독은 빈번하게 발생하는 것으로 알려져 있으나 1960년대 이전에 문헌상으로 발표된 연구는 없다. 1961년 여름, ○○육군훈련소에서 식중독 환자가 수백 명이 발생했는데, 포도구균에 의한 것으로 확인되었다. 그 원인은 생선 취급자와 유통 과정상의 위생 불량에서 기인한 것으로 확인되었다. 이 밖에도 1960년 9월, 군부대의 급식 빵을 먹고 172명의 식중독 환자가 발생했는데, 이 역시도 포도구균에 의한 식중독으로 판명되었다. 포도구균 식중독 환자는 대부분 복통과 설사, 구역, 구토, 두통 등의 증상을 보였으며, 일부에서는 근육통, 오한, 현기증, 발열 등을 경험하기도 했다.

3) 장염비브리오 식중독

장염비브리오(*Vibrio parahaemolyticus*, 好塩性 그람음성 桿菌)는 1950년 오사카에서 발병한 집단 식중독의 원인균으로 지목되었다. 오사카대학의 후지노 쓰네사부로(藤野恒三郞: 1907-1992) 교수가 발견했다. 그는 일본에서 식중독의 절반 이상은 해수 및 어패류에서 발견되는 장염비브리오에 의한 것이라고 주장했다. 학문적으로 입증되지 않았으나 한

---

35 김영석 등, 「한국의 식중독 발생에 대한 조사연구」, 『보건연구원보』 6, 1969, 309-346쪽.

국인의 식습관이나 기호 등을 고려할 때, 여름철 어패류의 생식으로 인한 장염비브리오 발생은 충분히 예상할 수 있는 일이다. 우리나라에서는 1964년 여름, 서울 지역에서 발생한 콜레라 유사 환자에게서 기용숙, 이종훈 등에 의해 장염비브리오가 처음으로 분리된 바 있다. 그 주요 증상으로는 설사, 복통, 구역, 구토, 발열, 두통 따위가 순차적으로 발생하며, 항생제 투여보다는 탈수에 대한 보액 치료가 긴급히 요청되었다.

4. 접종 대상 전염병

가. 일본뇌염

일본뇌염은 태평양 연안 아시아 지역에서 주로 발생하는 인수 공동 전염병으로 일본뇌염 바이러스는 작은 빨간 집모기(*Culex tritaeniorhynchus*)에 의해 매개되며, 전 세계적으로 3-15세 이하의 연령에서 연간 3-5만 명의 환자가 발생한다. 감염되어 증상을 나타낼 경우 1/3 이상에서 신경계 합병증을 남기고 30%가 사망하는 질환이다.

일본뇌염이 최초로 보고된 것은 1925년의 일이었으며, 1949년 한국에서 최초로 뇌염 환자가 5,548명이나 발생하여 2,429명이 사망(치사율 43.78%)했다. 이때 국립방역연구소는 국내 최초로 뇌염 예방약을 생산하여 이승만 대통령으로부터 표창을 받은 바 있다. 1950-60년대에는 연간 1,000-3,000명의 뇌염 환자가 발생하여 이 중 2,729명이 사망했다. 해방 이후부터 1960년대까지 뇌염은 사회적으로 매우 중요한 질병이었다. 1960년대에는 이전 대비 말라리아 환자와 사망자가 줄어들긴 했으나 여전히 3,000명 내외의 감염자와 1,000명 내외의 사망자를 내고 있었고, 1966년도에는 3,563명의 환자와 965명의 사망자가 발생했다.[36] 1971년 일본뇌염 백신이 도입된 이후 뇌염 환자가 현격하게 줄어들었다.[37]

---

36 보건사회부, 『日本腦炎媒介種의 習性 및 그의 效果的인 驅除方法研究報告書』(보건사회부 말라리아근절 사업, 1968), 11쪽.

37 질병관리본부 편, 『한국 질병관리 60년사 및 주요 업적정리』(질병관리본부, 2008).

　지역별로 일본뇌염 환자 발생률은 1955년부터 1966년까지 12년 동안 인구 100,000명당 전라북도가 18.5, 부산시가 12.5, 전라남도가 8.9, 경상남도가 5.3의 순위로 전라도와 경상도 지역에서 높았고, 치명률은 강원도가 46.3%, 경기도가 43.8%였다. 연령별 일본뇌염 환자 분포는 0-14세 연령군에서 높은 발생률을 보였으며, 치명률은 연령과 상관없이 전체적으로 33.1%의 높은 수치를 보였다. 일본뇌염 매개체, 증식 숙주 및 숙주의 상관관계는 일본뇌염 매개체인 빨간 집모기의 채집률이 55.2%로 가장 높은 8월에 감시용 돼지의 감염이 100%로 나타났고, 이로부터 인구 집단에 일본뇌염의 유행이 시작되어 9월에 최대 발생을 보였다. 일본뇌염 백신의 효과는 일본 제품이 99%의 효과를 보였으며, 국산은 75%로 상대적으로 낮은 효과를 보였다.[38]

나. 백일해

　백일해는 4월-7월 사이에 유행하며, 4세 이하에서 74.3%가 발생한다. 백일해의 치명률은 2.4-21.5%이며, 항생제 사용 전인 1943년에는 치명률이 6.7%였다. 백일해는 어느 시대부터 유행했는지 알 수 없으나 장기간의 기침으로 인해 치명적인 합병증을 일으키는 경우가 적지 않았다. 생후 6개월 이전 유아에서 많이 발견되고, 성인 보균자도 있다. 백일해의 특효약은 없으나 해방 전에도 백일해 예방 접종은 존재했다. 그러나 그 효과를 장담하기 어렵고, 우수한 예방제인 DPT가 개발되면서 예방에는 커다란 진전이 있었다. 우리나라에 DPT가 보급된 것은 1955년의 일인데, 초기에는 접종 도중과 접종 후 백일해에 감염된 자가 9.6%였다.

　『보건사회부통계연보』에 의하면, 1955-64년까지 7년 동안 보고된 백일해 총수는 90,982명이며, 이 중에서 1,093명이 사망하여 치명률은 1.2%였다. 현대적인 화학요법 치료를 받은 914명에서는 한 명도 사망자가 발생하지 않았다. 백일해의 발병률은 1962년에는 인구 1,000명에 대하여 41.81(남자 40.62, 여자 43.14)이며, 1963년에는 인구 1,000명에 대하여 59.25(남자 60.03, 여자 58.39)였다. 전국적 추정치는 1962년 260,852명, 1963년에는 379,106명이었는데, 실제로는 추청치의 6.25%와 2.28%에 불과하다는 주장도 제기되

38　김부영, 「일본뇌염 예방에 대한 고찰」, 『보건학논집』 9-2, (1972. 1), 326-327쪽.

었다.[39]

다. 홍역

홍역은 봄철에 유행하는 호흡기질환으로 95.8%가 1세 이하의 영아에서 많이 발생한다. 치명률은 연소자일수록 높고, 연장자의 경우는 거의 사망자가 없다. 1948년 조사에 의하면, 홍역 치명률은 평균 5.9%, 남자는 5.5%, 여자는 6.5%에 달하며, 홍역 사망자는 소아 사망자의 25.7%였다. 동 시기에 미국 뉴욕시의 아동 홍역 치명률은 0.2%였다. 『보건사회부통계연보』에 의하면, 1961-1963년 만 3년 동안 보고된 홍역 환자 56,370명 중 506명이 사망하여, 치명률은 약 0.9%이다. 발생 환자 총수는 믿을 만하지 못하지만, 치명률은 참고할 만한데 과거 대비 홍역 환자와 사망자가 크게 줄었다.

홍역의 발병률은 1962년에는 인구 1,000명에 대하여 162.4(남자 163.51, 여자 161.71), 1963년에는 인구 1,000명에 대하여 162.89(남자 167.72, 여자 157.52)였다. 전국적 홍역 환자는 1962년에는 1,012,609명(남자 528,872명, 여자 483,737명), 1963년에는 1,041,834명(남자 555,831명, 여자 486,003명)으로 추산되었다.[40]

홍역 백신이 우리나라에 처음 소개된 것은 1962년이며, 실제로 수입되어 임상적으로 적용되기 시작한 것은 1965년이었다. Edmonston주(Rubeovax)와 Schwarz주(Lirugen)의 백신이 도입되어, 임상 접종 시험이 실시되었고, 경미한 부작용(발열 및 설사 등)이 있을 뿐, 예방 효과는 매우 높아 널리 사용되기 시작했고, 이른 봄의 홍역 대유행은 더 이상 찾아보기 어렵게 되었다.[41]

홍역과 관련된 한 가지 특이점은 홍역에 걸린 어린 아이들에게 가재 생즙을 먹이는 민간요법이 유행했다는 점이다. 1961년 윤덕진의 조사에 의하면, 홍역에 걸린 629명의 환자 중 120명(19.1%)이 가재 즙을 먹었고, 그 중 22명(18%)이 폐흡충증에 걸린 것으로 확인되었다.[42]

---

39 전종휘, 『한국급성전염병개관』(醫藥界社, 1975년 제3판), 104–105쪽.

40 ibid., 101쪽.

41 ibid., 102쪽.

42 윤덕진, 「홍역과 그의 치료를 위한 단방약 가재의 영향」, 『중앙의학』 1, 1961, 160쪽.

가재 즙이 홍역 치료에 효과가 있다는 것은 과학적으로 입증된 바 없고, 오히려 폐흡충이 기생하는 가재를 먹인다는 것은 인위적으로 폐흡충증을 감염시키는 결과를 초래했던 것이다. 홍역 치료에 대한 잘못된 인식과 습속이 낳은 당연한 결과였다.

라. 유행성 이하선염

민간에서는 '볼거리', '볼치기'라고 불리는 유행성 이하선염은 멈푸스라고 불리며 매해 상당수가 발생하고 있었으나, 일반적으로 예후가 좋고, 병기가 길지 않아 일반 임상가들의 흥미를 끌지는 못했다. 1968년 이른 봄부터 서울 시내와 근교에 유행성 이하선염이 크게 유행했고, 7월에 이르러서는 최고 발생률을 나타냈다. 남녀의 발생비는 1.2:1이고, 연령적으로는 6세를 정점으로 하여 4-7세군이 전체의 61.8%를 차지했다. 유행선 이하선염은 합병증으로 뇌척수막염, 고환염, 난소염, 췌장염, 유선염(乳腺炎), 갑상선염 등을 발생시키는 것으로 알려졌으나 유행선 이하선염의 발생 자체가 미미하여 합병증에 대해서 거의 보고된 바 없다.[43]

5. 만성 전염병

가. 결핵

1) 국가 결핵 관리 체계의 구축

1960년대 결핵 관리의 특징은 기존 민간에서 담당해 오던 결핵 관리가 국가 주도 사업으로 개편되었다는 데 있다. 정부는 1962년 9월의 「보건소법」을 근간으로 전국 보건소망을 통해서 국가 결핵 관리 체계의 기반을 구축하고자 했다. WHO와 유니세프는 기술 협정과 물자 지원을 약속하여 한국 정부의 결핵 관리 사업을 지원했다. 1963년부터는 각 시도에 결핵 관리사가 배치되고, 전국 191개 보건소에 결핵 관리요원이 배치되었으며, 중앙과 시도에는 결핵 검

---

43 전종휘, 『한국급성전염병개관』(醫藥界社, 1975년 제3판), 106-107쪽.

사소가 설치되었다. 정부는 이동검진반과 객담검사 등을 통해 환자 발견을 확대하고, 보건소 등록 사업과 통원 치료 제도를 정착시켰으며, BCG 생산과 접종을 확대해 나갔다.

1961년 10월, 정부는 WHO와 결핵 관리 사업에 관한 기술 협정을 맺었으며, 5년 동안 2만 5천 달러를 지원받기로 했다. 1962년에는 유니세프에서 결핵 관리에 필요한 물자를 지원하여 정부의 결핵 관리 사업이 전국 규모로 확대되었다. 해외 물자 지원을 바탕으로 결핵이환 실태조사가 전국 규모로 처음 실시된 것은 1965년도였다. 당시 5세 이상 인구의 결핵 유병률은 5.1%, 전염성 환자율은 0.9%, 치료를 요하는 결핵 환자 수는 124만 명에 달했다. 1970년에 실시된 제2차 결핵실태조사 결과, 결핵 유병률은 4.1%, 전염성 환자율 0.7%, 치료를 요하는 결핵 환자 수는 109만 명이었다. 5년 만에 결핵 유병률과 전염성 환자율은 급격히 감소했으며, 결핵 환자 수도 감소했으나 여전히 결핵 환자가 많았다.[44]

1967년은 국가 결핵 관리의 새로운 전환점이었다. 1967년 정부는 제2차 경제개발 5개년계획사업의 일환으로 제2차 결핵 관리 5개년계획을 수립했다. 1967년 보건사회부 직제 개정으로 보건국에 결핵과를 신설했고, 1967년 10월부터는 「결핵예방법」을 공포·시행했으며, 결핵 전문 인력 확보를 위해 결핵전문의 제도를 실시했다. 1970년 1월에는 결핵연구원이 발족하여 국가 결핵 관리의 기반을 다지는 계기가 되었다.[45] 보건사회부의 결핵 관리 예산은 1962년에 36,315천 원, 1966년에 115,019천 원, 1967년에 202,904천 원, 1968년에 296,511천 원, 1970년에 591,511천 원이었다. 결핵 관리 예산이 1967년 이후 대폭 증가하는 양상을 보이는데, 1970년도 예산은 1966년 대비 5배 이상 증가했음을 알 수 있다.[46]

2) 제2차 결핵 관리 5개년계획의 실시

제2차 결핵 관리 5개년계획의 목표는 다음과 같다.

첫째, BCG 예방 접종 사업의 실시이다. 1965년 제1차 결핵 실태 조사에 의하면 BCG 예방 접종을 받지 않은 자의 유병률은 6.0%로서 접종을 받은 자의 유병률 1.4%보다 4배 이상 높

---

44 보건사회부, 『보건사회 행정의 실적과 전망』(보건사회부, 1971), 110쪽.

45 대한결핵협회, 『한국결핵사』(대한결핵협회, 1998), 489-490쪽.

46 ibid., 567쪽.

았다. 이에 정부는 만 14세 미만 전 국민에 대하여 초등학교 입학 전에 1회, 초등학교 재학 중에 1회, 총 2회의 BCG 예방 접종을 실시하도록 했다.

표 3-12. BCG 접종 실적(1960-70년)[47]   단위: 명

연도	미취학	취학	총수
1960	362,540	–	362,540
1961	384,692	–	384,692
1962	1,674,465		1,674,465
1963	739,070	–	739,070
1964	514,139	673,468	1,187,607
1965	459,134	791,311	1,250,445
1966	787,498	670,177	1,457,675
1967	1,564,938	681,582	2,246,520
1968	2,208,704	775,125	2,938,829
1969	2,026,710	846,990	2,873,700
1970	1,992,943	852,714	2,845,657
계	12,714,833	5,291,367	18,006,200

1960-70년까지 보건소와 BCG 접종반은 미취학 및 취학 아동을 대상으로 투베르쿨린 반응 검사에서 음성으로 나타난 1,800만 명에게 BCG를 접종했다. 특히 1964년부터는 26개 이동 접종반이 전국 초등학교 학생들을 대상으로 본격적인 예방 접종 활동을 실시했다.

결핵 예방 접종 사업과 함께 전국 보건소를 통한 등록 구료 사업이 착수되었고, 특히 1963년 전국 행정구역별로 보건소가 설치됨으로써 전국적인 보건소망을 통한 결핵 환자 거택 치료 사업이 본궤도에 올랐다. 1960-70년까지 전국 보건소를 통한 등록 치료자 총수는 약 112만 명이며, 완치되어 퇴록한 총수는 약 21만 8천 명이었다. 이러한 전염원 제거와 환자 사회 복귀를 위한 등록 구료 사업은 그 규모가 점차 확대되는 추세였으며, 치료의 질적 향상을 도모할 수 있어서 치유율을 향상시켰다.

둘째, 환자 발견 사업과 보건소 등록 사업의 실시이다. 실태 조사에서 환자 총수 124만 명

---

47   보건사회부, 『보건사회 행정의 실적과 전망』(보건사회부, 1971), 107쪽.

중에서 치료 경험이 있거나 치료 중인 사람이 16.6%였고, 치료받은 적이 없는 사람이 83.4%에 달했다. 즉, 100만 명 정도의 환자는 치료 경험이 전혀 없었는데, 이는 자신이 환자인지조차 모르는 무자각환자가 많았기 때문이다. 이전까지는 결핵 감염 가능성이 높은 대상을 위주로 검진했지만, 1967년 이후로는 전국 보건소에 X선 장비를 구축하고, 보건소와 원거리 지역에 위치한 곳에는 이동 검진 차량 10대를 증설했다. 이로써 보건소 설치 X선 장비 198대와 이동 검진 차량 설치 23대로 연간 100만 명 내외의 X선 검진에 대비하고자 했다.

표 3–13. **결핵 환자 발견 사업 실적(1961-1970년)**[48] 단위: 명

연도	X선 검진		객담 검진		총계	
	검진 수	환자 발견 수	검진 수	환자 발견 수	검진 수	환자 발견 수
1961	197,245	9,038	–	–	197,245	9,038
1962	532,736	34,038	–	–	532,736	34,038
1963	479,867	46,566	–	–	479,867	46,566
1964	665,759	66,739	–	–	665,759	66,739
1965	1,107,565	89,715	–	–	1,107,565	89,715
1966	1,049,426	76,764	–	–	1,049,426	76,764
1967	1,261,410	83,931	–	–	1,261,410	83,931
1968	1,708,502	78,355	195,502	6,562	1,904,004	84,917
1969	1,430,625	58,440	618,258	22,511	2,048,883	80,951
1970	1,291,272	74,173	974,020	19,277	2,265,292	93,450
계	9,724,407	617,759	1,787,780	48,350	11,512,187	666,109

전국 보건소는 고정 X선기와 이동 X선 검진 차량을 이용하여 무자각 환자를 발견하기 위한 결핵 환자 발견 사업을 강력히 추진했다. 그 결과 1960-1970년까지 10년 동안 1,150만 명을 검진했고, 그중에서 666,109명을 새로 발견했다. 1960년대 무자각 결핵 환자가 적지 않았고, X선을 이용해서 결핵 환자 발견 수는 연평균 61,776명으로, 92.7%에 이르는 대다수의 결핵 환자가 X선으로 발견되었다. 발견된 결핵 환자는 보건소를 통해 등록 치료 및 자가 치료를 실시했다. 특히 1968년부터는 객담 검진 사업이 실시되어 결핵 환자 발견에 있어 경제성

---

48 ibid., 108쪽.

과 편의성이 크게 향상되어 결핵 환자 발견 사업을 크게 확충하는 계기가 되었다. 객담 검진을 활용한 결핵 환자 발견은 1968년에 시작되었는데, 3년 동안 48,350명으로 전체 발견 환자 259,318명의 18.6%에 불과했다. 이는 X선을 통한 결핵 환자 발견 비율 81.4%에는 크게 미치지 못한 것이다. 결국 X선 장비의 노후화, 중증 환자 격리 시설 부족, 내성 환자 치료 대책 부족 등 다양한 요인들 때문에 정부의 결핵 관리는 해결해야 할 과제들이 산적해 있었다.[49]

1967년 보건소에서 1,261,410명을 검진하여 83,931명의 결핵 환자를 발견했는데, 이 중에서 80,459명이 등록하여 95.9%의 등록률을 보였다. 1969년에는 80,519명의 결핵 환자를 발견했는데, 74,791명이 등록하여 92.9%의 등록률을 보였다.[50]

셋째, 결핵 치료 사업의 전개이다. 객담 양성 환자의 초기 치료에는 스트렙토마이신과 타이아세타존을 병합 투여하되, 타이아세타존에 피부발진, 빈혈, 황달 등 부작용이 있으면 대신 이소니아지드로 바꾸고, 스트렙토마이신에 부작용이 있으면 파스와 이소니아지드 또는 타이아세타존 단독으로 투여했으며, 스트렙토마이신과 이소니아지드와 타이아세타존 3자 병용 시에는 3개월에 한하도록 했다. 재치료 환자에 대해서는 스트렙토마이신과 타이아세타존 병합, 또는 스트렙토마이신과 이소니아지드 병합, 파스와 이소니아지드 병합, 또는 타이아세타존 단독 투약을 처방했다.[51]

재가환자 등록 외래 치료는 입원 치료에 비해 치료비가 저렴해서 널리 시행되었으나, 치료 중단 등으로 치료 효과가 감소되고 병합 치료 등에서 효과를 내지 못한다는 단점이 있었다. 그럼에도 불구하고 전국 보건소가 관리하는 결핵 환자는 25만 명 중에서 12만 명이 완치되고, 기타 자비나 입원 치료로 5만 명 정도가 완치된다고 추정되었다. 이는 연간 신환 발견 수 10만 명을 상회하는 것으로 전국 결핵 환자 수는 1971년에 875,500명, 양성 환자 수는 108,000명으로 감소할 것으로 추산되었다. 1967년부터 시작되는 결핵 관리 5개년계획상 5년 후에는 결핵 유병률은 5.1%에서 3.1%로, 양성 환자율은 0.9%에서 0.3%로, 신환 발생률은

---

49 ibid., 106-111쪽.

50 대한결핵협회, 『한국결핵사』(대한결핵협회, 1998), 575쪽.

51 ibid., 572쪽.

인구 10만 명당 480명에서 200명으로 감소될 것으로 기대되었다.[52]

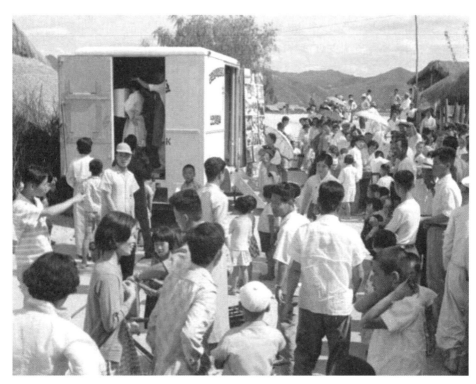

사진 3-3. **결핵 검진 차량의 전국 순회 검진(1962년)** 출처: 국가기록원

나. 성병

한국 전쟁 이후 극심한 사회경제적 변동과 항생제의 출현 등으로 성병 치료가 가능하다는 신념은 성병의 만연을 더욱 부추겼지만, 전쟁 이후 급성 전염병의 빈발 때문에 정부의 성병 관리는 우선순위가 낮은 질병이었다. 1960년대 정부는 전국 191개 보건소(24개 구보건소, 28개 시보건소, 139개 군보건소)와 72개 대용성병진료소(代用性病診療所)를 통하여 접대부, 댄서, 밀창 등 접객업소를 대상으로 주기적인 검진 및 치료, 보건 교육 등을 제한적으로 실시

---

52 ibid., 563-566쪽.

했다.[53]

1960-69년 10년 동안 검진 총 인원 수는 1,200만 명에 달하며, 연평균 감염자는 4만 4천여 명으로 감염률은 16.1%였다. 연도별 감염률은 1960년대 전반에는 최고 23.7%에서 최저 13.9%로 감소 추세였으나 1960년대 후반에는 다시 17.2%까지 점진적인 증가 추세를 보였다.

감염자의 질병별 구성 비율은 연평균 임질 비율이 76.8%, 매독이 6.6%, 기타(연성하감, 성병성 임파육아종, 서혜육아종, 원인불명 등) 16.6%였다. 1960년대 질병별 추이는 매독이 점진적으로 증가하고, 임질은 감소하는 추세를 보였다.[54]

다. 한센병

1960년대 정부의 한센병 관리 방향은 환자의 조기 발견과 전국 보건소를 통한 통원 치료 체계를 구축하는 것이었다. 1960-1970년까지 11년 동안 보건소에 등록된 한센병 환자 수는 매년 증가한 반면, 수용 치료 시설 재소자 수는 감소(1960년에 비해 1970년에는 1/3로 감소)했고, 1970년 말 전국 한센병 환자 수는 3만 8천 명에 달했다. 이 수치는 전국 한센병 환자 수의 약 50%로 추정되었다.[55]

한편으로 한센병 치유자의 사회 복귀책이 새로운 사회적 관심사로 부상했다. 한센병 치유자는 일반인과 동일한 생활을 영위할 수 있으나 사회적 편견 때문에 많은 저항을 받는 것이 사실이었다. 1950년대에도 자발적인 한센인 공동체는 존재했으나 정부 차원에서 추진된 것은 아니었다. 1961년 10월, 정부는 정부 수립 13년 만에 처음으로 한센인 정착 사업을 시작한다고 공표했다. 정부 발표에 따르면, 요양 중인 한센병 환자는 20,470명이며 그중 음성 환자는 38%로 7,955명이다. 전국의 한센병 환자 수용 시설은 소록도병원 등 8개소이고, 사립 병원은 대구 애락원 등 24개소이며 수용실 총수는 5,819개, 수용 인원은 22,809명이다. 이

---

53 「1천3백만원投入 성병환자무료치료」,『메일경제』1969년 10월 14일, 7면.

54 보건사회부,『보건사회 행정의 실적과 전망』(보건사회부, 1971), 120-122쪽.

55 ibid., 116-119쪽.

밖에 부랑아를 비롯하여 재가(在家) 환자는 2,426명에 달한다. 그리고 한센병 환자 중 20-30대가 11,335명으로 과반 이상을 차지하고 있어 이들의 자활이 절대적으로 필요한 시점이었다.[56]

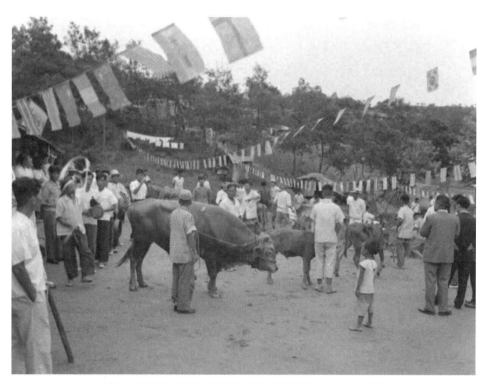

사진 3-4. '나병환자 정착촌' 정착촌 가축기증식(1962년)　출처: 국가기록원

　　정부가 한센인 정착촌 사업에 관심을 갖게 된 것은 WHO에서 파견한 수석고문관 트랏푸만(트라프맨) 씨의 방한이 계기가 되었다. 1961년 11월, 트랏푸만은 WHO를 대표하여 한국 정부와 한센병 관리 사업 기술 원조 협정을 맺고 5년 동안 1만 2천 달러를 지원하기로 했다.[57] 그는 2년 동안 한국에 거주하면서 한센인 정착촌 건설과 한센병 관리 사업에 대

56 「천대받는 나병환자에 복음」, 『경향신문』, 1961년 10월 30일.

57 「세계보건기구서 원조의 손」, 『동아일보』, 1961년 10월 17일.

한 전반적 관리와 지원을 제공했다. 정부는 경기도 인천에 154명, 경북 월성에 240명, 전북 김제에 346명 등 640명의 음성 한센병 환자를 정착시키기 위한 정착 주택을 착공하고 '나병환자 자활부락'을 조성했다.[58] 1963년 2월 9일, 정부는 「전염병예방법」을 개정하여 한센병의 격리 치료를 공식적으로 폐지했다.[59] 정부는 1969년까지 69개소의 정착촌에 11,901명의 음성환자를 정착시켰다.[60] 실제로 이들과 함께 정착한 건강한 가족까지 포함하면 이보다 훨씬 많은 정착자들이 정착촌에 거주했다. 이들은 주로 양돈 및 양계 사업을 통해 성공적으로 정착할 수 있었고, 한동안 국가 축산업의 상당 부분을 점유할 정도로 성공 가도를 달렸다.

라. 간염

간염은 치사율은 1% 미만으로 질병 자체의 위험도는 결핵 등에 크게 미치지 못하지만, 감염률은 다른 질병보다 매우 높은 편에 속한다. 그럼에도 불구하고 1960년대까지 정부나 사회는 간염의 중요성을 깊이 인식하지 못했다. 우리나라에서 간염에 대한 선별 조사가 시작된 것은 1973년이고, 정부가 B형간염에 대한 국가 관리를 시작한 것이 1982년이었다. 1982년 B형간염 항원 보유자는 전 국민의 8.6%였고,[61] 1960-70년대에는 10-15%에 달했을 것으로 추정된다.[62]

1960년대는 간염 확산의 중요한 시기였다고 판단되는데, 한국 전쟁 이후 항생제와 예방 접종의 범람 속에서 무분별한 주사 접종이 만연했고, 수혈 역시 광범위하게 확산되면서 각종

---

58 「나병관리사업 본격화」, 『동아일보』, 1961년 11월 24일.

59 1954년 2월 2일 제정된 「전염병예방법」 제29조 제1항은 "제1종 전염병환자와 라병환자는 전염병원, 격리병사, 격리소, 요양소 혹은 특별시장 또는 시, 읍, 면장이 지정한 장소에 격리수용되어 치료를 받아야 한다"고 규정하고 있다.

60 「나병관리사업본격화」, 『동아일보』, 1961년 11월 24일 3면; 정근식, 「질병공동체의 해체와 이주의 네트워-두 정착마을 사례를 중심으로」, 『사회와 역사』69, 한국사회사학회, 2006, 47쪽.

61 Chae HB, Kim JH, Kim JK, Yim HJ, "Current status of liver diseases in Korea: Hepatitis B", Korean J Hepatology 15(Supp 6), 2009, pp. S13-S24.

62 정규원, 「한국에서의 B형간염 바이러스 보유율 감소」, 『대한내과학회지』58-6, 2000, 605-607쪽.

감염 질환 역시 확산되고 있었다. 그러나 각종 주사 접종과 수혈로 인한 질병의 확산을 인지하지 못한 채 간염 같은 감염 질환이 대중적으로 확산되고 있었다는 점에 문제의 소지가 있었다.

한국 전쟁 이후 전종휘 등 극히 일부의 의학자들이 한국사회에서 간염의 중요성을 인식하기 시작했다. 전종휘의 관찰에 따르면, 한국 전쟁 이후 난민 수용소나 군대 훈련소 등에서 집단 발병하기도 했으며, 주한 미군에서는 1,000명 중 35명이 발생하기도 했다. 주로 3-8세의 소아나, 30-40대 남성이 많이 발생하는 양상을 보였다. 특히 1960년대 이후로는 전염성 간염보다는 수혈이나 예방 접종에 의한 혈청 간염이 증가 추세여서 이에 대한 대책이 요구되는 시점이었다.[63]

6. 곤충 매개 질환: 말라리아

말라리아는 대표적인 열대성 질환이지만, 한반도에서도 고려시대부터 등장할 정도로 토착화된 질병이었으며, 일제강점기에는 폐흡충증과 함께 대표적인 지방병으로 관리되기도 했다.[64] 한국 전쟁 시기 민간과 군대에서 말라리아가 유행하기도 했고, 1959년 정부는 WHO의 협력하에 항말라리아 사업에 착수하여 말라리아 분포 지역에 대한 조사를 실시했다. 1964년 조사 결과, 태백산맥에 연한 동북 지역, 특히 경북 영주, 충북 단양, 강원 영월 등이 다발생 지역이며, 서남평야를 산존 발생 지역으로 확정했다.[65]

말라리아 환자는 일제강점기에 매년 10만 명 이상의 환자와 2천 명 내외의 사망자를 냈다. 해방 이후 DDT 살포로 모기 박멸 사업과 치료제인 퀴닌 등의 보급으로 말라리아는 감소 추세였다. 1960년, 정부는 말라리아를 제2종 법정전염병으로 지정했다. 1963년 조사에서 말라

---

63 전종휘, 『한국급성전염병개관』(醫藥界社, 1975년 제3판), 72–77쪽.

64 여인석, 「학질에서 말라리아로: 한국 근대 말라리아의 역사(1876–1945)」, 『의사학』 20–1, (2011. 6).

65 보건사회부, 『말라리아 근절 기초사업 종합보고(1961–1965)』(보건사회부, 1966).

리아 원충 확인 수가 4,000명에 이를 정도로 말라리아 박멸 사업은 정부의 중요 과제 중의 하나였다.[66] 정부의 말라리아 방역 대책은 말라리아 서식처를 제거하는 작업과 말라리아 감염률이 높은 지역(경상북도 북부 및 인근 지역)에서는 예방적 투약을 실시하는 것이었다.[67]

7. 기생충질환

가. 기생충질환의 유행 실태

기생충질환은 생활환경이 열악한 상황에서 많이 발생하기 때문에, 저개발이나 개발도상국에서 빈발하고 선진국이라 하더라도 전쟁 중이거나 전후에 많이 나타나기도 한다. 기생충질환의 대표 지표 중의 하나인 회충 감염률을 보자면, 일본의 경우 1940년대에 37.2%였는데, 제2차 세계 대전 종결 이후인 1946-50년 사이에 57.1%에서 62.9%로 증가했다.[68]

우리나라의 경우 전국 규모의 정확한 통계치가 존재하지 않기 때문에, 1950년대까지 기생충 감염 실태를 정확히 알 수 없다. 1969년 실시된 전국 규모의 기생충 감염 조사에 따르면, 연충란 양성자는 90%를 넘었고, 회충은 80% 정도였을 것으로 추정된다. 그리고 각종 기생충 감염률을 모두 합하면 누적 감염률은 300%가 넘게 되는데, 이는 우리나라 사람 1인당 평균 2-3가지 이상의 기생충을 갖고 있었다는 것을 의미한다. 이 때문에 한국은 기생충 감염률이 매우 높은 나라이며, '기생충 왕국' 혹은 '기생충 천국'이라는 별명까지 얻게 되었다.

실제로 병원이나 가정에서 횟배를 앓는 어린이를 흔히 볼 수 있었고, 회충을 토하거나 회충으로 인한 장폐색, 구충성빈혈, 폐흡충에 의한 객혈, 간흡충에 의한 간경변, 기생충성 설사 및 영양장애 등 이루 헤아릴 수 없는 각종 합병증과 후유증을 목격할 수 있었다. 임상에서는

---

66 보건사회부, 『말라리아 박멸 기초사업 보고서』(보건사회부, 1963).

67 보건사회부, 『1971년도 방역대책』(보건사회부, 1971), 27-28쪽.

68 서병설, 「1950-60년대 기생충학」, 의학신보 편, 『한국의학100년사(상)』(서울: 의학출판사, 1984), 455쪽.

의사가 다른 진료를 하기에 앞서 구충제를 먹게 한 후 며칠 후에 다시 내원하면, 진찰과 치료를 받기도 전에 환자의 고통이 사라져 명의 대접을 받기도 했다. 이런 높은 수준의 기생충 감염 경향은 기본적으로 1960년대 후반까지 지속되는 상황이었다.

1969년 서병설의 기생충 감염실태조사에 따르면, 대상자 40,581명 중 연충란 양성자는 90.5%, 회충 58.2%, 편충 74.5%, 구충 17.6%, 동양모양선충 15.9%, 요충 46.6%, 간흡충 4.7%로 나타나 이들의 누적 감염률이 300%를 넘었고, 1971년 보건사회부와 기생충박멸협회가 발표한 전국 조사에서도 이보다 크게 감소하지 않았다.

1960년대 기생충질환의 유행과 열악한 상황 속에서도 기생충 퇴치를 위한 다양한 노력이 진행되었다. 1959년 학회 창립에 이어 1963년 『기생충학잡지』가 창간되었고, 1964년 4월에는 한국기생충박멸협회가 설립되었다. 1966년 4월에는 국회에서 「기생충질환예방법」이 통과되었고, 1967년 3월부로 「기생충질환예방법 시행규칙」이 공포되면서 1968년부터는 매년 봄과 가을 2회에 걸쳐 학생과 주민을 대상으로 정기적인 채변 검사와 구충제 집단 투약 사업이 추진되었다.

나. 기생충학 연구의 정착과 개별 구충제의 유행

해방 이전에 한국인에 의한 기생충학 연구는 거의 없었고, 본격적인 연구는 해방 이후 특히 1950년대 의과대학에 교실이 설립되면서부터였다.[69] 서울의대(서병설 교수)와 연세의대(소진탁 교수)에서 기생충학 교실이 설립되어 기생충학 연구와 교육이 본격화되었고, 육군중앙병리연구소(소장 나세진)와 농촌위생연구소(소장 이영춘) 등이 중심이 되어 초기의 기생충 연구와 박멸 사업을 이끌었으며, 1959년 1월 대한기생충학회가 창립되었다.[70]

1950년대가 기생충 연구의 여명기라면, 1960년대는 기생충 연구의 정착기였다. 1963년 『기생충학잡지』가 창간되는 등 기생충 연구가 본격화되었다. 1967년 봄부터는 여러 기관

---

69 소진탁, 「한국인의 인체기생충학의 역사적 고찰」, 의학신보 편, 『한국의학100년사(상)』(서울: 의학출판사, 1984), 454쪽.

70 서병설, 「1950년-1960년대 기생충학」, 의학신보 편, 『한국의학100년사(상)』(서울: 의학출판사, 1984), 457쪽.

의 연구 결과를 통합하여 한국 기생충 감염률이 '공인감염률'이라는 형태로 공식 보고되었고, 1969년에는 전국 규모의 기생충 분포 조사도 시도되었다. 또한 각 기관별 혹은 교실별로 독자적인 주제를 세분화, 전문화해서 연구하는 경향이 뚜렷해졌다. 예를 들면, 서울의대 기생충학교실의 연충류 대사생리 연구, 제주도 사상충증 연구, 같은 대학 내과학교실과 보건대학원의 폐흡충증 연구, 연세의대 기생충학교실의 아메바증 연구, 같은 대학 소아과학교실의 폐흡충증 연구, 가톨릭의대 기생충학교실의 폐흡충증 연구, 부산의대 기생충학교실의 연충류의 조직화학적 연구, 보건연구원의 말라리아 및 곤충학 연구 등이 대표적인 것들이다. 연구 환경에서도 커다란 변화가 있었다. 기생충 생리대사 연구를 위해 방사선동위원소가 도입되었고, 면역혈청학 연구에 형광항체법이 활용되고, 형태학적 연구에 전자현미경이 사용되었다. 우리말로 된 기생충학 교과서가 등장한 것도 이때의 일이다. 서병설 교수가 『임상기생충학』(1961), 소진탁 교수가 『기생충병』(1964), 주일 교수가 『인체기생충학』(1967) 등을 출간했다.[71]

1960년대에는 기생충 감염을 치료하기 위한 다양한 치료제가 개발되었다. 기존에는 회충 구제를 위해 주로 산토닌(Santonin)이 사용되었고, 미군에 의해 피페라진(Piperazine)이 소개된 바 있는데, 1960년대 이후 회충 구제용으로 피페라진이 본격적으로 사용되었다. 또한 산토닌, 해인산(海人酸), 피페라진을 혼용한 복합제가 시판되기도 했다. 그 후 티아벤다졸(Thiabendazole)과 테트라미졸(Tetramizole) 등 신약이 들어왔는데, 가장 호평을 받았던 것은 피페라진과 테트라미졸이었다. 한때 회충, 편충, 갈고리충, 간흡충까지 구제할 수 있다는 텔미드(Telmid)라는 신약이 인기를 끌었으나 부작용이 심하고 사망자까지 나와 결국 우여곡절 끝에 시장에서 퇴출되었다. 갈고리충과 십이지장충 구충에는 알코파(Alcopar)가 각광을 받았다. 그러나 1970년대에 기생충병 전반에 걸쳐 광범위하게 사용할 수 있는 피란텔 파모아트(Pyrantel pamoate)나 메벤다졸(Mebendazole)이 등장하면서 1960년대에 개별 기생충질

---

71 이순형, 「1960-70년대의 기생충학」, 의학신보 편, 『한국의학100년사(상)』(서울: 의학출판사, 1984),
    461-463쪽.

환에 사용되던 구충제는 시장에서 사라질 운명에 처하게 되었다.[72]

다. 한국기생충박멸협회의 설립과 기생충 박멸 대책

한국에서 기생충 박멸을 위해 민간에서 시작된 최초의 활동은 1958년 11월 12일 발족한 한국위생동물협회의 창립이었다. 한국위생동물협회는 조복성, 주인호, 강영선, 소진탁, 이주식, 황종현 등 6명이 발기인이 되어 조직되었는데, 파리, 모기, 기생충 등 인체에 기생하는 외부 기생충과 쥐와 같은 동물들을 구제하기 위한 민간 조직으로 사단법인 형태였다. 하지만 계획했던 사업을 추진하기에는 여러 가지로 역부족이었다. 무엇보다 사업을 추진하기 위한 예산이 없었고, 검사 인원이나 장비도 부족했다. 다만 강습회를 개최하여 일반인에게 위생 동물에 관한 인식을 고취하기 위한 활동에 주력했다. 그러던 중 1959년 1월 15일 대한기생충학회가 창립되었고, 1959년 8월 13일에는 보건사회부가 보건사회부 차관(이효선)을 위원장으로 하는 기생충예방대책위원회를 조직하여 기생충 박멸에 대한 관심을 표명했다. 1961년 10월에는 한국위생동물협회와 대한기생충학회는 정부 지원을 받아 공동으로 기생충예방강조기간(1961년 10월 16일부터 10월 22일까지) 동안 학술 강습회, 계몽운동, 기생충 집단검사 등의 소규모 사업을 전개했다.[73]

이러는 동안 한국외원단체협의회(Korea Association of Voluntary Agencies, KAVA)에서 기생충 문제에 관심을 보였다. 1963년 11월, KAVA가 주최한 토론회에서 전주예수병원 원장 폴 크레인 박사(Dr. Paul Crane)는 자신이 집도한 1,063마리의 기생충을 지닌 소녀의 장폐색증에 대한 경험담과 지난 20년 동안 한국 사회의 기생충질환에 대한 무관심에 대해 보고했다. 이를 계기로 KAVA는 한국에서 주요 사업 목표 중의 하나로 기생충 박멸을 내세웠고, 1964년 2월 19일 기생충예방위원회를 조직했으며, 구충제 피페라진 등을 무상 원조했다. 정부는 기생충 관리 사업의 체계화를 위해 한국위생동물협회를 해체하고, 한국기생충박멸협회

---

72 이순형, 「1960-70년대의 기생충학」, 의학신보 편, 『한국의학100년사(상)』(서울: 의학출판사, 1984), 462쪽.

73 한국기생충박멸협회, 『기협이십년사』(한국기생충박멸협회, 1984), 70-71쪽.

의 창립(회장 이영춘 박사)을 지원했다.

1964년 3월 31일 설립된 한국기생충박멸협회는 「국민의 기생충 감염률 0% 달성, 10년 운동」이라는 슬로건을 내걸었다. 이 운동에 한국일보사가 창간 10주년 기념 사업의 일환으로 참여했고, KAVA와 보건사회부를 비롯한 농림부, 문교부, 기생충학회 등이 지원했다. 한국기생충박멸협회의 창립 후 가장 중요한 일은 사업 전개에 필요한 재정을 확보하는 일이었다. 정부 지원을 원활히 하기 위해서는 국회에서 기생충질환예방법이 통과되는 일이 필요했는데, 1966년 4월 19일 「기생충질환예방법」이 반포되었다.

「기생충질환예방법」은 각급 학교에서 채변 검사를 의무화함으로써 검진과 구충의 기본 틀을 구축했다는 데에 의의가 있었다. 그러나 표준적인 기생충 검사법이 개발되지 않아, 기생충 검사에 많은 시간이 필요했고, 검사 결과도 정확하지 않았으며, 검사 요원의 훈련에도 많은 시간과 비용이 요구되었다. 이 때문에 학교 현장에서는 유료(학생 20원, 일반 50원)로 진행되는 검변 사업에 대한 불만이 잇달았고, 재정적인 지원이 충분치 않아 실무자들은 월급도 제대로 받지 못하는 지경에 이르렀다. 결국 한국기생충박멸협회 회장단과 실무자 사이에서 법적 투쟁이 벌어지는 등 사태가 악화되자, 제2기 회장단(회장 이종진 박사)이 새로 조직되었다.[74]

제2기 회장단 출범 이후에도 재정 확보와 검사법 문제가 해결되지 않으면서 사업의 성과는 불투명했다. 그 실마리는 일본의 해외기술협력원조(Overseas Technology Cooperation Assistance, OTCA)에서 나왔다. 일본은 연간 예산의 1% 내외를 동남아시아의 개발도상국에 기술을 원조하는 콜롬보 플랜(Colombo Plan)에 참여했고, 이를 위해 OTCA를 조직했다. 일본 기생충예방회 임원들은 한국의 기생충 박멸 운동에 물자와 기술을 원조하자는 제의를 했다. 1968년 9월, OTCA는 일본 대장성으로부터 한국기생충박멸협회 원조 물자에 대한 배정을 승인받아 1968년부터 1971년까지 3년 동안 350,000달러에 해당하는 기자재와 약품을 원조했다. 한국기생충박멸협회는 OTCA로부터 검진 차량 15대, 현미경 300대, 원심기 20대 등 여러

---

74 임한종, 『기생충학 리포트: 중랑천에서 빅토리아호 코메섬까지』(한비미디어, 2013), 228-229쪽.

가지 기자재와 구충제를 인수했다.[75] 또한 1968년 나고야 공중위생연구소 소장 가토 가쯔야 (加藤勝也) 박사가 자신이 고안한 셀로판후층도말법(가토법)을 한국에 소개해 주었다. 이 검사법은 저렴한 비용으로 빠른 시간 내에 집단검사를 효율적으로 실시할 수 있다는 장점이 있었다. 이처럼 1960년대는 한국기생충박멸협회의 설립, 「기생충질환예방법」의 반포, 일본의 기술 지원 및 물자지원 등으로 기생충 박멸을 위한 기본 틀을 구축해 나갔다.

라. 폐흡충증 · 간흡충증

폐흡충증은 일제강점기 식민 당국에 의해서 말라리아와 더불어 대표적인 지방병으로 관리되었다. 경성의학전문학교와 경성제국대학 미생물학교실에서 폐흡충증을 연구한 고바야시는 1926년 한국인의 35만 명 중 8%가 폐흡충에 감염되어 있다고 보고했다.[76] 조선총독부의 발표에 의하면, 조사 대상 인구의 4%가 폐흡충증 환자라고 간주했고, 『조선일보』는 조사 대상 인구의 10%가 폐흡충증 환자라고 추산했다. 『조선총독부방역통계』에 의하면, 1925년 이후 매년 2,000-4,000명의 환자가 발생했고, 평균 12%의 치사율을 보였다.[77]

해방 이후에도 폐흡충증 유행 상황은 크게 개선되지 않았다. 1959년 국제보건기구의 월튼 (Bryce C. Walton)과 주일(Chyu Il)의 조사 보고에 따르면, 한국에서는 전체 인구 2,150만 명 중에서 4.7-7.0%인 100-150만 명 정도가 폐흡충증 환자일 것으로 추산했다.[78] 그 후 1965년에서 1967년까지 대한적십자사에서 초등학교 아동을 대상으로 한 피내반응 검사 결과를 보면 152,487명에서 7.1%의 양성률을 나타냈다.[79] 1960년대 국내 폐흡충증 감염자는 70만

75 ibid., 229-231쪽.

76 Park CM, "Epidemiological aspects of paragonimiasis in Korea," Yonsei Medical Journal 3-1, 1962, p.85.

77 신규환, 「지방병 연구와 식민지배: 1927년 영흥 및 해남지역 에메틴 중독사건을 중심으로」, 『의사학』 18-2, (2009. 12), 175쪽.

78 Walton BC, Chyu I. "Clonorchiasis and paragonimiasis in the Republic of Korea", Bull, WHO 21-6, 1959, pp.721-6.

79 임한종, 『기생충학 리포트: 중랑천에서 빅토리아호 코메섬까지』(한비미디어, 2013), 177쪽.

명 정도로 추산되었다.[80]

1960년대에도 계속해서 폐흡충증의 유병률이 높을 수밖에 없었던 것은 폐흡충의 중간숙주인 민물게와 가재 등의 생식이 주된 감염 요인이었기 때문이다. 흥미롭게도 1970년대 폐흡충증이 극감한 이유 중의 하나는 저수지 구축과 해안 방축 등 생태 환경의 변화와 농촌에서 농약의 과도한 사용으로 인해 폐흡충의 중간숙주인 다슬기, 게, 가재 등이 극감한 결과였다.

폐흡충증의 증상은 객혈과 만성적인 기침 등으로 결핵과 유사한 양상을 보였고, 실제로 폐흡충증 환자가 폐결핵으로 오진되는 경우가 적지 않았다. 반면 폐흡충증과 결핵 치료는 완전히 다른 양상이었다. 폐흡충증은 폐흡충을 제거하는 것으로 완치가 가능했고, 결핵 치료는 장기간의 격리 수용과 약물치료가 병행되어야 했다. 따라서 폐흡충증 환자가 결핵으로 오인되어 격리된 후 입원치료를 받는 경우가 허다했다.

폐흡충은 인체에 감염되어 발육기에 있는 애벌레가 복강 내에 있는 동안 복잡한 이행 경로로 성충의 정상 기생 부위인 폐 이외에도 뇌, 안구, 척수, 복강, 자궁 및 피하조직 속에 기생하는 이소적 기생(異所的 寄生)을 이룬다. 따라서 임상적으로 폐흡충증은 폐흡충의 기생 부위에 따라 흉부폐흡충증, 복부폐흡충증, 뇌폐흡충증, 전신성폐흡충증 등으로 나뉜다. 이 중에서 가장 극심한 증상을 보이는 것이 뇌폐흡충증이다. 뇌폐흡충증은 보통 간질 증상을 나타내며, 때로는 반신불수, 극소마비, 실어증, 시력장애 등이 나타난다. 폐흡충증 치료에서 관건은 폐흡충을 제거하기 위한 효과적인 약물을 확보하는 것이었다. 1960년대 초까지는 폐흡충증을 치료할 수 있는 효과적인 약물이 개발되지 않았기 때문에 수술적 요법이 병행되었다. 1960년대 초까지 뇌폐흡충증의 치료는 대부분 감염 부위를 적출하거나 뇌엽 전체를 제거하는 외과수술을 통한 것이었다. 외과수술을 통한 뇌폐흡충증 치료는 33%의 성공률을 보였다.[81]

1960년대 초까지 폐흡충증 치료에는 에메틴(Eemetine)과 설파다이아진(Sulfadiazine) 병합요법 또는 클로로퀸(Chloroquine) 단독 요법이 사용되었다. 에메틴과 설파다이아진 병

---

80 「가장 治療 힘든 寄生蟲 디스토마」, 『경향신문』, 1966년 6월 15일.

81 박지영·미야가와 타구야·홍정화·김옥주, 「1950-60년대 한국의 뇌폐흡충증과 심보성의 대뇌반구적 출술」, 『의사학』20-1, (2011. 6), 137쪽.

합 요법은 효과가 제한적이었고, 클로로퀸 역시 사용자의 12.5%만이 효과를 거두었을 뿐이었다. 1962년 폐흡충증 치료에 새로운 전기를 제공했던 것은 93%이상의 치료 효과를 가진 비티오놀(Bithionol)이라는 새로운 구충제였다.[82] 비티오놀은 치료 효과가 확실하여 1960년대 후반부터 널리 사용되었으나 부작용이 심하고 투약 기간이 길어 개인 치료는 가능했으나 집단 치료에는 실효성을 거두지 못했다. 폐흡충증 치료의 획기적 전환은 1970년대 중반 독일에서 생산된 프라지콴텔이 1983년 '디스토시드 정'이라는 약품으로 국산화된 이후였다.

간흡충증은 민물고기를 날로 먹거나 덜 익혀 먹음으로써 발병하는 질병이다. 간흡충은 우리나라를 비롯하여 중국, 타이완, 일본, 베트남 북부 지역에 널리 분포하고 있고, 우리나라에서는 낙동강 유역을 비롯하여 남한강, 금강, 만경강 및 영산강 등의 하천 유역이 유행지로 알려져 있다. 정부가 간흡충증 관리 사업을 처음 시작한 것은 1957년이었다. 기생충대책위원회의 발족과 함께 간흡충증 박멸을 위해서는 정확한 실태 파악이 필요했다. 이에 각 지역별 조사 연구반을 구성한 후 약 4개월 동안의 현장 조사를 실시했고, 그 결과 간흡충증 이환율에 대한 전국 규모의 실태를 파악할 수 있었다. 이환율이 가장 높은 지역은 충청북도(28.9%), 전라북도(17.9%), 전라남도(13.6%), 경상남도(12.7%) 등의 순이었다.[83]

1960년대 간흡충증 감염자는 대략 200-300만 명 정도로 추산되었다.[84] 폐흡충증이 결핵과 비슷한 증상을 보인다면, 간흡충증은 간비대, 소화불량 등의 증상을 보였다. 1960년대 초까지 간흡충증 치료에는 텔미드(Telmid) 등을 써왔으나 부작용이 심했다. 1960년대 폐흡충증 치료에 비티오놀이 있었다면, 간흡충증 치료에는 헤톨(Hetol)이 있었다. 헤톨은 간흡충 박멸에는 효과적이지만 간 기능의 회복에는 한계가 있고, 투약량이 많으면 부작용이 생길 수 있었다.[85] 간흡충증 치료의 획기적 전환 역시 1980년대 프라지콴텔이 등장한 이후였다.

82 ibid., 136쪽.
83 보건사회부, 『건국십주년 보건사회행정개관』(보건사회부, 1958), 200쪽.
84 「가장 治療 힘든 寄生蟲 디스토마」, 『경향신문』, 1966년 6월 15일.
85 「간디스토마 치료에 개가」, 『동아일보』, 1966년 9월 14일.

8. 전염병의 사회사

가. 1,063마리의 기생충을 품은 소녀 이야기

1963년 10월 24일 오후 10시 30분, 9세 정(鄭) 모 양이 심한 복통을 호소하며 전주예수병원 응급실에 내원했다. 복통과 함께 여아는 회충을 토해냈다. X선 검사를 해보니, 장폐색증이었다. 회충 덩어리가 창자를 꽉 막아버린 것이었다. 10월 25일 오전 1시 30분, 응급 개복술이 실시되었고, 집도의인 폴 크레인(Paul Crane) 예수병원 원장은 소장이 회충으로 가득차 있음을 확인할 수 있었다. 수술 후 집계한 바에 따르면, 총 1,063마리, 4 kg의 회충을 여아의 몸에서 제거했다. 정 양의 체중은 20 kg이었다. 회충 제거는 성공적이었지만, 결국 여아는 회복하지 못하고 수술 후 9시간 만에 사망했다.[86]

이 증례는 세계적인 외과 잡지에 게재되었으며, 한국 사회에서 기생충 감염의 심각성을 상징하는 중요한 사건으로 인식되었다. 또한 이 사건이 직접적인 계기가 되어 1964년 2월 19일 한국외원단체협의회(KAVA)의 지원으로 기생충예방위원회가 조직되고, 1964년 3월 31일에는 한국기생충박멸협회가 설립되었다. 1964년 12월 15일, 한국기생충박멸협회는 기생충센터를 설립하여 기생충 검사 업무와 검사 요원의 교육 등을 실시했고, 「기생충질환예방법」(1966. 4. 19)의 제정을 준비하고, 실태 조사와 구충 사업을 전개해 나갔다. 그러나 한국기생충박멸협회는 재정 결핍과 운영 미숙 등으로 기생충센터가 폐쇄되는 등 시련을 맞기도 했다. 한국기생충박멸협회가 본격적인 활동을 시작한 것은 1969년 5월 전국 초중고교 학생들의 매년 2회 기생충 검사 기관으로 지정된 이후였다.[87]

일본은 해방 이후 62.9%에 이르렀던 회충 감염률이 1960년대에는 15% 이하로 떨어졌고 도시민은 거의 구충이 되었다고 여겨질 정도였다. 반면 한국은 1960년대 초 언론에서 공표된 회충 감염률만 85%를 넘었고, 한국인들은 항문이나 입으로 회충이 나오는 증상을 적잖게 경

---

86 Crane PS, Pak YH, Lee HK, "Surgical complication of massive infestations with Ascaris lumbricoides," Annals of Surgery 162-1, (1965), pp 34-36.

87 한국기생충박멸협회, 『기협이십년사』(서울: 한국기생충박멸협회, 1984), 73-91쪽.

험하고 있었다. 횟배를 앓거나 회충을 토하는 어린이는 흔히 볼 수 있었고, 10세 미만의 아동에게서 회충으로 인한 장폐색 역시 자주 목격되었다. 어린이의 장관 크기에 비해 회충의 개체 수가 너무 많기 때문에 발생하는 일이었다. 한국의 외과적 회충증은 이미 세계적으로 알려져 있었다.[88]

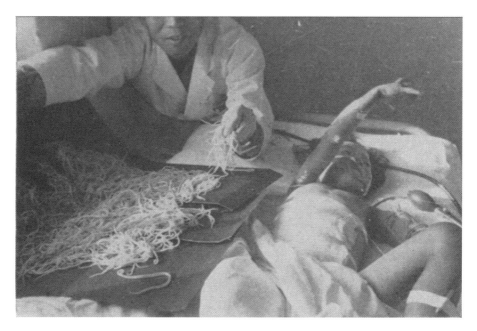

사진 3-5. 폴 크레인(Paul Crane) 박사의 회충 1,063마리 제거(1963년)[87]

이 사건이 발생한 것은 1963년 10월 24일의 일인데, 이 사건이 처음 보도된 것은 1964년 2월 24일 『동아일보』 사설을 통해서였다.[89] 사진과 함께 1,063마리의 회충이 발견된 정 모 양에 관한 기사가 전격 보도된 것은 1965년 4월 10일 『경향신문』에서였다.

---

88 1955년에서 1989년까지 한국에서 보고된 외과적 회충증은 35년간 1,299건에 달했는데, 1903부터 2001년까지 보고된 전 세계 외과적 회충증은 4,793건으로 한국의 외과적 회충증이 전 세계 외과적 회충증의 27.1%에 달했다. 정준호·박영진·김옥주, 「1960년대 한국의 회충 감염의 사회사: 사람과 함께 하는 인룡에서 수치스러운 질병으로」, 『의사학』(2016. 8), 179쪽.

89 「사설: 한 소녀의 신체에 천 마리의 회충이」, 『동아일보』, 1964년 2월 24일.

> 수술 결과 놀랍게도 1천 63마리의 회충이 쏟아져 나왔다. 어안이 벙벙한 외국인
> 의사는 무게를 달아봤다. 5킬로그램. 정양의 체중이 20킬로그램. 이 회충의 연장
> 길이가 무려 1백 60미터. 정양은 회복을 못하고 장폐색증으로 끝내 죽고 말았다.
> 비단 정양 뿐만 아니라 거의 모든 95% 한국인, 그 중에서도 농민들은 전부가 이런
> 회충 등 기생충 보따리를 뱃속에 두고 음식을 함께 나눠먹고 있는 셈이다.[90]

이 사건은 한국의 회충 감염의 심각성을 국내외에 알리는 계기가 됐지만, 세상에 알려지게
된 것은 한두 해 뒤의 일로 언론의 반응은 기대 이하로 뒤늦은 것이었다. 기생충 박멸에 대한
정부의 의지와 대책이 확립되지 않은 상태였기 때문인 것으로 판단된다. 정부가 기생충 박멸
사업에 강한 의지를 갖게 된 것은 의외의 사건을 통해서였다. 바로 파독 광부의 기생충 관리
가 문제가 되면서부터였다.

1963년 12월 7일, 인력 부족 현상을 겪고 있던 독일과 외화 획득을 위한 인력 수출을 기대
했던 한국 정부는「서독 파견 한국광부 임시 고용계획」에 서명했다. 외화를 벌 수 있다는 기
대 속에 수많은 젊은이들이 목숨을 걸고 지원하여 독일에 도착했다. 그런데 1964년 1월, 독
일에서 건강검진을 실시한 결과 광부 250명 중 80% 이상이 회충 보유자이며, 30%는 십이지
장충 보유자로 판명되었다.[91] 기생충 감염을 이유로 독일 정부는 한국인 광부들을 숲에 격리
시켰고, 한국 광부의 2차 파견을 중지시켰다. 이 사건은 기생충을 수출하여 나라를 망신시켰
을 뿐만 아니라 기생충 감염이 외화 획득에도 문제를 초래할 수 있다는 것을 상기시켰다. 이
후로 정부와 언론은 파독 광부들의 기생충 감염 문제를 중요하게 인식했고, 정부는 파독 예
정자 중 기생충 감염자의 출국을 취소시켰다.[92] 1960년대 전반까지만 해도 기생충 박멸은 민
간의 몫으로 남아 있었고, 정부가 기생충 박멸에 적극 나선 것은 1967년 3월「기생충질환예
방법 시행규칙」의 공포와 1968년부터 시행된 정기 채변 검사와 구충제 집단 투약 사업 실시
이후였다고 생각된다.

---

90 「기생충: 전체 인구의 103%나 감염」,『경향신문』, 1965년 4월 10일.
91 「광부 80%에 회충」,『경향신문』, 1964년 1월 29일.
92 「해외출가와 기생충 서독파견 광부의 경우」,『동아일보』, 1964년 6월 5일;「석탄가루로 뒤범벅된 빵 씹으
     며 하루 종일 노동」,『조선일보』, 1965년 7월 25일.

나. 월남 파병과 열대의학

1964년 8월 7일, 미국의 구축함이 북베트남의 어뢰 공격을 받았다는 이른바 통킹만 사건을 빌미로 미국과 북베트남 사이에서 전면전이 시작되었다. 베트남전쟁이었다. 미국은 우방국들의 참전을 이끌어냈는데, 1964년 9월, 한국은 의료진을 중심으로 한 비전투 요원을 파견하기 시작한 이래로 30만 명이 넘는 전투 병력을 파견했다. 그 과정에서 1만 6천여 명의 전상자가 발생했으며, 수많은 참전 용사들과 비전투 요원들이 질병과 전쟁의 후유증에 시달렸다. 특히 베트남에서 말라리아는 크게 유행하고 있었고, 정규전보다는 말라리아 감염으로 인한 희생이 더 많다고 여길 정도였다. 더욱이 말라리아는 치료를 받더라도 재발하거나 그 후유증으로 인해 경제활동과 삶의 질을 현저하게 떨어뜨리는 치명적인 특성을 갖고 있었다.

열대의학이란 연평균 기온이 섭씨 20도 이상으로 많은 강수량을 갖는 소위 열대지방에서 만연하는 질병을 다루는 학문이다. 열대지방은 기온이 높고 비가 많기 때문에 생물이 무성하게 자라고 더욱이 질병을 매개하는 곤충이 많고 대부분 후진국들이어서 각종 열대성 질환들의 온상 역할을 하고 있었다. 그중에서도 콜레라, 페스트, 뇌염, 말라리아, 기생충질환 등은 베트남 지역에서 창궐하던 질병이었다. 베트남전쟁으로 이러한 질병들이 한국으로 유입될 가능성이 컸기 때문에, 서울의대 기용숙 교수와 연세의대 소진탁 교수 등은 열대의학연구소를 개설하여 이러한 질병들을 연구하고자 했다. 연구비 결핍 등 연구 환경이 조성되지 않았기 때문에 열대의학에 대한 본격적인 연구는 불가능했으나,[93] 말라리아 등 일부 질병 등에 대해서 부분적인 조사 연구가 진행되었다.

서울대학교 열대의학연구소는 1965년 11월부터 1967년 2월에 걸쳐 베트남에서 후송된 한국군 말라리아 환자를 대상으로 혈액검사와 현미경검사를 실시했다. 대상 인원 452명 중 235명(52.0%)에서 말라리아 원충이 검출되었으며, 이들 중 95.3%인 224명이 열대열 원충을 보유하고 있었고, 삼일열 원충 감염자는 1명이었다. 열대열 및 삼일열 혼합 감염이 10명이었으며, 사일열 및 난형열 원충은 검출되지 않았다.[94]

---

93 임한종, 『기생충학 리포트: 중랑천에서 빅토리아호 코메섬까지』(한비미디어, 2013), 70쪽.

94 Seo BS, Lee SH, Yoon JJ, Ryang YS, "Parasitological Studies of Korean Forces in South Viet-

말라리아는 영양상태와 면역체계를 약화시켜 다른 유해 질병의 발생을 높이고, 각종 성인병에 쉽게 노출되고 노화를 촉진하기도 한다. 따라서 말라리아 감염은 개인의 경제활동과 노동생산성에 심각한 영향을 준다는 점에서 장기적인 역학조사를 필요로 한다.[95] 한국에서 베트남전 참전 군인들과 민간인들의 말라리아 감염으로 인한 경제활동과 노동생산성에 대한 영향은 거의 고려되지 않았던 반면, 말라리아 퇴치를 위해 살포된 고엽제로 인한 피해만이 알려졌을 뿐이다.

말라리아를 비롯해 발진티푸스 등 각종 열대성 전염병을 퇴치한다는 명분으로 베트콩의 게릴라전에 시달렸던 미군은 남부 베트남 360만 에이커에 약 1,900만 갤런의 고엽제를 1962년부터 1971년에 걸쳐 살포했다. 고엽제는 여러 종류의 화학물질로 이루어져 있으며, 그중에는 디옥신의 일종인 TCDD가 포함되어 있는데, 이 성분은 독성이 매우 높아 발암성과 기형 유발성이 있었으며 신경계, 내분비계, 생식기계 등 모든 장기에 병변을 유발하는 것으로 보고되었다. 고엽제의 위해성은 1950년대부터 알려지기 시작했고, 미국 내에서도 1964년부터 고엽제 살포에 대한 반대 여론이 일었다. 1970년대 중반부터 베트남전 참전 군인들 사이에서 발암과 2세 건강 문제가 대두하면서 1984년 이후로 고엽제 제조 회사로부터 보상금이 지급되기 시작했다. 고엽제 피해 보상은 미국뿐만 아니라 호주와 뉴질랜드 참전 군인에게도 지급되었다. 그 이후 계속되는 탄원 속에서 1991년 미국 정부는 「에이전트 오렌지 시행령(Agent Orange Act of 1991)」[96]을 마련하여 고엽제 피해자 관리에 대처하게 되었다. 한국인 피해자들은 1991년 호주 교민을 통해 고엽제 피해 보상에 대해 알게 되었고, 한국 정부에 고엽제 피해 보상 대책을 요구한 결과 1993년 5월 관련 법령이 시행되

---

nam - I. Examination of blood films on malaria patients", The Korean Journal of Parasitology 8-1, (1970. 4), pp.25-29.

95 Hong SC, "Malaria: An early indicator of later disease and work level", Journal of Health Economy 32(3), May 2013, pp. 612-632.

96 에이전트 오렌지는 미군에 의해 사용된 고엽제 중의 하나이다. 에이전트 오렌지에는 다량의 디옥신이 함유되어 발암삭용을 일으킬 뿐만 아니라, 신성증, 소화상애, 피부병, 호흡기상애, 선천성 기형 등 다양한 질병을 일으키는 것으로 보고되었다. 「에이전트 오렌지 시행령」은 고엽제 피해로 인한 과학적 근거를 분석하고 정리하기 위한 법규였다.

었다. 1994년 8월 13일 보훈처에 접수된 피해자는 3,677명이었으며 검진 완료된 인원은 3,321명인데, 이들 중 미국 진단 기준에 의한 후유증 판정 수는 42명, 즉 파월 장병 22만 명 중 0.019%로 미국의 250만 명 중 0.04%보다는 낮았으나 미국에서 발표만 하고 아직 시행하고 있지 않은 6개 질병과 입법 예고 후 보류 중인 1개 질환을 모두 후유증에 포함했을 때 0.18%가 되어 미국보다 높다 하였다.[97]

---

97 김정순 · 임현술 · 이흥복 · 이원영 · 박영주 · 김성수, 「파월국군장병의 고엽제 위해에 관한 예비적 역학 조사」, 『예방의학회지』 27-4, (1994. 12), 713쪽.

예방 접종 활성화 시기: 1970-1979년

개관

1970년대는 새마을운동이 시작되고 경제개발 정책이 활발히 진행되면서 보건의료 분야에 대한 관심도 증폭되어 갔다. 사회적으로는 산업화에 따른 도시 개발이 진행되면서 이농 현상, 소득불균형이 가속화되고, 도시 노동자와 빈곤 문제가 확산되고 있었다. 정부로서는 사회적 갈등을 완화하고 국민 보건을 향상시키기 위한 획기적인 대책이 필요했다. 1977년 7월, 정부는 국민 보건 향상과 사회보장을 목표로 제한적이나마 의료보험 제도를 실시하였는데, 의료보험은 보건의료 분야에 획기적인 변화를 가져왔다. 병원과 의료 접근성이 향상되면서 국민들의 질병과 건강관리에 대한 관심이 크게 향상되었고, 환자 수의 급증에 따라 병원의 대형화, 의료 설비 및 장비의 최신화가 진행되었다.

한편 1970년대에 들어서면서 콜레라나 장티푸스 등 급성 전염병의 퇴조 경향이 분명해졌다. 이것은 1960년대에 각종 보건방역 사업을 추진해 나가면서 관련 기관을 설치하고 이들이 유기적인 관계를 형성하며 방역 사업을 시작한 데에 기인한다. 또한 백신을 생산하는 체제가 마련된 것도 그 이유 중의 하나이다. 법정전염병의 유행과 관련하여 살펴보면, 1970년대는 전염병 관리와 방역 대책에서 어느 정도의 효과를 거둔 것도 이러한 경향이 나타나게 된 요인 중의 하나였다.

전염병 방역 대책은 1971년을 계기로 사후 방역이 사전 방역으로, 국지 방역이 전면 방역으로, 일시 방역이 연중 방역으로 전환되면서 지속적인 예방과 방역이 가능한 체제가 마런되어 갔다. 방역 지침 변화의 배경에는 전년도 콜레라의 침입 및 전파에 관한 역학조사가 제대로 이루어지지 않았던 점이 작용했다. 1976년 전염병예방법의 개정은 방역 정책의 초점이 전염병을 예방하는 방향으로 선회하였음을 보여주는 좋은 예이다. 1976년의 전염병예방법은 기존의 법과 마찬가지로 전염병의 종류를 1, 2, 3종으로 나누고 있으나, 예방 접종을 통하여 예방 또는 관리가 가능한 전염병인 제2종의 수가 그 이전에 비해 두 배로 증가하였다. 이와 같은 전염병 방역 대책의 변화에는 예방 접종의 활성화가 크게 작용했다. 예방 접종은 보건소 등을 통하여 이루어졌기 때문에 이 시기의 방역 대책은 종합 보건 사업과 관련되어 실시되었다.

한편 전염병 연구와 관련해서는 1970년대에 세계적인 연구 업적이 한국에서 도출되었다. 이호왕 박사의 유행성출혈열의 숙주와 병원체를 규명한 연구가 바로 그것이다. 이 연구를 통해 그동안 농촌 지역에서 발생하던 원인을 알 수 없었던 괴질의 정체를 파악하게 되었고, 우리나라가 유행성출혈열 연구의 중심이 되었다.

사회적으로는 예방 주사의 부작용과 식중독이 큰 문제로 대두되었다. 유아 및 어린이에 대한 예방 접종이 의무화되면서 급성 전염병에 대한 예방 주사를 집단에게 접종하다 보니 백신의 보관 및 취급자의 부주의 등이 문제시되었다. 한편 집단 식중독 사건도 다수 발생하였다. 식중독에 관련된 법률이 마련된 것은 1960년대이나 1970년대에 들어서면서 경제 개발 우선주의와 기업의 도덕심 해이, 관련 공무원의 부패 등으로 인한 집단 식중독 사태가 종종 일어났다.

1. 1970년대의 전염병 개황

가. 방역 대책의 전환

1969년에 이어 1970년에 콜레라가 유행함에 따라 전염병 유행과 그에 따른 대책이 마련되었다. 이 시기에는 콜레라뿐만 아니라 장티푸스 환자도 급증하여 수인성 전염병이 창궐하였기 때문에 언론에서는 매년 여름철마다 되풀이되는 전염병 예방에 대한 근본적인 대책 마련을 촉구하였다.[1] 방역 당국은 여름철 전염병 방역에 있어서 가장 중요한 조치는 철저한 방역 대책이라고 보았으나, 이와 더불어 개개인의 철저한 위생 관념과 공중위생이 요구됨을 강조하면서 전염병 방역의 현황과 문제점에 대한 좌담회를 여는 등 민관이 협력하여 방역대책을 시행할 수 있는 방안을 마련하고자 하였다.[2]

1969-1970년에 유행한 콜레라는 통계 수치상으로는 이전에 비해 그다지 높게 나타나지는 않았지만, 1970년의 콜레라 방역이 완료된 이후 콜레라 유행에 대한 국가적인 관심을 환기시켜야 한다는 목소리가 등장했다. 1963년 이후 잦아들고 있었던 콜레라가 다시 재발하고, 전국적인 규모로 확대되어 유행함으로써 콜레라 방역에 대한 경각심을 불러일으킨 것이다. 이에 따라 보건사회부는 1970년에 해안을 중심으로 방역 사업을 벌였던 것에 비하여 1971년도부터는 전국적인 방역 활동을 벌이겠다고 밝혔다. 보건사회부의 1970년과 1971년의 방역 사업의 차이[3]는 크게 다음과 같이 나누어 볼 수 있다.

1970년의 방역 사업은 (1) 해안과 섬 주민에게만 예방 접종을 실시하였고, (2) 보균자 색출 작업을 전년도 환자와 환자 가족에게만 국한하였고, (3) 설사상담소 등 기타 기동방역망도 해안섬과 작년 발생지 등에만 역점을 두었다. 그러던 것이 1971년에는 (1) 30만 어부와 환자 및 가족 등 36만 6천 명에 대해 1970년 12월부터 1971년 3월까지 보균자 색출 사업을 벌이고, (2) 1971년 5월까지 고령자, 영아 등을 제외한 전 인구 2천 4백만 명에게 예방 접종을 완료하고, (3) 11개소에 지역별 콜레라균 등 병균검사소를 설치하고, (4) 10개소로의 환자 격리 수용소를 확장하기로 하였다.[4]

---

1 「해마다 되풀이되는-여름철 患部-傳染病-올해는 나아지려나」, 『경향신문』, 1970년 5월 26일.

2 「전염병을 막자 현황과 대책」, 『매일경제』, 1971년 7월 31일.

3 보건사회부편, 『방역대책』(1971) 참조.

4 이러한 계획이 발표되었으나 경제기획원은 보건사회부가 요구한 1971년도 방역예산의 77%를 삭감했다. 이에 따라 신문기사 등에서는 방역에 대한 무관심 및 방역비 삭감에 대해 비판함과 동시에 다른 대책마련을 요구하였다. 「내년 콜레라 예산 77% 삭감의 후유파 방역부재」, 『동아일보』, 1970년 11월 9일; 「방역부재」, 『동아일보』, 1970년 11월 10일.

또한 1971년 1월 1일부터 서울시는 그때까지 각 구청과 수도사업소, 보건소에서 처리하던 민원 서류를 동(洞)에서 일괄적으로 처리하도록 변경하고 각 동에 담당제를 두어 실시하도록 하였고, 보건소 직원과 간호원을 각 동회에 고정배치하여 방역 대책과 영세민들의 건강관리를 돕게 하였다.[5] 또한 농어촌 환경 개선 10년 계획을 마련하여 도시와 농촌의 격차를 없애서 전염병 퇴치와 생활 근대화를 꾀하였다.[6]

이어 1970년 9월 1일 중앙방역대책전문위원회는 콜레라 방역에 관한 회의를 열고, 손씻기 운동 등 국민에 대한 보건 계몽 강화 등 대책안을 마련하여 보건사회부에 건의하였다. 구체적인 내용은 국민에게 손씻기 운동 등을 벌여 보건 계몽을 강화하고, 각 지역 의사의 참여 의식을 높이기 위하여 지역의사회를 지역방역대책위원회에 참여시키고, 보건연구원에 미생물 전문가를 다수 확보하기 위해 이들의 보수를 인상하는 등의 대책을 세우는 한편, 향후 지역 방역은 지방장관의 책임 아래 실시하고 보건사회부는 전염병예방법에 따른 예방 접종약 등을 조달하는 것에 그치도록 한 것 등이다. 이 밖에도 동 위원회는 어부, 행상, 잡상인에 대한 채변 검사를 의무화하도록 전염병예방법을 개정토록 하고, 주요 도시의 접객업소 종업원에 대한 채변 검사도 의무화하는 한편, 전염병 발생 지역에 보내야 할 세균 검사 요원을 확보하기 위하여 각 대학의 참여를 독려하는 등의 안을 보건사회부에 건의하였다.[7]

1971년에 수립된 방역 대책은 크게 사후 방역에서 사전 방역으로, 국지 방역에서 전면 방역으로, 일시 방역에서 연중 방역으로 전환되었다는 특징이 있다. 이와 같은 방역 사업을 효율적으로 수행하기 위하여 환자 조기 발견과 보고제, 검사 시설 및 격리 시설의 재정비, 기동반 활용, 하기 방역, 수해 방역, 예방 접종 등을 골자로 하는 방역 계획이 세워졌다. 특히, 환자의 조기 발견을 위하여 보건소를 중심으로 하는 환자보고망의 체계를 갖추게 되었다. 이외에도 1968년부터 1970년까지 장티푸스와 콜레라 환자였던 자를 대상으로 주기적으로 장내질병 보균자를 관리하는 계획도 수립되었다.

5　「구·보건소 취급 민원 1월부터 동으로」, 『매일경제』, 1970년 12월 21일.

6　「전염병 퇴치에 주력 농어촌 환경개선 10년 계획 마련」, 『경향신문』, 1970년 11월 9일.

7　「중앙방역전문위서 전염병예방책 건의」, 『동아일보』, 1970년 9월 2일.

표 4-1. 환자보고망의 구성과 업무

환자	→	보건소 혹은 보건지소	→	시도	→	보사부
환자 가족 주민 동리장 의사		환자 확인 현지 방역 환자 수송 역학조사		재확인 방역 지원 역학조사		방역 지원 기타 처리

표 4-2. 장내질병 보균자 관리 기준

종별	발견 검사 대상	검사 시기	사업 기관	주관	지원
장티푸스	1968-1970년 환자였던 자	3개월마다	보건소	시, 도	보건사회부에서 시약 지원
콜레라	1970년 환자, 가족, 접촉자	1970년 12월-1971년 3월	상동	상동	상동

그리고 예방 접종을 실시하였는데, 집단의 면역력 확보를 위해 접종 기일을 엄격히 준수하는 것이 강조되었고, 접종 장소에는 보건소장, 시도본부 의사, 공의 등 의사가 반드시 입회하도록 하였다. 일본뇌염의 경우에는 시범 사업으로 접종을 시행하였다.

또한 어부 및 위생접객업소 종업원, 상수도사업 종사원 등 위생 관리상 특수한 직업군에 있는 사람을 대상으로 접종 카드를 배부하였다. 예방 접종 증명서(접종카드) 앞면에는 본적, 주소, 성명, 생년월일, 성별, 주민등록번호 등을 기재하여 개인정보를 확인할 수 있도록 하였고, 발행관청의 도장이 날인되도록 하였다. 뒷면에는 연도별, 종별, 접종량, 접종일자(1, 2회), 확인판인 등이 기재되어 수개 년간에 대한 접종 상황을 파악할 수 있도록 하여 관련자의 위생 관리를 철저히 했다.

표 4-3. 1971년 예방 접종 시기 및 방법

종별	접종 시기	대상	접종 방법	개별 금기사항
종두	4-6월	1세 미만, 6세, 12세	BCG와 병행	만성 피부병 환자, 폴리오 접종 후 2주 이내의 자
장티푸스	4-11월	다발지 주민(인구 10만 명 당 환자 2명 이상 발생지)	0.4 cc 피하 또는 0.1 cc 피내, 접종을 받은 바 없는 자는 5-10주 간격으로 0.25 cc씩 3회 접종	장티푸스 환자
콜레라	3-5월	3-70세 미만	성인 1.0 cc, 7-13세 0.7 cc, 7세 미만 0.5 cc. 연 1회 접종 원칙(보건 1430-30713, 1969년 12월 26일) 콜레라 접종 방법은 본건과 같이 개정함.	
DTP	연중	1세 미만	0.5 cc씩 3-4주 간격 3회 접종	

디프테리아	연중	6세	6세 0.5 cc, 12세 0.1 cc, DTP 또는 단독 백신 접종을 받은 바 없는 자는 0.5 cc 2–4주 간격으로 3회 접종	
폴리오 (쎄이빈백신) 1,2,3형 혼합	10월	생후 9–21개월	6–8주 간격 2회	설사환자, 종두 접종 전후 2주 이내
	12월	인구 밀집 지대순	경구투여	홍역 접종 전후 1개월 이내
일본뇌염	5–6월	시범 사업	7–10일 간격 1.0 cc 2회, 추가는 매년 1.0 cc	

나. 전염병예방법의 개정

해방 이후 전염병예방법은 수차례 개정되었다. 그 시초가 된 전염병예방법은 1954년에 제정되었고, 이후 1963년에 개정을 거쳤다.[8] 그러나 1960년대에는 전염병의 유행 구조나 통제 방식이 크게 변하지 않아 그 내용이 크게 달라지지는 않았다. 1970년에는 전염병예방 법의 일부 내용이 개정되었는데, 그 내용 중 중요한 개정 내용은 지금까지 국고에서 부담해 오던 각종 전염병의 예방 접종약 생산 가운데 뇌염, 백일해 백신 등 일부 접종약을 민수(民 需)로 하여 수익자 부담으로 돌리는 것, 환자 발생의 신고 의무를 강화하여 이를 기피한 진단 의사, 환자의 세대주에 대한 현행 벌금(5천원) 규정을 개정하여 대폭 인상하는 것 등이었다.[9]

그러나 전염병예방법에 큰 변화를 가져온 것은 1976년 12월 31일에 개정된 2차 개정이 다. 1976년에 개정된 전염병예방법은 기존의 법과 마찬가지로 전염병의 종류를 제1종, 제2 종, 제3종으로 나누었다. 제1종은 전염 속도가 빠르고 국민 건강에 미치는 위해 정도가 너 무 커서 발생 또는 유행 즉시 방역 대책을 수립해야 하는 전염병을 일컬으며, 콜레라, 페스 트, 발진티푸스, 장티푸스, 파라티푸스, 두창, 디프테리아, 세균성이질, 황열의 총 9종이 지 정되었다. 제2종은 예방 접종을 통하여 예방 또는 관리가 가능한 전염병으로, 폴리오, 백일 해, 홍역, 유행성이하선염, 일본뇌염, 공수병, 말라리아, 발진열, 성홍열, 재귀열, 아메바성 이질, 수막구균성수막염, 유행성출혈열, 파상풍의 총 14종이다. 제3종은 간헐적으로 유행

---

8   1963년의 전염병예방법에서는 유행성뇌염이 제1종에서 제2종으로 변경되었고, 공수병과 말라리아가 제 2종으로 추가되었다. 대한보건협회편, 『대한민국 보건발달사』(경기: 지구문화사, 2014), 237쪽.

9   「傳染病豫防法改定작업 患者發生申告를 義務化」, 『동아일보』, 1970년 4월 21일.

할 가능성이 있어 지속적으로 그 발생을 감시해야 하고 방역 대책의 수립이 필요한 전염병으로서 결핵, 성병, 나병의 총 3종이다.[10]

1976년에 개정된 전염병예방법의 가장 큰 특징은 제1종 전염병이 감소하고,[11] 제2종으로 분류되는 전염병의 종류가 7종에서 14종으로 두 배나 증가했다는 데에 있다. 제2종으로 분류되는 전염병의 정의에서도 알 수 있듯이 이것은 예방 접종으로 예방과 관리가 가능한 전염병이 증가했다는 사실을 보여준다.

그리고 2차 개정의 중요한 의미 중에 하나는 일제강점기에 사용되던 일본식 전염병명의 표기를 한국식 용어로 변경하였다는 점이다. 또한 일제강점기부터 지속적으로 유지되어 오던 전염병 방역 사업의 내용 중 강제적으로 시행되던 환자 발견 및 표식법에 대한 문제가 제기되는 등 일제강점기부터 이어져 내려온 관습적인 절차에 대해 문제제기를 하기도 했다. 구한말 방역 사업이 시행된 이래 전염병 환자가 발생하면 환자가 발생한 집에 붉은색으로 표시를 하고, 새끼줄을 치는 등 가시적으로 환가(患家)임을 알리는 방법이 사용되어 왔다.[12] 이러한 방법은 환자 가족의 체면에 손상을 주는 과잉 행정이고, 또한 이러한 방법을 취하기 때문에 전염병 보고가 제대로 이루어지지 않는다는 비판의 대상이 되었다. 그럼에도 불구하고 이러한 환자 발견 및 표식법은 전염병을 예방할 수 있는 유효한 치료약이 부재하던 상황에서 일제강점기부터 해방 후를 거쳐 1970년대까지 지속적으로 시행되었다.[13] 그러나 1976년 전염병예방법의 2차 개정에서는 예방 접종이 가능한 전염병의 수가 증가하면서, 기존 방법의 '불필요한 엄격성'이 제기되었다.[14] 그 결과, 해방 전후부터 지속되어온 전염병 예방에 관한 구제도의 방역 방법에서 벗어나게 되었다.

---

10 대한보건협회편, 『대한민국 보건발달사』(경기: 지구문화사, 2014), 237쪽.

11 1976년에 제1종으로 추가된 전염병은 황열 1종이다.

12 근대적인 검역 및 방역규칙이 실시된 초기에는 환자가 발생한 집에 노란색의 표식을 붙였다.

13 일제강점기의 전염병 예방법 및 방역 사업의 내용이 해방 이후에도 그대로 유지되었다. 해방 후 위생행정을 담당하던 보건부는 일부 위생행정에는 위생행정공무원을 상정하여 위생경찰의 역할을 대체시켰다. 정근식, 「식민지 위생경찰의 형성과 변화, 그리고 유산-식민지 통치성의 시각에서」, 『사회와 역사』90, 2011, 260-262쪽.

14 대한보건협회편, 『대한민국 보건발달사』(경기: 지구문화사, 2014), 238쪽.

전염병예방법의 개정과 함께 시행규칙도 공포되었다. 1976년 12월 31일 전염병예방법이 개정·공포되었고, 이에 대한 부칙으로 마련된 동 시행규칙은 1977년 8월 19일에 공포되었다. 동 시행규칙의 골자는 다음과 같이 정리해 볼 수 있다. 의사 등의 신고와 보고, 전염병원, 격리병소, 격리소 등의 제1종 전염병에 대한 예방 시설 및 요양소, 진료소(검사 시설 포함) 등 제3종 전염병에 대한 예방 시설의 설치, 제1종 및 제3종 환자의 취업 금지, 제3종 전염병 요양비의 징수, 두창·디프테리아·백일해·파상풍·장티푸스·콜레라 예방 접종의 실시 기준과 방법을 정한 것 등이 그것이다.[15]

다. 역학조사의 정착기

1970년대를 거치면서 콜레라 및 장티푸스와 같은 전염병의 감염 경로와 원인을 밝혀내고, 이러한 정보들이 방역 사업에서 크게 역할을 하게 되면서 역학조사의 유효성을 확인하였다. 1970년대 이전에도 전염병 관리 체계는 마련되어 있었으나, 실질적인 기능은 하지 못했다. 전염병이 발생하면 보건소에서 신고를 받아 보건사회부로 전달하여 방역조치를 취해야 하나, 실제로는 환자가 집단으로 발생하고 사망자가 다수 발생한 뒤에야 조치가 취해지는 형태가 지속되었다. 즉, 지역 신문에 보도되어 여론화가 되면 정부 측에서 사태를 조회하는 형식이었던 것이다. 보건사회부에 전담 역학전문가나 담당자가 없는 실정이어서, 대학 등의 교육기관에서 역학조사를 진행할 수밖에 없었다.

1970년대에는 제1종 전염병 환자 및 그 보균자에 대해서 전염병예방법이 정하는 교통차단, 청결 소독 등을 실시하도록 의무화하였다. 또한 환자 및 보균자 관리를 위한 교통차단 등으로 일시적으로 생활이 어려운 자에 대한 생계비 지원 및 격리 환자에 대한 경비 등을 국고에서 지원하는 방안 등도 마련되었다. 이와 더불어 장 질환 보균자 색출 조사가 실시되었다. 이 조사는 조선총독부 시절부터 그 기록을 찾아볼 수 있으나 본격적인 검사의 실시는 1970년대 초부터라고 볼 수 있으며, 특히 장티푸스는 1979년에 경기, 전남, 경북의 일부 지역을 선정하여 시범적으로 장티푸스 보균자 색출을 실시하였다. 콜레라 보균자 색출

---

15 「새로 제정된 전염병예방법 시행규칙 주요골자」, 『한국가톨릭병원협회지』8-2, 1977, 22-23쪽.

검사는 유행 시기에 양성 보균자를 찾아냈고, 1980년에는 9월부터 10월까지의 유행 기간에 390명의 보균자를 색출 및 격리 치료하였다.[16] 단, 콜레라 비유행기에 보균자를 색출한 실적은 없다.

라. 예방 접종

보건사회부는 1969-70년에 발생한 콜레라 환자에 대한 예방 접종 여부를 조사하였는데, 조사 결과 환자의 70% 이상이 예방 접종을 하지 않았다는 사실이 밝혀졌다. 이에 따라 이 듬해인 1971년부터는 행정력을 총동원하여 전 국민에게 강제적으로 콜레라 예방 접종을 실시하였다.[17]

1970년대에는 위와 같은 급성 전염병에 대한 예방 접종을 실시하는 한편, 영유아를 대상으로 한 예방 접종도 적극적으로 실시하였다. 1970년대 당시 영아 사망률의 큰 원인은 부족한 위생관념으로 발생하는 질병이었다. 우리나라 소아과 환자 중 숨진 환자의 48.8%가 세균이나 기생충 등에 의한 감염질환 때문이라는 사실이 당시에 위생상태의 현실을 보여

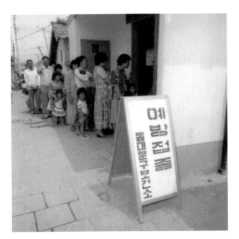

사진 4-1. **동대문구보건소의 예방 접종 및 무료 진료(1979년)**　출처: 서울사진아카이브

16　보건사회부, 『보건사회』(1981), 42쪽.
17　「콜레라예방접종 내년부터 강제로」, 『매일경제』, 1970년 9월 7일.

준다 하겠다.[18]

보건사회부는 영아 사망률을 낮추고, 어릴 때부터 기초 면역을 기르기 위하여 신생아와 만 6세 이하의 어린이를 대상으로 예방 접종을 실시하였다. 1974년 4월부터 시작된 이 사업은 모든 출생아에 대해 「어린이예방접종기록카드」를 발급하여 예방 접종을 의무화한 것으로, 한국에서는 처음 실시되었다.[19] 이 카드제는 만 6세 이하의 어린이들의 건강 상태를 체크하기 위한 것으로, 결핵·종두·디프테리아·백일해·파상풍·소아마비 등의 6가지의 예방 접종 여부를 의무적으로 기록하여 각 가정과 보건소에 비치하도록 한 것이다. 카드 기록은 군 단위로 배치되어 있는 모자보건 가족계획결핵요원 등이 가정방문을 통해 지도하도록 하였고, 출생신고와는 별도로 진행되었다. 이로써 생후 3개월부터 만 6세의 어린이는 6개 질환에 대해 무료로 예방 접종을 맞을 수 있었고, 이를 위해 약 1억여 원의 예산이 확보되었다. 예방 접종을 시행한 결과, 학계에서 기존의 예방 접종 카드(예방 접종표)가 외국의 것을 그대로 모방한 데다가, 복잡하고, 면역 효과가 없는 예방 백신이 포함되어 있는 등의 문제점을 지적했다. 이에 따라 1975년에는 복잡한 예방 접종표를 간소화하여 의료비 부담과 불편을 줄이고, 한글 표기를 시행하는 한편, 우리나라의 전염병 특성을 고려하여 예방 접종을 추가하고, 효과 없는 백신을 제외하였다. 이에 따라 백신의 접종 시기를 조정하고, 솔크백신(주사용소아마비예방백신)을 제외[20]하고, 볼거리·풍진 등을 기본 접종에 추가하였다. 또한 우리나라의 유행성 질환을 감안하여 매년 만연하는 장티푸스와 파라티푸스의 백신은 매년 접종하도록 하였고, 볼거리·풍진 백신은 생후 12개월에 홍역과 함께 혼합백신으로 접종하도록 하였다.[21]

---

18 1974년 1월부터 1976년 12월까지 3년여에 걸친 서울의대부속병원 소아과병실의 입원환자 질병통계 결과, 한 달 미만의 신생아 중 파상풍으로 인한 유아사망률은 47.4%에 달했다. 「어린이사망 세균감염 48.8%」, 『경향신문』, 1978년 3월 13일.

19 「4월부터 모든 출생아에 예방접종 카드제」, 『동아일보』, 1974년 3월 18일.

20 기존에는 솔크백신과 세이빈백신을 교대로 접종하기로 되어 있었으나, 솔크백신은 효과가 없음이 드러나 세이빈백신(경구용소아마비백신) 1, 2, 3형만을 접종하는 것으로 변경되었다.

21 「복잡한 「현행」―실정에 맞게 수정 어린이 예방접종표가 바뀐다」, 『경향신문』, 1975년 7월 28일; 「소아 예방접종 스케줄 개정」, 『매일경제』, 1975년 7월 31일.

성인을 대상으로 하는 예방 접종의 경우, 보건사회부는 1972년부터 일부 예방 접종약에 대하여 유상으로 접종하는 방침을 세웠다. 대상이 된 것은 DPT, 일본뇌염, 소아마비 등에 대한 예방 접종이고, 단계적으로 콜레라 및 티푸스 예방 접종에 대해서도 유상으로 접종을 실시하였다. 일부 예방 접종을 유상으로 실시하는 것을 통해 약 2억 원의 예산이 절감되는 효과를 얻는 동시에 절약되는 예산은 페스트 등 악성 전염병 예방 접종약을 생산하는 예산으로 전환하게 되었다.[22]

표 4-4. 예방 접종 실적[23]   단위: 천 명

연도	두창	장티푸스	콜레라	DT	DPT	폴리오	일본뇌염	결핵
1970	5,930	13,410	42,586		1,500	414	186	
1971	2,911	12,789	25,611		811	582	106	
1972	2,850	12,815	21,419	1,766	832	775	106	2,609
1973	3,377	12,772	20,496	1,789	975	/8/	119	2,635
1974	2,560	11,703	15,927	1,721	1,043	1,119	141	2,525
1975	2,532	10,946	14,319	1,690	1,715	861	152	2,553
1976	2,553	9,773	9,006	1,855	1,796	921	157	2,983
1977	1,749	9,308	6,918	1,697	2,038	875	278	2,685
1978	1,591	8,930	5,799	884	1,753	885	452	2,270
1979	–	9,401	5,232	834	1,728	1,755	435	1,782

(비고) 보건소 실적을 모은 것. 단, 1970, 1971년도의 장티푸스 예방 접종 실적은 파라티푸스를 포함하는 숫자임. 천 명 이하는 사사오입.

마. 의료보험의 실시

의료보험법이 최초로 제정된 것은 1963년 12월이다. 그러나 이 법은 강제가입 대신에 임의가입제를 채택하였기 때문에 본격적인 의료보험이 시행되었다고는 볼 수 없다. 단, 1960년대에는 일부 의료보험 시범사업이 실시되어, 호남비료와 경북 문경의 봉명흑연광업, 대

22　「72년부터 유상접종 예방약 민수로 돌려」, 『매일경제』, 1970년 3월 3일.

23　보건사회부, 『주요보건사회통계』(1979.3), 42쪽; 보건사회부, 『주요보건사회통계』(1980.3), 42쪽; 보건사회부, 『보건사회』(1981), 44쪽.

한석유공사 등 단 세 개의 의료보험 조합이 운영되었다.[24]

　의료보험은 1970년 의료보험법 1차 개정을 통해 강제가입 조항으로 변경되었지만, 시행령이 만들어지지 않아 이때에도 시행되지는 않았다.[25] 1970년대 중반에 접어들면서 기존에 논의되고 있던 의료보험법은 사회, 경제적 발전에 따라 또다시 개정의 수순을 밟았다. 당시 국민들의 의료기관 이용실태를 살펴보면, 대부분의 질병 치료는 간단한 약 처방으로 끝나는 형편이었고, 1970년대에 들어서서도 사정은 나아지지 않았다. 1972년 8월 서울대 보건대학원 허정 교수팀의 의료기관 이용 실태 조사에 따르면, 대도시의 경우 약국 64.1%, 통원 치료 21.8%, 한의원 2.9%였고, 중소 도시는 약국이 63.8%, 통원 16.8%, 농어촌은 약국 52.7%, 민속 요법과 미신 행위 등이 10.6%였다.[26] 1974년도에는 전국 유병자 중 약 40%가 의료서비스를 이용하지 않고 있었으며 농촌의 경우 43.3%가 의료비 지불 능력이 없는 실정이었다. 병상 이용률도 1974년 현재 전국 평균 57.8%에 불과했다.[27]

　의료보험에 대한 국민의 기대 수준은 높아져가고 이전에 개정된 의료보험법은 계속 표류하고 있는 가운데, 정치권에서 개정의 움직임을 보였다. 정부는 1976년 9월 13일 전 국민의 의료보장 기반을 확립하여 국민의 보건 향상을 도모한다는 취지로 '국민보건 향상을 위한 의료시혜 확대방안'을 수립·발표하였다. 그리고 한 달 후인 10월 12일에는 생활보호 대상자에 대한 의료 시혜를 확충하고, 의료보험을 통해 대다수 국민의 의료비 경감을 제도화하겠다는 의지가 담긴 의료보험법 개정안을 국회에 제출하였다. 이 개정안은 여러 차례의 심의와 논란 끝에 11월 30일 국회를 통과하여, 12월 22일 법률 제2942호로 공포되었다.[28]

　개정된 의료보험법은 전문 개정으로, 이전의 제1차 개정과 내용상 큰 차이를 보였지만,

24　1975년에는 협성의료보험조합이 설립되어 임의 보험 시기 총 4개 조합이 전부였다. 의료보험연합회, 『의료보험의 발자취』, 1997, 46쪽; 황병주, 「1970년대 의료보험 정책의 변화와 복지담론」, 『의사학』20-2, 2011, 428쪽 재인용.

25　황병주, 「1970년대 의료보험 정책의 변화와 복지담론」, 『의사학』20-2, 2011, 425-426쪽.

26　『경향신문』, 1973년 2월 13일; 황병주, 「1970년대 의료보험 정책의 변화와 복지담론」, 『의사학』20-2, 2011, 428쪽 재인용.

27　황병주, 「1970년대 의료보험 정책의 변화와 복지담론」, 『의사학』20-2, 2011, 429쪽.

28　대한보건협회편, 『대한민국 보건발달사』(경기: 지구문화사, 2014), 93쪽.

사회보험 방식, 강제 적용, 노사 공동 부담, 조합 방식 등 제도적 골격은 그대로 유지하면서 정책 집행의 실행력을 높일 수 있도록 운영 체계를 최적화하는 데에 의의를 두었다. 개정된 의료보험법의 주요 내용은 피보험대상자를 국내에 거주하는 국민으로 한정 짓는 한편, 공무원·군인 및 사립학교교직원연금법의 해당자와 생활보호법의 보호를 받는 자 등은 제외시켰다. 그 이유는 생활보호 대상자나 공무원, 교직원은 별도의 법령 체계로 의료보험 사업을 실시하여, 국민의료보장의 법체계를 공적 부조에 의한 의료보호, 일반 직장 및 공·교 의료보험, 그리고 자영자 의료보험으로 삼원화하기 위한 것이었다.[29]

개정된 의료보험법에 따라 1977년 7월 1일 국내에 최초로 500인 이상 사업장의 근로자를 대상으로 의료보험이 시작되었다. 전국에 486개의 의료보험조합이 설립되고, 의료보험 급여도 개시되면서, 본격적으로 의료보험법이 정착되는 계기가 마련되었다. 그러나 사회보장제도의 일환이라는 본래의 목적의 부합성과 보험료 부담 문제에 대한 현실적인 대안 마련의 필요성에 따라 논의를 통해 1979년 4월 17일에 다시 개정 절차를 밟았다. 그 결과 동년 7월 1일부터 의료보험 적용 대상이 300인 이상 사업장으로 확대되었다.[30]

이후 지속적인 의료보험제도의 발전과 확대를 통해 1980년에 의료보험으로 9,113,000명, 의료보호로 2,142,000명이 혜택을 받아, 전 인구의 29.6%인 11,255,000명이 의료보장제도의 혜택을 받았다. 1986년에는 전 인구의 65.7%, 1991년에는 95.0%로 전 국민을 의료보장제도 안으로 포함하는 작업을 진행하면서 의료보험제도는 정착의 수순을 밟았다.[31]

1977년에 실시된 의료보험은 비록 제한적이기는 했으나, 70년대의 보건의학을 규정하는 가장 큰 이슈였고, 이를 통해 의료 접근이 한결 용이해지면서 일반인들의 질병과 건강에 대한 관심은 크게 증대되었다. 이러한 변화는 우리나라 의학 기술의 발전을 가속화하는 데 주요한 요인으로 작용했다.

---

29 대한보건협회편, 『대한민국 보건발달사』(경기: 지구문화사, 2014), 2014년, 93쪽.
30 대한보건협회편, 『대한민국 보건발달사』(경기: 지구문화사, 2014), 2014년, 94-95쪽.
31 보건사회부편, 『보건사회』(1981), 25쪽.

바. 한국보건개발연구원의 설립

1970년대에는 제3차 경제개발계획, 보건의료시설 확대 및 의료요원 확보(특히 보건지소의 의사확보), 질병 예방 및 관리 강화, 모자보건의 향상, 양질의 저렴한 의료 개발 등을 위한 국책 연구원의 필요성이 대두되었다. 이에 따라 1975년 12월 「한국보건개발연구원법」이 제정되고, 1976년 4월 동 시행령이 공포되어, 한국보건개발연구원(Korea Health Development Institute, KHDI)이 발족되었다.

한국보건개발연구원이 중점적으로 시행한 사업은 종합적인 보건의료 전달체계 시범사업인 마을건강사업으로, 1976년 4월부터 1980년까지 4년 9개월간 강원도 홍천군, 전북 옥구군, 경북 군위군의 3개 군을 대상으로 실시하였다. 당시 중점을 둔 보건의료 사업은 기존 보건의료서비스 전달 체계의 재편성 및 보완, 중간층 보건요원인 보건진료원(Community Health Practice, CHP)의 개발·훈련 및 활용, 지역사회의 참여, 재원 조달 기구의 설치, 경영 정보 체계의 개발·운영 등이었다. 이들 사업에서 얻어진 성과를 토대로 제4차 경제개발 5개년 계획(1977-1981)에서는 보건의료 사업의 3대 중점 과제, 즉 3단계 보건의료서비스 전달 체계의 도입, 중간층 보건요원인 보건진료원(CHP)의 개발·훈련 및 활용, 농어촌 지역 의료보험의 확대 실시 등의 사업이 반영되었다.[32]

2. 소멸 및 급감 전염병

대표적인 소멸 전염병은 두창으로, 1970년대에 우리나라에서 자취를 감췄고, 전 세계적으로도 박멸되었다. 또한 경제발전으로 인한 생활수준의 향상으로 기생충질환은 급감하였다. 급성 전염병의 경우, 예방 주사의 효과로 이전 시대에 크게 유행하던 전염병은 잦아드는 추세였으나, 어린이들을 중심으로 홍역, 백일해, 유행성이하선염 등 제2종 전염병이 유

---

32 대한보건협회편, 『대한민국 보건발달사』(경기: 지구문화사, 2014), 79쪽.

행하였다. 또한 원인을 알 수 없던 출혈열이 유행성출혈열임이 밝혀졌다. 한편, 항생물질의 출현으로 질병의 유행 구조는 크게 변화하였으나, 항생제가 남용되어 이를 규제할 필요성도 대두되었다.

가. 두창

1977년 10월 26일 아프리카 소말리아에서 두창이 마지막으로 발생한 이후, 1980년 5월 세계보건기구는 두창 박멸을 선언하였다. 1970년대 한국에서도 두창의 발생이 거의 나타나지 않아, 보건사회부는 기존의 6개월에서 12개월 사이, 그리고 만 6세와 12세 때 등 총 세 차례 예방접종을 실시하도록 규정했던 것을 1977년 6월에 만 1세에서 2세 사이와 만 6세 등 2회만 접종하는 것으로 예방접종의 실시 기준을 변경하였다.[33] 1979년부터 두창을 임의 접종대상으로 변경하여 실시하였고, 1981년에는 국가 예방 접종 사업에서 제외시켰다.[34]

나. 발진티푸스

1966년부터 1975년까지 10년 동안 우리나라 제1종 전염병의 발생 이환율, 사망률 등을 조사하였는데, 두창, 재귀열, 페스트, 발진티푸스(발진열)는 조사 대상에서 제외될 정도로 발생이 없었다. 특히, 발진티푸스와 재귀열은 DDT 등의 사용과 치료제 및 예방 주사의 보급으로 1955년 이후 거의 발생하지 않았다.[35] 발진티푸스의 경우 1965년 이후 사라졌고, 발진열 환자도 발생하지 않아서 1970년대 초반에 이들을 제1종 전염병에서 제외하자는 견해가 제시되었다.[36]

다. 공수병

1963년 법정 전염병으로 지정된 이래, 1970년대에는 1975년도를 제외하고 환자 및 사망

---

33 「천연두 등 예방접종 실시기준 바꾸기로」, 『동아일보』, 1977년 6월 4일.

34 보건사회부, 『보건사회』(1981), 42쪽.

35 「감염병도 변했다」, 『동아일보』, 1976년 12월 9일.

36 「방역... 만전한가」, 『경향신문』, 1973년 4월 9일.

자는 발생하지 않았다.[37]

라. 폴리오

법적으로는 정기 예방 접종 대상은 아니나 1965년부터 정기접종을 실시하였다. 면역력 형성이 거의 완벽한 경구용 폴리오 예방약을 도입·보급한 결과, 폴리오 발생률은 대폭 줄었다.

마. 디프테리아

DPT 혼합백신의 접종으로 예방 가능한 전염병에 속하게 되면서 큰 유행은 일어나지 않았다. 그러나 백신 부작용으로 인해 부모와 의사들이 예방 접종에 비협조적인 자세를 보이기도 했다.

바. 말라리아

말라리아는 해방 이후부터 1960년대까지 크게 유행하였다. 이에 따라 보건 당국은 세계 보건기구의 지원을 받아 1959년부터 1969년까지 약 10년간에 걸친 박멸 사업을 실시하였다.[38] 그 결과, 1970년대에는 말라리아의 유행이 점차 감소하는 추세를 보였고, 1977년에 860명의 환자가 발생한 이래 1980년까지 환자 발생은 거의 보고된 바가 없었다.[39]

---

37 「경기도내 한 명 절명 20명 앓아」, 『동아일보』, 1975년 4월 16일.

38 보건사회부, 『보건사회』(1981), 38쪽.

39 제2종 전염병으로 분류되어 있는 말라리아는 1970년대에 1970년 15,926명의 환자가 발생한 것을 기점으로, 9,917명(1971년), 4,275명(1972년), 1,354명(1973년), 1,827명(1974년), 1,238명(1975년)으로 급감하는 추세를 보였다. 이후 1976년과 1977년에는 각각 294명, 860명의 환자가 발생하였고, 1970년대 후반에는 1979년에 1명의 환자가 보고된 외에 환자 발생건수는 없다. 보건사회부, 『보건사회』(1981), 40쪽.

3. 급성 전염병

1970년대 급성 전염병의 추이를 살펴보면, 1960년대에 비하여 전염병 발생 빈도 및 규모가 대폭 감소하였음을 확인할 수 있다. 보건사회부에서는 매년 급성 전염병을 대상으로 이환율을 조사하여, 그 통계 수치를 발표하였다.[40] 연도별 급성 전염병의 이환율 현황을 살펴보면, 1962년에 인구 10만 명당 215명이었던 것이, 약 8년 후인 1970년에는 96.6명으로 줄어들었고, 매해 조금씩 이환율이 낮아져 1979년에는 14.8명으로 가장 낮은 수치를 보였다. 급성 전염병의 이환율은 매년 낮아지는 추세에 있었으나, 1980년의 경우에는 대규모의 콜레라 유행의 발생으로 일시적으로 다시 높아졌다. 1980년 콜레라 유행 당시 이환율은 23.5명이었다.

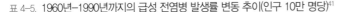

표 4-5. 1960년-1990년까지의 급성 전염병 발생률 변동 추이(인구 10만 명당)[41]

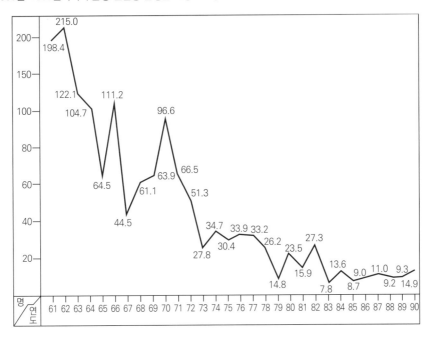

---

40 대상전염병은 콜레라, 발진티푸스, 장티푸스, 두창, 디프테리아, 세균성이질, 황열, 폴리오, 백일해, 홍역, 유행성이하선염, 일본뇌염, 공수병, 말라리아, 발진열, 성홍열, 재귀열, 이메바성 이질, 수막구균성 수막염, 유행성출혈열, 파상풍이었다. 보건사회부, 『보건사회』(1981), 39쪽.

41 보건사회부편, 『보건사회백서』(1991), 76쪽.

유행하는 전염병의 종류도 1960년대와는 차이를 보였다. 1970년대는 장티푸스, 세균성 이질 등 수인성 질환은 많이 감소한 반면, 과거에는 상대적으로 비중이 낮았던 홍역 등 바이러스 질환, 백일해 등 호흡기질환의 발생이 증가하였다. 이를 법정전염병별로 살펴보면, 제1종 전염병의 유행은 감소해가는 추세였던 데 반해, 제2종 전염병 중 어린이들이 감염되기 쉬운 백일해, 유행성이하선염, 인플루엔자 등이 해마다 높은 발생률을 보임에 따라 어린이들에 대한 보건 관리가 시급한 문제로 대두되었다.[42]

또한, 일본뇌염 및 유행성출혈열은 발생은 적으나 증상이 심하고, 치사율이 높아 사회적인 문제가 되었다. 장티푸스의 경우는 토착화 과정에 접어들어, 예방 접종, 보균자 관리, 환경위생의 개선, 보건 교육 등 효과적인 예방 활동을 마련해야 하는 상황이었다. 그리고 인플루엔자는 자주 바이러스 변형이 일어나면서 유행했기 때문에 면역력형성이 완전한 예방약과 특효 치료약품이 개발되지 않아 대증요법에 의지하는 정도에 그쳤다.[43]

표 4–6. 제1종 법정전염병 발생 및 사망 현황[44] 　　　　　　　　　　　　　　　　　　단위: 명

연도		장티푸스	파라티푸스	디프테리아	콜레라	페스트	발진티푸스	두창	황열
1970	발생	4,221	42	568	206	–	–	–	–
	사망	42	–	18	12	–	–	–	–
1971	발생	3,146	5	348	–	–	–	–	–
	사망	33	–	22	–	–	–	–	–
1972	발생	2,030	9	556	–	–	–	–	–
	사망	30	–	28	–	–	–	–	–
1973	발생	734	2	416	–	–	–	–	–
	사망	8	–	19	–	–	–	–	–
1974	발생	656	–	263	–	–	–	–	–
	사망	8	–	12	–	–	–	–	–

42 「늘어나는 어린이 전염병–백일해·인플루엔자·이하선염등」, 『경향신문』, 1976년 4월 2일.

43 보건사회부, 『보건사회』(1981), 38쪽.

44 각 연도별 통계 숫자상 차이가 있는 경우에는 최신년도판의 통계수치에 따라 작성하였다. 보건사회부, 『주요보건사회통계』(1979.3), 40쪽; 보건사회부, 『주요보건사회통계』(1980.3), 40쪽; 보건사회부, 『보건사회통계연보』(1980), 48–49쪽; 보건사회부, 『급성전염병통계연보』(1987), 5쪽.

연도									
1975	발생	534	1	337	–	–	–	–	–
	사망	8	–	27	–	–	–	–	–
1976	발생	672	–	493	–	–	–	–	–
	사망	6	–	33	–	–	–	–	–
1977	발생	304	1	185	–	–	–	–	–
	사망	1	–	6	–	–	–	–	–
1978	발생	427	–	120	–	–	–	–	–
	사망	2	–	3	–	–	–	–	–
1979	발생	215	–	80	–	–	–	–	–
	사망	2	–	3	–	–	–	–	–

(비고) 전염병 예방법에 따라 각 시도의 보고 숫자를 모은 것. 1971-1979년에 제1종 전염병 중 콜레라, 페스트, 발진티푸스, 두창, 황열의 발생은 없음.

표 4-7. 제2종 법정전염병 발생 현황[45] 단위: 명

연도	폴리오	백일해	홍역	유행성이하선염	말라리아	성홍열	수막구균성 수막염	유행성 출혈열	일본뇌염	공수병
1970	176	3,818	3,625	813	15,926	–	4	–	27	24
1971	61	1,436	4,192	1,431	9,917	–	7	311	43	2
1972	33	989	6,738	1,655	–	2	–	186	73	–
1973	198	1,846	3,408	590	747	1	–	241	286	1
1974	22	3,077	4,867	2,039	611	1	2	170	126	1
1975	22	1,182	4,973	1,848	314	2	2	448	117	13
1976	77	1,177	7,328	1,627	23	–	2	158	30	1
1977	35	3,162	5,064	1,607	11	9	3	176	101	–
1978	2	713	6,149	1,950	–	107	1	100	41	4
1979	9	787	2,533	1,575	1	48	2	73	18	1

(비고) 전염병예방법에 따라 각 시도의 보고 숫자를 모은 것.

급성 전염병의 발생률은 감소하는 추세에 있었으나, 고열, 두통, 백혈구 감소증, 의식장애 등이 나타나는 장티푸스, 심한 위장장애와 전신증세가 나타나고 가벼운 경우 설사를 하

---

45 보건사회부, 『주요보건사회통계』(1979.3), 41쪽; 보건사회부, 『주요보건사회통계』(1980.3), 41쪽; 보건사회부, 『보건사회』(1981), 40쪽.

는 콜레라 같은 전염병을 감별하지 못하는 경우가 많았다. 이는 의사들이 도시에 집중되어 있어 환자들이 현대 의학을 접하지 못하는 지역이 많았고, 보건 상식 역시 널리 알려지지 못한 것에 기인한다. 물을 끓여먹으면 안전하다는 간단한 상식조차도 실천되지 않았고, 전염병에 걸렸을 경우 이를 보건소 등의 기관에 신고해야 하는 의무가 있다는 사실조차 모르는 사람도 여전히 많았다.[46]

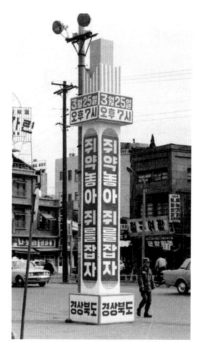

사진 4-2. **전국 쥐잡기운동 홍보탑(1972년)** 출처: 국가기록원

가. 장티푸스

장티푸스는 제1종 법정전염병으로 1970년대에 가장 빈번히 발생한 전염병이었다. 한 예로 인천시의 1969년 장티푸스 환자 발생 수는 66명이었는데, 1970년에는 예년의 5배가 넘

---

46 「가톨릭의대병원장 전종휘 박사 의견 「괴질」 그 정체」, 『동아일보』, 1970년 3월 30일.

는 358명의 환자가 발생하였다. 발생 초기에는 환자 급증의 원인이 제대로 밝혀지지 않았었는데, 역학조사 결과, 수거한 분뇨를 1969년 초부터 그대로 해안가에 버린 것이 원인이라는 사실이 밝혀졌다. 1971년에 분뇨에 의해 어패물이 오염되고, 이것이 장티푸스를 발생시켰다는 역학관계가 밝혀졌다.[47] 보건사회부는 1970년에 콜레라, 장티푸스 등이 만연한 이유를 제1종 전염병 환자의 가족 또는 개업 의사들의 환자 발생 신고가 늦은 것에서 찾고, 전염병예방법에서 규정하고 있는 신고 의무 규정을 철저히 이행하도록 지시하였다. 신고 의무를 이행치 않을 경우 벌칙을 현재 벌금 5천 원에서 체형까지 과할 수 있도록 강화하는 방안이 검토되었다.[48]

신고 의무에 관한 규정이 강화될 정도로 전염병 발생이 의심될 때에는 가족이나 진료의사는 지체 없이 보건소에 의무적으로 보고할 필요가 있었으나 강제수용에 대한 거부감과 가족 보고 의무에 대한 정보 부족, 진료의사들의 태만 등으로 보고 이행은 제대로 지켜지지 않았다.[49] 그러나 다행히도 1970년대의 장티푸스 발생 수, 사망자 수, 이환율, 치사율은 1960년대에 비해 점차 감소하는 추세에 있었다. 그 이유로는 위생 급수율의 증가, 클로람페니콜, 암피실린과 같은 특효약의 출현, 생활 수준의 향상 등을 꼽을 수 있다.

장티푸스의 발생은 1970년대를 거치면서 점차 감소하는 추세에 있었지만, 수백 명 단위의 환자 발생은 지속되었다. 1970년과 1971년에 발생한 장티푸스는 다른 해보다 그 피해가 큰 편이었다. 특히 1971년도의 유행은 전년도 같은 시기의 발생률에 비해 2배 이상 증가하였다.[50] 장티푸스 발생이 급증하자 1971년 5월에는 서울시에 마련된 예방접종소에서 220만 명에게 무료로 예방 접종을 실시하였다.[51] 1971년 한 해 동안 전국적으로 1,200만 명

---

47 「장티푸스 바다고기에도」, 『경향신문』, 1971년 7월 13일.

48 「보사부 전염병 신고 안하면 고발」, 『경향신문』, 1970년 4월 21일.

49 「건강관리 여름철 질병관리 (5)」, 『매일경제』, 1980년 7월 5일.

50 「「장티푸스」 등 격증 작년보다 2배 늘어」, 『매일경제』, 1971년 5월 7일.

51 그 외에 290만 명에게 콜레라 예방 접종도 같이 실시하여 총 490만 명에게 무료로 예방 접종을 실시하였다. 「전염병 예방 가두접종」, 『경향신문』, 1971년 5월 3일.

에게 장티푸스 예방 접종을 실시하였다.[52]

1970년대 초의 장티푸스 발생 증가에 대하여 당시 전문가들은 방역 당국이 새롭게 실시하려고 하는 방역 대책이 실효를 거두지 못하고 있었기 때문이라고 지적하였다. 실제로 방역 예산이 국민 1인당 10원꼴이었다는 점, 설사상담소 역시 제대로 된 치료약을 구비하지 않은 채로 형식적으로 운영되었다는 점, 지방 보건소의 의료 요원으로 무자격자가 충원되었다는 점, 24시간 이내의 발생 보고가 5-10일 이상 늦은 점 등 방역 대책의 허술한 점이 다수 발견되었다.[53] 심지어 장티푸스 환자가 보건소에 자진 신고를 했는데, 보건소 측에서 이 환자를 격리 수용하고 환자의 집주변을 소독하는 등의 방역을 실시하지 않은 채 환자에게 마이신 몇 알만 주어 보낸 경우도 있었다.[54]

그러나 장티푸스 발병의 증가 추세도 잠시, 1972년에는 장티푸스 발생률이 현저하게 줄어들었다. 그 요인으로는 농촌의 환경위생 개선 사업의 활성화, 장티푸스 발생지역에 간이 상수도 집중 설치, 장티푸스 환자에 대한 보균 여부 조사 및 색출 작업 강화 등을 들 수 있다.[55]

1970년대는 수치상 장티푸스 발생 수와 함께 치사율도 같이 감소하고 있었는데, 이것은 1960년대 이후의 발생률 감소보다 훨씬 현저하게 진행되었다. 1976년 말에 이환율은 1.9(인구 10만 명당)이고 치사율은 0.9%이었다.[56] 그리고 발생률의 특징을 보면, 연령별 발생률은 남녀 모두 사회 활동이 활발한 연령군으로 병원균에 노출될 기회가 많은 10-29세 사

---

52 1971년 보건사회부는 장티푸스 이외에도 2천만 명에게 콜레라 예방 접종을, 47만 5천명에게 뇌염예방 접종을 실시하였다. 「예산확보 못하고 요원기강도 한심한 무기력해진 여름철 방역행정」, 『동아일보』, 1971년 6월 16일.

53 「예산확보 못하고 요원기강도 한심한 무기력해진 여름철 방역행정」, 『동아일보』, 1971년 6월 16일.

54 실제로 소독 등의 방역대책을 담당한 것은 전염병의 확산을 두려워한 지역주민이었다. 「성동구보건소 버림받은 법정전염병」, 『동아일보』, 1974년 7월 13일; 「맹점 드러낸 방역대책」, 『동아일보』, 1974년 7월 15일.

55 「장티푸스 발생률 격감」, 『매일경제』, 1972년 6월 13일.

56 박순영, 「여름철 소화기계 전염병」, 『의료보험』12, (1979), 83쪽.

이가 높았다. 또한 인구 밀도가 높은 대도시의 발생률이 높게 나타나는 특징이 있었다.[57]

그러나 장티푸스 발병률의 실제 수치는 공식적인 수치보다 훨씬 더 높았을 것으로 추산한다.[58] 그 이유로는 개인병원이나 종합병원 등에서조차 발병 사실을 창피하게 여기는 환자 가족 측의 요구에 따라 발생을 제대로 보고하지 않거나 또는 개인병원의 경우 사실대로 보고할 경우에 병원 수입에 영향을 줄 수 있음을 우려하여 보고를 기피하였던 점 등을 들수 있다.[59]

한동안 잠잠했던 장티푸스의 유행이 1978년에 다시 고개를 들자, 대책 마련이 시급해졌다.[60] 환자 및 보균자 관리를 철저히 하기 위하여 장질환 보균자 색출 검사를 본격적으로 실시하였다. 1979년에는 경기, 전남, 경북의 일부 지역을 선정하여 시범적으로 장티푸스 보균자 색출을 실시하여 예방 주사, 위생 청결 등과 함께 다각도로 장티푸스 예방책이 실시되었다.[61]

나. 콜레라

콜레라는 세균성 전염병으로, 1969-1970년에 크게 유행하면서 콜레라 방역에 대한 경각심이 확산되었다. 1960년대를 거치면서 점차 그 여세가 수그러든다고 생각했던 콜레라가 1969년에 다시 유행하였던 것이다.

1970년 국립보건연구원이 경남 창녕 지방의 콜레라 환자에 대한 가검물 시험에서 진성 엘토르형 오가와 콜레라균을 발견해 내면서 창녕군, 밀양군을 콜레라 오염 지구로 선포하였다. 보건사회부는 1970년 3월에 콜레라 발생에 대비하여 8백만 명을 접종 대상으로 상

---

57 「건강관리 여름철 질병관리 (5)」, 『매일경제』, 1980년 7월 5일.

58 박순영, 「여름철 소화기계 전염병」, 『의료보험』12, 1979, 83쪽.

59 「전염병을 막자—현황과 대책」, 『매일경제』, 1971년 7월 31일.

60 「고령에 의사장티푸스 33명 앓아」, 『동아일보』, 1978년 6월 3일; 「대구에 집단 장티푸스」, 『매일경제』, 1978년 8월 29일; 「백오십명 집단 의사장티푸스」, 『경향신문』, 1978년 8월 29일; 「청주 집단 진성 장티 푸스」, 『경향신문』, 1978년 9월 11일.

61 보건사회부, 『보건사회』(1981), 42쪽.

정하였고, 의사 215명, 간호원 430명, 검사원 215명, 채취원 215명 등 1,075명을 '방역기동반'으로 편성하는 비상 인원 동원 계획을 마련하였다. 동시에 전국 8개 의대 등에서 의사 24명, 의대생 1,460명, 간호대생 471명, 임상병리사 80명, 위생과정 80명 등 2,115명도 차출하여 치료, 예방, 접종, 보균자 색출 등의 대대적인 방역 사업을 벌였다.[62]

보건사회부는 콜레라 발생을 세계보건기구(WHO) 본부에 통보하고 인접 국가에도 콜레라 발생 상황을 통보하였다. 한국이 오염 지역으로 선포되었기 때문에 콜레라 발생 현황을 일일이 WHO에 보고하고, WHO는 한국이 콜레라 발생 국가임을 표시하여 회원국 138개국에 통보하는 절차를 밟았다.[63]

중앙방역대책본부는 오염 지구에 대한 방역 대책을 전염병예방법 제39조에 따라 실시하였는데, 그 내용은 다음과 같다. (1) 교통차단, (2) 흥행 또는 잔치 등 금지, (3) 전염 우려가 있는 음식물의 판매 및 수수 금지, 폐기 처분, (4) 매개물체의 소지나 이동 금지, (5) 기차, 선박, 자동차 등의 주차장, 선착장에 의료 요원 배치, (6) 공중변소의 사용 금지, (7) 일정한 장소의 어로, 수영 또는 우물 사용 금지, (8) 전염병 매개 동물의 생식 금지, (9) 의사환자의 격리 수용 등이 그것이다.[64]

1970년에는 전년에 이어 콜레라가 발생했음에도 불구하고, 콜레라 예방 접종도 제대로 시행되지 않았다. 이러한 연유로 1970년은 콜레라 환자의 역학조사가 제대로 이루어지지 못하여 초기 콜레라 방역에 실패하였다고 평가된다. 또한 이 해는 콜레라와 함께 장티푸스 환자 역시 급증하였다. 이와 같은 점은 급성 전염병에 대한 보건 당국의 대응이 효과적으로 이루어지지 못했음을 단적으로 보여주고 있다.

보건사회부는 이듬해인 1971년 3월부터 전 국민에게 콜레라 예방 접종을 실시하도록 정책을 변경하였고, 전 국민에게 방역 카드를 발부하여 주민등록증과 같이 의무적으로 휴대하도록 하였다.[65] 콜레라 예방 접종 대책뿐만 아니라 전염병 방역의 현황과 문제점에 대한

---

62 「콜레라예방접종 방역기동반 편성」, 『매일경제』, 1970년 3월 7일.
63 「창녕밀양 콜레라 오염지역 선포」, 『경향신문』, 1970년 8월 14일.
64 ibid.
65 「전국민에 방역카드 내년 3월에 콜레라접종」, 『경향신문』, 1970년 9월 29일.

논의가 이루어졌고, 그 결과 1971년에는 전염병 방역 대책의 전환이 이루어졌다. 이후 동일한 규모의 콜레라 발생은 보고되지 않다가 1980년에 전라남도 지역을 중심으로 콜레라 유행이 보고되었다. 그러나 1970년대의 콜레라 발생은 1970년대의 처음과 끝에 발생한 유행을 제외하고는 큰 유행은 없었고, 국지적인 콜레라 발생에 그쳤다.

이와 같이 국지적인 콜레라 유행에 그쳤던 이유는 방역대책의 변화라는 요인 이외에 콜레라균의 종류가 변화한 데에 기인한다고 할 수 있다. 1961년 이후 유행하고 있는 콜레라는 엘토르(El Tor)형 콜레라로, 고전(Classical)형보다 치사율이 낮았다. 또한 치료 방법의 발달로 과거에 비해 콜레라로 인한 사망률이나 인명 피해가 크게 줄기도 하였다. 그 대신 불현성감염이 많은 엘토르형 콜레라의 경우, 발생 초기부터 신속하고 효과적인 방역 대책을 마련할 필요가 있었다. 따라서 1970년대에 콜레라의 발생 규모와 빈도수는 줄어들었다고 하더라도, 방역 대책의 마련과 보건 행정의 확립이 더욱 중요한 과제로 다루어졌다.

1980년에 또 한 차례 콜레라가 유행하였는데, 이것은 10여 년 만에 큰 규모로 재발한 것이었다. 1979년 여름, 홍콩, 인도 북부 등이 콜레라 오염 지역으로 선포되면서, 전국 13개

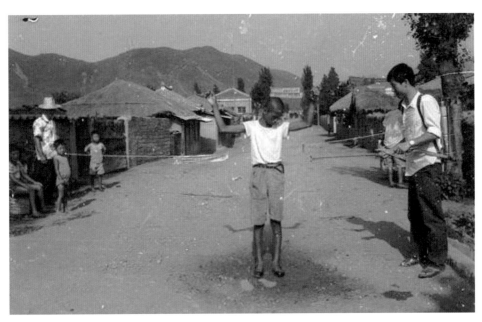

사진 4-3. **1970년 8월 13일 경남 창녕 지역에 발생한 콜레라로 외래인 출입 통제 및 소독을 실시하는 모습** 출처: 조선일보 DB

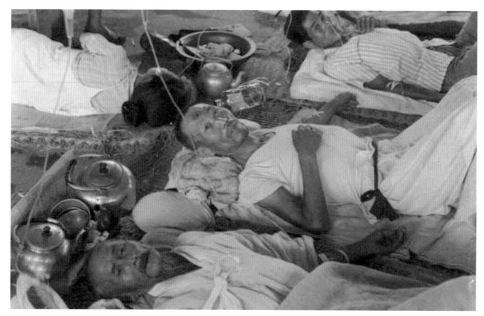

사진 4-4. **1970년 8월 13일 경남 창녕 지역에서 발생한 콜레라 환자가 치료받는 모습** 출처: 조선일보 DB

검역소에 대해 콜레라 오염 지역에서 들어오는 비행기와 선박의 승객 및 화물에 대한 검역을 보다 강화하도록 조치하는 한편, 항만을 끼고 있는 검역소의 경우 수질 오염 조사를 철저히 하여 바닷물에 콜레라균이 포함되어 있지 않은지 여부를 정밀 분석하는 등 대대적인 방역 대책이 실시되었다.[66]

이와 같은 방역 대책에도 불구하고 1980년에 다시 콜레라가 발생하게 되면서, 1980년의 콜레라 유행은 콜레라 방역 대책상의 문제점을 다시 한 번 확인하는 계기로 작용하였다. 1980년 당시 방역 대책에서 보건 행정 관리상의 문제점은 크게 사전 대책, 방역 조직 및 관리, 인력, 시설 및 장비 등으로 나눌 수 있다. 먼저 사전 대책은 첫째, 외국으로부터 침입을 철저히 감시하는 검역 강화, 둘째, 모니터링 시스템을 통한 환자 발견 체계의 수립, 셋째, 발생 시 현지에서 방역 사업 종사자들이 알고 있어야 할 원칙적 내용(manual) 숙지와 직무

---

66 「콜레라 방역 비상령」, 『경향신문』, 1979년 8월 28일; 「전국에 콜레라주의보」, 『동아일보』, 1979년 8월 28일.

교육의 실시, 넷째, 해안 지역, 선원, 저소득 지역 주민 등 콜레라 취약 인구에 대해서 보건 교육 및 예방 접종을 실시하여 이들의 경각심을 높이고 집단면역을 높이는 것 등이 문제점으로 지적되는 동시에 앞으로 보완해야 할 대책으로 거론되었다. 그리고 방역조직 및 관리 측면에서는 각 행정단위에 알맞은 방역대책본부의 조직모형과 본부요원의 업무지침 및 통일된 보고서식이 사전에 확정되어야 함을 지적하였다. 또한 방역사업에 지방행정책임자들이 적극적으로 참여하도록 유도할 필요가 있다는 점도 지적되었다. 인력면에서는 콜레라 방역에 다양한 직군의 인력이 요구되는 만큼 직무교육을 철저히 할 필요성이 있다고 보았다. 시설 및 장비면에서는 모든 보건소에 방역사업에 필요한 장비를 구비하고, 격리병동의 확보 및 관리 등에 신경쓰도록 요구되었다.[67]

1970년대의 콜레라의 유행과 방역 대책은 해항검역 방식의 변화에도 영향을 미쳤다. 콜레라 등 외지에서 들어오는 전염병의 유입을 막기 위한 해항검역은 경제성장과 수입자유화 조치로 검사 업무가 매년 급격히 증가하는 추세에 있었다. 이에 따라 급증하는 외항 선박의 검역 업무를 신속하게 처리하기 위하여 위생 시설이 좋거나 과거 검역 성적이 우수했던 각국의 외항 선박에 대한 검역 업무를 간소화하여 실시하는 방안이 마련되었다.

1976년 4월 27일 선박의 무선 검역에 관한 규정이 처음으로 제정되었고, 같은 해 6월부터 부산과 인천의 검역소에서는 무선 검역 업무를 개시하여, 위의 기준을 충족시키는 선박에 대하여는 일일이 검역 상태를 조사하는 대신 무선 연락만으로 검역 업무를 대체해 나가는 무선검역제를 실시하여 검역의 효율성을 높였다.[68] 무선검역적용대상선박이 되기 위해서는 검역소가 실시하고 있는 위생검사에서 80% 이상의 평점을 받아 위생검사증명서를 받아야 했다.[69] 1976년에 콜레라가 발생했을 때 일정한 위생기준을 갖춘 선박에 한해서는

---

67 김정순, 정호근, 오영철, 조우현, 김병익, 「1980년 콜레라 유행과 방역사업-유행의 특성과 방역상 문제점을 중심으로」, 『한국역학회지』2-1, 1980, 47쪽.

68 1976년 당시 부산항과 인천항에 들어오는 외항선적은 약 1만여 척으로, 위생시설이 좋거나 전염병이 유행 또는 오염되지 않은 지역을 정기적으로 운항하는 외항선에 대해 우선적으로 실시하도록 하였다. 「보사부 무선으로 검역업무」, 『매일경제』, 1976년 4월 15일; 보건사회부편, 『보건사회백서』(1984), 156쪽.

69 「適期선적 경비節減-釜山港 無電檢疫 실시」, 『국제신보』, 1976년 9월 29일; 「무전검역첫실시」, 『부산일

무전으로 검역을 진행하였다.[70] 이 방식은 1979-80년의 해항검역에도 적용되었다.

다. 이질

아메바 원충에 의한 아메바성 이질과 시가균이라는 세균에 의한 세균성 이질로 구분되며, 세균성 이질인 경우 급성으로 심하면 목숨을 잃는다. 이질은 널리 퍼져 있고, 여름철에 많이 발생하여 보편화된 전염병이었기 때문에 사람들은 이를 전염병으로 생각하지 않고, 가볍게 생각하는 경향이 있었다.[71] 또한 세균성 이질의 경우, 그 증상만으로 뇌염으로 판명되기도 했다.[72]

1970년 옥천, 대전, 이천 등지에서 이질이 발생하였는데, 이는 세균성 이질로 21명의 환자를 내고 2명이 사망하였다. 이 지역의 환경위생 상태를 조사한 결과, 보건소에서 한 번도 소독약을 뿌려주지 않아 방역이 제대로 이루어지지 않았던 지역이었다는 사실이 밝혀졌다.[73] 이처럼 방역 사각지대에서 전염병이 발생하는 경우가 종종 있어, 보건 당국의 환경위생 개선 사업을 통한 주의가 더욱 요청되었다.

1970년의 이질 유행은 1969년에 비해 16배나 많이 발생하였고, 농촌보다 도시에서 환자가 더 많이 발생하였다는 특징이 있다.[74] 1960년대에 비해서 발생률은 감소하였으나, 이질은 1970년대 내내 장티푸스와 함께 주의해야 할 수인성 전염병 중의 하나로 간주되었다. 이질이 많이 발생하는 이유로 ① 위생 관념의 부족, ② 파리가 많은 것, ③ 우물 구조의 불비 및 수질 불량, ④ 음식, 세수, 양치질, 세탁 등에 개천 물 사용, ⑤ 대소변 및 오물 처리의 불완전, ⑥ 생수 음용, ⑦ 신체 불결, ⑧ 다수의 보균자의 존재 등이 연구 보고에 의해 밝혀졌다. 또한 1960년대 초에 이미 많은 이질균이 설파제에 내성을 얻어, 1960년대 후반

보」, 1976년 10월 7일.

70 「입항외항선원에 무전검역제실시」, 『신아일보(新亞日報)』, 1976년 8월 20일.

71 「소홀히 여겨선 안 될 여름철이질—예방과 치료」, 『동아일보』, 1975년 7월 10일.

72 「세균성 이질 판명」, 『매일경제』, 1971년 8월 3일.

73 「옥천, 대전, 이천의 괴질 세균성 이질로 판명」, 『경향신문』, 1970년 5월 27일.

74 「수인성 전염병 급증」, 『동아일보』, 1971년 3월 13일.

에는 90-100% 정도 내성을 가졌던 것도 이질의 유행이 쉽게 잦아들지 않은 이유 중의 하나 였다.[75]

라. 파라티푸스

파라티푸스균 감염에 의한 급성 전신성 발열성 질환으로, 장티푸스와 비슷한 증상이 나타나기도 하나, 때로는 가벼운 식중독 형태로 구토나 설사 증세를 보이다가 수일 내에 회복되기도 한다. 장티푸스에 비해 발생 수준이 낮다. 장티푸스와 파라티푸스의 혼합백신을 접종하여 예방하였는데, 그 과정에서 백신이 변질되어 부작용을 일으키기도 했다. 1970년대 보건위생이 발전하면서 감소 추세를 보였다.

마. 식중독

식중독은 살모넬라균, 포도상구균, 비브리오균 등에 의해 발생하고, 크게 버섯, 어패류 등 식품 자체의 독소로 인한 자연식 식중독, 세균에 의해 부패된 음식을 먹을 때 일어나는 세균성 식중독, 가공식품에 화학약품 남용으로 빚어진 화학적 식중독으로 나뉜다. 그중에서 1970년대에 크게 문제가 된 것은 세균성 식중독이었다. 식중독의 이환율, 치사율을 장티푸스의 그것과 비교해보면, 장티푸스의 이환율이 2.8%, 치사율이 1.9%인 데 비해 식중독의 이환율은 2.4%, 치사율은 8%라는 통계결과가 있어, 1960-70년대 초까지 크게 유행하여 전염병 확대 예방을 위해 각종 대책이 마련되었던 장티푸스보다도 식중독의 치사율이 상당히 높게 나타나기도 했다.[76] 이에 1976년에는 보건사회부 보건국 방역과에서 '급성 전염병 통계연보'의 환자 발생 상황(1976-1987)에 급성 전염병과 함께 식중독으로 인한 환자 발생 통계 수치도 발표하였다.[77]

식중독의 원인으로는 부패한 육류, 어패류가 가장 빈번하게 거론되었고, 특히 여름철

---

75 「소홀히 여겨선 안 될 여름철이질-예방과 치료」, 『동아일보』, 1975년 7월 10일.

76 「음식은 두었다가 먹지말자」, 『동아일보』, 1974년 8월 13일.

77 서광석, 「한국의 식품위생관리에 관한 연구: 식중독 관리를 중심으로」, 단국대학교 행정대학원 행정학과 석사논문, 1991, 5쪽.

에는 돼지고기로 인한 식중독이 많이 발생했다.[78] 또한 끓이지 않은 물을 사용한 냉면에도 허용치를 초과하는 대장균이 많이 서식하여 이로 인한 식중독 환자가 다수 발생하기도 했다. 이에 물을 반드시 끓여 먹고, 약간이라도 상한 듯한 음식은 절대 금하며, 냉장고를 과신하지 말라는 예방 조치가 빈번히 내려졌다.

이처럼 1970년대에는 음식물의 부패에 따른 식중독의 발생이 큰 문제였지만, 다른 한편으로는 인스턴트 음식의 증가도 식중독을 일으키는 원인 중의 하나로 지목되었다.[79] 1970년대는 국민소득이 증가하면서 인스턴트 식품이 대량 발매되었다. 과자, 빵, 라면, 통조림 등의 수요가 급속도로 증가하였으나 이에 대한 제대로 된 위생 규제가 이루어지지 않아 집단 식중독이 다수 발생하였고, 이것은 1970년대의 시대상을 반영하는 것이었다.[80] 이뿐만 아니라 수박, 과일 등 자연식품에 의한 집단 식중독 사고도 끊이질 않았다. 식중독 사고의 근본적인 원인은 각종 식품의 생산, 유통, 판매, 소비 과정이 불합리하고 비위생적으로 처리되었기 때문으로 지적되었다.[81]

1970년대 초 식중독 환자 통계를 보면, 환자의 56.3%가 남성으로, 당시 사회생활이 활발하지 않았던 여성보다 식중독 감염률이 높게 나타났다. 이는 사회생활을 하는 남성의 대부분이 일반 음식점에서 식사를 하는 데에 따른 것으로 분석해 볼 수 있다. 1975년에는 573명의 식중독 환자가 발생하였고, 그중 27명이나 사망하는 일이 발생하기도 하였다.[82]

이에 따라 보건사회부는 식중독 발생과 수인성 전염병을 막기 위해 위생 시설이 제대로 갖추어지지 않은 업소에서 생선회 등 날생선을 팔지 못하도록 6월에서 9월에 이르는 기간

---

78 「보사부조사 식중독 으뜸 육류 30%」, 『동아일보』, 1970년 3월 2일.

79 「식중독」, 『매일경제』, 1970년 3월 21일.

80 「봉사 대학생 34명 집단 식중독」, 『경향신문』, 1970년 8월 10일; 「학생봉사단 부산서 16명 집단식중독」, 『매일경제』, 1970년 8월 10일; 「도시락 먹고 수학여행 시골 국교생 161명 식중독」, 『동아일보』, 1970년 10월 19일; 「신년 특식빵 먹고 훈병 집단식중독」, 『동아일보』, 1971년 1월 4일; 「빵사먹고 식중독」, 『경향신문』, 1972년 6월 20일; 「얌체상혼, 동심에 까지... 튀김과자류 식중독 경보」, 『경향신문』, 1972년 7월 7일.

81 「식중독 복병...자연식품서 빈발」, 『동아일보』, 1973년 8월 1일.

82 「내일부터 9월 30일까지 생선회 판매 금지령」, 『경향신문』, 1976년 5월 31일.

동안 하절기 집중 단속을 펼쳤다.[83] 또한 냉과류 등에 대한 관리 철저를 지시하였다.[84]

또한 보건사회부는 식중독에 의한 아동들의 피해가 크다는 점을 유의하여 각 초등학교에 설치된 방송을 통해 계몽 활동을 실시하기도 했다. 아동방송망을 통해 ① 값싼 빙과류나 미숫가루, 젤리, 주스 등을 먹지 말 것, ② 설익은 과일이나 상한 음식물을 먹지 말 것, ③ 길거리에서 파는 냉차나 포장마차에 진열된 도너츠를 비롯한 튀김류, 생회 등을 사먹지 말 것, ④ 부패하기 쉬운 빵류와 우유 등은 제조 일자를 확인해서 오래된 것은 먹지 말 것 등을 주지시켰다.[85] 이와 같은 조치에도 불구하고 1977년 초등학교에서 급식빵을 먹은 아동들이 집단 식중독을 일으킨 사건이 발생하였다. 이에 따른 피해자는 약 8천 명에 이르렀다.[86]

4. 접종 대상 전염병

가. 일본뇌염

1960년대 초에 큐렉스속 작은빨간집모기에 의해 전염되는 것으로 규명된 일본뇌염은 1960년대 당시에는 연간 수천 명이 발생했다. 이에 따라 일본뇌염에 대한 유행예측조사가 1960년대 초부터 실시되었으나,[87] 완전한 모기 박멸이 불가능한 상태였으므로 여름철에는 상당수의 환자가 발생하는 실정이었다.[88] 그럼에도 불구하고 1970년대에는 환자 수가 연간 백 명 미만으로 집계되어, 1960년대에 비해 환자 수는 대폭 감소하였다.

---

83 「위생시설 못 갖춘 곳 날음식 판매를 금지」, 『동아일보』, 1976년 5월 31일; 「내일부터 9월 30일까지 생선회 판매 금지령」, 『경향신문』, 1976년 5월 31일.

84 「보사부 냉과류 등 관리철저지시」, 『동아일보』, 1972년 5월 3일.

85 「식중독 예방 계몽」, 『매일경제』, 1975년 8월 9일.

86 「집단 식중독 세계 최다 기록」, 『경향신문』, 1977년 10월 11일.

87 1980년도에는 일본뇌염 이외에도 폴리오, 인플루엔자 및 백일해에 대한 본격적인 유행예측조사와 예성보제를 실시하였다. 보건사회부, 『보건사회』(1981), 46쪽.

88 보건사회부, 『보건사회』(1981), 38쪽.

뇌염 예방을 위해 집 주변의 풀베기, 하수구 및 변소 소독 등을 실시하여 뇌염을 일으키는 모기가 서식할 수 있는 최적의 장소를 줄여나가는 데에 힘썼다. 그리고 전염병을 옮기는 모기와 파리를 박멸하기 위해 지금은 금지된 DDT를 살포하기도 하였다.

1971년에는 일본뇌염 예방 주사 시범 사업을 실시하였으나, 부산, 전남·북의 3개 지역의 8만 명을 대상으로 실시한 것이었기 때문에 예방 접종을 통한 전염병 통제 효과를 기대하기는 어려웠다.[89] 다행히 생활 조건의 향상과 살충제 등의 사용으로 이전 시기에 비해 1970년대에는 발병이 크게 줄어들었으나, 농경지의 확장과 약제에 내성이 생긴 모기 등의 출현으로 인해 언제든지 다시 유행할 가능성을 내포하고 있었다.[90]

1960년대에 이어 1970년대에도 뇌염백신 예방 접종이 실시되었으나 효과적인 예방접종이 이루어진 것은 아니었다. 백신 공급량이 부족한 때에는 공인된 백신 가격보다 높은 가격으로 폭리를 취하는 개업의들도 속속 등장하여 원활한 접종이 이루어지지 않았다. 그리고 보건사회부도 어린이들을 대상으로 무료로 예방 접종을 실시하기로 계획하고도 비용 부담 때문에 수혜자 부담 원칙으로 돌리는 등 뇌염백신 예방 접종에 대한 일관된 정책이 유지되지도 않았다.[91]

나. 백일해

백일해균에 의해 전염되는 병으로, 1970년대에 크고 작은 유행을 반복했다. 1974년에는 그 이전에 비해 3-4배가량 환자가 증가했고, 그 중 3백여 명이 사망했다. 이 해에 백일해 유행의 피해가 컸던 원인은 일반적으로 백일해 예방 주사는 디프테리아, 파상풍 예방 주사와 함께 DPT 예방 접종을 하는데, 백일해 예방주사로 인한 부작용이 발생하자 백일해는 제외한 DT 예방 접종만 실시했기 때문이었다. 백일해는 홍역과는 달리 어머니로부터 받는 면역이 없어 생후 바로 걸릴 가능성이 높기 때문에 이와 같은 예방 접종의 기피는 백일해

---

89 「뇌염과 방역백과」, 『동아일보』, 1973년 8월 13일.

90 「감염병도 변했다」, 『동아일보』, 1976년 12월 9일.

91 「서민 울리는 폭리뇌염백신」, 『경향신문』, 1970년 7월 1일.

유행에 즉각 영향을 주었다.

예방 접종을 기피한 이유는 예방 접종에 따른 부작용의 책임 소재가 명확하지 않아서 의사나 환자 모두 접종을 기피했기 때문이다.[92] DPT 예방 접종의 기피 현황은 1970년에 34.6%, 1973년에는 21.9%로 나타났다. 1974년에는 DPT를 사용하지 않는 의원 수가 전체 의원의 반을 넘는 56.5%나 되었다. 백일해의 유행이 지속되자 보건당국은 부작용이 염려되는 경우를 대비하여 백신의 양을 줄여서 접종하도록 권장하여 백일해 유행을 억제하려고 하였다.[93]

다. 홍역

홍역은 이른 봄에 잘 걸리는 전염병으로 홍역 바이러스에 의해 발생한다. 한 번 앓으면 일생 동안 다시 걸리지 않는다. 1960년대에 홍역 생균 백신이 도입되어 홍역 예방 접종이 가능해짐에 따라 홍역의 발생은 급속히 줄어들었다. 생후 9-12개월 사이에 예방접종을 실시하였는데, 홍역 백신을 접종했을 때 이미 결핵에 감염된 아기의 결핵병소를 다시 활성화시킬 위험성이 있어 백신 접종 전에 투베르쿨린 반응을 조사하여 음성인 것을 확인한 후에 접종하도록 하였다.[94] 1964년에 홍역단독백신 접종이 시작되었고, 1970년대 후반에 이르면서 홍역-볼거리-풍진 혼합백신(MMR) 예방 접종이 실시되었다.

한편, 1975년에 홍역 예방백신으로 국내에서 제조한 동신제약의 라이루겐이 신문광고 등을 통하여 크게 보급되었는데, 이를 접종한 어린이들에서 홍역을 심하게 앓는 등 완전한 면역 효과가 나타나지 않아 보건사회부가 진상 조사를 실시했다. 생후 9개월에 백신을 접종하여 항체 생성이 안 된 아기가 많고, 백신 자체의 역가가 낮거나 생백신이기 때문에 제품이나 보관 등의 문제가 원인으로 거론되면서, 생후 9개월 이전에 예방 접종을 한 아이들에게 돌이 지나서 다시 예방백신을 접종하도록 권유하기도 하였다.[95] 이후에도 예방백신 접종을 완료한 아기들

92 「해마다 급증하는 백일해환자」, 『동아일보』, 1975년 3월 10일.

93 「어린이 결핵 급격히 늘어」, 『매일경제』, 1976년 2월 25일.

94 「의학에세이 116-홍역생균왁찐과 결핵」, 『동아일보』, 1974년 9월 2일.

95 「예방접종만으로 안심말도록−홍역의 증상과 치료법」, 『경향신문』, 1976년 7월 5일;「소아 예방주사 맞았

사이에 홍역이 유행하자, 1979년에는 소아의 예방 접종 스케줄을 변경하여, 홍역, 볼거리, 풍진에 대한 예방 접종을 생후 12개월에서 생후 15개월로 3개월 늦추는 조치를 취하였다.[96]

라. 유행성 이하선염

일명 볼거리라고 하며, 한 번 앓고 나면 면역력이 생겼다. 어린이들 사이에 유행하였고, 귀밑이 붓고 고열이 나는데 심하면 뇌막염을 일으키기도 하였다. 생백신인 볼거리 예방 주사로 90-100% 면역 효과를 볼 수 있었다. 학교를 중심으로 유행이 발생하였고, 1975년에 경상남도 및 경상북도에서 크게 유행하여 일부 초등학교가 휴업하는 사태까지 일어났다.[97]

5. 만성 전염병

가. 결핵

결핵은 만성 전염병으로, 확인되지 않는 유병자가 많았기 때문에 결핵 예방 강조 주간 캠페인을 펼쳤다. 1957년부터 해마다 11월 6일부터 12일까지의 1주일간을 결핵 예방 강조 주간으로 삼아 결핵에 대한 인식 고양을 위한 캠페인을 지속적으로 펼쳤다. 1962년에는 결핵 관리 사업을 정부 사업으로 채택하였고, 1965년에는 처음으로 전국 결핵 실태 조사를 실시하여 결핵 환자의 윤곽을 파악하였는데, 전 인구의 과반수가 결핵에 감염되었다는 충격적인 결과가 밝혀지기도 했다. 실태 조사가 이루어진 지 5년 후인 1970년에 제2차 전국 결핵 실태 조사를 진행하였는데, 제1차 실태 조사 때보다 결핵 환자 수는 현저하게 감소하였으나, 여전히 체계적인 예방 및 관리가 필요한 단계였다.

제2차 전국 결핵 실태 조사에 따르면, 5세 이상 우리나라 총 인구의 약 65%가 결핵균에

는데 홍역—돌 넘기면 또 맞는게 안전」, 『경향신문』, 1978년 5월 31일.

96 여자일 경우 풍진백신은 13-15세에 접종할 수 있도록 했다. 「새 소아 예방접종 지침」, 『매일경제』, 1979년 10월 23일.

97 「어린이 볼거리 맹위 그 정체, 예방」, 『경향신문』, 1975년 6월 3일.

감염되어 있고, 이 가운데 4.2%에 해당하는 112만 명이 결핵을 앓고 있는 것으로 파악되었다. 증세별로 보면 중증 환자가 10만 6천 명, 중경증 환자가 약 24만 명, 경증 환자가 72만 2천 명으로 집계되었다. 결핵 환자 중의 대부분은 자신이 결핵을 앓고 있는 사실조차 모르고 건강한 사람들과 섞여 생활하고 있는 탓에 매년 신환자가 약 13만 명이나 발생하는 추세였다.[98]

이에 보건사회부는 1970년에 지금까지의 결핵 예방 대책의 방향을 전환시켰다. 결핵 예방 주간의 표제를 '결핵 예방은 어머니의 손으로'로 명명하면서, 지금까지 국가 및 정부 중심으로 결핵 예방을 펼쳐오던 것을 이제부터는 가정을 중심으로 하여 예방 대책을 펼치자는 한층 심화된 결핵 예방 대책을 제시하였다.[99] 이때는 결핵 예방 접종이 결핵을 예방하는 데에 가장 효과적이었기 때문에 가정을 관리하는 주부들이 결핵 예방을 위해 중요한 역할을 담당해야 한다는 의미였다.

또한 보건사회부는 결핵을 10대 사망 질병에서 제외시키기 위하여 1980년까지 결핵으로 인한 사망률을 인구 10만 명당 10명 이내로 감소시키고, 전염성 환자를 1천 명당 1명 이하로 낮출 계획도 세웠다.[100]

1970년대 결핵관리사업은 만성전염성질환의 조기퇴치사업의 일환으로 시행되었는데, 1980년 말 당시 결핵 유병률은 2.5%로, 환자 수는 약 84만 명에 달하였으나, 이 중 18%에 해당하는 14만 4천 명만이 보건소에 등록되어 치료를 받고 있었으며, 나머지는 병원이나 약국을 통해 자가 치료를 하거나 미발견 상태에 놓여있는 실정이었다. 이에 따라 결핵 환자 관리 사업의 효율성을 증진하기 위하여 보건소 및 보건지소에서만 등록 치료를 진행하던 제도를 민간 병의원까지 확대하고, 치료비의 일부를 국가가 부담하도록 하는 한편, 치료 방법에 있어서도 과거의 18개월간 치료를 요하던 장기 투약 요법에서 9개월간의 단기 투약 요법으로 전환해 나아갔다.

---

98 「방역... 만전한가」, 『경향신문』, 1973년 4월 9일.

99 「결핵예방은 가정에서」, 『경향신문』, 1970년 11월 7일.

100 「방역... 만전한가」, 『경향신문』, 1973년 4월 9일.

또한 예방 접종 및 엑스레이 검진을 확대 실시하고, 결핵 관리 요원의 전문성 확보 및 검진 시설의 보강을 통하여 1986년에는 결핵 유병률을 1.0% 수준으로 끌어내릴 방침을 세우고 사업을 진행하였다.[101]

나. 성병

성병은 1940년대 후반까지 만연했던 질병이었는데, 페니실린을 항생제의 출현으로 감염률이 급격히 감소하여 1950년대 중반경에는 환자가 병원에 가지 않고 스스로 진단하고 자가 약물치료하는 사례가 다수 발생하였다. 이후 의학 기술의 발전에도 불구하고 성병의 감염률은 증가하는 추세였고, 도시, 농촌을 막론하고 청장년층 사이에서 만연하여 성병으로 인한 합병증인 불임증이 증가하는 등 공중위생보건의 측면뿐만 아니라 사회적인 측면에서도 큰 문제로 대두하였다. 이에 정부는 1950년 만성병과를 신설하고, 1954년 전염병예방법을 제정하여 성병을 제3종 전염병으로 규정하였다. 개발도상국이나 중진국의 경우에는 사회경제적으로 급격한 사회 환경의 변화와 성도덕 및 가치 관념이 변화함에 따라 성병이 사회적인 문제로 대두되었다. 그러나, 그에 따라 성병이 만연함에도 불구하고, 성병의 정확한 전파양상을 파악하는 것조차 어려운 실정이었다. 이는 항생제 남용에 따른 내성균의 증가, 성 개방 조류 등의 성에 대한 태도 및 인식의 변화, 외국 관광객의 증가, 여성의 사회참여, 기회 증대에 따른 남녀 간의 빈번한 교제 등과 같은 일반적 요인과 외국 군대의 주둔, 항생제 구입의 용이성 등 성병을 대수롭지 않게 생각했던 당시 사회상이 반영된 결과였다. 또한 공창제도가 폐지되고 윤락행위가 법률로 금지되었음에도 항구, 기지촌 주변 등 특수 지역과 도시 지역의 빈민가에는 사창이 성행하여 매춘 행위가 증가하였고, 일반 매춘뿐만 아니라 영리를 목적으로 하는 조직 매춘 등이 활성화되었던 있던 것도 성병 감염률 증가에 크게 작용하였다.[102]

이에 정부는 성병을 제3종 전염병으로 지정하고, 특수업태부(特殊業態婦) 등 성병의 매

---

101 보건사회부, 『보건사회』(1981), 28-29쪽.
102 보건사회부, 『보건사회』(1981), 67쪽.

개 위험이 높은 직종에 종사하는 자를 성병 검진 규정에 의거하여 보건소와 성병진료소 및 대용 성병진료소에 등록하여 정기적으로 검진을 실시하는 등 성병 관리를 위해 성병의 역학관계를 검토·분석하는 데 주력하였다.

정부는 그 일환으로 1977년 11월 1일부터 성병에 감염된 국민이 수치심과 신분 노출을 우려하여 치료를 기피하는 것을 방지하고, 일부 경제 능력이 없는 청소년층의 정신적·경제적 부담감을 덜어주고, 이들로 인한 제3자로의 전파를 방지하기 위하여 성병에 감염된 모든 국민을 의료보호대상에 포함시켜 언제든지 신분증만 제시하면 전국의 보건소 또는 의료보호 제1, 2 진료 기관에서 무료로 검진 및 치료를 받을 수 있도록 조치를 취하였다.[103] 다음의 표에서 확인할 수 있는 것과 같이, 1977년을 기점으로 성병 환자 중 등록 관리된 수는 3만 명 단위에서 5-6만 명 단위로 증가하였다. 등록 관리자의 검진 연인원은 많을 때는 120만 명(1979년)에 이르렀으며, 성병 감염자 중 임질의 비율이 50% 이상을 차지하던 것이 1970년대 후반으로 갈수록 성병 환자 중 매독의 비율은 높아지고, 임질은 줄어드는 추세를 보였다.[104]

등록 관리 이외에도 올바른 성생활을 보급하고, 청소년 성교육을 위해 1978년부터 매년 20-60만 부의 홍보물을 제작하여 군부대, 공단 지역 근로 청소년, 접객업소 종사자 등에게 배포하였다.

표 4-8. **연도별 등록 관리되는 성병 환자 수**[105]　　　　　　　　　　　　　　　　　　　　　　단위: 명

	1975년	1976년	1977년	1978년	1979년	1980년
서울	2,231	1,522	3,852	4,419	3,093	10,655
부산	3,837	4,717	4,750	5,042	4,964	4,922
경기	11,153	11,790	12,628	12,123	11,340	12,090
강원	1,450	1,447	3,351	3,151	4,724	3,387
충북	50	267	425	694	836	1,293

---

103 보건사회부, 『보건사회』(1981), 67쪽; 보건사회부, 『보건사회』(1982), 124쪽.

104 보건사회부, 『보건사회』(1981), 70-71쪽.

105 보건사회부, 『보건사회』(1981), 69쪽.

충남	966	928	1,704	6,501	3,079	4,151
전북	801	905	1,265	1,823	1,312	1,860
전남	5,789	11,080	2,909	2,736	3,302	4,907
경북	1,179	1,302	10,560	17,073	10,188	9,128
경남	2,280	4,784	15,648	10,636	10,820	15,324
제주	651	540	1,198	1,776	1,405	1,160
계	30,387	39,282	58,250	65,974	55,063	68,877

다. 한센병

1970년대에 들어서 급성 전염병 이외에 관리 대책이 시급했던 병은 바로 한센병이다. 1970년대에는 한센병이라고 하면 학문적으로는 불치의 유전병이 아닌 조기에 발견하여 치료하면 낫는 전염병이라는 것은 알려져 있었다. 그러나 사회적으로는 의학적인 치료의 범위를 벗어나 사회적인 문제로 인식되고 있었다. 정부와 세계보건기구의 통계에 의하면, 1970년 당시 한국의 한센병 환자는 약 8만 명으로 추산되었다. 보건소에 등록된 정착, 재가, 수용 환자 등이 약 3만 7천여 명에 이르고, 그 이외에 4만여 명이 발견되었다. 이때 지적된 중요한 사실 중의 하나는 그때까지 전국의 한센병 환자에 대한 실태 조사가 한 번도 없었다는 점이었다.[106]

이에 1970년 12월에 해방 이후 처음으로 한센병에 관한 문제점을 토의하기 위해 대한나협회와 보건사회부의 주최로 제1회 나병관리 세미나가 열렸다. 이 세미나에서 전문가들은 한센병 환자 관리의 세 가지 측면, 즉 의학, 경제, 정신적인 측면 중에 제일 중요한 의학적 문제를 우선적으로 해결하는 방안을 강조하였다. 이에 당시 치료의 근간이 되는 설파제 DDS의 문제점, 즉 DDS의 부작용, 내성, 재발의 위험성, 알레르기 유발 등을 지적하면서 정부가 제대로 된 대책을 세우고 있지 못한 점을 지적하였다. 그러나 과거 20년에 비하여 한센병 환자가 점차 줄어들고 있으며, 환자의 평균연령이 30세에서 55세로 높아지고, 발병연령이 20-25세였던 것이 15-20세로 낮아진 점도 언급하였다. 이는 전염병의 발병 범위가

---

106 「나환자실태조사시급」, 『동아일보』, 1970년 12월 14일; 보건사회부, 『보건사회통계연보』((1980), 74-75쪽.

가족 단위로 좁아지고 있음을 의미하는 것이었다.[107]

1976년에는 한국나병연구원이 발족하였고, 1978년부터 한센병 2차 약품으로 리팜피신 및 클로파지민 투약으로 한센병 퇴치에 박차를 가하게 되었다. 1981년 당시 한센병 관리 시설로는 20개의 외래진료소(나협 11개, 민간 9개), 14개의 단기입원시설(나협 9개, 민간 5 개) 등이 있었다.[108] 1976년의 한센병 환자 수는 1970년에 비해 1,200명, 1965년에 비하면 약 6천 명가량 감소되었으며, 양성 환자 비율도 10년 사이 8.4%로 감소하였다.[109] 이후 1980년도 전국 보건소, 국립나병원 등에 등록된 환자는 27,964명이고, 그중 2,934명이 양성 환자로 파악되었다. 1980년도 신환자 발견 실적은 499명이고, 아직 22,000명의 환자가 미등록되어 있는 것으로 추측하였다. 등록 환자 27,964명 중 재가 치료 48%, 정착촌 거주 36%, 국립나병원 및 사설 수용 16%가 치료를 받고 있으나, 이들 중 전염성이 강한 L형과 B형이 등록 환자의 61%를 차지하였다. 정부의 나환자 관리 사업과 민간단체의 적극적인 협조 및 사회경제발전 등의 원인에 의해 환자가 감소되었을 것으로 추측하였으나, 양성 환자는 오히려 1975년도 8.9%에서 1980년도 10.5%로 1.6%가 증가하였다. 단, 유병률은 1975년도에 0.19%, 1980년도 0.14%로 5년간 0.05%가 감소하였다.[110]

1961년부터 음성 한센병 환자들이 모여 살던 '나환자정착촌'이 전국 각지에 건설되었다. 1971년 당시 서울을 비롯하여 부산, 경기, 강원, 충남·북, 전북 등에 86개, 약 21,600명의 환자가 정착촌에서 생활하고 있었다.[111] 1976년에는 91개, 1979년에는 94개의 정착촌이 운영되어 다수의 나환자를 수용하였다.[112] 대한나협회, 보건사회부를 비롯하여 여러 단체에 서는 닭이나 우량 품종의 암돼지 새끼를 보내거나, 영농 서적 및 교양서적을 보내 그들의

---

107 「나환자실태조사시급」, 『동아일보』, 1970년 12월 14일.

108 보건사회부, 『보건사회』(1981), 65쪽.

109 「개원 60돌 맞은 소록도의 국립나병원」, 『동아일보』, 1976년 5월 18일.

110 보건사회부, 『보건사회』(1981), 66쪽.

111 「나환자촌에 돼지 보내」, 『동아일보』, 1971년 11월 19일.

112 「개원 60돌 맞은 소록도의 국립나병원」, 『동아일보』, 1976년 5월 18일; 「양축 음성나환자에 보사부 보조 금지급」, 『동아일보』, 1979년 12월 28일.

자립을 도왔다. 환자들이 정착촌에 모여들기 시작한 이유는 걸식 행위와 인간답지 못한 사회적 대우를 탈피하고자 한 것이었으나, 10년이 지난 1970년대 초에는 산과 임야를 개간하고, 양계, 양돈 등으로 수익을 올려 농촌 개발의 본보기 역할을 담당하기도 했다.[113]

표 4-9. 나환자 등록 상황[114] 단위: 명

	정착	재가	수용	신환	사망	총계
1970년	15,114	16,141	6,621	1,292	298	37,876
1971년	13,310	13,705	6,730	1,796	440	33,745
1972년	12,946	13,973	6,863	1,267	411	33,782
1973년	12,186	14,902	6,731	1,450	430	33,819
1974년	11,186	15,582	6,348	1,167	410	33,116
1975년	11,281	15,644	5,227	1,036	441	32,152
1976년	10,606	14,197	5,077	782	768	29,880
1977년	9,876	13,130	5,023	832	387	28,029
1978년	9,815	13,389	4,938	720	414	28,142
1979년	9,905	13,498	4,661	610	482	28,064

정착촌에는 경제적 자립이 가능한 수단을 지원하는 이외에도 의료 편의도 제공되었다. 1977년에 전국의 유인 도서와 오지, 벽지 등에서 의약품의 혜택을 받을 수 있도록 의약품 취급판매 장소가 대폭 확대되었는데, 이 중에는 한센병 환자 정착촌도 포함되어 있어, 정착촌에서도 소화제, 해열진통제, 지사제 등의 일반 구급용 의약품의 사용이 용이해졌다. 가격도 실거래가보다 10% 저렴한 가격으로 공급되었다.[115]

라. 간염

1970년대에는 간염 중에 B형간염이 사회적으로 큰 문제를 일으켰다. 1970년대에는 A형

---

113 「희망촌 창립 10돌 기념식 "슬픔은 없다"」, 『매일경제』, 1971년 11월 26일.
114 『보건사회통계연보』(1979년)의 나환자 등록상황 표를 재구성한 것. 보건사회부, 『보건사회통계연보』 (1980), 74-75쪽.
115 「무약국촌서 의약품 판매 허용」, 『매일경제』, 1977년 3월 26일.

간염을 감염성 간염, B형간염을 혈청성 간염으로도 불렀다. 1970년대에는 근육주사, 수혈 이외에 인공혈청 주사, 포도당 주사 등의 영양 주사를 남용하면서 B형간염 환자가 크게 늘어나는 추세였다. 몸이 나른하거나 기운이 없고, 혈색이 좋지 않고 어지러울 때 '피주사' 한 대쯤, 즉 수혈을 하는 것이 영양제나 보약같이 여겨져 수혈 주사에 노출된 사람들이 많았던 것도 B형간염 환자가 많았던 이유 중의 하나였다.[116] 당시 미국의 연구 발표 결과에서는 B형간염 환자의 95%가 주사에 의해 발병된 것으로 나타났다.[117] 또한 간염의 원인으로 알코올이 변한 과산화수소가 간을 해치는 것으로 그 상관관계가 밝혀지기도 했다.[118]

1979년 조사 결과, 우리나라의 전체 인구의 66.3%가 B형간염 이환자라는 사실이 밝혀져 국민 보건에 큰 충격을 던져 주었고, 이에 간염 백신에 대한 요구는 더욱 커졌다.[119] 한편 C형간염의 존재는 1970년대에 확인되었으나, 아직 그 구체적인 연구는 이루어지지 않은 상황이었다.

간염 백신은 국내 간질환 선구자로 꼽히는 김정룡 서울의대 교수가 1977년에 세계 최초로 개발[120]하였지만, 국내 제조 백신이 상용화된 것은 녹십자에서 김 교수와 연구 개발을 통해 헤파박스B를 발매한 1983년 이후였다.

6. 기생충질환

1970년대 우리나라에서 발견된 인체기생충의 종류는 약 40여 종이었고, 회충, 십이지장

116 「수혈과 간염」, 『동아일보』, 1973년 3월 16일; 「의학 에세이 (69)-수혈은 보약구실이 안된다」, 『동아일보』, 1974년 3월 27일.

117 「혈청성간염 95%가 주사바늘에서」, 『경향신문』, 1971년 8월 28일.

118 「간질환은 알콜에」, 『매일경제』, 1974년 9월 26일; 「암공포서 해방을 (5) 간암」, 『경향신문』, 1974년 11월 14일.

119 「내과학회 학술대회 B형간염 의외로 많아 예방백신 대량 접종을」, 『경향신문』, 1979년 10월 16일.

120 「서울대의대 김정룡 박사 간염 B형 백신 개발」, 『경향신문』, 1977년 10월 8일.

충, 편충, 요충 등은 감염률이 높고, 간 및 폐디스토마, 무구, 유구조충 등은 인체에 미치는 피해가 커서 보건상 중요시되었다.

이 당시 한국의 기생충 감염률은 82.6%로 기생충 왕국이라는 호칭이 붙을 정도였다. 그 중에서 회충, 편충 등은 주로 토양에서 매개되는 것으로, 인분 비료를 사용하는 습관이나 저급한 위생 상태에서 비롯되는 것이었다. 보건사회부는 기생충을 박멸하여 국민 건강을 증진시키고, 노동력을 보존하기 위해 1970년대 초반에 사업 계획을 마련하였다. 그것은 기 생충 감염률을 단계적으로 낮추는 계획으로, 1976년에는 60%, 1981년에는 30%로 저하시 키는 것이었다. 구체적으로 제3차 경제개발 5개년계획 기간 중인 1972-1976년에 전국 55 개 지역을 인분 사용 금지 지역으로 지정하여 청정채소를 재배·보급하도록 하여 기생충 감염원을 제거하고, 초중고교생의 회충 구제에 중점을 두어 연 2회 집단검변사업을 진행 하고, 구충약을 무료로 공급하여 1976년에 감염률 55%를 30%로 떨어뜨리고, 전국 영세민 42만 명에 대한 무료 구충 사업을 벌이는 것 등이었다.[121]

1970년대 말의 기생충 관리는 생활보호 대상자와 초중고교 학생 및 사업장의 근로자, 의 료보험 대상자까지 그 범위를 확대시켜 실시해 나가는 쪽으로 변하였다. 노동자의 경우 건 강진단 시에 기생충 검사를 의무적으로 실시하여 디스토마와 같은 특수기생충 감염자에 대해서는 보건소에서 등록 관리하는 등 특수 대책을 마련하도록 하였다.[122]

7. 유행성출혈열(한국형출혈열, 신증후군출혈열)

1970년대 우리나라 의학, 보건 분야의 주요 업적 중의 하나로 꼽히는 것이 바로 이호왕 박사의 유행성출혈열의 숙주와 병원체를 규명한 연구이다.

유행성출혈열은 1950년대 초 한국에 주둔했던 군인들 사이에서 많이 발생한 질병으로,

---

121 「방역… 만전한가」, 『경향신문』, 1973년 4월 9일.
122 보건사회부, 『보건사회』(1981), 29쪽.

1951년 UN군 중 2천여 명의 환자를 낸 것이 그 시초이다. 미국 사람들에게는 생소한 병이었고, 또 출혈성 괴질이라는 점에서 미군은 새로운 질병이라고 하여 '한국형출혈열'이라고 명명하였다. 이후 휴전선 근방의 군인에게서 출혈열이 발생했는데, 1959년에는 47명, 1960년에 185명, 1961년부터 340명의 환자가 발생하였고, 1971년에는 휴전선에서 남하하여 서울을 비롯한 경기도 일원, 충청남·북도, 경상남·북도까지 번졌다.[123]

처음에는 군인들을 중심으로 환자가 발생하였기 때문에 발병 당시 이 질병은 민간인과 관계가 없는 질병으로 인식되었으나, 1960년대가 지나면서 민간인 환자가 지속적으로 보고되었다. 유행성출혈열은 금화, 철원, 포천 등 중부 전선을 중심으로 보고되었는데, 이곳은 군인 주둔 지역이었기 때문에 군인 환자가 많았다. 그러던 것이 휴전 이후 이 지역에 거주했던 사람들이 고향에 돌아오면서 민간인 환자의 발생 비율이 증가했던 것이다. 한국군과 민간인 환자가 증가하는 추세가 드러난 것은 1960년에 한국 육군의무진에서 유행성출혈열 다발 지역 내에 '유행성출혈열 연구센터'를 설치하여 연구를 진행했던 것과 관련이 깊다.[124] 1960년대 이전에도 민간인 환자가 발생했을 것으로 추정되나 이에 관련된 통계 기록은 따로 존재하지 않는다. 미군은 1950년대부터 병원체와 전파 경로 규명에 약 4천만 불의 대대적인 연구비를 투입하였으나 원인 규명에는 실패하였다.

유행성출혈열의 유행 시기는 10-12월이며, 5-6월, 10-12월 사이가 전체 유행성출혈열 발생의 80% 가량을 차지한다. 초기 증상은 7-8일간 심한 감기와 같이 열이 나고, 복통, 구토 등을 하다가 일주일 후에는 혈압이 떨어져 쇼크, 내장 출혈, 신부전 등을 일으키는 것이 특징이다. 1972년 당시 유행성출혈열의 치사율은 남자가 16%, 여자가 15%로 일반 전염병보다 높은 편이었다. 발병 연령대로 보면 50-60세가 21.5%로 가장 많고, 다음이 20-30세로 17.2%, 11-20세는 16.6%, 30-40세는 12.9%로 거의 모든 연령층에서 발병하였다.[125] 유행성출혈열 연구센터가 마련되기는 하였지만, 1970년대 초까지 전염 경로, 전염 매개체 등에

---

123 「유행성출혈열」, 『경향신문』, 1971년 10월 25일.

124 신미영, 『주변에서 중심으로-바이러스학자 이호왕의 연구 활동』, 전북대학교대학원 과학기술문화학과 박사논문, 2015, 114-116쪽.

125 「유행성출혈열」, 『경향신문』, 1971년 10월 25일.

대한 정확한 정보는 부재하는 실정이었다. 따라서 발생 기전이 명확하지 않았던 1970년대에는 봄과 가을에 고열과 출혈을 동반하는 환자가 발생하면 모두 유행성출혈열로 간주했을 정도였다.

이에 1970년 8월 서울의대 미생물학교실 이호왕 교수는 미육군연구개발사령부 극동지부 측에 유행성출혈열 연구[126]에 관한 연구비 지원을 신청하였고, 같은 해 12월에 지원 동의서를 받아 본격적으로 연구에 착수하였다. 주요 연구 목적은 출혈열의 역학조사 및 유행 지역에 사는 야생 쥐와 환자로부터 병원체를 분리하는 것이었고, 이를 위해 기존의 연구에서 사용한 실험 대상인 출혈열 환자의 혈청과 출혈열 유행 지역에서 수집한 야생 쥐, 그리고 야생 쥐에 기생하는 체외 기생체를 주요 실험 대상으로 삼았다.[127] 이듬해인 1971년에 유행성출혈열의 병원체로 보이는 바이러스를 분리하여 이 바이러스가 혈청학적으로 유행성출혈열과 관련이 있음을 밝혀내면서 본격적으로 연구 성과를 내기 시작하였다.[128] 1975년 말에 새로운 형광항체기법을 개발하고, 이를 이용하여 50여 년간 찾지 못한 출혈열의 특이항원을 등줄쥐의 폐장에서 발견하여 발견 당시 'Korea 항원'이라 명명한 후 1976년 봄에는 병원체를 발견하기에 이르렀다.[129] 이호왕은 이를 한탄바이러스(Hantaan virus)로 명명하였는데, 이는 한탄강이 흐르는 동두천에서 채집한 들쥐에서 이 바이러스를 발견하였던 데에 기인한다.

이호왕의 출혈열 연구에서는 환자 혈청과 야생 쥐의 장기 조직이 주요한 실험 대상이었는데, 1975년에 출혈열 연구가 성과를 낼 수 있었던 요인으로는 야생 쥐의 폐장이 새롭게

---

126 이호왕이 미국측의 지원을 받기 위하여 제출한 연구계획서의 정식 명칭은 "Epidemic Hemorrhagic Fever(유행성출혈열)"이 아닌 "Korean Hemorrhagic Fever(한국형출혈열)"이다. 이것은 이호왕이 이 연구가 한국에서 발생하는 출혈열에 관한 연구임을 강조하여 미국의 관심과 지원을 얻어내기 위한 하나의 방편이었다고 할 수 있다. 신미영, 「주변에서 중심으로-바이러스학자 이호왕의 연구 활동」, 전북대학교대학원 과학기술문화학과 박사논문, 2015, 124-125쪽.

127 신미영, 「주변에서 중심으로-바이러스학자 이호왕의 연구 활동」, 전북대학교대학원 과학기술문화학과 박사논문, 2015, 132쪽.

128 「정체 밝혀질 유행성 출혈열-서울의대 이호왕교수의 연구」, 『매일경제』, 1971년 7월 3일.

129 대한바이러스학회편, 『바이러스이야기』(서울: 국진피앤디, 2015), 14쪽.

추가되었다는 점을 들 수 있다. 폐장은 그동안 출혈열 연구에서 제대로 실험된 적이 없는 장기였는데, 이를 도입하게 된 데에는 미육군의학연구개발사령부 극동지부의 마셜의 편지를 통해 알게 된 젤리슨이라는 연구자의 가설, 즉 들쥐의 폐에 기생하는 곰팡이의 독소가 출혈열의 병원체일 것이라는 데 기인한 바가 크다고 하겠다.[130]

이렇게 1976년에는 바이러스의 성격도 어느 정도 규명되어, 역학적 사항, 임상상의 정립, 병태생리(病態生理), 간접면역형광항체반응, 치료 원칙, 예방 조치 등이 국내 의료진과 주한 미군 군의들에 의해 수립되었다. 한국에서 한탄바이러스가 발견된 후 기존의 소련의 출혈열, 중국의 출혈열, 유럽의 유행성 신염 등이 한탄바이러스나 이와 유사한 바이러스에 의한 것이라는 사실이 혈청학적으로 밝혀졌다. 이에 세계 각국의 출혈열 의심환자들의 혈청들이 이호왕 교수가 설립한 고려대학교 바이러스병연구소로 보내져, 연구소는 전 세계 출혈열 관련 혈청 및 표본을 수집할 수 있었고, 출혈열 연구의 허브 역할을 담당하게 되었다.

한편, 1975년에 경기도 여주, 이천 등지에서 유행성출혈열이 유행하자 보건사회부는 당시 제1종 전염병으로 규정되어 있던 전염병 중에 한 건도 발생하지 않은 법정전염병을 재분류하면서 유행성출혈열을 법정전염병으로 규정하였다.[131]

1982년 봄 세계보건기구(WHO)가 일본 도쿄에서 출혈열 전문가 회의를 개최한 가운데, 세계 각국에서 발생한 출혈열 환자의 진단이 한탄바이러스 혈청 진단으로 가능하다는 사실이 발표되었다. 이 회의에서 이때까지 각국에서 다른 이름으로 불리던 출혈열의 명칭을 세계보건기구 본부의 아사드의 제안에 따라 신증후군출혈열(Hemorrhagic Fever with Renal Syndrome, HFRS)로 명명하기로 결정하여 기존의 다양한 출혈열의 이름이 통일되었

---

130 신미영, 「주변에서 중심으로─바이러스학자 이호왕의 연구 활동」, 전북대학교대학원 과학기술문화학과 박사논문, 2015, 151-152쪽.

131 1975년 현재 제1종 법정전염병은 콜레라, 페스트, 발진티푸스, 발진열, 디프테리아, 적리, 재귀열, 천연두, 성홍열, 파라티푸스, 장티푸스, 유행성뇌수막염 등 12종, 제2종 법정전염병은 급성 진직회백수염, 백일해, 마진, 유행성이하선염, 유행성뇌염, 공수병, 말라리아 등 7종, 제3종 법정전염병은 결핵, 성병, 나병 등 3종이었다. 「'전염병 지정' 재조정」, 『매일경제』, 1975년 10월 23일.

고, 이호왕의 바이러스병연구소는 WHO협력연구센터로 지정되어 관련 연구를 지속하였
다.[132]

8. 전염병의 사회사

가. 예방 접종의 활성화와 부작용

1970년대 가장 큰 특징으로 꼽을 수 있는 것은 수인성 전염병을 중심으로 하는 급성 전
염병의 환자 및 사망자 수가 급격하게 감소하였다는 점이다. 수인성 전염병은 아시아, 아
프리카의 후진국 병으로 간주되었고, 이에 대처하기 위한 예방의학이 아주 중요한 분야로
대두되기 시작하였다. 병의 발생을 미리 예방하는 것이 중요한 문제로 대두되면서, 소독과
함께 예방 접종의 유효성에 주목하였다. 예방 주사의 보급으로 급성 전염병의 확산을 억제
해 나갈 수는 있었지만, 그와 동시에 예방 접종 부작용의 사례가 사회적인 문제로 대두되
었다.[133]

전염병 예방 접종의 부작용 문제는 1970년부터 빈번하게 신문지상에 등장했다. 신문들
은 전염병 예방을 위해 집단으로 접종주사를 맞고 앓아눕는 사태가 빈번히 발생하고 있음
을 앞다투어 보도하였다.[134] 예방 접종의 부작용 문제가 더 심각할 수밖에 없었던 이유는

---

132 전종휘는 그의 논문에서 국제학계에서 한국형출혈열로 명명하기로 결정하였다고 기술하고 있으나, 공
식적으로는 신증후출혈열로 명명하는 것으로 결정되었다. 이 과정에서 이호왕은 한국형출혈열이라는 자
신의 주장을 끝까지 관철시키지 못했으나, 회의에서 주요한 안건 중의 하나였던 유행성출혈열 연구협력
센터를 결정하는 건에서 이호왕의 바이러스병연구소가 연구협력센터로 지정되었다. 이로써 이호왕은 자
신의 연구 업적 및 연구소를 세계적인 차원에서 인정받았다고 할 수 있다. 1982년 WHO 신증후군출혈
열 전문가 회의에 관한 자세한 내용은 신미영의 논문을 참조할 것. 대한바이러스학회편, 『바이러스이야
기』(서울: 국진피앤디, 2015), 15쪽; 전종휘, 「감염증의 변천, 병증의 변모−50여년간의 임상경험을 토대
로」, 『감염』20−1, 1988, 12쪽; 신미영, 「주변에서 중심으로−바이러스학자 이호왕의 연구 활동」, 전북대
학교대학원 과학기술문화학과 박사논문, 2015, 216−217쪽.
133 「餘滴」, 『경향신문』, 1970년 7월 10일.
134 「콜레라예방접종 여중생 30명 졸도」, 『경향신문』, 1970년 7월 24일.

특정 전염병에 대한 예방 주사만 문제가 되었던 것이 아니었기 때문이다. 콜레라, 장티푸스, BCG 접종, DPT 접종 등 대부분 주요 전염병의 예방 접종에서 부작용이 나타났던 것이다. 부작용이 속출하는데도 불구하고, 보건 당국은 부작용은 정상적인 반응이라고 하며 접종을 실시하도록 지시하였고, 그 결과 사람들은 접종 노이로제를 호소하고 접종을 거부하는 형태로 불만을 표출했다.[135]

예방 주사가 실시된 전염병 중에 장티푸스는 1962년부터 1971년까지 10년 동안에 제1종 전염병 11종 중에 가장 많은, 매년 평균 4천여 명의 환자를 냈다. 장티푸스 환자의 높은 이환율은 우물 등 불결한 물을 많이 마시는 데다가 변소 등 환경위생이 깨끗하지 못한 데에서 기인하는 바가 컸다. 1972년의 『보사백서』에 따르면 우리나라 인구 중 34.9%가 상수도, 1.4%는 간이 급수를 사용하여 위생적으로 안전한 음료수의 혜택은 인구의 36.3%만이 받고 있고, 나머지 63.7%는 더러운 우물물이나 자연수를 마시고 있었다.[136] 이러한 비위생적인 급수 사정 때문에 여름철에는 장티푸스 환자가 더욱 늘어났다. 1970년대에 실시된 새마을운동 가운데 공동 우물 만들기도 포함되어 있었는데, 이는 농촌 생활 개선뿐 아니라 방역적인 관점에서도 주효한 사업이었다.

환경위생을 개선해 가는 과정에서 장티푸스 환자를 줄이고 예방하는 방법으로 예방 주사의 접종이 크게 장려되었고, 이는 효과적인 방역 대책으로 활용되었다. 실제로 장티푸스의 예방 접종은 90%의 효과를 보였고, 보건소나 병원에서 손쉽게 맞을 수 있어 보급이 쉬운 편이었다.[137]

1970년대에 들어 장티푸스 환자 수는 급격히 줄어들었지만, 단시간에 많은 사람들에게 예방 접종을 실시하다보니 예방 주사의 부작용이 만만치 않았다. 장티푸스 예방 주사는 각 보건소에서 주재하여 초등학생(1970년대 당시 국민학생)을 중심으로 집단 예방 주사가 실시되었는데, 예방 주사를 맞은 후에 심한 고열이 나서 일상생활이 불가능하거나 사망하는

---

135 「진염병 예방접종 부작용 노이로제」, 『경향신문』, 1970년 7월 22일.
136 「초여름과 방역대책」, 『경향신문』, 1972년 5월 13일.
137 「장마철 복병 수인성 질환」, 『경향신문』, 1970년 7월 9일.

경우까지 발생하였다.

　1970년 7월 진주에서 장티푸스 예방 주사 집단 부작용 사건이 일어났고, 연이어 창녕에서 초등학생 약 2백 명이 주사를 맞고 심한 고열 등의 부작용으로 결석하는 사건이 발생하였다.[138] 심지어 진주에서는 장티푸스 예방 주사를 맞은 후에 어린이가 숨지는 사고까지 발생하였다.[138] 이에 포항 시내 7개 초등학교 양호교사들이 당국의 장티푸스 예방 접종을 거부하는 사태가 발생하기도 했다.[139]

　여름철은 수인성 전염병이 크게 유행하는 시기이므로 예방 접종의 중요성이 더욱 커지는 시기인데, 잇따른 부작용이 나타나면서 예방 주사의 신뢰도가 크게 떨어졌던 것이다. 또한 부작용에 의한 사망자까지 발생하다보니 방역 대책을 재검토해야 한다는 비판과 우려의 목소리까지 등장하였다.[140]

　이에 따라 보건사회부가 하기 방역 및 예방사업으로 장티푸스, 콜레라, DPT 예방 백신의 접종을 4월에서 6월 말까지 모두 끝내기로 했던 계획에는 차질이 생겼고, 간호원 등 요원 부족으로 무자격 간호보조원까지 동원하고 사전 예진 없이 집단예방접종을 실시하여 예방 접종을 끝마치려 했지만, 접종 실적은 예상에 못 미쳤다. 보건사회부가 각 지방에 배정한 장티푸스 백신은 972만 명분인 486만 7천 cc, 콜레라는 1,600만 명분이 넘는 871만 6천 cc, DPT는 60만 cc였는데, 그중에 장티푸스는 366만 명, 콜레라 800만 명, DPT는 46만 cc만이 접종되어 접종 실적은 약 30%에 그쳤다.[141]

　이는 비단 1970년만의 문제가 아니었다. 1974년에도 장티푸스 예방 접종을 맞은 후 집단으로 구토와 두통 증상을 호소하는 사건이 벌어졌다. 여중생 58명이 예방 접종을 맞은 다음날과 그 다음날, 구토와 두통을 일으켜 병원으로 옮겨져 치료를 받았던 것이다. 이에 보건사회부는 예방 주사 자체에는 문제가 없었으며, 시험 준비로 학생들의 몸이 허약해졌

---

138 「장티푸스 예방주사맞은 국민교생」, 『경향신문』, 1970년 7월 10일.
139 「장티푸스 예방접종거부」, 『경향신문』, 1970년 7월 13일; 「예방접종 부작용파동 장마철 보건위협」, 『경향신문』, 1970년 7월 14일.
140 「예방주사의 부작용」, 『동아일보』, 1970년 7월 13일.
141 「예방접종 부작용 파동 장마철 보건 위협」, 『경향신문』, 1970년 7월 14일.

기 때문이라고 해명하였다.[142] 심지어 새롭게 도입한 새 장티푸스 백신 접종에 있어서도 부작용이 나타났기 때문에, 예방 주사에 대한 불신은 계속 커질 수밖에 없는 상황이 전개되었다.[143]

1970년의 진주 장티푸스 예방주사 부작용 사건은 무지와 엉터리가 빚은 사태라고 언론에서 비판하였고, 진주시 보건소 소장, 보조간호원, 보건소 가족계획 지도원 등이 업무상 과실치사 및 의료법 위반으로 입건되는 것으로 종결되었다.[144] 보사부 조사반의 보고 결과, 예방약을 제대로 관리하지 못하고, 얼었던 약을 다시 녹여 주사하는 등 예방약 관리에 문제가 발견되었다.[145] 전염병 예방 접종이 보편화되어 가는 과정에 있었지만, 이에 사용하는 백신을 제대로 보관하는 법에 대한 교육과 규제가 마련되지 않았던 것이다. 장티푸스 예방 주사의 부작용을 줄이기 위해 보다 안전한 백신 제조, 섭씨 2-5도의 햇빛이 안 드는 곳에 보관하는 관리법의 철저, 엄격한 주사 용량, 피접종자의 건강 상태에 대한 세심한 주의 등이 강조되었다.[146]

예방약의 보관 및 관리 문제뿐만 아니라 주사침의 재사용도 예방 접종 부작용의 큰 원인 중 하나였다. 예방 접종 시 피접종자 1인에게 1개의 새 바늘을 사용해야 하는 것이 원칙인데, 방역 실무자 측이 주의하지 않으면 주사 관리가 소홀해져 예방약에 문제가 없더라도 부작용이 속출할 수밖에 없다는 것이다.[147] 보건연구원은 이와 같은 부작용을 막기 위해 다음과 같은 개선책을 내놓았다. 각 보건소의 예방접종요원, 기구 및 접종약의 보관 시설 등에 관한 일제 검사, 현재 사용 중인 액체접종약을 분말접종약으로 바꾸기 위한 표본조사

---

142 「전주 장티푸스 접종 부작용」, 『동아일보』, 1974년 6월 15일; 「전주서 장티푸스 예방주사 맞고 여중생 46명이 중태」, 『동아일보』, 1974년 6월 15일.
143 「새백신에도 부작용」, 『경향신문』, 1970년 7월 14일.
144 「보건소장 등 넷 추가 입건 진주 장티푸스 부작용」, 『동아일보』, 1970년 7월 13일.
145 백신을 제빙공장 얼음창고 안에서 보관하였고, 섭씨 2-5도에 보관해야 함에도 불구하고 영하7도의 창고에서 보관하였음이 밝혀졌다. 「변질된 왁친 때문」, 『동아일보』, 1970년 7월 9일; 「데스크」, 『매일경제』, 1970년 7월 11일.
146 「예방주사의 부작용」, 『동아일보』, 1970년 7월 13일.
147 「생명 앗아간 예방접종 부작용 다신 없게」, 『경향신문』, 1970년 7월 14일.

실시, 피하접종을 피내접종으로 변경, 접종약의 수송 및 보관을 위한 냉동 시설 개선 등을 실시하도록 하였다.[148]

이는 비단 장티푸스 예방 접종에 국한된 이야기는 아니다. BCG의 경우에도 마찬가지였다. 일반적으로 '불주사'라고 하는, 결핵 예방을 위해 접종하는 BCG의 부작용으로는 수개월 동안 주사 놓은 자리에 딱지가 앉으면서 그 밑에서 진물이 나오고 결국은 피부 표면에 육아조직이 크게 늘어나서 두드러진 흠을 남기게 되는 사례를 들 수 있다. 단순히 피부의 상태가 변하는 것뿐만 아니라 주사를 맞은 자리가 벌겋게 되거나 임파선이 붓고, 열이 나서 사망에 이르는 경우도 발생했다.[149] 심지어 부작용 발생 직후 주무 당국에서 그 원인조차 파악하지 못하는 일이 허다했다.[150]

1970년대 초 아직 충분히 예방 접종 사업이 정착되지 않았고, 그 필요성이 충분히 알려지지 않은 상황에서 부작용이 속출하는데도 불구하고, 보건 당국은 전염병의 발병을 낮추어 주므로 일부의 부작용은 어쩔 수 없다는 태도를 보이며 예방 접종을 진행해 나아갔고, 이에 예방 접종을 기피하는 경향이 생긴 것은 어쩌면 당연한 일이었다.[151]

예방 주사의 필요성을 인지하고 있는 사람들의 경우에는 백신 자체에 대한 불신보다 예방 접종을 취급하는 자에 대한 불신이 크기도 했다. 예방주사 접종을 담당하는 기관이 보건소이고, 접종은 학교 등에서 단체로 실시되기 때문에 한 회에 천 명에게 접종을 하는 등 접종 단위가 컸다. 이에 보건소는 예방 주사 접종 시에 의사를 입회시키지 않고, 읍사무소 주재 결핵 관리 요원이 가족계획 지도원을 동원하여 접종하기도 하였다.[152] 즉, 전염병에 대한 전문 지식이 없는 임시직이 예방접종사업에 투입되었기 때문에, 사람들은 비전문가가 예방 주사를 놓는 것에 불안감을 느꼈던 것이다.[153]

---

148 「피하접종을 피내접종으로」, 『동아일보』, 1970년 7월 11일.

149 「예방주사와 부작용」, 『경향신문』, 1973년 1월 8일.

150 「여적(餘滴)」, 『경향신문』, 1970년 7월 16일.

151 「여적(餘滴)」, 『경향신문』, 1970년 7월 16일.

152 「장티푸스 예방주사맞은 국민교생」, 『경향신문』, 1970년 7월 10일.

153 「방역 영점 지대」, 『경향신문』, 1975년 4월 30일.

    장티푸스 예방 접종, BCG 접종 이외에도 유아기에 필수로 시행하는 예방 접종에서도 부작용이 속출하였다. 1971년에 백일해의 예방 접종약 DPT의 부작용 사건이 그 예이다. DPT는 백일해, 디프테리아, 파상풍의 예방 주사약으로 생후 2개월 된 아기들은 매월 3회 필수적으로 맞아야 했고, 1회 주사량은 0.5 cc였다. 또한 백일해가 유행하는 봄가을철에는 2-3세 된 아이들에게도 접종시켜 예방하기도 한다. 1979년 서울 시내 주부를 대상으로 한 예방 접종 부작용에 대한 조사를 실시한 결과, 예방 접종을 받은 사람들의 약 10.6%가 부작용을 경험했고, 그중 BCG 접종 부작용은 49.1%, DPT의 경우에는 34.7%, 장티푸스의 경우에는 11.4%의 비율로 부작용이 발생하였다. 이 때문에 조사 대상자 중 예방접종을 기피하는 사람도 23.7%로 나타났다.[154] 당시 어느 의대 교수는 부작용의 원인으로 약의 품질 및 제조 기술의 미비, 주사 놓을 때의 잘못, 아기의 체질 등을 들었다.[155] 1971년에는 사망자까지 발생하여 제약회사와 의사들은 주사약의 함량과 접종하는 양을 반으로 줄었는데, 이는 예방효과가 거의 없는 것으로 밝혀졌다. 이에 성북구 의사회 회원 290명이 12월 17일 서울시 의사회에 건의문을 내고 국가에서 대책을 세워주지 않는 한 DPT 접종을 하지 않겠다고 결의하고, 서울시 의사회는 각 병원을 상대로 부작용에 관한 실태 조사에 나섰다. 이에 보건사회부 방역 당국 역시도 DPT 접종약이 중추신경장애 또는 영구적인 후유증 등 부작용이 있다는 사실은 인정하면서도, DPT 접종을 하지 않을 경우 피해가 더 클 것이라고 하며 예방 주사 접종을 지속하여 실시하는 조치를 취했다.[156]

    1970년대에는 연령별, 질병별로 예방 접종 대상자를 정하고, 이를 체계적으로 시행해 나아가는 시기였다. 이에 따라 예방 접종에 따른 부작용이 사회적인 문제로 대두되었으나, 이와 동시에 여전히 일부 지역에서는 예방 접종을 포함한 방역 계획은 계획으로만 머무르기도 했다. 예방 접종을 실시한다는 계획을 짜놓고 실시하지 않다가 다른 지역에서 전염병

---

154 이는 서울시가 1978년 10월-11월 사이에 역촌동 등 6개동 주부 875명을 대상으로 한 면담조사 결과에 의거한 것이다. 「예방접종 부작용 10.6%」, 『경향신문』, 1979년 2월 22일.

155 「DPT부작용 48시간이 고비」, 『경향신문』, 1971년 12월 18일.

156 「"DPT부작용 크다" 서울 성북구 의사회서 집단 접종거부」, 『경향신문』, 1971년 12월 17일.

이 발생했다는 소식을 듣고 뒤늦게 방역 계획을 실시한 사례가 그 예이다.[157] 또한 해안과 내륙 지방에 다른 방역 정책을 시행하다가 방역 대책의 실시 시기를 놓치기도 하였다. 해안 지방을 중심으로 예방 접종을 해오다가 내륙 지방에서 전염병이 유행하자 침투 경로가 불확실하여 제대로 된 예방책을 펴지 못한 사례도 있다.[158] 이러한 사례는 1970년대 초반 정기적 예방 접종이 정착하지 못한 당시 상황을 단적으로 보여주고 있다.

나. 1977년 집단 식중독 기네스 기록

1962년 국민 보건의 향상과 증진에 기여할 목적으로 처음으로 「식품위생법」이 제정되었다. 이후 경제발전과 도시화가 진행되는 과정에서 식품의 유통 과정이 활성화되면서, 식품 원료의 신선도나 식품 가공 업체의 과도한 첨가물 사용이 문제시되었다. 이에 따라 1960년대 말에는 부정식품과 위해식품의 규제가 사회적인 과제로 떠올랐다. 이에 따라 1969년 「보건범죄단속에 관한 특별조치법」을 제정하였고, 1970년대에 들어서는 부정식품과 관련하여 식중독의 국가적 관리와 예방 교육이 이루어지게 되었다.

1970년 정부는 식중독을 예방하기 위하여 「식품취급에 대한 7가지 원칙」을 세우고 이를 국민들에게 교육하였다. 여기에서 제시된 7가지 원칙은 ① 식품을 실온에 두지 말고, 차게 먹을 음식은 5도 이하로 냉각하고 덥게 먹을 것은 60도 이상으로 가열할 것, ② 가급적 식품에 손을 대지 말고 손을 깨끗이 씻을 것, ③ 상처가 있는 사람, 감기 환자, 설사 환자 등은 식품을 취급하지 말 것, ④ 조리장, 작업장, 판매장을 깨끗이 하고, 파리, 바퀴벌레 등은 없앨 것, ⑤ 식품의 노출은 절대 금할 것, ⑥ 유독 물질은 표시하고 식품의 제조, 조리 장소로부터 멀리하여 오용되지 않도록 할 것, ⑦ 기구 용기 포장은 항상 청결히 할 것 등이었다.[159]

그러나 식중독, 특히 집단 식중독 발생은 쉽게 잦아들지 않았다. 특히 1970년대에는 경

---

157 서울시는 서울시내에 뇌염 예방 접종을 실시하기로 계획하였으나, 실제로 접종을 실시하지 않다가 부산에서 뇌염발생소식이 도착하자 그제에서야 뇌염방역계획을 세웠다. 「부산에 진성뇌염」, 「예방접종 계획에만 그쳐」, 『동아일보』, 1970년 8월 26일.

158 「보사부 내륙지방예방접종 안해」, 『매일경제』, 1970년 8월 13일.

159 식중독예방책. http://theme.archives.go.kr/next/koreaOfRecord/foodPoisoning.do

제개발 우선주의와 기업의 도덕심 해이, 관련 공무원의 부패 등으로 인해 집단 식중독 사태가 종종 일어났다. 1970년대에는 지속적으로 집단 식중독 사건에 관한 신문 기사가 등장하였다. 집단 식중독의 원인은 결혼식장, 장례식장 등 관혼상제의 장소에서 제공된 음식, 도시락 및 간식, 군대의 배식, 학교의 급식 등에서 제공된 음식에 있었다. 이것은 경제개발이 진행되는 가운데 식품 관련 회사들이 속속 만들어지는 데에 반해, 이들에 대한 철저한 위생 관리를 실시하지 못한 데에 기인한 것이었다.

그 한 예로, 당시에는 단백질 및 칼슘 등의 보충을 위해 우유를 배달해서 먹는 가정이 많았는데, 배달된 우유가 변질되어 식중독을 일으키는 경우가 많았던 것을 들 수 있다. 가정에 배달하고 남은 우유는 날마다 보급소에서 협동조합으로 반송하는 것이 원칙이었으나, 반송을 귀찮아하는 일부 보급소에서는 하루를 묵혔다가 다시 가정에 배달하는 경우가 있었다. 일정 온도 이하에 보관해야 우유의 변질을 막을 수 있으나, 대부분의 보급소에는 냉장 시설이 없는 채로 상온에 보관한 우유를 재배달하기도 하였다. 이에 따라 변질된 우유를 마실 수 없다고 소비자보호센터에 고발하는 사례도 속출했다.[160]

특히 학생들과 식중독은 뗄래야 뗄 수 없는 관계였다. 왜냐하면 1970년대에는 초등학교 주변에 부정불량식품을 파는 가게들이 다수 존재했기 때문에 학생들은 항상 식중독 위험에 노출되어 있었기 때문이다. 제조 방법 및 원료명이 명확하게 제시되어 있지 않은 먹을거리들이 산재해 있었고, 제대로 된 영업 허가를 받지 않은 가게들에서 이러한 불량식품들을 비일비재하게 취급하고 있었다. 이에 식중독 예방을 위해 초등학교 학생들이 직접 캠페인을 벌이기도 했다. 1971년 한 초등학교에서는 "부정불량식품으로부터 우리 몸을 보호하자"는 플래카드와 피켓을 들고 부정식품 안 사먹기 캠페인을 벌였다.[161]

급식도 식중독의 주요 원인 중의 하나였다. 대표적인 사례로는 학교 급식으로 나온 크림빵을 먹고 서울 시내 초등학교 아동들이 집단 식중독에 걸린 사건을 들 수 있다. 이 사건은 피해 아동이 약 8천 명에 달해 기네스 기록으로 실렸다. 사건의 전말은 다음과 같다.

---

160 「배달 늑장 우유 변질 일쑤」, 『경향신문』, 1972년 8월 22일.
161 「국민교생 1천명 "부정식품 사먹지말자" 고사리손캠페인」, 『경향신문』, 1971년 4월 2일.

　서울 시내 초등학교 아동 7,862명이 학교 급식으로 나온 빵을 먹고 집단 식중독을 일으켰다. 급식빵을 먹은 지 2-3시간 안에 구토와 복통 증세를 일으켰는데, 사고의 직접적인 원인은 제조와 공급 과정의 부주의에 있었다. 집단 식중독을 유발한 빵은 공급되기 이틀 전에 만들어진 크림빵으로, 제조 회사인 한국식품공업주식회사는 시설이 미비하고 지하수를 사용하는 등 평소에도 위생 관리가 제대로 이루어지지 않았던 데다가, 부패하기 쉬운 크림빵을 50시간 이상이나 늦게 공급하였던 것이다.[162] 빵을 검사한 결과 포도상구균에 오염되어 있었음이 밝혀졌다.[163]

　이 사건은 다른 단순 집단 식중독 사건과는 달리 여러 가지 사회적인 문제를 내포하고 있었다. 어떻게 8천 명에 달하는 학생들이 한 회사에서 제조한 크림빵을 먹었던 것일까? 이것은 학교 급식 제도와 이를 둘러싼 부조리 때문이었다. 1977년 당시 서울 257개 초등학교 아동 59만 7천 명 가운데, 1, 2학년생을 제외한 아동의 25%가 넘는 약 15만 명에게 학교 급식이 제공되고 있었다. 이는 당시 학교보건법에 따라 학교 급식은 희망하는 학생에 한하여 지급하도록 되어있었으나, 담임교사들이 학급당 25%의 어린이에게 급식을 강요한 데에 기인한 것이었다.[164] 그런데 이들에게 제공되는 빵을 한 제조 회사가 독점적으로 생산하여 납품했던 것이다. 급식빵을 납품한 한국식품공업주식회사는 한국제빵 공업협동조합 산하의 회사들이 1974년에 학교 급식용 빵을 생산하기 위해 공동으로 설립한 회사로, 조합이 서울시 교육위원회 산하 4개 교육구청과 수의계약을 맺은 후 120여 개의 회원사 가운데 한국식품에만 독점 공급권을 주었던 것이다. 위생 시설이 잘 되어 있는 회사가 아닌 군소 회사가 독점 생산을 할 수 있도록 한 관계 기관의 책임 문제가 대두되기도 했는데, 큰 회사의 경우 급식 납품으로 얻는 이윤이 크지 않다는 이유로 학교 급식을 외면했기 때문에 이런 구조가 가능했다.

　그리고 이 회사에서 학교급식으로 납품할 방대한 양의 빵을 생산했음에도 불구하고 위

---

162 「충격적인 집단식중독 사건」, 『동아일보』, 1977년 9월 19일.
163 「급식빵 식중독 「슈우 크리임」서 세균 검출」, 『동아일보』, 1977년 9월 19일.
164 「어린이 집단식중독의 충격」, 『경향신문』, 1977년 9월 19일.

생 처리를 소홀히 하고 품질과 위생을 관리할 상주 검수관이 상주하지 않아 의무 규정들이 하나도 지켜지지 않았다는 점 또한 문제였다. 당 회사는 비포장 도로변에 위치한 먼지투성 이의 공장으로, 공장 곳곳에 기름때가 묻은 드럼통이 산재해 있을 정도로 불결한 상태였 다. 또한 종업원 중에 보건증을 소지하지 않은 자도 상당수 있었다. 생산된 급식빵은 최종 적으로 양호교사의 검사를 거쳐 학생들에게 제공되도록 되어 있었지만 육안으로 세균 감 염을 알아낼 수 없다는 것도 문제였다.

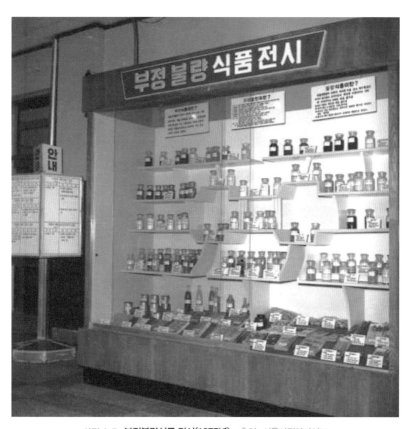

사진 4-5. **부정불량식품 전시(1975년)** 출처: 서울사진아카이브

이 사건으로 인해, 학교 급식빵의 위생 점검을 어느 기관에서도 실시하고 있지 않다는 것이 확인되었다. 서울시교육위원회와 협동조합은 물론, 보건사회부조차 위생검사를 실시

하지 않았던 것이 이 사건으로 인해 드러났던 것이다. 이 사건을 계기로, 문교부는 각 시도 교육위원회에 학교 급식 관리를 재점검하도록 지시하였고, 보건사회부는 사고를 낸 한국 식품공업회사를 비롯하여 전국 130여 개소의 학교 급식용 제빵회사에 대한 특별 위생 감사를 실시하였다. 신문에서는 당시 집중적으로 실시하던 도시락 혼식검사에 빗대어 급식 빵에 대한 검사가 소홀했던 점을 꼬집어 지적하였다.[165]

위생 관리 소홀로 집단 식중독 사건이 발생하여 이에 대한 책임을 묻자 각 기관은 서로 책임을 전가하였다. 이에 보건사회부는 급식 제조 허가에 대한 모든 권한을 시도(市道)에 이양했으므로, 그 책임은 시-도-내무부-국무총리실에 있고, 보건사회부는 책임이 없다고 변명하기까지 하였다.[166] 결과적으로 서울시교육감이 학교 급식 식중독 사고에 책임을 지고 문교부에 사표를 제출하는 것으로 사건은 일단락되었다.[167]

이 사건은 1970년대에 경제개발이 중시되고, 수익 문제로 대기업이 학교 급식에 참여하지 않는 가운데 군소 회사가 독점적 지위를 갖고 불결한 상태로 대규모의 급식을 제조·납품하고, 이에 대한 위생 관리의 담당 주체가 명확하게 정해지지 않은 상태에서 벌어진 사건으로, 1970년대 보건위생의 실상을 여실히 보여주는 사건이었다고 할 수 있다.

---

165 「충격적인 집단식중독 사건」, 『동아일보』, 1977년 9월 19일; 「어린이 집단식중독의 충격」, 『경향신문』, 1977년 9월 19일.

166 「계보 들춰가며 "책임없다" 변명 어린이 집단 식중독 사건에 보사부 발뺌」, 『경향신문』, 1977년 9월 24일.

167 「급식빵 중독에 인책」, 『경향신문』, 1977년 9월 21일; 「서로 발뺌하는 급식빵 중독참사—문교부, 보사부, 시교부, 인천시 「책임미루기」 행정」, 『동아일보』, 1977년 9월 21일.

새로운 전염병 출현 시기: 1980-1989년

개관

　1980년대는 1979년 10월 26일 박정희 암살 사건을 시작으로 정치적 격동기를 거치면서 무력으로 정권을 장악한 신군부에 의해 벽두부터 강력한 공안정국이 조성된 시대였다. 정치적으로는 1980년 5월 17일 발생한 신군부의 쿠데타와 그 반작용인 5·18 광주 민주화 운동, 그리고 7년 뒤인 1987년 6월 10일 발생한 6월 민주항쟁 등 굵직한 사건들을 통해 민주화에 대한 사회적 열망이 폭발했던 시기였다.

　신군부에 의해 성립된 제5공화국은 국민들의 비판적 시선을 분산시키기 위해 각종 사회 규제를 풀고 스포츠, 영화, 컬러텔레비전 방송 등 향락 중심의 다양한 대중문화를 보급하였다. 이는 저유가, 저달러, 저금리에 의한 3저 호황을 배경으로 시작된 1980년대 후반의 경제성장과 맞물리면서 전반적인 소득 수준의 향상과 함께 한국 사회가 본격적인 소비 사회로 접어들게 하는 계기를 제공하였다. 또한 1986년과 1988년에 각각 서울에서 개최된 하계 아시안게임과 하계 올림픽, 그리고 1989년부터 시행된 해외여행 전면 자유화 등은 한국사회를 급속도로 세계 시장에 편입시키는 결과를 가져왔다.

　한편 제5공화국의 의료 정책은 전두환 정부 최고의 국정운영 목표였던 민주복지국가 건설과 맥을 같이 하였다. 대표적인 것이 전 국민 의료보험제도의 실시였는데, 이는 물가안정을 기조로 한 경제 논리에 밀려 결국 제6공화국 시기인 1989년에 이르러서야 비로소 실현되었다. 국민들의 병원 접근성을 현저히 개선시킨 이 제도는, 그러나 대형병원의 성장 및 병원 이용률의 급격한 상승과 맞물리면서 병원감염(의료관련감염)이라는 새로운 문제를 야기하였다.

1980년대에는 그간 한국인들을 괴롭혔던 콜레라, 장티푸스, 파라티푸스, 이질, 일본뇌염, 재귀열 등과 같은 급성 전염병들이 급속히 감소하거나 사실상 사라졌다. 두창은 1980년 5월 세계보건기구가 근절 선언을 함으로써 지구상에서 완전히 사라졌다. 디프테리아, 폴리오, 백일해, 홍역과 같은 소아 전염병 역시 지속적인 예방접종사업의 실시로 과거에 비해 크게 감소하였다. 1960년대 후반부터 시작된 기생충박멸사업도 1980년대에 들어 가시적인 성과가 나타나 1980년대 이후로는 회충, 구충, 편충과 같은 토양 매개성 선충의 감염률이 모두 1% 미만으로 급속히 감소하였다. 그러나 흡충류, 요충과 같은 기생충 감염은 줄지 않아 문제시되었다.

1980년대에 기존의 많은 전염병들이 감소하거나 소멸 단계에 접어든 대신 과거에는 찾아볼 수 없었던 새로운 전염병들이 대거 출현하여 여러 차례 파장을 일으켰다. 이 중 가장 큰 파장을 일으킨 것은 1985년 6월 국내에서 최초 보고된 이래 사람들을 계속 공포에 떨게 했던 후천성면역결핍증이었다. 그러나 이외에도 1984년 7월 서울 고려병원의 레지오넬라증 집단 발병 사건, 1984년 9월 렙토스피라증 유행, 1985년 7월 비브리오패혈증 유행, 1986년 최초 확인된 쯔쯔가무시병 유행 등 새로운 전염병의 출현이 줄을 이었다. 또한 1974년부터 본격화한 이른바 중동 특수로 중동 여러 나라에 취업했다가 귀국한 건설 노동자들에 의해 유입된 열대의 희귀한 기생충질환들이 1980년대에 들어서면서 사회 문제가 되기도 하였다.

후진국형 전염병에 해당했던 결핵과 한센병은 민주복지국가 건설을 기치로 내건 전두환 정부의 퇴치 영순위 전염병이었다. 그러나 결핵의 유병률은 1980년대 내내 큰 변화 없이 전 인구의 2% 수준에 머물러 정부의 퇴치 의지가 의문시되었고, 한센병은 정부의 퇴치 의지와 상관없이 이미 1981년을 기점으로 사망자 수가 신환자 발생 건수를 앞질러 자연스러운 감소 추세에 있었다. B형간염은 1980년대 초 7-15% 수준의 높은 유병률을 보였으며, 이에 정부는 1987년 2월 신종 전염병인 후천성면역결핍증, 렙토스피라증과 함께 B형간염을 법정전염병에 준한 지정전염병으로 고시하였다. 그리고 매독, 임질과 같은 성병에 대해서는 아시안게임과 올림픽의 성공적인 개최를 명분으로 전염병예방법을 개정해 가면서 강력한 통제 정책을 시행하였다.

1. 1980년대의 전염병 개황

가. 제5공화국의 전염병예방법 개정과 지정전염병 고시

제5공화국에서 전염병예방법은 1983년과 1986년에 두 차례 개정되었다. 그럼에도 불구하고 전염병예방법에 따른 법정전염병의 종류는, 1976년 12월 31일 일부 개정되어 이듬해인 1977년 7월 1일 시행에 들어간 법률 제2990호 전염병예방법의 제2조 제1항에 규정된 26종이 변화 없이 그대로 유지되었다. 다만, 국내에서 1984년 최초 보고된 렙토스피라증과 1985년 최초 보고된 후천성면역결핍증의 확산이 우려되고, 만성 B형간염의 유병률이 전 인구의 7%에 이르러 이를 선진국 수준인 1% 이하로 낮출 필요가 있다는 주장이 제기되자 보건사회부가 이 세 가지 전염병을 한데 묶어 1987년 2월 24일 지정전염병으로 고시함으로써 실제 법정전염병은 모두 29종이 되었다.[1] 1976년 개정된 전염병예방법 제2조 제2항[2]에 의거하여 보건사회부장관이 지정전염병으로 고시하는 전염병은 법정전염병과 동일한 조치를 취할 수 있었기 때문이다. 정부가 지정전염병을 고시한 것은 1954년 전염병예방법이 제정·공포된 이래 최초였다. 이로써 후천성면역결핍증과 렙토스피라증은 제2종 법정전염병에 준하는 조치를, 만성 B형간염은 제3종 법정전염병에 준하는 조치를 각각 취할 수 있게 되었다. 이상의 내용을 도표로 정리하면 〈표 5-1〉과 같다.

---

1 「AIDS 「指定傳染病」 告示」, 「경향신문」, 1987년 2월 24일, 11면; 「AIDS 지정傳染病 고시」, 『동아일보』, 1987년 2월 24일, 7면.

2 "②제1항에 규정한 전염병 외에 이 법에 의한 예방대책을 필요로 하는 전염병이 있을 때에는 보건사회부장관이 이를 지정한다."

표 5-1. 1980년대 전염병예방법 개정 추이에 따른 법정전염병의 변화

2차 개정, 법률 제2990호 (1976년 12월 31일 일부개정, 1977년 7월 1일 시행)		3차 개정, 법률 제3662호 (1983년 12월 20일 일부개정, 1984년 6월 21일 시행)	4차 개정, 법률 제3825호 (1986년 5월 10일 타법개정, 1986년 6월 10일 시행)	지정전염병 3종 고시 (1987년 2월 24일 보건사회부장관)	
제1종 전염병 (9종)	콜레라, 페스트, 발진티푸스, 장티푸스, 파라티푸스, 두창, 디프테리아, 세균성이질, 황열	좌동	좌동	제2종 전염병에 준함	후천성면역결핍증, 렙토스피라증
제2종 전염병 (14종)	폴리오, 백일해, 홍역, 유행성 이하선염, 일본뇌염, 공수병, 말라리아, 발진열, 성홍열, 재귀열, 아메바성 이질, 수막구균성 수막염, 유행성 출혈열,[3] 파상풍			제3종 전염병에 준함	만성 B형간염
제3종 전염병 (3종)	결핵, 성병, 나병				

나. 새로운 전염병의 출현과 후천성면역결핍증

1980년대에는 과거 국내에서 찾아보기 어려웠던 새로운 전염병들이 다수 출현하였다. 이들 1980년대의 새로운 전염병은 크게 두 가지 범주로 나눌 수 있다. 첫째는 국내에 이미 토착화되어 있었으나 언제 어떻게 유입되었는지 불분명하고 1980년대에 접어들어 대규모 유행으로 사회 문제가 되면서 비로소 그 원인이 규명된 것들이었고, 둘째는 국내에서 토착적으로 발생하지 않고 한국인이 외국에서 감염되었거나 외국인이 자국 또는 타국에서 감염된 채 입국함으로써 발생한 수입성(輸入性) 전염병이었다. 전자에 속하는 병으로는 세균질환인 비브리오패혈증, 레지오넬라증, 렙토스피라증, 쯔쯔가무시병 등이 있었다. 후자에 속하는 병으로는 바이러스질환인 후천성면역결핍증, 기생충질환인 피부리슈만편모충증, 주혈선충증, 주혈흡충증, 포충증 등이 있었다. 이상의 내용을 다시 세분화하여 정리하면 〈표 5-2〉와 같다.[4]

---

3 2000년 1월 12일 개정된 법률 제6162호부터 병명이 "유행성출혈열(流行性出血熱)"로 바뀌었고, 2009년 12월 29일 개정된 법률 제9847호부터는 병명이 "신증후군출혈열(腎症候群出血熱)"로 바뀌어 현재에 이르고 있다.

4 이상의 내용은 주로 다음 4편의 논문들을 논거로 수정 보완한 것이다. 전종휘, 「우리나라에서의 수입병」,

표 5-2. 1980년대 국내에 출현한 새로운 전염병

시기 원인	1980년대 이전 유입 또는 토착화			1980년대 유입		
	병명	최초 보고	유입 지역	병명	최초 보고	유입 지역
세균	비브리오패혈증 레지오넬라증 렙토스피라증 쯔쯔가무시병	1982년 1984년 1984년 1986년	불명 불명 불명 불명	·	·	·
기생충	피부리슈만편모충증	1978년	사우디*, 요르단	광동주혈선충증 방광주혈흡충증 포충증 오구설충증 이형흡충증*** 바베스열원충증 유극악구충증	1981년 1982년 1983년 1985년 1986년 1988년 1988년	사모아 북예멘 중동 사우디*, 인도네시아 사우디* 코트디부아르** 태국
바이러스	·	·	·	후천성면역결핍증	1985년	미국

*사우디: 사우디아라비아 **영어명 Ivory Coast ***이형이형흡충증 1례와 작은이형흡충증 1례임

　　1980년대 들어 비로소 국내에 유입된 전염병, 즉 수입성 전염병의 거의 대부분이 기생충 질환이었던 것은 1974년부터 본격화된 중동 건설 붐 및 대외무역 급증과 무관하지 않았다. 한때 20만 명에 달하기도 했던 수많은 한국인 노동자들이 변변한 예방교육도 받지 못한 채 열대의 중동 건설 현장에 파견되었다가 기생충질환을 포함한 각종 풍토병에 이환 또는 감염된 상태로 귀국했기 때문이다. 1970년대 말-1980년대 초에 이르면 이러한 수입성 전염병에 걸린 환자들이 언론 보도를 통해 사회 문제로 부상하기 시작했다.[5] 실제로 1978년 1월부터 1979년 5월까지 중동 지역 5개국에 취업 중이던 한국인 노동자 27,661명을 대상으로 조사한 한 연구 결과에 따르면 중도 귀국한 328명 가운데 84%인 276명이 질병에 의한 것이었다. 이 중 감염증은 2.5%인 7명에 지나지 않았지만 그 원인이 기생충질환을 포함한 열

『대한의학협회지』, 32-3, 1989, 240-246쪽; 이순형, 「수입성 기생충질환」, 『대한의학협회지』, 32-3, 1989, 247-254쪽; 장우현, 「세균성 수입병」, 『대한의학협회지』, 32-3, 1989, 255-259쪽; 김준명, 「수입병: 바이러스 질환」, 『대한의학협회지』, 32-3, 1989, 260-264쪽. 새 기생충질환명은 다음 논문에 의거하였다. 안명희, 「해외여행과 수입기생충질환」, 『대한의사협회지』, 51-11, 2007, 993-1004쪽.

5　『경향신문』, 1978년 4월 15일, 5면; 『경향신문』, 1979년 6월 12일, 4면; 『동아일보』, 1980년 5월 17일, 4면; 『경향신문』, 1981년 7월 29일, 11면; 『동아일보』, 1982년 6월 15일, 7면.

대 풍토병인 것이 문제가 되었다.[6] 1989년 1월부터는 해외여행 전면 자유화가 시행되어 내국인은 물론 외국인의 왕래 역시 증가하면서 수입성 전염병의 유입 경로가 다변화하는 시점을 맞이하게 되었다. 이에 따라 방역대책에 대한 사회적 관심이 고조되었고, 대한의학협회(현 대한의사협회)는 『대한의학협회지』 1989년 3월호에 '수입병'에 대한 특집을 마련하여 4편의 논문을 싣기도 하였다.[7] 반면, 정부는 1986년 하계 아시안게임과 1988년 하계 올림픽으로 외국인 관광객이 대거 입국할 것을 대비하여 일찍이 1985년 11월 열대풍토병대책위원회를 설치했으면서도 올림픽이 끝난 이듬해인 1989년 5월 유명무실 등을 이유로 폐지해 버림으로써 시대의 흐름에 역행하는 모습을 보였다.[8]

1980년대에 출현한 새로운 전염병 가운데 가장 큰 사회적 문제가 되었던 것은 후천성면역결핍증(AIDS)이었다. 1979년 미국에서 최초 보고된 이후 불치병이라는 인식하에 전 세계 사람들을 공포에 떨게 했던 이 병은 6년 뒤인 1985년 6월 재한 미국인이 국내 첫 환자로 보고되면서 본격적인 사회 문제로 떠올랐다. 서울에서 개최 예정이었던 아시안게임과 올림픽의 성공을 정권의 안정과 직결시켰던 전두환 정부는 기민하게 대처하였다. 1985년 6월 바로 공식적인 관리에 착수한 정부는 동월 수입혈액제제 통관예정 보고서에 에이즈 검사 음성 확인서 첨부를 의무화하도록 하였다.[9] 1987년 2월 첫 한국인 환자가 보고되자 정부는 2월 24일 후천성면역결핍증을 지정전염병으로 고시하였다. 곧이어 3월 2일에는 보건사회부차관을 위원장으로 하는 'AIDS관리대책위원회'를 발족하였고, 1987년 상반기 중 특별법인 후천성면역결핍증예방법을 제정하기로 방침을 정하였다.[10] 예정대로 5월 2일 보건사회부가 입법 예고한 후천성면역결핍증예방법안은 하반기인 9월 17일 국무회의 의결을 거쳐 10월 21일 국회에 제출되었다. 인권 침해를 이유로 대한의학협회 및 대한변호사협

---

6 Kim MH, et al. "Diseases of returnees from tropical countries (Middle East)," Yonsei Reports on Tropical Medicine, 10-1, 1979, pp. 37-41; 『경향신문』, 1979년 6월 12일, 4면.

7 「특집: 수입병」, 『대한의학협회지』, 32-3, 240-264쪽; 『한겨레신문』, 1989년 4월 11일, 8면.

8 관련한 세부 내용은 본 5장의 '4-다. 수입성 원충: 말라리아' 참조.

9 대한보건협회 편, 『대한민국 보건발달사』(파주: 지구문화사, 2014), 276쪽.

10 "AIDS예방법 올上半期 제정," 『동아일보』, 1987년 3월 2일, 11면.

회 등 전문가 단체가 반대 의견을 표명했음에도 불구하고 법안은 정부 제출 원안대로 10월 30일 국회 본회의를 통과하였다. 결국 후천성면역결핍증예방법은 관련 특별법으로는 세계 최초로 11월 28일 공포되었으며 이듬해인 1988년 1월 28일부터 시행에 들어갔다. 이 법은 다시 동년 12월 31일 1차 개정이 이루어졌고 개정 당일부터 시행에 들어갔다.

다. 전 국민 의료보험제도의 실시와 병원감염 문제의 등장

1989년 7월 1일 전 국민 의료보험제도의 실시는 사람들의 일상을 바꾸어 놓았다. 의료보험제도 실시 이전의 병원은 응급 상황에서나 찾는 곳이었으며, 환자의 60-70%가 병원 치료를 받지 못하고 있는 실정이었다. 그러나 의료보험제도의 실시로 문턱이 낮아진 병원은 출생부터 사망에 이르기까지 사람들의 일상과 빼놓을 수 없는 곳이 되었다. 따라서 의료보험 도입 이전에는 인구 1인당 연간 의사 방문 횟수가 1회 이하에 불과했던 것이 도입 당해인 1989년에 당장 6.41회로 증가했고, 1977년 1.5일이었던 진료일 수는 1991년에 이르면 8.2일로 증가했다. 의료계의 지형 역시 크게 바뀌어 1975년 75개에 불과했던 80병상 이상의 종합병원이 1980년에는 82개, 1995년에는 266개로 급속히 늘어났다. 이는 의료보험의 도입으로 인해 의료서비스에 대한 접근이 수월해지면서 환자 수요가 늘자 이에 맞추어 병원 역시 늘어난 결과였다. 환자 수요가 급증한 반면 의료수가는 낮았기 때문에 이를 보전하기 위한 방편으로 의료계는 고급 의료기기를 도입하기 시작했고, 자금 동원이 용이한 사립의 대형 종합병원들이 상대적으로 더 빠르게 성장하였다.[11]

대형 종합병원의 성장과 사람들의 병원 이용률 증가는 병원감염(hospital acquired infection) 또는 병원내감염(nosocomial infection)이라는 새로운 문제를 야기하였다. 병원감염 또는 병원내감염이란 의미하는 그대로 병원에서 획득한 감염을 뜻한다. 일반적인 정의는 환자가 입원한 지 48시간 이후에 발생한 감염증이며, 입원 당시에 잠복기 상태가 아니어야 하고, 수술 환자의 경우 퇴원 후 14일 이내 또는 수술 종류에 따라 30일 이내에 발생한 감염증을 포함한다. 최근에는 입원은 물론 외래진료를 포함하여 의료와 관련된 모든 감염을

11　여인석 외 5인, 『한국의학사』(서울: KMA 의료정책연구소, 2012), 343쪽.

가리키는 의료관련감염(healthcare-associated infection)이라는 포괄적인 용어로 대체하여 사용되고 있으며, 이에는 환자뿐 아니라 병원 근무 직원과 병원 출입자가 걸린 감염도 포함된다. 일반적으로 입원환자의 5-10%에서 병원감염이 발생하는 것으로 알려져 있다.[12]

한국에서 병원감염과 그 관리의 필요성에 대한 인식은 1980년대 초 일부 의료인들의 관심과 대한외과학회와 같은 전문 학회의 경고를 통해 시작되었다.[13] 그러나 1980년대의 병원감염에 대한 국내 통계 연구는 아주 미비하여 단 두 건의 연구가 확인될 뿐이며, 두 연구 모두 1개 대학병원 퇴원환자들을 대상으로 한 것이어서 당시 국내 병원감염의 전반적인 실태를 확인할 수 없다는 한계가 있다.[14] 이 가운데 시기적으로 앞선 1984년의 연구는 1980년부터 1982년까지 3년간 서울대학교병원 일반외과에서 입원 및 수술을 시행한 환자 6,415명을 대상으로 한 것이었으며, 조사 결과 연 평균 병원감염률은 3.52-8.64%였다.[15] 2년 뒤인 1986년에 이루어진 연구는 1985년 11월부터 1986년 1월까지 3개월 간 서울시내 1개 대학병원에서 퇴원한 환자 전체를 대상으로 한 것이었으며, 조사 결과 병원감염률은 입원 후 24시간 기준으로 6.39%였고 입원 후 48시간 기준으로는 5.24%였다.[16]

사회적으로는 1984년 7월 서울시 서대문구 소재 고려병원에서 레지오넬라증으로 중환자실 입원 환자와 의료진이 집단 발병하고 환자들이 사망하는 사건이 벌어지면서 일반 대중에게 병원감염의 위험성과 심각성을 각인시켰다. 당시 긴급 구성된 보건사회부 역학조사반의 조사 결과에 의하면 원인은 레지오넬라균에 오염된 중환자실 개별 냉방기를 통한 호흡기 감염이었다.[17]

---

12 대한감염학회, 『감염학』, 개정판(서울: 군자출판사, 2014), 55쪽.

13 대한감염학회(2014), 61쪽; 『경향신문』, 1983년 11월 17일, 10면.

14 대한병원감염관리학회 병원감염관리실태조사위원회, 「우리나라 병원감염관리의 실태조사보고」, 『병원감염관리』, 2-2, 1997, 179쪽.

15 김진복·김진천, 「외과에서의 원내감염: 1980년부터 1982년까지 외과계 환자 6,415명을 대상으로」, 『대한의과학회지』, 26-5, 1984, 555-562쪽.

16 이성은·김정순, 「서울시내 1개 대학병원에서의 nosocomial infection에 대한 역학조사」, 『한국역학회지』, 8-1, 1986, 147-173쪽.

17 고려병원 레지오넬라증 집단 발병 사건에 대한 세부 내용은 본 5장의 '2-가. 레지오넬라증' 참조.

국내 의료계에서 병원감염에 대한 본격적인 인식 전환이 이루어진 계기는 1995년 11월 대한병원감염관리학회(현 대한의료관련감염관리학회)가 창립되고 의료기관 서비스 평가 시 감염관리 조항이 추가되면서부터였다. 그리고 이에 맞추어 여러 병원에 실제로 감염관리실 및 감염관리 전담 인력이 배치되기 시작하였다.[18] 1996년에는 대한병원감염관리학회가 보건복지부의 지원을 받아 국내 최초로 전국 규모의 병원감염 실태를 조사하였다. 1996년 6월부터 8월까지 감염관리사가 활동하고 있는 전국 15개 대학 및 종합병원을 대상으로 조사한 결과, 퇴원환자 100명당 3.70건의 병원감염이 발생하여 전체 병원감염률은 3.70%였다. 당시 조사방법은 미생물배양검사를 통해 병원감염 환례를 찾는 방법이었는데, 이 방법의 민감도를 고려하여 다시 추정해 보면 실제 병원감염률은 5.29-10.19%였다.[19]

2. 급성 전염병

제1종 전염병 가운데 두창은 세계보건기구가 1980년 5월 근절 선언을 하면서 지구상에서 사라졌다.[20] 같은 제1종 전염병인 페스트는 1980년대까지 국내에서 발생한 사실이 없으며,[21] 발진티푸스는 이미 1950년대에 자취를 감추었고,[22] 황열은 열대 지역의 풍토병이고 국내에 매개 모기가 서식하지 않아 자생적인 발생과는 거리가 멀었다.[23] 역시 같은 제1종 전염병인 콜레라, 장티푸스, 파라티푸스, 이질과 같은 경구 전염성의 세균질환은 경제 성장과 함께 생활과 의료 환경이 개선되고 사람들의 위생과 영양 상태가 향상되면서 예전에 비해 크게 감소

---

18 대한병원감염관리학회 병원감염관리실태조사위원회(1997), 179쪽.

19 대한병원감염관리학회 병원감염률조사위원회, 「1996년도 국내 병원감염률 조사연구」, 『병원감염관리』, 2-2, 1997, 157-176쪽; 김준명, 「병원감염의 국내 발생현황」, 『대한내과학회지』, 57-4, 1999, 572쪽.

20 http://www.who.int/mediacentre/factsheets/smallpox/en/

21 정희영 · 전종휘, 『감염질환』(서울: 수문사, 1987), 788쪽.

22 ibid., 648쪽.

23 전종휘, 「우리나라에서의 수입병」, 『대한의학협회지』, 32-3, 1989, 241쪽.

하는 모습을 보였다. 제2종 전염병 가운데 폴리오, 재귀열, 아메바성 이질과 같이 사람만이 자연계 병원소(natural reservoir)인 전염병도 같은 이유로 감소 추세에 있었다.[24] 그러나 경제 성장에 따른 해외여행의 증가로 해외 유입 콜레라의 국내 유행 가능성이 상존했다.[25]

1980년대에는 기존에 발생한 적은 있으나 그때까지 구체적인 원인이 규명되지 못한 급성 전염병의 원인과 전염 경로 등이 새롭게 밝혀지는 경우가 많았다. 그 가운데 대표적인 병으로서 인수전염병(zoonosis)인 신증후군출혈열, 렙토스피라증, 쯔쯔가무시병 등이 있었다. 이 세 가지 출혈성 질환은 임상 증상이 유사하고, 환자 발생 시기도 비슷하며, 야생 들쥐와 같은 설치류를 매개로 한다는 점 등으로 인해 정확한 원인과 전염 경로가 밝혀지기 전까지 임상 현장의 의사들과 전문가들을 상당한 혼란에 빠뜨렸다. 더욱이 이전부터 야외에 주둔하는 군인에 집단적으로 발생해 왔고, 또 야외 활동이 많은 농민이나 노동자에도 많이 발생했기 때문에 국가 차원의 보건학적 문제로 대두하기도 했다.[26] 이러한 혼란상은 1976년 신증후군출혈열의 원인 바이러스가 확인되고, 1984년 렙토스피라증의 원인 세균이, 1986년에는 쯔쯔가무시병의 원인 세균이 각각 확인되면서 차례로 해소되었다.

전염병 예방접종은 1960-70년대에 이어 신생아와 영유아에 대한 기초예방접종에 중점을 두었으며, 보건소에서 저소득층에 대한 무료 접종도 제공하였다. 1990년 현재, BCG 외에 백일해·디프테리아·파상풍 혼합백신인 PDT(현 DTaP), 경구 폴리오 백신, 홍역·볼거리·풍진 혼합백신인 MMR, 그리고 B형간염 백신과 일본뇌염 백신의 접종이 실시되고 있었다. 초등학교 신입생에 대해서는 입학 후 90일 이내에 전염병예방법에 의한 예방접종 완료 여부를 조사하고 미접종자에 대한 완전 접종을 유도하였다. 한편 백일해는 1970년 이후 기존 DPT(현 DTP)의 부작용으로 인한 접종 기피 현상으로 감수성 있는 집단이 축적되었고 이에 따라 질병 발생이 증가하는 추세였다. 이 문제는 1989년 부작용이 거의 없는 정제

---

24 전종휘, 「감염증의 변천, 병증의 변모: 50여 년 간의 임상경험을 토대로」, 『감염』, 20-1, 1988, 1-2쪽.

25 보건사회부, 『보건사회백서』(1984), 143쪽.

26 이호왕, 「1985-1987년 한국에서 발생한 급성 출혈성 질환의 혈청역학적 조사(신증후출혈열, 렙토스피라증, Scrub Typhus)」, 『대한의학협회지』, 31-6, 1988, 581-582쪽.

된 PDT 백신을 국가예방접종사업에 전면 도입하면서 해소되기 시작했다.[27]

가. 레지오넬라증

레지오넬라증은 *Legionella* 속의 세균에 의한 감염증이며, 임상적으로는 크게 재향군인병(Legionnaires' disease)과 폰티악열(Pontiac fever)이라는 2가지 양상으로 나타난다. 재향군인병은 *Legionella* 속 세균들에 의한 폐렴을 의미하며, 폰티악열은 폐렴이 아닌 급성 열성질환으로서 특별한 치료 없이 호전 가능한 경한 형태의 감염이다. 레지오넬라 감염은 대개 고층 건물의 대형 냉각탑, 온수 시스템, 수도꼭지와 같은 급수 시스템에서 발생한 오염된 에어로졸의 흡인에 의해 발생하며, 사람 간의 전파에 대한 증거는 없다.[28]

국내에서 처음 보고된 레지오넬라증은 1984년 7월 서울시 서대문구 소재 고려병원 중환자실에서 발생한 폰티악열에 따른 입원 환자와 의료진의 집단 발병 및 사망 사건이었다. 7월 21일 아침 중환자실에 입원 중이던 환자들의 집단 발병을 시작으로 약 일주일 사이 총 4명의 환자가 사망하고 23명의 의료진이 이환된 이 사건은 당시 조사를 담당하였던 보건사회부 역학조사반의 1985년도 발표 논문을 통해 사건의 전말을 비교적 상세히 파악할 수 있다.[29] 또한 이 사건은 언론을 통해 대중의 이목을 끌면서 사회 문제로 떠올라 이후 국내에서 병원감염의 위험에 대한 경각심을 불러일으키는 한 계기가 되기도 하였다.[30]

고려병원 집단 발병 사건에 보건사회부가 직접 개입하게 된 계기는 사건 자체의 위중함 때문이었다. 즉, 1984년 7월 21일 아침 약 3시간 사이 중환자실 입원 환자 3명이 잇따라 사망하고, 뒤이어 당일 아침 중환자실에 입원한 환자 1명이 이틀 뒤인 23일 아침 추가로 사망하였으며, 당일 해당 시간에 중환자실 근무를 했거나 출입했던 의사와 간호사 등 의료진에게도 독감과 비슷한 고열, 오한, 두통 및 전신 근육통을 동반한 증후군이 21-22일 양일간

---

27 보건사회부, 『보건사회백서』(1990), 38-39쪽; 보건사회부, 『보건사회백서』(1991), 81쪽.

28 대한감염학회(2014), 477-478쪽.

29 김정순 외 7인, 「1984년 7월 K 병원 중환자실을 중심으로 집단발생한 비폐렴성 Legionellosis(Pontiac fever)에 관한 역학적 연구」, 『한국역학회지』, 7-1, 1985, 44-58쪽.

30 『경향신문』, 1984년 8월 30일, 10면.

폭발적으로 집단 발생하자 역학조사반의 개입이 불가피하였던 것이다.[31] 7월 24일 밤의 예비 조사를 시작으로 익일인 7월 25일 오전부터 현지 조사에 착수한 7명의 조사반원들은 중환자실 환경 조사, 산소 및 마취가스 공급시설 조사, 사망 환자들의 의무기록 조사, 중환자실 직원들에 대한 면접 조사 및 문헌 고찰 등을 거쳐 집단 발병의 원인이 폰티악열이라는 심증을 굳히고, 당일인 25일 오후 이들을 뒤쫓아 다니던 기자단에게 그때까지의 조사 결과를 발표하였다.[32]

그러나 폰티악열임을 확증하기 위한 이후의 추가 조사에서 조사반은 곧 난관에 부딪히게 되었다. 사망한 환자 4명 중 21일 사망한 환자 3명은 벌써 매장된 상태여서 부검 및 혈청 채취가 불가능하였고, 23일 사망한 환자 1명만 26일 부검을 실시하였는데 이미 부패한 상태였으며 환자의 폐 조직, 흉수, 혈청 등을 특수배지에 배양해 보았지만 관련한 아무 균도 검출되지 않았기 때문이었다. 또한 당시 중환자실에 입원했던 다른 환자들의 혈청 검사도 추가로 시도해 보았지만 협조가 되지 않아 뜻을 이루지 못했다. 이 밖에 병원 수돗물, 중환자실 먼지, 중앙냉방시설의 냉각탑 물, 중환자실 창문에 설치된 냉방기 내 응결수 등 14건의 시료를 수집하여 배지 배양을 통해 레지오넬라균의 분리를 시도하였으나 이 역시 실패하였다.[33]

원인균의 직접 검출에 실패하자 조사반은 발병 의료진 23명에게서 채취한 혈청 검사 결과에 따라 최종 결론을 내리기로 하였다. 발병자의 혈청에 기존 생성된 항원을 대조하는 간접 방법으로 발병 원인을 밝히기로 한 것이다.[34] 최종적으로 19명의 혈청에 대해 14종의 레지오넬라 항원으로 간접형광항체법을 이용하여 항체를 측정한 결과, *Legionella gormanii* 항원에만 반응하였으며 19명 가운데 14명의 혈청이 양성 판정을 받았다.[35] 이로써 8

---

31 김정순 외 7인 「1984년 7월 K 병원 중환자실을 중심으로 집단발생한 비폐렴성 Legionellosis(Pontiac fever)에 관한 역학적 연구」, 『한국역학회지』, 제7권, 제1호, 1985, 44–45쪽.

32 ibid., 45–47쪽; 『경향신문』, 1984년 7월 26일, 7면.

33 ibid., 51–54쪽.

34 『경향신문』, 1984년 8월 18일, 11면.

35 김정순 외 7인, 1985, 55쪽.

월 22일 보건사회부는 고려병원 집단 발병의 원인이 *Legionella gormanii* 감염에 의한 것이었다고 최종 발표하였다.[36] 그러나 레지오넬라증의 대다수는 일반적으로 *Legionella gormanii*가 아닌 *Legionella pneumophila*가 원인이며 혈청학적 검사는 각각 다른 세균의 항원들과 빈번한 교차반응을 보일 수 있다는 점 등을 들어 근래 고려병원 사건의 조사 결과에 오류가 있을 수 있다는 주장이 제기되고 있다.[37]

한편, 조사반은 중환자실의 오염 경로로 중환자실 창문에 설치된 개별 냉방기를 최종 지목하였다. 조사반의 추정에 따르면 중환자실 창문 밖 수 미터 거리의 케이블 공사를 위해 파헤쳐진 흙 속에 있던 균이 개별 냉방기로 흡입되었다가 계속된 가동으로 온도가 높아진 냉방기 내 물속에서 수일간 증식된 뒤 에어로졸로 실내에 살포되었다는 것이다.[38] 조사반은 일찍이 7월 25일 언론에 1차 조사 결과를 발표하면서 이미 냉방기를 통한 실내 오염 가능성을 언급한 바 있었다.[39] 이에 따라 전년도인 1983년 연세의대 임상병리과 연구진이 실시한 「국내 에어컨과 환자혈청조사」 연구 결과가 새로이 언론의 주목을 받기도 하였다.[40]

1982년 7월부터 1983년 10월까지 진행된 연세의대 이삼열, 정윤섭, 최영숙의 공동 연구로 밝혀진 바에 의하면 서울시내 고층 건물, 병원, 지하철 등 대형 건물에 설치된 중앙 집중식 대형 에어컨의 냉각탑 상당수가 *Legionella pneumophila*에 오염되어 있었다. 연구진은 냉방 장치의 보급 확대로 레지오넬라증의 집단 발병이 우려된다면서 대형 건물의 냉방 장치에 대한 염소 소독 등 예방 대책이 시급함을 주장하였다. 또한 연구진은 같은 기간 연세의료원에 검사 의뢰된 450명의 환자 혈청을 검사한 결과, 이 중 11명의 혈청에서 이 균에 의해 발병한 흔적을 발견하였다. 이는 이미 고려병원 집단 발병 사건 이전에도 국내에 레지오넬라증이 많이 발생하고 있었다는 사실을 말해 주는 것이었다. 연구진은 그동안 국

36 『경향신문』, 1984년 8월 23일, 11면.
37 대한감염학회(2014), 『감염학』, 480-481쪽.
38 김정순 외 7인, 「1984년 7월 K 병원 중환자실을 중심으로 집단발생한 비폐렴성 Legionellosis(Pontiac fever)에 관한 역학적 연구」, 『한국역학회지』, 제7권, 제1호, 1985, 54쪽, 56쪽.
39 『경향신문』, 1984년 7월 26일, 7면.
40 『경향신문』, 1984년 8월 1일, 11면.

내에서 이 병이 드러나지 않았던 것은 원인균의 검사 및 배양 기술이 없었던 데다 대다수가 이를 감기나 독감으로 오인했기 때문이라고 추정하였다.[41]

폐렴을 동반하여 폰티악열보다 임상양상이 위중한 재향군인병은 1990년에 이르러 처음으로 1례가 국내에 보고되었다.[42]

나. 렙토스피라증

렙토스피라증은 형태상 스피로헤타에 속하는 병원성 *Leptospira* 속 세균 감염으로 발생하는 급성 열성 전신성 감염질환이며, 세계 전역에서 발생하고 있는 인수전염병이다. 사람과 동물이 렙토스피라 보균동물의 소변에 직접 접촉하여 감염되거나 또는 보균동물의 소변을 통해 배설된 렙토스피라균에 의해 오염된 물에 노출되어 감염된다.[43]

국내에서는 1942년 대구에서 일본인이 환자 1인의 소변을 암시야 현미경으로 관찰하여 *Leptospira*의 형태를 한 균체를 관찰하고 환자 혈청에서 개가 주요 숙주인 *Leptospira cani-cola*에 대한 항체 양성반응을 보고한 이래 1984년 10월까지 추가적인 환자 발생 보고가 없었다.[44] 다만 1975년 10월경 경기도 여주, 이천 및 충청북도의 농촌 지역에서 고열과 기침, 혈담, 객혈 등을 주 증상으로 하는 원인 불명의 급성 호흡기 질환이 대유행하여 121명의 환자가 발생하고 7명이 사망하는 사건이 벌어졌으나,[45] 당시에는 이를 렙토스피라증으로 인지하지 못해 원인 규명에 실패하였다. 유행 직후인 1975년 11월 29일 개최된 대한감염학회 제14차 학술대회에서 심포지엄을 통해 이 병에 대한 논의가 집중적으로 이루어졌다. 그러나 참석자 모두 지금까지 보지 못했던 새로운 질환이라는 점에만 동의했을 뿐 뚜렷한

---

41 『경향신문』, 1984년 8월 1일, 11면.

42 최강원 외 5인, 「Legionnaires' disease 1례」, 『감염』, 22-2, 1990, 93-96쪽.

43 대한감염학회(2014), 『감염학』, 691쪽.

44 조민기·백승복·오희복·송철, 「한국에서 유행한 Leptospirosis의 세균학적 연구」, 『한국역학회지』, 6-1, 1984, 16쪽; 조민기, 「우리나라에서 분리된 렙토스피라균의 성상 및 렙토스피라증의 혈청역학적 조사(1984-1987)」, 『대한의학협회지』, 31-6, 1988, 612쪽.

45 박승철 외 6인, 「폐염양질환의 역학적 조사」, 『대한의학협회지』, 19-4, 1976, 263-268쪽.

결론을 내리지 못하였으며, 역학적 양상으로 보아 공기 매개성 호흡기 질환으로 생각된다거나 바이러스성 출혈열(viral hemmorhagic fever)의 일종으로 생각된다는 정도의 의견이 제시되는 선에서 마무리되었다.[46]

1975년 대규모 유행 이후 의학계는 이 병을 가리켜 주로 폐렴양질환(당시 폐염양질환, 肺炎樣疾患, epidemic pneumonitis) 또는 유행성 폐출혈열(流行性肺出血熱, epidemic pulmonary hemmorhagic fever)이라 불렸으며, 이 밖에 임상적 특징을 반영하여 출혈성 폐렴양질환, 출혈성 폐렴, 급성 폐출혈열, 유행성 호흡기질환 등의 병명이 사용되기도 하였고, 항간에서는 속칭 '괴질'로 통하기도 하였다.[47] 1975년 이후에도 꾸준히 연구를 지속한 의학계는 1980년에 이르러 이 병이 1975년 이후에 급격히 발생한 신종 질환이 아니라 이전에도 국내에 존재하며 유행해 왔던 토착 질환이라는 결론을 내렸다.[48] 그리고 그 역학적, 임상적, 병리학적 소견이 바이러스성 출혈열의 소견과 부합된다 하여 병의 원인으로서 바이러스를 잠정 지목하였다.[49]

1975년 이후 발생 빈도와 사망률은 감소하였지만 매년 발생했던 이 병의 연구에 전기가 마련된 것은 1984년 9월 다시 대규모 유행이 있고부터였다. 기존 유행 지역이었던 경기, 강원, 충북을 훨씬 넘어서 충남, 전북, 전남, 경북까지 전역으로 확대된 이 유행으로 200명 이상의 환자가 발생하였다.[50] 보건사회부는 특히 집단 발생이 문제가 된 강원도 원주, 원성, 횡성, 홍천과 전라남도 광주, 광산 지역에 역학조사반을 파견하여 조사를 실시하게 하였다. 1984년 8월 말부터 10월 중순까지 강원도와 전라남도에서 유행한 이 병으로 이 지역에서 모두 81명의 환자가 발생하고 이 중 13명이 사망한 것으로 공식 집계되었다. 역학조

46 박승철 외 6인, 263-268쪽; 채일석 외 4인, 「폐염양질환의 역학적, 임상적, 방사선학적 고찰」, 『대한의학협회지』, 19-4, 1976, 292쪽.

47 최강원, 「출혈성 폐염양질환의 임상적 특성」, 『한국역학회지』, 6-1, 1984, 3쪽.

48 최경훈 외 9인, 「폐염양질환: 유행성 폐출혈열(가칭) – 제2보 후향성 연구(1970-1974)」, 『대한의학협회지』, 23-2, 1980, 149-150쪽.

49 심영학 외 10인, 「폐염양질환: 유행성 폐출혈열(가칭) – 제1보 역학적 및 임상적 관찰」, 『대한의학협회지』, 23-2, 1980, 139-142쪽; 최경훈 외 9인(1980), 149쪽.

50 최강원(1984), 3쪽; 대한감염학회(2014), 『감염학』, 693쪽.

사 결과에 따라 11월 1일 보건사회부는 병의 원인이 들쥐의 배설물에서 나온 렙토스피라
균이며, 들쥐의 소변 등을 통해 논바닥과 논물에 배설된 균이 피부 상처를 통해 인체에 침
입하여 병을 일으킨다고 발표하였다.[51] 조사반원으로 참여했던 서울대학교 보건대학원 김
정순 교수 역시 늦가을 홍수로 인한 결실기 벼 세우기 작업에 예년보다 많은 인원이 투입
되었고 이 중 다수의 환자가 발생했다는 점을 들어 보건사회부의 발표 내용을 뒷받침하였
다. 1975년 역시 1984년과 마찬가지로 유행에 앞서 늦가을 홍수가 발생했다는 환경적 공
통점이 있었다.[52]

   보건사회부 역학조사반이 빠르게 원인 규명을 할 수 있었던 것은 10년 전인 1975년과 달
리 시작부터 렙토스피라 가설을 전제로 해서 접근해 들어갔기 때문이다.[53] 조사반원 중 한
명이었던 김정순 교수는 1975년 유행을 연구한 기존 자료들과 이후의 연구들을 검토하여
여러 가지 사실과 이론을 바탕으로 렙토스피라 가설을 세웠고, 1980년을 전후하여 이 가설
을 증명하기 위해 노력하던 중 1984년 유행의 역학조사에 참여하게 되면서 그 기회를 얻을
수 있었다.[54] 이 가설에 입각하여 1984년 10월경 국립보건원 연구진은 유행 지역의 환자에
서 채취한 혈액, 뇌척수액, 소변 등과 들쥐에서 채취한 신장, 소변 등 가검물로부터 당시
렙토스피라증을 유발한다고 알려져 있던 *Leptospira interrogans*를 분리해 내었다.[55] 11월
14일 보건사회부는 이러한 추가 검사 결과를 토대로 렙토스피라가 원인균임을 또 다시 발
표하였다.[56] 그러나 대한의학협회 위촉으로 그간 이 병의 원인을 연구해 왔던 고려의대 이
호왕, 박승철 교수 연구진은 11월 27일 보건사회부의 발표를 부정하면서 원인균이 아직 정

---

51 보건사회부, 『보건사회백서』(1985), 143쪽;『동아일보』, 1984년 11월 2일, 11면.

52 김정순 외 7인, 「유행성 폐출혈열의 원인 구명을 위한 분석역학적 연구」,『한국역학회지』, 6-1, 1984, 13
    쪽; 김정순 외 5인, 「폐염양질환(유행성 폐출혈열)의 원인 구명을 위한 역학적 연구」,『대한의학협회지』,
    28-1, 1985, 77쪽, 86쪽; 전종휘(1988), 8쪽.

53 김정순 외 7인(1984); 김정순 외 5인(1985).

54 김정순 외 7인(1984), 10쪽.

55 조민기 · 백승복 · 오희복 · 송철(1984).

56 『경향신문』, 1984년 11월 29일, 3면.

확히 알 수 없는 미지의 병원체라는 이견을 발표하였다.[57] 이러한 견해 차이는 의학계와 국립보건원의 감정 대립으로 확대되었고, 언론은 보건사회부와 국립보건원의 일방적이고 배타적인 권위주의적 태도를 문제 삼아 비판하였다. 학술 논쟁은 흑백논리로 다룰 수 없다는 것이 그 이유였다.[58]

결과적으로 1984년 국가적 차원에서 렙토스피라증의 원인 규명이 이루어지게 되면서 이후 이 병의 전국적인 발생 규모가 드러나기 시작했다. 국립보건원 자료에 의하면 대규모 발생은 1984년에 200여 명을 비롯하여 1985년에 264명, 1987년에 562명, 그리고 1990년에 129명으로 집계되었고, 주로 경기도, 강원도, 전라도를 중심으로 발생하였다.[59] 렙토스피라증이 지정전염병으로 고시된 1987년[60] 이후 보건사회부의 공식 통계에 의하면 1987년에 500명의 환자가 발생하여 8명이 사망하였고, 1988년과 1989년에 각각 49명과 47명의 환자가 발생하였고 사망자는 없었으며, 1990년에 140명의 환자가 발생하여 4명이 사망하였다 (표 5-4 참조).

1987년 11월에는 국립보건원이 렙토스피라증의 백신을 개발하였다. 1985년 7월 개발에 착수하여 2년 만에 성공을 거둔 이 백신은 1987년 11월 17일 국립보건원이 발표한 바에 따르면 발생 지역의 주민 2백여 명을 대상으로 임상시험을 한 결과, 87.2%의 면역 효과가 있었다. 국립보건원은 이듬해인 1988년부터 이 백신을 양산하여 농촌 지역 주민들에게 접종할 예정임을 밝혔다.[61] 그러나 1988년 6월 국립보건원이 자체 개발한 백신을 직접 생산하는 대신 그 기술을 녹십자, 제일제당, 동신제약 등 3개 제약회사에 각각 2천만 원을 받고 넘겼다는 사실이 언론 보도를 통해 드러나면서 사회적 비판을 받았다. 1984년 괴질 유행의 원인이 렙토스피라증임을 밝혔던 김정순 교수도 비판에 합류하여 "정부가 자체 개발한 예

---

57 『동아일보』, 1984년 11월 28일, 10면.

58 『경향신문』, 1984년 11월 29일, 3면; 『동아일보』, 1984년 11월 30일, 10면.

59 대한감염학회(2014), 693쪽.

60 1980년내의 지정전염병 고시와 관련한 세부 내용은 본 5장의 '1-가. 제5공화국의 진염병예방법 개정과 지정전염병 고시' 참조.

61 『동아일보』, 1987년 11월 18일, 10면.

방백신을 민간 제약회사에게 팔아넘긴 것은 국민보건 차원에서 해야 할 전염병 예방사업을 제약회사의 영리에 맡겨 놓은 것과 크게 다를 바 없다"고 지적하였다. 또한 직접 생산이 불가능하다면 생산만 제약회사에 맡기고 접종 등 관리는 정부가 담당하는 것이 바람직하다는 지적도 나왔다.[62] 1988년 8월에는 김정순 교수가 시판 중인 백신의 효과와 부작용 등에 대한 문제를 제기하고 보건사회부에 그 대책 마련을 촉구하기도 하였다.[63]

다. 비브리오패혈증

비브리오패혈증은 피부에 출혈성 괴사가 나타나는 데다 병의 경과가 빠르고 치명률도 매우 높아서 1980년대 중반 사회적인 공포의 대상이 되었다.[64] 국내에서 그 원인균인 *Vibrio vulnificus*가 처음으로 분리된 것은 1982년이었으며, 간질환을 동반한 40대 남성 패혈증 환자가 주종을 이루었다.[65] 그러나 1984년 연구를 통해, 다른 세균으로 잘못 확인된 1978년도 환자 사례 2건이 뒤늦게 밝혀짐으로써 국내에 이미 1978년부터 이 감염증이 존재함을 알게 되었다.[66] 병명이 공식적으로 '비브리오패혈증'이라 불리게 된 것은 1985년부터였으며,[67] 그 이전에는 단순히 '피부 괴질' 또는 가칭 'Fulminating gangrenous toxic dermatitis syndrome due to *Vibrio vulnificus*' 및 'Gangrenous skin tissue toxic shock syndrome' 등으로 불렸다.[68]

---

62 『한겨레신문』, 1988년 6월 22일, 8면.

63 『한겨레신문』, 1988년 8월 11일, 8면.

64 오명돈, 「국내에서 새로이 출현한 감염병」, Infection & Chemotherapy, 43-6, 2011, 455쪽.

65 구정순 외 5인, 「Lactose Fermenting Vibrio(Vibrio vulnificus) 패혈증 5예」, 『대한병리학회지』, 16-3, 1982, 463-469쪽; Chong Y, et al(1982), "Vibrio vulnificus septicemia in a patient with liver cirrhosis," Yonsei Medical Journal, 23-2, pp. 146-152.

66 김현옥 외 5인, 「Aeromonas hydrophila로 잘못 동정된 2예를 포함한 Vibrio vulnificus 패혈증 4예」, 『대한임상병리학회지』, 4-1, 1984, 115-122쪽.

67 『경향신문』, 1985년 7월 16일, 7면.

68 박석돈·문형배·나용호·김영표, 「Fulminating gangrenous toxic dermatitis syndrome due to Vibrio vulnificus (가칭) 2례」, 『대한피부과학회 학술발표대회집』, 35-1, 1983, 18쪽; 김영표·전인기·나해철·박석돈, 「소위 '피부괴질'이라 불리웠던 가칭 Fulminating gangrenous dermatitis syn-

의학계는 1979년 이래 호남 지방에서 매년 봄과 여름에 걸쳐 전격성 피부 괴저와 쇼크를 동반하다 수일 내에 사망하는 원인 불명의 괴질이 수 명씩 발생하고 있음을 알고 있었다. 또한 이 괴질이 주로 해안에 거주하면서 날생선을 먹거나 취급하는 30-50대 남성에게 많이 발생한다는 역학적 사실 역시 알고 있었다. 괴질의 원인이 밝혀진 것은 1983년 4월 개최된 대한피부과학회 춘계학술대회에서 원광의대 박석돈 교수 연구진과 전남의대 김영표 교수 연구진이 각각 비브리오균에 의한 세균감염을 그 추정 원인으로 발표하면서부터였다.[69] 이 듬해인 1984년에 이르면 *Vibrio vulnificus*가 비브리오패혈증의 원인균이라는 사실이 언론을 통해 일반 대중에게도 알려지게 되었다.[70]

비브리오패혈증에 대한 사람들의 공포가 정점에 이른 해는 1985년이었으며, 그때까지 발생한 환자 대부분이 간질환을 가지고 있었던 것으로 밝혀져 당시 언론은 전 국민의 12% 정도가 간염 환자인 국내에 이 병이 특히 크게 번질 수 있다며 우려를 표하였다. 1985년 7월 전라남도 해안 일대에 환자가 잇따라 발생하자 보건사회부는 7월 12일 보건국장 유원하(柳元夏)를 단장으로 한 3명의 역학 조사반을 긴급 파견하여 조사에 착수하게 하였다.[71] 조사반은 조사 결과 1985년 7월 16일 현재 호남 지방에만 모두 11명의 환자가 발생하여 5명이 사망하고 나머지 6명은 입원 치료 중이라고 밝혔으며, 환자 11명 모두 40대 이상의 간질환자이고 감염 경로는 전부 어패류 생식이었다고 설명하였다. 그리고 그간 세간에서 괴질 또는 괴저병이라 불렸던 이 병의 공식 명칭을 '비브리오패혈증(Vibrio sepsis)'으로 정하였다.[72]

보건사회부의 이러한 역학 조사 결과가 언론을 통해 알려지면서 그 여파로 수산물 소비가 격감하자 보건사회부는 어민과 요식업주들뿐 아니라 수산청으로부터도 항의를 받게 되

drome due to Vibrio (일명 gangrenous skin tissue toxic shock syndrome) 4증례」, 『대한피부과학회 학술발표대회집』, 35-1, 1983, 19쪽.

69 박석돈 · 문형배 · 나용호 · 김영표(1983), 18쪽; 김영표 · 전인기 · 나해철 · 박석돈(1983), 19쪽; 『동아일보』, 1983년 4월 28일, 7면.

70 『경향신문』, 1984년 8월 10일, 11면.

71 『경향신문』, 1985년 7월 12일, 11면.

72 『경향신문』, 1985년 7월 16일, 7면.

었다.[73] 이후 이른바 '비브리오패혈증 파동'이 1개월여 만에 진정 국면에 들어서자 보건사회부는 자 부처가 어민 피해를 전혀 고려하지 않은 채 방역 일변도 대책만 내세운 것으로 오해를 받았다며 농수산부와 수산청에 유감을 표하기도 하였다. 즉, 전년도인 1984년 7월 전남대학교 총장이 이 병으로 사망하는 등 40여 명의 환자가 발생했기 때문에 적극적인 방역 대책을 펴지 않을 수 없었으며, 그 결과 1985년에는 발생 환자수가 25명으로 감소하였고 사망자 역시 11명에 그쳤다는 것이다.[74] 사람들의 비브리오패혈증 공포는 1986년이 되자 시민들의 의식 수준 향상, 생선 판매업자들의 위생관리 철저, 의료계 및 당국의 적극적인 홍보 등에 힘입어 점차 누그러지게 되었다.[75]

1980년대 초반부터 갑자기 비브리오패혈증이 출현하기 시작한 이유에 대해 학계는 지구온난화로 인한 엘니뇨 현상으로 해수 온도가 상승하면서 연안 해수의 환경이 비브리오균이 서식하기 좋은 쪽으로 변했기 때문이라고 추정하고 있다.[76] 이 병이 국내에서 한창 사회 문제가 되고 있던 1985년 7월 이미 언론 역시 이러한 추정을 뒷받침하는 보도를 하였다. 원인균인 *Vibrio vulnificus*는 미국에서도 1979년부터 청정 해역인 멕시코만에서 출현하기 시작했으며, 산업공해와는 관계가 없이 깨끗하고 따뜻한 해안 지역에서 서식하는 특수한 세균으로 추정하고 있다는 것이었다.[77]

라. 신증후군출혈열

1980년대에도 신증후군출혈열로 매년 꾸준히 수십 명의 환자가 발생하였고, 1989년 한 해를 제외하면 1990년까지 매년 1-7명의 사망자가 발생하였다(표 5-4 참조). 그러나 보건사회부의 이러한 공식 집계 결과와 달리, 고려대학교 바이러스병연구소 소장이었던 이호왕 교수는 1985년 1월 언론을 통해 1984년 한 해 동안 전국에서 원인 바이러스인 한탄바이

---

73 『동아일보』, 1985년 7월 19일, 10면.

74 『동아일보』, 1985년 8월 23일, 10면.

75 『경향신문』, 1986년 7월 29일, 6면.

76 오명돈(2011), 455쪽.

77 『경향신문』, 1985년 7월 12일, 11면.

러스에 감염된 환자는 800여 명에 달하고 그 사망률은 약 10%이며, 또 다른 원인 바이러스
인 서울바이러스에 감염된 것으로 확인된 환자 역시 서울에서만 모두 94명이라고 밝힘으
로써 1984년도 환자 발생 36명, 사망 7명이라는 보건사회부 공식 집계와 큰 차이를 보였
다.[78] 이러한 일은 이후에도 반복되어 1987년 이호왕 교수는 대한바이러스학회에 "전국적
인 환자 발생이 2,000명에 달한다"고 보고하여 전국적으로 환자가 52명뿐이라는 보건사회
부의 당시 발표를 뒤집기도 하였다.[79] 후일 이호왕 교수는 보건사회부가 매년 국립보건원
에서 검사한 숫자만을 통계 결과로 발표했다면서 "엉터리 질병 통계"를 양산하는 보건사
회부 공무원들의 무사안일주의를 직접적으로 비판하기도 하였다.[80]

1980년대에 신증후군출혈열과 관련한 국내 연구는 크게 세 가지 방향에서 중요한 진전
이 있었다. 시기순으로 우선 1982년 2월 세계보건기구가 그때까지 다양한 명칭으로 불리
던 병명을 통일하여 '신증후군출혈열(Hemorrhagic fever with renal syndrome, HFRS)'로
명명하였고, 1982년 11월 이호왕 교수 연구진이 집쥐에서 신증후군출혈열을 유발하는 새
로운 바이러스(후일 서울바이러스)를 분리하였으며, 1988년 11월에는 이호왕 교수 연구진
과 주식회사 녹십자가 공동 연구로 세계 최초의 신증후군출혈열 백신을 개발하였다.

1982년 2월 20일 일본 도쿄에서 세계보건기구 주최로 개최된 신증후군출혈열에 관한 국
제 세미나[81]에서는 그간 출혈성신우신장염, 유행성출혈열, 한국형출혈열, 유행성신염 등으
로 나라마다 제각각이던 출혈열의 병명을 통일하여 신증후군출혈열로 명명하기로 결정하
였다.[82] 이 세미나에는 한국인으로서 고려의대 이호왕 교수와 인제의대 전종휘 교수가 참
석하였다.[83] 이후 한국 의료계는 기존 유행성출혈열 및 한국형출혈열이라는 병명 대신 신

---

78 『동아일보』, 1985년 1월 24일, 8면; 『경향신문』, 1985년 1월 24일, 6면.

79 『동아일보』, 1988년 11월 23일, 13면; 해당 연구 결과는 다음 논문을 참조. 이호왕 · 박성배 · 주용규,
  「1980년-1987년 한국에서 발생한 신증후 출혈열 환자의 혈청 역학적 조사」, 『대한바이러스학회지』, 18-
  2, 1988, 131-142쪽.

80 이호왕, 『바이러스와 반세기』(서울: 시공사, 2003), 234-237쪽.

81 『동아일보』, 1982년 1월 15일, 11면.

82 바이러스이야기 편집위원회, 『바이러스 이야기』(서울: 대한바이러스학회, 2015), 14-15쪽.

83 대한감염학회, 『대한감염학회 40년사』(서울: 대한감염학회, 2001), 17쪽.

증후출혈열 또는 신증후군출혈열이라는 병명을 사용하기 시작했다. 그러나 전염병예방법 상의 법정전염병 명칭은 1990년대까지 계속해서 유행성출혈열이었으며, 2000년과 2009년 두 차례의 법 개정 과정을 거치면서 현재와 같은 '신증후군출혈열(腎症候群出血熱)'로 바뀌었다.

1982년 11월 이호왕 교수 연구진은 기존 야생 들쥐가 아닌 도시의 집쥐에서 신증후군 출혈열의 원인 바이러스를 분리했음을 외국 저널에 발표하였다.[84] 발표 당시에는 이 바이러스를 기존 한탄바이러스라 칭했으나 이후 수년간 추가 연구를 한 끝에 발견된 지명을 붙여 새로이 '서울바이러스(Seoul virus)'라 명명하고, 1985년 1월 29일 이 명칭을 정식으로 '미국 절족동물바이러스 및 기타 척추동물 바이러스 카탈로그(American catalogue of Arboviruses and other vertebrates viruses)'에 등록하였다.[85] 1982년 최초 발표되었음에도 서울바이러스라는 명칭이 1985년 1월에 이르러서야 비로소 국내 언론에 등장하는 이유는 이처럼 정식으로 바이러스명을 등록한 해가 1985년이었기 때문이다.[86] 서울바이러스의 발견은 기존 한탄바이러스의 숙주인 들쥐 외에도 집쥐가 숙주가 될 수 있다는 사실을 처음 확인했다는 점에서 세계적인 주목을 받았다. 그것은 집쥐가 인간 거주지라면 전 세계 어디든 분포하고 있는 까닭에 언제 어디서 환자가 발생할지 아무도 예측할 수 없음을 의미하는 것이었기 때문이다.[87]

그러나 기존 들쥐뿐 아니라 집쥐 역시 신증후군출혈열의 감염원이라는 사실은 이미 1979년 이호왕 교수 연구진이 밝혀 낸 사실이었다.[88] 연구진은 주로 농촌 지역에서 발생해

---

84 Lee HW, Baek LJ, Johnson KM.(1982), "Isolation of Hantaan virus, the etiologic agent of Korean hemorrhagic fever, from wild urban rats," The Journal of Infectious Diseases, 146-5, pp. 638-644.

85 바이러스이야기 편집위원회(2015), 11-12쪽; 이호왕(2003), 222-223쪽.

86 『동아일보』, 1985년 1월 24일, 8면; 『경향신문』, 1985년 1월 24일, 6면.

87 바이러스이야기 편집위원회(2015), 16-17쪽.

88 『경향신문』, 1979년 10월 17일, 7면. 해당 연구 결과는 다음 논문을 참조. 이호왕 외 5인, 「서울시내에서 발생한 한국형출혈열환자」, 『대한바이러스학회지』, 10-1, 1980, 1-6쪽; 해당 연구와 관련한 에피소드는 다음 글을 참조. 이호왕(2003), 221-222쪽.

온 신증후군 출혈열이 도시에서도 많이 발생하고 있다는 점에 착안하여 집쥐를 대상으로 연구를 진행하였다. 그 결과 그때까지 들쥐에 기생하는 진드기에 의해서만 전염되는 것으로 알려져 있던 신증후군출혈열이 집쥐의 타액과 대변 등을 통해서도 전염된다는 사실을 밝혀냈다. 즉, 집쥐가 배출한 타액과 대변이 건조되면서 그 안에 있던 다량의 바이러스가 공기 중을 떠돌다가 호흡기를 통해 사람을 감염시킨다는 점을 규명해 낸 것이다.[89] 그러나 이 연구는 집쥐에서 직접 원인 바이러스를 분리해 내지 못했다는 한계를 안고 있었다.[90] 그럼에도 바이러스 분리에 성공한 1982년 연구의 토대가 되었다는 점에서 그 의의가 있다.[91]

신증후군출혈열의 원인 바이러스로서 1976년 한국 야생 들쥐인 등줄쥐에서 세계 최초로 한탄바이러스가 분리되고[92] 1982년 집쥐에서 서울바이러스가 분리된 이후 외국에서도 다른 원인 바이러스들이 분리되기 시작하자 이들 바이러스들을 묶어 새로운 속(genus)으로 분류할 필요성이 학계에 제기되었다. 1986년 당시 미국에 체류 중이던 이호왕 교수는 이 새로운 속명으로서 본인이 최초 발견한 한탄바이러스의 영어 모음 어휘를 따서 '한타바이러스(*Hantavirus*)'라는 이름을 제안하였다. 그리고 이 단어가 그대로 미국 바이러스명 분류 위원회를 통과하여 한타바이러스 속이라는 새로운 속이 탄생하였다.[93] 평생 한 개를 규명하기도 쉽지 않은 전염병의 원인 바이러스체를 두 개나 발견하고 나아가 새로운 속이 탄생하는 현장에서 주역으로도 활동했다는 점에서 이호왕 교수는 결과적으로 세계 의학계에 큰 족적을 남긴 인물이 되었다.

1988년 11월에는 이호왕 교수 연구진과 주식회사 녹십자가 공동으로 1980년부터 8년간

---

89 그러나 신증후군 출혈열의 전파 경로는 현재까지도 확실하게 밝혀져 있지 않다. 다만 이호왕 연구진이 밝혀낸 대로 숙주인 들쥐(등줄쥐)나 집쥐의 소변, 타액, 대변 등 배설물에 다량의 바이러스가 오염되어 있다가 건조되어 사람의 호흡기를 통해 전파된다는 주장이 가장 유력한 것으로 학계에 수용되고 있을 뿐이다. 대한감염학회(2014), 889-890쪽 참조.

90 이호왕 외 5인(1980), 5쪽.

91 이호왕(2003), 222-223쪽.

92 『경향신문』, 1976년 4월 29일, 7면. 해당 연구 결과는 다음 논문을 참조. 이호왕·이평우, 「한국형 출혈열, II. 병원체 분리」, 『대한바이러스학회지』, 7-1, 1977, 19-29쪽.

93 바이러스이야기 편집위원회(2015), 11쪽.

5억 원의 연구 개발비를 투입하여 연구를 진행한 끝에 세계 최초로 백신을 개발하는 데 성공했다. 이 백신은 한탄바이러스, 서울바이러스 두 종류 모두를 예방할 수 있는 백신이었다.[94] 이호왕 교수가 일찍이 백신 개발에 착수한 가장 큰 이유는 1970-1980년대에 본인이 소장으로 있는 바이러스병연구소 동물실과 실험실에서 8명의 출혈열 환자가 발생하여 사경을 헤매는 것을 목도한 데에 있었다. "당장 실험실 연구원이 안전 보장이 절실하였고 또 우리 국민의 안전에 절대적으로 필요했기 때문에 직접 나선 것"이었다.[95] 1989년 2월부터 시행한 임상시험 결과 백신의 안정성과 효능이 확인되자[96] 녹십자사는 이 백신을 '한타박스(Hantavax)'라는 이름으로 상품화하여 1990년 9월 21일부터 전국 의료계에 공급하기 시작했다. 그리고 국내와 미국, 일본, 유럽 등 세계 각국에 백신 제조 방법에 대한 특허를 출원했다.[97] 이후 수년간 국내 신문 독자들은 한타박스를 대대적으로 선전하는 녹십자사의 대형 광고를 매년 신문지상에서 접하게 되었다(사진 5-1).

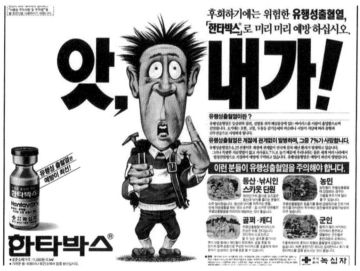

사진 5-1. 1990년 12월 7일자 『경향신문』 14면에 실린 신증후군출혈열 백신 '한타박스' 광고.

---

94 『매일경제신문』, 1988년 11월 26일, 8면;『한겨레신문』, 1988년 11월 26일, 8면.

95 바이러스이야기 편집위원회(2015), 17쪽.

96 『한겨레신문』, 1989년 5월 5일, 8면;『동아일보』, 1989년 5월 10일, 11면.

97 『매일경제신문』, 1990년 9월 21일, 1면

마. 인플루엔자

지난 20세기에는 총 3차례의 세계적인 인플루엔자 범유행(pandemic)이 있었다. 시기순으로 속칭 스페인독감(Spanish flu)이라 불리는 1918년 범유행(A/H1N1), 아시아독감(Asian flu)이라 불리는 1957년 범유행(A/H2N2), 홍콩독감(Hong Kong flu)이라 불리는 1968년 범유행(A/H3N2)이 그것이며, 원인 바이러스는 모두 인플루엔자 A형이었다.[98] 1968년 범유행 이래 지구상에는 크게 A형(H3N2)과 B형 두 종류의 인플루엔자 바이러스가 퍼져 있었다. 그러나 1977년 중반 시베리아에서 이른바 러시아독감(Russian flu)[99]이 유행하면서 A형(H1N1) 바이러스가 재출현함으로써 한 종류가 추가되어 지구상에는 모두 세 종류의 인플루엔자 바이러스가 존재하게 되었다.[100] 이후 현재까지 매년 전 세계적으로 이 세 종류의 바이러스가 계절성 유행의 원인 바이러스로 출현을 반복하고 있으며, 대개 한 가지 형이 유행하지만 때로 두세 가지 형이 동시에 유행하기도 한다.[101] 따라서 백신 역시 1977년 이전에는 A형과 B형 항원이 포함된 2가 백신이었으나, 이후에는 A(H3N2)형, A(H1N1)형, B형 항원이 포함된 3가 백신으로 바뀌었다.[102]

1980년대 한국 역시 매년 인플루엔자 유행 시 A형이나 B형 단독으로, 또는 A형과 B형이 동시에 출현하는 양상을 보였다. 1979년 2-4월 중에는 1977년 분리·확인된 소련 A형(H1N1)의 변이주인 브라질 A형(H1N1)이 유행하였고, 1980년 1-2월 중에는 1979년 분리·확인된 방콕 A형(H3N2)과 거의 유사한 A형(H3N2)이 유행하였으며, 1981년 1-3월에도 방

---

98 WHO (2011), Implementation of the international health regulations (2005): Report of the review committee on the functioning of the international health regulations (2005) in relation to Pandemic (H1N1) 2009, World Health Organization, p. 37; 1918년 당시 한국의 스페인 독감 유행 상황은 다음 논문을 참조. 김택중, 「1918년 독감과 조선총독부 방역정책」, 『인문논총』, 74-1, 2017, 163-214쪽.

99 러시아 독감은 유행 규모가 크지 않았기 때문에 20세기에 발생한 인플루엔자 범유행에 일반적으로 포함시키지 않는다. 당시 국내에선 이를 소련 A형 독감이라 불렀다.

100 Robert GW, et al.(2013), Textbook of Influenza, 2nd ed.(Oxford: John Wiley & Sons), pp. 20-23.

101 대한감염학회(2014), 836-837쪽.

102 Robert GW, et al.(2013), p. 23.

콕 A형이 유행하였다.[103] 1981년 12월에는 일본에 홍콩 A형과 홍콩 B형 및 소련 A형의 동시 유행으로 전년도 같은 기간에 비해 환자가 12배 증가하자 보건사회부가 12월 10일을 기해 전국에 이 세 형의 유행에 대한 주의보를 내리기도 하였다.[104] 보건사회부는 1982년 12월 22일에는 방콕 A형에 대한 주의보를,[105] 1983년 1월 14일에는 국내에 유행한 적이 없는 신종인 싱가포르 B형에 대한 주의보를 각각 내렸다.[106]

1982년에는 주식회사 녹십자가 국내 최초로 인플루엔자 백신의 생산에 성공하였다. 보건사회부는 동년 11월 8일 녹십자가 신청한 인플루엔자 백신 '플루박스'의 제조를 허가하였고, 이에 따라 녹십자는 1차로 3만 명분의 백신을 생산, 시판하였다. 녹십자가 일본 기타사토연구소와 기술 제휴를 통해 제조에 성공한 이 백신의 1982년도 첫 제품은 세계보건기구가 동년 유행할 것으로 예측한 두 가지 A형(방콕 A형과 브라질형)과 한 가지 B형(싱가포르 B형) 바이러스 항원을 혼합한 3가 백신이었다.[107]

바. 일본뇌염

1980년대 들어 일본뇌염은 1982년에 1,197명의 환자가 발생한 뒤 급속히 감소하여 1984년 이후에는 10만 명당 0.1명 미만의 발생률을 유지하고 있다.[108] 1983년부터 환자 수가 급감한 것은 보건사회부가 1982년 유행에 대한 역학조사를 통해 그 원인을 분석하고 개선책을 제시한 데 따른 결과였다. 구체적으로는 첫째, 예방접종을 확대하여 면역인구를 증가시켰고, 둘째, 우수 살충제를 선정하여 보급하였으며, 셋째, 돼지 사육에 의한 동물병원소의 증가에 따른 돼지 예방접종 및 돼지우리의 집중적인 살충 활동을 실시하였고, 마지막으로 레저 인구의 증가와 생활형태의 변화에 따른 여름철 야외활동 및 야외생활자에 대한 적극적인 계몽활동

---

103 장기봉, 「1979-1981년도 한국에서 분리된 인플루엔자 바이러스의 항원성 분석」, 『서울보건전문대학 논문집』, 2, 1982, 93–94쪽.

104 『동아일보』, 1981년 12월 10일, 11면.

105 『동아일보』, 1982년 12월 23일, 11면.

106 『동아일보』, 1983년 1월 14일, 11면.

107 『동아일보』, 1982년 11월 8일, 11면.

108 대한보건협회 편(2014), 244쪽.

을 실시하였다.[109] 또한 1984년에는 일본뇌염의 유행 양상을 조기에 예측하여 효율적인 방역 대책을 수립하기 위해 5월-10월에 걸쳐 부산, 충남, 전남북, 경북, 제주 등에서 일본뇌염 모기의 밀도조사, 돼지 항체가(抗體價) 양전율(陽轉率) 조사, 뇌염모기로부터 바이러스 분리 조사 등을 실시하였으며, 이를 뇌염 발생의 예보 및 경보 자료로 활용하였다.[110]

그러나 일본뇌염의 매개곤충과 중간숙주에서 병원체를 제어하는 데에는 한계가 있기 때문에 보건사회부는 무엇보다도 철저한 예방접종으로써 향후 유행을 억제하려고 하였다. 이에 따라 1984년에는 3-15세의 아이들을 대상으로 무료 또는 자비(自費)를 통해 가급적 많은 인원이 접종을 받도록 유도하고, 백신 가격이 고가인 점을 감안하여 시·군 보건소 주관으로 순회접종을 실시하여 일반 병·의원보다 저렴한 가격으로 접종받을 수 있는 기회를 제공하였다.[111] 서울시 또한 시민들의 편의를 도모할 목적으로 1984년 4월부터 기존 보건소 외에 195곳의 병·의원을 추가로 지정하여 3-15세 대상의 일본뇌염 유료 예방접종을 시행토록 하였다.[112] 이러한 노력 등에 힘입어 접종률은 1980년 5%에서 1984년 87%로 크게 증가하였고, 이후 일본뇌염의 발생률이 낮게 유지되는 데에 백신 접종이 큰 역할을 한 것으로 평가받고 있다. 그러나 학계에서는 일본뇌염을 백신 접종률이 낮아지면 다시 증가할 수 있는 전염병으로 보고 있다.[113]

---

109 보건사회부, 『보건사회백서』(1984), 143-144쪽; 1980년대에 들어서 농경법과 돼지사육법의 개량 등으로 일본뇌염의 발생이 크게 감소하였다는 분석도 있다. 돼지사육법 개량의 구체적인 방법으로는 기업적 대량사육, 돈사의 부락외 격리, 축돈사의 방충망 설치, 새끼 돼지에 대한 뇌염예방접종 등을 들 수 있는데, 이러한 개량을 통해 모기-돼지-모기-사람으로 이어지는 바이러스 전파 고리가 끊어지게 되었다는 것이다. 전종휘(1988), 17쪽 참조.

110 보건사회부, 『보건사회백서』(1984), 57쪽.

111 보건사회부, 『보건사회백서』(1984), 144-145쪽.

112 『경향신문』, 1984년 3월 28일, 10면; 보건사회부는 예방접종 지정 병·의원에 접종 1인당 300원의 수수료를 보건소를 통해 지원하겠다고 제의했으나, 의사회와 병원 측은 "백신 값에도 못 미치는 300원의 수수료 지원을 받느니 차라리 무료로 예방접종을 해 주겠다"며 반발하였다. 1984년 당시 1인당 일본뇌염 예방접종 요금은 보건소와 지정 병·의원은 모두 800원(3세는 400원)이었으며, 일반 병·의원은 보통 2,000원이었다. 『경향신문』, 1984년 4월 12일, 6면 참조.

113 대한보건협회 편(2014), 244쪽.

사. 쯔쯔가무시병

쯔쯔가무시병(Tsutsugamushi disease)은 국내에서 발생하는 대표적인 리케차 감염증으로서 인수공통전염병이다. 털진드기과에 속하는 *Leptotrombidium* 속의 털진드기(구 문헌상 좀진드기)에 물려서 생기는 병이며, 병명의 '쯔쯔가무시(つつがむし)'란 이 털진드기의 일본식 한자어인 '恙虫'의 일본어 발음에 해당한다.[114] 털진드기에 물리면 진드기 체내에 기생하는 리케차(세균의 일종)인 *Orientia tsutsugamushi*(구 학명 *Rickettsia tsutsugamushi*)가 인체에 옮겨와 병을 일으킨다. 사람 간에는 전파되지 않는다.

오래 전부터 일본의 풍토병으로 잘 알려져 있었던 이 병은 제2차 세계대전 당시 연합군 점령하의 동남아시아에서 약 4만 명의 환자가 발생하면서 '관목 숲에서 생기는 티푸스'라는 의미의 scrub typhus라 불렸으나,[115] 현재는 쯔쯔가무시병이라는 병명이 주로 사용되고 있다. 국내에서는 1951년 한국전쟁 중 국내 주둔 UN군에서 6명의 환자가 발생하였다는 보고가 있었고, 1957년에는 미군이 국내에서 채집한 야생들쥐와 진드기에서 병원체가 분리되었다는 보고가 있었다. 이후 국내 상주 한국인의 발병 또는 병원체 분리 예가 보고된 바 없다가 1986년 혈청학적 진단을 통해 국내 상주 한국인에서 이 병의 존재가 입증됨으로써 한국에서도 발생하고 있음이 최초로 확인되었다.[116] 따라서 1960-1970년대에는 국내에서 거의 문제시되지 않았던 전염병이다.

1986-1987년 사이 국내 연구진들에 의해 국내에 출현한 쯔쯔가무시병에 관한 논문들이 다수 발표되었다.[117] 1984-1986년 사이 대학병원 또는 내과의원을 방문한 환자들을 대상으

---

114 장우현, 「우리나라 쯔쯔가무시병의 발생양상과 R. tsutsugamushi의 원형의 분포」, 『대한의학협회지』, 31-6, 1988, 602쪽.

115 정희영, 전종휘(1987), 654쪽.

116 장우현(1988), 601-603쪽.

117 이강수 외 5인, 「쯔쯔가무시병으로 규명된 진해지방에서 발생하던 발진성 질환」, 『대한미생물학회지』, 21-1, 1986, 113-120쪽; 이정상·안규리·김윤권·이문호, 「국내 상주 한국인에서 처음으로 확진된 쯔쯔가무시병 9례를 포함한 Rickettsia 감염」, 『대한의학협회지』, 24-4, 1986, 430-438쪽; 김민자·유재명·박승철, 「Tsutsugamushi병 14예의 임상적 고찰」, 『감염』, 19-1, 1987, 23-31쪽; 장우현·강재승, 「환자에서 Rickettsia tsutsugamushi의 분리」, 『대한의학협회지』, 30-9, 1987, 999-1008쪽.

로 한 연구들이었는데, 이 가운데 언론의 주목을 받은 것은 경상남도 진해시 이내과의원 원장 이강수를 제1저자로 한 논문이었다. 이강수는 1985년 11월 9일부터 1986년 1월 24일 사이 의원을 방문한 환자 중 고열, 오한, 두통, 근육통, 발진이 있는 34명을 쯔쯔가무시병으로 의심하고 이 가운데 24명의 혈청검사를 연세대학교 의과대학 임상병리과에 의뢰하였다. 연세의대 측이 다시 일본 군마현 환경공해연구소에 재검사를 의뢰한 결과, 21명이 강한 양성반응을 보여 쯔쯔가무시병 환자임이 밝혀졌다. 언론이 이 연구에 주목한 이유는 보건사회부가 1986년 3월 22일 이 연구에 근거하여 일본 풍토병인 쯔쯔가무시병이 진해에서 국내 최초로 확인되었다고 발표했기 때문이다. 즉, 보건사회부는 일본 풍토병인 쯔쯔가무시병이 우리나라 남해안 지역에 상륙한 것이 아니냐는 우려를 했던 것이다.[118]

의학계는 쯔쯔가무시병이 늦어도 1980년대 초반부터 국내에서 발생하고 있었지만 임상 의사들의 관심이 적어 1986년에 이르러서야 비로소 확인된 것이 아닌가라는 의문을 제기한 바 있었다.[119] 그 근거로 제시된 것이 바로 이강수 등이 1986년 발표한 논문이었는데, 이 논문에서 이강수는 이미 1981년에 비교적 많은 수의 해당 환자들을 진료하였고 1985년에는 환자가 더욱 많았다고 기술하고 있다.[120] 결과적으로 1986년의 여러 연구들에 의해 국내 상주 한국인들에서도 쯔쯔가무시병이 발생하고 있음이 확인되자 이후 가을에 유행하는 열성질환 중 상당수가 쯔쯔가무시병인 것으로 판명되었다. 사실 1984년 가을 처음으로 렙토스피라증의 원인균이 분리된 이래 일선의 많은 임상 의사들은 초기 임상 증상이 유사한 열성질환을 모두 신증후군출혈열이거나 렙토스피라증일 것으로 혼동해 왔다. 그러나 1986년 이후 리케차 질병에 대한 전국적인 조사 연구가 본격적으로 시작되면서 가을에 유행하는 급성 열성질환 중 쯔쯔가무시병이 약 30%, 발진열이 약 11%, 렙토스피라증이 약 12%, 신증후군출혈열이 약 11%를 각각 차지하고 있음을 알게 되었다.[121] 지역별로는 충청

---

118 『경향신문』, 1986년 3월 22일, 7면; 『동아일보』, 1986년 3월 22일, 7면.
119 전종휘(1988), 9쪽; 정희영, 「우리나라 급성전염병의 역학과 임상상: 1961년 감염학회 창설 이후」, 『감염』, 23-4, 1991, 218쪽; 오명돈(2011), 454쪽.
120 이강수 외 5인(1986), 113쪽.
121 장우현(1988), 604-605쪽.

남도, 경상남도, 전라남도, 제주도의 발생률이 높아 40-60%였으며, 우리나라 전역에 걸쳐 발생하고 있음 또한 확인되었다(표 5-3 참조).

표 5-3. **쯔쯔가무시병의 지역별 발생현황(1986-1987년)**[122]

지역	1986년			1987년		
	검체수(개)	환자수(명)	백분율(%)	검체수(개)	환자수(명)	백분율(%)
경기	408	137	33.6	486	77	15.8
강원	46	15	32.6	76	21	27.6
충북	36	17	47.2	94	28	29.8
충남	98	40	40.8	224	133	59.4
경북	7	0	0	16	0	0
경남	12	7	58.3	90	50	55.6
전북	74	18	24.3	373	86	23.1
전남	27	17	62.9	107	47	43.9
제주	5	2	40.0	20	10	50.0
서울	227	43	18.9	273	31	11.4
미확인				14	4	28.6
합계	1,141	353	31.0	1,773	487	27.5

아. 기타

1) 백일해

백일해는 소아에서 매우 흔한 질병이었으나, 1950년대 말부터 디프테리아, 백일해, 파상풍의 혼합백신인 DPT(현 DTP)의 보급으로 점차 감소하여 1978년 이후 10만 명당 5명 이하의 발생률을 보였으며, 1989년에는 10만 명당 0.5명 이내로까지 감소하였다.[123] 그러나 1984년 백일해에 이환되는 소아가 예년에 비해 갑자기 2배 이상 급증하는 상황이 발생하였다. 이는 DPT에 포함된 백일해 백신의 부작용인 신경학적 합병증으로 인해 1970년대 초 사망 사고가 발생한 이래 의사도 부모들도 모두 백일해 백신의 접종을 기피한 데 따른 결

---

122 장우현(1988), 604쪽.
123 대한보건협회 편(2014), 245쪽.

과였다. 즉, 대부분의 소아들이 디프테리아, 파상풍의 혼합백신인 DT 백신만 접종받음으로써 백일해에 대한 면역력을 획득하지 못하였고, 그 결과 백일해 환자가 급증하게 되었다는 것이다.[124] 이에 따라 1989년부터 기존 DPT 백신은 백일해 백신의 부작용을 감소시킨 개량형 백신인 PDT(현 DTaP)로 전면 교체되었다.[125]

2) 장티푸스, 파라티푸스, 이질

수인성 전염병인 장티푸스, 파라티푸스, 세균성 이질, 아메바성 이질은 예전에 비해 크게 감소하였으나 1980년대에도 매년 수십 명에서 수백 명까지 환자 수가 줄지 않고 지속적으로 발생하였다. 그중 특히 장티푸스는 토착화 추세를 보였다.[126]

3) 콜레라

엘토르 콜레라(El Tor cholera)는 1963년 9월 국내에 최초 유행한 이후 1964년, 1969년, 1970년에 각각 유행하였으며,[127] 보건사회부 공식 집계에 의하면 1970년 206명의 환자가 발생하여 12명이 사망한 이후 10년간 환자 발생이 없었다.[128] 그러던 것이 다시 1980년 8월 30일 전라남도 신안군 안좌면 두리(斗里)에서 첫 환자 발생 후 전국으로 퍼져 1980년 10월 18일 종식될 때까지 145명의 환자가 발생하였고 그중 4명이 사망하였다.[129] 보건사회부는 콜레라의 침입 경로를 동남아 여행 급증으로 콜레라 오염 지역을 여행하고 귀국한 건강 보균자에 의한 것으로 최종 판단하였다.[130]

보건사회부가 콜레라 유행을 공식 발표하고 전국에 비상 방역령을 내린 것은 첫 환자 발

---

124 『경향신문』, 1984년 2월 2일, 7면; 『동아일보』, 1984년 10월 10일, 11면.

125 대한보건협회 편(2014), 245쪽.

126 보건사회부, 『보건사회백서』(1991), 78쪽.

127 유종선 외 6인, 「1980년 전남지방에 유행한 El Tor cholera에 관한 임상적 관찰」, 『감염』, 14-1, 1982, 73쪽.

128 보건사회부, 『보건사회통계연보』(1980), 48쪽.

129 유종선 외 6인(1982)은 1980년 엘토르 콜레라 5차 유행 때 전국적으로 779명의 환자가 발생한 것으로 보고하여 보건사회부 공식 집계 결과와 큰 차이를 보였다.

130 보건사회부, 『보건사회』(1981), 46쪽.

생 후 18일이 지난 1980년 9월 18일에 이르러서였다. 환자에서 채취한 가검물을 균 배양 검사를 통해 확인한 결과, 다행히 콜레라균이 '엘토르 이나바형'으로 과거 국내에 발생했던 형인 '오가와형'이나 '히로시마형'보다 약화된 것이고 발병률과 치명률 또한 2-5%에 불과하 다는 점이 밝혀졌다. 안심한 보건사회부는 날음식을 먹지 않는 등 주의 사항만 잘 지키면 발생 지역이 국소화되어 있어 더 이상 확산되지 않을 것이라고 전망하였다.[131] 그러나 이전 보다 증상은 비교적 경한 반면 전염력이 대단히 강하다는 점을 간과하여 콜레라는 빠르게 전국으로 확산되었고, 보건사회부는 9월 18일 첫 발표 후 1개월 만인 10월 18일에야 비로 소 오전 9시를 기해 방역령을 전국적으로 해제할 수 있었다. 해제 이유로는 콜레라 신환자 발생이 지난 열흘간 계속 없었고, 그간 격리 수용하여 치료했던 환자들도 모두 완치되었다 는 점 등을 들었다.[132]

1980년 이후 1980년대 내내 콜레라는 다시 발생하지 않았다. 1983년에는 전염병예방법 상의 정기예방접종 대상에서도 제외되었다. 그러나 보건사회부는 경제 성장에 따른 해외 여행의 증가로 해외 유입 콜레라가 국내에 유행할 가능성을 계속 우려하였다. 1989년 1월 1일부터 해외여행 전면 자유화가 시행된 이후에는 내국인뿐 아니라 외국인의 왕래 역시 증가함에 따라 오염지역 또는 유행지역에서 입국하는 내·외국인 전원에 대한 추적조사를 실시하여 보균자를 조기 발견함으로써 외래 전염병의 국내 침입을 방지하고자 하였다.[133]

4) 폴리오, 공수병

1980년대 접어들어 폴리오는 1983년 5명의 환자가 발생한 이후 1984년부터 더 이상 환 자가 발생하지 않았다. 폴리오는 홍역과 함께 1983년부터 예방접종이 의무화되었다.[134] 공 수병은 1982년과 1984년에 각각 1명의 환자가 발생한 이후 1985년부터 더 이상 환자가 발 생하지 않았다(표 5-4 참조).

---

131 『동아일보』, 1980년 9월 19일, 1면, 7면; 『매일경제신문』, 1980년 9월 19일, 7면.
132 『동아일보』, 1980년 10월 18일, 1면.
133 보건사회부, 『보건사회백서』(1984), 143쪽; 보건사회부, 『보건사회백서』(1990), 38쪽.
134 『매일경제신문』, 1983년 5월 27일, 11면.

표 5-4. 1981-1990년 법정전염병 발생 및 사망 현황[135] 단위: 명

연도 / 질병명	1981		1982		1983		1984		1985		1986		1987		1988		1989		1990	
	발생	사망	발생	사망	발생	사망	발생	사망	발생	사망	발생	사망	발생	사망	발생	사망	발생	사망	발생	사망
총 계	6,164	16	10,724	43	3,107	21	5,540	9	3,564	2	3,751	3	4,658	12	3,859	6	3,946	2	6,337	6
콜레라	–	–	–	–	–	–	–	–	–	–	–	–	–	–	–	–	–	–	–	–
장티푸스	164	1	319	–	391	1	184	2	208	–	278	1	184	1	419	–	133	–	232	–
파라티푸스	10	–	14	–	39	–	21	–	12	–	14	–	20	–	23	–	12	1	17	–
디프테리아	43	2	17	–	19	–	16	–	2	–	–	–	1	–	–	–	–	–	–	–
세균성이질	110	1	52	–	82	–	37	–	41	–	57	–	37	–	50	–	11	–	13	–
폴리오	2	–	2	–	5	–	–	–	–	–	–	–	–	–	–	–	–	–	–	–
백일해	1,622	–	700	–	443	–	1,854	–	479	–	188	–	808	–	565	–	168	–	174	–
홍역	2,307	–	6,776	–	695	–	2,246	–	1,283	–	1,818	–	1,880	–	1,579	–	2,394	–	3,415	1
유행성이하선염	1,524	–	1,487	–	1,050	–	919	–	1,237	–	939	–	824	–	759	–	878	–	2,092	–
일본뇌염	194	9	1,197	40	139	15	–	–	–	–	–	–	3	1	1	–	1	–	1	–
공수병	–	–	1	–	–	–	1	–	–	–	–	–	–	–	–	–	–	–	–	–
말라리아	–	–	–	–	–	–	–	–	–	–	–	–	3	–	8	–	1	–	6	–
성홍열	70	–	94	–	94	–	197	–	207	–	354	–	288	–	258	–	220	–	139	–
발진열	–	–	–	–	–	–	–	–	–	–	–	–	–	–	3	–	1	–	20	–
수막구균성수막염	4	–	6	–	6	–	1	–	2	2	8	2	3	1	42	–	9	–	2	–
유행성출혈열	46	3	32	3	29	5	36	7	64	–	52	–	58	–	55	3	58	–	106	1
파상풍	9	–	7	–	16	–	5	–	5	–	2	–	–	–	5	–	–	–	–	–
재귀열	–	–	–	–	–	–	–	–	–	–	–	–	–	–	–	–	–	–	–	–
아메바성이질	59	–	20	–	99	–	23	–	24	–	41	–	48	8	40	–	13	–	18	–
렙토스피라증	–	–	–	–	–	–	–	–	–	–	–	–	500	1	49	3	47	1	140	4
후천성면역결핍증	–	–	–	–	–	–	–	–	–	–	–	–	1	–	3	–	1	1	1	–

(제1종 전염병 / 제2종 전염병)

※ 제1종 전염병인 페스트, 발진티푸스, 두창, 황열은 발생은 없음.

135 보건사회부 발간 『보건사회백서』(1985), 77–78쪽의 〈표-18〉, 〈표-19〉; 『보건사회』(1989), 30쪽의 〈표-13〉; 『보건사회백서』(1991), 77쪽의 〈표-16〉; 『90급성전염병통계연보』(1991), 6–10쪽의 자료를 하나로 합친 것이다.

5) 홍역

홍역은 백신 접종으로 예방이 가능한 소아 전염병이지만, 1980년대 그리고 1990년대 초까지 매년 많게는 수천 명의 환자가 발생하였다. 특히 1982년에는 전년도 겨울의 포근했던 날씨가 근본 원인이 되어 봄부터 제2종 전염병인 홍역, 유행성 이하선염, 성홍열 등에 의한 소아 환자 발생이 급증하였다. 이 중 홍역은 보건사회부가 3월 한 달 동안 조사한 결과에 따르면 전년도 같은 기간에 비해 무려 6배 이상 급증하는 양상을 보였다.[136] 보건사회부 공식 집계에 의하면 1981년도 발생 환자 2,307명이던 것이 이듬해인 1982년도에는 그 세 배에 가까운 6,776명을 기록하였다. 이후 1983년에 잠시 감소세를 보이다가 다시 증가하여 1980년대 말까지 매년 꾸준히 1,000-2,000명 이상의 환자가 발생하였다(표 5-4 참조). 더욱이 1990년에는 3,415명의 환자가 발생하고 이 중 1명이 사망하는 일이 벌어지기도 하였다. 이에 대해 보건사회부는 예방접종을 받지 않았거나 접종시기가 적절하지 못했던 집단에서 주로 문제가 되었던 것이라고 판단하였다.[137] 이와 관련한 연구를 진행했던 의사들 역시 1990년 10월 개최된 대한소아과학회 추계학술대회 발표를 통해 백신을 접종받고도 홍역에 걸리는 소아 환자들이 증가하고 있는 문제를 지적하였다. 그리고 백신 접종의 적정 시기에 대한 재검토가 필요하다는 의견을 제시하였다. 당시까지 접종 적정 시기로 알려진 생후 16개월 이하에서 생후 6개월 이하로 낮추는 것이 바람직하다는 것이었다.[138]

정기예방접종 도입으로 홍역의 백신 접종이 의무화된 것은 1983년이었다. 정부는 1983년 5월 26일 국무회의에서 전염병예방법상 정기예방접종 대상이던 두창, 장티푸스, 콜레라를 제외하고 폴리오와 홍역을 추가하기로 결정하였다.[139] 홍역의 백신 접종이 의무화되면서 1960년대 후반 10만 명당 20명 이하의 발생률을 보이던 홍역은 1983년 이후 10만 명당 5명 수준으로 발생률이 감소하였으나, 1990년대 초반부터는 다시 증가하는 양상을 보였

---

136 『동아일보』, 1982년 4월 22일, 11면.
137 보건사회부, 『보건사회백서』(1991), 78쪽.
138 『한겨레신문』, 1990년 10월 30일, 8면.
139 『매일경제신문』, 1983년 5월 27일, 11면.

다.[140] 홍역 백신 접종 의무화로 보건사회부가 무료 접종을 위해 보건소에 처음 공급한 백신은 홍역에만 면역 효과가 있는 단일 백신이었다. 그러나 이미 1980년 4월부터 홍역, 유행성 이하선염, 풍진을 동시에 예방할 수 있는 혼합백신인 MMR 백신이 미국으로부터 수입되어 국내 접종이 이루어지고 있었다.[141] 보건사회부는 이후 국내에서도 MMR 백신의 대량 생산이 가능하게 되자 1986년 5월부터 보건소에 MMR 백신을 공급하여 무료 접종을 시행하였다.[142] 그러나 당시 홍역 백신 접종은 생후 15개월에 한 차례로 제한되어 있었기 때문에 홍역 예방에 한계가 있었다. 홍역 환자 중 생후 15개월 이하 유아가 제일 많고 백신 접종 뒤에도 발병하는 비율이 높아지는 문제가 드러나자 대한소아과학회는 1990년 12월 '소아예방접종지침'을 개정하여 홍역 백신 접종 시기를 한 차례에서 두 차례로 변경하였다. 즉, 종전 생후 15개월에 1회 접종하는 것에서 생후 6개월에 홍역 단일 백신을 1차 접종하고 생후 15개월에 MMR 백신을 2차 접종하는 것으로 그 형태를 바꾸었다.[143]

3. 만성 전염병

가. 간염

1) 1980년대 간염 감염 상황

1980년대 한국에서 가장 문제가 되었던 바이러스성 간염은 B형간염이었다. A형간염은 1980년대에는 성인에서 급성 간염 형태의 발병이 드물었기 때문에 사회적인 문제가 되지 않았고, 당시 NANB (Non-A, Non-B) 간염이라 불리던 C형간염은 1970년대 중반부터 알려지기 시작한 질병이어서 아직 사회적인 문제로 부상하기 전이었다. 1984년에 이르러 보건

---

140 대한보건협회 편(2014), 246쪽.
141 『매일경제신문』, 1980년 3월 24일, 5면.
142 『동아일보』, 1986년 3월 7일, 11면.
143 『한겨레신문』, 1990년 12월 26일, 8면.

사회부는 전체 인구의 약 9%인 약 350만 명이 B형간염의 만성 보균자인 것으로 추정하였는데, 이는 선진국의 1% 미만에 비하면 매우 높은 비율이었다. 더욱이 만성으로 이행 시간경변증 및 간암을 유발할 수 있어 치명적일 뿐 아니라 특별한 치료법도 없다는 점에서 보건사회부는 상황의 심각성을 인정할 수밖에 없었다.[144]

그 이전인 1979년에는 국립보건연구원 병독부(病毒部) 연구진이 1979년 4월부터 10월까지 전국 각지에서 수집한 약 2,000건의 혈청을 대상으로 한국인의 B형간염 바이러스 항원 및 항체 조사를 수행한 바 있었다.[145] 결과가 예상보다 심각했던 까닭에 언론에도 보도[146]되었던 이 연구에 따르면 RPHA (Reversed passive hemagglutination) 방법으로 B형간염 항원(HBs Ag)을 측정한 결과 11.6%의 양성률이 나타났다. 연구진이 보기에 이는 선진국의 양성률 1% 미만에 비하면 너무나 높은 수치였다. 최대한 낮추어 잡아도 해석하기에 따라 전국에 100만 명 이상의 B형간염 항원 양성자 즉 보균자가 있는 것으로 추정되었고, 이는 곧 한국인 30명당 1명꼴로 B형간염에 감염되어 있다는 결론으로 이어졌다. 이에 놀란 연구진은 역학 조사 연구와 방역 대책 수립이 시급함을 역설하였다. 1983년 동일 연구진이 RIA (Radioimmuno assay) 방법으로 다시 한국인의 B형간염 항원을 측정했을 때에도 양성률이 10.2%로 나타나 그 전과 비교하여 큰 변화가 없었다.[147] 연세의대 내과학교실 연구진이 1977년 9월부터 1982년 8월까지 세브란스병원 내원자 2,634명을 대상으로 연구한 결과 역시 크게 다르지 않아 B형간염 항원 양성률이 12.3%로 나타났다.[148]

이러한 부정적 결과를 두고 전문가들은 주삿바늘이나 수혈 과정을 B형간염 전염의 주요

---

144 보건사회부, 『보건사회백서』(1984), 67쪽.

145 백승복 외 4인, 「한국인의 간염 B 바이러스에 대한 항원 및 항체조사」, 『국립보건연구원보』, 16, 1979, 279–285쪽.

146 『매일경제신문』, 1980년 12월 5일, 7면; 『경향신문』, 1980년 12월 5일, 7면; 『매일경제신문』, 1980년 12월 9일, 8면.

147 신학균 외 4인, 「바이러스성 간염에 관한 연구: B형간염 감염률 조사, 1983」, 『국립보건연구원보』, 20, 1983, 109–110쪽.

148 최흥재 외 6인, 「한국인의 B형간염 바이러스 표식자 양성률에 관한 연구: 간질환이 없는 내원자를 대상으로」, 『대한소화기병학회잡지』, 15–2, 1983, 1–5쪽.

경로로 꼽았다. 특히 청년층의 감염률이 높은 이유에 대해서는 학교나 군대 등에서 집단생활을 하면서 예방접종과 과밀접촉 등으로 감염의 기회가 증가하기 때문인 것으로 설명하였다.[149] 예방접종 시 집단주사를 통해 간염이 전파된다는 사실은 당시에도 이미 의학적으로 입증된 사실이었다.[150] 따라서 의학계는 병원과 이발소에서 사용하고 있는 주삿바늘과 면도기가 바이러스성 간염 전파의 주요 경로라고 경고하였고, 이에 따라 1980년 10월 6일 서울대학교병원은 앞으로 1회용 주삿바늘을 사용하겠다고 발표하였다.[151] 정부도 1981년 6월 5일부터 의료보험수가를 인상하면서 B형간염 전염을 막기 위해 보험수가로 1회용 주사기를 사용할 수 있게 하였다.[152] 1981년 12월 4일에는 보건사회부가 1회용 주사기 사용을 원칙으로 하고, 특히 1세 미만 신생아에 대해서는 예방접종 등 모든 주사의 1회용 주사기 사용을 의무화하였다.[153] 그러나 보건사회부의 이러한 대책에 대해 비판의 목소리도 높았다. 의사들의 개인적인 노력과 조사를 통해 국내 간염 유병률이 8-15%로 밝혀졌는데도 정부 대책이라곤 1회용 주사뿐이고, 대국민 계몽활동도 미흡한 데다 전국적인 실태도 파악하지 못하고 있어 간염에 대한 정확한 통계자료조차 없다는 것이 그 주된 이유였다. 의학계는 나아가 1982년 현재 유병률 2.5%인 결핵에 약 5백억 원의 정부 예산을 들여 전국의 결핵 환자들을 무료로 치료해 주고 있는 것에 비해 유병률 10%가 넘는 간염 예방 및 치료 사업에는 너무 소홀하다며 국가적 차원의 대책을 촉구하기도 하였다.[154]

2) 1987년 2월 B형간염의 지정전염병 고시

B형간염 환자가 전 인구의 10% 내외를 차지하고 있음이 각종 연구들을 통해 거듭 확인되자 1981년 11월 정기국회에서 당시 보건사회부장관이었던 천명기(千命基)는 간염을 법정전염병으로 지정하고 국가가 예방 또는 치료를 책임지는 방안을 검토하겠다고 답변하였

---

149 백승복 외 4인(1979), 282쪽; 『매일경제신문』, 1980년 12월 9일, 8면.
150 『동아일보』, 1979년 5월 14일, 7면.
151 『동아일보』, 1980년 10월 6일, 7면.
152 『동아일보』, 1981년 6월 5일, 1면.
153 『경향신문』, 1981년 12월 4일, 7면.
154 『매일경제신문』, 1982년 7월 1일, 11면.

다. 그러나 장관과 달리 보건사회부 실무자들은 현재 예방백신이 개발되어 있지 않으므로 간염을 법정전염병으로 지정할 수 없다는 의견을 내놓았다.[155] 1982년 국내에서도 예방백신 개발에 성공하여 임상실험 중에 있는 등 상황이 바뀌게 되자 보건사회부는 1982년 5월 24일 간염을 제2종 법정전염병으로 지정하는 등의 전염병예방법 개정안을 마련하여 국회에 제출하기로 하였다.[156] 그러나 이러한 계획은 곧 보류되었던 듯하다. 1982년 7월 1일자 언론 기사를 보면 '국민병'으로 등장한 간염이 법정전염병으로 지정되지 않았다는 제목과 함께 보건사회부의 보신주의적 경향을 비판하는 내용이 실려 있기 때문이다. 즉, 보건사회부가 간염의 위험을 인식하고는 있지만 현재로선 뚜렷한 예방법과 치료법이 없으므로 국가가 법정전염병으로 지정하여 관리했을 때 분명한 실적이 남지 않을 것을 우려하여 지정을 주저하고 있다는 것이었다. 그리고 이러한 태도는 국민보건 향상보다는 관리의 효율을 더 중시한 데 따른 결과라고 비판하였다.[157]

1982년 7월 15일 여당인 민주정의당(이하 민정당)이 나서서 간염을 다시 법정전염병으로 지정하려는 시도를 꾀하였다. '결핵예방법'처럼 특별법 형식으로 간염예방법을 의원입법하여 9월 정기국회에 제출하겠다는 것이었다. 주요 내용은 간염을 법정정염병으로 지정하고, 각종 신체검사 때 간염검사를 의무화하고, 치료법 개발 등에 정부가 적극 지원한다는 것 등이었다.[158] 이를 주도한 민정당 정책연구소 이상희(李祥羲) 의원은 "간염이 법정전염병으로 지정될 경우 과거와 같이 정부가 모든 재정부담, 격리수용, 무료예방접종을 시킨다는 관념을 떠나 기존사회에서 동원 가능한 것을 조직적으로 활용한다는 유연성을 갖는다면 정부나 국민에게도 별 무리가 없을 것으로 생각"한다는 의견을 밝혔다.[159] 그러나 간염예방법의 특별법 제정 역시 이후 실현되지 못하다가 3년이 지난 1985년 8월에 이르러

---

155 『동아일보』, 1981년 11월 17일, 1면.
156 『경향신문』, 1982년 5월 27일, 1면.
157 『매일경제신문』, 1982년 7월 1일, 11면.
158 『동아일보』, 1982년 7월 15일, 11면.
159 『매일경제신문』, 1982년 7월 31일, 10면.

대한의학협회가 특별법 제정을 재추진하고 나섰다.[160] 여전히 이에 반대하는 보건사회부로 인해 상황은 의학계와 정부의 힘겨루기 양상처럼 전개되어 갔으나 뒤에 보건사회부가 입장을 선회하여 법정전염병에 간염을 추가하는 방안을 검토하기로 하였다.[161]

B형간염이 실제 법정전염병으로 지정된 것은 2년 뒤인 1987년 2월 24일에 이르러서였다. 그러나 국회의 전염병예방법 개정 과정을 통해 공식적으로 법정전염병이 된 것은 아니었다. 다만 전염병예방법에 명시된 보건사회부장관의 권한에 의거하여 법정전염병이 아닌 지정전염병으로 고시되었을 뿐이다. 즉, 1987년 2월 24일 보건사회부장관이 '만성 B형간염'을 제3종 법정전염병에 준한 지정전염병으로 고시하면서 비로소 B형간염은 법정전염병과 동일한 질병 조치를 취할 수 있는 전염병이 되었다.[162] 이에 따라 만성 B형간염 환자는 선별적인 격리 치료의 적용 대상이 되었고, 대중음식점 등 접객업소 취업도 금지되었다.[163]

나. 결핵

1) 1980년대 결핵 감염 상황

1980년대에도 결핵은 한국인 사망의 주요 원인 가운데 하나였다. 주요 질병 양상이 점차 전염성 질환에서 고혈압, 뇌혈관질환, 암과 같은 성인병(생활습관병)으로 바뀌는 추세에서도 결핵만은 1980년대 내내 예외였다.[164] 비록 국가의 지속적인 관리사업을 통해 결핵으로 인한 사망자가 많이 감소하긴 했으나, 그럼에도 1981년부터 1990년까지 연도별 10대 사망원인 가운데 전염성 질환으로는 유일하게 결핵이 늘 7-9위를 차지하였다(표 5-5 참조). 유병률 또한 국가가 1965년을 시작으로 1995년까지 5년마다 정기적으로 시행했던 전국결핵

---

160 『경향신문』, 1985년 8월 15일, 6면.
161 『매일경제신문』, 1985년 11월 27일, 11면.
162 1980년대의 지정전염병 고시와 관련한 세부 내용은 본 5장의 '1-가. 제5공화국의 전염병예방법 개정과 지정전염병 고시' 참조.
163 『매일경제신문』, 1987년 2월 24일, 11면.
164 「결핵死亡率 세계最高」, 『동아일보』, 1989년 2월 22일, 11면.

실태조사[165]에 따르면 꾸준한 감소에도 불구하고 1980년 2.5% (852,000명 추정), 1985년 2.2% (798,000명 추정), 1990년 1.8% (728,000명 추정)로 1980년대 내내 전 인구의 2% 수준에 머물 렀다(표 5-6 참조). 즉, 1970년대와 비교하면 1980년대는 결핵 인구 감소 수준이 사실상 정체 되었던 시기였다고 말할 수 있다. 이를 방증이라도 하듯, 보건사회부는 1985년도 제5차 전국 결핵실태조사 결과가 5년 전인 1980년에 비해 크게 개선된 것이 없고 오히려 아시아권에서 한국의 결핵 감염률이 제일 높은 것으로 드러나자 1986년도 정기국회에 관련 자료를 제출하 기 전까지 1년 가까이 이러한 사실을 숨겨오다 언론의 비판을 받기도 하였다.[166]

표 5-5. 1980년대 연도별 사망 원인 중 결핵의 순위와 결핵으로 인한 사망자 수[167] 단위: 명

연도	사망 원인 순위			사망자 수 (구성비 %)		
	전체	남성	여성	전체	남성	여성
1981	8위	7위	6위	(3.82)	(4.35)	(2.97)
1982	8위	8위	7위	(3.83)	(4.32)	(3.03)
1983	9위	8위	8위	2,577 (3.76)	1,828 (4.29)	749 (2.90)
1985	9위	9위	5위	6,274 (3.14)	4,389 (3.69)	1,885 (2.32)
1986	9위	9위	6위	5,872 (3.06)	4,165 (3.63)	1,707 (2.22)
1988	7위	7위	8위	4,891 (2.57)	3,594 (3.19)	1,297 (1.67)
1989	7위	7위	9위	4,382 (2.32)	3,168 (2.81)	1,214 (1.59)
1990	8위	7위	10위	4,062	3,013	1,049

---

165 2000년 6월부터 전산을 통해 의사들이 결핵환자와 의사환자를 신고·보고하는 결핵정보감시시스템을 구축하여 운영함에 따라 1965년부터 보건사회부가 대한결핵협회에 위탁하여 5년마다 실시해 오던 전국 결핵실태조사는 1995년을 끝으로 중단되었다. 보건복지70년사편찬위원회 편, 『보건복지 70년사』, 제2 권(보건복지부, 2015), 235쪽.

166 「결핵실태 1년간 '쉬쉬'」, 『동아일보』, 1986년 11월 25일, 6면.

167 통계청 발간 『사망원인통계연보: 인구동태신고에 의한 집계』 1981년판-1990년판까지의 해당 자료에 의 거하였다. 이 자료들은 인구동태신고 중 사망신고 자료(사망신고서, 의사의 사망진단서 등)에 기초한 것 이고 미신고, 사인(死因) 불명 등으로 인한 사망을 누락하고 있어 해당 연도의 모든 사망자 및 모든 사망 원인을 반영하고 있지는 못하다. 그러나 이러한 한계에도 불구하고 한국의 전반적인 사인 구조나 양상을 반영하고 있어 참고자료로서의 가치가 있다. 『사망원인통계연보』는 1982년에 발간된 1980년판이 최초이 다. 1984년판까지는 보고서명이 『사망원인통계』였고 그 이후부터 『사망원인통계연보』로 바뀌었으며, 담당 부서도 1989년판까지는 '경제기획원 조사통계국'이었다가 1990년판부터 '통계청'으로 바뀌었다.

표 5-6. 연도별 전국결핵실태조사 결과(1965-1995년)[168]

구분 \ 연도별	1965 1차	1970 2차	1975 3차	1980 4차	1985 5차	1990 6차	1995 7차
총 인구(천 명)	29,160	31,435	34,679	37,449	41,955	42,869	44,850
5세 이상 인구(천 명)	24,222	26,770	30,740	33,946	36,970	39,590	41,535
감염률(%)*	59.2(55.9)	59.0(51.5)	58.5(48.6)	58.0(40.0)	50.0(41.8)	(34.7)	(30.8)
유병률(%)**	5.1	4.2	3.3	2.5	2.2	1.8	1.0
환자 수(천 명)**	1,240	1,118	1,014	852	798	728	429
균양성률(%)**	0.94	0.74	0.76	0.54	0.44	0.24	0.22
균양성자(천 명)**	227	197	235	186	164	95	91
BCG접종률(%)***	24.3	44.4	60.6	69.9	80.1	86.0	91.8

* 감염률은 BCG 비접종 자의 투베르쿨린 반응 양성률임. 괄호 밖 수치는 전 인구 대상 산출값으로서 『보건사회백서』 1989년판의 것을 그대로 옮긴 것이다. 괄호 안 수치는 제7차 전국결핵실태조사 시 1980년도 총 조사인구의 연령별 구성비를 보정기준으로 표준화한 29세 이하 인구 대상 산출값이다.
** 5세 이상 인구 대상 산출값임. 유병률은 엑스선상 활동성 폐결핵 유병률임. 균양성률은 균양성 폐결핵 유병률임.
*** 29세 이하 인구 대상.

1980년대 말인 1989년에 이르러서도 여전히 결핵의 유병률과 사망률은 세계 최상위권에 속하는 것으로 드러났다. 1989년 3월 24일 서울 프레스센터에서 열린 세계 결핵의 날 기념 강연회에서 전문가들은 그 원인으로서 먼저 정부의 결핵 퇴치 의지가 없음을 지적하였다. 일본의 경우 한국의 1987년도 결핵 유병률과 비슷했던 1963년도에 투자한 결핵 퇴치 비용이 1987년도 한국의 20배나 되었으며, 한국의 1987년도 국민 1인당 총생산(GNP)과 동일한 1973년도에 일본의 결핵환자 1인당 투자액은 1987년도 한국의 약 70배나 되었다는 것이다. 또한 일본은 1963년부터 이러한 투자를 했음에도 결핵 유병률을 2.8%에서 0.16%로 낮추는 데 25년이 소요되었다는 것이다. 강연회에서 이와 관련하여 당시 대한결핵협회 회장이었던 한용철(韓鏞徹)은 결핵 퇴치를 위해 우선 정부는 더 많은 투자를 해야 하고, 국민들도 결핵 예방을 위해 BCG 접종을 제때 받아야 하며, 환자들은 인내를 가지고 치료에 응

---

168 보건사회부, 『보건사회』(1989), 46쪽의 〈표 22〉와 보건복지부, 『보건복지백서』(1996), 51쪽의 〈표 15〉를 종합한 뒤 수치 오기 등을 정정하였고, 감염률 부분은 한국결핵사편찬위원회 편(1998), 785-791쪽의 내용으로 보완하였다.

해야 한다고 지적하였다.[169]

2) 전두환 정부의 결핵 정책과 결과

1980년 9월에 들어선 전두환 정부는 '민주복지국가 건설'을 기치로 내걸었고, 그 연장선
상에서 보건사회부 역시 집권 직후 곧 2.5%[170]에 달하는 높은 결핵 유병률을 1985년까지
일본 수준인 0.3%[171]로 낮추겠다는 장기계획을 세웠다. 1980년 10월 15일 보건사회부가
복지를 중시하는 정부 정책에 따라 '보사행정장기개선방안'을 확정 발표하기 전까지는 결
핵 유병률을 0.3%까지 낮추는 계획의 종결 연도가 원래는 1990년이었다. 그러던 것이 장
기개선방안을 발표하면서 종결 연도가 갑자기 1985년으로 5년 단축되자 다급해진 보건사
회부는 이를 실현하기 위해 단기화학요법을 보급하고, 민간병원에서도 결핵환자의 등록치
료를 받게 하며, BCG 접종대상을 신생아에게까지 확대하겠다는 등의 방안을 내놓았다.
그러나 유병률이 과거에 비해 낮아진 상황에서 이를 더 낮추기 위해서는 감소 추세 둔화
현상으로 인해 이전보다 훨씬 더 많은 노력이 필요했다. 따라서 보건사회부가 제시한 몇
가지 방안만으로는 단기간 내 2%가 넘는 유병률의 감소를 기대한다는 것이 현실적으로
가능하지 않았다. 전문가들 역시 정책 변화는 물론 더욱 과감한 투자가 뒤따르지 않고서
는 이러한 높은 수준의 목표 달성이 어렵다며 회의적인 반응을 보였다.[172] 그뿐만 아니라
1980년대라는 시대적 한계와 전두환 정부의 권위주의적 성격 또한 결핵 퇴치의 걸림돌로
작용하였다.

---

169 『경향신문』, 1989년 3월 25일, 8면.

170 1980년 10월 16일자 『동아일보』 보도(7면)에 따르면 보건사회부는 전날인 15일 보사행정장기개선방안을
발표하면서 1980년도 결핵 유병률을 2.3%로 언급하고 있다. 그러나 1980년 3월 20일부터 9월 22일까
지 실시된 제4차 전국결핵실태조사 결과에 의하면 1980년도 결핵 유병률은 2.5%였다. 보건사회부가
2.3%로 발표한 것은 결핵실태조사에 따른 최종 결과 파악 이전이었거나 또는 추정 환자수만 가지고 약
식으로 산출했기 때문일 가능성이 있다.

171 일본의 결핵 유병률 0.3%는 1977년도 기준이며, 15세 이상을 대상으로 한 엑스선상 활동성 폐결핵 유병
률을 의미한다. 한용철·홍영표, 「結核의 變遷樣相」, 『대한의학협회지』, 28-2, 1985, 139쪽.

172 「結核退治사업 부끄러운 水準」, 『동아일보』, 1981년 5월 22일, 10면. 해당 칼럼의 필자는 김성진(金成鎭)
당시 대한결핵협회 결핵연구원장이었다.

1979년 이란의 이슬람혁명으로 인해 발생한 제2차 석유파동(오일쇼크)이 한국 경제를 강타하면서 1980년의 한국 사회는 박정희 사망에 따른 정치적 불안정까지 겹쳐 50% 이상 급등한 유가, 44%에 달하는 물가 폭등, 높은 금리 등으로 시달리고 있었다. 이를 해결하기 위해 1980년대 중반까지 대외채무의 대량 도입이 지속되었고 이에 따라 외채 상환 압력 역시 가중되었다. 전두환 정부는 이러한 경제 위기를 극복하고자 경제 정책 기조를 이전 박정희 정부의 고성장 정책에서 물가안정 정책으로 급속히 전환하였다. 예산을 전년 대비 동결하고 통화량 관리에 중점을 둔 이 물가안정 정책은 원유, 달러, 금리의 이른바 3저 호황으로 집권 후반기인 1986년부터 1988년까지 수출 급증과 경상수지 흑자 및 외채 감소, 그리고 그 결과인 고속 경제 성장에 이를 때까지 시종 유지되었다. 이는 전두환 정부의 강압적이고 권위주의적인 성격이 물가안정에 반하는 어떠한 논리도 용납하지 않았기에 가능한 결과이기도 했다. 따라서 집권 초 국정운영 목표로 내세웠던 복지정책 대부분이 물가안정이라는 우선순위에 밀려 구체적으로 실현되지 못하였다.[173] 심지어 경제가 안정기에 접어든 1986년 9월 정부가 다시금 '국민복지증진대책'을 발표하고 시행할 때조차 전두환은 "모든 복지시책은 물가안정의 바탕 위에서 추진돼야 한다"고 재차 강조하였다.[174]

결핵의 높은 유병률을 낮추기 위해 보건사회부가 1980년 10월 수립한 장기계획 역시 전두환 정부의 물가안정 우선시 정책으로 긍정적인 결실을 맺지 못하였다. 언론을 통해 알려진 대표적인 세 가지 계획인 단기화학요법 보급 방안, 민간병원의 결핵환자 등록치료 허용 방안, BCG 접종대상에 신생아를 포함하는 방안 중 단기화학요법의 보급을 제외한 나머지 두 방안은 1980년대 내내 시행조차 되지 못했기 때문이다.

우선 민간병원의 결핵환자 등록치료 허용 방안은 당시 전문가들로부터도 긍정적인 반응을 얻었다. 민간병원에도 등록치료를 허용하고 국비로 진료비를 부담해 주면 전문성 결여로 이미 환자들에게 외면당하고 있는 보건소 등록치료 체제를 보완할 수 있고 환자들 역시

---

173 한국행정연구원 편, 『전두환 정부』, 대한민국 역대 정부 주요 정책과 국정운영, 제3권(서울: 대영문화사, 2014), 59-60쪽, 248-254쪽; 정해구, 『전두환과 80년대 민주화운동: '서울의 봄'에서 군사정권의 종말까지』(고양: 역사비평사, 2011), 215-218쪽.

174 『동아일보』, 1986년 9월 2일, 1면.

자신이 선택한 병·의원에서 양질의 치료 서비스를 받을 수 있어 전 국민 대상 의료보험제도가 실시되기 전까지의 그 공백을 메우는 것이 이론적으로 가능했기 때문이다.[175] 1962년 시작된 전국 보건소망을 통한 결핵환자 등록치료 사업은 국가 결핵관리의 핵심 사업이었다. 그러나 보건소에서 등록치료 중인 환자들만 관리 대상이었고 국공립병원이나 민간병의원에서 치료 중인 환자는 관리 대상에서 제외되었던 까닭에 범국가적인 결핵환자 관리가 불가능하다는 문제가 있었다.[176] 따라서 결핵 유병률을 낮추기 위해서는 일반 병·의원을 국가 결핵관리 사업에 참여하도록 유도하는 것이 필수적인 전제 조건이었다.[177] 그럼에도 이 방안은 실현되지 못했고, 1989년 7월 전 국민의료보험제도의 실시에 따라 곧 잊혀졌다.

다음으로, BCG 접종대상을 신생아에게까지 확대한다는 방안은 면역인구의 증가를 통해 결핵을 예방하고 이로써 자연스럽게 유병률을 낮출 수 있는 가장 효율적이고 저렴한 방법이었지만 결국 10년이 지난 1990년에 이르러서도 시행되지 못했다.[178] 이에는 특히 영유아에 더 치명적인 BCG 접종 부작용 사고가 잇따르면서 백신의 품질 자체에 대한 의혹과 함께 예방접종을 거부하는 분위기가 형성된 것도 한 이유로 작용하였다.[179] 따라서 1990년 제6차 전국결핵실태조사 결과, 29세 이하 인구의 BCG 접종률은 86.0%에 머물러 5년 전인

175 『동아일보』, 1981년 5월 22일, 10면.

176 진병원·장동준, 「국공립 및 민간 병의원에서의 결핵환자 관리실태 분석」, 『결핵 및 호흡기질환』, 37-4호, 1990, 400쪽.

177 각 기관에서 결핵으로 치료 중인 환자 전체를 대상으로 한 치료효율은 1987년 현재 보건소가 66.4%로 43.2%인 국공립병원 및 민간병의원보다 더 높게 나왔다는 연구 결과도 있었다. 이는 보건소의 경우 치료환자의 추적관리가 가능한 보건요원과 행정력을 갖추고 있는 반면 기타 병의원은 그렇지 못하다는 이유 때문인 것으로 해석되었다. 그러나 국민들은 양질의 의료 서비스를 원하여 보건소가 아닌 병의원을 선택하는 경향이 증가하고 있고 이는 국가 의료보험제도가 정착되면 더욱 심화될 것이므로 효과적인 결핵관리를 위해서는 일반 병의원에서 불가능한 관리업무를 보건소가 지원해 주는 방식으로 관리체계를 통합해야 한다는 것이 해당 연구의 결론이었다. 진병원·장동준(1990), 404쪽.

178 보건사회부, 『보건사회백서』(1990), 54쪽.

179 「큰 藥禍부른 백신副作用」, 『경향신문』, 1981년 6월 11일, 2면; 「豫防접종 어린이 結核 「감염」」, 『동아일보』, 1982년 6월 30일, 7면; 「BCG접종 副作用, 어린이 12명 앓아」, 『동아일보』, 1982년 7월 15일, 11면; 「어린이 BCG접종 副作用, 淋巴腺 결핵 늘고 있다」, 『경향신문』, 1982년 8월 19일, 7면.

1985년의 80.1%와 마찬가지로 여전히 80%대를 기록했다. 0-4세 연령군의 접종률은 더 낮아서 1985년에는 65.9%, 1990년에는 78.4%를 각각 기록했다.[180] 생후 1월 미만의 신생아에 대한 BCG 접종이 의무화된 것은 그로부터 10여 년이 더 지난 2002년 12월 18일 '결핵예방법'이 개정(법률 제6798호)되고 이에 의거하여 2004년 3월 13일 '결핵예방법시행규칙'이 개정(보건복지부령 제275호)된 이후의 일이었다.

환자 치료사업의 경우에도 기본 토대에 해당하는 전문 인력과 병상의 부족을 지적하는 목소리가 보건사회부의 장기계획 수립 직후인 1980년 11월부터 터져 나오고 있었다. 11월 17일 보건사회부가 발표한 바를 보도하면서 문제점을 지적한 언론 기사에 따르면 "(추정) 환자 수 78만 명에 병상 수는 국립(결핵)병원 800개(실제 750개), 시립병원 558개, 사설병원 306개, 진료소 45개 등 모두 1,736개뿐으로 1개 병상당 445명꼴이며, 결핵관리의사도 전국에 19명에 불과해 의사 1인당 환자 41,000명을 담당해야 하는 셈"이었다.[181] 보건소 역시 사정은 크게 다르지 않았다. 각 시군 보건소에 관리요원과 검사요원을 1명씩만 배치하고 있어 인력에 비해 업무량이 많다 보니 환자발견, 치료, 관찰, 예방접종, 교육 등 결핵관리업무를 효과적으로 처리하기 어렵다는 것이었다. 그러나 이후에도 이를 타개할 만한 획기적인 변화는 없었다. 1985년에 이르러서도 보건소 조직을 통한 결핵관리사업은 전문의료인력의 부족으로 양질의 의료봉사를 제공하지 못하여 국민의 신뢰를 얻지 못하고 있다는 지적이 여전히 계속되었다. 서울시를 제외하면 전국 보건소에 결핵을 전담하는 진료의사도 거의 없었고, 시도립병원에도 법에 명시된 결핵진료전담부서가 설치되어 있지 않았다.[182] 전국에 있는 국립결핵병원 3곳 역시 결핵전문의가 거의 없는 실정이었다.[183]

병상 부족 문제 역시 마찬가지였다. 예를 들어 1984년 현재 전국에 약 3,000명으로 추정

---

180 한국결핵사편찬위원회 편, 『韓國結核史』(서울: 대한결핵협회, 1998), 776쪽, 781쪽.

181 「「難治病 퇴치」에 시설 · 人力 모자라」, 『경향신문』, 1980년 11월 17일, 7면.

182 「결핵예방법」(법률 제3218호, 1979년 12월 28일 일부개정) 제28조 ①항에 따르면 "보건사회부장관은 필요하다고 인정할 경우에는 서울특별시장 · 부산시장 또는 도지사나 시장 · 군수에게 시 · 도 · 군립병원에 결핵과를 설치하게 하거나 독립된 결핵병원을 설치할 것을 명령할 수" 있었다.

183 김기호, 「우리나라 결핵박멸사업의 문제점과 대책」, 『대한의학협회지』, 28-4, 1985, 295-296쪽.

되는 난치성 결핵환자, 즉 입원치료를 요하는 환자를 수용할 수 있는 국립결핵병원의 경우 1980년대에 접어들어 기존 2곳에서 3곳으로 증설되었지만 병상 수라는 측면에서는 추정 난치성 환자 수에 비하여 획기적인 증설이라고 보기 어려웠다. 1946년 개원한 국립마산결핵병원이 그나마 1985년 11월 준공된 난치성환자병동 318병상의 증설로 기존 450병상에서 768병상으로 늘어났을 뿐, 1960년 개원한 국립공주결핵병원은 1980년대 내내 300병상을 유지하였고, 1983년 1월 기존 목포시결핵병원을 국립으로 승격 개편하여 개원한 국립목포결핵병원은 불과 70병상에 지나지 않았기 때문이다. 더욱이 국립목포결핵병원은 그 시설 또한 1962년에 건축된 노후 건물을 그대로 인수한 것이었고, 이를 타개하기 위해 1986년 10월 시작된 360병상 규모의 병원 신축공사는 1990년 12월에 이르러서야 비로소 끝났다.[184]

결과적으로, 1985년까지 5년이라는 짧은 기간 동안 결핵 유병률을 일본 수준의 0.3%까지 2% 이상 낮추겠다는 보건사회부의 목표는 처음부터 무리였다. 따라서 1981년이 되자 목표는 제5차 경제사회발전 5개년 계획이 끝나는 시점인 1986년까지 유병률을 1%로 낮추는 것으로 후퇴하였다.[185] 그러나 이 역시 1985년 실시된 제5차 전국결핵실태조사 결과 1985년도 결핵 유병률이 2.2%인 것으로 밝혀지면서 실패로 돌아갔다.

그럼에도 1980년대 내내 결핵의 감염률과 유병률, 균양성률 등이 완만한 속도로 꾸준히 하강 곡선을 그린 것은 사실이었다. 이에는 1984년부터 전국 보건소 등록환자 중 균양성 초치료환자를 대상으로 시행한 단기화학요법이 일정 부분 기여를 하였고, 이는 보건사회부가 1980년 10월 수립한 결핵 관련 장기계획 가운데 가시적인 성과를 거둔 한 예였다. 그러나 이 사업은 이미 1977년부터 7개 시도의 17개 보건소 등록환자 1,339명을 대상으로 시행한 시범사업의 연장선상에 있었던 것으로 전두환 정부 집권 이후 착수한 사업이 아니었다.[186] 1977년 시행된 시범사업의 배경은 당시 균양성 초치료환자 대상의 통상적인 화학요

---

184 한국결핵사편찬위원회 편(1998), 819-827쪽; 보건사회부, 『보건사회백서』(1984), 159-160쪽.
185 『동아일보』, 1981년 5월 22일, 10면.
186 한국결핵사편찬위원회 편(1998), 799쪽.

법 기간이 18개월로 너무 길었던 까닭에 중간 탈락자가 점점 늘어나고 결과적으로 내성에 따른 난치성 환자까지 늘어나 등록치료사업에 적지 않은 문제점이 발생했던 데에 있다.[187] 따라서 서구에서 임상시험으로 효과가 확인된 6개월 또는 9개월의 단기화학요법을 수용하기로 하고, 우선 1977년 3제 병합요법(이소니아지드 + 리팜피신 + 에탐부톨)의 6개월 및 9개월 단기화학요법을 각각 시범사업으로 진행하였다. 6개월 요법보다 9개월 요법의 재발률이 더 낮게 나타나자 1980년 하반기에 충청북도부터 균양성 초치료환자를 대상으로 9개월 요법을 시작하였다.[188] 이후 이 사업은 1981년 서울 전역과 경기도 및 강원도 일부 지역, 1982년 경기도 및 강원도 전역과 전라남도 일부 지역, 1983년 부산, 경상남도, 인천, 제주도를 제외한 나머지 9개 시도, 1984년 3월 이후부터는 전국 13개 시도의 해당자 전원으로 매년 확대 실시되어 나갔다(표 5-7 참조).

표 5-7. 연도별, 지역별 보건소 등록 환자의 9개월 단기화학요법 시행 확대 과정[189]

구분＼연도	1980	1981	1982	1983	1984
시행 지역 수	1개 도	4개 시도	5개 시도	9개 시도	13개 시도*
시행 지역	충북 (시범사업)	서울, 충북, 경기(일부), 강원(일부)	서울, 충북, 경기, 강원, 전남(일부)	부산, 경남, 인천, 제주 제외한 지역	전국
시행 인원 수	880명	4,200명	6,000명	8,000명	12,000명

* 서울특별시, 부산직할시, 대구직할시, 인천직할시, 경기도, 강원도, 충청북도, 충청남도, 전라북도, 전라남도, 경상북도, 경상남도, 제주도. 이상 1981년 현재 기준.

이어서 바로 3개월이 더 단축된 6개월 화학요법이 국내에 도입되었다. 이는 9개월 화학요법의 초치료처방에 피라진아마이드(pyrazinamide)를 치료 초 2개월간 추가하면 치료 기간을 3개월 더 단축시킬 수 있다는 해외 임상시험 결과들이 알려진 결과였다. 1983년 10월 1일부터 1984년 12월 말까지 실제로 충청북도 13개 보건소에 신규 등록한 균양성 초치료

---

187 보건사회부(1984), 159쪽.

188 「강한藥 投與 결핵치료기간단축」, 『경향신문』, 1980년 6월 20일, 4면.

189 보건사회부(1985), 85쪽의 〈표 28〉을 한국결핵사편찬위원회 편(1998), 799쪽의 내용으로 수정 보완하였다.

환자들을 9개월 처방군 351명과 6개월 처방군 322명으로 나누어 비교 실험한 결과, 둘 사이에 유의한 차이가 없었고 치료 종결 1년 후의 재발률에도 유의한 차이가 없음이 확인되었다. 따라서 6개월 화학요법은 3개월의 치료 기간 단축이라는 의학적 요인 외에 약품 비용 절감이라는 경제적 요인도 같이 작용하여 1990년 6월부터 전국 보건소에서 확대 실시되었다. 또한 1989년 7월 1일부터 실시된 전 국민 의료보험제도로 일반 병·의원에서도 많은 환자들이 6개월 화학요법을 받을 수 있게 되었다.[190] 이후 결핵 초치료에서 6개월 화학요법(이소니아지드 + 리팜피신 + 에탐부톨 + 피라진아마이드 4제 병합요법 첫 2개월과 이소니아지드 + 리팜피신 + 에탐부톨 3제 병합요법 나머지 4개월)은 표준 처방이 되었다. 결과적으로 9개월 및 6개월 단기화학요법의 전국적 실시는 결핵균양성 환자의 치료율을 높임으로써 특히 1980년대 결핵균양성률 감소에 일정 부분 기여하였다고 평가할 수 있다.

그러나 의약분업이 제도화되기 이전이었던 데 따른 항결핵제 오남용은 약제 내성에 의한 난치성 환자의 증가라는 사회 문제를 초래하였다. 언론을 통해 이미 1983년부터 항결핵제 내성과 난치성 결핵의 증가를 우려하는 목소리가 나오고 있었는데,[191] 그 직접적인 이유로 언론은 국민들의 결핵에 대한 경각심 저하를 꼽았다.[192] 1970년대 이후 우수한 항결핵제 개발로 완치율이 높아지면서 결핵에 대한 관심이 소홀해진 데다 항결핵제 투약으로 쉽게 완치될 수 있다는 인식 때문에 독한 약을 의사 처방 없이 오남용하여 약제 내성까지 증가하고 있다는 것이었다. 전문가들 역시 동일한 지적을 하고 있었다. 대한결핵협회는 1983년 11월 6일 창립 30주년을 맞이하여 11월 1일 보건사회부에 제출한 『경시할 수 없는 결핵 문제』란 보고서에서 "우수한 치료약이 계속 개발되고 국가가 무료치료를 맡고 있는데도 이처럼 결핵환자가 크게 줄지 않는 것은 결핵을 경시하는 풍조 때문"이라면서 "환자들이 결핵약을 과신한 나머지 마구 쓰고 치료를 충실하게 계속하지 않아 난치성 환자가 늘고 있

---

190 한국결핵사편찬위원회 편(1998), 800-801쪽.
191 「결핵퇴치에 赤信號」, 『매일경제신문』, 1983년 3월 14일, 11면; 「결핵이 難治化되고 있다」, 『경향신문』, 1983년 4월 1일, 6면.
192 「警覺心 엷어지는 '폐결핵'」, 『매일경제신문』, 1983년 8월 17일, 11면

다"고 우려를 표명하였다.[193] 1983년 12월 16일 서울 프라자호텔에서 개최된 대한결핵협회 창립 30주년 기념 심포지엄에서는 결핵퇴치 사업의 문제점으로 저조한 진료율과 더불어 일반 국민뿐 아니라 정책 수립자와 의료인까지도 결핵을 과소평가하고 있다는 지적이 나왔다.[194] 실제로 전국결핵실태조사로 밝혀진 항결핵제 내성률은 1965년 1차 조사 때부터 1975년 3차 조사 때까지는 각각 38%(1차), 39.3%(2차), 38.2%(3차)로 큰 변화가 없던 것이 1980년 4차 조사 때는 47.5%로 급격히 증가하였다. 이에 따라 1984년 9월 24일 정부는 결핵을 대수롭지 않게 여기는 풍조로 인해 결핵환자의 60% 정도가 자가치료를 하고 있고 이에 따라 약제 내성이 증가한다는 인식하에 결핵퇴치 사업을 강화하기로 하였다. 그리고 우선 정확한 상황을 파악하기 위해 이듬해에 예산 2억 8천만 원을 투입하여 제5차 전국결핵실태조사를 실시하기로 하였다.[195] 그러나 1985년 3월 11일부터 9월 19일까지 실태조사를 한 결과, 항결핵제 내성률은 35.3%로 이전보다 감소하였지만 전반적으로 4차 조사 때에 비해 크게 개선된 것이 없자 보건사회부는 1년 가까이 이 사실을 언론에 숨겼다.[196]

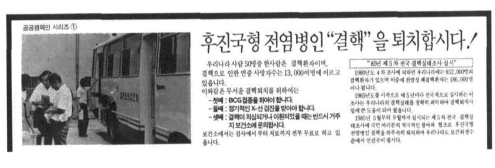

사진 5-2. 1985년 1월 14일자 『경향신문』 12면에 실린 결핵 퇴치 공익광고.

193 「'藥좋다' 過信에 줄지않는 結核」, 『경향신문』, 1983년 11월 1일, 7면.

194 「結核환자 아직 많다」, 『경향신문』, 1983년 12월 22일, 10면.

195 「結核환자 60%가 '自家치료'」, 『경향신문』, 1984년 9월 24일, 11면.

196 『동아일보』, 1986년 11월 21일, 6면.

서울 올림픽이 개최되었던 1988년에도 크게 달라진 것은 없었다. 1985년 실태조사 기준 매년 폐결핵으로 사망하는 환자는 아직도 7천여 명에 이르고, 추정 환자 수는 전체 인구의 2.2%인 79만 8천 명, 전염성 폐결핵 환자는 전체 인구의 0.44%인 16만 4천 명에 이르고 있었다. 또한 결핵환자의 59%인 47만 1천 명은 자신이 현재 환자인지도 모른 채 살고 있었다. 그럼에도 여전히 결핵은 다수의 사람들에게 고치기 쉽고 대수롭지 않은 전염병으로 잊혀 가고 있었다. 그러나 내성균은 더욱 강해졌고 전체 환자의 5%인 5천 명은 항결핵제 치료도 듣지 않는 난치성 환자였다. 선진국은 결핵이 해결되어 새로운 항결핵제 개발을 미루고 있었고 후진국은 개발 능력이 부족하여 난치성 환자 치료에 어려움을 겪고 있었다. 게다가 한국의 결핵환자 대부분은 영양을 제대로 섭취 못하고 치료비 지불할 능력도 부족한 영세민이어서 결핵 퇴치를 더욱 어렵게 하였다.[197] 1990년에 이르면서 결핵이 1985년 한국에 첫 출현한 후천성면역결핍증과도 깊은 인과관계에 있다는 연구결과가 국내에 알려지면서 결핵 감염률이 여전히 높은 한국에서 후천성면역결핍증 확산 전에 결핵 감염률을 줄여야 한다는 우려의 목소리 또한 등장하였다.[198] 그렇게 결핵의 1980년대가 지나갔다.

다. 성병

1) 1980년대 성병 감염 상황

전염병예방법에 따라 성병은 결핵, 한센병(나병)과 더불어 1980년대에 만성 전염병에 해당하는 제3종 법정전염병의 위치를 유지하였다. 성병의 종류는 1978년 보건사회부령 제596호로 제정된 '성병검진규칙' 제2조 제1항에 규정되었으며, 매독, 임질, 연성하감, 비임균성 요도염, 성병성 임파육아종 및 서혜임파종 등 총 6종이었다. 1984년 9월 8일 성병검진규칙이 폐지되고 같은 날 보건사회부령 제754호로 기존 성병검진규칙을 확장한 '위생분야종사자 등의 건강진단규칙'(이하 건강진단규칙)이 제정되었을 때에도 성병의 종류는 그대로 기존 6종을 유지하였고, 이후 1988년 7월 4일 건강진단규칙이 일부 개정되었을 때에

---

197 「결핵 잊혀진 전염병 아니다」, 『한겨레신문』, 1988년 11월 8일, 7면.
198 「결핵 아직도 10大 사망원인에 든다」, 『동아일보』, 1990년 3월 23일, 16면.

도 변화는 없었다.

　1980년대에 정부가 전 국민을 대상으로 성병 감염 실태를 조사한 적은 없었다. 다만 전염병예방법 등에 의거하여 성병 건강진단을 받아야 하는 대상자 가운데 보건소에서 등록관리 중인 특수업태부, 접객부 등의 성병 감염률, 성병 감염 분포와 같은 통계자료는 매년 보건사회부가 집계하여 결과를 관리하고 있었다. 이에 따르면 보건소 등록관리자의 성병 감염률은 4년(1981-1984년) 평균 8.5%였고, 이 가운데 임질 환자가 제일 많아 4년(1981-1984년) 평균 52%를 차지하였다. 1981년-1984년 사이 연도별 성병 감염률 추이와 성병의 종류별 감염 분포를 표로 정리하면 〈표 5-8〉, 〈표 5-9〉와 같다.

표 5-8. 보건소 등록관리자의 연도별 성병 감염률 추이(1981-1984년)[199]

연도	1981	1982	1983	1984
등록관리(명)	65,884	69,568	61,597	68,793
정기검진(건)	943,053	932,228	1,058,850	1,032,354
감염자치료(건)	89,208	89,755	76,858	79,858
감염률(%)	9.5	9.6	7.3	7.7

표 5-9. 보건소 등록관리자의 연도별 성병 감염 분포(1981-1984년)[200] 　　　　　　　　　　　　단위: %

성병＼연도	1981	1982	1983	1984
매독	9.6	10.2	8.9	9.4
임질	50.7	53.5	54.5	50.3
연성하감	0.7	0.8	0.7	0.5
비임균성 요도염		30.6	31.6	34.9
기타	39.3	4.9	4.3	4.9

　한편, 보건사회부는 성병 퇴치 대책 마련을 위한 기초자료를 얻기 위해 1982년 국립보건원에 매독에 관한 전국 첫 표본조사를 의뢰하였다.[201] 국립보건원 미생물부 연구진은 1982

---

199 보건사회부, 『보건사회백서』(1985), 98쪽.
200 보건사회부, 『보건사회백서』(1985), 98쪽.
201 『동아일보』, 1983년 12월 26일, 11면.

년 3월부터 11월까지 서울 지역 공무원과 교사 등을 대상으로 정기 건강검진 시 채혈 수집한 1,051건의 혈청을 대조군으로 하고, 전국 5개 지역 보건소에서 의료시혜 대상자, 유흥접객업소 여성 종업원, 특수업태부를 대상으로 각각 채혈 수집한 2,735건의 혈청을 조사군으로 하여 한국인의 매독항체 분포를 조사한 후 다음과 같은 결과를 얻었다. 우선 대조군 1,051건에서는 매독항체 양성률이 평균 2.6%였고, 이 가운데 남성은 3.1%, 여성은 0.5%였다. 조사군 중에서는 의료시혜 대상자 1,198건의 매독항체 양성률이 평균 4.8%였고, 유흥접객업소 여성 종업원 819건의 양성률이 7.9%, 특수업태부 718건의 양성률이 12.4%였다.[202] 이 가운데 특히 대조군의 매독항체 양성률 2.6%는 미국의 1977년도 비공식 통계치인 0.1%와 비교하면 매우 높은 비율이었다.[203] 이 연구 결과는 이후 정부가 전염병예방법을 개정하기 위한 증거 자료로 활용되었다.

　　그러나 1985년 국내에 첫 출현한 후천성면역결핍증을 제외하면 1980년대에 한국 사회에서 가장 문제시되었던 성병은 매독이 아니라 페니실린 내성 임균(penicillinase producing *Neisseria gonorrhea*, 이하 PPNG)에 의한 이른바 '신종 임질'이었다. 1979년 1월 국내 한국인에서 첫 증례가 보고된 PPNG는 1983년 2월 언론 보도를 통해 일반 대중에게 처음 알려졌다.[204] 1980년 5월부터 10년 이상 꾸준히 서울의 PPNG 발생 빈도를 연구한 한양의대 피부과학교실 연구진의 보고에 따르면, 1981년 1월 PPNG 한 균주를 발견한 후 1981년 후반기에 이르러 발현율이 40%로 급격히 증가하였고, 1982년 2월에는 50%를 넘어섰다.[205] 그 후 다소 감소하여 1982년에는 연평균 30.9%, 1983년 26.2%, 1984년 27.1%를 유지하다가 1985년 43.2%로 다시 급증하였고,[206] 1986년 44.6%, 1987년 52.2%, 1988년 56.0%, 1989년 56.3%로 지속적인 상승세를 보이다가 1990년 49.4%로 감소하였다.[207] 연구 초기 PPNG 발

202 박기덕 외 5인, 「한국인의 매독항체 분포에 관한 조사 연구」, 『국립보건원보』, 19, 1983, 13-28쪽.
203 『동아일보』, 1983년 12월 26일, 11면.
204 『동아일보』, 1983년 2월 5일, 7면.
205 김재홍 외 17인, 「서울의 PPNG 발생빈도(1990)」, 『대한화학요법학회지』, 10-2, 1992, 107쪽.
206 김중환 외 4인, 「서울의 PPNG 발생빈도(1985)」, 『대한화학요법학회지』, 5-1, 1987, 6쪽.
207 김재홍·김지현·김영태·노영석, 「서울에서 10년간 PPNG 발생빈도 변화 및 이에 미치는 영향에 대한

현율의 급격한 증가에 놀란 연구진은 1983년 2월 언론 인터뷰를 통해 관계 당국의 적극적인 지원 없이는 PPNG 감염이 무서운 속도로 퍼져나갈 것이라고 우려하였다.[208] PPNG를 1976년 국내 최초로 보고한 주한 미군[209] 역시 이후 감염 속도가 급속히 증가하여 PPNG가 한국에서 미국으로 역수입되는 사태를 우려하였으며, 1987년에 이르러서도 주한 미군 내부적으로 여전히 PPNG 만연에 따른 항생제 내성을 걱정하고 있음이 언론 보도를 통해 드러나기도 하였다.[210]

2) 전두환 정부의 성병 정책과 결과

1980년대에도 성병은 망국병이라는 인식이 통용되었다. 사회가 문란해지면 성병이 크게 번지게 되고 그 사회는 뿌리부터 병들게 마련이라는 것이었다. 여기에 민족주의적, 국가주의적 사고가 개입하면 깨끗한 사회를 후손들에게 물려주기 위해 효과적인 모든 방법을 동원하여 성병의 오염원을 찾아내고 전염을 막는 일이 중요한 과제로 부상하게 된다.[211] 성병에 대한 이러한 관점은 자연스럽게 성병 관리 또는 성병 통제의 국가 개입이라는 결과로 이어진다. 군사 쿠데타로 집권한 전두환 정부는 그 권위주의적인 특성으로 인해 성병 정책에서도 이러한 통제 위주의 인식을 드러내었다. 그리고 이는 한국 사회가 외국에 비해 보수적인 성도덕을 가지고 있다는 이유로 정당화되었다. 성병에 대한 전두환 정부의 이러한 인식은 보건사회부가 펴낸 『보건사회백서』 1984년판의 성병 기술 부분에 다음과 같이 노골적으로 드러나 있다.

"성병은 접촉성 전염병으로서 뿐만 아니라 중요한 사회병의 하나로서 국민의 정신적, 신체적 건강은 물론 자손에까지 해를 미치게 하며 사회악 조성의 원인이 되므로 그 퇴치를 위하여 많은 노력을 하고 있으나, 오히려 증가하고 있는 실정이며 더욱이 감염 우려가 되고 있는 등록관리 대상자의 감염률이 증가추세를 나

고찰」, 『감염』, 24-2, 1992, 128쪽.

208 『동아일보』, 1983년 2월 5일, 7면.

209 김재홍 외 17인(1992), 106쪽.

210 『동아일보』, 1983년 2월 5일, 7면; 『경향신문』, 1987년 7월 31일, 4면.

211 『동아일보』, 1983년 5월 19일, 6면.

타내고 있어 문제시되고 있다.

그러나 성병은 감염원이나 전염방법이 분명하기 때문에 감염경로만 차단하면 제3자로의 전파를 막을 수 있으며, 더욱이 우리나라에서는 외국에 비하여 비교적 성도덕이 엄하여 성병 매개의 우려가 있는 등록관리 대상에 대한 성병관리를 철저히 한다면 감염률의 저하는 물론 퇴치도 가능할 것으로 본다." [212]

이러한 인식을 바탕으로 전두환 정부는 집권 전 기간 동안 법치를 앞세워 성병 통제에 심혈을 기울였다. 특히 1981년 9월과 11월에 각각 1988년 하계 올림픽과 1986년 하계 아시안게임의 개최지로 서울이 확정되면서 정부는 두 국제대회의 성공을 위한 주요 대책 가운데 하나로 '성병 완전 퇴치'를 내걸고 1982년부터 구체적인 성병 통제를 실행에 옮기기 시작했다.[213] 최소한도의 법치주의가 작동함으로써 결과적으로 전 국민을 통제하는 식의 파시즘적 파행으로 치닫지는 않았지만, 정부의 강력한 성병 통제 정책은 전두환 정부 집권 기간을 관통하는 일관된 흐름이었다. 그러나 이는 국민을 탈정치화시키기 위해 스포츠, 영화, 컬러텔레비전 방송 등 대중문화의 발전을 장려하고 나아가 향락주의적 소비문화를 조장한 정부의 이중적 행태로 인해 소기의 목표에 이르지 못했다.[214]

라. 후천성면역결핍증

1) 1985년 후천성면역결핍증의 국내 출현과 확산 과정

후천성면역결핍증은 1979년 미국에서 첫 임상례가 보고된 이래 급속히 세계로 확산하여 '20세기의 페스트'라 불리며 인류를 공포에 떨게 했다. 한국에서는 1985년 6월 첫 HIV 감염자가 보고되었는데, 53세의 미국인 백인 남성 동성애자로 한국에서 후천성면역결핍증 환자 진단을 받은 뒤 귀국하여 증상 악화로 약 2개월 후 사망하였다.[215] 1985년 12월에는

---

212 보건사회부, 『보건사회백서』(1984), 64–65쪽.

213 『동아일보』, 1982년 3월 11일, 1면.

214 정해구(2011), 228–232쪽.

215 윤방부 · 강희철 · 오용화 · 이종연, 「後天性 免疫 결핍증 환자 경험 1例」, 『가정의학회지』, 6–7, 1985, 1–10쪽.

첫 한국인 감염자가 발견되었다. 사우디아라비아 지사에 근무 중인 근로자였으며 현지 병원에서 수혈을 위해 혈청검사를 받던 중 감염이 의심되어 송환된 후 재검사 결과 감염자로 최종 확인되었다.[216] 이후 임상 증상이 전혀 나타나지 않아 보건사회부는 1986년 1월 7일 환자가 아닌 감염자인 것으로 결론을 내렸다.[217] 1987년 2월에는 첫 한국인 에이즈 환자가 발견되었다. 케냐 나이로비 거주 62세 남성 사업가로서 현지 병원에서 에이즈항체 양성 반응을 일으켜 정밀 진단을 위해 1월 29일 귀국하였다. 즉시 서울시립서대문병원으로 이송된 후 재검사 결과 감염자로 확인되었으며, 격리 치료를 받아오던 중 귀국 14일 만인 2월 12일 오후 사망하였다. 보건사회부는 환자가 2년 전 케냐에서 말라리아를 앓아 현지인 혈액을 수혈한 적이 있다는 사실을 확인하고 이때 감염되었을 가능성이 큰 것으로 추정하였다.[218] 보건사회부는 1년 후인 1988년 2월 22일 부산 거주 32세 외항선원을 첫 한국인 에이즈 환자로 공식 발표하였으나,[219] 동년 3월 12일 이를 번복하고 전년도에 사망한 사업가가 에이즈 환자였음이 최근 판명되었다고 정정 발표하였다. 이로써 1988년 3월 당시 국내에서 확인된 한국인 환자 수는 모두 2명이 되었다.[220]

1987년 4월에는 국내에서만 거주한 한국인으로는 최초로 30대 특수업태부 여성 2명이 감염자로 확인되었다.[221] 1987년 9월에는 내국인과의 성관계를 통해 전염된 첫 사례가 나타나 충격을 주었다. 감염자는 서울 이태원동 일대 유흥업소의 특수업태부들과 성관계를 가져온 21세 남성이었다.[222] 1987년 10월에는 혈우병을 앓는 9세 남아가 감염되었다. 보건사회부는 오염된 미국산 수입 혈액제제를 치료 목적으로 주사했다가 감염되었을 가능성이

216 『경향신문』, 1985년 12월 14일, 11면; 『동아일보』, 1985년 12월 16일, 11면.

217 『매일경제신문』, 1986년 1월 7일, 11면.

218 『동아일보』, 1987년 1월 31일, 10면; 『동아일보』, 1987년 2월 13일, 11면.

219 『동아일보』, 1988년 2월 22일, 11면.

220 『동아일보』, 1988년 3월 12일, 7면.

221 『동아일보』, 1987년 4월 15일, 1면.

222 『동아일보』, 1987년 9월 1일, 11면.

높다고 밝혔다.[223] 1988년 1월에는 외항선원 가운데 처음으로 감염자가 발견되었다.[224] 1988년 5월 18일 보건사회부가 발표한 자료에 따르면 집계된 국내 감염자는 환자와 항체 양성자 포함하여 모두 23명으로 이 가운데 외국인과 미군 등을 상대하는 특수업태부가 가장 많아 9명이었고, 그 다음으로 외항선원 5명, 교포 3명, 해외취업노동자 2명, 기타 4명(초등학생, 재수생, 주부, 무역상) 순이었다.[225] 이는 동성애자와 주사기를 이용하는 마약중독자가 환자의 대부분을 차지하는 미국과는 매우 다른 양상이었다.[226] 즉, 국내 감염자의 대부분이 외국인 상대 특수업태부와 외항선원, 해외취업노동자인 것으로 나타난 까닭에 이때부터 외국인으로부터의 감염을 막기 위한 근본적인 대책과 국민 계몽이 필요하다는 목소리가 점점 힘을 얻게 되었다.

그러나 1989년에 접어들어서는 감염경로가 차차 다변화하는 양상을 보이기 시작했다. 언론 보도에 따르면 1989년 6월 19일 현재까지는 국내외에서 외국인과의 성관계로 감염된 경우가 전체의 68%를 차지하고 있었으나, 수혈과정이나 내국인 간의 성관계에 의한 감염도 늘고 있어 이제 해외유입단계를 지나 국내확산단계에 접어들었다는 것이었다.[227] 1990년 8월 7일 보건사회부는 국내 후천성면역결핍증 환자가 세 자리 수인 100명에 이르렀다고 발표하였다. 보건사회부에 따르면 이들 감염자의 감염 경로는 해외에서의 성관계가 50%로 가장 많았고, 내국인 간 성관계 28%, 국내에서 외국인과의 성관계 14%, 수혈 또는 혈액제제를 통한 감염 8% 순이었다. 이 가운데 내국인 간 성관계의 대부분은 동성애인 것으로 밝혀졌다. 직업별로는 해외취업 경험자가 50명으로 가장 많았고, 유흥접객업소 등 특수업 종사자 11명, 해외교포 4명, 기타 35명 등이었다. 연령별 분포는 21-30세가 46명으로 가장 많았고, 31-40세 31명, 41-50세 15명, 51-60세 4명, 10세 이하 2명, 60세 이상과 11-20

---

223 『동아일보』, 1987년 10월 17일, 7면.
224 『동아일보』, 1988년 1월 21일, 11면.
225 『한겨레신문』, 1988년 5월 19일, 8면.
226 김문식, 「AIDS 예방 및 대책」, 『대한의학협회지』, 30-7, 1987, 739쪽.
227 『경향신문』, 1989년 6월 26일, 10면.

세가 각각 1명씩이었다.[228] 1990년 12월 21일이 되면서 그때까지 발견된 국내 HIV 감염자가 모두 120명에 이르렀다. 이 가운데 사망자는 모두 11명이었다. 이 11명 중 4명은 후천성면역결핍증과 무관한 교통사고, 수술 후유증 등으로 사망하였고 나머지 7명만 후천성면역결핍증으로 사망하였다. 보건사회부는 실제 감염자 수를 당시 파악된 120명보다 2-3배 많은 200-300명 선으로, 일부 전문가들은 10배 정도 많은 1,000명 선으로 추정하고 있었다.[229]

표 5-10. 1980년대 HIV 감염 내국인의 연도별, 성별, 감염경로별 인원 수[230]　　　　　단위: 명

경로, 성별		연도	1985	1986	1987	1988	1989	1990	계
성접촉	이성 간	남	1	0	1	13	26	43	84
		여	0	3	5	5	1	4	18
	동성 간	남	0	0	0	2	7	4	13
		여	0	0	0	0	0	0	0
수혈/혈액제제		남	0	0	3	2	2	1	8
		여	0	0	0	0	1	0	1
계			1	3	9	22	37	52	124

2) 1987년 2월 후천성면역결핍증의 지정전염병 고시

보건사회부는 후천성면역결핍증의 국내 확산이 우려되자 1987년 2월 24일 후천성면역결핍증을 렙토스피라증, 만성 B형간염과 함께 지정전염병으로 고시하였다. 1976년 개정된 전염병예방법 제2조 제2항에 따르면 보건사회부장관은 전염병예방법상에 규정된 법정전염병 외에도 동법에 의한 예방대책을 필요로 하는 전염병이 발생했을 때 이를 지정전염병으로 고시할 수 있었다. 그리고 보건사회부장관이 지정전염병으로 고시한 전염병은 법정전염병과 동일한 질병 조치를 취할 수 있었다. 이에 따라 정부는 후천성면역결핍증에 대하여 제2종 법정전염병에 준하는 질병 조치를 취할 수 있게 되었다.[231]

---

228 『경향신문』, 1990년 8월 7일, 15면.
229 『동아일보』, 1990년 12월 21일, 17면.
230 KOSIS 국가통계포털(http://kosis.kr/)의 자료를 정리하여 도표화하였다.
231 「AIDS「指定전염병」告示」, 『경향신문』, 1987년 2월 24일, 11면; 「AIDS 지정傳染病 고시」, 『동아일보』,

3) 후천성면역결핍증예방법 제정과 1차 개정

1987년 2월 24일 후천성면역결핍증이 지정전염병으로 고시된 것과 별개로 약칭 에이즈 예방법이라 불리는 '후천성면역결핍증예방법'이 1987년 11월 28일 법률 제3943호로 제 정·공포되었으며, 공포일로부터 60일이 경과한 1988년 1월 28일부터 시행되었다. 구체적 으로는, 1987년 5월 2일 보건사회부가 '보건사회부공고제87-17호'로 후천성면역결핍증예방 법안을 입법 예고하였고,[232] 1987년 9월 15일 제36회 차관회의 수정을 거쳐 1987년 9월 17 일 제44회 국무회의에서 의결된 후천성면역결핍증예방법안이[233] 1987년 10월 21일 제137 회 국회(정기회) 제7차 보건사회위원회에 제출되어 원안대로 의결되었다.[234] 그리고 1987 년 10월 29일 제137회 국회(정기회) 제6차 법제사법위원회의 검토를 거쳐[235] 1987년 10월 30일 제137회 국회(정기회) 제11차 본회의에서 정부 제출 원안대로 의결되어[236] 1987년 11 월 28일 공포되었다.[237] 그 결과 한국은 국내에서 미국인 후천성면역결핍증 환자가 최초 보고된 1985년 6월 이래 불과 2년 만인 1987년 11월 신속한 입법적 대응을 하여 후천성면 역결핍증예방법이라는 특별법을 제정하고 이를 바탕으로 에이즈의 예방과 관리에 전면적 으로 나서는 몇 안 되는 국가 중 하나가 되었다.[238] 이는 그만큼 후천성면역결핍증이 신종 전염병으로서 국내에 일으킨 파장이 컸다는 의미이며, 정부와 국회 또한 국내 유입에 따른 질병 확산의 위험성을 심각하게 받아들였다는 반증이기도 했다.

하지만 이 특별법은 정부 제출안이 국회에 상정되기 전인 1987년 9월 중순 이미 인권 침 해와 비윤리적이라는 이유로 의학계의 반대에 부딪친 바 있었다. 당시 대한의학협회는 모

1987년 2월 24일, 7면.

232 「보건사회부공고제87-17호 후천성면역결핍증예방법(안)입법예고」, 『관보』, 제10627호(1987년 5월 2 일), 8-9쪽.

233 "의안번호 제421호 후천성면역결핍증예방법안", 「국무회의의안처리전」, 1987년 9월 12일 접수.

234 대한민국국회사무처, 『제137회 국회 보건사회위원회 회의록』, 제7호(1987년 10월 21일), 18쪽.

235 『제137회 국회 법제사법위원회 회의록』, 제6호(1987년 10월 29일), 45쪽.

236 『제137회 국회 국회본회의 회의록』, 제11호(1987년 10월 30일), 16쪽.

237 『관보』, 제10797호(1987년 11월 28일), 13쪽.

238 김민중, 『에이즈의 법률학』(서울: 新論社, 2013), 71-75쪽.

임을 갖고 국회 상정 예정인 이 법의 환자에 대한 강제격리수용 조항이 "인권적 차원에서 의료윤리에 위배되며 질병예방에 역효과를 가져올 위험이 크므로" 법 제정을 재검토해 달라는 의견서를 보건사회부에 보냈다.[239] 대한변호사협회 역시 특별법 제정이 인권적인 측면에서 부당하므로 반대한다는 내용의 의견서를 1987년 10월 29일 국회와 법무부, 보건사회부 등 관계기관에 보냈다.[240] 또한 법안이 국회에 상정된 후에도 국회 보건사회위원회의 검토 단계에서 이 법에 인권 침해의 소지가 있다는 의견이 제기된 바 있었다.[241] 그러나 이러한 의견들은 후천성면역결핍증이 본격 확산되기 이전인 현 단계에서 국가가 강력한 개입을 통해 적극적으로 예방에 나서야 한다는 현실 논리에 밀렸고, 결국 정부 제출 원안이 국회 본회의에서 그대로 의결되었다.

1987년 제정된 후천성면역결핍증예방법은 이후 1980년대에 한 차례 개정이 이루어졌다. 구체적으로는, 우선 1988년 12월 12일 박영숙(朴英淑), 김충조(金忠兆), 송두호(宋斗灝), 박병선(朴炳善) 외 국회의원 162인의 발의로 제144회 국회(정기회) 제11차 보건사회위원회에 '후천성면역결핍증예방법중개정법률안'이 제출되었다.[242] 이 안은 추가 검토를 위해 법안심사소위원회에 넘겨졌고, 다음날인 12월 13일 제12차 보건사회위원회에서 소위원회의 검토를 마친 수정안이 의결되었다.[243] 그리고 이 수정안은 다시 법제사법위원회 전문위원의 수정을 거쳐 1988년 12월 16일 제144회 국회(정기회) 제13차 법제사법위원회에서 의결된 후[244] 1988년 12월 17일 제144회 국회(정기회) 제17차 본회의에서 최종 의결되었고,[245] 1988년 12월 31일 법률 제4077호로 공포되어 바로 당일부터 시행에 들어갔다.[246]

한편, 국회에 개정법률안이 제출되기 전인 1988년 11월 12일에는 10개 단체로 구성된

---

239 "AIDS患者 격리수용은 人權침해," 『경향신문』, 1987년 9월 15일, 6면.
240 "AIDS 예방법 大韓辯協서 반대," 『동아일보』, 1987년 10월 30일, 11면.
241 『제137회 국회 보건사회위원회 회의록』, 제7호, 12~18쪽.
242 『제144회 국회 보건사회위원회 회의록』, 제11호(1988년 12월 12일), 43쪽.
243 『제144회 국회 보건사회위원회 회의록』, 제12호(1988년 12월 13일), 2쪽.
244 『제144회 국회 법제사법위원회 회의록』, 제13호(1988년 12월 16일), 11쪽.
245 『제144회 국회 본회의 회의록』, 제17호(1988년 12월 17일), 16쪽.
246 『관보』, 제11122호(그2)(1988년 12월 31일), 99쪽.

'AIDS 추방을 위한 비상 공동대책위원회'(이하 AIDS 추방 공대위)[247]가 국회에 법 개정에 관한 청원을 해 놓은 상태였다. 이 청원은 개정법률안을 제출한 박영숙 외 국회의원 4인의 소개로 1988년 12월 12일 제144회 국회(정기회) 제11차 보건사회위원회에 개정법률안과 함께 '후천성면역결핍증예방법개정에관한청원'으로 제출되었으나 그 청원 취지가 이미 개정법률안에 반영된 상황이었다.[248] 결국 12월 13일 제12차 보건사회위원회에서 개정법률안의 수정안이 의결됨에 따라 보건사회위원회는 해당 청원을 더 이상 심의할 필요가 없다고 보아 국회 본회의에는 개정법률안만 상정하고 청원은 상정하지 않기로 결정하였다.[249]

AIDS 추방 공대위의 청원 요지는 감염경로 원천봉쇄를 위해 외국인 및 외국장기체류 내국인의 입국 시 항체 반응 음성 확인서를 제시해야 한다는 조항을 현행 예방법에 삽입하라는 것이었다.[250] AIDS 추방 공대위의 이러한 주장은 서울 올림픽 개막 직전인 1988년 9월 3일 이들이 서울 중앙대학교 루이스 홀에서 개최한 'AIDS 추방을 위한 범시민대토론회'에서 이미 제기되었던 것이다.[251] 현행 예방법의 정부 시안에는 원래 외무부장관이 일정 기간 이상 체류 목적으로 입국한 외국인에 대하여 보건사회부장관의 요청이 있을 때 비자 발급 시 에이즈 항체 검사를 의무화하고 항체 반응 음성 확인서를 첨부하도록 하는 조항이 들어 있었지만 외무부, 체육부, 교통부 등이 올림픽의 성공적 개최와 수출 및 관광 정책에 방해된다 하여 삭제했다는 비판이었다. 이 토론회에는 석 달여 뒤인 1988년 12월 12일 개정법률안을 국회에 제출한 박영숙 의원이 평화민주당 부총재 자격으로 참석하여 외국인 검진

---

247 이 단체는 1988년 8월 2일 'AIDS 퇴치를 위한 공동성명서' 발표와 함께 발족한 단체로서 성명서 발표 당일에는 건강사회실현약사협의회, 교회빈민의료협의회, 기독청년의료인회, 서울지역여학생대표자협의회, 여성의 전화, 연세민주치과의사회, 평화연구소, 한국교회여성연합회, 한국여신학자협의회 등 9개 단체로 시작하였으나, 사흘 뒤인 8월 5일 『AIDS 무엇이 문제인가』라는 보고서를 발표하면서 전국약학대학학생연합이 추가되어 참여 단체가 모두 10개로 늘어났다. 「외국인도 AIDS 검사 받도록」, 『동아일보』, 1988년 8월 3일, 9면 참조.

248 『제144회 국회 보건사회위원회 회의록』, 제11호(1988년 12월 12일), 55쪽.

249 『제144회 국회 보건사회위원회 회의록』, 제12호(1988년 12월 13일), 2쪽.

250 『제144회 국회 보건사회위원회 회의록』, 제11호(1988년 12월 12일), 54쪽.

251 「올림픽의 그늘 AIDS 공포」, 『동아일보』, 1988년 9월 5일, 9면.

을 의무화하는 개정안을 마련하겠다는 입장을 표명하기도 하였다.

표 5-11. **1980년대 후천성면역결핍증예방법 제정과 개정 추이**

제정, 법률 제3943호 (1987년 11월 28일 공포, 1988년 1월 28일 시행)	→	1차 개정, 법률 제4077호 (1988년 12월 31일 일부개정, 1988년 12월 31일 시행)
1. 1987년 10월 21일: 정부 제출안이 제137회 국회(정기회) 제7차 보건사회위원회에 제출되어 원안대로 의결됨. 2. 1987년 10월 30일: 정부 제출안이 제137회 국회(정기회) 제11차 본회의에서 원안대로 의결됨.		1. 1988년 12월 12일: 박영숙, 김충조, 송두호, 박병선 외 국회의원 162인의 발의로 제144회 국회(정기회) 제11차 보건사회위원회에 '후천성면역결핍증예방법중개정법률안'이 제출됨. 2. 1988년 12월 13일: 보건사회위원회 법안심사소위원회의 검토를 마친 수정안이 제144회 국회(정기회) 제12차 보건사회위원회에서 의결됨. 3. 1988년 12월 17일: 보건사회위원회 수정안이 법제사법위원회 수정을 거쳐 제144회 국회(정기회) 제17차 본회의에서 의결됨.

마. 한센병

1) 전두환 정부의 한센병 정책

1980년 9월 1일 들어선 전두환 정부가 내세운 최고의 국정운영 목표는 '민주복지국가 건설'이었다.[252] 비록 경제적 재정 부담으로 주요 복지정책 과제들이 현실화되지는 못하였으나, 복지에 대한 전두환 정부의 강조는 이전 박정희 정부가 치중한 산업화정책으로 인해 그간 사회적 격차가 발생한 분야들에 대한 정책적 고려라 할 수 있었다.[253] 따라서 전두환 정부의 초대 보건사회부장관을 지낸 천명기가 언론과의 취임 인터뷰에서 복지를 강조한 것은 매우 자연스러운 정책적 귀결이었다. 그리고 그는 이 연장선상에서 특별히 결핵과 한센병을 지목하면서 후진국형 질병인 이 두 전염병의 퇴치에 전력을 기울일 것이고, 본인이 다 못 하면 뒷사람들에게 맡겨서라도 꼭 퇴치하겠다는 강한 의지를 보였다.[254]

이러한 정부의 정책 방향은 적어도 한센병에 관한 한 1980년대를 관통하는 일관된 모습

---

252 「全斗煥 11代 대통령 就任辭 全文」, 『동아일보』, 1980년 9월 1일, 3면.
253 한국행정연구원 편(2014), 57쪽. 관련한 세부 내용은 본 5장의 '3-나. 결핵' 참조.
254 「인터뷰 千命基 보사부장관」, 『동아일보』, 1980년 9월 8일, 2면.

을 보였다. 보건사회부 자평에 따르면 결과적으로 한센병 퇴치사업은 정부의 관리시책과 지방자치단체의 적극적인 참여 및 지원과 일선 종사자의 헌신적인 활동에 힘입어 성과를 거두었다. 실제로도 정부 통계상 1980년에는 등록환자 수 27,964명(인구 1,000명당 유병률 0.73)이던 것이 1990년에 이르면 등록환자 수 23,833명(유병률 0.56)으로 감소하였음을 확인할 수 있다.[255] 양성환자 역시 꾸준히 감소하여 1982년에는 2,820명(등록환자 양성률 10.4%)이던 것이 1990년에는 1,411명(양성률 5.9%)으로 8년 사이 절반이나 감소하였다. 양성환자가 큰 폭으로 감소할 수 있었던 것은 전국 등록환자[256]에 대한 철저한 추적관리로 재발이나 약제내성을 예방한 까닭도 있었지만, 이에 더하여 1982년부터 모든 환자에 대한 투약 방식을 바로 당해에 세계보건기구가 제시한 다제화학요법(multidrug therapy)으로 바꾼 것이 효과를 발휘하였다. 이는 기존 1차 약제(댑손)[257] 위주의 단독화학요법 대신 1차 약제에 2차 약제(리팜피신, 클로파지민)를 추가한 것으로서 장기간의 단독요법에 따른 1차 약제의 내성을 최소화할 수 있다는 장점이 있었다. 그 결과, 1982년에는 양성환자 2,820명(양성률 10.4%)이던 것이 1983년에는 1년 만에 2,663명(양성률 10.1%)으로 감소하였다.[258]

1980년대에 물가 안정을 최우선시한 정부 시책으로 인해 전두환 정부의 중요 정치 목표였던 복지정책이 제대로 현실화되지 못했음에도 결핵 퇴치사업과 달리 한센병 퇴치사업이 일정 수준의 성공을 거둘 수 있었던 것은 어떤 한 가지 이유로 설명될 수 없다. 아마도 그것은 나균의 생물학적 특성, 치사율이 높지 않은 한센병의 병태생리학적 특성, 낮은 발병률, 추적관리가 가능했던 소수의 한정된 환자 수, 약제 내성을 최소화할 수 있는 다제화학

255 보건사회부, 『보건사회백서』(1991), 102쪽.

256 환자(기존환자, 신환자 모두 포함) 등록 관리는 종래 환자 거주지 보건소에서 담당해 오다가 1988년부터 한센병 진료기관(민간 포함)에서 등록 관리하는 것으로 개선하였으며, 1989년부터 중앙등록관리소에서 전산 관리하게 되었다. 보건사회부, 『보건사회』(1989), 38쪽.

257 댑손(dapsone)의 성분명은 diaminodiphenyl sulfone이며 보통 그 약어인 DDS로 알려져 있다.

258 보건사회부, 『보건사회백서』(1984), 163쪽; 보건사회부, 『보건사회백서』(1991), 99–100쪽; 채규태 편, 『한센병연구소 50년사』(서울: 가톨릭대학교 의과대학 한센병연구소, 2011), 181–182쪽. 원 출처는 최시룡, 「우리나라 한센병(나병) 관리의 과거와 현재 그리고 미래」, 『한국가톨릭의사협회지』, 17, 1990, 5–9쪽.

요법의 전격 시행 등이 복합적으로 작용하여 나타난 결과일 것이다.

표 5-12. 1980년대 한센인 전체 등록자와 신환자 등록 현황[259]　　　　　　　　　　　　　단위: 명

연도	1980	1983	1984	1987	1988	1989	1990
전체 등록자	27,964	26,470	26,066	·	25,579	24,487	23,833
신환자	·	362	308	131	172	115	157

※ 공란은 자료가 없거나 확인이 어려움.

2) 1980년대 한센인의 인권과 생활 실태

　　민주복지국가 건설이라는 전두환 정부의 국정운영 목표에도 불구하고 이 시기 한센인들의 인권 보장 수준은 오히려 이전보다 퇴보하였다. 1980년 10월 15일 보건사회부가 확정 발표한 '보사행정장기개선방안'에 따르면 난치성 한센인은 소록도에 요양소를 증설해 강제 수용하고, 약국과 병·의원의 한센인 신고가 의무화되며, 지금까지 자가치료도 허용했던 양성환자는 앞으로 진료기관에 강제 수용하여 치료하기로 했기 때문이다.[260] 한센인의 강제 수용치료라는 후진적 행태를 취했음에도, 정부는 이를 1981년 2월 3일 소록도 국립나병원(현 국립소록도병원) '우촌복지관' 준공식에 참석한 보건사회부장관이 자리에 모인 한센인들에게 한 다음의 말로써 정당화하였다. "여러분들이 나병을 앓게 된 것은 환자 자신이나 부모들의 책임이 아니고 국가와 사회가 잘못했기 때문"이며, "정부는 나병 등 만성병 근절을 위해 적극 노력하고 있으므로 여러분들도 나병을 치료할 수 있다는 신념을 가져 달라."[261] 즉, 민주복지국가 건설을 위해 정부가 한센인의 강제수용까지 불사하면서 후진국병인 한센병 퇴치에 전력을 다하고자 하니 정부 방침에 적극 협조해 달라는 것이었다.

　　한센인들의 전반적인 생활 수준 또한 퇴보하였다. 1982년 11월 25일 언론 보도에 따르

---

259 보건사회부 발간 『보건사회백서』 1984년판, 1985년판, 1989년판, 1990년판, 1991년판의 해당 내용을 종합한 것이다.

260 『동아일보』, 1980년 10월 16일, 7면.

261 「여러분이 癩病 앓게 된 건 國家責任 크다, 千보사」, 『동아일보』, 1981년 2월 7일, 6면.

면 1977년에 비해 5년 사이 서울 지역 한센인 등록자 수가 62.1%나 증가하였다.[262] 인구의 도시집중과 함께 나타난 이 현상은 달리 말하면 곧 농촌을 떠난 한센인들의 도시 빈민화를 의미하는 것이었다. 이에 대해 서울시는 1년 뒤인 1983년 11월 22일 집단촌에 거주하는 음성 한센인들의 생활 안정을 위해 이들이 집단촌 내에 소유하고 있는 85㎡(25.7평) 이하의 주택과 축사에 대한 재산세, 도시계획세, 소방공동시설세를 면제해 주는 것으로 대응하였다.[263] 또 서울시는 1984년 10월 경기도 고양군 원당읍 식사리에 연립주택 5동 40가구(각 9.9평)로 이루어진 음성 한센인 정착촌을 완공하여 서울시 도봉구 상계동 계곡에 거주하던 한센인 14가구 등 40가구 167명을 무료로 입주시켰다. 그리고 부대시설인 축사에 가축을 사육하여 생활기반을 다지게 하였다.[264] 한센인에 대한 세간의 부정적 인식도 여전하였다. 1989년 8월 2일 경찰이 전국 각지에 유포되고 있는 각종 유언비어들의 진원지 색출을 위한 수사 착수를 발표하면서 언급한 바에 따르면, 충남북 지역에서는 인신매매범들이 어린이들을 납치하여 개소주를 만들어 소록도 한센인촌에 보낸다는 유언비어가, 전남북 지역에서는 한센인은 어린이 기름을 짜먹으면 치료가 된다는 유언비어가 나돌고 있었다.[265]

표 5-13. 전국 한센인 등록자 주거 현황 비교(1983년과 1990년)[266]　　　　단위: 명

시설 구분 ＼ 연도	1983	1990
재가(在家)	12,896 (48.7%)	12,189 (51.1%)
정착촌	9,628 (36.4%)	8,571 (36.0%)
국립소록도병원	2,347 (8.9%)	1,484 (6.2%)
사립수용시설(5개소)*	1,599 (6.0%)	1,589 (6.7%)
등록 한센인 총계	26,470 (100%)	23,833 (100%)

* 대구애락원, 산청성심원, 성라자로마을, 안동성좌원, 여수애양원

262 『동아일보』, 1982년 11월 25일, 7면.
263 『경향신문』, 1983년 11월 22일, 6면.
264 『매일경제신문』, 1984년 10월 16일, 10면; 『동아일보』, 1984년 10월 17일, 6면.
265 『경향신문』, 1989년 8월 2일, 14면.
266 보건사회부 발간 『보건사회백서』 1984년판, 1991년판의 해당 내용을 종합한 것이다.

3) 한센인의 급감과 북한의 상황

1980년대를 지나면서 전체적으로 한센인이 급감한 것은 사실이었다. 이러한 감소 추세는 1981년부터 시작된 것으로, 1970년대(1970-1979년)에는 신환자가 사망자보다 많아 6,471명이 증가했으나 1980년대(1980-1987년)에는 발견된 신환자보다 사망자가 더 많아 1,855명이 감소한 것으로 나타나 한센인의 전반적인 고령화가 진행되고 있음이 1990년 가톨릭의대 만성병연구소(현 한센병연구소) 최시룡(崔始龍) 교수의 연구로 확인되었다.[267] 그리고 이러한 감소 추세를 두고, 국내 한센병 연구와 한센인 정착촌 운동의 선구자인 류준(柳駿) 전 연세의대 교수는 1991년 11월 4일부터 6일까지 서울에서 개최된 '국제 나(癩) 관리 세미나' 발표장에서 '한국의 나병 치유: 한국 나병의 과거와 현재'라는 제목의 발표를 마치면서 감회에 젖어 조직위원회 명예회장 자격으로 다음과 같은 소감을 밝혔다.

> *"이곳에 모이신 국내외 전문가 여러분! 가장 열악한 환경 하에서 한 세대 안에 이 나라가 700여 년의 나병의 비극에서 해방되었음을 기억해 주시기 바랍니다. 한국의 700년 이상 묵은 나병이라는 이름의 공포와 비극이 이제는 영원히 종식되었음을 나병의 국내외 권위 여러분이 참석한 이 자리에서 선언하게 된 것을 매우 영광스럽고 기쁘게 생각합니다."*[268]

비록 평생을 질병의 질곡과 사회의 냉대 속에서 살아 온 한센인들이 여전히 생존해 있었고 신환자 역시 계속 발생하고 있었으나, 1983년 이래 한국의 신환자 발병률이 세계보건기구가 규정한 인구 100,000당 1.0명 이하를 계속 유지해 왔고, 유병률 또한 1980년 이래 세계보건기구가 규정한 인구 10,000명당 1.0명 이하를 계속 유지해 왔음을 근거로 한센병이 한국에서 사실상 종식되었다는 선언을 한 것이다.[269]

---

267 최시룡, 「우리나라 한센병(나병) 관리 어디까지 왔는가?」, 『한국가톨릭병원협회지』, 21, 1990, 32쪽. 이 내용은 1990년 9월 14일자 『경향신문』 9면에도 보도되었다.
268 류준, 『한국의 나병 치유』(서울: 류준의과학연구소, 1991), 30쪽.
269 류준(1991), 28-29쪽.

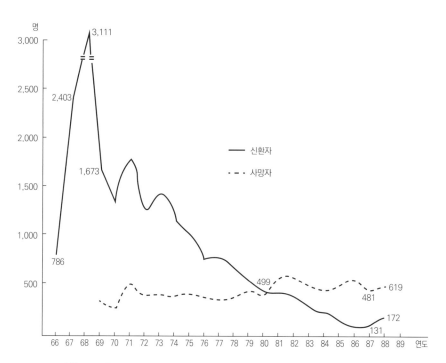

그림 5-1. **1966-1988년 한센인 신환자와 사망자 연도별 추이.**[270] 1981년을 기점으로 사망자 수가 신환자 발생 건수를 앞질러 이때부터 한센병이 감소 추세에 접어들었음을 알 수 있다.

한편, 1988년 평양에서 개최된 제40차 세계보건기구 동남아시아지역회의에 국제나학회 회장 M. F. Lechat가 참석하여 북한 관리들과 토의하면서 확인한 바에 따르면 1980년대 북한의 한센병과 한센인 실태는 다음과 같다. 북한은 1988년에 비로소 다제화학요법을 시행하였으며, 1988년 현재 34호 병원으로 추정되는 요양원에 나종형나, 결핵양형나 환자 약 100명이 수용되어 있었다. 1981년 이래 북한의 11개도 행정구역 중 5개도에서 신환자가 발생하지 않았다. 그리고 한센인은 퇴원 후 엄격한 규정을 적용하여 식품을 취급하는 장소, 유치원 근무자, 학교 교사가 될 수 없었다. 사회 전체적으로도 한센병에 대한 강한 공포가 여전히 남아 있었다.[271]

---

270 최시룡(1990), 「우리나라 한센병(나병) 관리 어디까지 왔는가?」, 35쪽.

271 채규태 편(2011), 393-394쪽. 원 출처는 채규태, 「한국 한센병 대책의 과거, 현재와 미래에 대한 전략」,

4. 기생충질환

가. 1980년대 기생충질환 감염 상황

1960년대 후반부터 본격적으로 시작되었던 박정희 정부의 구충 사업은 1980년대에 들어 비로소 가시적인 성과가 나타났다. 1971년 1차 조사를 시작으로 매 5년마다 시행했던 정부의 '전국 장내기생충 감염실태조사' 결과에 따르면 기생충 감염 실태 파악의 가장 중요한 지표인 충란양성률이 1980년대부터 급격히 감소하는 양상을 보였기 때문이다. 즉, 1차 조사(1971년)와 2차 조사(1976년)에서는 각각 84.3%와 63.2%로서 국민 대부분이 하나의 장내기생충에 감염된 것으로 추정되었으나, 3차 조사(1981년)와 4차 조사(1986년)에서는 각각 41.1%와 12.9%로서 급격한 감소를 보였고, 5차 조사(1992년)에서 한 자리 숫자인 3.8%로 감소한 뒤부터는 계속해서 2-3%를 유지해 오고 있다.[272] 이러한 결과는 주거 환경의 개선, 식수원과 하수 처리의 개선, 인분이 아닌 화학비료의 사용, 조직적인 구충제 복용, 보건교육 등의 이유로 토양매개성 선충인 회충, 편충, 구충(십이지장충)의 충란양성률이 급속하게 감소한 데 따른 것이다.

특히 회충은 과거에 엄청나게 높은 감염률을 보였고 의학적 또는 보건학적 문제를 일으킨 대표적인 장내기생충이었던 까닭에 정부의 장내기생충 관리 사업은 실제로 회충 관리 사업이었다고 보아도 무방했다.[273] 1969년 9월부터 시작한 정부의 전국 학생구충사업 역시 처음에는 매년 2회 봄과 가을에 정기적인 분변 검사와 투약을 실시하였으나, 1980년대 후반에 이르러 대도시 지역 학교부터 회충란 양성자가 한 명도 없는 학교가 나타나기 시작하자 학생 대상 집단구충사업의 지속 필요성에 심각한 의문이 제기되었다.[274] 이에 정부는 별도 법인으로 운영되었던 한국기생충박멸협회를 1986년 11월 한국건강관리협회에 통합하고 업무를 재정비하였으며, 1987년 10월에는 기생충질환예방법을 개정하여 그간 매년 2회

『대한나학회지』, 2000. 권호와 쪽수 불명.

272 질병관리본부·국립보건연구원, 『제8차 전국 장내기생충 감염통계』(2013), 69쪽.

273 보건복지부·한국건강관리협회, 『제6차 한국 장내 기생충 감염 현황』(1997), 20-21쪽.

274 대한보건협회 편(2014), 338쪽; 『동아일보』, 1987년 10월 14일, 9면.

실시해 오던 초·중·고등학생 대상 기생충 검사를 대도시 지역에서는 1988년부터 1991년까지 연 1회 실시로 축소한 뒤 1992년부터 폐지하기로 하였다. 그리고 중소도시와 농어촌 지역은 1988년까지는 현행대로 연 2회 실시하고, 1989년부터 1993년까지 연 1회 실시로 축소한 뒤 1994년부터 폐지하기로 하였다.[275] 그러나 6개 대도시를 제외한 전국 시 지역에서 실제로 기생충 검사가 폐지된 것은 1년 앞당겨진 1993년이었으며, 기타 읍면 지역은 1996년부터 폐지하기로 하였다.[276]

　1980년대 집단구충사업에 주로 사용된 구충제는 1980년대 초반은 메벤다졸(mebendazole), 1980년대 후반에서 1990년대는 알벤다졸(albendazole)이었으며, 국내 제약회사가 메벤다졸과 알벤다졸의 원료를 국산화하면서 싼 가격으로 우수한 구충제를 충분히 공급할 수 있었다.[277]

표 5-14. 연도별 장내기생충 감염실태조사 결과 (1971년 1차~1992년 5차)[278]

연도	피검자 수(명)	충란 양성률 (%)	회충 (%)	구충 (%)	편충 (%)	동양 모양 선충 (%)	간흡충 (%)	폐흡충 (%)	요코 가와 흡충 (%)	유무구 조충 (%)	축소 조충 (%)	왜소 조충 (%)	요충 (%)	기타 (%)
1971 (1차)	24,887	84.3	54.9	10.7	65.4	7.7	4.6	0.09	–	1.9	–	–	1.3	0.6
1976 (2차)	27,178	63.2	41.0	2.2	42.0	1.0	1.8	0.007	–	0.7	–	0.6	–	0.4
1981 (3차)	35,018	41.1	13.0	0.5	23.4	0.2	2.6	0.000	1.2	1.1	0.009	0.4	12.0	0.00
1986 (4차)	43,590	12.9	2.1	0.1	4.8	0.02	2.7	0.002	1.0	0.3	0.005	0.2	3.6	0.03
1992 (5차)	46,912	3.8	0.3	0.01	0.2	0.004	2.2	0.000	0.3	0.06	0.002	0.01	0.9	0.009

275 『동아일보』, 1987년 10월 14일, 9면; 임한종(2013), 『중랑천에서 빅토리아 호 코메 섬까지: 기생충학 리포트』(서울: 한비미디어), 235-236쪽.

276 『동아일보』, 1992년 8월 18일, 22면.

277 대한보건협회 편(2014), 341쪽.

278 보건복지부·한국건강관리협회(1997), 22-23쪽.

한편, 장내기생충의 종류에 따른 감염 양상은 지역적인 편차가 존재했다. 예를 들어 1983년 소록도 주민들을 대상으로 한 조사에는 회충 4.5%, 편충 73.7%, 구충 0%의 감염률을 보였으나,[279] 동년 대구 시민들을 대상으로 한 조사에서는 회충 6.4%, 편충 13.2%, 구충 0.4%로 지역에 따라 서로 다른 감염 양상을 보였다.[280] 또한 1983-1985년 서울과 대구 지역 군인들을 대상으로 한 조사에서는 회충 2.0%, 편충 13.6%, 구충, 0.08%의 감염률을 보였고,[281] 1985-1986년 한양대학병원 내원환자들을 대상으로 한 조사에서도 회충 0.02%, 편충 0.7%, 구충 0.06%를 기록하는[282] 등 도시민의 기생충 감염률이 매우 낮았음을 확인할 수 있다. 반면 1988년 전라남도 연도 주민들을 대상으로 한 조사에서는 회충 17.4%, 편충 27.5%, 구충 0.2%를 기록하여[283] 비도시 지역의 기생충 감염률이 도시에 비하여 상대적으로 높았음을 알 수 있다.

감염률의 이러한 지역적 편차에도 불구하고 1980년대 접어들면서 한국인에게 가장 흔한 장내기생충이었던 회충이 급격히 감소한 것은 사실이었다. 인체에 치명적인 구충 역시 1981년 3차 실태조사 결과로 이미 소멸 단계에 들어섰다는 평가를 받았다.[284] 그러나 편충은 1980년대 전반까지도 계속 문제가 되었다. 이는 편충의 효과적인 구충제가 없었기 때문이다. 1980년대에 사용된 메벤다졸이 편충의 구충에 도움을 주었지만, 메벤다졸은 회충 치료가 주 목적이고 편충을 구충하는 데 충분한 용량이 사용된 것은 아니었기 때문에 그 효

279 홍성태 외 4인, 「전남 소록도 주민의 장내기생충 감염실태 및 조충의 치료성적」, 『기생충학잡지』, 21-1, 1983, 103쪽.

280 Joo CY(1984), "Recent patterns of intestinal heliminth infections among the residents in Taegu city, Korea", The Korean Journal of Parasitology, vol. 22, no. 1, p. 112.

281 홍성태, 「일부 국군 장병의 최근 장내 기생충 감염 현황」, 『기생충학잡지』, 24-2, 1986, 213쪽.

282 민득영·안명희·김경민·김춘원, 「서울지역 장내기생충 감염상태 조사: 한양대학병원 내원환자를 중심으로」, 『기생충학잡지』, 24-2, 1986, 209쪽.

283 서홍관·황상익·채종일, 「한국 장내기생충 감염의 시대적 변천과 그 요인에 대한 관찰: 1913년에서 1989년까지」, 『의사학』, 1-1, 1992, 52쪽.

284 1990년도 한국건강관리협회 보고 자료에 의하면, 구충 감염자는 학생 검변 9,146,913명 중 0.0002%인 15명에 불과하여 1980년대 말의 한국에서는 구충 감염을 사실상 찾아보기 어렵게 되었다. 소진탁, 「역사 속에 사라진 기생충」, 『건강소식』, 16-4, 1992, 32쪽.

과가 제한적이었다. 메벤다졸을 개선한 치료제인 플루벤다졸(flubendazole)의 경우 회충과 요충 감염에는 100%의 구충 효과를 보였으며, 편충의 경우 82.1%의 높은 치료율을 보였으나 충란 감소율은 67.1%에 불과했다.[285]

또한 간흡충과 요충은 오히려 이전인 1970년대 후반보다 증가하여 문제가 되었다. 당시 간흡충 감염의 증가는 하천 유역 거주민들이 민물생선을 날로 먹는 일이 많기 때문인 것으로, 요충 감염의 증가는 접촉으로 전파되는 요충의 특성상 아파트 대량 건설로 요충의 감염 매체인 서구식 좌변기 사용이 많아졌기 때문인 것으로 분석되었다.[286] 요충은 1989년에도 여전히 감염이 줄지 않아 사회 문제가 되었다. 이는 사람이 유일한 숙주여서 회충이나 편충처럼 토양을 거쳐 감염되는 것이 아니라 사람에서 사람으로 직접 전파되며 집단검사나 집단치료 역시 어려웠기 때문이다.[287] 1980년대 후반이 되면 간흡충과 요충 외에도 유구조충, 무구조충, 장흡충, 고래회충, 톡소포자충과 같이 일반인에게는 생소한 기생충 감염이 증가하여 사회 문제가 되었다.[288] 한편, 1970-80년대의 이른바 '중동 특수(特需)'라 불리던 중동 건설 붐을 타고 중동으로 갔던 한국 노동자들과 해외여행자가 증가하면서 열대 풍토병을 중심으로 한 각국의 기생충질환이 국내에 유입되어 1970년대 말-1980년대 초부터 사회 문제가 되기도 하였다. 이러한 수입성 기생충질환으로는 열대열말라리아, 피부리슈만편모충증, 주혈흡충증, 주혈선충증 등이 있었다.[289]

나. 흡충류의 유행과 박멸대책

---

285 민득영·안명희·김경민, 「Flubendazole의 회충, 편충 및 요충에 대한 구충효과」, 『기생충학잡지』, 24-1호, 1986, 12-13쪽.

286 『동아일보』, 1982년 7월 16일, 11면.

287 『경향신문』, 1989년 4월 1일, 8면.

288 『경향신문』, 1989년 9월 2일, 8면.

289 『동아일보』, 1982년 6월 15일, 7면; Ahn MH, et al.(1982), "Imported malaria cases in Korea," Yonsei Reports on Tropical Medicine, 13-1, pp. 23-29; 김홍직·신동헌·김용환, 「피부 리슈마니아증 5예」, 『대한피부과학회지』, 22-1, 1984, 60-67쪽; Min DY, et al.(1982), "Urinary schistosomiasis among Korean returnees from the Middle East," Yonsei Reports on Tropical Medicine, 13-1, pp. 36-40; 이순형, 「수입성 기생충질환」, 『대한의학협회지』, 32-3, 1989, 247-254쪽.

어패류나 식용동물 매개성 연충인 간흡충, 폐흡충, 장흡충 등 흡충류는 1980년대에도 계속 문제가 되었다. 이 가운데 특히 문제가 되었던 것은 장흡충의 일종인 요코가와흡충과 간흡충이었다. 이 두 흡충류는 충란양성률이 1981년 실시된 3차 장내기생충 감염실태조사 때까지는 다른 장내 기생충의 양성률에 비해 큰 비중을 차지하지 않았으며 양성률 자체도 크게 감소하지 않고 변화도 없었다. 그러나 1986년 4차 조사 때부터는 다른 장내기생충에 비해 양성률이 상대적으로 높아 이후 전체 양성률에 가장 큰 영향을 미치게 되었다.[290]

흡충류 감염은 식생활과 관련이 깊기 때문에 흡충이 기생하기 쉬운 어패류의 생식이 일상화된 특정 하안과 해안 및 연안 지역에서 유행하는 경향이 있었다. 예를 들어 1984년 3월부터 10월까지 경상북도 울진군에서 진행된 한 연구 결과를 보면 지역 주민의 폐흡충 감염률은 25.8%였으며, 남성이 30.8%, 여성이 19.9%로 남녀 간 유의한 차이가 있었다. 이 지역에서는 폐흡충의 유충이 그 제1중간숙주인 다슬기에 기생하는 비율은 낮았으며, 따라서 주민들의 폐흡충 감염은 주로 제2중간숙주인 가재의 생식에 의한 것으로 추정되었다.[291] 다음으로, 1983년 8월부터 1985년 12월까지 군대 내 기생충 감염 현황을 연구한 결과를 보면 간흡충란 양성률이 7.6%로서 매우 높은 비율로 나타나고 있는데, 군대 내 흡충류 감염률이 높게 나타나는 것은 군인들이 생존 훈련 등으로 개구리나 뱀, 어패류 생식을 경험하기 때문이었다. 더욱이 조사 대상 군 주둔지 중 하나였던 대구는 낙동강과 금호강을 이웃한 간흡충의 고도 유행지로 알려져 있어 군인들이 외출, 외박, 휴가 시 생식을 통한 감염에 노출될 기회가 많았을 것으로 추정되었다.[292]

1980년대 중반 이후 흡충류의 박멸대책으로서 가장 효과적인 단기 방안으로 주목받은 것은 화학요법의 시행이었다. 프라지콴텔(Praziquantel)과 같은 신약이 등장했기 때문이다. 1980년 독일 바이어 사가 메르크 사 및 세계보건기구와 공동으로 개발한 프라지콴텔은 모든

---

290 질병관리본부 · 국립보건연구원(2013), 70쪽.
291 주종윤 · 박영춘 · 안성훈, 「경북 울진 등에서의 폐흡충 역학적 조사」, 『기생충학잡지』, 23-1, 1985, 110쪽.
292 홍성태(1986), 213-214쪽.

종류의 간흡충, 폐흡충, 장흡충 등에 뛰어난 효과를 보였다.[293] 사실 1980년대 초까지만 해도 흡충증의 치료는 매우 어려워 보였다. 그러나 1983년 프라지콴텔의 국산화 성공[294]에 따른 가격 저하로 흡충류 치료의 전기가 마련되었다. 즉, 흡충류 역시 다른 기생충질환처럼 저렴한 국산 구충제 투약으로 쉽게 퇴치될 수 있을 것이라 전망했던 것이다. 이에 따라 보건사회부는 1984년 6월부터 동년 10월까지 6대강 유역 거주민 중 간흡충 감염이 확인된 자에게 특효약인 프라지콴텔을 무료로 투약하는 사업을 시행하였으며, 이후에도 정부는 확인된 감염자에게 무료 투약 사업을 지속하였다.[295]

프라지콴텔의 등장과 정부의 무료 투약 사업으로 다른 기생충처럼 빠르게 감소하리라 예상했던 간흡충증은 1980년대 후반까지도 감소율이 정체 상태에 머물렀다. 그 주요 원인은 간흡충의 중간숙주인 민물생선의 회를 기호식품으로 즐기는 사람들이 프라지콴텔의 효능을 과신하여 "민물고기회를 마구 먹어대는 경향이 생겨나고" 있었던 데에 있다.[296] 많은 사람들이 치료를 받고 난 다음 다시 민물생선회를 먹어 재감염되는 현상이 벌어지고 있었던 것이다.[297] 이러한 현상은 요코가와흡충의 경우에도 그대로 적용되었다. 가장 중요한 제2중간숙주가 동해와 남해로 유입되는 각 하천에 분포하는 은어였기 때문이다. 1982년 서울의대 기생충학교실의 연구로 밝혀진 바에 따르면 남해안 하천에 서식하는 은어의 요코가와흡충 감염률은 100%였고 동해안 하천 서식 은어의 감염률은 42.4%였다.[298] 따라서 흡충류의 박멸을 위해서는 화학요법 이외에도 식습관의 개선 등에 관한 보건교육 등이 요청되었다.

---

293 강건일, 『이야기 현대약 발견사』(서울: 까치, 1997), 342쪽; Rim HJ(1988), "Public health measures in Trematode control in Asia," Korean Journal of Rural Medicine, 13–1, pp. 86–87.

294 『매일경제신문』, 1983년 2월 1일, 8면.

295 『경향신문』, 1984년 6월 23일, 7면; 보건복지부 · 한국건강관리협회(1997), 59–60쪽.

296 『동아일보』, 1985년 1월 19일, 11면.

297 보건복지부 · 한국건강관리협회(1997), 60쪽.

298 서병설 · 홍성태 · 채종일 · 이순형, 「요꼬가와 흡충에 관한 연구 Ⅵ. 동해안과 남해안산 은어의 피낭유충 감염상태」, 『기생충학잡지』, 20–1, 1982, 28–32쪽.

다. 수입성 원충: 말라리아

한국에서 말라리아는 1960년대에 이미 감소 추세에 들어갔으며, 1979년에는 말라리아 완전 퇴치(Malaria free) 인정을 받았다.[299] 보건사회부 역시 공식 통계자료를 통해 1979년 1명의 환자가 발생한 이후 1990년까지 국내에서는 단 1명의 환자도 발생하지 않았음을 밝혔다(표 5-15 참조). 1987년 3명, 1988년 8명, 1989년 1명, 1990년 6명의 환자가 발생했지만 이들은 전원 외국에서 감염되어 귀국한 환자라는 점을 명시함으로써 국내 환경에서는 사실상 말라리아가 소멸하였음을 인정한 것이다.[300] 그러나 1970년부터 1985년 5월까지 전국 26개 대학병원 및 종합병원의 의무기록을 검토한 한 연구에 따르면 1987년 이전에도 국내 자생 및 해외 유입 말라리아가 계속 발생하고 있었다. 국내 환자 발생 마지막 해로 알려진 1979년에는 해외 유입 말라리아 증례가 11건에 달하였으며 이후 1985년까지 매년 꾸준히 10건 내외를 유지하였고, 1984년에는 2명의 국내 환자가 새로 발생하였다(표 5-16 참조). 국내 증례는 동정(同定)된 경우 전부 토착화된 삼일열원충(*Plasmodium vivax*)에 의한 것이었으나, 해외 유입 증례는 동정된 경우 대부분 열대열원충(*Plasmodium falci-parum*)에 의한 것이었다.[301] 이로써 1980년대에도 한국에서 말라리아가 완전히 소멸하지 않았으며, 특히 해외 말라리아의 지속적인 유입이 문제되고 있었음을 알 수 있다. 당시 국내 전문가들은 해외 취업 및 여행의 급증을 감안하면 해외 유입 증례의 발견이 극히 일부분에 지나지 않아 향후 환자가 더욱 증가할 수 있다고 경고하면서 열대성 질환에 대한 인식과 적극적인 예방대책 수립을 촉구하였다.[302]

---

299 보건복지70년사편찬위원회 편(2015), 제2권, 222-223쪽.

300 보건사회부, 『90 급성전염병통계연보』(1991), 9쪽.

301 Soh CT, et al.(1985), "Current status of malaria in Korea," Yonsei Reports on Tropical Medi-cine, vol. 16, no. 1, pp. 11-18.

302 『매일경제신문』, 1984년 12월 21일, 11면.

표 5-15. 1980년대 말라리아 연도별 발생 현황(보건사회부 통계)[303] 단위: 명

연도	1979	1980	1981	1982	1983	1984	1985	1986	1987	1988	1989	1990
발생 수	1	0	0	0	0	0	0	0	3*	8*	1*	6*
사망 수	0	0	0	0	0	0	0	0	0	0	0	0

* 전원 외국에서 감염되어 귀국한 환자임.

표 5-16. 국내 26개 병원의 의무기록에 따른 연도별 말라리아 발생 현황(1979~1984년)[304] 단위: 명

연도	1979	1980	1981	1982	1983	1984	1985. 5	총계
해외 유입	11	8	12	11(1)	8	9(1)	2	61(2)
국내 발생	1	0	0	0	0	2	0	3

( ): 외국인 거주자 또는 여행객

　　1980년대에 국내 토착 말라리아는 사실상 소멸 단계에 있었으나 반대로 해외 유입 말라리아가 증가하게 된 계기는 1960년대의 이른바 '베트남 특수'에 이어 1974년부터 본격적으로 시작된 '중동 특수'에 있었다. 1973년 발발한 제4차 중동전쟁이 도화선이 되어 아랍 산유국들이 석유를 무기화하자 석유 가격이 급등하면서 제1차 석유파동이 발생하였고, 이로 인해 한국 경제는 적자의 늪에 빠져 큰 타격을 입게 되었다. 반면, 급등한 석유 가격으로 아랍 산유국들에는 오일달러가 넘쳐났고, 이들은 넘쳐나는 오일달러를 도로, 항만, 공항 등 사회간접자본 건설에 아낌없이 투자하기 시작했다. 이러한 중동 건설 붐에 편승하고자 박정희 정부는 중동 진출 기업들의 건설 수주를 위한 강력한 정치적 지원을 하였다. 이에 힘입어 각종 건설 공사를 수주한 기업들의 기록적인 달러 수입 덕분에 한국 경제는 되살아났고, 1977년에는 대망의 수출 100억 달러를 돌파하여 경상수지 흑자까지 기록하게 되었다.[305]

　　이 시기 수많은 한국인 노동자들이 열대의 중동국가 건설 현장에 투입되었다. 1975년

303 보건사회부, 『90급성전염병통계연보』(1991), 9쪽.
304 Soh CT, et al.(1985), p. 13.
305 「박정희, 경제위기 극복 위해 중동건설사업 진출 주도」, 『동아일보』, 2013년 7월 30일, A29면.

에는 6,000명이던 것이 1978년에는 10만 명에 육박했고 한때는 20만 명에 달하였다.[306] 중동의 자연조건은 가혹했으며 노동자들은 열대 풍토병으로 신음하거나 병에 걸린 채 귀국함으로써 열대성 질환의 국내 유입이 점점 증가할 수밖에 없었다.[307] 실제로 1985년 6월 연세대학교 열대의학연구소가 요르단, 이집트, 수단에 파견된 5개 건설업체 총 691명의 한국인 노동자들을 대상으로 이들의 열대성 질환에 대한 인식도를 확인하고자 설문조사 방식의 연구를 실시한 적이 있었다.[308] 연구 결과, 현지에 풍토병이 많다고 응답한 비율은 96.6%였으며 수단과 이집트 체류자에서 그 비율이 높았고, 응답자들이 현지에 많다고 생각한 풍토병은 말라리아였다. 근무 중 열대성 질환에 감염된 경험이 있다는 응답자는 22.9%에 달하였고, 감염된 경험이 있는 질병 역시 말라리아가 46.7%로 가장 많았다. 그러나 열대성 질환에 대한 예방교육을 받은 경험은 응답자의 39.2%에 불과하였다.

정부가 열대 풍토병의 국내 유입을 막기 위해 구체적인 방역 대책을 마련한 것은 전두환 정부 시기인 1985년 11월에 이르러서였다. 그러나 그것은 1986년 아시안게임과 1988년 올림픽의 성공적 개최를 위한 발판으로서의 기능에 머물렀다. 1985년 11월 30일 보건사회부가 마련한 '열대풍토병관리대책'에 따르면, 정부는 아시안게임과 올림픽 개최로 세계 각국의 선수단과 관광객이 일정 기간 내에 집단적으로 입국하게 되므로 열대 풍토병 등 국내에는 없는 전염병 유입의 우려가 높아져 '열대풍토병대책위원회'를 설치, 운영하기로 했기 때문이었다. 보건사회부차관을 위원장으로 하고 각 대학병원의 부설연구소장 등을 위원으로 한 대책위원회의 임무는 열대 풍토병의 사전방역과 환자치료 대책을 세우는 것이었다. 대책위원회는 특히 세계보건기구가 집중 관리해야 할 열대성 질환으로 선정한 말라리아, 피

---

306 「1970-80년대 중동 건설 붐」, 『경향신문』, 2015년 4월 3일, 29면.

307 『경향신문』, 1982년 3월 15일, 9면; 『경향신문』, 1982년 6월 11일, 8면.

308 691명 중 응답자는 357명(51.7%)이었고, 응답자는 전원 남성으로 평균 연령 36.6세, 현지국가 근무기간은 평균 14.7개월이었다. Soh CJ, Kim JJ, Min DY(1985), "Korean workers in tropical countries (Moddle East), with special reference to their understandings of tropical diseases," Yonsei Reports on Tropical Medicine, 16-1, pp. 45-58.

부리슈만편모충증 등 6종의 전염병에 대한 사전방역과 환자치료에 역점을 두기로 하였다.[309] 열대풍토병대책위원회는 올림픽이 끝난 이듬해인 1989년 5월 유명무실하거나 기능이 중복된다는 이유로 폐지되었다.[310]

5. 전염병의 사회사

가. 선교의사 셔우드 홀 부부와 44년 만의 한국 공식 방문

1984년 11월 3일, 감리회 소속 캐나다 선교의사였던 셔우드 홀 부부가 1940년 일제에 의해 추방된 지 44년 만에 대한결핵협회 초청으로 한국을 공식 방문하였다.[311] 한국 항결핵 운동의 선구자인 셔우드 홀은 본인과 마찬가지로 선교의사였던 부모에 이어 한국에서 2대에 걸친 헌신과 봉사로 칭송받는 인물이다. 1893년 11월 10일 서울에서 캐나다인 아버지 윌리엄 제임스 홀과 미국인 어머니 로제타 셔우드 홀의 장남으로 출생한 셔우드 홀은 '한국에서 맨 처음 태어난 서양인'이었다.[312] 청일전쟁이 한창이던 1894년 11월 불과 1세 때 발진티푸스로 아버지와 사별하고 어머니를 따라 미국으로 간 그는 1897년 어머니와 함께 한국으로 돌아와 평양으로 이주 후 17세까지 그곳에서 성장하였다. 그리고 1911년 미국으로 돌아가 1923년 캐나다 토론토의과대학을 졸업하고 의사가 된 뒤 뉴욕의 롱아일랜드 홀츠빌에 있는 결핵요양소에서 결핵을 전공하였다. 1922년 셔우드 홀과 결혼한 매리언 버텀리 홀 역시 1924년 미국 필라델피아여자의과대학을 졸업한 유능한 외과의사였다. 1926년 4월 중순 홀 부부는 감리회 선교의사로서 일제 식민지였던 한국의 부산항에 도착했다.[313]

1926년 6월 29일 부인과 함께 황해도 해주구세병원(노턴기념병원)에 부임한 셔우드 홀

---

309 『동아일보』, 1985년 11월 30일, 7면.

310 『경향신문』, 1989년 5월 26일, 2면

311 「내 묻힐 곳은 한국」, 『동아일보』, 1984년 11월 5일, 10면.

312 「『韓國結核 퇴치사업』 선구자 홀 博士」, 『경향신문』, 1984년 11월 5일, 2면.

313 한국결핵사편찬위원회 편(1998), 214-218쪽.

은 심각한 사회 문제였던 결핵 퇴치를 위해 결핵전문병원을 세우기로 결심하였다. 혐오시설에 대한 해주 당국과 지역민들의 반대를 설득한 그는 여전히 한국에서 선교의사로 활동 중이던 어머니 로제타 셔우드 홀의 적극적인 도움과 감리회 선교부의 후원 등에 힘입어 1928년 10월 27일 해주에 한국 최초의 근대식 결핵환자요양시설인 구세요양원(결핵환자위생학교)을 설립하였다. 또한 농촌운동의 선각자로서 결핵환자들의 자활을 돕기 위해 요양원 인근에 15만 평의 땅을 구입하여 모범촌락과 시범농장을 설립·운영하였으며, 감리회가 설립한 의창학교(懿昌學校) 교장으로서 교육 사업에도 힘썼다. 부인 매리언 홀 역시 환자진료 이외에 의정여학교(懿貞女學校) 구내의 해주유치원 원장으로서 유아들을 가르쳤다. 1932년 12월 3일 셔우드 홀은 한국 최초의 크리스마스 씰 발행을 주도하였고, 이때 발생한 이익금은 구세요양원을 포함한 전국 선교병원의 결핵퇴치 또는 결핵병동 보조금으로 사용되었다. 전 세계에서 유일하게 선교사들이 주관하는 운동이 된 한국의 크리스마스 씰 운동은 이후 홀 부부가 1940년 11월 일제로부터 스파이 누명을 쓰고 재판을 받은 뒤 사실상 추방될 때까지 총 9회 발행되었다.[314]

한국을 떠난 홀 부부는 이후 인도에 가서 의료선교 사업을 계속하였다. 1960년 5월 5일 캐나다 영구 귀국길에 비공식 1박 일정으로 잠시 한국을 들러 어머니가 설립을 주도한 경성여자의학강습소의 후신인 수도의과대학을 방문하였고 대한결핵협회로부터 명예회원증도 수여받았다.[315] 이후 잊힌 존재였던 셔우드 홀이 한국에서 다시 조명을 받은 것은 1978년 그가 한국에서의 삶을 기록한 회고록을 출간하면서부터였다. 6년 뒤인 1984년 8월 동아일보사에서 회고록의 번역본을 출간하자 아흔이 넘은 고령임에도 여전히 홀이 캐나다에 생존해 있음이 국내에 알려지게 되었다.[316] 홀 역시 감리교의 한국 선교 100주년이 되는 해였던 1984년 감리회에 방한을 희망하였으나 예산상의 이유로 실현되지 못하였다. 다행히 대한결핵협회 서울지부장 김대규(金大奎)와 번역본의 역자인 캐나다 교포 사업가 김동열(金

---

314 한국결핵사편찬위원회 편(1998), 218-240쪽.
315 한국결핵사편찬위원회 편(1998), 850쪽; 셔우드 홀(1978), 『닥터 홀의 조선 회상』, 김동열 역(서울: 좋은 씨앗, 2003), 731쪽.
316 「회고록 「조선회상」 번역출간」, 『동아일보』, 1984년 8월 20일, 6면.

東悅)의 주선으로 방한이 성사되어 홀 부부는 장남 윌리엄 제임스 홀과 함께 1984년 11월 대한결핵협회 공식 초청으로 간절한 소망이던 한국 방문을 마침내 이룰 수 있었다. 타의로 한국을 떠난 지 44년 만의 공식적인 한국 방문이었다.[317]

1984년 11월 3일 밤 10시 15분 김포공항에 도착한 홀 부부는 거동이 불편하여 부부 모두 휠체어를 타고 장남 윌리엄의 부축을 받아가면서 입국장을 나섰다. 귀빈실에서 기자회견을 가진 홀은 본인의 회고록 번역본이 한국에 출간되었다는 소식을 접하고 마지막으로 한국에 한 번 더 오고 싶었다며, 대한결핵협회 초청으로 91번째 생일까지 한국에서 보내게 돼 여한이 없다는 소감을 밝히고 연신 함박웃음을 터뜨렸다. 캐나다 현지에서 홀 부부와 접촉해 왔던 김동열의 회고에 따르면, 홀은 당시 캐나다 밴쿠버의 외곽 도시 리치먼드에 살고 있었다. 방한이 결정되자 홀의 주치의는 고령의 홀이 그런 긴 여행을 감당할 수 없다며 극구 말렸으나, 한국에서 죽으면 더 좋겠다며 오히려 홀 본인이 방한을 강행했다고 한다. 그러나 평생 청빈한 삶을 산 까닭에 생활이 어려웠던 홀과 아들은 한국 방문을 위해 영문판 회고록 인세로 겨우 양복을 맞춰 입었고, 부인 매리언 홀은 친구의 외출복을 빌려 입었다. 그럼에도 홀 부부는 방한 후 동아일보사로부터 받게 될 번역본 인세를 전부 한국의 결핵환자들을 위해 쓰도록 내놓겠다고 밝혔다.[318]

방한 이튿날인 11월 4일 홀은 휠체어를 탄 채 제일 먼저 서울 양화진외국인선교사묘원에 묻힌 부모 묘지에 성묘하고 비석을 만지며 깊은 감회에 젖었다. 그는 부모와 누이동생, 아들이 묻힌 이곳에 자신도 함께 묻히기로 결심하고 이미 가족 묘비에 자신의 이름까지 새겨 놓았음을 알렸다. 11월 7일 정부는 홀의 공로를 인정하여 국민훈장 모란장을 서훈하였으며, 서울시는 서울에서 출생한 그에게 명예시민증을 직접 전달하였다.[319] 11월 9일에는 코리아나호텔 프린스룸에서 기독교 대한감리회 회장단과 만찬을 가졌으며,[320] 11월 10일에는 신라호텔 다이너스티홀에서 열린 대한결핵협회 학술대회 만찬회장에서 마침 당일이 생

317 셔우드 홀(1978), 김동열 역(2003), 739–741쪽; 한국결핵사편찬위원회 편(1998), 850–851쪽.
318 『동아일보』, 1984년 11월 5일, 10면; 셔우드 홀(1978), 김동열 역(2003), 741–742쪽.
319 『동아일보』, 1984년 11월 5일, 10면; 한국결핵사편찬위원회 편(1998), 851쪽.
320 「한국 결핵 퇴치 선구 「홀」博士 초청 만찬」, 『동아일보』, 1984년 11월 10일, 6면.

일이었던 서우드 홀의 생일잔치가 열렸다.[321] 11월 14일 귀국 전까지 홀 부부는 옛 동료, 친지, 방문객, 언론의 환대를 받았으며, 대구대학교는 홀 부부를 초청해 장애인 교육의 선구자였던 어머니 로제타 홀을 기념해 사범대학 건물을 '로제타 기념관'이라 명명하는 명명식을 가졌고, 수도의과대학의 후신인 우석대학교를 합병한 고려대학교 역시 홀 부부를 초청해 감사를 표했다.[322]

만족스러운 한국 방문을 마치고 귀국한 서우드 홀은 1991년 4월 5일 98세를 일기로 캐나다에서 타계하였다. 그의 유해는 화장한 후 유언대로 한국에 묻히기 위해 1991년 4월 15일 서울로 옮겨졌고, 4월 17일 오전 10시 양화진외국인선교사묘원 내 외국인연합교회에서 대한결핵협회장으로 영결식이 거행된 후 양화진외국인선교사묘원에 안장되었다.[323] 서우드 홀이 타계한 지 6개월여 후인 1991년 9월 19일에는 부인 매리언 홀이 95세를 일기로 타계하였다. 그녀의 유해도 화장한 후 유언대로 1991년 10월 4일 서울로 옮겨졌고, 10월 5일 오전 10시 외국인연합교회에서 대한결핵협회장으로 영결식이 거행된 후 남편과 함께 양화진외국인선교사묘원에 안장되었다.[324] 2년 뒤인 1993년 11월 10일 오후 2시 대한결핵협회는 서우드 홀 탄생 100주년을 맞이하여 양화진외국인선교사묘원에 그와 그의 부모의 공적을 기리는 '서우드 홀 선생 공적비'를 세우고 제막식을 가졌다.[325]

한국의 격동기, 2대에 걸쳐 한국인들을 위해 헌신한 서우드 홀 일가는 모두 3대 여섯 명이 지금도 서울 양화진외국인선교사묘원에 조용히 잠들어 있다. 서우드 홀(Sherwood Hall, 1893-1991), 부인 매리언 버텀리 홀(Marian Bottomley Hall, 1896-1991), 아들 프랭크 서우드 홀(Frank Sherwood Hall, 1934-1934), 아버지 윌리엄 제임스 홀(William James Hall, 1860-1894), 어머니 로제타 서우드 홀(Rosetta Sherwood Hall, 1865-1951), 여동생 이

---

321 한국결핵사편찬위원회 편(1998), 852쪽.

322 셔우드 홀(1978), 김동열 역(2003), 742-743쪽.

323 「결핵퇴치사업 공헌 홀博士 유해 金浦로」, 『동아일보』, 1991년 4월 15일, 22면.

324 「他界한 마리안 홀 女史 결핵퇴치 앞장선 선교의사」, 『동아일보』, 1991년 10월 4일, 13면.

325 「日帝때 결핵퇴치 앞장 셔우드 홀 공적비 제막」, 『동아일보』, 1993년 11월 11일, 29면.

디스 마거리트 홀(Edith Margaret Hall, 1895-1898)이다.[326]

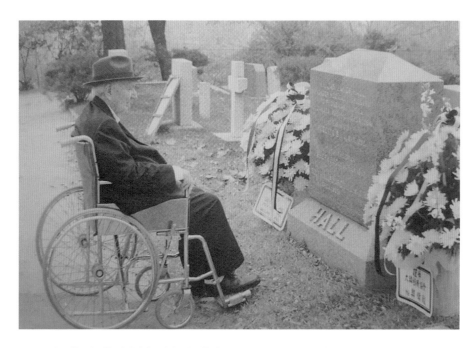

사진 5-3. **1984년 11월 4일 서울 양화진외국인선교사묘원의 부모 묘소를 성묘하고 비문을 들여다보고 있는 셔우드 홀.** 가족 묘비에
는 이미 사망일만 여백으로 남겨놓은 그의 이름도 새겨져 있었다. 사진과 사진 설명의 출처는 한국결핵사편찬위원회 편(1998) 중.

---

326 양화진외국인선교사묘원 홈페이지(http://www.yanghwajin.net/v2/) 자료실의 양화진외국인선교사
    묘원 묘적부(2008).

의료관련감염과 내성균 엄습 시기: 1990-1999년

개관

1990년대는 1987년 민주화운동의 결실인 대통령 직선제 실현 이후 의회민주주의 재확립과 해외 수출 및 내수시장 확대에 따른 경제 호황으로 대표되는 시기였다. 민주화와 경제 성장에 힘입어 그동안 미뤄왔던 보건의료의 과제도 실현되어 나갔다. 1994년 보건사회부의 보건복지부로의 명칭 변경은 권위주의 정부 아래 간과되었던 복지를 강조하는 정책 전환을 상징했다. 기조 변화는 국민 건강 증진과 생활 안정, 보건의료의 지역 간 불균등 해소를 위한 정책 확대로 전개되었고 그 결과 한국 보건의료 수준이 전반적으로 향상될 수 있었다.

특히 이는 국민 건강 증진의 핵심 정책인 의료보험과 국민연금 제도의 적용 범위의 확대를 통해 이뤄졌다. 건강보험 제도는 1988년 농어촌, 1989년 도시 지역 주민까지 포함하였고, 국민연금 제도는 1995년 국민연금법 개정을 통해 농어촌, 1999년 도시 지역 주민으로 수혜 대상을 확대하였다. 아울러 지역 보건의료 체계 개선을 위한 노력도 이어졌다. 1991년 지방자치제도의 실시와 함께 이뤄진 보건소법 개정을 통해 지역 보건의료 수요 증가를 흡수하였고 질병 양상 변화에 대처할 수 있도록 했다. 1995년 지역보건법 개정은 지역 특성에 따른 맞춤형 보건의료 사업을 실시하도록 기획, 평가, 정책 관리를 지역에서 가능하도록 했다.

이 가운데 1990년대 전염병 발생은 보건의료의 향상과 세계화로 인한 환경 변화, 이와 연계된 전염병 발생이 상호작용하는 속에서 복잡한 양상을 띠었다. 생활 수준의 향상, 보건 의식의 개선과 함께 항생제, 백신 도입 등 의료 기술과 보건 행정의 발전으로 1990년대 감염성 질환에 따른 사망률은 이전 시기에 비해 현저히 감소하였다.[1] 하지만 그동안 주목하지 않았던 의료관련감염이 확산되었고 내성균 또한 크게 늘어났다. 만성 전염병의 측면에서는 건강보험 확대와 보건 인프라 구축에 따라 그간 손길이 미치지 못했던 부분까지 관리 영역으로 포괄해나갔다. 오랜 기간 환자 보고가 적었던 말라리아, 신증후군출혈열, 쯔쯔가무시병, 렙토스피라증 등의 전염병들은 다시 발생했다. 더불어 국내외 교통이 증가하면서 해외 전염병의 위험도 증가했다.

1. 1990년대 전염병 정책 개황

가. 전염병예방법의 네 차례 개정

백신과 치료제 보급이 전염병 위협을 감소시켰지만 1990년대 전염병 관리는 다른 차원의 도전에 당면했다. 국내외적으로 세 가지의 문제가 부각되었다. 첫째, 국제적인 교통의 확대와 해외 전염병의 유입이었다. 1990년대 초 경제성장과 이에 동반한 수출 확대는 국내외 교류를 활성화하였다. 이와 함께 세계 각지를 이동하는 관광객의 증가와 해외생산 농수산물의 수입 확대가 전염병의 한국 유입경로를 다변화시켰다. 둘째, 1990년대 이전까지 보건의료 부문의 발전성과에도 불구하고 지역 차원의 위생관리 허점은 문제의 원인으로 작용했다. 상하수도 보급을 통한 음용수 및 오폐수 관리의 진전에 반하는 질적 수준의 미흡은 수인성 전염병 확산의 한 배경이 되었다. 셋째, 화석연료 사용의 증가와 이에 따른 지구온난화, 이상기온 현상이 문제로 부상했다. 이는 전염병 매개 곤충을 증가시키거나 세균 번식에 용이한 환경을 조성하는 것으로 문제시되었다.[2]

---

1 김정순, 「우리나라 사망원인의 변천과 현황」, 『대한의사협회지』 36-3, 1993, 275-276쪽.
2 「이상기후 전염병 기승」, 『한겨레』, 1998년 7월 1일.

그 결과, 1990년대 이전에 퇴치되었다고 간주되었던 전염병들이 재등장하거나 감소 추세의 전염병이 확산하였다. 대표적으로 말라리아와 급성열성질환이 재등장하였고, 소강상태였던 세균성 이질의 발생이 증가했다. 전반적인 급성 전염병 발생 경향을 보면, 인구 10만 명당 1985년 8.7명, 1995년 3.6명, 1999년 21.7명으로 나타났는데, 1999년의 두드러진 환자 증가는 말라리아와 세균성 이질 유행에 기인했다.[3]

1990년대 전염병 발생 환경의 변화에 발맞춰 새로운 정책과 보다 적극적인 대응이 요구되었다. 문제 해결을 위한 노력은 기존 전염병 관리법령의 한계를 보완하는 것으로 드러났다. 1990년대 전염병예방법 법령의 4차례 개정은 이를 반영하였다. 1976년 12월 31일 전염병예방법(1977년 7월 1일 시행)이 개정된 이후 법정전염병은 1990년대 이전까지 조정되지 못했다. 따라서 전염병 발생 환경의 변화를 반영하지 못했고 전염병에 대한 대응을 어렵게 했다. 다만, 1987년 검역법에서 두창을 검역 대상에서 제외하였고, 새롭게 등장한 전염병인 후천성면역결핍증과 다시 보고된 렙토스피라증을 지정전염병으로 추가하여 법정전염병에 준하는 관리를 하도록 한 상태였다.[4]

1993년 12월 27일 개정된 제5차 개정 전염병예방법(1994년 6월 28일 시행)은 법정전염병의 종류 조정 및 행정 차원의 보완점을 개선하여 전염병을 예방하려는 취지하에 개정되었다.[5] 제1종 전염병에서 두창 삭제,[6] 제2군 전염병에서 렙토스피라증, 쯔쯔가무시병, 후천성면역결핍증 추가를 통해 1987년 검역법의 관리 대상 전염병과 법정전염병 사이에 괴리를 없앴다. 후천성면역결핍증은 세계적 확산 추세 가운데 1980년대 한국에서도 환자가 발생하여 법정전염병으로 추가되었고, 1993년의 법령 개정은 법정전염병에 준하는 관리 대

---

3 질병관리본부, 『감염병 관리 사업 지침』 (질병관리본부, 2012), 5쪽.

4 「지정전염병 고시」, 『매일경제』, 1987년 2월 24일.

5 제14대국회 제165회 제17차, 『국회본회의회의록』, 1993년 11월 30일.

6 두창은 1961년 이후 한국에서, 그리고 1977년 이후부터 전 세계적으로 보고되지 않았다. WHO는 1982년 두창을 검역 대상에서 제외하였다. 하지만 2000년대 생화학테러 위협의 증대에 따라 2002년 신종전염병이나 해외유입전염병 대응을 위해 만든 제4군 전염병에 다시 포함하였다. 대한민국정부, 『관보 제15102호』, (2002. 5. 17), 4-5쪽.

상으로 지정된 전염병을 법정전염병에 포함시켰다. 1990년 전후로 환자가 재발견되면서 토착병으로 의심되었던 급성열성질환들도 추가하였다.

아울러 시기별로 긴급한 법령 개정의 필요성이 대두되기도 했다. 1994년 일본뇌염 예방 접종으로 인한 사망 사건이 발생한 이후, 1994년 8월 3일 개정한 제6차 개정 전염병예방법 (1995년 1월 1일 시행)의 핵심은 예방 접종으로 인한 부작용에 대한 국가의 손해배상 규정이었다. 이는 예방 접종이 원인이 되어 질병에 걸리거나 사망할 경우 국가가 이를 보상하여 예방 접종의 신뢰성과 안정성을 높이고자 하는 취지의 개정이었다. 이를 통해 국민들의 예방 접종에 대한 불신과 기피 현상을 해소하고 병원 등 예방 접종 기관 및 책임자도 안심하고 접종할 수 있도록 하고자 했다.[7]

표 6-1. 1990년대 전염병예방법 법정전염병의 변화

제1종전염병(10)	제2종전염병(17)	제3종전염병(3)
콜레라, 페스트, 발진티푸스, 장티푸스, 파라티푸스, 디프테리아, 세균성, 이질, 황열, 두창	폴리오, 백일해, 홍역, 유행성이하선염, 일본뇌염, 공수병, 말라리아, 발진열, 성홍열, 재귀열, 아메바성이질, 수막구균성수막염, 유행성출혈열, 파상풍, 후천성면역결핍증, 렙토스피라증, 쯔쯔가무시병	결핵 성병 나병

삭제 ← 두창

추가 → 후천성면역결핍증, 렙토스피라증, 쯔쯔가무시병

* 제5차 전염병예방법 개정(1993.12.27)으로 삭제 및 추가

※ 출처: 「전염병예방법」(법률 제2990호, 1976년 12월 31일 개정일자); 「전염병예방법」(법률 제4634호, 1993년 12월 27일)

위 〈표 6-1〉은 1993년 12월 27일 제5차 전염병예방법의 개정까지 법정전염병의 변동 과정이다. 법정전염병의 종류와 분류 기준에 대한 대대적인 재조정이 이뤄진 9차 개정(2000년 8월 1일 시행) 이전까지 제5차에서 규정한 3종 전염병 체계는 유지되었다.

한편, 국내에서 발생하지 않았으나 해외에서 국내로 유입할 가능성이 있는 전염병에 대하여 1994년 7월 해외유입전염병관리규정(보건사회부훈령 제704호, 1994. 5. 25 제정)을 시행하여, 별도 관리하도록 했다. 그리고 〈표 6-2〉와 같이 23종의 전염병을 치료약품 비축 대상으로 지정하였다.[8] 이후 해외유행 전염병의 국내 유입 가능성이 더욱 늘어나면서 제9차

---

7   제14대국회 제169회 제15차, 「국회본회의회의록」, 1994년 7월 14일.

8   「보사부 말라리아 등 海外유입우려 전염병 내달부터 특별관리」, 「매일경제」, 1994년 6월 10일.

개정 전염병예방법(2000년 8월 1일 시행)에서 지정전염병 분류를 제4군 전염병으로 포괄하였다.

표 6-2. 해외유입전염병관리규정 지정전염병

구분	질병명
세균성 질환(2종)	요우스, 핀타
바이러스성 질환(4종)	뎅기열, 마버그열, 에볼라열, 라싸열
원충 질환(6종)	바베시아증, 레슈마니아증, 아프리카수면병, 샤가스병, 크립토스포리디움증, 말라리아
윤충 질환(11종)	반크롭스트 사상충증, 말레이사상충증, 회선 사상충증, 로아사상충, 만손주혈흡충, 일본주혈흡충, 빌하르쯔 주혈흡충, 광동주혈흡충증, 이형흡충증, 포충증, 유극악구충증

※ 출처: 김정순, 「우리나라 법정전염병의 재분류」, 『대한의사협회지』 40-4, 1997, 387쪽.

나. 방역 행정 재편

1990년대는 전염병예방법의 개정까지 이어지지 못했지만, 의료관련감염병과 내성균의 확산에 대한 문제의식이 확대되었던 시기였다. 서울대학교와 서울중앙병원은 1991년부터 공식적으로 감염관리실을 설치하였고, 1992년 보건복지부는 병원감염관리준칙을 제정하여 80개 병상 이상의 병원에 대해 감염관리전문요원을 지정하고 감염관리위원회 활동을 규정하였다. 1996년에는 정부 직제로서 국립보건원 아래 병원감염과를 설치하였다. 1998년 병원감염과에서는 국가적 병원감염 관리 및 감시체계 구축에 대한 심포지움을 개최하고 2000년대 이후 병원감염에 대한 본격적인 국가 관리를 준비하기 시작했다.[9]

한편, 1990년대 개별 주권국가들은 재출현 전염병을 비롯한 국제적인 신종 전염병 대처에 역부족을 절감했다. 후천성면역결핍증 발생과 대응 과정에서 국제적 차원의 전염병 관리의 취약성을 이미 노출하였다는 공감대는 국제 협력의 근거가 되었다. 이와 맞물려 1992년 신종전염병에 대한 개념이 정립되기 시작했고 대응 방향에 대한 공동 모색이 이뤄졌다. 1993년부터는 미국과 캐나다 연합을 기반으로 하여 신종 전염병에 대응하기 위해 세계보

---

9   김봉수·이영선·양숙자·김홍빈·유재일, 「국가적 병원감염 연구사업」, 『병원감염관리』 5-1, 2000, 23쪽.

건기구(WHO)의 조직 재편을 시작하였다.[10]

국제적 공조, 협력은 변화된 환경에 대한 조직적 대처 방안을 고민하게 하였고 국내 보건 및 방역 조직 개편으로도 이어졌다. 1999년 미국 국립보건원(NIH), 질병관리본부(CDC)와 공동으로 제7차 신종 및 재출현 전염병에 대한 한미과학자회의가 개최되었다. 이 회의를 통해 전염병 사업을 점검한 이후, 보건복지부와 국립보건원 산하 중복 기능의 부서를 통합하였고, 이를 국립보건원에 이관시켜 국립보건원을 전염병 관리의 행정 및 교육의 중심 기관으로 재편했다. 전염병 대응 절차 등에 대한 전면적 변화를 검토하여 1999년 2월 8일 제8차 개정 전염병 예방법(1999년 8월 9일 시행)에 반영하였고 현실에 맞지 않는 전염병 예방에 관련한 각종 규제를 폐지하였다.[11] 아울러 전국적으로 전염병 감시를 위해 민간 모니터 위원을 위촉하여 전염병 조기 발견과 대응을 위해 노력하고자 했다.[12]

신종전염병에 대한 대응과 더불어 1990년대 한국의 경제상황은 방역행정에 영향을 주었다. 1996년 한국은 국제협력개발기구(OECD)에 가입하였고, 학계와 보건의료 단체들은 선진국 위상에 걸맞은 보건의료 서비스의 향상을 요구하며 보편적 복지를 기반으로 한 질병관리정책을 적극 제안하였다. 하지만 1990년대 후반 한국에 찾아온 외환위기는 보건의료 공공성에 타격을 가했다. 1997년 국제금융위기는 노동 불안정성을 확대시켰고 공공부문의 효율성 제고를 앞세운 개혁조치 앞에 보건의료 부문도 자유롭지 못했다. 1998-1999년 지방행정조직 구조조정에 따라 전국 보건소의 수는 1997년 2,029개에서 1999년 1,911개로 감소했다.[13]

10 이종구·최은경, 「2000년대 글로벌 전염병 거버넌스의 변화」, 『의사학』 25-3, 2016, 497-506쪽.

11 대한민국정부, 『관보 제14199호』, 1999년 5월 10일, 97쪽; 보건복지70년사편찬위원회, 『보건복지 70년사 2』(세종: 보건복지부, 2015), 215-216쪽; 대한보건협회, 『대한민국보건발달사』(파주: 지구문화사, 2014), 250쪽.

12 보건복지부, 『1999년 보건복지백서』(서울: 보건복지부, 2000), 397쪽.

13 보건복지부, 『1999년 보건복지백서』(서울: 보건복지부, 2000), 280쪽.

2. 병원감염과 다제내성균의 등장

병원감염은 환자의 입원 기간 동안 혹은 외과수술 환자는 퇴원 후 30일 내, 내원 이전에 없었던 감염병이 발생하는 것을 의미한다. 1984년 대학병원들에서 레지오넬라균이 발견되었지만, 병원감염은 1990년대 이후 본격적으로 주목을 받기 시작했다. 1992년 140개 종합병원을 대상으로 조사한 결과, 감염관리활동이 거의 이뤄지지 않고 있다는 사실이 확인되었다.[14] 이후 대한감염학회, 대한내과학회가 나서서 학술행사 및 연구, 출판을 기획하였고, 1995년 대한병원감염관리학회, 1996년 대한감염관리간호사회의 창립으로 이어졌다. 이 와중에 1992년 최초로 서울대병원과 서울중앙병원에 감염관리전담간호사가 배치되었고, 이후 23개 병원으로 확대되었다(1997년 4월 현재).[15]

병원감염에 대한 문제의식이 확산되는 가운데 감염실태 조사연구도 진행되었다. 1996년 한국보건의료관리연구원의 주관으로 "병원감염관리 및 의료의 질 향상 연구"가 시작되었고, 세부과제로서 "1996년도 병원감염률 조사연구"가 실시되었다. 15개 대학병원을 대상으로 한 이 연구에서 병원감염률은 5.29~10.19%로 나타났다.[16] 이외 기존 연구들은 병원감염률의 조사기간 및 대상이 차이가 있기 때문에 일반화하기 어렵지만, 아래와 같이 병원감염에 대한 조사연구 결과를 살펴볼 수 있다.

제한된 자료이지만, 〈그림 6-1〉은 이성은 등(1986)은 6.4%, 이성은(1993)은 5.8%, 정인숙(1993)은 15.5%로 나타나 조사대상 병원과 시기에 따른 감염률의 편차를 보여주었다. 또한 집중치료실(ICU)에서의 감염률은 정희진 등(1995)의 39.7%로 전체 병동에 비해 높은 수치가 나타났고, 이에 대한 특별관리가 필요하다는 것을 확인할 수 있었다. 1996년의 조

---

14 김준명, 「병원감염률 조사연구」, 보건복지부, 1997, 37쪽. 다음의 한국보건의료관리연구원 · 대한병원 감염관리학회, 「병원감염관리 및 의료의 질향상 기술연구(Ⅰ)」(과천 : 보건복지부, 1997)에 수록된 본 보고서 자료를 참조.

15 한국보건의료관리연구원 · 대한병원감염관리학회, 「병원감염관리 및 의료의 질향상 기술연구(Ⅰ)」(과천 : 보건복지부, 1997), 47~48쪽.

16 김준명 · 박은숙 · 정재심 · 김경미 · 김정미 등, 「1996년도 국내 병원감염률 조사연구」, 『병원감염관리』 2-2, 1997, 157-176쪽.

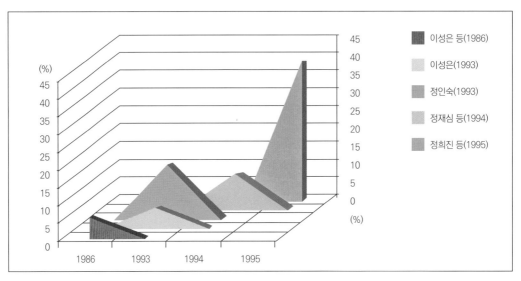

그림 6-1. **병원감염 발생률**
출처: 김영권 외, 「병원감염관리학」(서울: 고려의학, 2003), 19쪽.
　　* 주 1. 이성은, 정인숙 연구는 전체병동. 정재심, 정희진의 연구는 ICU 대상.
　　* 주 2. 연구자 뒤 괄호는 조사연도.

사에서도 중환자실 환자가 전체의 5.3%를 차지했지만, 감염발생률은 25.87%로 나타나고 있었다.[17]

　문제의 심각성을 인식한 보건복지부는 1992년 6월 "병원감염관리준칙"을 발표하여 처음으로 이에 대한 규정을 명문화했다. 그 내용을 간략히 살펴보면, "80병상 이상 병원 및 종합병원"은 "병원감염관리위원회를 설치 · 운영"하도록 하였고, 이 위원회는 연 2회 전체 직원을 대상으로 감염교육을 실시하도록 했다. 아울러 감염관리 대상 구역을 지정하고, 병원감염담당 부서 및 요원을 지정 운영하도록 했다.[18] 구체적인 차원에서 병원감염담당자는 수술실 청결유지, 오염세탁물, 소독물품, 병원폐기물 처리를 위한 교육 · 조사 · 보고를 하고 문제에 따른 조치를 취하는 역할을 수행했다. 다만, "준칙"은 강제적 규정 없이 자율적

17　한국보건의료관리연구원 · 대한병원감염관리학회, 「병원감염관리 및 의료의 질향상 기술연구(Ⅰ)」(과천 : 보건복지부, 1997), 107쪽.

18　보건복지부, 「업무지침: 병원감염관리준칙」, 보건복지부, 1992.

으로 실시하도록 하였기 때문에 큰 효과를 거두지 못했다고 사후 평가되었다. 단적으로 1996년 30인 병상 이상 병원에서 병원감염 담당자가 지정되어 있는 경우는 전체 병원의 3.3%에 불과했다.[19] 병원감염문제가 1990년대 전후에 부각되었던 새로운 사실이 아니라는 것은 다음의 〈그림 6-2〉의 수술창상감염 발생률을 통해 살펴볼 수 있다.

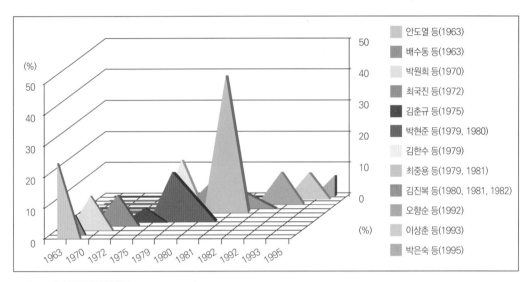

그림 6-2. 수술창상감염 발생률
출처: 김남이 등, 「문헌고찰을 통한 우리나라 병원감염의 역학적 특성에 관한 연구」, 『한국역학회지』 8-1, 1986, 134쪽; 김영권 외, 『병원감염관리학』(서울: 고려의학, 2003), 19쪽.

  병원감염관리를 위한 제도의 설치와 운영을 위해서는, 특히 병원감염에 대한 공적 지원을 받지 못했던 상황에서는 병원 측의 투자가 절실했다. 이를 이끌어내기 위해 병원감염으로 인한 비용이 병원감염관리 비용을 상회한다는 것, 즉, 병원운영의 측면에서도 비용 절감효과를 가져온다는 것을 밝혀내는 과정이 필요했다. 이 같은 연구와 교육을 통해 병원감염관리의 필요성 인식과 이에 따른 제도 개선을 이끌어내야 했다. 무엇보다 1997년 IMF시대를 맞이하면서 다수의 병원들은 경영난에 시달리게 되었고 병원 당국의 직접적인 투자

---

19 한국보건의료관리연구원 · 대한병원감염관리학회, 「병원감염관리 및 의료의 질향상 기술연구(Ⅰ)」(과천 : 보건복지부, 1997), 72쪽.

가 축소될 수밖에 없는 조건에 놓이면서,[20] 감염관리의 경제적 이점은 더욱 강조될 필요가 있었고 여러 관련 연구들은 이 같은 맥락을 포함하여 진행되었다.

사실 병원감염은 서양식 병원이 조선에 설치된 이후 발생해왔을 것이다. 그런데 1990년 대 시점에서 주목해야 할 것은 병원의 위생관리의 문제만이 아니라 의료계를 당황스럽게 했던 다제내성균의 출현이었다. 한국의 열악한 의료조건에서 약 처방에만 의존했던 풍토 등은 내성균을 다수 발생시켰다. 1990년대 해마다 항생제 내성률은 급격하게 올라갔고 내 성균 또한 계속해서 발견되었다. 한국에서 확인된 다제내성균은 메티실린내성황색포도알 균(MRSA), 페니실린 비감수성 폐렴사슬알균, 반코마이신 내성 장알균, 반코마이신 중간내 성 황색포도알균 등이었다.

1995년 연세의대 세브란스병원을 찾은 환자 3만 5천 명을 대상으로 항생제 내성을 조사 한 결과 1988년 29%였던 것이 1994년 76%로 상승하였다. 싱가포르, 호주는 93년 각각 4%, 5%인 것을 비교할 때 문제는 심각했다. 고단위 항생제를 선호하는 한국의 특성과 일반 약

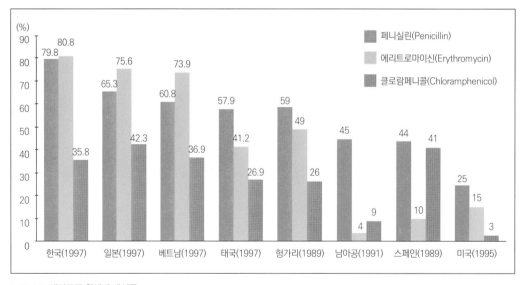

그림 6-3. **폐렴구균 항생제 내성률**
출처: 송재훈, 「미생물의 적응과 변화에 의한 신종 감염 -항생제 내성균의 출현과 확산-」, 『감염』, 31-1, 1999, 84쪽의 Table 5 일부 수정.

---

20   배직현, 「제한된 인력과 비용을 이용한 효율적인 감염관리」, 『병원감염관리』 3-2, 1998, 136쪽.

국에서도 항생제 구입이 어렵지 않다는 사실은 강력한 내성균을 만들어냈다.[21] 그 결과 1997년 폐렴균주의 약 80%는 페니실린을 무력화시키는 내성균으로 변모되었다.[22]

1996년 송재훈 교수를 중심으로 폐렴구균의 항생제 내성감시를 위한 아시아네트워크를 발족하였다. 이 네트워크에는 아시아 11개국이 참여하였고, 1997년에는 폐렴구균 항생제 내성률을 조사·발표하였다. 조사대상 중 한국은 세계에서 가장 높은 것으로 보고되었다.[23] 더불어 메티실린내성황색포도알균(MRSA)은 1977년 5%, 1984년 35%, 1989년 42.5%, 2006년 72%로 내성률이 증가하였고, 병원 내 토착화되었다. 반코마이신 내성 장알균은 국내에서 1992년 보고되었다.[24] 반코마이신 중간내성 황색포도알균(VISA)이 1997년 사망한 환자로부터 검출되면서 항생제 사용에 대한 규제가 시작되었다.

3. 급성 전염병

가. 말라리아

1970년대 후반 이후 환자 발생이 크게 줄어들면서 주목받지 못했던 말라리아는 1990년 대 다시 유행하기 시작했다. 한국에서는 삼일열 원충(*Plasmodium vivax*)에 의한 말라리아가 발생해왔으나, 해외여행의 증가에 따라 열대열 원충(*P. falciparum*)에 의한 사례들도 나타났다. 열대열 말라리아는 뒤의 "전염병의 사회사"에서 서술하고 여기서는 삼일열 말라리아에 대해 다룬다.

개항기 선교사 알렌과 일본인 의사들은 조선시대 '학질(虐疾)'로 불렸던 말라리아에 대해서 한국에서 최초로 근대과학을 이용해 연구하였다. 이어서 일제강점기 하세가와(長谷

---

21 「환자 항생제 남용 위험수위」, 『동아일보』, 1995년 6월 7일.

22 「항생제 남용 위험수위 넘었다」, 『매일경제』, 1997년 2월 28일.

23 「국내 폐렴구균 항생제내성 "세계최고"」, 『경향신문』, 1996년 1월 24일; 「병균 "인간들이 웃긴다"」, 『한겨레』, 1997년 4월 14일.

24 이영선, 「인수공통전염병(14)-항균제 내성균」, 『대한수의사회지』 44-7, 2008, 611-612쪽.

川與一郎)는 조선 주둔 일본군 사이에 이환된 말라리아에 대해 처음으로 연구논문을 발표 했다.[25] 한국 전쟁 시기에는 미군 내 말라리아 환자 수가 증가하면서 '한국형 말라리아'에 대한 연구가 진행되었다. 이후 WHO와 공동으로 말라리아 퇴치 사업을 실시하였고, 1979 년 한국은 말라리아 퇴치 국가로 공인될 수 있었다.

1990년대 말라리아의 최초 발생은 1993년 8월 10일 경기도 파주 육군 소속 병사 1명의 감 염 사례였다. 1993년 최초 발생 이후 1994년부터 환자 발생은 매년 비무장지대 주변으로 확 산하였고 '토착화'하는 양상을 보였다. 비무장지대 부근은 말라리아 감염 환자 집중 지역이었 는데, 이 지역에 배치된 군(軍)과 근접한 북한 지역은 말라리아 발생 원인, 전파 양상, 대응 전반에 걸쳐 밀접한 관계를 가졌다. 말라리아는 학질모기(중국얼룩날개모기, *Anopheles sinensis*) 흡혈에 의해 전파되었고,[26] 전문가들은 북한 지역의 이 모기들이 남하해서 말라리아를 퍼뜨렸을 가능성을 높게 보았다.[27]

군사 지역인 비무장지대에서의 말라리아 발생은 보건사회부와 군 모두의 민감한 반응을 불러일으켰다. 1994년 6월 보사부는 말라리아 감염 사실을 비밀에 부치고 해외에서 유입 된 말라리아 감염자로 간주했다.[28] 1998년 국방부에서는 말라리아 환자 공개를 군의 전투 력 약화로 간주하고 보건복지부와 환자 발생에 대한 정보를 공유하지 않아 신경전을 벌이 기도 했다.[29]

1990년대 말라리아 발생 원인은 '고난의 행군'이라고 일컬어지는 북한의 식량난이 배 경으로 지목되었다. 1990년 이후 북한의 식량 부족이 만성화되자 가축류의 도살이 지속 되었고, 말라리아 모기의 주 흡혈 대상인 소와 돼지를 제거하는 결과가 초래됐다. 매개

---

25 여인석, 「학질에서 말라리아로: 한국 근대 말라리아의 역사(1876-1945)」, 『의사학』 20-1, 2011, 60-64쪽.

26 급성환자는 오한, 두통, 구역 등의 증상을 보인 이후 발열기, 발한기로 이어진다. 발열 외에는 빈혈, 비 종대, 혈소판감소증 등의 증상을 보인다. 채종일, 「새로이 출현하는 전염병 – 새로 출현하는 말라리아」, 『대한의사협회지』 40-6, 1997, 728-729쪽.

27 「「土着말라리아」 8명發病」, 『매일경제』, 1994년 9월 13일.

28 「말라리아감염 축소급급 빈축 보사」, 『경향신문』, 1994년 6월 21일.

29 「말라리아 감염자數도 군사기밀?」, 『경향신문』, 1998년 8월 20일.

모기들은 흡혈할 대상을 찾아 비무장지대를 남하하였는데, 파주시·연천군 등지에서 초소 근무를 하는 군인을 흡혈하여 말라리아를 감염시켰다는 것이다.[30]

1994년의 열대야는 말라리아 서식처를 확대시킨 또 다른 원인이었다. 1994년 7-8월 월평균 기온은 평년과 달리 2~5도 상승해 있었고 고온다습도 장시간 지속되었다. 1995년 8월 초에는 경기 북부 지역 집중호우 이후 기온 상승 현상이 나타났고, 1997년까지 이 같은 패턴이 매년 반복되며 모기의 서식처를 더욱 증가시켰다.[31]

표 6-3. 1993-1998년 월별 말라리아 확산　　　　　　　　　　　　　　　　　　　단위: 명

연도	1월	2월	3월	4월	5월	6월	7월	8월	9월	10월	11월	12월	계
1993	-	-	-	-	-	-	1	-	-	-	-	-	1
1994	-	-	-	-	1	1	3	5	4	8	-	-	22
1995	-	-	-	-	-	13	22	44	22	5	-	-	107
1996	-	-	-	2	10	20	57	138	102	24	3	-	356
1997	3	1	4	12	35	163	337	465	519	144	36	5	1,724
1998	6	8	9	40	164	509	1,182	1,199	553	219	34	9	3,932
총계	9	9	13	54	210	706	1,598	1,846	1,196	412	73	14	6,142

※ 출처: 김수영, 「최근에 국내에 유행하는 말라리아에 대한 문헌고찰」, 서울대학교 석사학위논문, 1999 〈표 6〉 인용.
* 주: 1999년 말라리아 전체환자 수는 3,621명. 김수영의 통계는 보건복지부의 1993년, 1994년 발생 환자 통계와 미세한 차이가 있음(보건복지부, 「1999년 보건복지백서」(서울: 보건복지부, 2000), 637쪽.

단시간 폭발적인 확산을 보여준 말라리아의 '토착화' 양상은 세 가지 측면에서 살펴볼 수 있다. 첫째, 시간적 차원에서 말라리아 발생 시기가 확대되었다. 〈표 6-3〉을 통해 6-9월 말라리아 매개 모기 출현 시기 외의 말라리아 발생은 1995년 전체 환자의 약 4.7%, 1996년 약 10.9%, 1997년 약 13.9%, 1998년 12.4%로 발생 비율이 늘어났던 경향을 파악할 수 있다. 본래 말라리아 모기가 번성했던 시기 외 말라리아의 확산은 말라리아 매개 모기의 '토착'을 의미하는 징후로 파악되었다.

30　이한일, 「Can malaria be endemic in South Korea?」, 『감염』 30-4, 1998, 397-398쪽.
31　심재철 외, 『국내 말라리아 환자의 재발생에 대한 소고』, 『감염』 31-1, 1999, 28쪽.

둘째, 공간적 차원에서 환자 발생 지역이 경기 북부 일대로 확산되었다. 1995년에는 파주, 연천, 철원 등 휴전선 근처에서 주로 환자가 발생하였으나, 1996년에는 강화, 양주, 서울 등 다른 지역에서도 환자가 발생하며 해당 지역 환자는 1995년에 비해 약 3배 증가하였다.[32] 이 같은 경향은 1997년 이후에도 계속되었는데, 아래 〈그림 6-4〉는 1997년 이후 1999년까지 말라리아 감염 지역의 공간적 확대를 보여주고 있다.

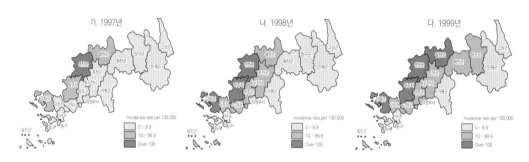

그림 6-4. **1997-1999년 말라리아 발생 지역 변화**

출처: 질병관리본부, 『2017년 말라리아관리지침』(질병관리본부, 2017), 126쪽. 〈부록 1〉 "연도별 말라리아 확산 추이" 그림 일부 인용.

말라리아는 환자 발생 빈도가 높았던 비무장지대 부근에서 점차 경기 북부 일대와 강원도 일부 지역으로까지 영향을 확대하였다. 또한 1997년 이전에는 경기도 북부 휴전선 10km 이내 비무장지대 군인들에게서 집중적으로 말라리아가 발생했다면, 그 이후부터는 민간인 환자의 발생 빈도가 높아지고 있었다.[33] 말라리아 피해 지역은 휴전선을 따라 동서로 확대되는 한편 서울 근처까지 남하하는 양상을 보였다. 이 같은 상호 영향에 의해, 셋째, 1998년과 1999년에는 감염자 중 민간인의 비율이 계속해서 상승했다. 1999년 서울의대 기생충학교실 채종일 교수는 2000년대 말라리아환자 1만 명 감염자 발생을 예고하며 말라리아의 '토착화'에 대해 경고했다.[34]

---

32 「가난의 병 말라리아 다시 오나」, 『한겨레』, 1997년 4월 9일.

33 김수영, 「최근에 국내에 유행하는 말라리아에 대한 문헌고찰」, 서울대학교 석사학위논문, 1999, 16쪽.

34 「다시 말라리아와의 전쟁!」, 『한겨레』, 1999년 7월 19일.

　　보건복지부는 전문가들의 '토착화' 진단과 경고에 대해 1996년부터 말라리아 유전자형 분포를 확인하고 병원체 감시를 시작했다.[35] 국방부는 1997년부터 말라리아 위험 지역에 근무하는 군인 16,000명을 대상으로 말라리아 치료제 클로로퀸(Chloroquine)과 프리마퀸(Primaquine)을 사전 투약하였다. 선제 조치의 결과, 환자의 약 80%를 차지했던 군인의 비율을 줄일 수 있었고 2002년 24%로 감소되었다.[36] 국립보건원은 2000년부터 중앙말라리아퇴치사업단을 구성하여 비무장지대 인접 지역 주민을 대상으로 말라리아 퇴치 사업을 수행하였다.[37]

　　한편, 말라리아가 '토착화'되지 않고 지속적으로 휴전선 일대 또는 북한에서 유입되었다고 하는 주장도 존재했다. '지속적 유입설'[38]과 '토착설' 모두 말라리아 전파의 최초 원인은

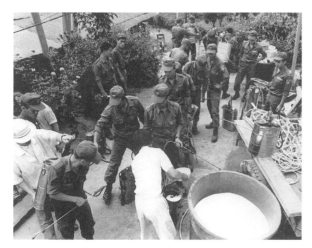

사진 6-1. **군민 합동 말라리아 방역 활동**　출처: 「가난의 병 말라리아 다시 오나」, 「한겨레」 1997년 4월 9일.

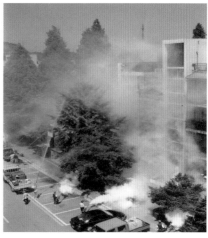

사진 6-2. **관민 합동 방역 활동(서울시 모기 방제 작업 진행)**　출처: 「모기방역」, 「동아일보」 1999년 7월 13일.

35　보건복지70년사편찬위원회, 『보건복지 70년사』 2 (세종: 보건복지부, 2015) 224쪽.

36　하지만 말라리아 내성균이 2007년 보고되기 시작하였고 대규모화약요법에 대한 재검토가 이뤄졌다. 박재원, 「재출현 이후 우리나라에서의 삼일열 말라리아 발생 현황」, 『Hanyang Medical Reviews』 30-3, 2010, 182-184쪽.

37　보건복지70년사편찬위원회, 『보건복지 70년사』 2, 223쪽.

38　말라리아 확산은 말라리아 모기가 12일 간격으로 동일 인물을 흡혈해야 환자 양산이 가능했다. 하지만 모기의 생존율을 고려하면 매우 낮은 확률이었고, '지속적 유입설'은 북한지역에서 모기가 계속해서 넘어오고 있어 가능하다고 주장했다. Ree HI, Unstable vivax malaria in Korea, 『The Korean Journal of Parasitology』, 38-3, 2000, pp. 132-133.

북한으로부터의 모기 유입으로 보았다. 하지만 '지속적 유입설'의 경우 남한에서 말라리아가 토착화하지 않더라도 북한 내 말라리아 번성만으로 남한의 말라리아 발생 역시 지속 확대될 수 있음을 의미했다. 이는 말라리아 방역에 대한 남북한 공동 관리와 북한에 대한 말라리아 방역 지원이 남한 말라리아 발생 원인의 사전 제거라는 차원에서 보다 중요성을 가진다는 것을 의미했다. 다만, '토착설'과 '지속적 유입설'은 앞으로의 논증 대상이고 남한 내에서의 전파를 검증할 필요가 있다.[39]

한국 정부는 2000년부터 WHO를 통해 북한에 말라리아 퇴치를 위한 지원을 해왔으나 남북관계 경색으로 일시 중단되었다가 2006년 이후 100만 달러 이상의 규모로 지원이 재개되었고, 2009년 이후부터는 글로벌 펀드(Global Fund)를 통해 지원했다.[40]

나. 세균성이질

1990년대 급격한 경제성장을 구가했던 한국은 국민 건강 저해와 사회경제적 손실 방지의 차원에서 수인성 전염병과 식품매개성 질환에 대한 주의를 환기시켰다.[41] 그러나 세균성 이질이 1990년대 후반 급격히 확산했고, 1998년 905명, 1999년 1,781명의 환자가 발생했다. 이질의 잠복기는 평균 1-3일(12시간-7일)이고, 설사와 복통이 초기 증상인데, 증세가 심한 경우 용혈 요독증후군(Hemolytic Uremic Syndrome)이 나타났다.[42] 세균성 이질은 10-100마리 정도의 개체를 통해서도 감염이 가능하고 음식 내 증식 과정 없이 집단 발병을 일으키기 때문에 급격히 확산하기 쉬웠다.

1998년 7월 충청북도 옥천에서 이질이 집단 발병한 이후, 9월 경북 영천에서, 강원도 강릉에서도 보건복지부에 환자 발생이 보고되었다.[43] 1998년 정부는 최보율 등 전문가들과 협력

---

39 고원규, 「국내 말라리아의 재유행」, 『대한의사협회지』 50-11, 2007, 962쪽.

40 박재원, 「재출현 이후 우리나라에서의 삼일열 말라리아 발생 현황」, 『Hanyang Medical Reviews』 30-3, 2010, 184-185쪽.

41 한양의대 예방의학교실, 「세균성이질 유행에 관한 역학적 연구」(서울: 한양의대 예방의학교실, 1999) 2쪽.

42 오명돈, 「새로이 문제가 되는 감염병-세균성이질」, 『대한의사협회지』 42-7, 1999, 639쪽.

43 「세균성 이질 환자 41명으로 늘어」, 『한겨레』, 1998년 8월 1일; 「이질환자 올 371명…작년 34배」, 『동아

하여 세균성 이질 조사에 나섰고, 옥천의 의무기록과 학교 양호실 서류 검토를 한 후 모니터링 체계를 구축하였다. 이후 설사 환자 감시 체계를 운영하며 방역 활동을 지원했다.[44]

이질은 주로 오염된 식품과 식수를 통해서 전염되었다. 1998년 초등학교 급식 의무화 가운데 학교 급식 위생 관리가 문제의 원인으로 지목되었다.[45] 보건복지부는 학교 급식의 일시 중단을 요청하였지만, 교육부는 경제 위기의 상황에서 결식아동을 고려하면 전면적인 급식 중단이 어렵다며 각 학교에 결정을 위임했다.[46] 1999년 보다 확대된 규모로 세균성 이질이 발생하였고, 거듭 급식 위생 문제가 논란이 되어 위생 관리에 대한 조치가 강화되었다.[47] 결과적으로 1996년 도입된 위해요소중점관리기준(HACCP)의 적용이 확대되는 계기가 되었다.

물론 급식 위생 문제가 식품매개 감염증을 발생시킬 위험성을 높였다는 사실은 연구를 통해 지적되었지만, 상하수도 오염은 이질 확산의 또 다른 원인으로 지목되었다. 1998년 이질 발생은 1997년 홍수 때 하수도가 넘쳐 상수원이 오염되었을 가능성이 높아 이를 통해 이질 환자가 증가한 것으로 보았다.[48] 이후 한 연구도 1998년 경주에서 이질 확산의 최초 원인은 오수 시설 관리 문제였다고 파악했다. 학교 내 수조 누수로 지하수와 마을 간이 상수도가 동시에 오염되었고 이에 따라 집단 유행이 시작되었다는 것이다.[49] 즉, 세균성 이질의 확산에서 급식의 의무화가 하나의 계기가 된 것은 사실이지만, 기존 상하수도 시설의 관리 문제는 이질 발생의 기본 조건을 제공했다. 덧붙여 기후변화에 따른 이상고온 현상도 이질 확산의 원인으로 논의되었다.[50]

일보』, 1998년 9월 24일; 「세균성 이질 확산 강원 이어 경북서도 발생」, 『경향신문』, 1998년 9월 23일.

44 한양의대 예방의학교실, 「세균성이질 유행에 관한 역학적 연구」(서울: 한양의대 예방의학교실, 1999) 11-12쪽.

45 「이질비상 학교급식 중단을」, 『경향신문』, 1998년 10월 1일.

46 「이질예방이 먼저 결식아동이 먼저 학교급식 중단 논란」, 『경향신문』, 1998년 10월 2일.

47 「학교급식 식중독 관리부처 일원화해야」, 『경향신문』, 1999년 6월 16일; 「단체급식 조리사 보균검사 받아야」, 『매일경제』, 1999년 6월 19일.

48 오명돈, 「새로이 문제가 되는 감염병-세균성이질」, 『대한의사협회지』 42-7, 1999, 639쪽.

49 정철, 「경주시에서 집단 발생한 세균성 이질 확진자에 대한 유행기전 분석」, 동국대학교 박사학위논문, 2001, 44쪽.

50 「이상기후 전염병 기승」, 『한겨레』, 1998년 7월 1일.

추가적으로 짚어져야 할 부분은 1990년대 이질 유행균주의 변화와 내성균 경향이다. 1990년 전후는 한국에서 세균성 이질의 주병원체가 바뀌었던 시기였다. 서구에서 1940년대 중반까지 이질균(*S. dysenteriae*), 보이디 이질균(*S. boydii*)이 주로 유행하였고, 이후 플렉스네리 이질균(*S. flexneri*)이 대부분을 차지하다가 1990년대부터는 손네이 이질균(*S. sonnei*)이 유행하였는데, 한국에서도 원인균이 손네이 이질균(*S. sonnei*)으로 바뀌는 유사한 경향이 나타났다.[51] 1981년부터 1991년까지 11년간 한국에서 보고된 이질균 2,277주 분석에 따르면, 플렉스네리 이질균(*S. flexneri*)이 약 85%, 손네이 이질균(*S. sonnei*)이 약 9%를 차지했다. 그러나 1998년 발생한 이질의 경우, 충북 옥천의 집단 발생을 제외하면 모두 손네이 이질균(*S. sonnei*)이었다.[52] 아울러 이질 확진 환자들에서 손네이 이질균(*S. sonnei*)에 대한 항균제 내성 증가 경향이 확인되었다.[53]

다. 콜레라

콜레라는 1980년 이후 발생하지 않았으나, 1991년 113명(사망 4명), 1995년 68명이 발생했다. 그 외 1996년 2명, 1997년 10명, 1999년 3명의 환자가 발생하였다. 1990년대 이전 시기의 콜레라 환자 발생에 비해 감염자 수는 많지 않은 편이었다.

1990년대 위생 수준은 이전에 비해 향상되었고 '선진국 진입'에 대한 기대가 부풀던 시점이었다. 1988년 올림픽을 개최한 후 '선진국의 관문'으로 여겨진 경제협력개발기구 가입이 가시화되는 상황에서 1991년 '후진국병'으로 간주된 콜레라의 대거 발생은 이 같은 국민적 기대에 찬물을 끼얹었다.[54]

1991년 콜레라 환자 발생은 8월 4일 상갓집에서 제공한 음식을 섭취한 150여 명의 조문

---

51 대한예방의학회, 『예방의학과 공중보건학』(서울: 계축문화사, 2013) 286쪽; 서환조, 「현시대(1975-1999)의 감염질환」, 『감염』 31-6, 1999, 530쪽.

52 서정기, 「하계전염병/세균성 이질」, 『대한의사협회지』 35-7, 1992, 877쪽; 오명돈, 「새로이 문제가 되는 감염병-세균성이질」, 638쪽.

53 정철, 「경주시에서 집단 발생한 세균성 이질 확진자에 대한 유행기전 분석」, 44쪽; 「이상기후 전염병 기승」, 『한겨레』, 1998년 7월 1일.

54 「放心이 부른 콜레라」, 『경향신문』, 1991년 8월 15일.

객들에서 비롯됐다.[55] 많은 콜레라 유행 사례와 마찬가지로 상갓집에서 음식을 제공하는 관습이 콜레라 유행의 증폭 계기였다. 상가에서는 음식을 며칠간 보관·대접하기 때문에 여름철 위생은 취약한 조건에 놓이기 일쑤였다. 1991년 유행 당시에도 서천군 허씨 상가 조문객에서 64%, 옥구군 정씨 상가 조문객에서 19%의 현성감염률(顯性感染率)을 보여주었다.[56]

충남 서천 보령, 전북 옥구 등 지역에서 모두 96명의 콜레라 환자가 집단 발생하자 전국은 콜레라 비상에 들어갔다. 보건사회부는 콜레라가 해안선을 따라 확산될 가능성을 우려하여, 소형 선박도 검역 대상에 포함한 감시 업무 강화 및 모든 항·포구에 임시 검역소 설치, 충남·전북 해안 지방 수산물에 대한 방역 활동을 실시했다.[57] 콜레라 전파 당시 분뇨 처리 시설이 없는 연안 여객선 및 어선으로 인한 해양 오염에 이은 어패류 양식장 오염의 가능성이 제기되었다.[58]

이후 한 연구는 해수로 인해 오염된 어패류를 통해 감염되었을 가능성을 가장 높게 보았다. 1990년대 무역 확대와 해외여행객이 많이 늘어난 상황에서 콜레라가 유입될 수 있는 경로가 다변화되었는데, 비행기, 해수, 선박, 해외 농수산물, 만성 보균자, 환경 병원소 등 여러 가지 요소를 검토한 결과였다.[59] 서울대 보건대학원 김정순 교수는 해외여행객에 의한 유입과 집단 발생 이전에 서천 지역에 이미 콜레라가 퍼져 있었을 것으로 보았다.[60] 이후 항구 주변에서 발생하였던 1991년 콜레라는 해로를 통한 유입에 무게가 실렸다. 이에 따라 콜레라 발생 시기마다 불거진 북한의 생물학적 무기 사용에 따른 전파 의혹은 점차 배제되어갔다.[61]

한편 전국 곳곳 서울, 대전 등에서도 산발적으로 콜레라 의심환자가 발생하자 이에 대한

55　「85명 집단콜레라」, 『경향신문』, 1991년 8월 13일.

56　오희철 외, 「1991년 콜레라 유행의 역학적 특성」, 『한국역학회지』 13-2, 1991, 119쪽.

57　「콜레라 확산 非常」, 『동아일보』, 1991년 8월 14일.

58　「海外경로로 流入 추정」, 『경향신문』, 1991년 8월 14일.

59　김한중 외, 「1991년 서천, 군산지역 콜레라 유행의 전파경로와 발생근원」, 『한국역학회지』 13-2, 1991, 138쪽.

60　「"방역 무방비"禍자초」, 『경향신문』 1991년 8월 22일.

61　류지소, 「콜레라」, 『감염』 25-4, 1993, 294쪽.

공포로 인해 각종 신선 재료에 대한 수요가 격감했고, 그 여파가 음식점, 양돈업계, 수산업계, 여행업계, 수출업계 등으로 퍼져나갔다. 양돈업계에서는 돼지고기가 콜레라 전염 원인 중 하나라고 언급한 기존 보건사회부의 입장에 대해 과학적 근거가 없는 것이라고 반박했다.[62]

콜레라 방역 과정에서 보건 당국은 콜레라 판정 지체로 인해 비판을 피하기 어렵게 되었다.[63] 더불어 진성 콜레라가 확증된 이후에도 보건사회부의 감염자 관리 부실로, 병실에서 콜레라가 확산되거나 상가(喪家)를 방문한 이후 접촉한 사람들에 대한 확인도 늦었다는 평가가 나왔다.[64]

1991년 방역 사업에서 특기할 점은 콜레라 예방 접종이 실시되지 않았다는 것이다. 보사부는 콜레라 예방 접종약 25만 명분 정도를 확보했지만, 예방 접종이 실효가 적어 WHO의 권장 사항에 따라서 접종하지 않기로 했다고 밝혔다. 콜레라 백신의 충분한 방어력의 부재, 항체생성률이 낮다는 평가, 3-6개월간의 면역 지속의 단기성, 무증상감염자 비율에 영향을 끼치지 못하는 것과 사회적으로 백신 접종 이후 부주의한 풍조를 반영한 것이었다.[65] 1980년 콜레라 유행 당시 '약효가 없어도' 민심 수습의 차원에서 접종을 실시하였으나, 이후 보사부는 접종약 확보를 매년 1/2로 줄이고 있었다. 1991년 백신은 비축되어 있었지만, 사용하지는 않았다.[66]

기존 콜레라 유행의 대처와 비교할 때 긍정적인 평가도 있었다. 1991년 콜레라 전파의 특징은 환자 유행이 전국적이었지만, 서천, 옥구 상가에 관련된 환자가 82.5%를 차지했고

---

62 「콜레라 충격 전국확산」, 『한겨레』, 1991년 8월 15일.

63 8월 4, 5일 충남 서천군 허양보(46)의 상가를 방문한 조문객들이 5, 6일 설사를 시작했고 서천군 서해병원과 보건소에 보고했다. 하지만 보건소는 특이사항을 밝히지 못했고 8일 충남도당국에 집단식중독환자 발생을 보고했다. 10, 11일 충남 보건환경연구원에서 세균배양시험 결과 콜레라를 확인하고 12일 이를 보건사회부에 보고하였다. 12일 보사부 파견 역학조사반에 콜레라 확진 이후 집단발병을 공식발표했다. 「콜레라 집단발생 보건행정 큰 구멍」, 『한겨레』, 1991년 8월 16일.

64 「"뒷북"치는 콜레라 防疫행정」, 『경향신문』, 1991년 8월 17일.

65 류지소, 「콜레라」, 『감염』 25-4, 1993, 299쪽.

66 이외에도 집단항생제의 부족, 예방접종 이후 효력발생시간보다 콜레라 전파시간이 빠르다는 것, 자주 복용할 필요성, 전 인구 대상 투약의 비효율성, 감염방지를 위한 격리의 필요성, 무증상자 투약의 어려움 등이 지적되었다. 「방역 무방비 禍자초」, 『경향신문』, 1991년 8월 22일.

유행 기간이 225일로 짧았으며 2, 3차 감염자 수를 줄일 수 있었다는 것이었다.[67]

한편 1991년 콜레라 발생 시기는 남북한고위급회담 개최를 앞두고 있던 때였다. 하지만 북한은 남한의 콜레라 발생을 이유로 회의 연기를 제의했다. 북한의 진의는 소련 고르바초프 대통령의 실각 위기 상황에서 급변하는 상황에 대응하고 남북 관계를 조정하기 위한 목적으로 점쳐졌고, 회담은 결국 연기되어 10월 22일에 개최되었다.[68]

1991년 이후 입국자에 대한 전염병 조사는 강화되었다. 1992년 공항에서 총 2,149편 177,000여 명의 해외관광객을 검사하여, 11명의 콜레라 감염자를 발견하였고 국내 유입을 사전 방지하였다. 1994년에는 32명의 콜레라 환자를 확인하였고, 태국, 필리핀 등 동남아를 다녀온 기내 변기에서 16건의 콜레라균을 검출하였다.[69]

1995년 콜레라 환자 68명이 발생했다. 포항에서 최초 환자가 발생한 이후 인천, 강화에서 환자가 발생했는데 추석 때 음식을 나눠먹은 것이 확산의 원인으로 지적되었다. 중앙역학조사반은 강화 지역의 콜레라 확산의 경우 오염된 어패류 섭취에 의한 것으로 보았다.[70] 더불어 북한 지역에서 오염된 것이 해류를 따라 전파된 것이라는 가설이 방역 당국에 의해 제기되었으나, 천안, 포항 등지의 콜레라 발생은 전염 원인이 북한일 수 없음에도 방역에서 발생한 문제를 북한 탓으로 돌리려고 한다는 비판이 나왔다.[71] 이후 콜레라균에 오염된 물고기로 인해 이를 섭취한 이들이 전염되었다는 연구가 나왔다.[72] 1996년 콜레라 환자가 2명, 1997년 10명이 발생하여 3년 연속 발생하였으나 짧은 기간 발생 후 소멸하였고 사망자는 없었다.[73]

1990년대 한국에서 콜레라는 이미 '후진국병'으로 여겨졌다. 언론은 1990년 남미 지역의

---

67 오희철 외, 「1991년 콜레라 유행의 역학적 특성」, 『한국역학회지』 13-2, 1991, 119쪽.

68 「콜레라 탓 회담연기」유감」, 『한겨레』, 1991년 8월 22일.

69 보건복지70년사편찬위원회, 『보건복지 70년사』 2(세종: 보건복지부, 2015) 220쪽.

70 「번지는 콜레라 歸省여파 전국「위험圈」, 『동아일보』, 1995년 9월 11일.

71 「북한서 창궐후 서해로 남하 추정」, 『한겨레』, 1995년 9월 12일; 「오로지 "북한탓"」, 『동아일보』, 1995년 9월 12일.

72 이종구 외, 「우리나라 1995, 1996년 콜레라 발생 근원에 대한 연구」, 『한국역학회지』18-2, (1996.12) 185-190.

73 보건복지부, 『1998년 보건복지백서』(서울: 보건복지부, 1999), 201쪽.

콜레라 발생에 대해 '후진국전염병'이 확산되었다고 보도하였다.[74] 1991년 콜레라 발생 이후 안필준 보사부 장관은 콜레라가 후진국에서만 발생하는 병이 아니고 미국, 일본, 캐나다 등 선진국에서도 발생한다고 여론 진화에 나서기도 했다.[75] 결과적으로 1990년대 콜레라 발생은 급속한 경제개발과 급격한 도시화 가운데 배제된 의료 사각 지대와 농어촌 보건위생 개선의 미흡을 인식하도록 만들었다.

라. 일본뇌염

1990년대 일본뇌염 환자는 전체 18명(사망 1명)이었다. 1950년대만 해도 일본뇌염은 연평균 2,000여 명 발생에 치명률이 약 40% 내외였지만, 이후 일본뇌염 발생률 및 치명률은 점차 감소했다.[76] 1980년대 후반 백신 접종률이 높아지면서 1980년대 초까지 1,000여 명이 넘는 환자를 발생시키며 기승을 부렸던 일본뇌염의 활동력은 잠잠해졌다. 하지만 일본뇌

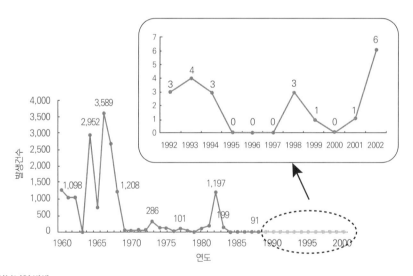

그림 6-5. **일본뇌염 발생**
출처: 홍영진, 「일본뇌염백신: 국제적 현황과 우리나라 현황」, 『소아감염』 15-2, 2008, 112쪽.

---

74 「잊혀졌던 「後進國전염병」」, 『동아일보』, 1991년 8월 14일.

75 「安보사 "콜레라 후진국病 아니다"」, 『경향신문』, 1991년 8월 26일.

76 보건복지부, 『1998년 보건복지백서』(서울: 보건복지부, 1999), 201쪽.

염은 1994년 예방 접종 사망 사건으로 주목을 받았고, 이 사건은 이후 전염병 예방 법령 개정과 예방 접종 체계 재정비의 계기가 되었다.

1994년 5월 23일 서울의 한 소아과에서 두 아동(5세)이 일본뇌염 접종 후 중태에 빠졌고 27일, 30일 각각 사망했다. 사고 발생 병원에서는 약품을 4월 초에 받아 보관하면서 10여 명의 아동에게 주사한 것으로 밝혀졌는데, 전문가들은 약품 보관 온도로 인한 변질 가능성을 지적하며,[77] 해당 병원의 관리와 유통 과정이 문제였을 가능성을 제기했다.

보사부는 우선적으로 제일제당에서 생산한 일본뇌염 예방 주사에 대해 해당 안정성이 확인될 때까지 사용을 금지시켰다. 보사부는 사고원인으로 백신 변질, 주사액 용량 과다 혹은 특이체질로 인한 부작용 등을 추정하였으나, 주사액 변질의 가능성도 높게 보았다.[78] 이 사건과 같은 사고가 전국에서 발생했고 방역 체계 전반의 안전 문제가 본격적으로 제기되기 시작했다. 5월 27일 제주의 한 보건소에서 일본뇌염 접종 중 장티푸스 백신을 접종한 사고, 5월 19일 서울 관악보건소에서 뇌염접종 후 31일 중태에 빠진 학생의 발생 등 유사 사고가 서울 구로, 대전 유성에서도 발생하는 등 예방 접종 사고가 줄을 이었다.[79]

사건의 여파로 예방 접종 백신에 대한 불신이 증대했다. 일본뇌염 백신 접종 완료를 6월 말까지 끝마쳐야 일본뇌염이 기승을 부리는 7월을 대비할 수 있지만, 5월 28일 보사부는 뇌염백신 접종 대상 9백만 명 중 5백만 명이 미접종 상태라고 발표했다.[80] 앞서 사망한 아동들에 대한 조사가 끝나지 않은 상태에서 부모들은 자녀들에게 예방 접종을 시킬 수 없었다.[81] 하지만 보건사회부는 지난 두 아동의 사망 사건에서 일본뇌염 백신에는 문제가 없었

77 「뇌염접종 어린이 둘 重態」, 『경향신문』, 1994년 5월 24일; 「「뇌염백신 어린이」 또 숨져」, 『동아일보』, 1994년 5월 31일.

78 「제일제당 뇌염백신 사용금지」, 『매일경제』, 1994년 5월 25일; 「뇌염백신 어린이중태 15萬名分 사용중지」, 『동아일보』, 1994년 5월 25일.

79 「전염병 방역체계 총체적 '구멍'」, 『한겨레』, 1994년 5월 29일; 「"뇌염접종 공포" 또 2명重態」, 『경향신문』, 1994년 6월 1일; 「「뇌염백신」 또 부작용」, 『경향신문』, 1994년 6월 14일.

80 「뇌염백신 未접종 500만명」, 『매일경제』, 1994년 5월 29일; 「백신접종 잇단 사고…번지는「기피症」 올여름「방치된 뇌염」주의보」, 『동아일보』, 1994년 5월 29일.

81 「뇌염 백신 잇단 事故 맞자니 "걱정" 안맞자니 "불안"」, 『동아일보』, 1994년 6월 2일.

다고 발표하였고, 미접종자에게 접종을 받을 것을 요구하면서 예방 접종 사업 관리의 문제를 재검토하겠다며 진화에 나섰다.[82] 하지만 백신 기피 현상은 다른 백신들에 대한 접종 거부 현상으로 번져가는 한편, 예방 접종 부작용으로 인한 걱정은 의사들 내에서도 퍼져 대한의학협회가 일본뇌염 단체예방접종을 거부하는 사태로까지 나타났다.[83]

이 가운데 국가의 예방 접종에 대한 책임을 촉구하는 요구가 제기되었다. 한 시민은 전염병예방법령에서 국민에게 예방 접종을 의무화한 점과 국가의 허가를 받아 제약회사 및 병의원이 백신을 생산·접종하였다는 것, 이와 함께 보사부 조사 결과 백신에 문제가 없었다면 이는 결국 일련의 사태에 대해 국가가 책임을 져야 함을 주장하였다.[84] 연세대 소아과 손영모 교수도 백신 수급 관리 문제의 개선이 필요함을 지적함과 동시에 전염병예방법에서 국민의 예방 접종 강제 조항은 백신 피해에 대한 국가의 책임 해석을 가능하게 한다며 국가의 피해보상 규정 명시를 주장했다.[85]

이 같은 압력 아래 1994년 6월 7일 개최된 국회 보사위에서 서상목 보사부장관은 예방 접종 관련 대책을 내놓는 한편, 국가의 책임을 명시하여 피해 보상을 제도화하겠다고 밝혔다.[86] 10월 6일 보사부는 국회 예산안에 전염병 예방 주사로 인한 피해 보상 사업을 포함시켰고, 보상 가능한 예방 접종은 일본뇌염, B형간염, 장티푸스, 콜레라, 유행성출혈열, 백일해 등으로 규정되었다.[87]

1994년 8월 3일 개정 법령은 예방 접종으로 인한 이상 반응에 대해 기본적으로 국가 보상을 명문화하였다. 법 시행 1년 이내 발생한 예방 접종도 피해 보상 범위에 포함하여 1994년 예방 접종 피해 사건에 대한 보상도 이뤄졌다.[88] 아울러 예방 접종 실시 기준을 마

---

82 「"일본뇌염 백신 이상없다"」, 『한겨레』, 1994년 6월 4일.

83 「예방주사 맞기도 놓기도 겁난다」, 『매일경제』, 1994년 6월 4일; 「뇌염 예방접종기피 확산」, 『경향신문』, 1994년 6월 5일.

84 「예방접종관련 사고 대비 보상방안 시급히 마련을」, 『동아일보』, 1994년 6월 3일.

85 「예방접종 문제와 대책은…」, 『한겨레』, 1994년 6월 10일.

86 「"예방접종 사고 國家 보상"」, 『매일경제』, 1994년 6월 8일.

87 「예방주사 피해 8천만원 보상」, 『매일경제』, 1994년 10월 7일.

88 이덕형, 「국가예방접종사업의 과거 현재 미래」, 『감염』 27-3, 1995, 217쪽; 「백신접종 후 사망한 유가족

런하기 위해 예방 접종 실시 대상 전염병 지정, 실시 기준 등에 대한 자문 권한을 가지는 복지부 산하 예방접종심의위원회를 설치하였다.[89]

이후 일본뇌염 추가 접종 간격과 횟수에 대한 논의가 이뤄졌고 매년 요구했던 추가 접종을 1995년 2년 간격으로 변경했다.[90]

마. 유행성이하선염(볼거리)

유행성이하선염은 파라믹소바이러스(Paramyxovirus)에 의한 급성 감염성 질환으로 경미한 상기도감염 증상에서부터 바이러스혈증에 의한 이하선 종창과 동통 및 전신증상 등 다양한 증세를 보인다. 5-9세 소아에서부터 10-14세 정도 학동까지 주로 발생한다. 잠복 감염률은 약 1/3정도이다.[91]

유행성이하선염도 1990년대 후반 확산된 전염병 중 하나였다. 유행성이하선염의 발생은 볼거리 생백신을 포함한 홍역, 풍진을 예방하는 MMR (Measles, Mumps, Rubella) 종합백신을 예방 접종하면서 세계적으로 빠르게 감소했다. 한국에서 1970년 MMR 백신의 소개 이후 1980년 백신이 도입되어 예방 접종을 실시하였고 유행성이하선염 발생률은 10만 명당 3명 미만으로 현저히 감소했다. 하지만 1990년 2,092명, 1994년 1,874명, 1998년 4,461명, 1999년 2,636명으로 환자의 돌출적인 증가를 보였다.[92] 이를 제외한 시기에는 500명 이하 환자 발생에 머물렀다.

1998년 유행성이하선염 환자의 급격한 증가와 이의 전국적 발생은 보건 당국을 곤란에 빠뜨렸다. 1998년 3월 제주 대정초등학교에서 환자가 발생한 이후로 제주 지역 17개 초·중·고등학교에서 1,261명이 감염되었고, 5월 경남 거제 지역에서 500여 명, 경북, 인천 등지에서도 환자

에 국가보상금 첫지급」, 『동아일보』, 1995년 4월 14일.

89 보건복지70년사편찬위원회, 『보건복지 70년사』 2(세종: 보건복지부, 2015) 228쪽.

90 홍영진, 「일본뇌염백신: 국제적 현황과 우리나라 현황」, 『소아감염』 15-2, 2008, 112쪽.

91 오성희, 「새로이 문제가 되는 감염병−볼거리」, 『대한의사협회지』, 42-7, 1999, 649쪽; 대한보건협회, 『대한민국보건 발달사』(지구문화사, 2014) 196쪽.

92 진선미, 「일부지역 학동기 아동에 발생한 볼거리 역학: 1998년 대전지역 유행을 중심으로」, 충남대학교 석사학위논문, 1999, 1쪽.

가 발생했다. 당시 방역 당국도 뚜렷한 감염 경로 및 발병 원인을 찾지 못하는 상황이었다.[93]

이후 밝혀진 유행성이하선염 발생 원인은 MMR 접종 방식과 관련되었다. 기존의 MMR 백신 접종은 생후 12-15개월 1회 접종이 원칙이었으나, 1회 접종이 항체 형성에 충분하지 못했다는 것이 밝혀졌다. MMR 예방 접종은 이하선염의 발생을 일차적으로 줄였지만, 백신 접종의 횟수는 이하선염 항체생성률에 영향을 주었다. 1회 접종 지역의 환자감소율은 90-98%, 2회 접종 지역은 97%를 상회하는 것으로 나타났고, 1997년부터 4-6세 어린이에게 추가 접종이 계획되었다.[94] 2회 접종 실시가 결정된 1998년 이후 MMR 접종 빈도가 높아진 것을 확인([부록 2] 1990-1999년 주요전염병 예방 접종 통계)할 수 있지만, 실제 보건 현장에서는 수정된 권장 사항을 따라 접종한 사례는 많지 않다는 평가가 있었다.[95]

MMR 백신에 포함된 유행성이하선염 백신의 종류는 크게 5가지로 Jeryl Lynn주 백신, Leningrad-3주 백신, L-Zagreb주 백신, Urabe주 백신, Rubini주 백신이었다. 국내에서 오래 사용되었던 Urabe주 백신은 1979년 일본에서 인가 후 벨기에, 프랑스, 이탈리아에서 인가되어 각지에서 90% 이상의 항체 전환율을 보였으나 백신 접종 후 발생한 무균성 뇌막염의 문제로 일본, 영국, 캐나다 등에서는 1990년 초 백신 사용을 중단했다.[96] 1996년 국내에 도입된 Jeryl Lynn주 백신은 1967년 미국에서 인가된 이후, 항체 전환율이 80-100%에 이르고 무균성 뇌막염 발생 빈도가 Urabe주에 비해 낮게 나타났다.

Urabe주 백신은 Jeryl Lynn주 백신, Rubini주 백신과 함께 국내에서 사용되었다가, 무균성 뇌막염의 높은 발생률로 인해 2000년 사용 중단되었다. 2002년에는 Rubini주 백신이 수입 중단되었고 Jeryl Lynn주 백신만 사용되었다.[97]

---

93 「전국 볼거리 비상 원인도 모른채 3천명 넘어」, 『경향신문』, 1998년 10월 17일.

94 오성희, 「새로이 문제가 되는 감염병—볼거리」, 『대한의사협회지』, 42-7, 1999, 649쪽; 「볼거리환자 급증... 전국에 주의보」, 『매일경제』, 1998년 4월 25일.

95 오성희, 「새로이 문제가 되는 감염병—볼거리」, 『대한의사협회지』, 42-7, 1999, 651쪽.

96 Ibid., 650쪽.

97 김교현 · 기해란 · 최보율 · 김창휘 · 이동한 · 고운영 · 기모란, 「볼거리 예방접종 효과 평가」, 『한국역학회지』 30-1, 2008, 110쪽.

바. 홍역

1970-1980년대 매년 4,000~6,000여 명의 환자를 발생시켰던 홍역은 유행성이하선염과 마찬가지로 MMR 백신이 도입된 이후 환자 발생이 감소해왔다. 그러나 1989년도 MMR 접종률이 6-19개월 영유아의 86.3%였지만, 1989-1990년에는 5,809명, 1993-1994년에는 8,648명의 홍역 환자가 발생하면서 크게 유행했다.[98]

앞서 유행성이하선염에서 살펴본 바와 같이 MMR 백신 효력에 대한 검토와 효과적 사용을 위한 권고가 이뤄졌다. 1990년 10월 대한소아과학회 추계학술대회에서는 홍역 환자 중 15개월 이하 어린이 환자 비율이 가장 높았으며, 예방 접종을 받은 환자 발생률도 높다고 보고되었다. 이에 접종 시기의 적합성에 대해 논의되었다.[99] 15개월 이전 유아의 홍역 발생 원인은 모체에게서 받은 수동면역 약화에 따른 것으로 진단되었고, 더불어 1차 백신을 통해 항체 생성에 성공하지 못한 경우로 판단되었다. 이에 생후 9개월에 접종 이후 15개월 추가 접종하는 것을 권장하기로 하였다.[100]

하지만 법적 효력을 갖는 것이 아닌 권장 사항으로 9개월, 15개월 2회 접종이었고, 법적으로는 15개월 1회 접종이 유지되었다.[101] 의료 현장에서는 MMR 백신 접종은 일관되지 않았고 일반 의료기관과 보건소에서 각각 다른 방식으로 MMR 외 홍역 추가 접종이 이뤄졌다.[102] 홍역 환자는 1992년 38명이 발생했고, 1993년 765명으로 늘어나 예방 접종 시기, 효력 등 예방 사업을 재검토하기 시작하였는데, 이듬해 1994년 홍역 환자가 7,883명 발생함에 따라 학동기, 사춘기의 연장아동의 높은 비율을 고려하여 예방 접종 지침을 조정하였다.[103] 1997년부터 12-15개월 1회 접종에서 4-6세 사이 접종을 추가하여 2회 접종을 권장하게 되었다.[104]

---

98 최보율, 「홍역볼거리 및 풍진의 역학」, 『소아감염』 4-1, 1997, 14쪽.

99 「'소아예방 접종지침' 새로 마련」, 『한겨레』, 1990년 12월 26일.

100 손영모, 「국내에서 시행하고 있는 홍역 예방접종에 대한 고찰」, 『감염』 23-2, 1991, 67쪽.

101 「어린이 예방접종 시간표」, 『한겨레』, 1993년 3월 26일.

102 「예방접종지침 통일 힘쓰겠다」, 『동아일보』, 1992년 6월 19일.

103 「紅疫환자 20倍나 증가 「장티푸스예방」 부작용 백신藥效 의문 "증폭"」, 『매일경제』, 1994년 2월 15일.

104 「초등학생 BCG 30년 만에 폐지」, 『매일경제』, 1996년 6월 24일; 심민주 외, 「2000-2001년 서울 북부

이후 매년 100명 이하로 홍역 환자는 감소하였지만, 2000년에 환자 3만 명이 발생하여 다시 유행했다. 1997년 MMR 2회 접종 규정에도 실제 예방 접종률은 40%에 머물렀고, 이후 2000년대 초반 홍역은 다시 증가 추세를 드러냈다.

사. 풍진

풍진은 법정전염병으로 지정되어 있지 않아 통계 파악에 어려움이 있지만, 1995년부터 1996년까지 유행했고 1996년 3-4월 간에만 환자 4,581명이 발생했다.[105] 1995년 5월 31일 서울 지역 6개 중고등학교 30여 명 학생에게 풍진이 발생했고 보건복지부는 전국적으로 풍진주의보를 발표했다. 임산부가 풍진에 감염될 경우 선천성 풍진증후군으로 기형아 출산 가능성이 높아 추가 예방 접종이 권장되었다.[106] 이듬해 1996년 3월부터 다시 풍진이 빠르게 확산되자 풍진주의보를 내려졌지만, 3월 28일까지 전국적으로 1,058명의 환자가 발생했다.[107]

아. 장티푸스

1960년대 후반 장티푸스 환자는 연평균 4,000명 이상 발생(치명률 약 1.48%)하였다. 하지만 소득과 보건의료 수준의 향상, 위생 상태 개선 등에 따라 장티푸스 발생률과 치명률은 지속적으로 감소하였고 1980년대 이후 인구 10만 명당 약 0.5명 환자가 발생하였다. 1990년대 매년 수백 명의 환자가 발생하며 토착화 양상을 보였다.[108] 1993년 장티푸스는 신형 백신인 Vi 제제를 처음 도입하였다.[109]

세균성 이질과 마찬가지로 수인성 전염병인 장티푸스 환자의 발생은 1994년 5월 경북

지역 홍역 유행의 양상」, 『인제의학』 24-1, 2003, 43쪽.

105 기모란, 「풍진 항체 양성률 변화와 관련 요인에 관한 분석: 경기도 초등학생을 대상으로 한 1993, 1996, 1999년 반복 추적 조사 연구」, 한양대학교 박사학위논문, 1999, 2-3쪽.

106 「전국에 풍진 주의보」, 『매일경제』, 1995년 6월 1일; 「풍진주의보 산모감염땐 기형아 우려」, 『동아일보』, 1995년 6월 4일.

107 「풍진환자 전국 확산」, 『경향신문』, 1996년 3월 29일.

108 보건복지부, 『1998년 보건복지백서』(서울: 보건복지부, 1999), 201쪽.

109 보건복지부, 『1994년 보건복지백서』(서울: 보건복지부, 1994), 41쪽.

영일군에서는 학교 지하수 오염, 1996년 5월 부산 수영구에서는 고지대 상수도 관리 문제에 따른 것이었다.[110] 이를 배경으로 해서 1994년 267명, 1996년 475명 환자가 발생했는데, 장티푸스는 1990년대 매년 200~400여 명의 환자를 발생시켰다.

자. 급성열성질환

1990년대 급성열성질환인 신증후군출혈열, 쯔쯔가무시병, 렙토스피라증이 다시 증가하였고 이들 전염병은 1993년 5차 전염병예방법 개정 시 법정전염병에 포함되었다. 이 세 가지 질환은 일제강점기, 한국 전쟁 시기에도 보고되어 30-40년 간 잠복하였다가 재등장한 것이었다. 잔디에 앉거나 적절한 복장 준비 없이 숲에 들어가지 못하도록 한 경고로 익숙한 이들 전염병은 가을철 3대 전염성 질환으로 불렸다.

1) 신증후군출혈열

1990년대에는 신증후군출혈열 환자 통계에 대한 이견이 불거졌다. 1990년대까지도 신증후군출혈열은 합병증을 동반하여 진단 자체가 어려웠다. 1990년 고려대 의대 미생물학교실에서는 의뢰받은 출혈열 환자의 혈청 3,409건을 검사한 결과 1,645건 48%만이 유행성출혈열, 쯔쯔가무시병, 발진열, 렙토스피라, 홍반열로 진단이 가능했고 나머지 1,764건 52%는 진단이 불가능했다고 밝혔다. 연구팀은 다수의 원인 불명 출혈열에 대해 출혈열바이러스의 빠른 변화 속도와 강한 환경 적응 능력 때문에 신종 바이러스가 발생한 것일 수 있다고 지적했다. 서울대의대 내과 이정상 교수도 신증후군출혈열은 초기 임상 특징이 잘 나타나지 않고 쯔쯔가무시

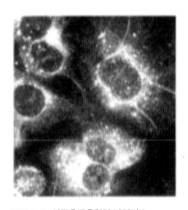

사진 6-3. **신증후군출혈열 바이러스**
출처: 「나의 젊음, 나의 사랑 바이러스 연구가 이호왕 박사 (7) 전세계가 놀란 '병원체' 발견」, 『경향신문』, 1996년 12월 27일.

---

110 박정한, 「경북 영일군 오천중·고등학교 집단 장티푸스 발생 역학조사」, 『한국역학회지』 17-1, 1995; 신해림, 「부산시 장티푸스 유행에 관한 역학조사연구」, 『한국역학회지』 19-2, 1997.

병, 렙토스피라병과 증상이 비슷해 진단이 쉽지 않다고 밝혔다.[111]

1992년 5월 18일 서울대 이정상 교수는 제9차 대한신장학회학술대회에서 1986-90년까지 167개 종합병원 대상으로 한 신증후군출혈열의 역학조사 결과, 환자 발생 건수가 보사부 통계보다 11.4배 많다고 밝혔다. 해당 기간 보사부 발표는 모두 329명 환자였으나 167개 전국 종합병원 대상 조사 결과는 3,737명이었다.[112] 이에 대해 보사부는 신증후군출혈열 정부 발표는 확진된 경우만 포함한 것이라고 반박하였다. 국립보건원에서 혈청학적으로 확진된 경우에만 한하기 때문에 임상증세가 나타난 경우를 포함시킨 서울대 자료와 다르다는 것이었다.[113]

1996년 보건복지부의 의견을 뒷받침해주는 주장이 발표되었다. 1990년 이후 고려대 바이러스병연구소, 서울대 의대 미생물학 교실, 국립보건원 및 녹십자 임상연구소에 의뢰된 혈청검체에서 신증후군출혈열 항체 양성자들의 전체 수는 매년 1,000명을 넘어서고 있었으나, 이는 환자의 검사 중복 의뢰가 이뤄지거나 과거 감염자가 포함되어 과대 계산되었을 가능성이 있다는 것이었다.[114]

하지만 1997년 서울대 김정순 교수 측은 의료보험 자료를 통해 보건복지부 연보 자료보다 실제 출혈열이 6-7배였다는 논거를 제시했다.[115] 당시 일선 병의원이 의료보험연합회에 진료비를 지급 청구한 법정전염병 건수는 보건복지부의 법정전염병 공식 집계 건수보다 엄청난 차이를 보이고 있었다. 국회 보건복지위 김병태 의원이 「95-96년 법정 전염병 환자 수」와 의보연합회 및 의보관리공단이 제출한 「법정전염병 환자 진료비 청구 건수」를 비교한 결과, 1996년 당국이 집계한 콜레라와 이질 건수는 각각 2건과 9건이었던 데 반해, 진료비 청구 건수는 각각 794건, 13,698건이었다. 보건 당국에는 집계되지 않은, 즉 발생되지

---

111 검사 결과 쯔쯔가무시병 685건 20%, 유행성출혈열 537건 16%, 발진열 119건 6%, 렙토스피라 174건 5%, 홍반열 50건 2% 등으로 나타났다. 「출혈열환자 52%가 "원인불명"」, 『경향신문』, 1991년 5월 30일.

112 「保社집계 不實 드러나」, 『경향신문』, 1992년 5월 19일.

113 「보사부, 통계차이 해명」, 『한겨레』, 1992년 5월 20일.

114 김민자, 「신증후 출혈열.렙토스피라병의 예방접종」, 『대한내과학회지』 51-2S, 1996, 70쪽.

115 김정순, 「Epidemiology of Hantavirus Infection in Korea」, 『공중보건지』 34-1, 1997, 95쪽.

않았다고 알려진 페스트, 발진티푸스, 디프테리아, 황열 등의 경우 역시 각각 129, 104, 92, 39건의 의료보험이 청구되었음이 드러났다.[116]

이는 당국과 학계, 의료현장의 입장 차이에서 비롯된 것이었다. 보건당국은 확증된 환자 외 유사환자를 되도록 전체 환자 집계에서 제외하며 보수적으로 추산했고, 학계에서는 연구대상을 넓게 확보하려는 차원에서 건수를 모두 집계하거나 유력한 환자를 포함시키는 방식이었다. 의료현장에서는 되도록 위급한 질병으로 진단을 하는 경향을 보였다. 일각에서는 이러한 혼선하에 만들어진 잘못된 통계에 기초해서 정책을 마련하게 될 가능성을 우려하였다.

2) 쯔쯔가무시병

1994년 쯔쯔가무시병이 법정전염병으로 지정된 이후 같은 해 238명의 환자가 보고되었고, 매년 환자가 늘어나 1999년에는 1,342명이 집계되었다. 쯔쯔가무시병은 렙토스피라증과 마찬가지로 일제강점기나 한국 전쟁 때 일본인 학자와 미군에 의해서 한국 내 질병의 존재가 밝혀졌다. 하지만 1985년 재확인될 때까지는 보고가 이뤄지지 않았다.[117]

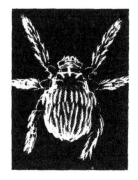

사진 6-4. **쯔쯔가무시 매개 L. pallidum 유충의 주사전자현미경 사진** 출처: 조백기, 「쯔쯔가무시병」, 『대한의사협회지』 34-2, (1991.2)

3) 렙토스피라증

1990년대 렙토스피라증은 1990년 140명 발생(4명 사망), 1998년 90명(2명 사망), 1999년 130명(1명 사망)을 제외하면 30명 이하의 환자 발생을 보였고, 상대적으로 2000년 이후 환자가 늘었다.

---

116 「전염병 관리체계 '구멍'」, 『경향신문』, 1997년 7월 5일.
117 대한보건협회, 『대한민국보건발달사』(파주: 지구문화사, 2014), 196쪽.

4. 만성 전염병

가. B형간염

B형간염은 만성 간질환의 대표적인 원인 중 하나로서 1970년대 국민 보건의 주요 문제로 인식되기 시작했다. 1983년 백신 개발에 성공한 후 상용화되었고 1980년대 후반 점차로 예방 접종 대상을 확대해나갔다. 1987년 후천성면역결핍증과 함께 B형간염은 지정전염병으로 등록되었고 1995년 1월 5일 전체 인구의 10% 이상이 B형간염 보균자라는 심각한 인식 아래 제7차 전염병예방법 법령 개정을 통해서 정기 접종 대상에 포함되었다.[118]

표 6-4. B형간염 표면항원 양성률 연도별, 연령별 변화   단위: %

연령(세) \ 연도	1982	1995	1998	2001
0-9	4.5			
10-18	14.2	8.2 †	2.2	2.0
19-29	9.1	6.9	5.1	4.5
30-39	11.8	10.3	6.1	5.2
40-49	7.3	10.4	5.1	6.5
50-59	6.2	8.4	5.3	5.0
60-69	1.6	5.0	2.9	2.7
70-			2.3	3.2
전체	8.6	8.3	4.6	4.5

※ 출처: 보건복지부, 2012/Chae HB, 2009(대한간학회, 『한국인 간질환 백서』(진기획, 2013), 44쪽 〈표 2-1-1〉 재인용)
† 주1. 1995년 10-18세는 6-19세.

위 〈표 6-4〉와 같이 1980년대 초 발표된 B형간염 항원양성률은 약 8%이었으나 1990년대 후반 5% 이하로 감소했다. 항체양성률은 급격하게 증가했는데, 1983년 18%, 1985년

---

118 제14대국회 제170회 제19차, 『국회본회의회의록』, 1994년 12월 16일; 「전염병예방법」(법률 제4910호, 1995년 1월 5일)

18.4%, 1989년 30.6%, 그리고 1992년 47.7%를 기록했다.[119] 이 같은 성과에도 불구하고 B형간염의 주요한 원인인 산모에 의한 수직감염이 지속되어 2000년부터 산모 진찰을 보험화하여 B형간염에 대한 사전 예방에 나섰다. 1993년 B형간염 치료제인 인터페론 알파가 허가되었으나 일부 환자에서만 반응했고 부작용이 발생하기도 했다. 본래 HIV 감염환자 치료를 위해 개발된 라미부딘이 B형간염 바이러스를 억제하는 효과를 나타내면서 1999년 최초 출시되었고 환자 반응도는 개선되었으나 많은 환자들에서 약제내성이 발생했다.[120]

한편, B형간염 환자 차별에 대한 법적 규정은 사회적 낙인으로 작용했다. 1994년 4월 1일 발표 보사부 시행령은 전염병을 확산시킬 수 있는 활동성 간염 환자의 경우 전염병 확산 기간에 한해 취업을 제한하였다. 또한, 전염병예방법 법령상으로 활동성 간염과 비활동성 간염을 구분하여 식품접객업 종사 가능 여부에 제한을 두었다. 하지만 기업에서 구직자의 간염 활동성 여부에 관계없이 B형간염 양성 반응을 보였다는 건강진단 결과만을 두고 불합격을 결정하는 사례가 빈번하게 발생했다.[121] 이는 자살 사건으로 이어지는 등 사회 문제로 대두되었고 1999년 전염병예방법 개정에서는 만성 B형간염 환자에 대한 법적 근거 없는 차별 대우 금지를 명시하였다.[122]

또한, 1991년 C형간염 바이러스 항체검사가 수혈적합성을 확인하기 위해 실시되었다. 1995년부터 2000년까지 40세 이상 성인 중 C형간염 항체보유율은 1.29%이며, 전체 인구에서 약 19만 3,000명이 감염된 것으로 추정되었다. 1991년 이전에는 수혈을 통해 감염되는 경우가 대부분이었으나, 이후 가족력, 성적 접촉, 주사바늘 찔림, 침술 등이 원인으로 보고되었다.[123]

한편, 1990년대 이전 주로 아동에게서 발생하였던 A형간염이 1997-1998년 유행하였다.

---

119 「B형간염환자 감소 뚜렷」, 『경향신문』, 1994년 2월 4일.

120 대한간학회, 『한국인 간질환 백서』(진기획, 2013), 64-65쪽.

121 「콜레라·결핵등 法定전염병 환자 진료·취업제한 완화」, 『매일경제』, 1994년 4월 1일; 「단순 B형간염 "취업 불이익 없도록"」, 『동아일보』, 1995년 11월 25일.

122 「O-157 법정전염병에 추가키로」, 『동아일보』, 1999년 12월 16일.

123 대한간학회, 『한국인 간질환 백서』(진기획, 2013), 78, 81쪽.

서울과 수도권에서 70년대 후반 이후 거의 보고되지 않았으나, 1998년 A형간염 환자가 급증했고 강원도 군부대 지역에서 장병들에서도 유행했다. 한양의대 최보율 교수는 1997년 7월부터 1998년 6월까지 85개 대형병원에서 1997년 월평균 14명이었던 A형간염 환자가 1998년부터 207명으로 증가했다고 발표했다.[124]

A형간염의 확산은 1990년대 이전에는 자연감염을 통해 항체를 획득하는 경우가 많았지만, 사회경제 발전이 소아기 자연감염을 막아 항체를 갖지 못한 상태에서 성인으로 성장하게 되었기 때문이다. 1979-1981년 A형간염 항체보유율은 10세 미만 아동 45%, 20세 이상 성인에서 90% 이상이었으나, 1996-1997년에는 10세 미만 10%, 10-20세 20%, 20-30세 40-60%, 40세 이상에서만 100%에 근접하는 양상이 나타났다.[125]

나. 결핵

1960년대 BCG 접종이 시작된 이후 결핵 유병률은 지속적으로 낮아졌다. 1985년, 1990년, 1995년 실시한 전국결핵실태조사 결과 결핵의 두드러진 감소가 확인되었다. 30세 미만 감염률이 1985년 38.7%에서 1995년 15.5%로 감소했고, 결핵 유병률은 2.2%에서 1.0%, 균 양성률은 0.44%에서 0.22%로 떨어졌다.[126] 1989년 1월 전 국민 의료보험의 실시는 결핵 환자들이 6개월 단기 화학요법을 받을 수 있게 하였고, 1990년 6월부터는 보건소에서 균 양성 환자에 대해 병합요법을 실시했다. 1989년 보건시책 개선과제로서 국가 결핵 관리 내실화를 위해서 공중보건의 결핵특별교육을 실시하였고, 6개월 단기요법에 관한 자료를 배포하였다. 보건소 처방 기준 치료 9개월을 6개월로 줄여 치료 중단을 감소시키고 의료 재정 부담도 줄였다.[127]

1990년대의 결핵 관리는 BCG 예방 접종, 신고 제도, 등록 환자 치료 관리, 국민 계몽 홍

---

124 「서울-수도권 A형간염 "비상"」, 『동아일보』, 1998년 7월 4일; 「A형간염환자 급증 올들어 月 207명 발병」, 『경향신문』, 1998년 11월 24일.

125 대한간학회, 『한국인 간질환 백서』(진기획, 2013), 108-109쪽

126 대한결핵협회, 『한국결핵사』(서울: 상문상사, 1998), 773쪽.

127 대한결핵협회, 『한국결핵사』(서울: 상문상사, 1998), 800-801쪽.

보 등 기존 사업과 성과를 이어가는 동시에 결핵 환자 발견을 위한 적극적인 사업을 전개했다. 1993년 대한결핵협회 이동엑스선검진반(20개반)은 결핵 환자의 가정을 직접 방문해서 가족과 유사증상자에 대한 검사를 실시했다. 엑스선 검진 약 262만 건, 객담검사 약 31만 건, 총 약 276만 건을 실시하여 그중 2.86%에 달하는 84,097명의 새 환자를 발견하였다.[128]

표 6-5. 국내 폐결핵 유형별 추이   단위: %, 천 명

구분 \ 연도	1985	1990	1995
연간 결핵 감염 위험률(%)	1.2	1.1	0.5
활동성 환자 수	798	728	429
균양성 환자 수	164	95	91
도말양성 환자 수	89	56	39

※ 출처: 보건복지부·대한결핵협회, 『제7차 전국결핵실태조사 결과 보고서』(1995); 홍순구, 「결핵 발생현황 및 국가관리대책」, 『대한의사협회지』 47-4, 2004, 372쪽 재인용.

1995년 전국결핵환자실태조사 결과 결핵 감염 위험률의 저하가 두드러지면서 학교, 사업장에서 결핵 감염 의무 규정을 폐지하고 자율 실시로 변경했다. 결핵 실태 조사는 1965년부터 결핵연구원에서 5년마다 실시해왔으나, 1996년부터 온라인 전염병 감시 시스템이 구축됨에 따라 중단했다. 한편 결핵 환자 가족 내 6세 미만 아동에 대해서는 잠복결핵 검사를 실시했다.[129] 또한 1997년부터는 지난 30년 동안 초등학교 6학년생을 대상으로 한 BCG 재접종을 폐지하여 생후 4주 이내 1차례 접종 시행으로 변경하였다.[130]

BCG 추가 접종 폐지의 경위는 다음과 같았다. 1950년대부터 전국적으로 실시된 BCG 접종은 신생아, 미취학아동, 초등학교 1학년에 대한 초회 접종, 이후 초등학교 6학년에 대한 재접종을 기본 정책으로 추진했다. 이를 통해 30세 미만 연령대 접종률을 1965년

---

128 보건복지부, 『1993년 보건복지백서』(서울: 보건복지부, 1994), 46쪽.
129 보건복지70년사편찬위원회, 『보건복지 70년사』 2(세종: 보건복지부, 2015) 233-235쪽.
130 「결핵예방접종 한번만」, 『경향신문』, 1996년 6월 24일.

24.3%에서 1995년 91.8%까지 높여 결핵 환자 감소에 크게 기여했다. 하지만 결핵연구원 부원장 김상재 등 연구자들은 투베르쿨린반응 검사를 통해 재접종 여부를 판정할 수 있고, 따라서 BCG 일괄 재접종이 필요하지 않다고 주장했다. 1995년 8월 11일 WHO도 결핵 재접종을 권장하지 않도록 권고했고, 결핵연구원 또한 불필요한 재접종을 최소화할 필요에 대한 의견을 보건복지부에 제출했다.[131]

표 6-6. 연령별 BCG 접종 실적   단위: 천 명

구분 \ 연도	1993	1994	1995	1996	1997	1998	2000
미취학아동	558	520	499	515	502	499	494
초등1년생	116	94	76	83	84	78	65
초등6년생	678	670	624	513	–	–	–
합계	1,352	1,284	1,199	1,111	586	577	559

※ 출처: 보건복지부, 『1997년 보건복지백서』(서울: 보건복지부, 1998), 204쪽; 보건복지부, 『1999년 보건복지백서』(서울: 보건복지부, 2000), 399쪽.

한편, 1962년부터 WHO의 기술 지원에 의해 개시된 국가결핵관리사업이 모범 사례로 인정받아 한국은 결핵 관리에 대한 국제 지원에 나서기 시작했다. 1988년 결핵연구원장 홍영표는 아시아 각지에서 개최된 세미나와 워크샵에 참석해서 지도와 자문을 수행했다. 부원장 김상재는 세계 항결핵제 내성 감시 사업의 주무관으로 활동했다. 또한 WHO의 요청으로 1995년 태국국가결핵관리평가단에 참여하기도 하였고, 결핵연구원은 결핵연구, 훈련 및 자문검사소 기능을 가진 WHO의 공식 협력 기관으로 자리매김했다. 1997년에는 필리핀 결핵균 검사 사업 평가와 실태 조사를 분석했다.[132]

하지만 1990년대 한국의 10대 사망 원인에서 결핵이 제외된 적은 없었다. 국내적 차원에서 결핵 관리의 성과와는 달리, 다른 국가의 결핵 유병률 수치와 비교하면 문제는 남아있었다. 한국 인구의 1% 이상이 결핵 환자이고 사망자는 중국, 필리핀을 제외한 동

---

131 대한결핵협회, 『한국결핵사』(서울: 대한결핵협회, 1998), 810-811쪽.
132 대한결핵협회, 『한국결핵사』(서울: 대한결핵협회, 1998), 842-843, 860쪽.

남아시아 국가들과 비교하면 20-30배 높은 수준이었다. 1988-1990년 20세 이상 공무원을 대상으로 한 폐결핵 발병률에 대한 조사와 1992-1995년 새환자등록현황을 통해 20, 30대를 중심으로 한 성인 결핵 감염률의 높은 비중이 드러났다.[133] 1999년 서울시 조사에서 전체 결핵 발생 환자 중 15-34세 연령대에서 차지하는 비율은 약 51%이었고, 이는 결핵 발생률의 저하가 성인 연령대 발생률 저하로 직결되지 않음을 의미했다.[134] 이는 다제내성결핵의 비율이 1994년 1.6%에서 1998~1998년 2.2%로 증가한 것도 영향을 미쳤을 것이다.[135]

다. 후천성면역결핍증

1985년 한국에 체류 중인 외국인에서 국내 첫 후천성면역결핍증 환자가 발생한 이후, 14년이 지난 1999년, 감염자 수는 1,000명을 넘어섰다. 1990년대 초반에는 매년 신규 감염이 50-100명가량 발생했고, 후반에는 100-200명이 발생하였다. 1999년 감염 경로는 동성연애 222명, 국내 이성 367명, 국외 이성 254명 등 성접촉을 통한 경우가 843명으로 가장 많았고, 수혈 21명, 혈액제제 17명, 수직감염 2명 등이었다.[136] 1990년대 중반에는 외국인에 의한 감염이 아닌 내국인을 통한 감염이 확산되면서 토착화 양상이 나타났다.

1987년 이후 후천성면역결핍증 예방법을 제정하여 국가가 후천성면역결핍증 환자에 대한 관리에 나섰지만, 후천성면역결핍증은 지속적으로 확산되었다. 후천성면역결핍증 확산을 막기 위해 국가 관리가 필요하다는 입장은 여전하였지만, 행정력을 통한 국가의 직접 관리 강화를 요구하는 의견과 환자의 자유의사를 존중해야 한다는 의견이 대립했다.

---

133 「결핵환자 비율 일본의 20배」, 『매일경제』, 1996년 3월 24일; 「"결핵이 되살아 난다"」, 『경향신문』, 1996년 7월 26일.

134 「결핵 학교서 집단감염 확인」, 『경향신문』, 1998년 11월 3일; 「서울 올 발생 결핵환자 절반이 젊은층 30대 중반까지…급속 증가」, 『동아일보』, 1999년 11월 12일.

135 결핵연구원, 「국내 결핵역학지표의 변화에 대한 고찰」, 4쪽.

136 「국내 에이즈 감염자 14년만에 1,000명 넘어」, 『동아일보』, 1999년 10월 4일.

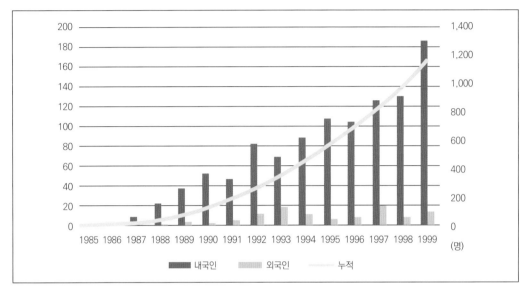

그림 6-6. **1985-1999년 연도별 HIV/AIDS 신고현황**
※출처: 질병관리본부, 「2017 HIV/AIDS 신고 현황」, 2018, 8쪽 표 일부를 이용하여 작성.

1987년 후천성면역결핍증예방법의 주요 내용은 전파 예방 조치 없는 성행위와 타인에게의 혈액 및 체액 전파와 같은 행위의 경우 3년 이하의 징역에 처하는 처벌 조항을 포함하고 있었다. 하지만 행위의 고의성 증명 문제, 신고 조항에 따른 인권 침해의 소지, 후천성면역 결핍증 검사 강제 이행, 그리고 환자 격리 문제 등[137] 여러 문제점을 가지고 있었고, 오히려 이를 통해 해당 질병에 대한 사회적 편견을 유발하고, 감염자의 은둔화를 조장할 가능성도 있었다. 이 같은 배경에서 후천성면역결핍증 환자 면담 및 직업 알선 등의 사업은 1995년부터 한국에이즈퇴치연맹, 대한에이즈예방협회 등의 민간단체로 이양되기 시작했다.[138]

라. 성병

1954년 제정된 전염병예방법에 성병 검진에 대한 규정이 포함된 이후 성매매 여성에 대

---

137 정현미, 「AIDS의 刑事法的 問題」, 『刑事政策』9, 1997, 157, 159-161쪽.
138 「에이즈감염자 관리 民間이양」, 『경향신문』, 1994년 10월 4일.

한 국가 관리는 지속되었다. 해방 직후 실시된 공창제는 폐지되었지만, 전염병예방법령 내 '접대부' 관리규정은 성매매가 사실상 정부의 '묵인' 아래 지속되었음을 말해준다.[139] 이 같은 구조가 계속되면서 성병 관리가 성매매 여성에 대한 관리와 등치되었으나 1990년대 개방적인 성문화가 받아들여지면서 성병 관리도 질병 자체에 대한 관리로 점차 옮겨가기 시작했다.

하지만 성매매는 성병 감염에 취약한 환경에 쉽게 노출시키는 것이었고 성병 관리 정책의 전면적 변화는 어려웠다. 1986-1990년간 5,002명의 남성을 대상으로 한 조사에 따르면 성관계 대상의 72.5%가 넓은 범위에서 '접대부'에 속할 정도로 상당한 비율을 차지했다.[140] 이들을 매개로 한 성병의 전파를 방지하기 위해 〈표 6-4〉와 같은 검진이 실시되었다. 이는 전염병예방법의 제8조 2항에서 규정한 위생분야종사자의 건강진단규칙에 따라 검진 대상자들이 보건소 또는 지정 의료기관에 등록하여 정기적인 성병 검진 및 상담을 받도록 한 것이었다.

표 6-4. 성병 정기검진 대상자 및 검진 주기

정기검진 대상자	검진 주기		비고
	성병검사	혈청검사	
특수업태부	주1회	3월 1회	
유흥접객원 등	월1회	3월 1회	검진 기관: 보건소, 성병진료소, 대용 성병진료소 등
안마시술소 여자 종업원	3월 1회	3월 1회	
숙박업소 여자 종업원	6월 1회	6월 1회	성병검사: 임질 검사
다방 여자 종업원	6월 1회	6월 1회	

※ 출처: 보건복지부, 『1999년 보건복지백서』(서울: 보건복지부, 2000), 409쪽.

성병에 감염될 우려가 높은 지역, 즉 성매매 밀집 지역 내 성병 검진 대상자 진료의 효율성을 위해 성병간이진료소를 설치하고 관할 보건소와 협조하여 한국건강관리협회에서 성병 진료 사업을 실시했다. 아울러 근로 청소년층, 군인, 전투경찰 및 위생업소 종사

---

139 박정미, 「한국 기지촌 성매매정책의 역사사회학, 1953-1995년」, 『한국사회학』 49-2, 2015, 12-15쪽.
140 노영석 외, 「성인성 질환(성병)의 감염원에 관한 고찰」, 『감염』 24-3, 1992.

자에게 성병 관리 VTR 테이프, 슬라이드, 책자를 배포하여 성윤리관 확립과 성병 예방을 도왔다.[141]

　한국 사회의 성에 대한 인식 변화와 함께 성병 관리의 주체가 개인으로 변화하는 모습도 나타났다. 대표적인 예는 콘돔 자판기 설치였는데, 1995년 6만여 개의 장급여관 객실, 공중변소 등에 설치되었고 1996년에는 10만여 곳에 설치하고 편의점에서도 판매할 예정이었다. 반면 콘돔의 안정성과 변화된 성문화에 대한 우려가 함께 제기되었다.[142] 1996년에는 '윤락방지 개정안'을 발표하여 성 매수자에 대해 1년 이하 징역 또는 300만 원 이하 벌금을 구형할 수 있도록 명문화했다.[143]

마. 한센병

　1999년 전국 243개 보건소와 25개 외래진료소 및 22개 한센이동진료반은 환자 가족 접촉자와 일반 주민 등 67만여 명에게 검진을 실시하여 75명(신환자는 21명)을 신규 등록하였다. 환자는 한센병 전문 진료 기관을 주축으로 1989년부터 대한나관리협회를 중앙등록실로 지정하여 전산관리하였다. 복합나화학요법의 투약 관리를 철저히 하면서 환자 재발이나 약제내성을 예방하였고, 1998년 양성 환자 554명(양성률 2.9%)을 1999년 518명(2.8%)으로 감소시켰다.[144]

표 6-5. 연령별 한센 등록자 현황(1999년 기준)　　　　　　단위: 명, %

구분	계	0-19	20-29	30-39	40-49	50-59	60세 이상
환자 수	18,689	6	76	551	2,018	4,571	11,467
비율	100	0.03	0.41	2.95	10.80	24.45	61.36

※ 출처: 보건복지부, 『1999년 보건복지백서』(서울: 보건복지부, 2000), 411쪽.

141 보건복지부, 『1999년 보건복지백서』(서울: 보건복지부, 2000), 408-410쪽.
142 「콘돔 피임-성병예방 「100%안전」 아니다」, 『동아일보』, 1995년 12월 31일.
143 「윤락방지 개정안 오늘 발효」, 『한겨레』, 1996년 1월 6일; 「윤락행위등방지법시행규칙」(보건복지부령 제17호, 1996년 1월 6일)
144 보건복지부, 『1999년 보건복지백서』(서울: 보건복지부, 2000), 411쪽.

5. 기생충감염-기생충의 세대교체

1960, 1970년대 소위 회충의 '전성시대'와 이를 '소탕'하기 위한 대대적인 박멸 사업 이후, 1990년대 기생충 감염은 식생활의 변화에 따라 간흡충 감염이 주종을 이뤘다. 1960년대 전 국민의 90%가 감염되었던 회충 등 토양매개성 기생충은 해마다 줄었다. 아래 〈표 6-6〉의 장내기생충 조사 통계에서 회충은 1992년 0.3%, 1997년 0.06%로 매우 낮은 비율을 보였고 간흡충이 각각 2.2%, 1.4%로 가장 많은 비중을 차지했다.

표 6-6. 장내기생충 감염 실태 조사 결과

	충란양성률(%)		
	제4차(1986년)	제5차(1992년)	제6차(1997년)
총 피검사자 수(명)	43,590	46,912	45,832
총 충란양성자	12.9	3.8	2.4
축적양성자	14.9	3.9	2.4
회충	2.1	0.3	0.06
구충	0.1	0.01	0.007
편충	4.8	0.2	0.04
동양모양선충	0.0	0.004	0
간흡충	2.7	2.2	1.4
폐흡충	0.002	0	0
요코가와흡충	1.0	0.3	0.3
유무구조충	0.3	0.06	0.02
왜소조충	0.2	0.01	0.02
요충	3.6	0.9	0.6

※ 출처: 보건복지부, 한국건강관리협회, 『제6차 장내기생충 감염실태조사』(서울, 1997)(홍성태, 「국내 기생충 감염증의 현황」, 『대한의사협회지』 41-7, 1998, 738쪽 〈표 1〉 재인용)

1992년 지역별 조사에 따르면 서울의 감염도가 2.2%로 가장 낮았고 신선한 회를 선호하는 경남 지역에서 16.7%로 가장 높게 나타났다. 한국건강관리협회는 기생충의 감소가 건강검진 실시, 비료 발달 등에 따른 것으로 지적했으나, 여전히 기생충 감염의 지역별 편차가 큰 것을 문제로 지적했다. 일부 도서 지역에서는 감염률이 30%에 가까운 경우도 있었다.[145] 이 같은 기생충 감염 환경의 변화에 따라 1999년부터 학교에서의 기생충 검사가 폐지되었다.[146]

간흡충(吸蟲)은 소위 간디스토마(Trematodes)로도 불리며 간, 폐, 소장 등에 기생하며, 하천 등지를 중심으로 약 100만 명 정도의 감염자가 존재하는 것으로 알려졌다. 민물고기를 조리하지 않고 섭취할 때 감염되며 인체에 10년 넘게 기생 가능하여 회를 즐기는 경우 보유할 가능성이 높았다.[147]

6. 전염병의 사회사

가. 해외여행 자율화와 1999년 코미디언 김성찬 말라리아 사망 사건

1988년 4월 해외여행 자유화가 결정된 이후 7월부터 관광 허가 연령이 30세까지 낮아졌고, 1989년 1월부터는 해외여행이 완전히 자유화되었다. 이에 따라 대학생, 고교생, 근로자 등의 단기 국외 연수, 유학 기회는 확대되었고 각종 관광에 대한 규제는 삭제되었다.[148] 1990년대는 한국뿐만 아니라 전 세계적으로도 국제 여행객의 숫자가 크게 늘어나 1995년 기준 매일 140만 명이 국경을 넘는 것으로 추산되었다. 이는 지구상 어느 곳이나 36시간 이내의 여행으로 이동이 가능해짐에 따라 전염병 대부분이 잠복상태로 머무를 수 있는 시간 내 다른 지역으로 옮겨져 전 세계적인 전염병으로 확대할 수 있다는 것을 의미했다.[149]

---

145 「生食매개성 기생충이 는다」, 『경향신문』, 1992년 9월 1일; 「기생충 감염률 3.8% 22년만에 선진국형으로」, 『한겨레』, 1993년 9월 11일.

146 「초중고생 집단 기생충검사 없앤다」, 『동아일보』, 1998년 11월 10일.

147 홍성태, 「국내 기생충 감염증의 현황」, 『대한의사협회지』 41-7, 1998, 739쪽

148 「海外여행 완전自由化」, 『매일경제』, 1988년 4월 2일.

149 김우주, 「국제적 여행 및 무역과 관련한 감염」, 『감염』 31-1, 1999, 60쪽.

표 6-7. 입국 외국인 및 출국 내국인 수   단위: 천 명

연도	1991	1992	1993	1994	1995	1996	1997
입국 외국인	3,196	3,231	3,331	3,580	3,753	3,684	3,908
출국 내국인	1,856	2,043	2,420	3,154	3,819	4,649	4,542
합계	5,052	5,274	5,751	6,734	7,572	8,333	8,450

※ 출처: 김우주, 「국제적 여행 및 무역과 관련한 감염」, 『감염』 31-1, 1999, 60쪽.

위 〈표 6-7〉은 입출국 내외국인 수의 변화를 보여주는 것으로서 이전 시기와 달라진 1990년대 환경을 보여준다. 특히, 여행 인구 증가와 함께 여행지도 다변화되면서 현지 토착 질환에 감염되어 귀국할 가능성이 높아져, 세계의 여러 감염 질환에도 기본적인 대비가 필요했다. 여행자 질병 중 가장 빈도가 높은 경우는 설사가 35%, 말라리아 2%, 감기 1.5% 등이었는데, 특히 아프리카 파견 주재원, 선교사, 봉사단, 관광객 등이 증가 추세인 상황에서 열대열 말라리아에 대한 주의가 특히 요구되었다.

1992년 11월 연세의대 열대의학연구소는 국내 최초로 말라리아 등 열대 풍토병 전문 치료 기관 개설을 준비하기도 하였지만,[150] 방역 당국의 해외 감염자 관리는 부실하다고 지적되었다. 일례로 아프리카 관광객이 말라리아에 감염된 상태로 입국하였지만, 감염 사실을 뒤늦게 파악하거나 방역 대책을 따로 준비하지 않는 등의 문제가 발생했다.[151]

이 가운데 낯선 세계에 부딪치며 배움을 얻거나 봉사하려는 젊은 청년들은 도전의 미명 아래 생사의 위험에 노출되는 경우가 다반사였고, 방송가는 이를 부추기면서 위험을 증대시켰다. 가령 한 해외청년봉사단원의 "두 차례나 말라리아에 걸려 죽음과 싸워야 했지만, 원주민에게 꼬레아와 영농원칙을 새겨놓을 수 있었다"는[152] 말은 자랑스러운 후일담으로 여겨졌고, "오지탐험은 체력과 호기심, 담력만 있으면 된다"는 한 유명 해외여행가의 호기 역시 준비되지 않은 해외교류 확대의 이면을 간과토록 만들었다.[153]

150 「열대풍토병 전문치료기관 내달 문열어」, 『한겨레』, 1992년 11월 27일.

151 「말라리아 감염 4명 한달 넘게 방치 전염병 방역체계 허술」, 『경향신문』 1995년 2월 18일.

152 「넓은세상 바다건너 청년이 간다」, 『동아일보』, 1995년 2월 5일.

153 「체력 호기심 담력만 가지고 떠나세요」, 『동아일보』, 1996년 3월 28일.

방송가에서 해외 촬영이 단골이 되면서 사건 사고도 심심치 않게 등장하기 시작했다. 몇 가지 사례를 살펴보면, 1992년 태국 북부 국경 지대와 캄보디아에서 취재팀 PD가 악성말라리아 모기에 물려 발병 후 사망하였지만,[154] '위험과 도전'은 시청률을 올릴 수 있는 '리얼리티' 소재로 자리 잡아 갔다.[155] 1998년 탐험프로그램의 취재팀 3명 중 2명이 인도에서 말라리아에 감염되었다가 사망의 고비를 넘긴 일이 발생하기도 하였다.[156] 이듬해 같은 프로그램을 촬영하기 위해 라오스로 떠난 연기자 김성찬은 말라리아에 걸려 사망했는데, 이는 해외제작 방송 관행의 문제를 그대로 보여주었다. 출연 섭외 과정이 짧아 해외 촬영 준비 기간이 부족했고, 제작진 또한 전염병에 대한 정보 숙지 및 예방이 미흡한 상황이었다.[157] 해당 프로그램은 이후에도 여러 차례 전염병 및 안전 문제 논란을 일으키다가 2005년 종영했다.

나. 식품 수출입과 대장균 O-157 파동

1994년 우루과이라운드 체결 이후 전반적인 농산물 시장의 개방이 이뤄졌고, 1997년까지 수입 제한 품목에 대한 규제를 제거하여 모든 품목에 대한 수출입 자유화에 대한 합의가 이뤄졌다. 세계 농산물 시장 간 수출입 확대는 여객 증가와 마찬가지로 해외 전염병이 국내외로 활발하게 전파될 수 있는 계기가 되었다.

표 6-8. 연도별 농산물 수입 실적   단위: 백만 달러, 천 톤

구분	1993년	1994년	1995년	1996년	1997년	1998년	1999년
금액	3,870	4,493	5,675	6,912	6,285	4,664	4,681
물량	18,301	19,051	21,002	22,941	21,613	20,842	22,207

※ 출처: 정진욱, 「최근의 농산물 수입동향」, 『농협조사월보』 551, 2003, 2쪽.

---

154 「KBS 홍석건 PD 태국서 취재중 숨져」, 『동아일보』, 1992년 12월 23일.
155 「도처에 위험… 출연자 장난 아니네」, 『동아일보』, 1996년 12월 13일.
156 「도전 지구탐험대 죽음탐험대 될뻔」, 『한겨레』, 1998년 12월 1일.
157 「탈런트 김성찬 말라리아 중태」, 『경향신문』, 1999년 10월 27일.

1996년 여름 일본 오사카 지방에서 병원성대장균 O-157에 의한 집단감염이 발생했다. 일본 전국에서 8,500명의 환자가 발생했고 10명이 사망했다. 감염원을 밝혀내려는 일본 정부의 노력에도 불구하고 두 곳에서만 감염원과 감염 경로를 확정할 수 있었고 나머지는 확인할 수 없었다. 학교 급식 제도는 감염원 규명을 어렵게 했다. 초등학생이 환자의 대부분이었기에 학교 급식이 문제라는 사실은 쉽게 확인할 수 있었지만, 급식 유통 경로를 확인하기 어려웠기 때문이었다. 또한 O-157의 잠복 기간이 4-8주이기 때문에 경로 파악에 어려움을 주었다.[158]

표 6-9. 대장균 O-157 피해 사례

연도	국가	발생 원인	감염자(명)	사망자(명)
1984(첫 발생)	미국	육류	34	4
1984	미국	대인 접촉	6	0
1987	캐나다	샌드위치	73	19
1988	미국	육류	51	4
1989	미국	상수도 오염	243	4
1990	영국	음료수 오염	4	불명
1991	미국	사이다	23	불명
1991	미국	물	59	불명
1991	미국	요구르트	16	불명
1992	스와질랜드 (남아프리카)	물	1,000 이상	불명
1993	미국	햄버거	700 이상	4
1994	미국	말린 소시지	23	불명
1996	일본	학교 급식 (냉면, 육류, 참치)	8,400 이상	

※ 출처: 「식중독사태, WHO 나섰다 O-157 '2차감염'경고…"손을 깨끗이"」, 『한겨레』, 1996년 7월 30일.

8월 15일 한국 보건복지부는 판매 중인 식품 중 소의 간에서 O-157을 발견하고 집단급식소의 위생 검사 강화를 지시했다. 검사 대상이 아니었던 수입육을 수거하여 감염 여부를

---

158 「O-157집단감염 일열도 들썩 대대적 조사불구 경로 아리송」, 『한겨레』, 1996년 12월 31일.

확인하기로 했다.[159] 국내 축산농가는 1995년 말부터 고름우유논쟁, 광우병 등으로 우유 판매 부진뿐 아니라 젖소 및 한우 가격이 급락한 상황에 놓여있었는데, O-157의 발견은 악재를 거듭하게 했다.[160]

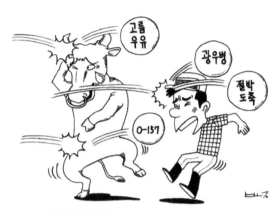

사진 6-5. 광우병 파동 만평
출처: 「축산농민 "울고싶어라"」, 『동아일보』, 1996년 8월 18일

이듬해 1997년에도 미국산 소고기, 돼지고기, 닭고기 등에서 병원균이 검출되었다. 이때에는 미국의 경제적 압박과 함께 미국산 쇠고기 수입에 대한 검역과 규제를 두고 논란이 불거졌고, 국내 소비자들에게 수입산 식품의 안전에 대한 경각심을 일깨우는 계기가 되었다. 수입 자유화 이후 수입 식품의 종류와 양이 급증한 데 반해 검역에 대한 준비가 부족한 실정이었던 것도 문제였다. 1998년 여름부터 수입 축산물도 불량식품인 경우 리콜할 수 있는 제도를 도입하게 되었다.[161]

대장균 O-157을 단시간에 정확히 검출하는 방법은 1996년 말 세계 최초로 국내 연구진에 의해 개발되었다.[162] O-157의 감염 증상은 용혈성 요독증후군과 함께 설사, 혈변을 나타냈다.[163]

---

159 「일 집단식중독균 O-157 국내서도 검출」, 『한겨레』, 1996년 8월 16일; 「수입쇠고기 'O-157' 검사」, 『한겨레』, 1996년 8월 20일.

160 「축산농민 "울고싶어라"」, 『동아일보』, 1996년 8월 18일.

161 「수입식품 국민불안 가중」, 『매일경제』, 1997년 10월 24일; 「수입축산물 리콜제 도입」, 『매일경제』, 1997년 12월 12일.

162 「'O-157' 유전자검출법 개발」, 『경향신문』, 1996년 11월 28일.

163 박승철·신쌍재, 「새로이 출현하는 전염병 − E. coli O157 ; H7 및 Salmonella enteritidis」, 『대한의사협회지』 40-6, 1997, 721쪽.

부록

[부록 1] 1990–1999년 법정전염병 통계

단위: 명

종별	병명	1990 발생	1990 사망	1991 발생	1991 사망	1992 발생	1992 사망	1993 발생	1993 사망	1994 발생	1994 사망	1995 발생	1995 사망	1996 발생	1996 사망	1997 발생	1997 사망	1998 발생	1998 사망	1999 발생	1999 사망
제1종전염병	콜레라			113	4							68		2		10				3	
	장티푸스	232		187		221		307		267		370		475		265		380		380	
	파라티푸스	17		16		20		32		8		30		9		9		12		11	
	디프테리아					5															
	세균성이질	13		34		240		113		233		23		9		11		905		1,781	
	소계	262	0	350	4	486	0	452	0	508	0	491	0	495	0	295	0	1,297	0	2,175	0
제2종전염병	소아마비																				
	백일해	174		118		41		39		39		3		7		13		9		2	
	홍역	3,415	1	258		38		765		7,883		71		65		2		4		88	
	유행성이하선염	2,092		382		253		474		1,874		430		254		238		4,461		2,626	
	일본뇌염	1		3		3		4		3								3		1	1
	공수병																			1	1
	말라리아	6		2				3		25		107		356	1	1,724	2	3,932		3,621	
	성홍열	139		119		110		76		153		141		132		116		115		109	
	발진열	20		6		1		11		9		14		3		11		28		33	
	수막구균성수막염	2		1		1		7		5		4		3	1	2		13		3	
	유행성출혈열	106	1	85	2	76		109		132		89		118		104		215		196	
	파상풍					1		3										3		4	
	재귀열	1																			
	아메바성이질	18		22		29		8		2		3		3		20		18		9	
	렙토스피라증	140	4	25		13		4		7		13		6		4		90		130	
	후천성면역결핍증	2	2	1	2	2	2	6		11	2	14	14	22	25	33	30	35	37	187	43
	쯔쯔가무시증									238		274		263		277		1,140		1,342	
	소계	6,116	8	1,022	4	568	2	1,509	8	10,381	2	1,163	14	1,232	27	2,544	32	10,066	46	8,352	51
	총계	6,378	8	1,372	8	1,054	2	1,961	8	10,889	2	1,654	14	1,727	27	2,839	32	11,363	46	10,527	51

*보건복지부, 『1994년 보건복지백서』(서울: 보건복지부, 1995), 480쪽; 보건복지부, 『1999년 보건복지백서』(서울: 보건복지부, 2000), 637쪽.

[부록 2] 1990–1999년 주요전염병 예방 접종 통계　　　　　　　　　단위: 건

연도\병명	1990	1991	1992	1993	1994	병명	1995	1996	1997	1998	1999
백일해 디프테리아 파상풍 PDT	2,030,464	2,085,609	2,135,453	2,237,610	2,203,494	백일해 디프테리아 파상풍 DTaP	2,582,521	2,507,866	2,789,270	2,088,803	2,272,428
디프테리아 파상풍 DT	675,141	621,031	603,524	567,225	536,932						
소아마비	2,368,544	2,356,040	2,395,078	2,480,438	2,470,914		2,305,451	2,386,652	2,493,093	1,833,175	1,872,177
홍역 유행성 이하선염 풍진 MMR	641,558	635,140	592,982	601,128	581,929	홍역 유행성 이하선염 MMR	524,166	565,367	611,950	921,430	880,418
						풍진		385,992	411,869	489,194	339,986
일본뇌염	9,971,205	9,927,319	9,923,581	8,762,108	8,032,508		4,809,683	4,274,693	4,354,234	4,244,364	4,189,792
콜레라	297,543	9,810									
장티푸스	1,484,769	1,342,273	1,527,169	1,393,425	1,193,657		1,099,163	1,059,572	971,908	920,743	888,176
B형간염	5,962,464	6,049,739	5,506,518	5,253,901	4,650,244		3,550,949	3,427,484	2,942,670	1,723,352	1,596,498

※ 출처: 보건복지부, 「보건복지통계연보」(과천: 보건복지부, 1995) 32~33쪽; 보건복지부, 「보건복지통계연보」(과천: 보건복지부, 2000) 110~111쪽.

[부록 3] 1996-2000년 국립보건원 방역약품 생산 실적

약품명	1996년	1997년	1998년(계획)	1999년	2000 년
콜레라진단용혈청(ml)	13,000	13,000	13,000	9,000	9,000
콜레라신형(0139)진단용혈청					500
쉬겔라진단용혈청(ml)	13,000	13,000	13,000	12,500	10,700
살모넬라진단용혈청(ml)	17,000	17,000	17,000	20,000	20,000
일본뇌염진단액(ml)	1,000	1,000	1,000	1,000	1,000
병원성대장균O-157 진단혈청	90(수입)		1,000	1,000	1,000
병원성대장균O-2ñi 진단혈청			400	500	400
병원성대장균O-111 진단혈청			400	500	400
정제 투베르쿨린	83,450				

※ 출처: 연세대학교 의과대학 의사학과, 『한국질병관리 60년사 및 주요업적정리 보고서』(질병관리본부, 2008), 66쪽.

전염병 세계화 시기: 2000-2015년

개관

질병 구조의 다양화와 만성화에 따라 2000년 이후 정부의 건강관리 정책은 기존의 생의학적 모형(Biomedical model)에서 벗어나 예방 차원의 적극적인 건강관리 정책으로 변화하였다. 아울러, 국가 간 교류 확대에 따라 해외 유행 감염병의 국내 유입이 많아지면서, 그 어느 때보다 감염병의 예방 및 관리, 비상 방역 체계에 대한 중요성 및 감염병 발생에 대한 공조 체계 마련의 필요성이 제기되었다.

먼저, 인구의 고령화 및 기후변화, 세계화 등 최근의 빠른 환경 변화에 따라 감염성 질환의 유행 양상이나 구조가 변하였다. 조류인플루엔자인체감염증이나 중동호흡기증후군(Middle East Respiratory Syndrome, MERS) 등 신종 감염병이 등장하였고, 진단 기술의 발달로 새롭게 확인된 감염병들이 증가하였다. 정부는 이에 대해 법정감염병에 속한 전염병의 종류와 분류를 개선하고 감염병의 특성에 따라 제1군에서부터 제5군 감염병까지 분류하였다. 그 외에 유행 여부를 조사하기 위해 감시 활동이 필요한 감염병은 지정감염병으로 분류하여 감염병 발생과 관련된 자료를 지속적으로 수집, 분석하는 활동을 지속하였다.

이 시기의 또 다른 주요 사건은 의료관련감염의 증가이다. 암이나 장기이식 환자처럼 면역력이 저하된 환자의 증가, 침습적 조작 및 인체 조직의 대체물 사용 증가 등 현대 의학이 발달함에 따라 불가피한 의료관련감염도 증가하였다. 그뿐만 아니라, 기존에 사용하던 여러 항생제에 내성을 갖는 다제내성균의 출현과 확산이 임상적인 치료 실패와 재원

일수의 증가, 의료 비용 상승의 문제를 초래하였다. 이러한 상황을 타개하기 위해 2010년 「감염병의 예방 및 관리에 관한 법률」이 전면 개정되었고, '의료관련감염병'이 지정전염병으로 신설되었다. 또 정부에서는 2006년부터 전국의료관련감염감시체계(Korean Nosocomial Infection Surveillance, KONIS)를 구축하여 운영하였다. 이에 따라 상급종합병원 및 300병상 이상의 병원급 의료기관을 표본감시기관으로 지정하여 표본감시체계를 운영하였다. 해당 기관들은 반코마이신내성황색포도알균(Vancomycin-resistant *Staphylococcus aureus*, VRSA), 반코마이신중등도내성황색포도알균(Vancomycin-intermediate resistant *Staphylococcus aureus*, VISA), 반코마이신내성장알균(Vancomycin-resistant *Enterococci*, VRE), 메티실린내성황색포도알균(Methicillin-resistant *Staphylococcus aureus*, MRSA), 다제내성녹농균(Multidrug-resistant *Pseudomonas aeruginosa*, MRPA), 다제내성아시네토박터바우마니균(Multidrug-resistant *Acinetobacter baumannii,* MRAB), 카바페넴내성장내세균속균종(Carbapenem-resistant *Enterobacteriaceae,* CRE) 감염증 발생에 대해 주기적 보고를 하였다.

이 시기에 주목받고 있는 감염병 중 하나는 결핵이었다. 결핵의 발생률은 2000년 이후 전 세계적으로 해마다 1.5%씩 감소하고 있었으나, 2014년 한 해에만 150만 명이 결핵으로 사망하여[1] 전 세계적으로 발생률과 유병률, 사망률이 높은 만성 감염성 질환인 결핵에 대해 세계보건기구(WHO)에서는 '건강한 삶 및 안녕 증진'을 이루기 위해 결핵의 퇴치를 위해 노력하였다. 결핵은 이전부터 우리나라 국민 건강을 위협해 온 가장 대표적인 감염성 질환으로, 한국의 경제 수준에 비해 낮은 관리로 인하여 사회·경제적 부담이 컸다. 또 다제내성결핵의 증가 위험에 따라 강력한 결핵 퇴치 정책이 요구되었다. 정부는 그동안 단편적이고 사후 문제 해결 중심적으로 이루어졌던 결핵 관리를 체계화하기 위하여, 2013년부터 5년마다 결핵관리종합계획을 수립하기 시작하였다(제1기 결핵관리종합계획, 보건복지부). 이 종합계획에서는 '결핵 없는 사회, 건강한 국가'라는 비전 아래 2020년까지 결핵 발생률을 반으로 감소하는 것을 목표로 하였다.

---

1   WHO, Global tuberculosis report 2015, 2015, p. 1.

　과거와 달리 특정 지역에서 발생한 감염병이 세계적 교류 증가, 도시화, 밀집화 등의 영향으로 단시간 내에 전 세계로 전파가 가능하게 되었다. 또한, 국내 기후변화에 따른 기온 상승으로 모기의 분포 지역과 밀도가 증가하여, 아열대성 매개체 전파 질환인 말라리아나 댕기열의 발생 가능성이 증가하였다. 이러한 변화에 따라 재출현하거나 새롭게 출현하여 공중 보건 위기를 초래할 수 있는 급성 중증 감염병에 대해 대응 체계 확립이 요구되었다. 정부에서는 신속 대응을 위하여 매개체 및 매개체 전파 질환의 관리 체계를 구축하기 위해 노력하였으며, 신종 감염병 대응을 위한 국가적 차원의 방역 체계 강화를 추진하였다.

1. 법정전염병의 변화

가. 2009년 전염병의 종류 및 분류 재편

　우리나라의 감염병에 대한 감시는 1954년 「전염병예방법」이 제정되면서 체계적으로 진행되기 시작하였다. 감염병의 발생 및 관련 매개체에 대한 자료를 지속적으로 수집하고 분석·해석하여 해당 결과를 배포함으로써, 감염병을 예방하고 관리하는 데 사용하도록 하는 전 과정을 '감염병 감시'라고 한다.[2] 실제 감염병 감시 체계는 해당 질병의 지역별 및 계절별 발생 양상을 빠르고 정확하게 파악하여, 발생 초기 단계에서 인식함으로써 신속하게 대응하고 질병이 확산되는 것을 막는 데 핵심적인 역할을 하게 된다. 이러한 감염병 관리 체계는 2009년에 신종인플루엔자 A(H1N1)가 세계적으로 대유행하면서 커다란 변화를 겪게 되었다. 먼저 기존의 「전염병예방법」과 「기생충질환 예방법」을 통합·개정한 「감염병의 예방 및 관리에 관한 법률」이 2010년 12월 29일 전부개정되었다.[3] 이를 통해 기존의 '전염병'이란 용어는 비전염성 감염 질환을 모두 포함하는 의미인 '감염병'으로 변경되었으며, 법정감염병의 분류 체계 또한 새롭게 변화되었다.[4] 개정된 법령에서는 감염병을 6개군 75

2　보건복지부, 『2015 보건복지백서』(2016), 546쪽.

3　국가법령정보센터. https://www.law.go.kr

4　보건복지부, 『2011 보건복지백서』(2012), 63쪽.

종으로 분류하고, 제1군부터 제4군 감염병까지 모두 지체 없이 신고하도록 신고 주기를 단축시켰다. 또 1군부터 4군까지 감염병으로 인한 사망신고를 하도록 규정하였으며, 신고자의 범위에 따라 전수감시(National infectious disease surveillance)와 표본감시(Sentinel surveillance)로 구분하여 관리하였다.[5] 여기서 전수감시란 신속하게 감염병의 발생을 파악하여 조기 발견과 조기 대처를 하기 위한 것으로, 제1군에서 제4군까지의 법정감염병에 대해 모든 의사 및 의료기관이 신고의 의무를 지니고 있는 감시체계를 의미한다. 표본감시는 감염병의 전수 보고가 현실적으로 불가능하나 유행의 신속한 감지가 그 관리에 필요한 감염성 질환을 대상으로 하는 감시 방법이다. 우리나라의 표본감시 체계는 2000년 10월 「전염병예방법」에 따라 처음 구축된 이후, 2010년에 24종의 감염병과 제3군 인플루엔자, 제5군 기생충감염병, 지정감염병이 포함되는 것으로 전부 개정되었다.

나. 2015년 MERS 추가 개정

2015년 5월 20일 처음으로 중동호흡기증후군(MERS) 환자가 국내에 발생함에 따라 2015년에 「감염병의 예방 및 관리에 관한 법률」이 개정되어 제4군감염병에 중동호흡기증후군이 새롭게 포함되었다. 2017년 현재의 감염병에 대한 분류는 아래 표 7-1과 같다. 정부는 여기에 질병관리본부고시로 제정된 「감염병의 진단기준」을 통해 신설된 감염병의 진단 기준에 대한 지침을 제공함으로써, 효과적인 감염병의 예방 및 관리 체계 구축을 위한 기초를 확보하고자 하였다.[6] 제정된 진단기준에서는 각 감염병의 정의 및 신고 범위, 신고를 위한 진단 기준, 임상증상 및 진단을 위한 검사 기준까지 제공하고 있다. 이와 더불어 감염병 데이터베이스가 구축된 2001년부터 감염병웹통계시스템을 통해 감염병의 발생 현황과 추이를 한눈에 볼 수 있도록 제공하고 있으며, 매주 발간되는 『주간 건강과 질병』을 통해 해당 자료를 국민에게 제공하고 있다.[7]

---

5   보건복지부, 『2011 보건복지백서』(2012), 551쪽.

6   질병관리본부고시 제2015-1호.

7   https://is.cdc.go.kr/dstat/index.jsp

표 7-1. 법정감염병 종류 [법률 제 14316호, 2016.12.2. 일부개정]

구분	제1군 감염병	제2군 감염병	제3군 감염병	제4군 감염병	제5군 감염병	지정감염병
특성	수인성·식품 매개 발생 (6종)	국가 예방 접종 대상 (12종)	모니터링·예방홍보 중점 (22종)	국내유입 우려 감시 (19종)	기생충 감염병 정기적 조사 (6종)	유행 여부 조사·감시 (17종)
질환 종류	콜레라, 장티푸스, 파라티푸스, 세균성이질, 장출혈성 대장균 감염증, A형간염	디프테리아, 백일해, 파상풍, 홍역, 유행성이하선염, 풍진, 폴리오, B형간염, 일본뇌염, 수두, b형헤모필루스(인플루엔자 감염증), 폐렴구균 감염증	말라리아, 결핵, 한센병, 성홍열, 수막구균성수막염, 레지오넬라증, 비브리오패혈증, 발진티푸스, 발진열, 쯔쯔가무시증, 렙토스피라증, 브루셀라증, 탄저, 공수병, 신증후군출혈열, 인플루엔자, 후천성면역결핍증(AIDS), 매독, 크로이츠펠트-야콥병(CJD) 및 변종크로이츠펠트-야콥병(vCJD), C형간염, 반코마이신내성황색포도알균(VRSA) 감염증, 카바페넴내성장내세균속균종(CRE) 감염증	페스트, 황열, 뎅기열, 바이러스성출혈열, 두창, 보툴리눔독소증, 중증 급성호흡기 증후군(SARS), 동물인플루엔자인체감염증, 신종인플루엔자, 야토병, 큐열, 웨스트나일열, 신종감염병증후군, 라임병, 진드기매개뇌염, 유비저, 치쿤구니야열, 중증열성혈소판감소증후군(SFTS), 중동 호흡기증후군(MERS)	회충증, 편충증, 요충증, 간흡충증, 폐흡충증, 장흡충증	C형간염, 수족구병, 임질, 클라미디아 감염증, 연성하감, 성기단순포진, 첨규콘딜롬, 반코마이신내성황색포도알균(VRSA) 감염증, 반코마이신내성장알균(VRE) 감염증, 메티실린내성황색포도알균(MRSA) 감염증, 다제내성녹농균(MRPA) 감염증, 다제내성아시네토박터바우마니균(MRAB) 감염증, 카바페넴내성장내세균속균종(CRE) 감염증, 장관감염증(살모넬라균 감염증, 장염비브리오균 감염증, 장독소성대장균(ETEC) 감염증, 장침습성대장균(EIEC) 감염증, 장병원성대장균(EPEC) 감염증, 캄필로박터균 감염증, 클로스트리듐 퍼프린젠스 감염증, 황색포도알균 감염증, 바실루스 세레우스균 감염증, 예르시니아 엔테로콜리티카 감염증, 리스테리아 모노사이토제네스 감염증, 그룹 A형 로타바이러스 감염증, 아스트로바이러스 감염증, 장내 아데노바이러스 감염증, 노로바이러스 감염증, 사포바이러스 감염증, 이질아메바 감염증, 람블편모충 감염증, 작은와포자충 감염증, 원포자충 감염증), 급성호흡기감염증, 해외유입기생충감염증, 엔테로바이러스 감염증
감시 방법	법정감염병 감시	법정감염병 감시	법정감염병감시 (예외 : 인플루엔자는 표본감시)	법정감염병 감시	표본 감시	표본 감시
신고	지체 없이	지체 없이	지체 없이	지체 없이	7일 이내	7일 이내
주기	지체 없이	지체 없이	지체 없이	지체 없이	매주 1회	매주 1회

국가감염병감시시스템(NIDSS)을 통한 법정감염병의 지속적인 전수감시 결과, 2015년에는 전수감시 대상 55종의 법정감염병 중 36종에서 감염병 발생이 보고되었다.[8] 2015년 한 해 급성감염병 신고 환자 수는 인구 10만 명당 186명이었으며, 사망 감시 대상의 감염병이 2011년부터 제1군 감염병부터 제4군 감염병까지 확대됨에 따라 급성감염병으로 인한 사망은 2011년 48명에서 2015년 총 130명으로 증가하였다. 감염병 발생 추이는 2001년 이후 말라리아 퇴치 사업 등 적극적인 감염병 관리 정책으로 감소하는 추세였으나, 2003년 이후로 쯔쯔가무시증과 유행성이하선염의 유행으로 증가를 보였다. 이러한 증가 추세는 수두의 2005년 법정감염병으로 추가 지정, 2010년 감염병의 전면 개정으로 인한 A형 및 B형간염, 매독, 크로이츠펠트-야콥병이 전수감시로 추가됨에 따라 지속되었다. 또, 2009년에 중국 중부 및 동북부 지역에서 중증열성혈소판감소증후군(severe fever with thrombocytopenia syndrome, SFTS)이 발생한 이후 국내에서도 전국적으로 2013년 36건, 2014년 55건, 2015년 79건의 환자 발생이 보고되었다. 이에 따라 SFTS 바이러스에 감염된 참진드기에 물리지 않도록 하는 예방의 중요성이 강조되었고, 제4군 감염병에 지정되어 그 발생 현황을 모니터링하고 있다. 이후에도 감염병 발생 수는 2013년 b형헤모필루스인플루엔자, 중증열성혈소판감소증후군, 2014년 폐렴구균, 2015년에 중동호흡기증후군이 법정감염병으로 지정되어 전수감시의 대상이 되는 감염병이 증가함에 따라 영향을 받게 되었다. 연도별 감염병 발생 추이는 아래 〈그림 7-1〉과 같다.[8]

다. 보완적 표본감시체계 운영

법정감염병 이외의 질환에 대한 표본감시체계도 지속적으로 보완되었다. 먼저 인플루엔자 및 수족구병에 대한 표본감시체계가 2013년 개편된 이후, 2014년에는 엔테로바이러스 감염증과 장관감염증에 대한 감시체계 기관이 병원 내 실험실 진단이 가능한 3차병원으로 바뀌면서 안정화되었다. 표본감시 감염병은 전수 보고가 현실적으로 어려운 제3군의 인플루엔자를 포함한 조기 발견이 중요한 제5군의 기생충 감염병, 그리고 성매개 감염병, 의료

---

8   보건복지부, 『2015 감염병 감시연보』(2016), 18쪽.

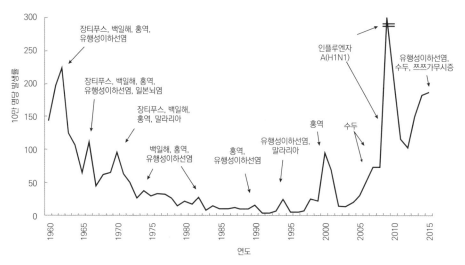

그림 7-1. **우리나라의 연도별 감염병 발생 추이**
출처: 보건복지부, 『2015년 감염병 감시연보』

관련감염병 등의 지정감염병이 포함되어 운영되고 있다.

2. 의료관련감염의 증가와 대책

가. 환경 변화

의료관련감염(healthcare-associated infection)이란 의료기관에서 시행하는 여러 가지 시술이나 치료과정에서 발생하는 감염을 일컫는 것으로 그 대상은 환자 뿐만아니라 병원근무자 또는 병원출입자도 포함하고 있다.[9] 1988년 미국 질병통제센타(CDC)는 병원감염(nosocomial infection)이란, "환자가 입원한 지 48시간 후에 발생하거나, 퇴원 후 14일 이내, 수술 후 30일 이내에 발생하는 감염" 으로[10] 급성기 치료 병원을 대상으로 병원에 입원 후 발생한 감염에 국한하여 정의하였으나, 점차 의료서비스의 제공이 통원치료로 바뀌고

---

9   질병관리본부 대한의료관련감염관리학회, 『의료관련감염 표준예방지침』 한미의학, 2017년. 9쪽
10   대한병원감염관리학회, 『의료기관의 감염관리』 제5판, 한미의학, 2017년. 3쪽

많은 환자들이 간헐적으로 병원 환경에 노출되면서 의료관련 내성균을 획득하게 되는 등 전통적인 병원내 획득의 개념이 희석되었다. 오히려 병원내 근무자 또는 병원출입자가 병원내 환경에 노출로 병원균을 획득하는 경우를 포함하여 그 개념을 넓혀서 현재와 같은 개념을 갖게 되었다. 의학기술 발달로 침습적 시술이 증가하고 노령 인구나 만성 퇴행성 질환의 증가, 항암제 및 면역억제제 치료를 받는 면역 저하자가 증가함에 따라 의료관련감염은 지속적으로 증가하고 있으며, 최근에는 다제내성균으로 인한 의료관련감염 또한 문제가 되고 있다. 국내의 의료관련감염관리에 대한 인식은 1990년 이전까지는 아주 미흡하다가 1990년대 초에 이르러서야 비로소 의료관련감염에 대한 개념이 도입되었다. 이 시기에 소수의 병원을 대상으로 시행한 몇몇 연구에 따르면 환자 전체의 의료관련감염률은 5.8-15.5% 정도였다.[11] 우리나라에서는 1996년에 이르러서야 15개의 표본 병원을 대상으로 전국 규모의 조사를 시행하게 되었고, 당시의 의료관련감염률은 5.2-10.1% 정도로 추정되었다.[12] 이후 2004년과 2005년에도 중환자실 의료관련감염률을 확인하기 위해 15개 중환자실에서 공동 조사가 있었으나, 조사 기간이 짧고 참여 기관 수가 적어 전국을 대표하는 자료로는 한계가 있었다.

이와 같은 기존 조사들의 한계점을 보완하기 위해 당시 대한병원감염관리학회는 2006년 질병관리본부와 함께 '전국병원감염감시체계(Korean Nosocomial Infection Surveillance System, KONIS)'를 구축하여 중환자실 감염과 수술 부위 감염을 대상으로 감시 체계를 운영하기 시작하였다.[13] 2009년 KONIS가 전국 57개 병원의 101개 중환자실을 대상으로 조사한 바에 의하면, 환자 재원 1,000일당 의료관련감염률은 700병상 미만에서 8.01, 700-899병상 규모의 병원에서 7.26, 900병상 이상에서는 7.66으로 확인되었다.[14] 감염 부위별로는 요로 감염(54.4%), 혈류 감염(27.9%), 폐렴(17.7%)의 순이었다. 최근 10여 년간 의료관련

11 대한병원감염관리학회, 『병원감염관리』 제3판(한미의학, 2006), 4쪽.

12 대한병원감염관리학회 병원감염률조사위원회, 「1996년도 국내 병원감염률 조사연구」, 『병원감염관리』 제2권, 제2호, 1997, 157-176쪽; 김준명, 「병원감염의 국내 발생현황」, 『대한내과학회지』 제57권, 제4 호, 1999, 572쪽.

13 대한병원감염관리학회, 『의료기관의 감염관리』 제5판(한미의학, 2017), 36-37쪽.

14 곽이경 외, 「전국병원감염감시체계 중환자실 부문 결과 보고: 2008년 7월부터 2009년 6월까지 1년간의 결과와 3년간 전국 중환자실 병원감염발생률의 분석」, 『대한병원감염관리학회』 15-1, 2010, 14-25쪽.

감염 발생은 감소추세이나 혈류감염 및 일부 수술관련감염 등은 여전히 높은 편이다.[15]

표 7-2. 의료관련감염 유형별 발생추이(KONIS)

구분		'06	'08	'10	'12	'14	'16	'17
중환자실 의료관련감염	혈류감염	3.17	2.83	3.28	3.01	2.33	2.20	2.23
	요로감염	4.24	4.43	4.75	2.26	1.21	0.88	1.01
	폐렴	3.68	2.49	1.96	1.70	1.46	1.00	1.00
수술부위감염	위수술	–	2.84	3.50	2.51	2.61	2.20	3.44
	대장수술	–	–	4.41	4.34	3.06	4.51	4.64
	자궁적출술	–	–	1.25	1.08	1.13	0.82	0.66

- 중환자실 의료관련감염률(1천일당 건수_=)중환자실 발생 의료관련감염 건수(중환자실의 환자재원일수)×1000
- 수술부위감염률(%)=(수술부위감염 발생 건수/전체 수술건수)×100
- 중환자실 의료관련감염은 각각 중심정맥관 관련 혈류감염, 도뇨관 관련 요로감염, 인공호흡기 관련 폐렴 등 '기구 사용 관련 감염'을 의미함
- 자궁적출술은 질자궁적출술이 아닌 배장궁적출술을 지정함

나. 의료관련감염의 발생 현황 및 문제점

「감염병의 예방 및 관리에 관한 법률」에서는 의료관련감염병을 반코마이신내성황색포도
알균(VRSA), 반코마이신내성장알균(VRE), 메티실린내성황색포도알균(MRSA), 다제내성녹
농균(MRPA), 다제내성아시네토박터바우마니균(MRAB), 카바페넴내성장내세균속균종
(CRE)의 6종에 대한 감염증으로 정의하고 있다.[16] 정부에서는 효과적으로 의료기관 관련
감염을 예방하고 관리 대책을 수립하기 위해 관련 감염병에 대한 의료관련감염병 감시 체
계를 운영하고 있다. 표본감시 의료기관에서는 전 주(일요일에서 토요일까지)의 입원 환자
중 상기 감염이 발생한 환자나 병원체 보유자를 질병보건통합시스템을 통해 주간 단위로
신고해야 한다.[17] 여기서 표본감시 의료기관이란 질병관리본부가 지정한 공공병원과 300
병상 이상의 병원급 의료기관, 상급종합병원으로, 이렇게 수집된 자료들은 관련 기관 및

---

15 보건복지부, 「의료관련감염 예방관리 종합대책」, 2018. 3쪽.

16 「감염병의 예방 및 관리에 관한 법률」 제2조.

17 질병관리본부, 「의료관련감염병 관리지침 2016」

단체, 국민들에게 주기적으로 제공되고 있다. 이와 같은 감시 체계를 통해 보고된 의료관련감염병의 현황은 아래 표와 같다(표 7-2, 7-3).

표 7-2. 2011년 의료관련감염병 보고 현황[18]   단위: 건

반코마이신내성황색포도알균(VRSA)감염증	반코마이신내성장알균(VRE) 감염증	메티실린내성황색포도알균(MRSA)감염증	다제내성녹농균(MRPA) 감염증	다제내성아시네토박터바우마니균(MRAB) 감염증	카바페넴내성장내세균속균종(CRE)감염증
13	891	3,376	4,433	13,606	609

표 7-3. 2015년 재원 일수 1,000일당 의료관련감염병 분리율[19]   단위: %

균주	VRSA	VRE	MRSA	MRPA	MRAB	CRE
혈액 검체 분리율	0.0	0.05	0.15	0.01	0.07	0.01
혈액 외 검체 분리율	0.0	0.40	1.59	0.26	1.03	0.09

정부는 이외에도 실험실 감시 체계를 통해 의뢰된 다제내성균의 확인 진단 실험을 진행하고 있다. 그뿐만 아니라 VRSA/VISA 감염이나 집단 발생 등 역학조사가 필요하다고 판단되는 경우는 역학조사반을 구성하여 현장 역학조사를 실시하고 있다.

의료관련감염병의 중요성이 부각됨에 따라 이를 관리하기 위한 노력도 계속되고 있다. 질병관리본부는 조직 개편을 통해 2017년도에 '의료관련감염과'를 신설하여 의료관련감염에 대한 업무를 전담하도록 하고 있다.[20] 또, 2017년 6월부터는 C형간염과 의료관련감염증을 유발하는 균 중 반코마이신내성황색포도알균(VRSA), 카바페넴내성장내세균속균종(CRE) 감염증에 대해 전수감시를 하도록 변경하였다.[21]

---

18 보건복지부, 『2015 보건복지백서』(2016), 556쪽.

19 ibid., 552쪽.
    2012년 10월부터 의료관련감염병 분리율은 혈액 검체(혈액 검체에서 해당 항생제내성균이 분리된 건수 / 총 재원일 수×1,000)와 혈액 외 검체의 분리율(혈액 외 임상검체에서 해당 항생제내성균이 분리된 건수 / 총 재원일 수 x 1,000)을 구분하여 현황 파악하고 있다.

20 「흩어져 있던 의료관련감염 업무가 이제야 한 부서로」, 『청년의사』, 2017년 7월 28일.

21 「C형간염 등 의료관련감염 3종, 전수감시 실시」, 『의회신문』, 2017년 7월 28일.

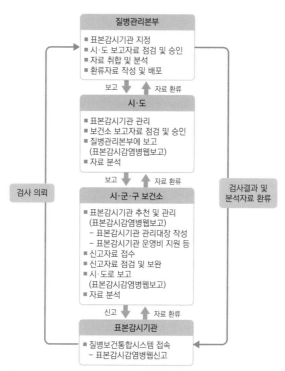

그림 7-2. **우리나라의 의료관련감염 감시 수행 체계**
출처: 질병관리본부, 「의료관련감염병 관리지침 2016」

　C형간염은 2015년 11월 서울의 한 의원에서 18명이 집단으로 C형간염 바이러스에 감염됨에 따라 사회적 문제가 된 바 있다.[22] 당시 감염자들은 정맥주사를 맞은 후 감염되었으며, 역학조사 결과 해당 의원에서 일회용 주사기를 재사용하여 총 54명이 감염된 사실이 밝혀졌다. 이후에도 강원도 원주, 서울의 또 다른 의원에서 각각 C형간염이 집단으로 유행하면서[23] 이러한 감염을 예방하기 위한 대책으로 C형간염에 대해 전수감시 체계로 전환하게 되었다. 또, 최근 세계적으로 항생제 내성균에 대한 감시를 강화하는 추세에 따라 토착화되지 않고 국내 발생 건수가 없는 균인 반코마이신내성황색포도알균(VRSA)와 카바페넴내성장내세균속균(CRE)을 우선적으로 법정감염병으로 지정해 전수감시하기로 하였다. 이에 따라 모든 의료기관은

22 「서울 신정동 의원서 C형간염 집단발생」, 『경향신문』, 2015년 11월 20일.
23 「서울현대의원 C형간염 감염자 263명 확인」, 『연합뉴스』, 2016년 10월 28일.

상기 3종의 감염증에 대해 환자를 인식하는 즉시 보건기관에 의무적으로 신고해야 한다.

국내의 의료관련감염병 발생에는 여러 요인들이 복합적으로 작용하는데, 먼저 병원 내 다인실 병상이나 개방형 중환자실 등이 감염에 취약한 구조로 지적되고 있다.[24] 또 감염관리를 전문적으로 할 수 있는 인력이나 전담 부서의 부족 등 의료관련감염을 관리하는 데 필요한 인프라 역시 그동안 충분치 않았다. 국가적인 차원에서는 표준지침이나 관리·평가지표 등이 미비하고 감시 체계가 제한적으로 운영되어 의료기관들을 관리·감독하는 데 한계가 있었던 것도 사실이다. 의료진의 감염관리에 대한 인식 부족 또한 문제가 되었는데, 과거 의료인을 대상으로 한 손 위생 연구에 의하면 의료인의 손 위생 수행률은 30-50%로 낮게 확인되었다.[25]

다. 감염관리 기반 강화

의료관련감염병 발생을 감소시키기 위해 정부는 '감염병의 예방 및 관리에 관한 기본계획(2013-2017)'을 수립하였다. 이 계획에서는 (1) 의료관련감염병 감시 및 관리 강화, (2) 의료기관 감염병 예방 활동 수준 향상이라는 두 가지 성과 목표를 세우고 있다.[26] 향후 정책의 추진 방향으로는 6개 병원체에 대한 표본감시를 전수감시로 하고, 수술실 등의 특정 시설에 대한 감시에 200병상 이상의 의료기관이 참여하도록 확대하고자 하였다. 그뿐만 아니라 감염관리 표준지침의 수도 현재 5개에서 향후 25개까지 증가하는 방향으로 하고 있다. 좀 더 구체적으로는 MRSA 균혈증 발생률 감소, 감염관리 표준지침 마련, 감염관리 전담자 교육 이수율 증가, WHO 손위생 캠페인 참여 기관 수 증가 및 의료기관 종사자 손 위생 수행률 증가를 성과지표로 삼고 이를 달성하고자 노력하고 있다. 이에 더하여 의료관련감염의 관리 인프라를 개선하기 위해 전문 인력을 양성하는 데 국가적인 지원을 하고 의료관련감염 포럼 등 학회의 적극적 참여를 포함한 민간 전문가와의 협조 체제를 구축하고자 하였다.

---

24 「감염병의 예방 및 관리에 관한 기본계획(2013-2017)」, 보건복지부.
25 어영, 「전국병원감시체계(KONIS) 손위생 모듈 구축」, 2016년.
26 「감염병의 예방 및 관리에 관한 기본계획(2013-2017)」, 보건복지부.

3. 결핵

가. 현황

결핵은 한국의 국가 경제 수준에 비해 낮은 관리로 인하여 그 사회·경제적 부담이 큰 질환이다. 우리나라 법정감염병 75종 중 단독 질환으로는 발생률과 사망률 1위를 차지하고 있으며, 생산 연령층인 20-40대가 전체 감염자의 46%를 차지하고 있어 질병으로 인한 부담이 크다.[27] 2014년 기준 OECD 가입국 중에서도 우리나라가 가장 결핵 발생률과 사망률이 높은 것으로 확인되었다(표 7-4).

표 7-4. 2014년 OECD 국가의 결핵 현황 비교 　　　　　　　　　　　　　　 단위: 인구 10만 명당 명

국가	발생률	사망률
한국	86	3.8
에스토니아	20	2.4
일본	18	1.8
호주	6.4	0.2
미국	3.1	0.18

*자료원: WHO, Global Tuberculosis Report 2015.

한국의 결핵 환자는 1964년 86명의 환자가 신고된 것을 시작으로 1969년 17만여 명까지 증가하다가 이후 점차 감소하는 추세였으나, 2001년 이후 매년 35,000명 내외 수준으로 신환자가 신고되고 있다. 2016년 새로 발생한 결핵 환자 수는 10만 명당 60.4명(전체 30,892명)으로 2015년 대비 4.3% 감소하였으며, 2011년 이후 최근 5년간은 연평균 6.3%의 감소 추세를 보이고 있다.[28] 신고 기관별로는 민간 의료기관이 28,487명(92.2%), 보건소가 2,405명(7.8%)였다. 연령별로는 65-69세와 80세 이상의 층에서 전년 대비 증가를 보였으나 나머지 연령층에서는 신환자율이 감소하였다. 2016년 신고된 신환자 중 폐결핵은 79.9%(인구 10만 명당 48.3명)이었으며, 이들 중 객담도말 양성 비율은 28.5%였다(인구 10만 명당 17.2명).[29]

27　보건복지부, 『감염병의 예방 및 관리에 관한 기본계획(2013-2017)』(2013), 24쪽.

28　질병관리본부, 『2016 결핵환자 신고현황 연보』(2017), 10쪽.

29　ibid., 40쪽.

약제내성 결핵의 경우 다제내성결핵은 2016년 전년 대비 8.3% 증가하였다. 광범위약제내성결핵 역시 2016년 전년에 비해 1.5% 증가하여 59명이 신고되었다.[30]

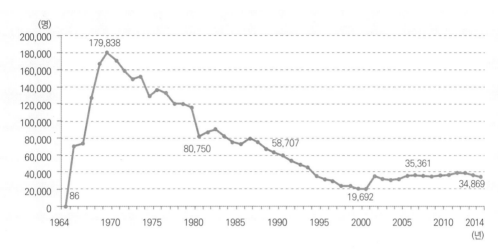

그림 7-3. **우리나라의 결핵 환자 발생 수(1964-2014년)**
출처: 보건복지부, 「보건복지 70년사」

표 7-5. **성별 연령별 결핵 환자 발생 수(2001-2016년)**   단위: 명

구분	연도	2001	2006	2014	2016
전체		34,123	35,361	32,181	30,892
성	남자	21,285	20,918	18,695	17,865
	여자	12,838	14,443	13,486	13,027
연령	0-9세	216	147	39	30
	10-19세	2,875	2,537	1,142	852
	20-29세	8,114	6,589	3,599	3,179
	30-39세	5,669	5,596	3,483	3,081
	40-49세	4,825	5,268	4,289	4,028
	50-59세	3,686	4,351	5,484	5,167
	60-69세	4,324	4,521	4,276	4,403
	70세 이상	4,414	6,352	9,869	10,152

주: 보건소 등록 환자 및 민간 의료기관에 신규 등록된 환자를 포함.
*자료원: 질병관리본부, 「2016 결핵환자 신고현황 연보」

---

30 ibid., 46쪽.

나. 문제점

최근 민간 의료 시설의 발달과 건강보험의 확대로 과거와 달리 결핵 환자들의 민간 의료 기관 방문이 증가하는 추세이다. 실제 보건소와 병·의원의 결핵 환자 등록 비율은 2001년 53:47에서 2009년 20:80으로 변화하였다. 문제는 민간 의료기관의 신고율이 낮아 진단 및 치료를 받는 환자 수를 정확하게 파악하기 어렵다는 데 있다. 보건소의 경우 진단 환자를 감시 체계에 신고하는 비율이 100%인 반면, 민간 병·의원은 약 68%로 낮아 정확한 실태 파악이 어렵다.[31] 국정감사 자료에 따르면 2007년 한 해 동안 질병관리본부에 신고된 결핵 신환자 중 '진단 혹은 치료 시작 후 7일 이내' 신고해야 하는 기간을 지키지 않은 건수는 22%에 달했다.[32] 또 건강보험심사평가원의 2007년 자료에서 의사환자를 포함한 결핵 치료 환자 수는 139,336명인 데 반해 질병관리본부에 신고된 환자 수는 45,597명에 지나지 않아, 3배 이상의 차이를 보이며 민간 병원에 대한 해당 관리 및 감독이 체계적으로 이루어지지 못하고 있음을 보였다.

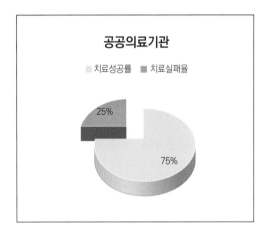
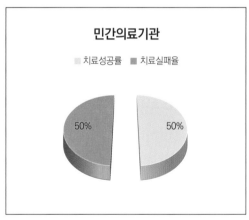

그림 7-4. **공공 및 민간 의료기관 치료율 비교**

이에 더해 민간 의료기관은 보험 미산정의 영향으로, 결핵 관리의 핵심인 꾸준한 투약에

---

31 신의철, 「결핵정보감시시스템」(2006).

32 「결핵환자 관리 기관마다 따로따로 '허술'」, 『뉴시스』, 2008년 10월 13일.

필요한 추구관리 담당 인력이나 운영에 대해서 관심이 적은 편이다. 이는 치료 성공률의 저하와 연결되는데, 2003년 조사에 따르면 보건소의 치료 성공률이 75%인 데 비해 민간 부문의 성공률은 50%에 불과하였다.[33]

주요 항결핵제인 아이나(isoniazid)와 리팜핀(rifampin)에 내성을 나타내는 다제내성결핵(Multidrug-resistant tuberculosis)과 다제내성결핵이면서 동시에 한 가지 이상의 퀴놀론계 약제와 3가지 주사제 중 하나 이상에 내성을 보이는 광범위약제내성결핵(Extensively drug-resistant tuberculosis)은 결핵 관리에 있어서 또 다른 중요한 문제이다.[34] 2008년 건강보험심사평가원에 청구된 결핵 환자 진료비를 바탕으로 의무기록을 조사한 결과 53,000여 명의 결핵 환자를 확인하였으며, 그중 다제내성결핵 환자는 전체 환자의 4.6%를 차지하였다.[35] 내성 결핵은 호흡기 감염을 통해 타인에게 확산될 우려가 크다는 문제뿐 아니라, 일반적인 결핵에 비해 치료 기간이 더 소요되는 치료 장기화 문제, 비보험 약제비 부담에 따른 문제 등이 발생한다. 실제 연구에 따르면 병·의원의 다제내성결핵 환자의 본인부담금은 일반 결핵 환자에 비해 약 6-16배 높은 것으로 나타났다.[36]

중학교나 고등학교를 중심으로 한 소규모 집단의 지속적인 환자 발생과 사회·경제적으로 취약한 계층의 높은 발생률 또한 해결이 요구되는 문제들이다. 2000년에는 경기도의 한 초등학교에서 교사와 학생 50여 명이 집단으로 결핵에 감염되는 일이 발생하였으며,[37] 2002년에는 서울의 한 유치원에서 원생 20여 명이 집단으로 감염되는 사건이 있었다.[38] 2009년 결핵 유행이 발생한 학교는 316개교였으며, 21,859명 검진자 중 524명의 환자가 발생하였다. 또 2007년 대한결핵협회 검진 현황에 따르면 결핵 발병률은 일반인에 비해 노숙

---

33 서울대학교 의과대학, 「보건소와 병·의원 결핵치료 실태분석」(2003).

34 질병관리본부, 『결핵관리지침 2008』(2008).

35 질병관리본부, 「결핵환자 의무기록조사 최종보고서」(2010).

36 Kang YA, Cost of treatment for multidrug-resistant tuberculosis in South Korea, Respirology, 38-3, 2006, pp. 655-667.

37 「교사와 학생 50여 명 집단 결핵 감염 .. 국립보건원 발표」, 『한국경제』, 2000년 07월 23일.

38 「유치원생 결핵 '집단감염'」, 『연합뉴스』, 2002년 12월 20일.

인 집단에서 가장 높았으며, 그 다음으로 외국인 근로자, 수용 시설 거주자 등의 순이었다. 질병관리본부에 의하면 2010년 노숙인의 결핵 유병률은 5.8%이며 이는 일반인의 0.23%에 비해 25배 이상 높은 수치이다.

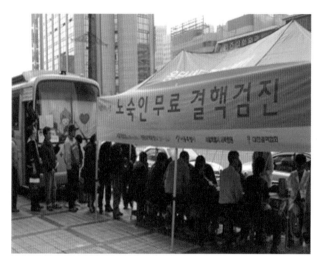

사진 7-1. 서울시의 노숙인 등 취약 계층 무료 결핵 검진 사업
출처: 서울특별시 복지 · 어르신 · 장애인 홈페이지 http://welfare.seoul.go.kr/archives/22046

다. 대응

1) 중앙정부

과거 결핵실태조사를 통하여 파악하던 결핵의 유병률은 2000년 6월부터 전산시스템 구축에 따른 결핵정보감시체계로 전환되어 각 의료기관에서 신고하는 자료를 바탕으로 한 발생률 개념으로 전환되었다.[39] 결핵 발생률을 줄이기 위해 보건복지부는 2003년 「결핵예방법」을 4년 만에 일부개정하여 신생아의 결핵 예방 접종 기한을 '출생 뒤 1년 미만'에서 '출생 뒤 1개월 미만'으로 변경하였다.[40] 또 집단감염을 막기 위해 전염성이 있는 결핵 환자가 보육 시설, 유치원, 학교의 교사 및 종사자로 취업하는 것을 금지하였다. 2005년에는 당

---

39 우리나라 결핵관리 정책 변화. Public Health Weekly Report, 8-28, KCDC.
40 「신생아 생후 1개월안 결핵예방접종」, 『한겨레』, 2003년 02월 11일.

시 군대 내 전염병의 약 30%가 결핵이라는 문제의식하에, 군에 입대하는 훈련병들을 대상으로 처음으로 결핵기초조사가 시작되었다.[41] 이어 정부는 「국민건강증진종합계획 2010」을 2005년 중간점검하는 과정에서 2006년 '결핵 퇴치 2030 계획'을 수립하여, 결핵 환자의 발견과 치료 효율을 개선하고 결핵을 퇴치하기 위한 새로운 결핵 관리 사업의 틀을 마련하였다.

2008년에는 "결핵으로부터 자유로운 건강한 사회"를 만든다는 비전 아래 '결핵 퇴치 2030 계획'을 새롭게 개정하였다. 개정된 계획에서는 연간 결핵 감소율을 15%로 높이는 것을 목표로 하였다. 이를 달성하기 위해서 (1) 소아 결핵 예방 접종률 제고, (2) 민간-공공 협력 사업을 통한 결핵 치료 성공률 향상, (3) 환자 조기 발견율 향상, (4) 잠복감염자의 발병 예방, (5) 국가 결핵 관리 체계 정비라는 다섯 가지 전략이 수립되었다.

특히 국가적인 결핵 관리 체계를 정비하기 위해서 이 시기 정부에서는 관련 법령과 제도 정비에 중점을 두었다. 2007년까지는 건강보험에 따른 질병 분류에서 내성결핵이 별도로 구분되지 않았으나, 2008년에 다제내성결핵 및 광범위약제내성결핵에 대해 질병 코드를 부여하여 내성결핵 환자의 규모를 처음으로 파악할 수 있게 되었다.[42] 2010년에는 1967년 제정된 「결핵예방법」을 전부개정함으로써 결핵 사업 수행을 위한 근거 기반을 마련하였다. 이에 따라 기존의 7일 이내 신고에서 '지체 없이' 신고하는 것으로 변경되었고, 의료비 지원 등 각종 국가사업에 대한 법적 근거가 마련되었다. 당시 질병관리본부는 2010년부터 차상위계층의 결핵 환자들에게 진료비 본인부담금을 지원하고 그 지원 범위를 2011년부터 전체 결핵 환자로 확대하고자 하였다.[43] 민간-공공 협력 사업의 경우, 민간 의료기관에서 진료 중인 결핵 환자 중 사례 관리에 동의하는 환자를 대상으로 지역 보건소의 '결핵 도우미 사업'과 같은 사업을 통해 개별 환자 복약 확인, 치료 정보 및 상담 제공, 병원 방문일 사전 알림 등의 서비스를 제공함으로써 치료 성공률을 높이고자 하였다.[44]

2011년에는 기존의 기존 결핵 퇴치 2030 Plan을 '결핵조기퇴치 New 2020 Plan'으로 수

41 「국방부, 훈련병 상대 결핵기초조사 첫 실시」, 『국민일보』, 2005년 11월 27일.

42 「항생제 안듣는 '슈퍼결핵' 환자 238명 확인」, 『서울신문』, 2009년 03월 30일.

43 「2011년부터 결핵환자 전원 무상 진료」, 『연합뉴스』, 2008년 03월 17일.

44 「민간-공공 협력해 결핵퇴치 나서」, 『뉴시스』, 2009년 04월 21일.

정하였다. 새 계획에서는 국가의 자원과 역량을 집중 투입하여 결핵 조기 퇴치를 실현하고자 하였다. 이를 위해 세계보건기구(WHO), 미국 CDC, 국제항결핵 및 폐질환연맹(IUAT-LD), 일본 국립결핵예방협회 등 세계적인 결핵전문가가 모인 국제 전문가 회의(International Review Meeting on New 2020 Plan for TB Elimination)를 개최하기도 하였다.[45] 당시 추진 전략은 (1) 결핵 환자 조기 발견과 발견 환자 신고 및 관리 (2) 결핵 감염자 중 '고위험군' 집중관리로 발병 예방 (3) 결핵 관리 조직 강화 및 R&D 확대 (4) 홍보를 통한 자기 건강관리 향상으로 결핵 감염 예방이었다.

2012년에는 국민건강보험공단과의 협약을 통해 전국 단위의 실태 조사 없이도 결핵 유병률과 발생률, 신고율 등의 통계 지표 생산이 가능해졌다.[46] 그동안 단편적이고 사후 문제해결 중심적으로 이루어졌던 결핵 관리는 2013년부터는 정부가 5년마다 「결핵관리종합계획」을 수립하면서 좀 더 체계화되었다.[47] 이는 「결핵예방법」 제5조를 근거로 하고 있는데, 보건복지부 장관은 해당 법령에 따라 결핵관리종합계획을 5년마다 수립·시행해야 한다.[48] 또 각 지방자치단체장은 각각의 실정을 고려하여 결핵관리종합계획에 따른 시행 계획을 수립하고 시행하도록 되어 있다. 이에 따라 제1기(2013-2017년) 사업은 2020년까지 결핵 발생률을 2011년의 절반 수준, 즉 인구 10만 명당 50명으로 감소시키는 것을 그 목표로 하고 있다. 구체적인 추진 전략은 (1) 결핵 조기 발견, (2) 철저한 환자 관리 및 지원, (3) 결핵 관리 기반 강화이다. 그뿐만 아니라 집단 시설 역학조사를 통한 본격적인 결핵 퇴치를 위해 중앙결핵역학조사팀이 구성되었고, 민간-공공 협력 사업을 강화하여 개별적인 환자 관리 체계와 추구관리 체계를 개선하였다.[49]

현재의 결핵 관리는 국가정책을 총괄하는 보건복지부 아래 질병관리본부에서 결핵 퇴치 사업에 대한 종합 계획을 수립·시행하고, 지방정부인 각 시·도 보건위생과나 보건정책과

---

45 보건복지부 보도자료, 2011년 8월 24일.
46 「질병관리본부-건보공단 결핵환자 현황파악 협약」, 『매일경제』, 2012년 02월 03일.
47 보건복지부, 「제1기 결핵관리종합계획」.
48 국가법령정보센터, 「결핵예방법」.
49 보건복지부, 「2015 국가결핵관리지침」.

등에서 시·도의 결핵 관리에 대한 구체적 시행 계획을 수립·운영 및 평가하고 있다.

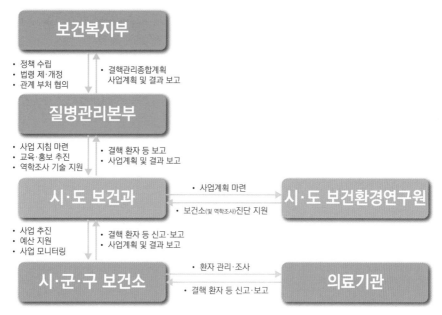

그림 7-5. 결핵 관리 사업 체계도
* 자료원: 보건복지부, 「2015 국가결핵관리지침」

2) 지방정부

결핵 관리를 위해 각 지방자치단체는 지역 실정에 맞는 결핵 관리 계획을 수립하고 있다. 서울특별시의 '결핵관리종합계획'은 그 한 예가 될 수 있을 것이다. 서울시의 경우, 2011년도 전국 신고 결핵 환자의 26.3%를 차지하고 있으며, 전국 다제내성결핵 환자의 31.3%가 서울에 분포하고 있다.[50] 또 전국 외국인 결핵 신환자 중 서울에서 신고된 환자 수는 36.1%를 차지하고 있으며 해마다 증가 추세이다. 여기에 더하여 고령화 사회에 따른 노인 결핵 환자 증가, 전국에서 학교와 학원이 가장 많은 서울시의 특성을 고려한 체계적 관리가 요구된다.

이에 따라 시에서는 제1기 종합계획(2013-2017년)의 5대 핵심 추진 전략으로 (1) 노숙자,

---

50 서울특별시 생활보건과, 「제1기 서울시 결핵관리사업 종합계획」.

쪽방밀집 지역 등 결핵 고위험군 집중 관리, (2) 노인 인구 결핵 관리, (3) 교육기관 등 집단 결핵 관리, (4) 약제내성 결핵 환자 관리, (5) 시립 서북병원 결핵전문지원센터 구축을 수립하였다. 좀 더 구체적으로는 쪽방촌 등 밀집 지역 결핵 스크린, 주거형 결핵 환자 관리 시설 운영, 결핵고위험군 직접 복약 사업, 방문 보건 시스템을 활용한 노인 결핵 스크린, 교육기관의 결핵 예방 인식 강화 교육 실시 및 교내 위기 대응 시스템 강화, 다제내성 및 입원명령 결핵 환자 지원비 확대, 연구 기반 결핵 관리 선진화 전략 개발 및 환자 데이터베이스 구축 등의 사업을 시행 중이거나 시행 예정이다.[51]

3) 외국인 결핵 관리

외국인 결핵 환자는 지속적으로 증가하여 2006년 481명에서 2016년 2,583명으로 지난 10년간 5배 이상 증가하였다.[52] 결핵 신환자 수 역시 2006년 397명에서 2016년 2,136명으로 증가하였다. 이러한 외국인 결핵 신환자 수의 급증은 국내의 결핵 신환자 수가 최근 들어 감소하는 추세를 보인 것과 대조적이며, 그 원인은 한국을 방문하는 외국인의 수가 증가하는 데 따른 것으로 보인다.[53] 이에 따라 국가 결핵 관리에서 외국인을 대상으로 한 결핵 정책도 시대에 맞게 변화하고 있다. 최근 법무부는 국내 결핵 발생이 심각하다고 여기고 결핵 환자의 국내 유입을 근본적으로 막는 선진국 수준의 강도 높은 결핵 유입 차단 대책을 내놓았다. 먼저 결핵 고위험국의 외국인이 3개월 이상의 장기 체류 비자를 신청할 경우, 재외 공관 지정병원에서 건강진단서를 발급받아 건강진단서를 제출하도록 하고, 결핵 환자에 대해서는 완치 전까지 원칙적으로 비자 발급을 제한하기로 하였다.[54] 또, 국내 체류 중 결핵이 발병한 외국인 결핵 환자의 경우 치료비순응환자(거부 또는 중단), 치료 도중 출국자, 의료 혜택 목적의 입국자, 다제내성결핵 환자는 '결핵집중관리대상자'로 분류하여 체류 기간 연

---

51 서울특별시 생활보건과, 「제1기 서울시 결핵관리사업 종합계획」.

52 질병관리본부, 『2016 결핵환자 신고현황 연보』(2017), 42쪽.

53 「국내 외국인 결핵환자, 4년새 2.2배 급증」, 『연합뉴스』, 2015년 09월 23일.

54 「보건복지부, 법무부와 손잡고 결핵퇴치위해 외국인 결핵관리 강화한다」, 『보건복지부 정책브리핑』, 2015년 03월 23일.

장 제한, 출국 조치, 재입국 제한 등을 통해 강도 높게 관리할 계획이다. 향후 결핵집중관리 대상자가 재입국을 위한 비자 발급 신청 시에는 의무적으로 건강진단서를 제출해야 하며, 재입국 시에는 국내 검역 단계에서 신속 객담검사로 전염성 여부를 확인할 계획이다.

4. 전염병의 재출현

가. 환경 변화

기후변화에 관한 정부 간 협의체(Intergovernmental Panel on Climate Change, IPCC)에 따르면 1880-2012년까지 평균적으로 0.85 (0.65-1.06)℃의 지구 표면 온도 상승이 나타났다.[55] 지구온난화는 앞으로도 지속적으로 진행될 것으로 예상되는데, IPCC의 5차 보고서에 의하면 1986-2005년을 기준으로 2080년 이후 지구 평균 표면 온도는 1.7-4.8℃까지 상승할 것으로 예측되었다.

우리나라의 경우 기온 상승이 전 지구적 온난화 추세를 상회하고 있다. 1904년부터 2000년까지 한국에서 관측된 기온 자료에 따르면 해당 시기에 평균 기온이 1.5℃ 상승하였다.[56] 이러한 기후변화는 인간 건강과 관련하여 대개 기존의 건강 문제를 악화시키는 방향으로 영향을 미칠 것으로 예상된다. 특히 기후변화에 따른 폭염, 음식 매개성 질병 및 수인성 질병 위험의 증가, 매개체(vector)에 의한 감염성 질환 증가 등이 문제가 될 수 있다. 지역적인 기후변화는 온도와 습도, 강수량에 영향을 미치게 되며, 이로 인하여 매개체의 서식지 변화 및 해당 전염병의 분포 변화, 전파 시기와 전이성 강도에 변화를 초래한다.[57] 미국의 U.S. Global Change Research Program (USGCRP)에서는 기후변화에 따른 건강 영향으로 폭염 관련 질환, 대기오염에 따른 심혈관계 질환, 감염성 매개체의 변화에 따른 식

---

55 IPCC, 「기후변화 2014 종합보고서」.

56 국립환경과학원, 「한국 기후변화 평가 보고서 2010」.

57 김동진, 「기후변화에 따른 전염병관리분야 적응대책」, 『보건복지포럼』, 2009.

품관련-수인성 질환 및 매개체 관련 질환, 인구 집단 이동에 따른 정신적 스트레스 등을 강조하였다.[58] 특히 모기 등의 냉혈곤충과 진드기의 활동 시기 및 분포는 온난화에 직접적인 영향을 받는 것으로 알려져 있다.[59]

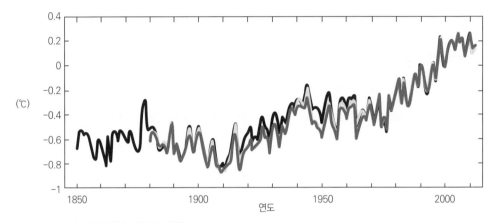

그림 7-6. 전 지구 평균 육지-해양 표면 온도 변화
* 자료원: IPCC, 「기후변화 2014 종합보고서」

국내 법정전염병에 대해 기후변화와의 관련성을 구분한 환경부의 자료에 의하면, 기후변화와 관련성이 높은 질병은 주로 곤충 매개 전염병인 것으로 나타났다(표 7-6). 우리나라의 법정감염병 75종 중 14종이 곤충 및 모기와 같은 절지동물에 의해 전파되는 질환이다.[60] 실제 매개체를 통해 전파되는 제3군 감염병인 말라리아, 쯔쯔가무시증 등은 당시에 증가 추세를 보였다.[61]

58 Crimmins AJ, Balbus JL, Gamble CB, et al. 2016: Executive summary. The impacts of climate change on human health in the United States: A scientific assessment. U.S. Global Change Research Program, Washington, D.C., p. 24.

59 WHO, Climate change and adaptation strategies for human health, 2006.

60 보건복지부, 「감염병의 예방 및 관리에 관한 기본계획(2013-2017)」.

61 보건복지부, 「2015 보건복지백서」.

표 7-6. 기후변화와 법정전염병과의 관련성

기후변화와 관련성	
높음	낮음
쯔쯔가무시증 말라리아 세균성이질 신증후군출혈열 렙토스피라증 발진열 뎅기열 리슈마니아증 비브리오패혈증	장티푸스 백일해 파상풍 결핵 한센병 성홍열 공수병 장출혈성대장균감염 풍진 레지오넬라증 브루셀라증

*자료원: 환경부, 「지구온난화의 건강피해 가능성 조사 및 피해저감 정책방향에 관한 연구보고서」(2005).

이러한 변화에 적절하게 대응하기 위해서, 실제 증가 추세를 보이는 감염병이 무엇인지 확인하고 조기에 대응할 수 있는 방안을 마련하는 것이 요구되었다.

나. 현황

1) 말라리아

과거 풍토병이던 국내 토착형 말라리아는 1978년 발생이 중단되어 근절된 것으로 여겨졌었다. 그러나 1993년 파주의 DMZ에서 복무하던 군인이 말라리아에 걸리면서 이후 휴전선 인근 지역에 근무하는 군인들을 중심으로 국내 말라리아 환자가 2000년까지 급증하게 되었다.[62] 특히 2000년에는 전국의 17개 지역이 말라리아 위험 지역으로 분류되었고, 한 해 동안 보고된 환자가 4,183명으로 말라리아 발생의 정점이 되었다(그림 7-7).

이에 정부는 말라리아 확산 방지를 위해 노력하였다. 말라리아의 조기 퇴치를 위해서는 그 역학적 특성을 이해하는 것이 중요한데, 당시 말라리아는 두 가지 역학적 특징을 보였다. 먼저, 처음 군 장병을 중심으로 발생하던 것에서 점차 민간인의 발생 비율이 높아졌다. 전방 지역에서 근무하는 장병 중 말라리아에 걸린 환자는 2006년 279명, 2007년 425명,

---

62 질병관리본부, 「2015년도 국내 말라리아 관리지침」.

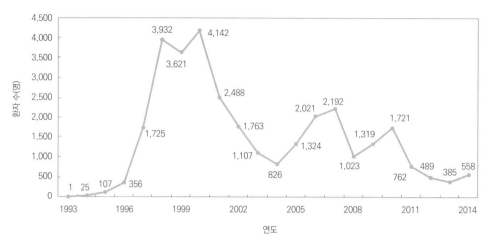

그림 7-7. **연도별 국내 말라리아 환자 발생 현황**
*자료원: 질병관리본부, 「2015년도 국내 말라리아 관리지침」.

2008년 217명으로 높았다.[63] 그러나 해마다 말라리아 감염자가 발생하자 전방 지역의 군부대에서 예방을 위해 피부에 바르는 모기약이나 모기기피제를 제공하고, 전역 2주 전부터는 말라리아 예방약을 복용케 하면서 지속적으로 관리하였다. 그 결과 2014년의 경우 전체 발생 환자 558명 중 98명(17.5%)만이 현역군인이었다. 말라리아 전체 발생은 주로 5월에서 10월 사이에 발생하였는데 민간인은 7월에 집중하여 환자가 발생하는 특징을 보였다.

다음으로, 해외여행이 활발해짐에 따라 국외유입 말라리아의 사례가 증가하는 추세를 보이고 있다. 2009년 26명이던 국외유입 말라리아는 2014년 80명으로 증가하였고, 대륙별로는 아프리카 59명(74%), 아시아 20명(25%), 오세아니아 1명이었다. 이는 종별 발생에도 영향을 미쳤는데, 국내에서 발생하는 삼일열 말라리아(*P. vivax*)와 달리 국외에서는 열대열 말라리아(*P. falciparum*)가 가장 많이 발생하였다.

2) 쯔쯔가무시증

*O. tsutsugamushi*에 감염된 털진드기에 의해 물려 발생하게 되는 가을철 발열질환인 쯔

---

63 「전반기 현역병 145명 말라리아 감염」, 『연합뉴스』, 2009년 9월 17일.

쯔가무시증은 90년대 이후 지속적으로 발생하였다. 1951년 국내 주둔 중이던 유엔군 6명이 발병한 이후 국내 발생을 의심만 하다가 1986년에 쯔쯔가무시증이 확인되었다.[64] 특히 매개체의 서식이 증가하면서 그 발생은 2009년 이후 해마다 증가 추세로, 2016년에는 전년 대비 16.7%가 증가하였다.[65] 쯔쯔가무시증의 신고는 2016년 한 해 10월에서 12월까지 89.9%가 신고되었으며, 지역별로는 경남, 전남, 전북, 충남, 경기 순이었다.

표 7-7. **쯔쯔가무시증 환자 발생 신고 현황(2001~2015년)**　　　　　　　　　　　　　　단위: 건

	2001년	2005년	2012년	2015년
신고 수	2,637	6,780	8,604	9,513

*자료원: 보건복지부, 「감염병의 예방 및 관리에 관한 기본계획」 및 『보건복지부백서』.

들쥐를 매개로 전염되는 쯔쯔가무시증은 농사일과 등산 등 야외 활동과 관련하여 많이 발생하게 된다. 발진에 이어 고열 및 근육통 등이 나타나고 사망률이 높으나 예방 백신이 없기 때문에 야외 활동에 대한 예방 이외에 특별한 방안이 없다. 따라서 주로 야외 활동이 많은 지역에서 환자가 많이 발생하였는데, 2005년 가을에는 강원도 철원 지역 주민 4명이 감염되었고,[66] 이 수치는 해마다 증가하여 2008년 10월에는 질병관리본부가 전국에 주의보를 내리고 밭일 등 야외 활동 시 긴 옷을 착용할 것을 당부하였다.[67]

3) A형간염

「전염병예방법」이 「감염병의 예방 빛 관리에 관한 법률」로 전면 개정되어 2010년 12월 30일자로 시행됨에 따라, A형간염에 대한 감시 체계 역시 기존의 표본감시체계에서 법정감염병감시체계로 전환하여 운영되고 있다. 법 개정 이전인 2007년 2,233명으로 신고되었던 A형간염 환자 수는 2009년 15,231명으로 크게 증가하였다. 해마다 A형간염 감염자 수가 증가하자 정부는 이를 제1군 법정감염병으로 지정하였는데, 법정감염병감시체계로 전

64　오명돈, 「국내에서 새로이 출현한 감염병」, 『감염과 화학요법』 43-6, 2011, 453-457쪽.

65　질병관리본부, 「2016 감염병 감시연보」.

66　「철원, 쯔쯔가무시 비상」, 『강원일보』, 2005년 11월 2일.

67　「전국에 쯔쯔가무시 '주의보'」, 『아시아경제』, 2008년 10월 23일.

환된 이후에는 신고자 수가 2011년 5,521명, 2013년 867명, 2015년 1,804명으로 집단 발생 사례가 확인되는 등의 간헐적인 유행 양상을 보이고 있다.[68] 2016년에는 전년에 비해 159.4%가 증가하였으며, 이는 대부분 20-40대에서 발생하였다(88.2%).[69]

A형간염과 관련된 문제들 중 하나는 영유아 및 고위험군 대상의 정기 예방 접종이 잘 이루어지지 못하고 있다는 점이다. A형간염의 경우 주로 오염된 음식을 통해 감염되고, 과거 우리나라는 높은 풍토성을 보여 어릴 때 감염되었다가 청소년기가 되면 거의 항체를 갖는 특성을 보였다.[70] 그러나 최근 생활수준이 향상되고 위생 상태가 개선되면서 불현성감염이 줄어들고 젊은 층의 현성감염이 증가하는 추세이다.

현성감염을 줄이기 위해서는 백신 접종이 중요한데, 세계보건기구에 따르면 A형간염의 경우 2010년 기준으로 194개 국가 중 19개 국가(9.8%)만이 국가 정기 예방 접종에 포함되어 있다.[71] 정부는 14종 감염병을 대상으로 접종 비용을 지원하고 있으나, 고령화로 인하여 면역력이 취약한 계층의 비중이 증가하고 있으며 소득이 낮은 층에서 정기 예방 접종률이 저하되는 현상이 초래되고 있다.[72] 정부가 새롭게 구축한 질병보건통합관리시스템의 예방 접종 기록 데이터베이스에 따르면 2015년 시행된 A형간염 접종 건수는 보건소에서 49,593건, 병·의원에서 816,816건으로 전체 접종 건수의 약 7%를 차지하였다.[73]

다. 조기 대응을 위한 지원

변화하는 환경에 따른 종합적인 감염병 예방 및 관리를 위하여 국가에서는 「감염병의 예방 및 관리에 관한 법률」 제7조에 의거하여 5년마다 기본 계획을 수립하게 되었다.[74] 이로

---

68 보건복지부, 『2015 보건복지백서』.
69 질병관리본부, 『2016 감염병 감시연보』.
70 「20-30대에서 A형 감염 발병 높다」, 『파이낸셜뉴스』, 2008년 11월 6일.
71 WHO & UNICEF, Immunization summary, The 2012 edition.
72 보건복지부, 「감염병의 예방 및 관리에 관한 기본계획(2013-2017)」.
73 질병보건통합관리시스템.
74 보건복지부, 「감염병의 예방 및 관리에 관한 기본계획(2013-2017)」.

인해 기존의 사후 문제 해결 위주로 이루어졌던 감염병 관리가 좀 더 체계적이고 효율적으로 이뤄지게 되었다. 현재 우리나라의 감염병 감시 체계는 질병 발생 시 지체 없이 의무적으로 관할 보건소에 신고해야 하는 전수감시체계(mandatory surveillance system)와 참여 의료기관을 표본감시기관으로 지정하고 7일 이내에 관할 보건소에 신고하도록 하는 표본 감시체계(sentinel surveillance system)로 운영되고 있다. 법정감염병 6개군 중 제1군부터 4군감염병의 경우 전수감시 대상 감염병이다.

말라리아 관리의 경우 2017년 재퇴치를 목표로 하여 WPRO 박멸 사업에 선도 국가로 참여하고 있다. 현재는 4월부터 10월까지의 기간에 환자 발생 지역을 중심으로 주 1-2회의 매개체 출현, 발생 밀도 및 말라리아 감염에 대해 감시를 진행 중이다. 그 결과는 국민을 대상으로 상태에 따라 주의보, 경보 발령 형식으로 제공되고 있다. 더불어, 북한 지역의 말라리아가 퇴치되지 않는 한 국내의 말라리아 박멸이 어렵기 때문에, 정부는 북한의 말라리아 퇴치를 위한 지원 전략을 마련하고자 노력하고 있다. 2001년 대북 말라리아 방역 사업 지원 이후 남한과 북한에서는 2001년에서 2004년까지 말라리아 환자가 크게 감소하였으나,[75] 2001년 시작되었던 대북 말라리아 지원 사업이 2010년부터는 잠정 중단되어 그 관리에 한계를 보이고 있다.[76] 쯔쯔가무시증 역시 퇴치 수준에 이르기까지 관리하는 것을 정부 목표로 하고 있다. 이를 위해 매개체를 통한 감염 경로를 정확하게 파악하고 매개체 감시와 환자 감시를 연계함으로써 향후 환자 발생 양상을 예측하고 이에 따른 방역 대책을 마련하고 있다. 또한 주변 환경 개선 및 노출되기 쉬운 농민 집단에 대한 예방 교육과 홍보를 중심으로 사업을 펼치고 있다.[77]

국가의 예방 접종 지원은 2009년 3월 본격적으로 시작되어 처음에는 지정 의료기관에서 시행하는 8종 백신에 대해 시작하였다.[78] 2012년부터는 백신에 대한 비용 이외에 접종을 시행하는 비용의 일부까지 지원하게 되면서, 본인부담금이 건당 오천 원 이하로 낮아졌다.

---

75 WHO, World malaria report 2012.

76 2001년 30만 명이던 북한의 말라리아 환자는 2004년 33,803명으로 감소하였다.

77 보건복지부, 「감염병의 예방 및 관리에 관한 기본계획(2013-2017)」.

78 보건복지부, 『2015 보건복지백서』.

이처럼 점차 확대되던 백신 접종지원은 2014년에 국가 예방 접종 비용 전액이 지원되면서 부터 전국적으로 지정 의료기관 이용 시 무료 접종이 가능하게 되었다. 지원 항목 또한 단계적으로 증가하여 일본뇌염 생백신과 폐구균 백신은 2014년도에, 그리고 2015년에는 영유아를 대상으로 한 A형간염 백신에 대한 지원이 새롭게 도입되었다.[79] 현재 총 14종 백신에 대해 정부가 접종 비용을 지원하고 있으며, 연간 약 3,900억 원 이상의 예방 접종 비용 상환이 이루어지고 있다.

5. 국제적인 신종 전염병에 대한 대응 체계 구축

가. 중증급성호흡기증후군

2002년 11월 중국 남부 광둥성에서 발생한 중증급성호흡기증후군(severe acute respiratory syndrom, SARS)은 수개월 만에 전 세계적으로 확산되었다. 사스는 발열이나 권태감, 근육통, 두통 등 인플루엔자와 비슷한 비특이적인 증상이 있다가 발병 둘째 주부터 기침 및 급속한 호흡부전을 나타내는 질환이다.[80] 당시 중국 보건 당국은 2003년 2월 14일 세계보건기구에 비정형폐렴에 합당한 유행이 있고, 그 유행은 조절되고 있다고 보고하였다. 그러나 광저우 대학병원에 근무하던 의사가 머물렀던 홍콩의 한 호텔을 중심으로 급속하게 세계적인 전파가 시작되었다. 2003년 2월 19일 홍콩 거주자가 중국의 후지안 지방을 여행하고 감염으로 사망한 후, 세계보건기구에서는 실험실 감시 네트워크를 통한 감시 강화를 요청하였다. 2003년 3월 13일에는 세계적 유행 경보 및 대응 네트워크(Global Outbreak Alert and Response Network)를 통해 전 세계에 응급 경계를 요청하였다. 또 세계보건기구 창설 이후 처음으로 당시 유행 중인 중국 본토와 홍콩, 싱가폴, 하노이, 토론토 지역의

---

79 「경기도, 질병관리 위해 A형 감염 무료 접종」, 『환경일보』, 2015년 5월 1일.
80 http://cdc.go.kr/CDC/cms/content/mobile/35/68935_view.html

여행 자제를 권고하였다.[81] 2003년 4월 16일 사스의 병원체가 신종코로나바이러스(SARS-associated coronavirus)라고 밝혀졌다. 사스 유행 기간에 전 세계 29개국에서 8,098명의 환자가 발생하였으며 이들 중 774명이 사망하였다.[82]

한국에서는 2003년 3월 16일에 사스와 관련한 경보를 발령하고 해외에서 입국하는 사람들을 대상으로 검역을 시작하였다.[83] 해당 기간 동안 국외에서 감염되어 입국한 3명의 추정 환자와 17명의 의심환자가 발생하였으나, 다행히 사망자는 없었다.[84] 그러나 2003년 사스로 의심되는 환자를 진료한 경험이 있는 전국 22개 병원 의사들을 대상으로 시행한 설문조사에 따르면, 해당 연도에 상설 격리실을 운영하는 병원은 10곳(58.8%)에 불과하였다.[85] 특히 병원 내 호흡기 격리에 요구되는 음압 격리실은 단 한 곳에만 존재하여, 당시 호흡기 주의가 필요한 감염에 대해 적절한 대비가 되어있지 않음을 알 수 있다.

사스에 대응하기 위하여 정부에서는 4월 28일 정부합동사스대책본부(총리실)를 및 중앙사스대책본부(보건복지부)를 설치하여 비상 방역 체계를 가동하였다.[86] 또 국립보건원에는 중앙사스방역대책추진실무단을 구성하였고, 전 부처 및 16개 시·도, 대한의사협회 등 관련 단체와 합동으로 인력을 구성하였다. 사스의 유행을 감시하고 전파를 조기에 차단하기 위해 정부에서는 (1) 사스 발생 상황에 따라 3단계로 구성된 단계별 대책 시행, (2) 사스 감염 위험 지역으로부터의 사스 유입 차단, (3) 병원감염으로 인한 사스 전파 및 유행 확산 방지, (4) 사스 감시 체계 강화 및 환자, 접촉자, 사스 감염 위험 지역 입국자 등 고위험군에 대한 관리 강화라는 4가지의 기본 방향을 세우고 관리 지침을 마련하였다.[87]

---

81 http://www.who.int/csr/sars/en/

82 송도영·이원길, 「중증급성호흡기증후군」, 『대한임상미생물학회지』 8-2, 2005, 105-112쪽.

83 오명돈, 「국내에서 새로이 출현한 감염병」, 『감염과 화학요법』 43-6, 2011, 453-457쪽.

84 박은철, 「국가질병관리 역량강화를 위한 중앙정부 조직개편」, 『대한의사협회지』 58-8, 2015, 714-722쪽.

85 이진수 등, 「2003년 국내 중증급성호흡기증후군 진료 현황 및 문제점 분석」, 『감염과 화학요법』 36, 2004, 132-138쪽.

86 질병관리본부, 『2004 질병관리백서』(2005), 4쪽.

87 국립보건원, 『사스 관리지침』(2003), 2쪽.

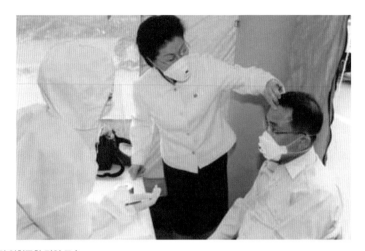

사진 7-2. 사스 관련 인천공항 검역 모습
　출처: 2003년 4월 29일 보건복지부 포토뉴스, http://www.mohw.go.kr/react/jb/sjb0703vw.jsp

　　국내에서 경각심이 고조되고 있던 2003년 4월에는 대한감염학회에서 '의료인의 사스에 대한 대책 마련'을 주제로 감염 전문가들이 심포지엄을 개최하기도 하였다.[88]

　　기본적으로 사스바이러스는 환자의 호흡기 비말이나 오염된 매개물을 통해 전파되기 때문에 유행 당시 상당수의 환자가 진료에 참여한 의료진이나 환자의 가족 및 접촉자였다. 의료인의 사스 발생이 전체 추정 환자의 약 20%라는 사실은 병원 내 전파가 사스 유행에 있어 중요한 역학적 요인 중에 하나임을 시사하였다.[89] 정부는 1단계로 전국 9개 권역 11개 병원에 병원당 1실 이상의 격리 병상을 확보하도록 지정하였으며, 2단계로 환자가 확산될 때를 대비해 전국 국·공립병원과 대학병원을 확보토록 지정하였다. 정책에 따라 전국 권역별 격리치료병원 41개소 총 138병상이 지정·운영되었다.

나. 조류인플루엔자

　　조류인플루엔자(Avian influenza, AI) 인체감염증은 야생 조류, 닭, 오리와 같은 가금류

88　「대한감염학회, 의료인대상 사스 심포지엄」, 『데일리메디』, 2003년 4월 27일.
89　World Health Organization: Summary of probable SARS cases with onset of illness from 1 November 2002 to 31 July 2003. http://www.who.int/csr/sars/country/table2003_09_23/en/

등에서 감염을 일으키는 조류인플루엔자 바이러스가 인체에 감염되어 발생하는 급성호흡기감염병이다. 일반적으로는 조류인플루엔자 바이러스가 사람을 감염시키지 않으나, 간헐적으로 종간벽(inter-species barrier)을 넘어 인체감염증이 발생되며 1990년대 이후 동남아시아, 중국 및 이집트 등에서 A/H5N1, A/H7N9 등의 감염 사례가 발생하였다. 조류인플루엔자는 병원성에 따라 고병원성, 약병원성, 비병원성으로 구분되는데, 1997년 홍콩에서 인플루엔자 A/H5N1바이러스에 의해 최초로 인체감염 사망자가 보고되어 변이로 인한 신종 바이러스 출현에 대해 우려가 높아지고 있다. 세계보건기구에 의하면 2003년 말에서 2015년까지 확진된 846명의 인체감염자 중 449명(53%)이 사망하였다.[90]

국내에서는 2003년 12월, 가금류에서 고병원성 A/H5N1형 조류인플루엔자가 처음 발생한 이후 2006년, 2008년, 2011년, 그리고 2014년 총 다섯 차례에 걸쳐 산발적으로 야생 조류 및 가금류에서 조류인플루엔자가 발생하였다.[91] 고병원성인 A/H5N1 감염은 2003년부터 2011년에, A/H5N8 감염은 2014년에 최초로 발생하였다. 인체감염을 예방하기 위해서 대대적으로 오리와 닭 등의 가금류에 대해 대대적인 살처분을 실시하였으나, 다행히 철저한 방역 대책으로 인체에 감염된 사례는 아직까지 한 건도 없다.

다. 신종인플루엔자

2009년 4월 21일 미국 캘리포니아에서 2명의 어린아이들에게 돼지유래 인플루엔자 A/H1N1의 감염이 보고되었다.[92] 멕시코에서도 854명의 폐렴 환자가 집단적으로 발생하고 이 중 54명이 사망하면서, 4월 24일 세계보건기구에서는 돼지유래 신종인플루엔자의 유행을 '세계적인 공중보건 위기상황'으로 선포하였다. 주로 겨울철에 유행하는 급성 호흡기바이러스 감염인 인플루엔자는 바이러스 항원의 소변이에 의해 해마다 유행을 보이는 데 반해, 대유행인플루엔자는 항원의 대변이에 따라 10-40년 주기로 전 세계적인 유행을 보이게

---

90   보건복지부, 『조류인플루엔자 인체감염 예방 및 관리지침』(2016), 4쪽.

91   보건복지부, 『보건복지 70년사』(2015), 251쪽.

92   김우주, 「신종인플루엔자 A/H1N1 대유행: 현황과 전망」, 『대한의사협회지』 52-8, 2009, 787-794쪽.

된다. 1918년에 A/H1N1 스페인 대유행을 비롯하여 1957년 A/H2N2 아시아 대유행, 1968년 A/H3N2 홍콩 대유행은 대변이에 따른 대유행의 대표적인 사례들이다.

2009년 4월 돼지에서 유래한 인플루엔자 유행을 맞아 세계보건기구에서는 4월 27일 '사람 사이 전파를 통해 지역사회 감염을 야기할 수 있는 재조합 바이러스가 확인된 단계'인 4단계로 상향하였고, 4월 29일에는 '같은 WHO 권역 내의 2개 국가 이상에서 유행을 일으키는 단계'인 5단계로 빠르게 상향 조정하였다. 같은 해 6월 11에는 세계 74개국에서 3만여 명의 환자가 발생하면서, '다른 WHO 권역의 1개국 이상에서 지역사회 유행을 일으키는 단계'인 6단계를 선언하였다.[93] 미국 CDC의 보고에 따르면 신종인플루엔자는 주로 북미와 유라시아 돼지 기원의 H1N1 인플루엔자 바이러스가 재조합된 바이러스로 기존에 다른 동물이나 사람에게서는 찾아볼 수 없었던 독특한 바이러스이다. 따라서 지금까지 겪어보지 않았던 이 바이러스로 인한 인체감염에 대해 기존에 면역이 형성되지 않았기에 대유행으로 발전하였다. 북미 지역에서 시작되었던 대유행은 항공 여행객을 통해 세계적으로 빠르게 확산되었다. 기존의 대유행 사례들에서 세계적으로 환자가 증가하는 데 6개월 정도 소요되었다면, 신종인플루엔자에서는 첫 환자 발병 이후 6주 이내에 세계적인 유행이 되었다. WHO 보고에 따르면 2009년 7월 6일 기준으로 전 세계적으로 94,512건이 발생하여 그 중 429명이 사망하였다.[94] 급격한 전파에 따라 WHO는 추후 감염자 수 집계 자체가 이러한 감염에 국가적으로 대응하는 데 별 의미가 없다고 판단하여 감염자 집계를 중단하고, 대신 각 국가에서는 중증 환자와 비전형적인 증례의 감시 및 치료에 한정된 의료 자원과 보건 인력을 집중하도록 권고하였다.[95]

---

93 Centers for Disease Control and prevention, 「The 2009 H1N1 pandemic: Summary highlights, April 2009~April 2010」, https://www.cdc.gov/h1n1flu/cdcresponse.htm

94 WHO, Human infection with pandemic (H1N1) 2009 virus: Updated interim WHO guidance on global surveillance. 10 July 2009.

95 WHO, Changes in reporting requirements for pandemic (H1N1) 2009 virus infection. 16 July, 2009.(http://www.who.int/csr/disease/swineflu/notes/h1n1_surveillance_20090710/en/)

국내의 첫 신종인플루엔자 추정 환자는 2009년 4월 28일에 발생하였다.[96] 보건복지부는 중앙인플루엔자대책본부를 중심으로 검역소와 질병관리본부의 24시간 비상근무 체제에 돌입하였다. WHO가 정의한 신종인플루엔자 대유행 위기 단계에 따라 2009년 4월 28일부터 7월 20일까지 국내는 지역사회 유행이 시작된 주의 단계로 구분되었다. 이에 따라 전체 공항 입국자를 대상으로 발열 감시를 시행하는 등 검역 조치를 강화하였으며, 환자의 조기 발견을 위해 위험 지역에서 입국하는 모든 사람들을 대상으로 전화 추적 조사를 실시하였다. 확진이 되었거나 감염으로 추정되는 환자들은 국가가 지정하는 입원 치료 병상(5개 병원의 197병상)에 격리하여 치료하였다.

다음으로 태평양 지역 내에 여러 국가에서 신종인플루엔자가 유행하자 2009년 7월 21일부터 2009년 11월 2일까지 경계 단계로 상향 조정하여 대처하였다. 환자 접촉이나 해외 거주에 의한 사례가 많았던 5, 6월과 달리 7월부터는 지역사회를 통한 감염이 의심되는 환자가 35%로 급속히 증가하였다(그림 7-8). 이때부터는 검역 및 격리를 중심으로 하던 기존의 대응에서 유행을 늦추고 사망자 발생을 최소화하는 대응 방식으로 전환하였다. 따라서 8월 19일까지 2,417명이 확진된 이후, 8월 21일부터는 진단검사 없이 입원 환자나 고위험군 환자들을 대상으로 항바이러스제를 투여하도록 지침이 바뀌고 더 이상 국내의 전체 환자 수를 집계하지 않았다.[97] 정부는 시·도별로 치료거점병원을 지정하고 항바이러스제와 개인 보호구를 지원하였다. 항바이러스제의 처방은 8월 21일 이후부터 하루 약 1,500건 내외로 처방되다가, 10월부터 의사의 판단하에 모든 급성열성호흡기질환에게 항바이러스제 투약이 가능하도록 기준이 완화되자 11월 초에는 하루 10만여 명분 이상이 처방되었다. 10월 27일부터는 감염 위험성과 감염의 차단 효과를 고려하여 선정된 예방 접종 대상자(1,913만 명, 전 국민의 39%)에게 의료진, 학생, 영유아, 임산부 등 순차적으로 예방 접종을 시행하였다.

---

96 보건복지부, 『보건복지 70년사』(2015), 251쪽.

97 이동한 외, 「정부의 신종인플루엔자 A(H1N1) 대응」, 『Journal of Preventive Medicine and Public Health』, March 2010, 43-2, pp.99-104.

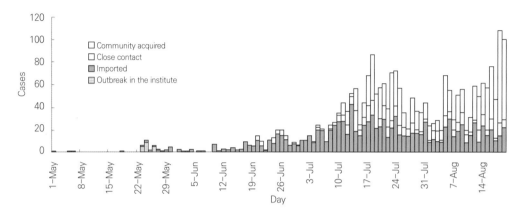

그림 7-8. **국내 신종인플루엔자의 감염 경로(2009년 8월 19일까지)**
출처: 이동한 등, 「정부의 신종인플루엔자 A(H1N1) 대응」

    2009년 11월 3일부터 2009년 12월 10일까지 국내 상황은 '여러 WHO 권역에서 유행하는 심각단계'로 접어들었다. 정부는 중증 환자 비상 대응 체계를 구축하고 11월 11일부터 학생 예방 접종을 시작하였다. 이 시기에는 폐렴을 포함한 중증 환자를 치료하고 사망자를 감소하도록 하는 데 주력하였다. 예방 접종이 시작되자 환자 수가 감소하였고 12월 11일부터는 다시 경계 단계로 환원되었다. 이후 2010년 3월 8일은 주의 단계, 2010년 4월 1일은 관심 단계로 점차 하향 조정되었다. 2009년 신종인플루엔자의 대유행(H1N1 2009)은 계절 인플루엔자와 달리 노인 감염자보다도 소아나 젊은 성인에서 주로 발생하였다는 특징을 보였다.[98] 노인의 경우는 과거 1918년 A/H1N1 스페인 인플루엔자와 관련하여 유사한 바이러스에 걸린 적이 있거나 백신에 의한 교차 면역 항체를 보유하여 그 영향이 적었던 것으로 분석된다.[99]

---

98   김우주, 「대유행 인플루엔자(H1N1 2009)의 경험과 교훈」, 『감염과 화학요법』 42-2, 2010, 61-63쪽.

99   Centers for Disease Control and Prevention (CDC). Serum cross-reactive antibody response to a novel influenza A (H1N1) virus after vaccination with seasonal influenza vaccine. MMWR 2009;58:521-4.

라. 중증열성혈소판감소증후군

중증열성혈소판감소증후군(Severe Fever with Thrombocytopenia Syndrome, SFTS)은 2009년 중국 중부 및 동북부지역에서 고열, 소화기증상, 혈소판 감소, 백혈구 감소, 다발성 장기부전을 특징으로 하는 원인 불명 질환이 집단 발생하면서 2년간의 역학조사를 거쳐 2011년 원인바이러스인 SFTSV (SFTS Virus)를 규명하면서 알려진 진드기매개 신종감염병이다.[100] 현재까지 전세계적으로 중국, 일본, 한국 3개국에서만 발생이 보고되고 있다.

국내에서는 2012년 사망한 환자의 보관된 혈액으로부터 SFTSV를 분리하여 2013년에 처음 보고하였는데, 환자는 강원도 춘천시에 거주하던 63세 여성으로 2012년 8월에 발열이 발생하였고, 발열 2주전에 밭에서 목을 벌레에 물렸었다. 이후 수양성설사, 혈소판 감소증, 백혈구 감소증, 의식변화 및 다발장기 부전의 진행을 보이다가 발병 10일째 사망하였다.[101] 환자가 사망당시에는 바이러스감염이 의심되었으나 원인바이러스를 확인하지 못하였었고, 약 7개월 뒤에 SFTSV 검사가 가능해진 이후에 원인바이러스를 분리할 수 있었다.

주요 매개체인 작은소피참진드기는 국내에서 뚜렷한 지역적 차이 없이, 산간 및 일부지역을 제외한 전국에 걸쳐 고르게 분포하고 있어서(그림 7-8),[102] 도서지역을 제외한 우리나라 전국에서 중증열성혈소판감소증후군 환자가 발생하고 있다. 평야지대는 드물며 산간 구릉지역이 특히, 감염의 위험지역으로 경상북도와 강원도, 제주도에서 환자가 가장 많고, 다음으로 경상남도, 경기도 순이며, 계절적으로 5~11월이 주요 발생시기로 7~9월까지 환자가 가장 많이 발생하고 있다(그림 7-9).

---

100 Xue-Jie Yu et al. Fever with Thrombocytopenia associated with a novel bunyavirus in China. NEJM. 2011;364:1523-1532

101 Kim KH, et al. Severe Fever with Thrombocytopenia Syndrome, South Korea, 2012. Emerg Infect Dis. 2013;19:1892-1894

102 질병관리본부, 『중증열성혈소판감소증후군 진료지침 권고안』(2016), 6쪽.

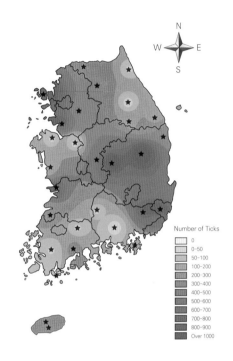

그림 7-8. **작은소피참진드기의 전국분포지역(2011년)**[103]

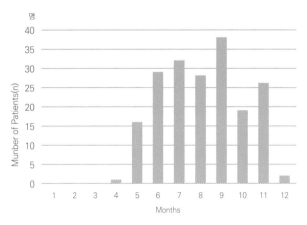

그림 7-9. **국내 중증열성혈소판감소증후군 환자 발생의 월별 추이(2012-2015년; n=172)**[104]

---

103 송봉구 외, 「2015년 참진드기 전국 분포조사 현황」, 『주간 건강과 질병』(2016), 239-245쪽.
104 질병관리본부, 『중증열성혈소판감소증후군 진료지침 권고안』(2016), 10쪽.

대부분의 환자는 50대 이상으로 연령대가 증가하면서 환자수가 증가해서 70대가 가장 많은데(그림 7-10), 이는 농촌지역에 거주하는 인구가 주로 고연령층인 것에 따른 현상으로 파악된다. 2015년까지 172명의 확진 환자가 확인되었는데, 2013년 36건, 2014년 55건, 2015년 79건으로 매년 증가 추세를 보이고 있다.[105] 연도별 치사율은 2013년 47%, 2014년 29%, 2015년 26.5%로 감소 추세를 보이고 있는데(그림 7-11), 이것은 환자수 증가에 따른 경증환자가 많이 포함되면서 감소추세를 보이는 것으로 추정된다.

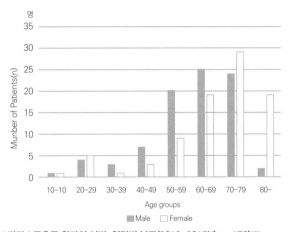

그림 7-10. **국내 중증열성혈소판감소증후군 환자의 성별, 연령별 분포(2012-2015년; n=172)**[106]

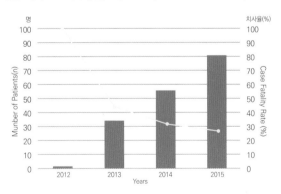

그림 7-11. **중증열성혈소판감소증후군의 연도별 발생현황 및 치사율**[106]

105 ibid., 9쪽.
106 ibid., 10쪽.

국내에서 잠복기는 약 2주 이내로 1주 간격으로 발열기, 다장기부전기, 회복기의 경과를 보이는데, 주요 초기증상은 발열과 식욕부진, 설사, 오심 등의 소화기계 증상이 50~93%에서 나타나는 것으로 알려졌다.[107] 호흡곤란, 의식저하, 위장관 출혈을 보이는 경우 중증으로 진행 위험이 높은 것으로 보고되어 사망환자의 경우 증상발현부터 사망까지 평균 9일(중앙값)로 대부분 2주 이내 사망하는 것으로 알려졌다.[108]

원인불명의 발열환자가 위험지역에서 매개진드기에 노출 가능성이 있으면서 중증열성혈소판감소증후군의 임상증상과 징후에 부합하는 소견을 보이는 경우, 실험실적 확진검사를 통해 확인할 수 있는데, 바이러스의 분리, 급성기의 바이러스 유전자 검출, 회복기 혈청의 특이 항체가(IgG)가 급성기에 비해 4배 이상 증가한 경우 중 한 가지 이상을 만족하는 경우 진단할 수 있다. 급성기 환자의 확진을 위해서는 환자의 혈청을 이용하여 실시간 역전사 중합효소연쇄반응(real-time RT-PCR)이 가장 적절하다.[109]

현재까지 특이 치료제는 없고 증상에 따른 내과적 치료를 시행하며 중증 상태를 조기에 판단하여 수반되는 합병증에 적절히 대처하는 것이 필요한 것으로 알려졌다. 또한 예방백신도 존재하지 않아 야외활동 시 진드기 접촉의 최소화를 통한 예방이 최선의 방법이며, 사람 간 전파가 발생할 수 있어서 환자의 혈액이나 체액에 손상된 피부 혹은 점막을 통해 직접 접촉한 경우나 혈액이나 체액에 오염된 환경과 간접 접촉한 경우에 전파될 수 있다. 국내 의료관련 2차 감염 사례로는 중증의 SFTS 환자의 심폐소생술에 참여한 의료진에서 보고되었는데, 적절한 보호구 착용 없이 환자의 혈액이나 체액에 직간접 접촉을 통한 전파 및 에어로졸을 통한 전파가 의심되는 사례였다.[109,110] 현재까지 국내외에서 발표된 SFTS의 2차 감염 사례들을 살펴보면 환자의 체액 배출상태나 중증도에 따른 감염 관련성

---

107 ibid., 11쪽.

108 김계형, 오명돈, 중증열성혈소판감소증후군. 대한내과학회지. 2014. 86:271-276

109 Kim WY, et al. Nosocomial transmission of severe fever with thrombocytopenia syndrome in Korea. Clin Infect Dis. 2015;60:1681-1683

110 김정현, 서충원, 김은영, 이동한, 중증열성혈소판감소증후군의 국내 병원감염 사례 고찰과 감염관리 방안. 주간 건강과 질병. 2018;11(10):286-289쪽.

은 명확하게 밝혀지지 않았으나, 아직까지 경증환자로부터 2차 감염이 발생한 사례는 보고되지 않았으며, 대부분 사망 전단계의 중증환자로부터 혈액이나 혈액성 분비물과의 접촉을 통해 감염되었던 것으로 알려졌다. 국내의 사례에서도 사람간 전파 사례는 심폐소생술이나 기관내삽관술 시행 중에 발생한 감염으로, 진드기에 물려서 감염된 최초환자는 모두 중증으로 진행하여 사망에 이르러 바이러스 배출농도가 높았을 것으로 예상되며, 시술 과정 중 혈액이나 체액 등의 분비물을 통해서 다량의 바이러스가 배출되었을 것으로 추정된다.[111]

보건당국은 2013년 5월 전국적으로 서식분포하고 있는 작은소피참진드기의 SFTS 바이러스 감염을 확인하여 국내에서도 환자발생 가능성을 인지하였다. 역추적 조사에서 2012년 환자발생 사례 확인을 통하여 과거에도 환자발생이 존재했음을 시사하는 사실을 확인하여 의심사례 진단신고기준등을 마련하였다.[112] 2013년 5월 제주에서 사망한 환자가 SFTS 바이러스에 감염된 국내 두 번째 확진 사례로 판정 보고이후 그해 5월부터 유사환자 발생 및 의심환자 신고가 전국적으로 늘면서 전국 지자체와 각 의료기관은 "살인 진드기" 예방관리지침을 마련하였다. 축사와 관광지 주변 진드기 서식처에 대한 방역 활동을 하였고,[113,114] 질병관리본부는 중앙대책반을 가동하여 농촌지역 주민 중심으로 대국민 홍보 강화, 진드기 매개 질환 보건 교육, 시도 보건환경연구원의 상시 진단 체계 정비 등 종합 방역 대책을 시행하여 매년 4월~11월 SFTS 발생에 대비하여 중앙대책반을 운영하고 있으며, 제4군 감염병으로 지정하여 그 발생 현황을 모니터링하고 있다.

---

111 김정현, 서충원, 김은영, 이동한, 「중증열성혈소판감소증후군의 국내 병원감염 사례 고찰과 감염관리 방안」, 『주간 건강과 질병』, 2018;11(10):286-289쪽.

112 질병관리본부 『SFTS(중증열성혈소판감소증후군) 예방관리 당부』 보도참고자료, 2013.5.2

113 질병관리본부 『SFTS 바이러스 감염 두 번째 환자 확인』 보도참고자료, 2013.5.23.

114 「전국 살인 진드기 '경계령', 지자체 방역 강화」, 『한국경제』, 2013년 5월 22일.

마. 에볼라

1976년 콩고에서 처음 발견된 에볼라 바이러스는 2013년 12월 기니, 시에라리온, 라이베리아 등 서아프리카 지역을 중심으로 다시 확산되었다. 박쥐 등의 동물과 접촉 시 감염되지만 체액을 통해 사람 간 전파도 가능한 에볼라는 심한 발열과 구토, 근육통, 출혈 등의 증상을 유발한다. 치사율이 90%로 알려져 있으며, WHO 보고에 따르면 2015년 4월 22일까지 기니, 시에라리온, 라이베리아 세 국가에서 의심환자를 포함하여 26,101명이 발생하였고 그중 10,824명이 사망하였다.[115] 상황이 심각해지자 WHO는 확산을 적극적으로 차단하기 위해 11개국 보건장관 회의를 소집하고 국가 간 협력을 통한 종합 대응 계획을 마련하였다.[116]

국내에서 에볼라 출혈열(에볼라바이러스)은 해외 유입이 우려되는 감염병으로 제4군 전염병으로 지정되어 있다. 2014년 세계적으로 에볼라 유행이 문제가 되자 외교부는 '특별여행주의보'를 발령하고 이베리아 전 지역과 시에라리온에 대해 여행 취소를 권고했으며 라이베리아 지역에 있는 국민에게는 즉각 철수하라고 경고했다.[117] 또 국내 유입 차단을 위해 2014년 8월 전국 13개 국립검역소가 비상근무 체제에 돌입하고, 나이지리아를 포함한 발생 4개국에 대해 경유를 포함하여 입국자들을 대상으로 모두 게이트 검역을 시행하였다. 2014년 12월 13일에는 에볼라 퇴치를 위해 국내 '에볼라 대응 긴급구호대'가 서아프리카로 파견되었다. 감염내과 전문의와 간호사 등으로 구성된 구호대는 2주간 적응 훈련을 거친 후 4주 동안의 의료 활동을 펼쳤다.[118] 그뿐만 아니라 정부는 에볼라 대응을 위해 모두 1,260만 달러를 지원하였다.

이와 같은 노력들이 기반이 되어 세계보건기구가 2015년 12월 29일 진원지인 기니에서 에볼라 발병이 종식되었음을 공식 선언할 때까지 국내에서 에볼라 환자는 발생하지 않았

---

115 http://www.cdc.gov/vhf/ebola/outbreaks/2014-west-africa/cumulative-cases-graphs.html
116 「WHO, 에볼라 바이러스 차단 국제보건장관 회의 소집」, 『연합뉴스』, 2014년 6월 26일.
117 「외교부, 서아프리카 라이베리아, 시에라리온 특별여행주의보 발령」, 『뉴데일리』, 2014년 7월 8일.
118 「에볼라 파견 1진 12월 13일 출국… 2주 훈련 포함 6주간 활동」, 『국민일보』, 2014년 12월 10일.

다. 그러나 국제 교류의 증가로 신종 감염병이 유입될 가능성은 언제라도 있기에 주의를 기울일 필요가 있었다.

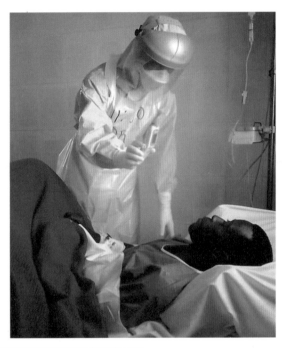

사진 7-3. 한국 에볼라 긴급구호대(KDRT) 의료진의 현지 활동 모습
출처: 『연합뉴스』 2015년 2월 22일. http://www.yonhapnews.co.kr/bulletin/2015/02/17/0200000000AKR20150217113800043.HTML

바. 메르스(Middle East respiratory syndrome, MERS)

2015년 5월 20일 국내에 첫 환자가 확진된 메르스 사태는 대한민국의 방역 체계를 다시 되돌아보는 기회가 되었다. 2012년 6월 사우디아라비아의 중증 폐렴으로 사망한 환자에게서 처음으로 발견된 메르스 코로나바이러스(Middle East respiratory syndrome coronavirus, MERS-CoV)는 인간의 기관지와 폐에서 왕성하게 번식하며 급성호흡기감염증을 유발한다.[119] 이는 특정 연령에 국한되지 않고, 특히, 만성 폐질환, 당뇨, 신부전, 면역 결핍 질

---

119 보건복지부, 『2015 메르스 백서』(2016), 36쪽.

환 등 기저 질환이 있는 환자들에게 중증의 급성호흡기 감염을 일으킨다. 사람에게 감염을 유발하는 메르스의 전파 경로는 아직까지 명확하지는 않으나, 매개체인 낙타를 통해 사람에게 전파될 가능성이 있음이 보고되었다. 여기에 더하여 주로 비말 접촉을 통한 사람-사람 간 전파가 가능한 것으로 알려져 있다.[120] 2015년 5월 31까지 세계적으로 1,180명의 환자가 보고되었으며, 그중에 대다수가 사우디아라비아의 사례였다(1,016명 발생 중 447명 사망, 사망률 44%).

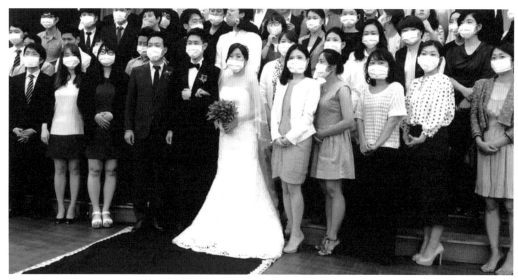

사진 7-4. 2015년 6월 메르스 유행 당시 결혼식에서 하객들이 마스크를 착용하고 있는 모습
출처 : 『TIME』 2015년 6월 10일. http://time.com/3915714/south-korea-mers-viral-photo/

1) 부실한 초기 대응

국내 첫 사례인 68세 남자 환자는 2015년 4월 24일 중동 지역을 방문하여 2주 동안 체류하다가 귀국하였다.[121] 귀국 후 일주일째부터 발열과 감기 몸살 증상이 있어 치료를 받았으나 호전되지 않았고, 주치의의 권유로 평택의 한 병원에서 3일 동안 입원하였다. 이후에도

---

120 Zumla A, Hui DS, Perlman S. (2015). Middle East respiratory syndrome. 『The Lancet』 386:995-1007.
121 보건복지부, 『2015 메르스 백서』(2016), 44쪽.

고열과 호흡곤란이 지속되자 다른 의원을 방문한 후 5월 18일에는 서울의 한 종합병원에 입원하였다. 5월 11일부터 21일까지 처음 환자가 전체 4개의 의료기관을 방문하는 동안 총 39명이 감염되었다.[122] 당시 중동 지역의 여행력을 파악한 담당 의사가 5월 19일 질병관리본부에 메르스 검사를 의뢰하였으며, 국립보건연구원에서 메르스 코로나바이러스가 검출되어 5월 20일 첫 보고가 되었다. 그러나 첫 환자가 방문했던 서울의 한 종합병원 응급실에서 감염된 14번째 환자가 이미 밀집된 응급실 환경에서 다수의 사람들과 접촉을 하였으며, 이를 통해 76명의 환자가 추가 발생하였다.

메르스 환자가 처음 확진된 후 질병관리본부에 중앙방역대책본부를 구성하였으나, 메르스의 바이러스의 감염력이 애초 정부가 예상했던 것과 다르게 나타났다. 초기에 정부는 감염 가능성에 관하여 WHO나 경험이 있는 외국의 기준 대신 신종인플루엔자에 관한 국내 지침을 그대로 적용하였다. 메르스 대응 지침에서는 (1) 확진 또는 의심환자와 신체 접촉을 한 자, (2) 증상이 있는 환자와 2 m 이내의 공간에서 1시간 이상 함께한 사람으로 기준을 삼아 밀집 접촉자를 격리하였다.[123] 그러나 메르스 환자와의 밀집 접촉자에 대해 2014년 7월 WHO 기준에서는 '환자 및 의심환자가 증상이 있는 동안 동거, 방문 등과 같이 동일한 장소에 머문 사람'으로 규정하고 있으며, 미국의 CDC에서도 '적절한 개인 보호 장비 착용 없이 환자와 2 m 내에 머문 경우'로 규정하고 있다.[124] 구지침으로 인해 초기 역학조사 현장에서는 메르스의 감염력을 과소평가하게 되었고, 실제 여섯 번째 환자의 경우 처음 발생한 환자와 동일 병실에 입원하지 않았음에도 2015년 5월 28일 메르스로 확진되었다. 또 초기 지침에서 '38.0℃ 이상'을 발열 기준으로 하였으나, 세 번째 환자의 가족이 5월 20일에는 발열이 없어 격리되지 않았으나 이후 확진 판정을 받았다.

방역망이 좁게 설정된 것으로 인하여 메르스 유행이 확산되자 이후 정부에서는 메르스 전파를 최대한 막기 위해 밀집 접촉자 판정 기준 (2)에서 '1시간 이상'이라는 노출 기준을

---

122 The characteristics of Middle East respiratory syndrome coronavirus transmission dynamics in South Korea. Kim Y, et al. Osong Public Health Res Perspect 2016 7(1), pp. 49-55.

123 보건복지부, 『2015 메르스 백서』(2016), 6쪽.

124 신민철 · 안호선, 「메르스 감사를 통해 본 국가방역체계」, 『감사』 130, 2016, 34-39쪽.

삭제하였다. 조기 발견을 위한 발열 기준 역시 37.5℃ 이상으로 변경하였다.

첫 환자의 중동 지역 여행력을 파악한 서울의 한 종합병원에서는 「법정감염병 진단·신고기준」에 따라 2015년 5월 18일 관할 보건소에 신고하였다. 신고를 받은 보건소는 질병관리본부에 메르스 진단 검사를 요청하였으나, 해당 부서에서는 의심환자 방문국인 바레인이 메르스 발생 국가가 아니라는 이유를 들어 검사를 거부하다가 31시간이나 지나서야 뒤늦은 검사를 시행하였다. 그뿐만 아니라 이후 환자가 메르스 확진 판정을 받아 진행한 초동 역학조사에서 평택의 병원 CCTV를 통해 첫 환자가 병실 밖에서도 여러 사람들과 접촉한 사실을 확인하였으나, 첫 환자와의 접촉자 범위를 환자 입원 병실로 한정하였다. 이 과정에서 의료진 등 16명은 격리 조치가 되었으나 첫 환자와 같은 병동에 있던 다른 환자들은 따로 조치가 취해지지 않아 초기에 대규모 확산을 막을 수 있는 기회를 잃었다.[125]

당시 첫 환자와 평택병원의 같은 병동에 머물던 14번 환자는 5월 27일 서울의 한 종합병원 응급실에 내원하였으며, 5월 30일 메르스 확진 판정을 받았다. 당시 「감염병의 예방 및 관리에 관한 법률」과 구 「메르스 대응지침」에 따르면 의심환자는 입원·격리하고, 환자와 접촉한 사람 중 밀접 접촉자는 자가 격리 등 격리 조치를, 그리고 일상 접촉자는 보건소에서 매일 증상 유무를 확인하는 능동 감시를 하도록 되어 있었다. 그러나 해당 병원에서 14번 환자에게 노출된 전수자 명단의 제출이 지연되었으며, 이를 보고받은 방역 당국 역시 6월 7일이 되어서야 명단을 시·도에 통보하여 전체 방역망은 7일이나 늦게 가동되었다. 이 과정에서 해당 환자와 접촉했던 76번 환자가 이를 알지 못한 채 강동의 한 병원을 방문하였고 11명의 추가 감염자가 발생하는 등 다수의 3차 감염 환자들이 발생하게 되었다.

첫 환자와 동일한 병실에 있지 않았던 환자들이 추가로 메르스로 확진됨에 따라 메르스 감염에 따른 국민들의 불안도 확산되었다. 2015년 5월 말 하루가 다르게 환자가 증가하자 인터넷과 소셜네트워크서비스(SNS)에서는 메르스 전파와 관련한 괴담이 급속하게 유포되었다.[126] 방역에 대한 관리·감시가 제대로 작동하지 못함에 따라 국민들을 불안하게 한 사

---

125 신민철·안호선, 「메르스 감사를 통해 본 국가방역체계」, 『감사』 130, 2016, 34–39쪽.
126 「메르스 환자 미관리가 국민 공포 불러」, 『파이낸셜뉴스』, 2015년 5월 29일.

건도 있었다. 세 번째 환자의 가족 중 한 명인 44세 남성은 5월 16일 병문안을 위해 환자 입원실에 4시간 정도 머무르는 밀접 접촉을 하였으나, 이를 보건 당국에 신고하지 않았다. 그는 이후 5월 26일 홍콩을 경유해 중국 광저우로 출장을 갔으며, 28일 격리될 때까지 품질교류회에 참석하는 등 다수의 사람들과 접촉하였다.[127] 이에 따라 보건복지부는 밀접 접촉자가 자가 격리 등 협조할 의무를 위반할 경우에 최대 300만 원의 벌금을 부과하도록 하는 등 국민들의 협조를 유도하고[128] 포털 지식인과 콘텐츠 검색 코너 등을 활용하여 질병과 관련된 정보를 제공하였다.

2) 정보 공개의 문제

메르스가 전국적으로 확산됨에 따라 메르스가 발생한 병원명 등을 국민에게 공개하고 해당 병원을 방문한 환자들이 자발적으로 감염 의심 사실을 신고하도록 하라는 국민들의 요구도 증가하였다. 그러나 방역 당국은 추가 혼란 발생, 환자 치료 거부 등의 문제가 발생할 수 있다는 이유를 들어 메르스 발생 병원명 등의 정보를 공개하지 않았다.[129] 당시 보건복지부는 초기 대응이 부족한 점을 인정하며 5월 31일 긴급브리핑을 통해 민관합동대책반을 구성하였다. 그러나 중앙메르스관리대책본부와 대책반의 회의를 통해 확진 환자 관련 의료기관명과 노출일 등의 정보는 감염내과 전문의와 감염관리실에만 제한적으로 제공하기로 하였다.[130] 이에 국민들의 정보제공 요구는 점점 더 커져갔고[131] 심지어 SNS 등을 통해 출처 불명의 '메르스 병원 명단'이 급속도로 유포되기도 했다.[132] 설상가상으로 서울시장이 긴급 브리핑을 통해 정부와 자치단체 사이의 소통이 부족함을 지적하고, 의사인 35번째 환자가 주택조합 총회에 참석한 사실을 공개하며 참석자들의 자발적 가택 격리를 추진

127 「중국 체류 한국인 메르스 의심환자 확진 판정」, 『연합뉴스』, 2015년 5월 29일.

128 「메르스 의심환자 격리 거부하면 벌금 300만원 부과」, 『아주경제』, 2015년 5월 29일.

129 「"ㅇㅇ병원 가지 마세요" 메르스 루머 확산…병원 비공개에 불안감 커져」, 『한국경제』, 2015년 5월 29일.

130 「문 복지부 장관 "초기대응 실패" 사과…앞으로 1주일이 고비」, 『조선비즈』, 2015년 5월 31일.

131 「메르스 사태, 국민에 충분한 정보 제공 먼저」, 『의협신문』, 2015년 6월 1일.

132 「정부 메르스 정보 '비공개' 방침, 미국과 어떻게 달랐나」, 『헤럴드경제』, 2015년 6월 2일.

한다고 발표하였다.[133] 혼란이 심해지자 중앙메르스관리대책본부는 민관종합대응TF 회의를 통해 선제적 방역 조치의 필요성을 논의하고 6월 5일 평택성모병원을 공개하였다.[134] 이후 지방자치단체장과의 연석회의를 통해 6월 7일 24개의 의료기관명을 공개하였다.

3) 적극적 민관협력 대응 체계 본격 가동

민관종합TF의 활동 방향이 명확해지고 중앙메르스관리대책본부의 조직이 정비되면서 초기의 미흡한 점이 개선되었고, 점차 감염관리 방역 업무를 수행하는 데 적합한 대응 체계가 갖추어졌다. 6월 7일 발표에서 정부는 메르스 감염이 의료기관을 중심으로 이루어지고 있다는데 주목하였으며, 격리자 전원을 보건소 및 자치단체 공무원과 일대일 매칭하여 관리하기로 하였다. 또 메르스 대응 관련 정보를 최대한 공개하고, 소통의 창구는 보건복지부로 일원화하였다. 국제사회와의 공조를 강화하기 위해 세계보건기구와 메르스 합동 평가를 수행하였다.

한국-WHO 메르스 합동평가단은 메르스 유행에 대해 5일 동안 진단한 후 2015년 6월 13일 '메르스 유행에 대한 진단과 정부에 대한 권고'를 발표하였다.[135] 평가의 핵심 전달 내용(high-level messages)에서는 초기 확산의 요인들로 병원 내 감염 예방 통제 조치가 부족했던 점, 병원 내 감염 확산을 유발한 지나치게 혼잡한 응급실과 다인 병실, 여러 의료 시설을 돌아다니는 의료쇼핑, 많은 친지가 문병하는 문화를 들었다. 보건 당국에게는 전국의 감염예방 및 통제 조치를 즉각 강화하고 추가 환자 발생을 막기 위해 (1) 모든 접촉자에 대한 완벽한 조기 파악, (2) 접촉자 및 의심 사례 전원에 대한 격리 및 모니터링 조치, (3) 감염 예방 통제 조치의 완벽한 이행, (4) 감염 환자 및 접촉자의 여행 금지를 이행하도록 권고하였다. 이와 병행하여 국내외의 신뢰를 강화하기 위한 대책으로 '위험정보 소통(risk communication)'을 강화해야 함을 강조하였다. 급증하는 환자에 대한 대응 능력(surge capacity)를 확보하고 지속적인 대응을 위해 추가 인력을 긴급 편성하여 투입할 것도 요구하

---

133 「메르스 확진 환자 1,500명 접촉…서울시 자체 대책 나서」, 『YTN』, 2015년 6월 4일.

134 질병관리본부, 『2004 질병관리백서』(2005), 8쪽.

135 http://cdc.go.kr/CDC/cms/content/mobile/90/63690_view.html

였다. 미래에 발생할 수 있는 전염병에 대해 최적의 대응 능력을 확보할 필요성 또한 강조되었다. 특히 음압 격리병상 수 증가 등 향후 중증 감염병에 대응하는 데 필요한 의료 시설 강화, 의료쇼핑 개선 방안 모색, 감염 질환 전문가, 감염 예방 및 통제 전문가, 위험정보 소통 전문가 등 전문가 양성 교육 확대, 정부의 공중보건 역량 및 리더십 강화를 위한 투자를 강조하였다.

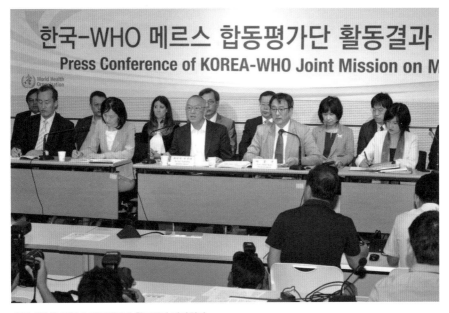

사진 7-5. 한국-WHO 메르스 합동평가단 활동결과 기자회견
출처 : 2015년 6월 13일 보건복지부 포토뉴스, http://www.mohw.go.kr/react/jb/sjb0703vw.jsp

4) 위기 단계 종료 및 후속 조치

2015년 7월 28일 중앙메르스관리대책본부는 '메르스 후속조치 관리계획'을 발표하였고, 대책 본부도 메르스후속조치TF를 중심으로 재편되었다. 8월 2일부터는 메르스 대응에 관한 주요 기능이 중앙방역본부로 이관되었다. 메르스후속조치TF는 국가방역체계 개편에 대하여 공청회를 개최하고 각계의 의견을 수렴하였다. 2015년 9월 1일에는 감염병 발생에 대비하여 국가방역체계 전반의 개편 방안을 마련하여 제시하였으며, 세부 실행 계획 마련

을 위하여 '의료관련 감염대책 협의체'를 10월 1일 구성하였다.[136]

2015년 12월 1일에는 감염병 위기 경보 수준을 '주의'에서 '관심' 단계로 하향 조정하였고, WHO 기준에 따라 80번째 환자의 사망일부터 28일이 되던 2015년 12월 23일 자정 메르스 유행 종료를 선언하였다. 2015년 5월부터 12월까지 전국 16개 병원에서 186명의 메르스 확진 환자가 발생하였고 그중 38명(20.4%)이 사망하였다.[137] 이 중 의료기관을 방문 혹은 입원했던 환자가 44.1%로 가장 많은 수를 차지하였고, 다음으로 가족 및 방문객 33.9%, 의료진 13.4%, 간병인 4.3% 등의 순이었다.

사. 신종 전염병 대응을 위한 방역 체계 개편

1) 사스 이후 시기

2003년 중국에서 시작되어 전 세계적으로 유행한 중증급성호흡기증후군(severe acute respiratory syndrome, SARS)은 감염병에 대한 국내의 접근 전략이 새롭게 변화해야 한다는 필요성을 제기하는 계기가 되었다.

먼저 국내의 감염병뿐 아니라, 해외에서 유입될 수 있는 신종 전염병에 대해 관장할 수 있는 기구가 필요하다는 시대의 요구에 따라 중앙의 질병 관리 정책 기구가 변화되었다. 원래 국립보건원은 1963년 국립방역연구소, 국립화학연구소, 국립생약시험소와 국립보건원이 통합되어 구성되었던 기관이었으나, 2003년 12월 기존의 기능을 확대하고 보건복지부의 13개 검역소 관리 기능을 이관받아서 방역과 검역을 일원화한 질병관리본부로 변경되었다.[138] 새로 개편된 조직에서는 전염병에 대한 방역 기능의 강화가 무엇보다 강조되었다.[139] 기존의 전염병관리부(1부 3과)가 새로운 질병관리본부 체제에서는 전염병관리부 및 질병조사감시부(2부 8과)로 변하였으며 인력도 기존의 24명에서 58명으로 증원하여 대폭 확대되었다. 당시 신설된 조직으로는 예방접종관리과, 에이즈·결핵관리과, 생물테러대응

---

136 보건복지부, 「의료관련감염대책 협의체 논의 결과 및 향후 계획」(2015).
137 보건복지부, 『2015 메르스 백서』(2016), 93쪽.
138 보건복지부, 『보건복지 70년사』(2015), 214쪽.
139 질병관리본부, 『2004 질병관리백서』(2005), 8쪽.

과, 검역관리과, 그리고 만성병조사과이다. 정부는 이러한 변화를 바탕으로 질병으로부터 국민 건강을 보호하고 국가의 위기 상황을 초래할 수 있는 신종 전염병에 대해 효과적으로 대처할 수 있는 기반을 마련하고자 하였다.

두 번째로, 2003년 8월에는 「검역법」이 일부 개정되어, 기존에 콜레라, 페스트, 황열 세 가지로 규정되었던 기존의 검역감염병에 추가로 신종전염병증후군, 생물 테러, 그 밖에 국외 유입이 우려되는 해외유행전염병 등을 더하여 국가비상사태에 적절히 대응할 수 있도록 하였다. 전염뿐만 아니라 검역질환이 증가함에 따라 감시 및 격리 기간을 재설정하였다. 가장 최근에 개정된 「검역법」에서는 '검역감염병'의 종류를 콜레라, 페스트, 황열, 중증급성호흡기증후군, 조류인플루엔자 인체감염증, 신종인플루엔자감염증, 중동호흡기증후군, 기타 보건복지부장관이 긴급 고시하는 감염병으로 분류하고 있다.[140]

셋째, 전문적인 전염병 관리를 위한 전문 인력 확보 방안으로 2002년부터 '감염병전문가 교육·훈련 프로그램'을 통해 일선 보건기관의 전염병 관련 실무자가 전염병 유행 시 신속하게 대처할 수 있도록 하고 있다.[141] 이 교육 프로그램은 과정별로 대표 대학을 선정하고 지역 단위로 거점 대학을 편성하여 위탁 교육 형식으로 운영되고 있다. 구체적으로는 감염병 관리 업무 담당자(6-9급)을 대상으로 하는 감염병 관리 FMTP II 프로그램과 학교 보건교사들을 대상으로 하는 학교 보건교사 감염병관리심화교육이 있으며 2015년까지 총 13,983명이 교육을 받았다. 또 다른 교육 프로그램으로는 '현장역학전문가 양성 프로그램'을 도입하여 해마다 공중보건의사를 대상으로 전문 교육을 실시 후 역학조사관으로 배치하여 전염병 관리 업무를 담당하고 있다.[142]

2) 신종인플루엔자 대유행 이후 시기

2009년 기존의 「전염병예방법」은 '국민 건강에 위해(危害)가 되는 감염병의 발생과 유행을 방지하고, 그 예방 및 관리를 위하여 필요한 사항을 규정함으로써 국민 건강의 증진 및

---

140 국가법령정보센터, 「검역법」, 2017년 7월 26일 개정.
141 질병관리본부, 『2014-2015 질병관리백서』(2016), 37쪽.
142 박옥, 「최근 전염병발생현황 및 관리」, 『대한내과학회지』 부록 1호, 2004, S14-S24.

유지에 이바지함을 목적'으로 「감염병의 예방 및 관리에 관한 법률」로 전부 개정되었다.[143] 이를 통해 국내에 아직 유입되지 않은 신종·해외유입감염병을 제4군 감염병으로 지정할 수 있는 여지가 강화되었다.

3) 메르스 사태 이후

메르스 유행을 통해 제기된 신종 감염병에 대한 방역 체계의 문제점을 개선하기 위한 개정 법안이 국회의 법안심사소위원회를 통과하여 2015년 7월과 12월 개정되었다. 개정된 법률에서는 관리 대상이 되는 해외 신종 감염병의 정의를 추가하고, 긴급하게 예방 관리가 필요한 보건복지부장관의 지정 감염병을 포함시켰다. 또, 메르스 대응 과정에서 역학조사에 어려움이 있었던 점을 감안하여 역학조사에 관한 방역관 및 역학조사관의 권한을 제18조에 명시하고, 응급상황 시 관계 기관으로부터 신속하게 자료를 받아 대응할 수 있도록 협조 근거를 마련하였다. 환자 발생에 대응할 수 있는 충분한 격리 시설을 마련할 수 있도록 국립감염병원 설립과 감염병 관리 시설의 설치·지정에 대한 근거도 제8조의 2(감염병 병원)에 마련되었다. 국가와 지방자치단체, 의료인, 국민의 감염병과 관련한 권리와 의무가 부여되었으며, 제42조에는 감염전파를 차단하기 위한 강제 처분 조항이 마련되어 방역 업무에 방해를 주는 행위에 대해 처벌 근거를 마련하였다.

법률 개정과 더불어 향후 유행할 수 있는 신종 감염병에 대해 보다 체계적인 대응을 위해 정부는 2015년 9월 「국가방역체계 개편 방안」을 확정하였다. 개편의 방향은 (1) 신종 감염병의 국내 유입을 사전에 차단하고 조기 종료할 수 있도록 즉각 대응 체계 구축, (2) 유행 확산에 대비한 격리 및 전문 치료 체계 구축, (3) 병원감염 방지를 위한 의료 환경 개선, (4) 신종 감염병 관련 거버넌스 개편이다. 개편 내용은 국가정책조정회의 및 당정협의를 거쳐 5개 분야, 48개 세부 과제로 확정되었다(그림 7-9).

---

143 국가법령정보센터, 「감염병의 예방 및 관리에 관한 법률」 제1조(목적)

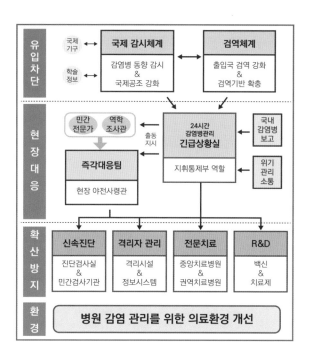

유입차단
| 국제기구 ↔ | 국제 감시체계 | ↔ | 검역체계 |
학술정보 ↔
감염병 동향 감시 & 국제공조 강화 / 출입국 검역 강화 & 검역기반 확충

현장대응
민간 전문가 / 역학 조사관 ← 출동 지시
24시간 감염병관리 긴급상황실 ← 국내 감염병 보고
즉각대응팀 ← 위기 관리 소통
현장 야전사령관 / 지휘통제부 역할

확산방지
| 신속진단 | 격리자 관리 | 전문치료 | R&D |
진단검사실 & 민간검사기관 / 격리시설 & 정보시스템 / 중앙치료병원 & 권역치료병원 / 백신 & 치료제

환경
병원 감염 관리를 위한 의료환경 개선

그림 7-9. **국가방역체계 개편 방안**

구체적인 내용으로는 첫째, 신종 감염병의 국내 유입을 사전에 차단하기 위해 신종 감염병에 대한 국제적 동향을 파악 및 국제 공조를 위한 감시 체계를 구축하고, 출입국 검역을 강화하고자 하였다. 예를 들어 위험 국가 출국자 대상으로 SNS 문자를 통해 해외 감염병 정보를 안내하는 예방 검역이 도입되고, 위험 국가 입국자는 잠복 기간 동안 발병 모니터링과 감염병 안내 문자 서비스를 제공하였다.

둘째, 감염병으로 인한 공중 보건 위기에 미리 대비하고 발생 시 즉각적인 현장 대응을 위해 질병관리본부 내에 긴급상황센터(Emergency operation center, EOC)를 신설하였다. 긴급상황센터는 위기대응총괄과, 위기분석국제협력과, 자원관리과, 생물테러대응과로 구성되어 있으며, 위기대응총괄과의 경우 24시간 긴급 상황실을 운영하였다.[144] 평소 위기대

---

144 질병관리본부,http://cdc.go.kr/CDC/contents/CdcKrContentView.
    jsp?cid=68334&menuIds=HOME001-MNU2374-MNU2375-MNU2476

응 상황실을 통해 국내외의 감염병 정보를 수집하다가 신종 및 재출현 감염병 위기 상황이 감지될 경우 신속하게 위기의 수준을 평가하고, 이후 초동 대응을 위해 현장에 즉각대응팀을 파견하고 상황을 지휘 및 통제하였다.

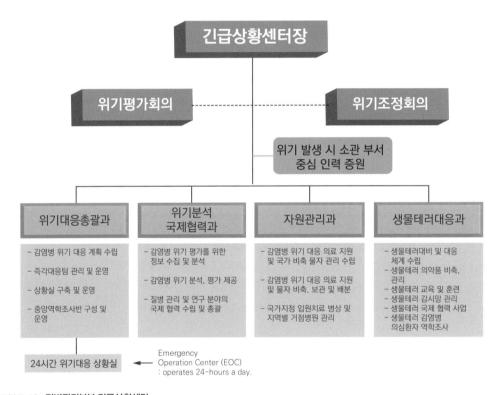

그림 7-10. **질병관리본부 긴급상황센터**

신종 감염병을 발생 초기에 조기 종식하기 위한 또 다른 방역 체계로 즉각대응팀을 구성하여 운영하였다. 의심환자가 발생하게 되면 방역관을 팀장으로 하고 민간전문가와 중앙역학조사단, 지역 의료기관 등이 참여하는 '즉각대응팀'이 구성되고 이 팀은 발생 지역에 '현장방역본부'를 설치하여 현장을 총괄 지휘하고 통제하는 역할을 수행하였다. 이와 함께 실제 현장 업무에 요구되는 우수한 역학조사관을 양성하고 확충하고자 하였다. 중앙 조직인 질병관리본부에는 전문임기제 역학조사관 30명을 확보하고 각 시도별 2명의 역학조사관 정원을 확보하였다. 특수직인 방역직을 신설하여 방역 행정가로 장기 근무를 유도하며, 이들의 역량 강화를 위해 상시로 교육과 실전 훈련 과정을 운영하였다.

셋째, 유행 확산 시 의료 자원을 효과적으로 활용할 수 있도록 시스템을 정비하였다. 신속한 진단을 위해 감염병 진단 실험 인프라를 확충하고 중앙 및 시도별로 접촉자 격리 시설을 의무지정하여 신종 감염병 발생 시 즉시 활용하도록 하였다. 또 감염병 전문 치료 체계를 구축하기 위해 상급 종합병원 및 300병상 이상의 종합병원에 일정 수의 음압격리병실을 의무화하고, 중앙 및 권역별 감염병 전문병원을 지정하였다. 개인 보호 장구 및 백신과 같은 대응 자원의 비축과 비분도 체계화하여 유사시에 필요한 자원을 확보하였다. 이와 더불어 관련 백신과 치료제 등의 개발을 위한 관련 다부처 R&D 프로젝트 추진을 통해 연구 개발을 강화하였다. 또한 메르스 관련 자료들을 취합하여 연구 자원 DB화하고 국립보건연구원 내 신종 감염병 연구 기능을 강화하였다.

넷째, 신종 감염병 관련 거버넌스를 개편하였다. 방역의 특수성을 고려하여 컨트롤타워가 재설계되는데, 유행으로 인한 위기 단계와 관계없이 방역 조치는 질병관리본부장이 수행하게 되고, 「주의」 단계부터는 보건복지부와 국민안전처가 현장 방역 활동을 지원하였다. 그뿐만 아니라 중앙과 지방 사이의 역할을 명료하게 구분하여 위험도가 큰 신종 감염병과 고위험 감염병은 중앙정부인 질병관리본부가 총괄하여 지휘, 통제하고 중증도 위험군 감염병부터는 시도-시군구에서 대응 역할을 하게 하였다. 이를 위해 감염병 분류 체계를 위험도 중심으로 재분류하는 등 제도를 정비하였다. 메르스 유행 시 가장 문제로 지적되었던 위기 관리 소통에 대해 이를 전담하는 위기 소통 전담 부서를 신설하고, 언론, 심리학, 사회학 등 다양한 전문가들과 위기 관리 소통 계획을 수립하였다. 정보의 투명성 확보는 그 공개 세부 범위와 방법 등을 사전에 수립하고 신종 감염병 발생 시 절차에 따라서 해당 정보를 즉시 공개하는 방향으로 나아가고자 하였다.

마지막으로 감염의 전파를 막기 위한 의료 환경을 개선하였다. 메르스 사태에서 국내의 병문안 문화 등 의료 환경을 둘러싼 지적을 감안하여 정부에서는 먼저 응급실 내 감염병 환자를 분리진료하도록 하고, 환자 가족 등 방문객을 출입 제한 및 명단 관리를 강화하기로 하였다. 응급실의 과밀화를 해소하기 위해서 응급실 체류 시간을 단축하고 경증 환자가 대형병원에 유입되는 것을 감소시키고자 하였다. 기존의 6인실 병실을 4인실 위주로 개편을 유도하고, 보호자가 간병하던 것을 간호사로 대체하는 포괄간호서비스를 상급 종합병원을 중심으로 확대하였다. 병원의 감염관리 인적 자원을 확충하기 위해 '감염관리실' 설치 대상을 기존의 200병상 이상에서 150병상 이상으로 확대하고 감염관리 수가를 신설하여 감염 전문 인력의 확대를 유도하였다.

2000년 이후 다양한 감염병 유행을 겪으면서 감염관리의 중요성이 강조되었다. 가장 최근에 겪었던 메르스 유행에서 보았듯이 병원의 밀집된 환경은 감염병 확산의 주요 원인으로 작용할 수 있으며, 전문성을 갖춘 감염관리 조직의 부재는 위기 상황에서 신속하게 대응하기 어렵게 만들었다. 따라서 향후 변화하는 환경에 따른 신종 감염병 및 재출현 감염병에 올바로 대응하기 위해서 이에 대한 경각심을 갖고 중앙보건당국과 지방자치단체, 각 의료기관 간 감염관리 체계 구축의 필요성을 느꼈다. 그뿐만 아니라 감염관리 역량을 강화할 수 있도록 각 의료기관의 감염관리에 대한 역량을 강화할 필요성을 느꼈다.

6. 전염병의 사회사

가 . C형간염 집단 발병 사건

의료관련감염은 세간의 주목을 받아왔는데 그 대표적인 질환이 C형간염이다. 서울 목동에 위치한 한 비만 치료 전문 의원은 2011년부터 환자들에게 다이어트, 피로 회복 등의 명목으로 영양주사를 처방하였다. 해당 의원에서는 영양제 정맥주사와 연결된 고무관에 다른 환자에게 사용했던 일회용 주사기를 재사용하여 주사하거나, 혼합주사액이 들어있는 주사기로 환자의 피부를 긁으며 주사액을 흘려보내는 스크래치 요법을 하면서 일회용 주사기를 재사용하였다.[145] 이러한 진료를 받은 환자 2,266명 중 99명이 C형간염 양성으로 판정받았다(2015년 10월). 강원도 원주의 한 정형외과 의원에서도 자가혈주사시술을 받은

---

145 「'C형간염 유발' 다나의원 원장 부부 금고 4년 · 징역 1년 선고」, 『연합신문』, 2016년 10월 20일.

환자 927명 중 115명이 C형간염에 감염되는 사건이 발생했다(2016년 1월). 보건당국은 원심분리한 환자의 혈액에서 혈소판을 추출하여 재주사하는 과정에서 주사기를 재사용했을 것으로 보았다.[146] 이후에도 제천의 의료기관에서 다시 집단감염이 발생하는 등 의료기관 관련 C형간염 집단 발생 문제가 지속되어 언급한 3개의 의료기관에서만 2만 명이 넘는 환자를 대상으로 역학조사가 진행되었고 그중 500명 이상에서 C형간염 항체 양성으로 확인되었다.

집단감염 문제가 발생할 때마다 의심 기관에 대해 역학조사를 하는 것은 조사 인력의 부족 문제가 있고, 이 방법만으로는 감염을 예방하는 데 한계가 있다. 이에 보건복지부는 체계적으로 예방할 수 있는 국가시스템 마련을 근본적인 해결 방안으로 보고 2016년 9월 6일 아래 표와 같은 'C형간염 예방 및 관리 대책'을 발표하였다(표 7-8).[147]

특히 눈에 띄는 부분은 아직 백신이 개발되어 있지 않은 C형간염의 특성상 조기에 환자를 발견·치료하여 감염원을 줄이고, 감염 확산을 방지하는 것을 최선으로 보고 정책 전략을 세운 점이다. 따라서 C형간염 환자를 조기에 발견·치료함으로써 감염원 자체를 줄이고자 기존에 '표본감시 감염병 체계'로 되어 있는 것을 '전수 감시 감염병 체계'로 전환시켰다. 이는 2010년 12월 「감염병의 예방 및 관리에 관한 법률」이 개정됨에 따라 당시 A형간염과 B형간염은 전수감시 감염병으로 변경되었는데 C형간염은 시·군·구 인구 20만 명당 1개소의 병원급 이상 의료기관을 지정하여 2015년 기준 175개소에서만 표본감시체계로 신고를 받고 있었다.[148] 그러나 의료기관과 관련하여 C형간염이 지속적으로 집단발병하자 감시 체계 기준을 변경하였다.

---

146 「또 주사기 재사용…C형간염 집단 발병」, 『경향신문』, 2016년 2월 12일.
147 보건복지부 보도자료, 「체계적인 C형간염 예방·관리 시스템 구축된다」, 2016년 9월 6일.
148 질병관리본부, 『2014-2015 질병관리백서』(2016), 71쪽.

표 7-8. C형간염 집단감염 관련 문제점 및 대응 전략

목표	현행 문제점	대응 방안	효과
1) 감염원 적극 관리	낮은 인지도	• 국민건강검진에 포함 • C형간염 홍보강화	질환 조기발견, 의심기관 신고 활성화 등
	표본감시의 한계	• 지정감염병을 전수감시감염병으로 개정	질환 조기발견
	수동적 역학조사	• 역학조사 인력 확충 • 역학조사 대상 확대	환자 발굴 확대, 민사소송 도움
	치료비 부담	• 치료제 보험급여 확대 • 중재제도 등 절차 지원	조기 치료로 감염원 감소
2) 감염 확산 차단	원인행위 확인곤란	• 의료기기 유통관리 정보시스템 도입	일회용 의료기기 재사용 단속용이
	의심단계 조치수단 미약	• 의심단계에서 업무정지, 공개조치 근거 법 마련	조기에 피해확산 억제
	문신, 피어싱 등의 감염위험	• 문신, 피어싱 등 의료기관외 감염행위 관리	감염확산 방지
	처벌의 실효성 부족	• 의료법령 등 보완	위법행위 억제
3) 의료기관 감염관리 역량 제고	의료기관의 자발적 감염관리 의지 필요	• 의료인의 자체적 감염관리 개선 추진	감염관리 능력 및 의료질 향상
	감염관리에 대한 낮은 인식	• 보수교육 강화	
	의원급 감염관리 역량 미약	• 의원급에 컨설팅 지원	

※ 출처: 보건복지부 보도자료, 2016년 9월 6일.

나. 카바페넴내성장내세균속균종(CRE) 감염증의 발생

기존의 항생제에 내성을 갖는 균의 의료관련감염이 문제가 되면서 감염관리의 중요성이 커졌다. 2013년 4월부터 7월까지 질병관리본부가 200병상 이상의 의료기관에 대해 항생제 내성균에 대해 현장 점검을 시행한 결과, 13개 병원의 환자 63명에게서 CRE가 검출되었다.[149] 특히 발견된 균주 중 항생제를 직접 분해할 수 있는 효소를 생성 가능한 카바페넴계열항생제 분해효소생성 장내세균(carbapenemase-producing enterobacteriaceae:CPE)이 국내에서 첫 확인되어 보건 당국이 전수감시로 감시 체계를 변경할 것을 고려하는 계기가 되었다. 2016년에는 부산의 한 대학병원에서 같은 병동에 입원했던 환자 2명이 CRE에 감염

---

149 「항생제 안 듣는 '슈퍼박테리아' 국내 13개 병원 63명 감염 확인」, 『국민일보』, 2013년 8월 4일.

된 것으로 확인되었다.[150] 같은 해 전라북도의 종합병원 중환자실 환자에게서도 CRE 감염이 발생하였다.[151] 폐암을 앓고 있던 환자는 11월 병원에서 폐암 수술을 받은 후 지속적으로 항생제 치료를 받다가 CRE가 검출되었으며, 추가 조사 결과 같은 병실을 쓰던 다른 환자에게도 CRE가 검출되었으나 유전자형은 달랐다. 또한 요양병원과 종합병원 사이에 전원되는 사례가 증가하면서 요양병원에서의 의료관련감염 관리가 사회적으로 문제가 되었다.[152]

이에 질병관리본부에서는 2017년 5월 의료관련감염 업무를 전담하는 '의료감염관리과'를 신설하고 역학조사관 2명을 포함하여 총 9명의 전담 인력을 배치하였다. 이와 더불어 2017년 6월부터는 의료관련감염증을 유발하는 균 중 반코마이신내성황색포도알균(VRSA), 카바페넴내성장내세균속균종(CRE) 감염증에 대해 전수감시를 하도록 변경하였다.

---

150 「부산서 환자 2명 슈퍼박테리아 감염돼 격리」, 『연합뉴스』, 2016년 10월 31일.
151 「도내 종합병원서 슈퍼박테리아 감염환자 발생」, 『새전북신문』, 2016년 12월 19일.
152 「요양병원, 감염관리 딜레마에 빠지다」, 『메디칼업저버』, 2017년 6월 12일.

해방 이후 북한 전염병사

개관

해방 직후 한반도는 전염병 위기를 맞았다. 전염병을 관리할 행정 체계가 세워지지 못한 상황에서 귀환자들의 이동은 전염병을 확산시켰다. 1946년 콜레라는 남한에서 크게 유행한 이후 북한으로 확산되었는데, 북한 당국은 이에 대응해나가며 위생방역 체계를 구성했다. 위생 의식 개선 사업 또한 진행했다.

한국 전쟁은 북한의 위생방역 부문을 해방 직후의 상황으로 돌려놓았다. 전선의 유동은 전염병 관리를 어렵게 했고, 외국군의 진입은 새로운 전염병을 유행시켰다. 하지만 1951년 중반 이후 북한은 사회주의국가들의 지원에 힘입어 보건위생 제도와 위생방역 체계를 복원시켜나갔다. 1950년대 후반에는 기생충질환에 대한 대대적인 퇴치 사업을 벌이는 한편 위생월간(위생주간)을 제도화하여 대중의 위생 사업 참여를 강화했다.

1960년대 이후 북한은 보건위생 부문의 전문성 강화를 지향하면서 방역 행정 체계를 개편하고 모범위생군 창조운동과 같은 환경 개선 사업을 지속적으로 전개했다. 1960년대 후반 만성 전염병 관리의 비중을 높여갔고 1973년 국제보건기구(WHO)에 가입하여 활동하였다. 1980년 인민보건법 제정으로 보건위생 제도는 완성되었다.

1980년대 이후 1990년대까지 북한은 대외적 차원의 고립과 경제성장의 둔화라는 내부적 문제에 부딪혔다. 이후 동구권의 몰락과 1991년 소련의 붕괴는 북한의 위기감을 더욱 고조시켰다. 1994년 한반도를 둘러싼 국제 정세의 악화와 김일성의 사망에 이어진 자연재해는 북한의 전염병 관리의 취약성을 노출했다. 북한은 고난의 행군 시기에 위생 시설의 낙후와 예방 사업 역량의 저하, 영양 상태의 악화를 배경으로 전염병이 늘어났지만, 국제기구의 지원을 통해 기아와 각종 수인성 전염병, 말라리아, 결핵 등 전염병의 확산을 완화시킬 수 있었다.

2000년대 이후 북한은 미국의 대북압박정책 가운데 경제적 위기가 지속되었으나, 김정은 시대에 들어서면서 변화를 모색하고 있다. 국제기구의 인도주의적 지원에 힘입어 북한의 전염병 관리는 점차 안정화되고 있다. 하지만 결핵, B형간염 등의 만성 질환의 해결은 앞으로 국제사회와 더불어 남북 간의 적극적인 협력을 요구하고 있다.

남한과 비교하면 북한의 전염병 관리는 전반적으로 빠르게 발전했다. 1950년대부터 기생충 질환 관리와 위생환경 개선에 노력했고, 1960년대 이미 만성전염병 관리에 주력했다. 1980년대 북한은 모든 전염병의 퇴치와 보건위생 제도의 완성을 공표하였다. 다만, 주체사상이 고조되면서 정치성이 강화된 시기였기 때문에, 1970-1980년대 전염병 관리에 대해서는 보다 신중히 살펴볼 필요가 있다. 이를 통해 1990년대 고난의 행군 시기 북한의 방역 위기 상황을 내적 요인과의 관계 속에서 이해할 수 있을 것이다. 2000년대 이후 북한의 보건위생환경은 국제정세에 따라 좌우되었으나, 최근 남북, 북미 관계의 호전은 북한 전염병 관리의 국제공조의 전망을 밝히고 있다.

1. 해방 이후 전염병 유행과 방역 활동: 1945-1949년[1]

제2차 세계 대전의 종전은 식민지 조선을 해방시켰지만 역설적으로 전염병도 '해방'시켰다. 한반도에서 일제 식민 권력의 퇴장은 대중 일상을 관리할 행정의 공백을 의미했는데, 동아시아 각지에서 줄을 잇는 귀환자들의 이동은 전염병에 취약한 위생 환경을 조성했다. 해방 직전 북한 지역의 보건위생 상황을 보고한 소련 제25군 위생부대장은 1945년 8월 20일, 38선 '이북 5도'에 장티푸스, 발진티푸스, 이질, 재귀열, 두창, 성홍열, 디프테리아, 홍역

1　1945-1950년 시기는 김진혁, 「북한의 위생방역제도 구축과 '인민'의식의 형성 (1945-1950)」, 고려대학교 석사학위논문, 2013에서 전염병 관련 분석을 수정, 보완한 것임을 밝힌다.

등의 전염병 발생, 지역 인구 50-70%의 이(Lice) 기생, 약국의 폐쇄를 보고하였다.[2] 아울러 해방 직후 북한에서는 전체 42개 병원 중 19개만이 운영 중이었다.[3]

표 8-1. 1944–1948년 지역별 및 연도별 전염병 환자 · 단위: 명

지역별	연도	이질	장티푸스	파라티푸스	두창	발진티푸스	재귀열	성홍열	디프테리아	유행성뇌척수막염	계
황해	1944	83	473	20	523	389	29	11	93	82	1,703
	1946	338	3,709	271	3,748	3,244	12	2	149	39	11,512
강원	1944	109	1,031	27	23	430	12	–	34	2	1,668
	1946	455	5,832	214	3,903	2,824	156	93	222	141	13,840
평남	1944	355	619	33	293	313	75	11	159	221	2,079
	1946	153	876	52	773	198	11	2	188	8	2,261
평북	1944	105	717	30	16	339	13	7	79	29	1,335
	1946	518	1,435	10	678	558	3	–	147	17	3,366
함남	1944	307	1,362	72	61	719	154	13	87	46	2,823
	1946	272	747	15	699	1,320	352	65	195	131	3,796
함북	1944	108	733	53	70	295	257	10	56	7	1,588
	1946	332	1,580	191	726	1,638	847	1	95	29	5,439
연도별	1944	1,067	4,935	538	986	2,485	540	52	508	387	11,498
	1945(R)	–	18,286	–	–	11,574	3,334	–	–	–	33,194
	1946	2,074	14,179	753	10,527	9,782	1,381	163	996	365	40,220
	1946(R)	2,074	14,158	753	10,527	9,354	4,281	563		49	41,759
	1947(R)	776	6,135	423	3,611	5,530	305	2,153	30	2,580	21,543
	1948(R)	1,086	8,889	658	2,209	6,303	121	2,380	43	2,204	23,893

※ 출처: 한림대학교 아시아문화연구소 편, 『북한경제통계자료집(1946–1947–1948년도)』(춘천: 翰林大學校 出版部, 1994), 132–133; 民族問題研究所 編, 「昭和19年 第86回 帝國議會 說明資料(경무)」, 『日帝下戰時體制期政策史料叢書』 22(파주: 韓國學術情報, 2000), 145~151, 572~573; 『소련민정국보고서』, 평양, 1948. 12. ф. 0480, оп. 4, д. 47, л. 291을 재구성함.
※ 주1) 1944년 자료는 시기는 1월–10월 말까지 집계함. 38선 이남 지역에 포함된 황해도와 강원도 지역이 조사 대상에 포함되어 집계함.
※ 주2) 『소련민정국보고서』 자료는 '연도(R)'로 표기함. 민정국보고서와 『북한경제통계자료집(1946 · 1947 · 1948년도)』 환자 수가 다소 차이가 있어 병기함.

2　Материалы по радио и печати здравоохранения и народное образование, финансы и финансовая схема Северной Кореи за 1945г.(북조선의 라디오, 출판, 보건의료, 인민교육, 재정 및 재정체계에 관한 자료, 1945년), 1945. 8. 20. ЦАМО, ф. 172, оп. 614630, д. 3, лл. 14–15.

3　Управление Советской Гражданской Администрации в Северной Корее(북조선소련민정국), Доклад об Итогах Работы Управления Советсой Гражданской Администрации в Северной Корее за три года. Август 1945г. – ноябрь 1948г.(북조선소련민정국 3년간 사업총괄보고, 1945년 8월~1948년 11월), 평양, 1948. 12. АВПРФ, ф. 0480, оп. 4, д. 47, л. 284.

〈표 8-1〉은 해방 전후 및 한국 전쟁 이전까지의 전염병 환자 통계이다. 통계 집계와 자료 출간의 주체가 각각 1944년 조선총독부, 1946년 북조선인민위원회 기획국, 1945-1948(R)년 소련민정국이라는 차이를 염두에 두어야 한다. 더불어 해방 전후의 혼란으로 인해 통계 집계의 정확성이 떨어진다는 사실을 감안하여 전염병 발생의 경향을 살피면 아래와 같다.

첫째, 해방 직후 북한의 전염병 발생 상황은 일제 말보다 악화되었다. 1946년의 전염병 9종 데이터가 1944년에 비해 전반적으로 상승한 가운데, 전체 합계에서 이질이 약 2배, 장티푸스가 약 3배, 두창은 약 11배, 발진티푸스가 약 4배, 재귀열이 약 3배, 디프테리아가 약 2배와 같이 급격하게 이병률(罹病率)이 늘어났다. 1944년 일제 말 전시체제에 비해 1946년 대표적인 수인성 전염병들인 이질, 장티푸스 등의 증가는 음용수 수급과 오폐수 처리 조건의 악화를 시사했다. 또한 두창 발생의 급상승은 해방 이전 부산 가축위생연구소에서 생산된 두묘를 38선 분할 점령으로 인해 공급받기 어려웠기 때문이었다.

남한의 상황도 크게 다르지 않았지만, 북한 또한 극히 제한된 일부 고등 인력의 경험과 기술만으로는 해방 직후 닥친 국가적 차원의 문제들을 감당하기 어려웠다. 지역 말단의 방역 활동은 내무서원이 주로 담당하였지만, 이를 지도하고 총괄하는 의사들은 1천 명 남짓한 규모에 지나지 않았다.[4]

둘째, 한반도 내외부의 급격한 인구 이동은 전염병 상승의 원인이 되었다. 1946년 남한과 인접한 강원도와 황해도 지역은 1944년에 비해 전체 전염병이 각각 약 7배, 8배 상승했다. 접경 지역에서는 밀거래가 빈번히 발생했고 한국 전쟁 이전까지도 사람과 물자 이동은 적지 않았다. 이 같은 이유 중 하나는 해방 직전 시기 만주와 일본에 체류 중이었던 약 200만 명의 조선인 가운데 상당수가 귀환했기 때문이다. 1947년 전염병의 감소 추세는 귀환자 규모의 축소와도 관련이 있었다. 더불어 해방 이후 북한의 수용소에 수용된 일본인 피난민 약 22만 명(일본군 제외)은 1946년 초 탈출 행로로 38선 접경 지대를 통과해야 했다. 이들은 남한에서 일본행 배편으로 귀환했고 접경 지역에 모여들었다.

---

4 「醫療施設을 擴充强化 民衆의 無漏利用을 圖謀」, 『正路』, 1946년 3월 29일. 보건국장 윤기녕은 의사 수가 1,078명에 불과한 상황에서 개업의 활용방안을 제시했다.

〈표 8-1〉의 집계 외 1946년 여름에 발생한 콜레라는 북한 당국의 위기감을 더했다. 식민지 시기 1919-1920년 콜레라 발생을 제외하면 1946년의 콜레라 유행은 20세기 한반도에서 발생한 콜레라 중 가장 큰 규모였다. 소련민정장관 치스차코프 대좌는 미 군정 사령관 하지에게 직접 편지를 보내 38선 인근과 항구에 대한 철저한 방역을 요청했다.[5] 남한 지역에서 약 15,000명을 감염시켰던 콜레라가 북한으로 확산되면서 1,235명의 환자가 발생하였고 그중 약 50%는 사망했다.[6] 이에 임시인민위원회 시기부터 예방의학을 강조하던 북한은 콜레라에 대응하면서 위생방역 체계를 구성하였다. 긴급 방역 대책 조직인 방역위원회가 상설화하고 도, 시, 군, 면 방역위원회 및 직장 방역위원회를 연결하는 조직 체계를 구성하였다. 1949년 방역위원회를 내각직속 북조선중앙방역위원회로 개편하여 국가전염병 방역 체계를 구축하였다.[7]

더불어 백신 생산을 위한 연구와 노력이 병행되었다. 1946년 서북방역연구소가 조직되었고 1947년에는 북조선전염병연구소로 확대 개편되었다.[8] 1947년부터 국가에서 전염병 치료와 백신 접종을 무료로 실시하였고 전염병연구소에서 콜레라, 장티푸스 백신과 두창, 디프테리아 혈청 등 백신 25종을 생산했다.[9]

하지만 전염병의 발생은 앞서 언급된 사항을 제외

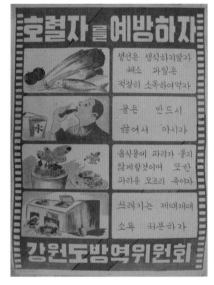

사진 8-1. 강원도 방역위원회 포스터
출처: RG 242, Korean, Chinese and Russian Language Documents Captured in Korea, 09/1953–01/1958, Box 229 folder 200653.

---

5 Institute of Asian Culture Studies Hallym University, HQ, USAFIK Intelligence summary Northern Korea 1(1945. 12. 1–1947. 3. 31) (Chunchon: Institute of Asian Culture Studies, 1989), 249.

6 한림대학교 아시아문화연구소 편, 『북한경제통계자료집(1946 · 1947 · 1948년도)』, 132쪽.

7 조선민주주의인민공화국 내각, 「방역위원회 개편에 관한 결정서(1949. 9. 14.)」, 『北韓關係史料集』 22, 222–224쪽.

8 홍순원, 『조선보건사』, 1989, 434–435쪽.

9 조선중앙통신사 편, 『조선중앙연감』(평양: 조선중앙통신사, 1951–1952), 378쪽. 이하 『조선중앙연감』 출판 연도로 약칭.

하고도 계속되었다. 일본뇌염 환자는 1946년 365명, 1947년 161명, 1948년 263명 발생했다. 특히 1949년 개성에서 일본뇌염과 발진티푸스 발생이 두드러졌다. 더불어 1947-1948년 중국 동북 지방에서 유행한 페스트가 전파되었고, 1949년 유행성 뇌염이 개성에서 발생하기도 하였다.[10]

급성 전염병 발생 시 당국의 직접 통제와 관리도 중요했지만, 전염병 확산 방지를 위해 대중의 위생 의식 개선도 필요했다. 북한 당국은 일제강점기의 대중이 서양 의학의 혜택에서 배제되어 질병의 원인에 대해 무지하다고 판단하고 미신 퇴치 운동과 위생 선전교양을 실시하였다. 이를 통해 위생 환경을 개선하고 전염병을 예방하고자 하였다. 교양의 목적은 일반적으로 중등교육 수준을 넘지 않는 대중에게 생활에서 실천할 수 있는 방법을 교육하여, 위생 문제를 스스로 해결할 수 있는 주체가 되도록 하는 것이었다.

위생 선전교양은 그림, 표어, 영화 등 여러 가지 매체를 활용하였다. 〈사진 8-1〉은 강원도 방역위원회에서 제작한 콜레라 예방 지도 포스터였다. 이 같은 포스터는 민주선전실 등과 같은 장소에 부착하여 선전원이 위생 교양사업을 하면서 참고 자료로 활용하였다.

2. 한국전쟁 이후 전염병의 재유행과 전후 복구: 1950-1959년

한국 전쟁은 북한의 경제를 비롯한 사회 전 부문의 발전 성과를 무너뜨렸고 북한의 전체 산업을 폐허로 만들었다. 전쟁 시기 한반도는 다시 전염병 유행의 온상이 되었는데, 행정이 마비되었고 외부 유입 인구가 많았다는 점에서 해방 직후 상황과 유사했다. 1951년 하반기부터 전쟁이 소강상태에 접어들면서 북한은 소련, 동독, 폴란드, 루마니아 등의 의료 지원을 받았고 보건의료 부문과 함께 방역 체계는 복구되었다.

1951년 중반부터 세균전은 뜨거운 논쟁거리가 되었다. 미군이 세균 무기를 북한 지역에 투하하여 군인, 민간인을 가리지 않은 무차별적인 공격을 가했다는 혐의가 제기되었다. 이

---

10 안주군 인민위원회, 「페스트방역사업 강화에 대하야(1949. 10. 28.)」, 『北韓關係史料集』 18, 421쪽.

를 책임져야 한다는 국제 여론이 높아졌으나, 반대편에서는 정전회담에서 유리한 고지를 선점하기 위한 전략이라는 비판도 있었다.[11] 미군의 세균전 실시 여부는 여전히 논란거리로 남아있지만 당시 북한 지역에서 전염병이 크게 유행했다는 사실 자체는 변하지 않는다. 문제는 북한 지역의 전염병 유행 정도를 여전히 확인하기 어렵다는 것이다.[12]

북한의 공식 자료에서는 전염병 발생 현황에 대한 설명을 찾기 어렵다. 이에 대해서는 두 가지 가능성이 있는데, 북한이 관련 정보를 극비로 관리하여 유출을 방지했을 수도 있고 전선의 급격한 이동과 행정 미비로 인해 통계 집계가 어려웠을 수도 있다. 그런데 공산 측 참전국인 중국과 소련도 북한 현지의 상황을 파악하지 못했다고 보고하였기 때문에 북한 전시 행정의 문제인 후자일 가능성이 높다. 그렇지만 미국정보기관(CIA)의 보고서는 전염병 유행 상황에 대한 첩보를 싣고 있어 개략적인 상황을 살펴볼 수 있다.

1951년 초 황해도 연백군에서 발진티푸스, 장티푸스, 두창, 홍역이 퍼졌지만 북한 당국은 조치를 취하지 못했다.[13] 일부 지역은 발진티푸스의 발병으로 전체 인구의 50%가 감염되고 사망률은 30%까지 나타났다. 같은 시기 북한인민군과 중국인민지원군 내에서도 콜레라, 두창, 발진티푸스가 확산되었다. 1951년 4월 군대 내 전염병 희생자는 전투 사상자의 수와 같았으며, 1952년 북한인민군 8사단의 30%가 장티푸스와 발진티푸스로 병상에 있고 60%의 사망률을 보였다고 보고되었다.[14]

전황으로 각지에 보건의료시설과 조직이 파괴된 상황과 의료품 공급이 원활하지 못한 상황에서 부대의 이동은 전염병의 이동과 다름없었다. 일례로 1951년 2월 중순 중국인민지원

---

11 그러나 그 진위는 계속해서 명확하게 밝혀지지 않은 채 최근까지 논란이 계속되었다. 최근 니덤보고서 (International Scientific Commission, 1952)가 화제가 되어 세균전이 주목을 받았다. 국내에서는 1990년대 초 강정구(1992)의 연구 이후 답보 상태이므로 추후 별도의 정리가 필요하다. 해외의 최근 성과는 세균전 조작설에 무게를 둔 Milton Leitenberg (2016)를 참고할 수 있다.

12 니덤보고서는 미국의 세균무기 살포정황에 대한 보고서와 증언이 주 내용을 이루고 있고, 북한의 전염병 현황은 담고 있지 않다.

13 Central Intelligence Agency, Report Civilian and military morale and health in Kaesong and Hwanghae province, 1951. 3. 19.

14 Central Intelligence Agency, Report Disease in the Korean area, 1952.

군이 강원도에서 가장 먼저 도착한 회양군에서는 전체 인구가 미확인 질병에 걸렸다고 보고되었다.[15] 하지만 초토화를 방불케 했던 미 공군의 공중 폭격은 철도와 트럭을 통한 수송을 불가능하게 했고 야간에 지게를 동원해서 인력으로 짐을 나를 수밖에 없는 조건에 놓이게 했다. 이러한 물자 부족의 상황에서 가용한 물자는 전투력으로 활용 가능한 군인에게 집중되었고, 민간인의 처우는 상대적으로 낮았다. 민간인에 대한 예방과 치료는 열악한 상황에 놓였다.

황해도 지역의 민간인 마을 상황을 살펴보면, 1950년 6월부터 1952년 3월 황해 신천군 가련면(Kayŏn-myŏn)에서 해당 인구의 20%가 재귀열(사망률 10%), 40%가 발진티푸스(사망률 20%), 5%가 이질(사망률 10%), 0.2%가 두창(사망률 25%), 0.3%가 결핵에 감염되었다. 1952년에는 가련면 인구의 약 30%가 인플루엔자에 감염되었다. 1952년 3월 신천군은 황해도에서 가장 높은 질병의 발생률을 보였다. 1952년 3월 31일까지 재귀열, 발진티푸스는 황해도 전체 지역에 퍼졌고 옹진군 소면에서 60명이 넘게 감염되었다.[16] 1952년 초 전선이 고착화되면서 방역 상황이 전반적으로 안정적인 추세로 접어든 가운데 일부 전염병만이 산발적으로 확산되었다.

1951년 11월 초 중국과 접경한 신의주, 강계 석천 등지에서 페스트 환자가 발생했다. 감염자는 2주 내 사망하였고 하루에 1명씩 사망자가 나왔다. 보건 당국에서는 확산을 방지하기 위한 조치를 위해 취하였으나 역부족이었다고 보고하였다.[17]

하지만 1953년 정전 이후 북한의 의료 시설은 재건되었을 뿐만 아니라 향상되었다고 미국정보기관 보고서는 평가하였다. 이 시기 면 단위 마을은 의사 1명과 간호사 2명이 일하는 진료소를 갖추었고 군 단위 인민병원, 도 단위 중앙병원을 다시 운영하였다.[18] 1952년 개최된 중앙방역위원회 회의는 전국에 디스판셀(진료소)을 재건하여 전쟁 전의 무의면 퇴

15 Central Intelligence Agency, Report Disease epidemics in North Korea, 1951. 8. 9.

16 Central Intelligence Agency, Report Disease and preventive measures in Hwanghae province, North Korea, 1952. 8. 27.

17 Central Intelligence Agency, Report Infectious disease prevalent in North Korea, 1952. 1. 15.

18 Central Intelligence Agency, Report Living conditions in North Korea, 1954. 10. 5.

치의 성과를 복구하기로 결정하였고[19] 이를 실현한 것이었다. 하지만 여전히 항생제는 구하기 어려웠고 수입한 약품은 시장에서 고가로 유통되었다.

1955년 보건 당국은 소아 전염병과 장내 전염병에 대한 대책을 실시하였고 더불어 말라리아, 기생충증, 폐디스토마증에 대한 조사와 대책을 실시하였다. 1955년은 전년도 대비 전염병 환자가 51.6%로 감소하였는데, 홍역은 30%로, 백일해는 62%로, 디프테리아는 69%로 감소하였다. 더불어 일본뇌염 백신, 발진티푸스 백신, BCG 등을 생산할 수 있게 되었다. 두창 예방 접종을 약 132만 명에게 실시하였고, 약 588만 명에게는 혼합백신을 접종하였다.[20] 1956년에 두창 예방 접종을 약 155만 명, 각종 예방 접종을 약 562만 명에게 실시하였다.[21]

표 8-2. **위생방역기관 수와 기관의사 수의 변화** 단위 : 개, 명

구분 \ 연도	1949	1952	1953	1954	1955	1956
위생방역기관	100	224	374	385	289	337
위생방역소		100	176	176	180	180
소독소	100	110	187	227	10	–
검역소	100	62	62	48	24	30
위생방역기관 소속의사			100	192	285	423

※ 출처: 김익복, 「해방후 공화국 북반부 인민보건사업 발전의 몇 가지 지수」, 『인민보건』 5, 1957, 16쪽: 『조선중앙연감』(1957), 105쪽.

1957년 전후 복구 이후 의료 조건은 개선되었다. 병원에서 충분한 페니실린을 보유했고 양약에 대한 수급은 원활해졌으며 병원 치료 환경이 개선되었다.[22] 위생방역의 측면에서 전후 복구 3개년계획의 결과는 〈표 8-2〉의 위생방역기관과 소속의사 수를 통해 살펴볼 수 있다. 다만, 1955년에는 소독소와 검역소의 기능을 위생방역기관으로 통합·강화함에 따

---

19 Central Intelligence Agency, Report Epidemic prevention conference, North Korea, 1952. 3. 26.
20 『조선중앙연감』(1956), 127쪽.
21 『조선중앙연감』(1957), 104쪽.
22 Central Intelligence Agency, Report Conditions in North Korea, prices of commodities, clothing, consumer goods, mode of dress, general living conditions, 1957. 5. 7.

라 기관 수의 양적인 감소가 나타났다.

김일성 개인숭배에 대한 비판이 공개적으로 이뤄진 1956년 8월 전원회의에서 공교롭게 보건위생에 관한 의제가 다뤄졌다. 여기서 결정된 예방의학의 방침은 "생활환경과 로동조건의 위생적 개조", "전염성 질환과의 투쟁 및 예방", "비류행성 만성질환의 예방", "디스판세르식 의료방조"였다.[23] 이는 선언적인 차원이 아니라 홍역과 백일해 등 소아전염병, 기생충, 결핵, 일본뇌염, 이질 등의 구체적인 예방 대책으로 이어졌는데, 오물 처리와 급수체계 개선에도 중점을 두었다. 그리고 8월 전원회의 결정을 대중적 운동으로 확산시키기 위해 중앙위생선전관을 설치하였다.[24]

당국은 1957년 디스토마 퇴치를 위해 디스토마 토착 지역에 30개 예방소를 설치하고 중간숙주 박멸 운동을 벌였다.[25] 이를 위해 1958년 위생방역위원회는 위생지도위원회·위생검열위원회 체계로 재편되었다.[26] 1958년 5월 4일 당 상무위원회는 디스토마 퇴치를 위해 노력할 것을 결정하였고, 의학대학·의학전문학교, 일반학교의 학생을 포함한 200만 명이 중간숙주 박멸 운동에 동원되었다. 운동은 실태 조사 이후 하천의 게, 가재, 골뱅이 등을 잡는 식으로 전개되었는데, 황해남도 신천에서는 하루 240톤을 잡고 13개 리에서 이를 박멸시키는 성과를 냈다. 1950년대 후반 전반에 걸쳐 의료보건잡지 『인민보건』에서도 디스토마는 중요한 주제로 다뤄졌다.

이와 같이 청소미화와 유해 동물 박멸 사업이 대대적으로 실시되는 가운데, 위생담당일이 제도화되어 운영되었다. 매년 2개월을 〈위생월간〉으로 지정하여 사업을 집중 실시하였고, 매월 마지막 토요일은 〈위생일〉로 지정되어 이후 지속되었다. 위

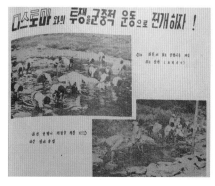

사진 8-2. **디스토마 퇴치 사업** 출처: 『인민보건』(평양: 조선의학서적출판사, 1958. 4), 73쪽.

---

23 류기춘, 「우리나라 위생방역사업에서 제기되는 당면한 과업」, 『인민보건』 1, 1957. 3.

24 『조선중앙연감』(1957), 105쪽.

25 『조선중앙연감』(1958), 138쪽.

26 『조선중앙연감』(1959), 236쪽.

생개조사업을 위한 모범 리(동)창조운동도 전개하여 4,131개의 목욕탕을 설치하였다.[27] 도시 지역 읍, 구, 동의 65.2%, 전체 농촌의 29.7%의 리에서 위생개조사업이 완료되었다.[28]

이후 1959년 디스토마 매개체 박멸 사업을 지속하는 한편 디스토마 환자 74%를 완치시켰다. 더불어 1959년에는 1957년에 비해 장내전염병 이병률이 56.5%나 감소하였다. 같은 기간 백일해의 발생은 75%, 디프테리아는 50%, 성홍열은 66%, 홍역은 33% 감소하였다.[29]

3. 전염병 관리의 발전과 인민보건의 완성: 1960-1979년

1960년 이후 중소 분쟁이 심화되고 그 소용돌이에 북한도 휘말리면서, 1950년대 중소 양국과 사회주의국가들로부터 받았던 원조의 규모가 축소되었다. 아울러 1960년대 초 경제국방병진노선을 기치로 실시한 7개년인민경제개발계획은 외부 지원의 부족, 인센티브 없는 경제성장에 대한 피로도로 인해 결국 3년을 연장하여 10년으로 완성되었다.

7개년계획 시기 보건 부문에서는 위생 사업의 전문성 강화를 지향했다. 1962년 10월 16일 내각명령 58호를 통해 기생충 퇴치 사업에 맞춰진 위생지도위원회체계를 개편하였고, 이를 보건성에 이관하여 통합 관리하였다. 1963년 군 병원의 위생방역과를 분리하여 군위생방역소를 조직, 중앙위생방역소를 새로 설치하였다. 아울러 천리마운동의 모범경쟁을 적용한 모범위생군창조운동을 지속했다.[30] 일반적으로 이 사업은 노동환경과 생활환경 개선을 위해 도시와 농촌의 목욕탕을 신설하고 확장하는 것이었다. 농촌에서는 주로 협동농장에 의무적으로 간이 목욕탕을 최소 하나 이상 운영하도록 했다.[31]

이와 함께 북한 당국은 홍역 능동면역이 가능한 홍역 예방약 접종을 실시하였다. 1961년

---

27 『조선중앙연감』(1959), 236쪽.
28 지면식, 「인민보건사업발전의 새로운 단계」, 『근로자』172, 1960, 55쪽.
29 홍순원, 『조선보건사』, 577-580쪽.
30 ibid., 618-623쪽.
31 『조선중앙연감』(1962), 281쪽.

BCG 접종의 대상은 100만 명, 1962년 130만 명, 1962년 120만 명이었다.[32] 1967년 설립된 중앙조직 위생선전사와 각도 위생선전소는 위생방역선전사업을 통한 대중동원과 교육 활동에 주력했다.[33]

1968년 3월 26일 김일성의 교시 「전염병과의 투쟁을 강화할데 대하여」는 결핵, 일본뇌염, 디스토마, 트라코마 퇴치에 대한 과제를 제시하였다.[34] 1961년 유행성 간염이 확산하였는데, 뒤늦게 유행성 간염에 대한 대책이 강구되었다.[35] 1969년 남한에서 콜레라가 유행하였지만, 북한은 이를 군중운동으로 막아낼 수 있었다고 평가하였다.[36] 이 시기 북한의 전염병 관리의 초점은 급성 전염병에서 만성 전염병 관리로 점차 변화하였고, 북한은 여러 전염병 예방 사업과 위생 환경 개선까지 적극적으로 나섰다.[37]

한편, 1960년대 중소 간의 갈등은 역설적으로 국제 무대에서 북한의 운신 폭을 넓혀주었고, 1970년대의 국제사회 지형 변화는 남북 대화까지 가능하게 하면서, 1973년 5월 18일 북한은 세계보건기구(WHO)에 가입할 수 있었다. 동남아시아 지역사무소에 소속된 북한은 소속 국가 간 회의에서 내부 보건위생 통계를 공개하지 않았으나, 북한이 참여한 프로젝트는 당시 북한의 과제가 무엇이었는지 드러내고 있다.

---

32 『조선중앙연감』(1963), 252쪽; 『조선중앙연감』(1964), 222쪽.

33 『조선중앙연감』(1970), 280쪽.

34 김일성, 「전염병과의 투쟁을 강화할데 대하여」, 『인민보건사업을 발전시킬데 대하여』(평양: 조선로동당 출판사, 1985), 209-222쪽.

35 홍순원, 『조선보건사』, 643-646쪽.

36 『조선중앙연감』(1971), 281쪽.

37 북한 당국의 서술에 대해서 현재로서 다른 방향으로 이해하는 것은 쉽지 않지만, 북한의 공식적 서술과 현실의 간극이 클 수도 있다. 1964년 CIA보고서는 북한의 위생조건이 열악했고, 북한의 보건의료 지향을 뒷받침할 자원이 부족했다고 보고했다. 전염병 매개가 될 해충이 만연했고 생활폐기물 처리 시설이 준비되지 않아 주변에 매립하였고 폐수도 마찬가지였다. 내각명령 20호는 위생주간에 침대벌레와 파리 잡이를 할당하여 위생당국이 결과를 확인하도록 했지만 사업 이후 살충제 부족으로 해충은 급격하게 늘어났다. Central Intelligence Agency, Report Sociological, political, and military information on North Korea, 1964. 2. 28. 하수처리 문제는 1950년대 중반부터 강조되었던 하수처리시설 개선의 질적 성과가 높지 않을 수도 있다는 것을 시사한다.

1974년 지역사무소 회의에서 북한은 예방의학을 통한 방역 활동의 결과 주요 전염병이 이미 퇴치되었다고 보고하였다. WHO는 암과 심장병에 대한 관리, 학교와 산업 현장의 위생 환경과 영양 개선 활동의 보조를 계획했다.[38] 이때 북한이 수행한 전염병 관련 프로젝트는 역학조사 훈련(체코슬로바키아 및 불가리아로 연수생 파견), 일반면역학 교육(폴란드), 식품위생 관리 훈련(루마니아) 등이었다.[39]

1971년 인민경제발전 6개년계획은 예방의학 부문의 노동위생 관리와 공해 방지 대책을 중시하였고 위생검열원 제도의 개편으로 이어졌다. 1975년까지 결핵 퇴치를 위한 간염연구소, 간염병동 설치 등도 제시되었다.[40]

1970년대 중반 이후 주체사상이 고조되자 보건위생 부문도 수령의 지도적 역할과 수령에 의한 완전한 사회주의 보건의료 제도로의 발전이 전일적으로 강조되었다. 1977년 중앙위생선전관은 수령의 '배려'로 만들어진 인민보건 제도의 우수성을 홍보하기 위해 만들어졌다.[41] 북한은 치료예방 사업과 의료봉사 사업을 개선하여 보건의료 제도는 1980년 인민보건법으로 완성되었다고 평가했다. 전염병 관련 서술에서는 모든 전염병의 퇴치를 선언했고, 수령의 탁월한 지도력과 그에 따른 실천에 초점이 맞춰졌다. 이전에 발생했던 질병도 완전히 없어졌다고 선언하였다.[42]

북한의 통계는 일반적으로 비율을 제시하고, 이전 시기와 대비한 성장률을 강조하는 것과 달리 〈표 8-3〉은 직접 수치를 제시하고 있다는 점에서 이례적이었다. 전염성 및 기생충성 질병에 의한 사망자 수가 10,000명당 1960년 29.7명, 1970년 13.2명, 1980년 0.6명으로 급격히 감소했음을 보여주는 데이터(부록3)는 북한의 보건의료 제도와 전염병 관리에 대

---

38 WHO Regional Office for South-East Asia, Proposed programme and budget estimates for 1976/1977, New Delhi, 1974. 7.

39 WHO Regional Office for South-East Asia, Twenty-Ninth Annual Report of the Regional Director to the Regional Committee for South-East Asia, 1 July 1976-30 June 1977.

40 홍순원, 『조선보건사』, 663-665쪽.

41 『조선중앙연감』(1978), 294쪽.

42 『조선중앙연감』(1981), 303쪽.

한 자신감을 드러내기에 충분했다.

표 8-3. 보건기관 수 단위: 개

연도 기관별	1946	1949	1955	1960	1965	1970	1975	1980
입원치료기관	87	179	285	449	755	1,655	2,341	2,558
외래치료기관	93	854	1,020	4,364	5,092	5,577	4,928	5,358
위생방역기관	6	72	205	533	236	254	220	223
요양기관				2	29	68	86	119
약품공급기관	4	18	124	257	354	446	512	851

※ 출처: 『조선중앙연감』(1984), 291쪽.

4. 고난의 행군과 국제기구의 지원: 1980-1999년

1980년대 북한은 주체사상으로 무장한 북한식 사회주의 완성의 열기에 휩싸였다. 하지만 대내외적 조건은 북한에 불리하게 전개되었다. 1980년대 중소 관계는 미온적인 긴장 관계를 형성했고 북한의 경제성장은 둔화되기 시작했다. 아울러 남한의 경제성장과 국제 환경의 재편은 위기감으로 이어져, 1983년 아웅산 묘소 폭파 사건, 1987년 KAL기 폭파 사건 등의 테러로 표출되었다.

1990년대는 동구권의 몰락에 이은 소련의 붕괴로 인해 북한의 고립은 심화되었다. 이같은 상황을 타개하고 북미 회담을 이끌어내기 위해 북한은 핵무기 개발에 나섰고 핵 사찰을 쟁점으로 1994년 한반도에서 급변 사태가 발생할 수 있는 상황까지 비화되었다. 같은 해 김일성은 사망했고 이에 대한 충격이 가시지 않은 1995년, 대홍수에 따른 흉작이 발생하자 식량 사정은 악화되었다. 이후 매년 홍수가 발생하였고 북한은 고난의 행군(1996-2000년)을 내세우며 어려운 시기의 극복을 인민에게 요구하였다. 대규모 기아와 거듭된 재난으로 의약품 수급 문제가 발생했지만 북한이 원조와 협력을 요청할 수 있는 국가는 많지 않았다.

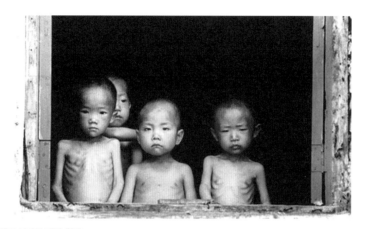

사진 8-3. 고난의 행군 시기의 기아 현상
출처: Sean Adl-Tabatabai, North Korea Warn Citizens To Prepare For Famine, 2016.3.30.
　http//yournewswire.com/north-korea-warn-citizens-to-prepare-for-famine/ 검색일: 2018년 3월 2일

　　1995년 8월 북한은 국제사회의 긴급 구호를 요청했다. 유엔 산하 세계식량기구(WFP), 유엔아동기구(UNICEF), 유엔개발계획(UNDP), 식량농업기구(FAO), 세계보건기구(WHO) 등이 인도주의적 지원 사업을 시작하였다.[43] 세계보건기구와 유엔아동기구는 1997년부터 예방 접종과 물류, 저온 보관, 운송, 지역 인력의 교육을 지원했다.[44] 이 단체들은 북한의 사정 파악을 위해 현지 조사를 하고 효과적인 지원 방안을 모색하였다.

　　북한에서 고난의 행군 시기 전염병 사망률의 증가는 다음의 세 가지 요인에 따른 것이었다. 첫째, 홍수로 인한 상하수도 체계의 손상, 둘째, 진료와 예방 활동 마비, 셋째, 영양상태 저하에 따른 위험 증가였다.[45]

　　1995년 홍수 이후 9월 북한에서 콜레라가 확산되어 230명이 사망했다는 소식이 일본 일

43　어린이의약품지원본부, 「대북지원단체들의 활동과 현황」, 『북한 어린이 건강실태 보고서』(서울: 어린이의약품지원본부, 2002), 180쪽.

44　WHO, WHO Country cooperation strategy, Democratic People's Republic of Korea 2014-2019, 2016. 11.

45　CDC, Status of public health, Democratic People's Republic of Korea, April, 1997. https://www.cdc.gov/mmwr/preview/mmwrhtml/00048030.htm (검색일: 2017년 12월 10일).

간지를 통해 전해졌다.[46] 북한은 이를 부정하였으나 이후에도 북-러 국경 차단 조치를 취한 것으로 볼 때 콜레라 유행은 사실로 보인다.[47] 더불어 각종 파라티푸스, 이질, 장티푸스 등 이 오염된 식수를 통해 유행했다.[48] 1997년 당국은 급성 설사증에 대처하여 위생선전사업 과 검진 체계를 개선하였으며, 장티푸스 혼합 예방 접종을 1,440만여 명, 설사증 예방 접종 을 1,790만 명에게 실시하였다.[49]

수인성전염병이 연거푸 발생한 홍수의 여파였다면, 말라리아는 북한의 경제 현실을 반 영하는 전염병이었다. 북한의 대외 환경 악화와 맞물린 1990년대 초반 경제난은 전력을 적 게 사용하는 농법을 도입하고 농약을 덜 사용하도록 했는데, 이것은 모기의 산란을 증가시 켰다.[50] 1998년 약 2,100명의 말라리아 환자가 발생하였고 이후 큰 폭으로 증가해서 2001 년 약 30만 명의 환자가 발생했다. 이후 2005년 11,507건으로 크게 감소하였다.[51] 남한에서 는 1993년 이후부터 경기 북부 지역을 중심으로 말라리아가 발생하였는데, 남한 정부는 말 라리아 모기가 북한에서 넘어온 것으로 보고 2000년 이후 국제보건기구를 통해서 북한의 말라리아 퇴치 사업을 지원했다.

한편, 결핵 환자는 1994년 인구 만 명당 38명에서 2001년 220명으로 급격히 증가했다. 1997년 국제보건기구 관계자들의 보고[52]는 북한의 결핵 관리 시스템이 작동하지 않았다는 사실을 보여준다. 북한은 1998년 이후 직접복약확인(Directly-observed treatment short-course)을 도입하여 이 방법을 확산시켰고 전체 결핵약을 국제기구를 통해 지원받았다.[53]

---

46 「北 콜레라 확산 230명 사망」, 『동아일보』, 1995년 9월 1일.

47 「콜레라유입 차단위해 러, 北벌목공 취업 不許」, 『경향신문』, 1995년 9월 22일.

48 어린이의약품지원본부, 「대북지원단체들의 활동과 현황」, 95쪽.

49 『조선중앙연감』(1998), 248쪽.

50 UNICEF, Analysis of the situation of children and women in the Democratic People's Republic of Korea, 2006, 75쪽.

51 김기환, 「북한에서의 삼일열 말라리아 발생 현황」, 14쪽.

52 CDC, Status of public health, Democratic People's Republic of Korea, April, 1997.

53 UNICEF, Analysis of the situation of children and women in the Democratic People's Republic of Korea, 2006, 74쪽; 김진숙, 「북한 약학부문사업과 보건의료 연구」, 71쪽.

이 시기 B형간염도 의료 물자의 부족과 병원 위생 문제로 인해 확산되었다.

이 같은 보건의료 지원에는 남한 지원단체의 역할도 컸다. 긴급의약품 지원 사업은 어린이의약품지원본부, 결핵 퇴치 사업은 유진벨재단, 제약 공장 설립은 한민족복지재단, 의료 설비와 영양 개선 사업은 월드비전이 맡았고, 말라리아 방역과 치료, 소아마비 백신 지원은 우리민족서로돕기운동본부가 담당하여 북한 지원 캠페인을 벌였다.[54] 1990년대 말 북한은 외부 지원 없이 체제 유지가 어려운 고난의 행군 시기를 보내며, 열악한 보건의료 현실을 인정해야 했다.

5. 위기의 지속과 현실: 2000-2015년

1997년 북한은 당면한 내부적 위기를 타개하기 위해 외부 지원을 요청하는 동시에, 군을 중심으로 경제와 사회를 견인하는 선군정치를 기치로 내걸었다. 2001년 부시(George W. Bush) 행정부가 들어서면서 국제 질서는 변화되었고, 미국의 대북 경제 압박 조치가 강화됨에 따라 북한은 이른바 "벼랑 끝 전술"로 나아갔다. 2006년 핵실험에 성공한 북한은 핵무기 보유국이 되었으나, 국제적 협력은 어렵게 되었다. 다만, 국제기구의 인도적 지원 협력은 축소된 수준에서 유지되었다.

김정은의 등장은 북한의 내적 변화를 일으켰다. 2009년 후계 구조 재편이 개시되었고, 2011년 김정일 사후 김정은 권력이 안착됨에 따라 만성적 경제 위기 타개를 위해 북한은 개방정책을 추진하기 시작했다. 최근 2017년 남북정상회담은 남북한 교류 협력의 물꼬를 다시 트는 계기가 될 것으로 예상되며, 남북 간 전염병 관리를 위한 적극적인 협조의 가능성도 높게 전망된다.

2000년대 이후 국제기구를 중심으로 북한에 대한 정보 생산과 유통은 이전과 비교하기

---

54 UNICEF, Medium term strategic plan for the development of the health sector DPR KOREA 2016 – 2020, 2017, p.16.

어려울 정도로 확대되었고, 북한 인구와 질병에 대한 정보가 축적되고 있다. 이것은 북한의 전염병 발생과 대응을 이해할 수 있는 귀중한 자료를 제공한다.

결핵은 1980년대까지 효과적으로 관리되었다고 평가되었다. 1990년대 결핵이 급격히 확산된 이후 발생률은 인구 10만 명당 2008년 430명에서 2015년 490명으로 집계되었다. 가장 큰 문제는 다제내성(Multiple drug resistance) 결핵 환자의 증가인데, 2016년 다제내성 결핵 환자는 4,600여 명, 전체 환자는 120,323명으로 추정된다.[55] 2010년 이후 북한은 에이즈, 결핵, 말라리아 퇴치를 위해 글로벌 펀드를 통해 지원을 받고 있다.[56]

말라리아는 1999년부터 국제보건기구(WHO)의 지원을 받으면서 감소 추세를 보였다. 2000년 296,540건, 2015년 15,673건 발생했다. 2007년부터 국제보건기구는 북한을 말라리

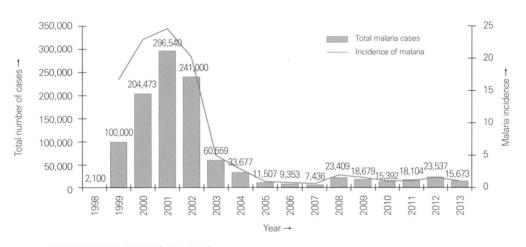

그림 8-1. 말라리아 발생 건수와 발생률(1998-2013)

※ 출처: WHO, Country Cooperation Strategy Democratic People's Republic of Korea, 2014 - 2019, p.10.

---

55 WHO, Democratic People's Republic of Korea. Tuberculosis profile, 2016. https://extranet.who.int/sree/Reports?op=Replet&name=/WHO_HQ_Reports/G2/PROD/EXT/TBCountryProfile&ISO2=KP&outtype=html (검색일: 2018년 6월 6일).

56 UNICEF, Situation analysis of children and women in the Democratic People's Republic of Korea, 2017, pp.39-40.

아 퇴치 전 단계에 들어선 국가로 분류했다. 2008년 말라리아의 증가는 방역물자 부족으로 프리마퀸(Primaquine) 투약을 중지했기 때문에 발생하였다. 2017년까지 계획된 WHO 지역말라리아전략이 종료되는 대로 광범위한 말라리아 퇴치 프로그램을 진행할 예정이었다.[57]

한편, 북한에서 두 번째로 중대한 전염병으로 다뤄지고 있는 B형간염은 2003년 국제보건기구를 통해 전체 인구의 4.5%가 보균자라고 밝혀졌다.[58] 세계질병부담연구(Global Burden of Disease) 자료에 따르면 2016년 북한의 보균자는 약 300만 명에 이르는 것으로 추정되었다.[59]

후천면역결핍증(AIDS)은 1980년대 중반 아프리카 국가들과의 교류 증가 이후 관리가 시작되었다. 2008년 북한 당국은 후천면역결핍증 감염자가 없다고 발표했다. 2014년 보건당국의 조사에서도 발견되지 않았지만, 후천면역결핍증을 미연에 방지하기 위한 교육은 실시하였다. 성병 매독도 10대 중후반부터 20대 초까지 발견 사례가 증가하는 추세였고, 이에 교육 프로그램을 진행하였다.[60]

아동의 주요 사망 요인은 폐렴과 설사병으로 5세 이하 사망률의 약 22%를 차지하였다. 2013년도 폐렴 발병률은 아동 1,000명당 51.3명, 설사병은 74.1명이었고, 2014년 WHO 자료에 따르면, 인플루엔자와 폐렴 사망이 전 연령대에서 12,490명, 전체 사망의 5.95%에 달했다.[61] 설사병은 산림 훼손과 기후변화에 따른 수해의 발생과 이에 따라 상하수도시설 파괴에 따른 영향에 의해 초래된 것이었다. 단적으로 2015년 홍수 발생 이후 설사병 환자는

57 UNICEF, Situation analysis of children and women in the Democratic People's Republic of Korea, 2017, p.38; WHO DPR Korea, Malaria profile, 2018
    http://www.searo.who.int/dprkorea/areas/malaria/en/(검색일: 2018년 6월 12일).

58 UNICEF, Medium term strategic plan for the development of the health sector DPR Korea 2016 – 2020, 2017, p.18.

59 「북한의 '숨어 있는 적'은 질병과 영양실조」, 「뉴스1」, 2018년 1월 4일.

60 황나미 · 강신욱 · 신정훈 · 노용환, 『통일대비 북한 위기상황에 따른 보건복지 대응방안』(서울: 한국보건사회연구원, 2011), 93–94쪽; UNICEF, Medium term strategic plan for the development of the health sector DPR Korea 2016 – 2020, 2017, p.17.

61 UNICEF, Situation analysis of children and women in the Democratic People's Republic of Korea, 2017, p.37.

황해남도에서 48만 명, 황해북도에서 25만 명이 발생했다.[62]

예방 접종 프로그램은 국제보건기구의 권장에 따라 재가동되었다. 1990년대 초반 마비되었던 예방 접종 프로그램은 북한의 위기를 증폭시켰다. 광역화된 백신 프로그램의 유통체계와 보관 시스템은 재건되었고,[63] 1997년 '민족면역의 날'이 지정되어 유아전염병 예방 접종 사업인 소아마비 예방 접종을 실시하였다.[64] 2000년대 후반 이후 예방 접종 프로그램은 복구되어 예방접종이 이뤄지고 있다.

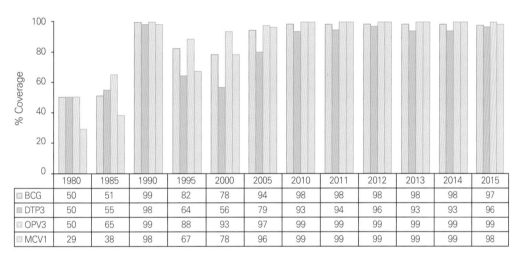

	1980	1985	1990	1995	2000	2005	2010	2011	2012	2013	2014	2015
☐ BCG	50	51	99	82	78	94	98	98	98	98	98	97
☐ DTP3	50	55	98	64	56	79	93	94	96	93	93	96
☐ OPV3	50	65	99	88	93	97	99	99	99	99	99	99
☐ MCV1	29	38	98	67	78	96	99	99	99	99	99	98

그림 8-2. 국가 예방 접종 범위
※ 출처: WHO and UNICEF Estimates of National Immunization Coverage, July 2016 Revision (WHO, EPI Fact Sheet, 2016, p.2, 재인용)

2000년대 이전까지 북한의 기관지, 학술지에서는 해당 연도 당면한 전염병 대책과 해결에 대한 내용을 파악하기 어려웠지만, 이후에는 이 같은 내용들도 게재하고 있다. 아울러 국제 지원에 따른 성과도 기재되고 있다. 다만, 남한과 해외의 지원을 북한 보건성이나 대학과 연구소의 성과로 바꿔 소개할 가능성도 정보를 통제하는 북한 내부 현실상 일정하게 감안해야 할 것이다.

62　통일보건의료센터, 『북한 질병통제 관리체계 구축방안』 (서울: 연세의료원, 2015), 20쪽.

63　Grundy J, Biggs B-A, Hipgrave DB. Public health and international partnerships in the Democratic People's Republic of Korea, PLoS Med 12, 2015.

64　「사스를 통해 본 북한과 전염병」, 『통일뉴스』, 2003년 4월 29일.

　단적으로 『예방의학』과 『조선중앙연감』은 세계적으로 유행한 사스(SARS), 조류독감, 에볼라바이러스, 인플루엔자, 중동호흡기증후군에 대한 방역 조치와 성공적인 대응 결과에 대해서 사후적 기술이 아니라 해당 시기에 바로 기술하였다. 더불어 국제기구에서 권장한 '민족면역의 날', '담배근절운동주간' 등을 북한의 성과로 언급하였다. 이밖에도 역학정보 교환체계와 같은 정보전달시스템 구축과 효율적인 전염병 대처 방식의 도입, 재외동포의 학과학토론회와 같은 교류도 전하며 북한의 내부 변화를 시사하였다.

부록

부록1. 해방 직후 백신 생산과 접종

	1946년	1947년	1948년
백신 생산(개)			
혼합 백신		13,466,600	17,802,900
콜레라 예방백신	9,767,020	7,085,000	9,008,500
장티푸스 예방백신	3,949,500	2,799,300	7,125,500
두창 백신	3,683,700	8,742,500	7,642,000
예방 접종(명)			
혼합 백신 접종		3,082,408	5,874,095
콜레라 예방 접종	4,038,930	2,954,756	2,850,720
장티푸스 예방 접종	3,213,400	2,452,450	1,757,699
두창 예방 접종	3,002,200	7,873,452	5,838,552

※ 출처: 『소련민정국보고서』 평양, 1948. 12. ф. 0480. о п. 4. д. 47. л. 290.

부록2. 북한 의료 시설 및 인력 성장 현황(1945–1993년)

연도	의료 기관 수(개)			병원 침대 수 (대)	의사 및 준의사 수(명)	인구 만 명당 의사 및 준의사 수(명)
	병원 수	외래치료 기관 수	계			
1945	42	37	79	1,135		
1946	85	93	178	2,031	1,009	1.1
1949	175	854	1,029	6,630	2,131	2.2
1953	329	793	1,122	13,829	3,009	3.5
1956	313	1,346	1,659	18,104	5,650	6.0
1959	410	2,947	3,357	28,597	9,034	8.7
1960	447	4,364	4,811	32,698	11,919	11.0
1961	483	4,494	4,977	38,359	14,172	
1962	516	4,632	5,148	45,000	15,874	
1963	535	4,696	5,231	48,133	18,241	15.8
1964		4,778	4,778		22,706	19.0
1967						26.3
1970	681					33.0

1975	1,901					
1983	2,500 이상	5,400	7,900			
1985	3,200			230,000		
1988				131(1만 명당)		27(의사 수)
1993				136(1만 명당)		29.7(의사 수)

※ 출처: 통일원 정보분석실 편, 『북한 경제 통계집』(서울: 통일원, 1996), 576~578; 旬刊北朝鮮通信, 「자료50, 약진하는 북조선 보건사업(一九四七年 十月)」, 『北韓關係史料集』 27, 188.
※ 주1) 이성봉, 「북한의 보건의료체계와 성과지표: 국제적 수준과의 비교」, 『大韓政治學會報』 17-3, (2010)의 편집본 〈표-2〉에 1945년 자료를 추가함.

부록3. 사인별 사망자 수(인구 10,000명당 사망자, 괄호는 %)

연도	1960	1970	1980	1982
총 사망자 수	104.9	70.4	44.9	42.7
전염성 및 기생충성 질병	29.7(28.3)	13.2	0.6	0.4(0.9)
신생물	2.7(2.5)	4.0	5.4	6.0(14.0)
내분비질병, 영양물질 대사장애	4.9(4.7)	1.5	0.3	0.3(0.7)
혈액 조혈기 질병	0.4(0.4)	0.3	0.2	0.3(0.7)
혈액 순환기 질병	12.7(12.1)	16.1	19.0	19.2(45.0)
호흡기질병	14.9(14.2)	6.9	4.6	3.9(9.1)
소화기질병	15.1(14.4)	7.6	2.4	2.5(5.9)
성기 및 비뇨기질병	2.2(2.0)	1.0	0.6	2.5(5.9)
선천성 기형	0.4(0.4)	0.8	0.4	0.4(0.9)
중독, 외상	3.1(3.0)	2.8	2.9	2.9(6.8)
기타	18.9(17.9)	16.2	8.5	6.3(14.8)

※ 출처: WHO, Evaluation of the strategy for health for all by the year, (2000), 1986; 장인원, 「우리나라 사회주의 제도하에서 주민사망률의 저하와 도시와 농촌에서의 그의 차이의 축감과정에 대한 고찰」, 『주체의학』(평양: 1984), 2~6.
※ 주1) 자료 확인의 난점으로 박태진(1989)의 216쪽 〈표6〉을 재인용하여 편집함.
※ 주2) 기타는 사인 17대 분류에서 전체 분류의 나머지인지 혹은 증상불명확인지는 불분명함.

부록4. 북한의 백신 사업에 대한 국제적 지원과 성과(1996-2012년)

연도	성과
1996	유니세프와 세계보건기구의 백신, cold chain 장비, 운송, 기술지원 및 인적자원 역량 구축에 대한 지원 개시 비정부기구(NGO)의 보건지원이 1990년대 중반 개시
2001	글로벌백신면역연합(Global Alliance for Vaccines and Immunization, GAVI)과 파트너쉽 개시
2003	예방접종에 대한 재정적 지속가능 계획 개발
2003	B형간염백신(HepB) 시작
2006	예방접종 수개년 계획 수립
2007	소아마비박멸인증 획득
2007	홍역 유행에 따른 전국적인 홍역 캠페인 성공
2008	GAVI 지원으로 홍역 이차접종 시작
2008	콜드체인 및 예방접종확대계획(Expanded Program of Immunization, EPI) 범위에 대한 전국적 조사를 유니세프 지원으로 수행
2009	콜드체인 정책 및 국가예방접종표의 개정
2009	GAVI에서 4가백신(DTP-HepB)에 대한 정부의 공동자금조달 시작
2010	유니세프와 GAVI 지원으로 콜드체인 체계를 군 단위까지 확장
2009-2010; 2013-2014	450만 명의 대상 아동에 대한 전국적 일본뇌염캠페인
2011	유니세프와 세계보건기구의 기술 협조로 예방접종의 수개년(2011-2016년) 계획 수립
2011	홍역 발생 사례 없음(2008-2011년)
2011	예방접종률(DTP3) 37%(1997년)에서 94%(2011년)로 향상
2012	b형헤모필루스인플루엔자 백신의 도입(GAVI와 정부의 공동자금조달)

※ 출처: Grundy J, Biggs B-A, Hipgrave DB. Public health and international partnerships in the Democratic People's Republic of Korea. PLoS Med 12, 2015.

질병사

결 핵

1. 국내 발생 및 유행

가. 1945년-1950년대: 민족의 망국병

1945년 해방은 크나큰 경사였지만, 뒤이은 정치적 혼란과 한국 전쟁은 우리 민족의 삶, 특히 건강과 보건에 있어 큰 시련을 가져왔다. 특히 개화기와 일제강점기에 이미 중요한 감염병으로 자리 잡은 결핵은 열악한 주거 환경, 낮은 의료 접근성, 진단 및 치료 기술의 부족, 관리 체계의 미비 등으로 인해 급속히 확산되었다. 이 시기에는 아직 체계적인 조사가 이루어지지 않았기 때문에 결핵이 얼마나 흔했는지 정확히 알 수 없지만, 소규모 조사와 당시 기록을 통해 어림잡아 볼 수 있다. 1946년 4월 미 군정청은 보건후생부 조직을 개편하면서 질병 방역과 후생 사업에 대한 계획을 수립하였는데, 그 가운데 가장 우선되는 사업으로 선택한 것이 마산에 국립결핵병원을 개설하는 것이었다. 이를 보도한 기사에서 사업의 목표에 대해 "전쟁 후에 의례히 격증하는 결핵과 전염병을 예방하고저"[1] 한다고 언급한 것을 보면 당시 결핵이 대표적인 감염병이었음을 알 수 있다. 1948년의 한 언론 보도에서는 보건당국을 인용하여 결핵 감염자가 40만 명에 달하며 해방 전에 비해 2배 증가하였다고 언급할 정도였다.[2] 같은 해 서울시 보건후생국에서 시내 70여 개 국민학교 학생 10

---

1 「四億圓드려厚生保健의新計劃 孤兒, 養老院을擴充 水原, 馬山에國立結核病院을建設」, 『동아일보』, 1946년 4월 22일.
2 「結核保菌者 南朝鮮에四十萬」, 『동아일보』, 1948년 6월 15일.

만 명가량을 대상으로 투베르쿨린 반응 검사를 시행한 결과 47%의 양성률을 보였고, 16세의 경우 양성률은 62%에 달하였다.[3]

> "신흥국가의 위업을 약속하고 중책을 쌍견에 질머진 그네들 제2국민의 체내에는 망국병 폐결핵균을 내포신음하고 있건만 무정토다 위정자와 학부모들은 이겄을 예사로 알고있지는 안는가? 만약에 그렇다면 대단위험한 일이다. 아해들은 금후 과로에 빠지거나 일상식생활에서 충분한 영양분을 섭취하지 못하는 경우에는 반다시 발병할 것이다."
> – 이규학. 國民保健의第一課題 滎養攝取와體力向上. 경향신문. 1948. 9. 19

1948년 11월부터 1949년 4월까지 6개월간 공장, 학교, 광산, 형무소 등 집단 시설에서 생활하는 총 119,609명에 대해 투베르쿨린 반응 검사를 시행한 결과 15-20세는 69%, 20세 이상의 경우 80-92%로 대단히 높은 양성률을 보였다. 흉부 X선 검사를 시행한 23,345명 가운데 활동성 결핵 환자는 6.08%였다. 이를 토대로 추정할 때 우리나라의 활동성 결핵 환자는 총 120여만 명으로 예상되었다.[4] 높은 결핵 유병률과 부족한 의료 자원은 필연적으로 높은 결핵 사망률을 불러왔는데, 당시 결핵으로 사망하는 사람은 매년 5만 명에 달해 인구 10만 명당 250명으로 추정되었다.[5] 당시에 폐병이라고 하면 으레 결핵을 의미하는 것이었고 결핵은 망국병으로 불렸는데, 이는 충분히 그럴 만한 이유가 있는 것이었다.

한국 전쟁은 이미 심각한 상황에 기름을 부은 격이 되었다. 열악한 영양 상태, 피난에 따른 집단생활, 의료 접근성의 약화를 고려해보면 결핵 감염률과 활동성 결핵 유병률이 증가했을 것임은 쉽게 예상할 수 있다. 이 시기에는 정부 기능의 약화로 인해 역학에 대한 자료가 많지 않지만, 피난민 수용소에서 치료를 요하는 환자 가운데 25% 가량이 폐결핵이었다는 기사가 있는 것으로 보아 결핵 환자가 증가세에 있었다는 점은 분명해 보인다.[6] 아울러 결핵에 의한 사망도 크게 증가하여 1954년에는 폐결핵에 의한 사망자가 한 달에 1만 명,

---

3 「좀멕히는이나라새싹 兒童保健에危機」, 『동아일보』, 1948년 9월 30일.

4 「國民保健에赤信號!! 結核保菌二百萬」, 『동아일보』, 1949년 5월 22일.

5 「亡國病患者卅五萬」, 『동아일보』, 1949년 2월 16일.

6 「國民保健의敵 結核對策時急」, 『동아일보』, 1951년 2월 15일.

하루에 약 300명에 달했다고 한다.[7] 같은 해의 한 추산에 따르면 우리나라 인구 2천만 명 가운데 130만 명이 활동성 결핵 환자였고, 결핵에 의한 사망률도 10만 명당 300-400명에 달하였다고 한다.[8] 하지만 당시 국가 기관에서 입원 치료를 받는 환자는 2,000여 명, 통원 치료 중인 사람도 3만여 명에 불과한 실정이었다.

우리나라 결핵의 질병 부담을 정확히 알기 위해 1957년부터 처음으로 3년에 걸쳐 전국 결핵실태표본조사를 시행하였다. 이 조사에서 결핵 감염률은 전 연령에 걸쳐 72%였고, 흉부 X선 검사로 추정한 활동성 폐결핵 유병률은 4.4%에 달했다.[9] 이 조사는 제한적이나마 결핵의 유병률에 대해 전국적인 자료를 제공하였다는 점에 의의가 있다.

나. 1960년대–1990년대: 전국결핵실태조사

1965년에 드디어 가래 결핵균 검사를 포함하는 전국결핵실태조사를 시행하여 이후 1995 년까지 5년 간격으로 반복 시행하였다. 이 결과를 바탕으로 주요 결핵 관련 지표를 체계적 이고 일관된 방법으로 얻게 되었고, 결핵 질병 부담의 시간적 변화를 관찰하며 결핵 관리 정책의 효과를 평가할 수 있게 되었다. 결핵 역학에 있어 중요한 지표에는 결핵 감염률, 도 말양성 폐결핵 유병률, 연간 감염 위험률이 있다. 결핵 감염률이란 어떤 한 시점에서의 결 핵 감염자의 비율을 말하는데, 보통 연령층별 투베르쿨린 반응검사 양성률로 측정한다. 따 라서 여기서의 결핵 감염은 폐결핵과 같이 다른 사람에게 균을 전파할 수 있는 활동성 결 핵만을 말하는 것이 아니고, 몸에 결핵균이 숨어있으나 질병을 일으키지 않는 상태인 잠복 결핵감염까지를 모두 포함하는 것이다. 도말양성 폐결핵 유병률이란 인구 집단 가운데 가 래 현미경 검사에서 결핵균이 보이는 도말양성 폐결핵을 앓고 있는 환자의 비율로서, 조사 대상 집단에 대해 흉부 X선 검사를 시행하고 이상 소견이 있는 사람에 대해 가래 검사를 하여 가래에서 결핵균이 관찰되는 사람의 비율로 나타낸다. 연간 감염 위험률이란 1년 동

---

7   「하루平均三百名이死亡」,『동아일보』, 1954년 9월 29일.

8   대한결핵협회,『한국결핵사』(서울:대한결핵협회, 1998).

9   홍영표,「우리나라 결핵 – 어제, 오늘, 내일」,『결핵 및 호흡기질환』, 44-1, 1997.

안 결핵에 새로 감염되거나 재감염되는 사람의 비율로서, 우리나라에서는 5-9세 어린이의 결핵 감염률을 바탕으로 산출해왔다.

표 1-1. 전국결핵실태조사 결과

	1965년	1970년	1975년	1980년	1985년	1990년	1995년
결핵 감염률 (30세 미만, %)	44.5	46.9	46.9	41.7	38.7	27.3	15.5
감염 위험률(%)	5.3	3.9	2.3	1.8	1.2	1.1	0.5
유병률(5세 이상)							
X선상 활동성(%)	5.1	4.2	3.3	2.5	2.2	1.8	1.03
균양성(%)	0.94	0.74	0.76	0.54	0.44	0.24	0.22
도말양성(%)	0.69		0.48	0.31	0.24	0.14	0.09
BCG 접종률 (30세 미만, %)	24.3	44.4	60.6	69.9	80.1	86.0	91.8

1965년 첫 조사 결과 30세 미만의 결핵 감염률은 44.5%였고 연간 감염 위험률은 5.3%에 달했다. 이는 젊은 인구의 절반가량이 결핵에 감염되어 있고 매년 5.3%가 새로 결핵에 감염되는 것으로 추정된다는 의미이다. 뒤에서 살펴볼 다양한 결핵 관리 정책의 효과로 결핵 감염률은 1970년과 1975년에 46.9%로 잠시 상승하였다가 이후 꾸준히 낮아져서 1995년에는 15.5%까지 떨어졌다. 감염 위험률도 매 조사마다 지속적으로 감소하여 마지막 조사인 1995년에는 0.5%까지 낮아졌다.

결핵 감염률이 낮아짐에 따라 활동성 폐결핵의 유병률도 꾸준히 감소해왔다. 흉부 X선 사진에서 활동성 결핵 소견을 보이는 비율, 균 배양 양성 폐결핵 환자, 더 높은 전염성을 갖는 도말양성 폐결핵 환자의 비율도 30년간 꾸준히 낮아져 각각 1/5에서 1/7가량으로 떨어졌다. 하지만 유병률은 유병 기간에 크게 좌우되어 발생률이 같더라도 유병 기간이 길면 높게 나타난다. 결핵 치료의 발달로 인해 40년 전에 비해 유병 기간이 1/4 가량으로 짧아졌으므로, 유병률의 감소만큼 새로운 환자의 발생이 감소하고 있다고 보기 어렵다. 그러므로 결핵 신환 발생률의 변동에 주목하여야 한다.[10]

하지만 증상이 가볍게 시작하여 천천히 진행하는 경우가 많은 결핵의 특성으로 인해 결

---

10 홍영표, 「우리나라 결핵 – 어제, 오늘, 내일」, 『결핵 및 호흡기질환』, 44-1, 1997.

핵 발생률은 조사하기 매우 어렵다. 1970년 전국결핵실태조사에서 정상이었던 사람 가운데 1년 뒤 활동성 폐결핵이 발병한 사람의 수를 조사한 결과 당시 연간 발생률은 10만 명당 410명으로 추산되었는데, 이 조사에는 표본 수가 적다는 한계가 있었다.[11] 대규모로 시행한 조사로는 2년마다 시행하는 공무원 신체검사 자료를 바탕으로 약 80만 명에 대해 2차례에 걸쳐 신환 발생률을 조사한 바 있는데, 1988년과 1990년 사이 10만 명당 연간 발생률은 X선상 활동성 폐결핵은 393명, 배양 양성은 84명, 도말양성은 53명이었다.[12] 1992년과 1994년 사이에는 각각 202명, 81명, 54명으로 조사되어 두 조사 사이에 뚜렷한 변화는 관찰되지 않았다.[13] 세계보건기구는 우리나라의 신환 발생률을 2012년에는 10만 명당 108명, 2016년에는 80명으로 추정하였다.[14] 2000년 이후에는 법정 감염병 신고 체계가 강화되어 인터넷 기반의 감시 체계를 운용하고 있어서, 결핵 신고 환자 수의 변화를 토대로 신환 발생률의 추이를 예상해볼 수 있게 되었다.

다. 2000년대 이후

결핵 유병률이 지속적으로 감소하여 의미 있는 자료를 얻기 위해 필요한 조사 대상 표본 수가 증가함에 따라 2000년부터는 전국결핵실태조사를 실시하지 않고 있다. 그 대신 다른 방법으로 시행한 몇 가지 조사를 통해 최근의 결핵 감염률을 알아볼 수 있다. 최근 시행된 대규모 조사로는 2016년 국민건강영양조사가 있다. 이 조사에서 대상 가구 중 일부 가구의 가구원 2,051명을 대상으로 검사한 결과 결핵 감염률은 33.2%로 나타났다.[15] 연령대별로

---

11 보건사회부 · 대한결핵협회, 『대한민국 결핵실태조사결과』(1965).

12 Kim SJ, Hong YP, Lew WJ, Yang SC, Lee EG. Incidence of pulmonary tuberculosis in Korean civil servants. Tuber Lung Dis 1995 Dec;76(6):534-9.

13 Bai GH, Kim SJ, Lee EK, Lew WJ. Incidence of pulmonary tuberculosis in Korean civil servants: Second study, 1992-1994. Int J Tuberc Lung Dis. 2001 Apr;5(4):346-53.

14 World Health Organization. Global tuberculosis report 2016. 2016. Geneva, Switzerland: World Health Organization.

15 대한결핵협회 결핵연구원, 『국민건강영양조사 제7기 1차년도(2016) 결핵감염률 조사 지원 및 질관리』(질병관리본부, 2016).

보면 10대에서는 6.5%, 20대에서는 10.9%, 30대에서는 36.4%, 40대에서는 46.1%, 50대에서는 48.7%, 60대에서는 45.0%였다.

2000년 이후에는 기존에 주기적으로 시행하던 전국결핵실태조사 대신 법정 감염병 신고를 강화하고 인터넷 기반의 신고 및 감시 체계를 운영하면서 이를 바탕으로 결핵 역학의 변화를 확인할 수 있게 되었다.

2001년 전체 결핵 환자 수는 46,082명(10만 명당 96.3명)이었고, 그 가운데 신환자 수는 34,123명(10만 명당 71.3명)이었다. 이후 2016년에는 전체 결핵 환자 수와 신환자 수가 39,245명(10만 명당 76.8명)과 30,892명(10만 명당 60.4명)으로, 15년 동안 유병률과 발생률이 각각 20.2%와 15.3% 감소하였다. 신환자의 비율도 73.5%에서 79.5%로 상승하여 재치료자가 절반 정도로 줄어들었다. 신환자의 비율이 늘어나고 재치료자가 줄어든다는 것은 결핵 치료와 관리가 향상되어 치료 중단이나 실패가 감소하고 있다는 점을 시사하기 때문에 긍정적인 변화이다. 또한 연령군별로 보면 60세 이상의 발생률에 비해 10대의 발생률이 2배 이상 더 많이 감소하였는데, 이는 감염 위험률의 감소를 의미하는 것이다. 하지만 여전히 신환자 발생률이 20대 후반에 작은 정점을 보여 결핵 전파가 지속되고 있음을 알수 있다.

결핵 환자를 신고 기관별로 나누어 보면 2001년에는 보건소가 46.1%, 민간 의료기관이 53.9%였던 데 비해, 2016년에는 보건소에서의 신고가 크게 감소하고 민간 의료기관 환자가 대부분(92.2%)을 차지하게 되었다. 이는 상대적으로 민간 의료기관에서의 신고율이 향상되었을 뿐만 아니라 결핵 치료에 있어서 민간 의료기관의 역할이 증대되었음을 보여준다. 국내 거주 외국인 신환자 수도 매년 증가하여, 2001년에 126명에서 2016년 2,136명으로 꾸준히 늘어났다. 아직은 외국인의 발생률이 내국인에 비해 높다고 보기는 어려우나, 결핵 유병률이 높은 국가에서의 인적 유입이 증가하고 있고 외국인들의 의료 접근성이 낮은 경우가 많으므로 진단율도 낮을 가능성이 높다는 점을 감안할 때 외국인 결핵 관리에도 힘써야 하겠다. 2012년까지 결핵 신환자율의 변화를 보면 다소의 증감은 있으나 10만 명당 70명 근처에서 머무는 양상을 보인다. 신고 신환자율이 정체되었던 것은 실제 환자 발생은 감소하고 있지만 민간 의료기관에서 진단된 환자의 신고 비율이 증가하였기 때문으로 볼 수 있다.[16] 이를 뒷받침하는 증거로, 건강보험공단에서 결핵으로 급여를 받은 환자 수는 2004년 169,938명에서 2015년 83,149명으로 지속적으로 감소하였다.[17] 또한 2013년 이후 4년간은 신환자율이 꾸준히 감소하여 2016년에는 10만 명당 60.4명으로 떨어진 것도 결핵 발생률이 지속적으로 감소하고 있음을 시사한다.

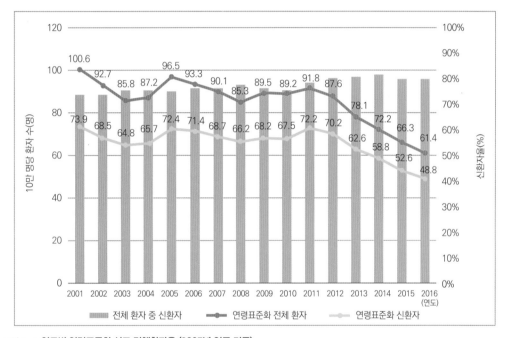

그림 1-1. **연도별 연령표준화 신고 결핵환자율 (2005년 인구 기준)**
※ 출처: 질병관리본부, 『2016 결핵환자 신고현황 연보』

---

16 대한결핵협회, 『대한결핵협회 60년사』(서울:대한결핵협회, 2014).

17 통계청·국민건강보험공단, 『건강보험통계연보』(2016).(http://kosis.kr/statisticsList/statisticsList
    _01List.jsp?vwcd=MT_ZTITLE&parentId=D#SubCont)

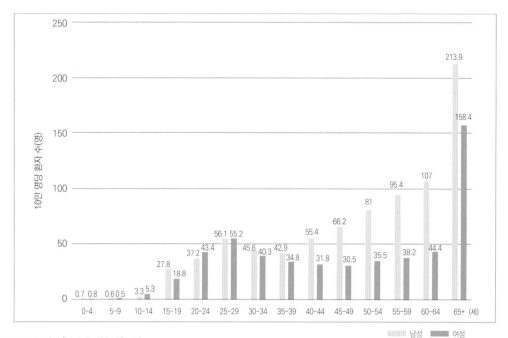

그림 1-2. **성별/연령별 결핵 신환자율**
※ 출처: 질병관리본부, 「2016 결핵환자 신고현황 연보」

2. 국내 질병 양상

가. 결핵의 진단

결핵의 영상학적 진단을 위해 우리나라에서는 1942년 처음으로 흉부 X선 간접 촬영을 이용한 결핵 집단 검진이 이루어졌다. 해방 후에는 주로 학교나 대규모 사업장을 대상으로 집단 검진이 이루어졌는데, 특히 1953년에는 전국 300개 학교의 고등학생과 대학생 7만여 명을 대상으로 대규모 집단 검진이 이루어졌다. 전후 집단 검진 사업이 본격적으로 시작되었으나 이동검진차가 확보되지 않아 초기에는 해외에서 원조받은 X선 장비와 발전기를 용달차나 소달구지에 싣고 다니면서 검진을 진행해야 했다. 1950년대 후반부터 국내에서 생산된 버스에 X선 장비를 탑재한 검진차가 사용되기 시작하였다. X선 장비도 초기에는 35

mm 카메라를 사용하다가 1960년부터는 피폭량이 적은 70mm 카메라가 도입되었다. 의료기관의 경우 1969년 당시 의원 980곳과 보건소 189곳을 포함해 총 1,458개 의료기관에 X선 장비가 있었으나, 여전히 많은 지역에서는 X선 검사를 받기 어려워 가래 검사만으로 결핵을 진단하였다. 이후 X선 장비 보급이 확산되어 쉽게 검사를 받을 수 있게 되었고, 70년대 후반에는 전산화단층촬영기(CT)가 도입되기 시작하였다.

결핵에 대한 세균학적 진단을 위해 우리나라에서는 1954년 설립된 국립중앙결핵원에 검사소 기능이 있었다가 1958년 대한결핵협회로 이관되었다. 1962년 보건소 등록 결핵 환자 관리를 위해 보건소에서 가래 검사를 효과적으로 시행하기 위한 기술지도사업이 시작되었는데, 이것이 최초의 국가 주도의 결핵균 검사 사업이었다. 이러한 노력으로 1964년에는 각 시도에 결핵균 검사소가 설치되었고, 이후 도말검사는 보건소 검사실에서 시행하고 배양검사는 시도 검사소나 중앙결핵검사소로 의뢰하는 체계가 확립되었다. 정도관리를 위해 검사 인력 교육과 장비 지원 외에도 중앙결핵검사소가 보건소에서 판독한 도말슬라이드를 재검하고 검사에 사용되는 약물을 제작·보급하는 등의 노력이 이루어졌다. 이후 도말검사에 형광 현미경이 사용되고 배양 자동화 장비가 개발되어 민간 의료기관이나 수탁 검사기관에서도 자체적으로 배양 검사를 시행하게 되었다. 1990년대 초에는 결핵균을 신속하게 진단할 수 있는 중합효소연쇄반응법(PCR)이, 2000년대 중반에는 신속감수성검사가 도입되어 진단과 감수성 확인에 걸리는 시간이 크게 단축되었다.

나. 결핵의 치료

결핵균에 효과가 있는 약물 치료가 개발되기 이전에는 주로 폐결핵 환자를 공기가 좋은 곳에 위치한 결핵 요양원에서 쉬도록 하는 경우가 대부분이었고, 경우에 따라 수술적 치료로 폐와 흉벽 사이의 흉막강에 공기를 넣는 치료법(인공기흉)이나 복강 내에 공기를 주입하는 인공기복, 흉곽의 모양을 변형시키는 흉곽성형술 등을 시행하였다. 우리나라에서도 해방 후 국립마산결핵요양원 등 국공립 결핵병원에서 요양과 함께 외과적 치료가 이루어졌다. 하지만 이러한 방법은 효과가 제한적이었고 널리 사용되기 어려웠다.

　최초로 결핵균에 효과가 있는 항결핵제인 스트렙토마이신(streptomycin, SM)이 개발된 것이 1944년이었는데, 우리나라에도 1940년대 말부터 구호 약품이나 원조 물자를 통해 항결핵제가 들어와 제한적이나마 환자 치료에 사용되었다. 1952년에는 아이소니아지드(isonicotinic acid hydrazid, INH)가 개발되어 이듬해부터 국내에 수입되기 시작하였는데, 결핵에 대한 신약의 도입이 여러 차례 신문에 보도되고 광고까지 실렸던 것으로 보아 당시 대중들에게도 큰 관심을 끌었던 것으로 보인다. 국립마산결핵요양원의 경우 1951년에 정부로부터 스트렙토마이신을 40병 배정받았고, 1953년 초부터 구호 약품을 통해 SM, INH, 파라아미노살리실산(para-aminosalicylic acid, PAS) 등을 공급받아 자유롭게 처방하였다고 한다.[18] 휴전 이후에는 각종 원조 물자뿐만 아니라 정식 수입을 통해서도 항결핵제가 들어오기 시작하였다. 1950년대 말과 1960년대에 피라지나마이드(pyrazinamide, PZA)와 에탐부톨(ethambutol, EMB)이 개발되어 널리 사용하게 되었다. 이 시기 결핵 치료의 표준 요법은 초기 집중 치료기에 INH, SM, PAS 혹은 EMB를 투여하고 후기 유지 치료기에 INH와 PAS 혹은 EMB를 투여하여 총 18-24개월간 치료하는 것이었다. 이러한 치료 방법은 효과적이기는 했으나, 치료 기간이 길고 약의 부작용이 많아서 환자가 치료를 중단하거나 불규칙하게 치료받는 경우가 많아 치료 실패율이 높았다. 1967년에 결핵 치료에 획기적인 변화를 가져온 약인 리팜피신(rifampicin, RFP)이 사용되기 시작하였다. 리팜피신의 개발로 치료 기간이 획기적으로 단축되었는데, 리팜피신이 포함된 단기요법의 치료 기간은 9개월로 이전의 표준 요법에 비해 무려 절반 이상 짧은 것이었다. 이러한 단기요법은 환자가 치료 중간에 탈락하는 일을 줄여서 치료 성공률을 높이고 결핵 관리를 향상시키는 데에 크게 기여하였다. 리팜피신이 국내에 소개된 이후 처음에는 주로 초치료에 실패한 재치료 환자들에게 사용되었으나, 1972년 송호성 등이 초치료에 사용한 성적을 발표하였고 아프리카에서 단기요법의 임상 시험이 성공을 거둔 뒤 1977년부터 우리나라에서도 단기요법에 대한 논의 후 1980년부터 본격적으로 사용되기 시작하였다.[19]

18　대한결핵협회, 『한국결핵사』(서울: 대한결핵협회, 1998).
19　한용철, 「폐결핵의 단기요법」, 『대한의학협회지』 28-4, 1985, 345쪽.

결핵 치료법의 발전이 가져온 변화는 먼저 결핵으로 인한 사망률의 감소를 들 수 있다. 1950년대에는 결핵이 가장 흔한 사망 원인이었으나, 1981년에는 결핵에 의한 사망률이 10만 명당 22.3명까지 감소하였고[20] 1983년에는 10만 명당 19.7명으로 전체 사망 가운데 6번째였다. 이후에도 결핵 사망률은 꾸준히 감소하여 1990년에 10만 명당 9.9명으로, 2007년에는 4.8명으로 감소한 뒤 이후에는 비슷한 정도로 유지되고 있다. 효과적인 결핵 치료법의 도입으로 결핵 사망률이 더 이상 유용한 지표로 기능하지 않게 되었지만, 그럼에도 불구하고 2015년까지도 연간 결핵 사망자 수가 2,209명에 이르고 있다.[21]

치료의 발달과 결핵 관리의 향상으로 인해 항결핵제에 대한 내성률도 점차 감소하고 있다. 1965년에 시행된 전국결핵실태조사에서 첫 치료 당시 이미 약제 일부에 내성을 가진 환자의 비율(초회 내성률)은 26.2%에 달하였고 치료 중 혹은 재발 시 약제 내성률(획득 내성률)은 무려 55.2%였다. 약제 내성률은 1980년에 최고조에 달했다가(초회 내성률 30.6%, 획득 내성률 75.4%) 이후 점차 감소하여 1995년 마지막 조사에서는 초회 내성률이 5.8%까지 떨어졌다. 하지만 결핵 치료의 핵심 약제인 INH와 RFP에 모두 내성을 갖는 다제내성 결핵이 중요한 문제로 대두되고 있다. 결핵 신고 현황에 따르면 2011년 이후 다제내성 결핵 환자는 매년 800-1,200명 정도 신고되고 있으며, 그보다 더 많은 종류의 약에 내성을 갖는 광범위약제내성 환자도 매년 50명 이상 신고되고 있다. 우리나라에서 많은 수의 약제감수성 검사를 시행하는 결핵연구원의 자료에 따르면 신환자의 다제내성률은 1.9-2.9% 사이이다.[22] 다제내성 결핵 환자의 경우 치료 효과가 떨어지고 장기간의 치료를 요하며 만성 배균 상태가 되는 경우가 많아 각별한 주의가 필요하다.

20   경제기획원, 『사망원인통계연보(1991)』(서울: 통계청).

21   질병관리본부, 『2016 결핵환자 신고현황 연보』(오송: 질병관리본부, 2016).

22   대한결핵협회, 『대한결핵협회 60년사』(서울: 대한결핵협회, 2014).

3. 방역 및 관리

가. 1945-1960년

해방 후 정부 기능이 조선총독부에서 미 군정으로 이양됨에 따라 보건 행정에도 큰 변화가 있었다. 일제강점기 동안 보건 정책은 군사적 성격이 강한 위생경찰을 통해 이루어졌는데, 이들은 진정으로 삶의 질을 향상시키기보다는 생산력을 저하시키는 급성 전염병 유행을 막는 데에 초점을 두었다. 미군은 1945년 9월 24일 군정 법령 1호 〈위생국 설치에 관한건〉을 공포하여 경무국 위생과를 폐지하고 위생국으로 독립시켰다. 위생국은 같은 해 10월에 보건후생국으로 개칭되었다가 1946년 3월 보건후생부로 승격되었다. 보건후생부는 일제가 상이군인 요양소로 사용하던 시설을 접수하여 일부 증축 후 1946년 6월 1일 국립마산결핵요양원으로 개원하였다.[23] 초대 원장으로는 세브란스의전 내과 교수였던 곽인성이 취임하였고, 미국인 의사 로이 스미스(Roy K. Smith)가 고문에 임명되어 횡격막신경마비술, 흉막유착박리술, 인공기복술 등의 치료법들을 시술하였다. 이후 1948년에는 인천적십자요양원이, 1949년에는 마산교통요양원이 개원하였다. 특히 마산에는 이후에도 36육군병원, 국립신생결핵요양소, 진해해군병원 결핵병동 등 여러 개의 결핵 병원이 모여 항결핵제 치료와 외과적 치료를 적극적으로 실시하였다.

1948년 초 군정청 보건후생부에서는 우선 국민학교 학생들을 대상으로 투베르쿨린 반응검사를 시행하기로 하고 우선 매동국민학교 학생 3천 명에 대해 검사를 진행하였다. 아울러 운수부에서 용산 공장 지대에 근무하는 노동자에 대해 결핵 검진을 시행한 결과 5%가 환자로 판명되어 치료를 요하는 자는 휴양하도록 하였고, 경기도 보건과에서도 공장과 학교 등 집단 기관에 대해 결핵 검진을 하기로 하였다는 기사가 있는 것으로 보아 규모가 큰 사업장을 대상으로 직장 검진이 이루어지는 경우도 있었음을 알 수 있다.[24] 그 이듬해에는 보건국에서 2,154만 원의 예산으로 학생과 공장 노동자, 농민에 대해 흉부 X선 검진을 계

---

23 「馬山療養院」, 『동아일보』, 1946년 5월 4일.

24 「工場從業員五%가 結核患者로判明 集團檢診코加療」, 『동아일보』, 1948년 4월 22일.

획하는 등 결핵 환자를 진단하고 국가적 유병률을 확인하기 위한 노력이 전개되었다.[25] 1950년 2월에는 세계보건기구(WHO)와 유니세프(UNICEF)에서 한국의 보건 사업을 위해 약 90만 달러를 지원하기로 하고 대표단이 한국에 1년 기한으로 파견되었는데, 보조금 가운데 1/3이 결핵 보건에 사용될 예정이었다. 같은 해 3월에는 국립방역연구소와 국립마산 중앙결핵요양원에서 직접 배양한 BCG를 어린이와 청소년에게 접종하기로 하였다. 하지만 뒤이은 한국 전쟁으로 인해 이러한 노력은 큰 지장을 겪게 되었다.

'1. 국내 발생 및 유행'에서 기술한 바와 같이 한국 전쟁으로 인해 결핵은 더더욱 큰 문제가 되었지만, 보건 정책의 수행은 매우 어려웠다. 그럼에도 불구하고 1952년부터 학생과 공무원을 대상으로 BCG 집단 접종이 진행되어, 전란의 와중에도 결핵에 대한 보건 사업이 비교적 높은 우선 순위였음을 짐작하게 한다. 전쟁 중에 미국 등 선진국의 의학 기술이 도입되어 결핵 환자의 치료에 발전이 있었고, 전후에는 본격적인 결핵 관리를 위한 기틀이 마련되기 시작했다. 그중 중요한 사건은 대한결핵협회의 창립이다. 기존에 존재하던 조선 결핵예방협회, 한국결핵협회, 기독교의사회, 보건부의 결핵대책 위원회 등 4개 단체가 하나의 단체를 만들어 결핵 퇴치를 위한 노력을 결집하기로 뜻을 모았고, 이에 1953년 11월 대한결핵협회를 창립하였다. 이듬해 9월에는 제5차 국제항결핵연맹(International Union Against Tuberculosis, IUAT)에 정규 회원국으로 가입하였다.

일반인들을 대상으로 하는 결핵 캠페인이라고 하면 가장 먼저 떠오르는 것이 크리스마스 씰이다. 우리나라에서 발행된 첫 크리스마스 씰은 1932년 우리나라 항결핵운동의 선구자인 캐나다 의사 셔우드 홀(Sherwood Hall)이 발행한 것이다. 해방 후에는 1953년 대한결핵협회가 씰을 발행하고 12월 1일부터 1주간 보건부와 공동으로 제1회 결핵예방주간을 가졌다. 이후 크리스마스 씰은 매년 발행되어 결핵퇴치사업에 재정적 도움이 되었을 뿐만 아니라 항결핵운동의 상징이 되었다.

1954년 보건부에서는 한국 전쟁으로 인해 급격히 심화된 결핵 문제에 대처하기 위해 결핵대책 5개년 계획을 수립하였다. 주요 사업으로 결핵 지식의 보급, 전문 요원 훈련, BCG

---

25 「南韓의 肺患者 勿驚四十萬名」, 『동아일보』, 1949년 4월 2일.

접종, 통원 치료 제도 확립을 들었고, 같은 해 8월 국립중앙결핵원을 설립하여 결핵 관리를 위한 기술적 지원을 하도록 하였다. 또한 캐나다인 의사 스트러더스(E. B. Struthers)가 주도한 세계기독교봉사회 흉곽 진료소가 국내 여러 병원에 설치되어 결핵 환자를 대상으로 무료 통원 치료를 제공하였다. 이들 진료소의 성공에 힘입어 보건부는 1955년 4월부터 전국에 소재한 공공 의료기관에서 결핵 환자 외래 진료를 확대하였다. 이러한 노력으로 우리나라의 결핵 치료는 과거의 요양 시설 수용을 벗어나 외래 치료 중심으로 변화하였다.

결핵 환자를 잘 치료하는 것만큼 중요한 것이 숨겨진 결핵 환자를 진단하는 것이므로, 1954년부터 국립중앙결핵원이 5대의 X선 장비로 학교를 대상으로 집단 검진을 실시하였다. 1956년부터는 대한결핵협회가 해외 원조를 받아 집단 X선 검진을 시작하였고, 이후 학교뿐만 아니라 일반 주민을 대상으로도 확대 실시하여 매년 10만에서 20만 명 사이의 시민들이 검진을 받았다.

나. 1960년-1990년대

1960년대에는 국가 보건 정책에 획기적인 변화와 함께 결핵 관리에도 큰 발전이 있었다. 1961년 보건소법이 개정되어 이듬해부터 보건소를 통해 BCG 접종 사업과 결핵 환자 등록 및 치료 등 결핵 관리 사업을 진행하게 되었다. 이를 위해 1963년부터 전국 182개 보건소에 결핵 관리 요원을 배치하기 시작하였고, 1964년에는 9개 시도에 결핵 검사소가 설치되었다. 1964년 말에는 보건소에 등록된 결핵 환자 수가 10만 명을 넘어 이후 보건소가 결핵 관리를 주도하게 되었다. 아울러 기존 결핵요양원들을 결핵병원으로 확장하고 새로운 결핵 전문 의료기관도 신설하였다. 이러한 노력으로 보건사회통계연보상 우리나라의 결핵 병상이 1962년 1,537병상에서 1970년에는 2,501병상으로 늘어났다. 1966년에는 민간 의료기관에서의 부적절한 항결핵제 처방을 개선하기 위해 폐결핵 화학요법 지침을 만들어 학회지인 〈결핵 및 호흡기 질환〉에 게재하고 개원의에게 배포하였다.

1967년 1월에는 결핵예방법이 제정·공포되었다. 이 법은 총 45조로 이루어졌고, 사업장과 학교 등의 정기 건강 진단, 결핵 접촉자를 대상으로 한 임시 건강 진단, BCG 접종, 의료인의 결핵 환자 신고 의무, 입원 명령, 정부의 책임 등을 규정하였다. 이에 따라 시행령과 시행규칙이 제정되었고 보건사회부 보건국에 결핵과가 신설되었다. 결핵예방법은 이후 14회의 개정을 거쳐 지금에 이르고 있다. 이외에도 1969년에는 결핵 전문의 제도가 제정되어 결핵 치료를 위한 전문 의료인을 양성하였다.

결핵 관리를 위해 가장 먼저 필요한 일은 결핵 감염률, 유병률, 도말양성 환자의 수와 같은 기본적인 역학적 자료를 수집하는 것이었다. 이를 위해 1965년 대한결핵협회는 WHO와 UNICEF의 지원을 받아 처음으로 전국결핵실태조사를 실시하였다. 이 조사를 통해 처음으로 우리나라의 결핵 현황에 대한 신뢰할 만한 자료를 갖추게 되었다. 전국결핵실태조사는 이후 5년 간격으로 반복되다가 결핵 유병률이 감소함에 따라 1995년을 마지막으로 종료되었고, 그 역할은 질병관리본부가 관리하는 신고 및 감시 체계가 대신하고 있다.

감염병 관리에 있어 중요한 또 하나의 전략이 예방 접종이다. 프랑스의 알베르 칼메트(Albert Calmette)와 카미유 게랭(Camille Guérin)이 우결핵균($M.\ bovis$)을 239회 계대 배양하여 만든 BCG는 결핵 감염과 발병을 감소시키고 결핵성 수막염과 같은 중증 결핵의 위험을 줄이는 중요한 백신이다. 따라서 정부도 일찍부터 BCG 접종 사업에 우선순위를 두어 BCG를 국내에서 생산해 왔다. 처음 1세 미만 소아에게 접종하던 것을 접종 반흔이 없는 경우 5세까지 확대하였고, 초등학교 1학년생은 투베르쿨린 반응 검사에서 음성인 경우 접종하였다.[26] 1973년부터 초등학교 6학년을 대상으로 투베르쿨린 반응 검사를 시행하여 음성인 경우 BCG를 재접종하였으나, WHO가 BCG 재접종을 중단할 것을 권고함에 따라 1997년부터 중지하였다. 이와 같은 노력을 통해 4세 미만 BCG 접종률은 1965년 6.1%에서 1995년에는 85.0%로 크게 상승하였다.[27]

1970-1980년대에는 1960년대에 기틀을 잡은 결핵 관리 정책들, 즉 보건소를 통한 결핵 환자 등록 및 치료, 집단 검진, BCG 접종, 정기적인 결핵 실태 조사를 점차 확대하고 개선해 나갔다. 특히 치료 효과를 증대시키고 약제 내성을 막기 위해 보건소를 중심으로 표준

---

26 이연경 외, 「우리나라 결핵관리 정책 변화」, 『주간 건강과 질병』 8-28, 651-656쪽.
27 홍영표, 「결핵의 역학 – 전국 실태조사 성적을 중심으로」, 『대한의학협회지』, 34-5, 1991.

처방을 만들고 처방의 적절성을 향상시키는 사업이 전개되었다. 1960년대에는 약품과 정부 예산의 부족으로 인해 이상적인 항결핵제 요법을 시행하지 못하고 부작용이 많은 타이아세타존을 시도하거나 주 2회 간헐요법을 시행하는 등 표준 처방이 자주 바뀌었는데, 1973년에 전국 보건소에 결핵 환자 치료 요령을 배포하여 '2. 국내 질병 양상'에 전술한 바와 같은 처방이 확립되었다. 이와 함께 1970년대 후반에는 이전에 결핵 치료에 실패한 환자의 재치료사업을 시작하였으며, 이에 더하여 항결핵제의 국산화, 국공립 결핵병원의 확충, 의료보험의 확대 등이 이루어졌다.

다. 2000년대 이후

1999년에 정부는 〈21세기 보건의료 발전 종합계획〉을 통해 집중적으로 관리해야 할 5개 질환 가운데 하나로 결핵을 선정하고 2010년까지 달성하고자 하는 목표를 설정하였다. 이때 수립한 목표는 2010년까지 폐결핵 신환 발생률을 10만 명당 60명으로 줄이는 것이었다.

70년대까지는 대부분의 결핵 환자가 보건소에서 치료받았으나, 1989년 의료보험이 전국민으로 확대됨에 따라 민간 의료기관의 접근성이 향상되어 민간 의료기관에서 치료받는 환자가 점차 증가하였다. 2000년부터는 결핵 환자 신고를 전산화하여 민간 의료기관에서 치료받는 환자도 관리할 수 있는 체계가 확립되었다. 하지만 장기간 결핵 관리에 힘써온 보건소와는 달리 민간 의료기관에서는 결핵 환자 관리가 체계적으로 이루어지지 않아 완치율이 낮고 치료 중단율이 높았다.[28] 환자 치료에 있어서도 2005년 당시 민간 의료기관에서 치료받는 신환자 가운데 80%만이 표준 요법을 처방받고 있었다.[29] 이와 같은 제한점을 극복하기 위해 정부에서 민간 의료기관에 인력을 파견하여 결핵 환자의 복약 관리와 중도 탈락 방지 등 환자 관리를 지원하는 민간공공협력(private-public mix, PPM)의 필요성이 대두되었다. 질병관리본부는 2007년 대학병원 및 종합병원을 대상으로 전담 간호사를 지원

---

28 Hong YP, et al. Cohort analyses of the treatment of smear-positive pulmonary tuberculosis patients under programme conditions in Korea, 1983-1994. Int J Tuberc Lung Dis 1998:2(5): pp. 365-371.

29 김희진, 「한국의 결핵실태 및 관리체계」, 『대한의사협회지』 49-9, 2006, 762-772쪽.

하는 시범사업을 시행하였고, 2009년부터는 본격적인 사업을 시작하였다. 2016년 현재 120개 의료기관에 193명의 결핵 관리 전담 간호사가 배치되어 전체 결핵 신환자의 63.5%를 관리하고 있다.

결핵을 퇴치하기 위해 중요한 정책 가운데 하나가 활동성 결핵 환자와 밀접하게 접촉한 사람을 찾아 이들 가운데 감염되는 사람이 발병하는 것을 예방하고 발병하는 환자를 조기에 치료하는 것이다. 1995년부터 보건소를 통해 결핵 환자의 가족 중 6세 미만 어린이를 대상으로 투베르쿨린 반응 검사를 시행하여 잠복결핵 치료를 실시하였으나 적극적으로 이루어지지는 않았다. 접촉자 조사를 강화하기 위하여 2005년부터는 집단 내 결핵 유행 발생 시 접촉자 조사를 시행하기 시작하였고, 2011년부터는 민간 의료기관에서 신고된 환자의 접촉자 조사도 실시하고 있다. 이와 함께 향후 활동성 결핵으로 진행할 수 있는 잠복결핵 감염자에 대한 치료도 강화하여 2012년부터 결핵 환자 접촉자와 HIV 감염인, 5세 미만 소아를 대상으로 잠복결핵 감염 치료 시 보험 급여가 인정되었고, 2015년에는 전 국민으로 확대되었다. 아울러 2016년 결핵예방법과 그 시행규칙을 개정하여 의료기관, 학교 등 집단시설 종사자에 대한 결핵 검진 및 잠복결핵 검진이 의무화되었다.

2016년 3월 정부는 〈결핵 안심국가 실행계획〉을 발표하였는데 그 목표는 2025년까지 결핵 발생률을 10만 명당 12명 이하로 낮추는 것이다. 이를 위해 기존에 결핵 환자를 조기에 진단하여 적절히 치료하는 것에 중점을 두던 결핵 관리 정책을 발병하기 전에 선제적으로 관리하는 것으로 전환하였고, 추진 전략으로 잠복결핵 감염 검진과 치료를 확대하고 이를 위한 인적, 재정적, 제도적 지원을 진행하기로 하였다.

생활 수준의 향상, 결핵 진단 및 치료 기법의 발전, 국가와 사회의 결핵 관리 노력으로 인해 지난 70여 년 동안 우리나라에서 결핵은 꾸준히 감소하여왔다. 앞으로도 진단 및 치료의 향상, 잠복결핵 감염 치료, 결핵 접촉자 조사, 민간공공협력 사업 등을 통해 결핵 발생은 지속적으로 감소할 것으로 기대된다. 그럼에도 불구하고 결핵 유병률은 여전히 비슷한 경제력을 가진 국가에 비해 높아서 OECD 가입국 가운데 1위를 지키고 있다. 또한 인구가 고령화됨에 따라 이미 과거에 결핵에 감염된 노인층의 결핵 발병이 증가할 가능성이 있으며, 이외에도 저소득층, 국내 거주 외국인, 북한이탈주민 등 결핵의 위험이 높은 집단에 대한 노력이 필요하다. 젊은 층의 결핵 감염률이 떨어지면서 학교나 병원 등에서의 집단 발생이 늘어날 수 있으며, 이러한 집단 발생은 사회적 여파가 크기 때문에 적극적인 관리가 필요하다. WHO는 전 세계적으로 결핵을 퇴치하기 위한 End TB 캠페인을 진행 중이며, 2035년까지 결핵 발생률을 90% 감소시켜 10만 명당 10명까지 낮추는 것을 목표로 하고 있다. 우리나라에서 아직도 큰 질병 부담을 주고 있는 결핵 퇴치를 위해 지속적인 노력이 이루어져야 하겠다.

장티푸스

1. 국내 발생 및 유행

일제강점기에 "실로 한국 전염병의 왕좌를 차지하는 전염병"이었던 장티푸스[1]는 해방 이후에도 여전히 비슷한 수준으로 유행하다가, 한국 전쟁 중이었던 1951년에는 전해 발생 수의 10배에 가까운 환자(81,575명)가 발생하였다(표 2-1). 발진티푸스를 장티푸스로 오진하는 경우도 빈번하였겠지만, 같은 해 발진티푸스 발생 수도 전 해에 비해 10배가 넘게 집계된 것으로 볼 때(32,211명), 전쟁으로 인하여 여러 가지 전염병이 함께 급증하였다고 판단된다.

한국 전쟁 직후 장티푸스의 발생 수가 적게 보고되었지만, 이 자료가 정확하다고 보기는 어렵다. 1960-1970년 기간, 매년 3,000-5,000명의 유행을 유지하다가, 이후 줄어 매년 발생 수가 수백 명, 이환율이 인구 10만 명당 10명 이하로 떨어졌다.[2,3] 하지만 당시 장티푸스 환자의 신고율이 낮아 실제로는 이보다 많은 환자가 발생했으리라 추측된다. 한 보고에 따르면 1984년 서울 시내 종합병원 및 전염병원에서 장티푸스 균이 분리된 환자 489명 중 신고된 비율은 16.4%에 불과하였다.[4]

법정 감염병의 신고를 원칙대로 시행하였을 것으로 예상되는 2001년 이후의 자료를 보

---

1 대한감염학회, 『한국전염병사』(2009), '제7장 일제강점기. 라. 장티푸스', 434-437쪽.
2 보건복지부 · 질병관리본부, 『2016 감염병감시연보』.
3 질병관리본부, 『2011 감염병관리 사업지침』.
4 김윤구 · 정태화 · 송철 · 이명원 · 김정순 · 오대규, 「입원 장티푸스 환자의 신고에 관한 연구」, 『한국역학회지』 7-2, 1985, 240-252쪽.

면, 매년 장티푸스 발생 수는 100-200여 건, 이환율은 인구 10만 명당 0.2-0.5명 정도이다. 국외 유입 장티푸스 환자 수는, 이에 대한 자료가 있는 2001년 이후, 매년 10-30여 명 보고 되고 있다.

표 2-1. 해방 이후 장티푸스 연도별 발생   단위: 건, 명

연도	발생 수	이환율	사망 수	연도	발생 수	이환율	사망 수	연도	발생 수	이환율	사망 수
1946	11,278	56.0	1,921	1971	3,146	9.6	33	1996	475	1.0	0
1947	8,250	40.9	1,371	1972	2,030	6.1	30	1997	265	0.6	0
1948	5,062	25.1		1973	813	2.4	9	1998	380	0.8	0
1949	5,691	28.1	515	1974	656	1.9	8	1999	308	0.7	0
1950	8,810		1,270	1975	534	1.5	8	2000	234	0.5	0
1951	81,575	399.9	14,051	1976	672	1.9	6	2001	401	0.8	2
1952	3,969	19.3	330	1977	304	0.8	1	2002	221	0.5	0
1953	1,352	6.3	70	1978	427	1.2	2	2003	199	0.4	0
1954	617	2.9	21	1979	215	0.6	2	2004	174	0.4	0
1955	353	1.6	28	1980	201	0.5	1	2005	190	0.4	0
1956	351	0.6	17	1981	164	0.4	1	2006	200	0.4	0
1957	619	3.0	33	1982	319	0.8	0	2007	223	0.5	0
1958	1,319	6.0	77	1983	391	1.0	1	2008	188	0.4	0
1959	2,139	9.0	122	1984	184	0.5	2	2009	168	0.3	0
1960	2,798	11.2	125	1985	208	0.5	0	2010	133	0.3	0
1961	4,982	19.3	186	1986	278	0.7	1	2011	148	0.3	1
1962	2,862	10.8	97	1987	184	0.4	1	2012	129	0.3	0
1963	4,989	18.3	126	1988	419	1.0	0	2013	156	0.3	0
1964	4,380	15.7	124	1989	133	0.3	1	2014	251	0.5	1
1965	3,760	13.1	94	1990	232	0.5	0	2015	121	0.2	0
1966	3,454	11.7	66	1991	187	0.4	0	2016	121	0.2	0
1967	4,230	14.0	53	1992	221	0.5	0				
1968	3,931	12.7	38	1993	307	0.7	0				
1969	5,404	17.1	57	1994	267	0.6	0				
1970	4,221	13.1	42	1995	370	0.8	0				

이환율: 전국 인구 10만 명당 환자 발생률

수인성 전염병인 장티푸스는 하절기에 발생할 기회가 더 많을 것 같으나, 일제강점기 조사에 따르면 일본인과 달리 우리나라 사람에게서 장티푸스는 겨울에서 봄 사이에 많이 발

생하였다고 하였다. 최근의 자료에 따르면 우리나라에서 장티푸스는 계절적 발생 양상 없이 연중 발생하고 있다. 성별, 연령별 발생 차이도 뚜렷하지 않았다. 장티푸스의 집단 발생의 조사에 있어 보균자, 오염된 식수, 오염된 음식 등이 관여할 것이라는 추정은 있었지만, 균분리를 통해 감염원을 밝혀낸 경우는 흔하지 않았다.[5] 최근 수년 동안에는(2009-2014년) 역학조사가 필요하였던 장티푸스의 집단 발생은 없었다.

2. 국내 질병 양상

우리나라의 장티푸스 환자의 임상상은 교과서적인 내용과 크게 다르지 않다. 장티푸스는 *Salmonella typhi*에 의해 발생하는데, 장티푸스라는 이름과 달리 장관 증세보다는 지속적인 발열, 두통, 무력감, 발진(장미진) 등의 비특이적인 증세가 많다. 그래서 3주 이상 열이 지속되면서 원인을 쉽게 찾지 못하는 불명열의 흔한 원인에 포함되었다.[6]

*Salmonella typhi*는 사람만이 유일한 숙주이다. 급성기 환자, 만성 보균자 등의 대변에 직간접적으로 오염된 식수나 음식을 통해 인체로 들어오고, 적은 양의 균으로도 쉽게 감염을 일으킨다. 일단 회장 부위에서 증식하는데, 이 때문에 급성 충수돌기염과 유사한 증세가 나타나기도 한다. 세균이 혈액을 통해 전신에 퍼지면 여러 장기에 이상 소견을 초래하는데, 우리나라에서도 뇌막염, 심내막염, 골수염, 관절염, 갑상선염, 폐렴, 늑막염, 신장염, 용혈성 빈혈, 근 농양 등 다양한 합병증이 보고되었다. 여러 장기의 증세가 나타나기 때문에 다른 질환으로 오진하는 경우도 빈번하다. 가장 중요한 합병증은 증상이 호전되는 시기인 2-3주에 나타나는 장천공과 장출혈로서 약 1%의 환자에서 발생하며, 주요 사망 원인이 되었다.

혈액 배양에서 *Salmonella typhi*를 분리·동정하는 것이 진단에 중요하다. 그런데 항균

---

5   김윤구·정태화·송철·이명원·김정순·오대규, 「입원 장티푸스 환자의 신고에 관한 연구」, 『한국역학회지』 7-2, 1985, 240-252쪽.

6   김우주·박승철, 「장티푸스」, 『대한의학협회지』 35-7, 1992, 863-869쪽.

제를 처방전 없이 구입할 수 있었던 시절에 항균제를 미리 투여하고 온 환자들에서는 혈액 배양 양성률이 현저하게 떨어졌다. 항균제는 또한 임상상도 변화시켜 진단에 더욱 어려움을 초래하였다. 골수 검사 배양은 항균제를 투약한 사람의 경우에도 진단율이 높지만, 시행하기 어려운 단점이 있다. 캡슐을 실에 매어 먹인 후 십이지장 위치까지 내려보내고, 이 위치에서 담즙을 적셔 꺼낸 후 배양하는 String capsule 배양도 시도되었는데, 진단율은 높지만 역시 시행하기 쉽지 않아 보편화되지 않았다. 대변 배양은 양성률은 낮으나 보균 여부를 확인하기 위해선 반드시 검사하였고, 현재도 보균자 검출을 위하여 시행하고 있다.

혈청학적 진단법으로 Widal test가 이용되나, 민감도와 특이도가 만족스럽지 못하다. 비유행 지역에선 항체가가 1:80 이상이면 의미가 있다고 하지만, 우리나라에선 이 기준을 적용할 경우 위양성이 너무 많았다. 일주일 이상 간격으로 검사한 결과에서 항체가가 4배 이상 상승되면 진단적 가치가 있는데, 후향적인 진단이 될 수밖에 없다는 한계가 있다. 그 외 진단법으로, 국내에서 중합효소 연쇄 반응법을 이용한 진단법을 자체 개발한 적도 있고,[7] 다른 기법을 이용한 진단법도 여럿 시도되었지만 임상적으로 널리 적용되지 못하였다.

Chloramphenicol이 효과적인 항균제로 1948년(국내에는 1952년 도입)부터 사용되었지만, 정균 항균제였기 때문에 재발율과 보균자를 줄이지 못한다는 약점이 있었고, 드물지만 치명적인 재생불량성 빈혈을 초래하는 문제가 있었다. 그래서 우리나라를 비롯한 선진국에서는 거의 사용하지 않게 되었다.[8] 다른 항균제로 ampicillin, co-trimoxazole, fluoro-quinolone, 3세대 cephalosporin 등이 사용되는데, chloramphenicol에 비해 치료 실패나 보균자가 유도되는 문제가 적다. 심지어 ciprofloxacin (fluoroquinolone)이나 ceftriaxone (3세대 cephalosporin) 등은 치료 효과가 높아 일주일 정도의 짧은 기간에 치료하기도 하였다.[9] 현재는 우리나라에서 장티푸스 환자의 항균제 치료가 실패할 가능성은 높지 않다.

7　송재훈, 「중합효소 연쇄반응을 이용한 장티푸스의 새로운 진단법의 개발」, 『대한내과학회지』, 46-2, 1994, 229-237쪽.

8　김윤정·전현지·이정우·홍경욱·김상일·위성헌·김양리·강문원, 「국내 항균제의 사용 실태와 변화 추세(V)」, 『Infect Chemother』, 44-6, 2012, 411-418쪽.

9　최강원·김성민·오명돈, 「Ciprofloxacin을 이용한 장티프스의 항균요법 (Chloramphenicol 요법과의

그러나 최근 해외 유입 장티푸스 환자에서 ciprofloxacin 치료에 실패하는 경우들이 있고, 국내 발생 환자에서도 ciprofloxacin 내성이 보고된 바가 있어 주의를 요한다.[10]

예방 백신으로는 (1) 비경구용 전세포 사백신, (2) Vi 다당류(polysaccharide) 백신, (3) 경구용 약독화 생백신이 주로 사용되었다.[11] 비경구용 전세포 사백신은 1945년부터 미국에서 도입된 균종으로 페놀 비활성 백신을 제조한 것인데, 부작용이 많아 1995년부터는 사용하지 않고 있다. Vi polysaccharide 백신의 부작용은 비경구용 전세포 사백신보다 적지만, 경구용 약독화 생백신보다 많다. 장티푸스 유행 또는 발생 위험 지역으로 여행 가기 2주 전에 접종하고, 위험이 지속된다면 2년마다 재접종할 것을 권장하고 있다. 경구용 약독화 생백신은 일주일 내에 4회 투여하는데, 발생 지역을 여행하기 1주 전에 투여하고, 5년마다 추가 접종을 권하고 있다.

3. 방역 및 관리

해방 후 우리나라에서 처음 전염병 관련 법령이 제정된 것은 1954년의 전염병 예방법이었다.[12] 이 법에서 장티푸스는 제1종 전염병으로 구분되었고, 제1종 전염병의 경우, 환자, 의사(유사) 환자, 또는 병원체 보유자를 진단하였거나, 사체를 검안한 의사 또는 한의사는 즉시 그 환자 또는 사체 소재지의 특별시장, 시, 읍, 면장에게 신고하도록 하였다. 또한 정기 예방 접종을 의무적으로 시행하도록 하였다. 1983년 제3차 개정 전염병 예방법에서 장티푸스는 환자 발생이 감소한 이유로 정기 예방 접종 대상에서 제외되었다.

비교 및 Ciprofloxacin 단기요법)」, 『대한화학요법학회지』, 8-2, 1990, 105-110쪽.

10 김대범·김시현·오수진·김동규·최수미·김명신·신완식, 「시프로플록사신에 반응하지 않은 해외유입 장티푸스 3예」, 『대한내과학회지』 773, 2009, 377-381쪽.

11 우준희, 「장티푸스, 콜레라 백신」, 『대한내과학회지』 51(2S), 77-81쪽.

12 황창용, 「전염병관리 관련법령의 변화 추이분석 및 향후 개정방향에 관한 연구」, 연세대학교보건대학원, 1998.

1995년까지 7차 개정을 거듭하던 전염병 예방법은 2000년에 학계 전문가를 포함한 개정 위원회를 통해 시대 상황에 알맞게 전면 개정되었다.[13] 이때 법 개정 방향은 (1) 환자의 인권과 권리를 보장하는 전염병 관리, (2) 시대에 적합한 전염병 유형 재정리, (3) 신종 전염병에 대한 신속한 대응 체제 마련, (4) 능동적인 국가 관리 체계 구성, (5) 신고율 향상과 국민의 의무 이행을 기본 원칙으로 삼았다. 전염병의 특성을 고려하여 법정 전염병을 분류하였는데, 장티푸스가 속한 제1군은 발생 즉시 격리 등의 조치가 필요한 전염병으로 정하였다. 이후 2007년 전산화 질병 감시 시스템, 2009년 병의원 인터넷 신고 시스템 도입 등으로 법정 감염병 신고 체계가 대폭 개편되었다.

보건 당국에서는 장티푸스의 발생 예방을 위하여 보균자를 찾아내어 관리하는 업무에 진력하였다. 보균율에 대한 조사로는 대구시 접객업소 근로자를 대상으로 1964년과 1973년 시행한 두 차례 연구에서, 각각 0.5%, 0.9%의 보균율을 보고한 바 있다. 집단 발생 시 조사에서는 주위 건강인에서 1-4%의 보균율을 보였다. 하지만 식품위생업소 종사자, 집단 급식소 종사자, 상수도 관리자, 환자나 보균자, 환자 발생 지역 주민, 사회복지시설, 취약 지역 주민을 대상으로 국가에서 시행한 보균자 검색 사업의 결과를 보면, 2002-2007년 조사 대상 매년 약 246만 건의 검사에서 연 평균 44명(0.0019%)의 낮은 보균율을 보였다.[14] 그리하여 2010년부터는 보균 여부 관찰 대상자를 1) 과거 2년간 장티푸스 환자 등, 2) 기타 보건소장이 필요하다고 인정하는 자(최근 장티푸스 유행 지역 주민, 부랑인 등 집단 수용시설 등)로 축소하였다.

만성 보균자가 줄어든 데는 질병관리본부 등 보건 당국의 환자 관리(격리, 접촉자 관리, 보균자 관리 등)의 역할이 중대하였으며, 또한 효과적인 항균제가 처방된 것에도 기인하였을 것이다. 앞서 언급한 대로 대표적인 장티푸스 치료 항균제였던 chloramphenicol은 정균 항균제였기 때문에 재발율과 보균자 발생율을 줄이지 못하는 단점이 있었다. 이후 사용된 치료 항균제들은 모두 chloramphenicol보다 현저히 보균율을 감소시켰다.

---

13 천병철, 「우리나라 감염병관련 법률 및 정책의 변천과 전망」, 『Infect Chemother』 43-6, 2011, 474-484쪽.
14 인하대학교 의과대학 · 질병관리본부, 「장티푸스 보균자 찾기사업의 효율성 제고방안 수립」(2008).

우리나라 사회경제 여건의 선진화에 힘입어 상수도 보급률도 점점 나아져서 1987년 70%, 1991년 80%, 2004년 90%를 넘어섰고, 현재 거의 100% 수준에 이르고 있다.[15] 농어촌에서 상수도 보급률이 상대적으로 낮아 2006년 75.7%였는데, 이 또한 2015년에는 92.3%가 되었다. 상수도 보급률의 개선은 우리나라에서 수인성 감염 질환, 특히 장티푸스 발생을 줄이는 데 상당한 기여를 하였다.

---

15 환경부, 「2015 상수도 통계」.

콜 레 라

1. 국내 발생 및 유행

국내에서의 콜레라 발생은 외국으로부터 유입되어 시작되는 것이 일반적이다. 1946년에 해방 이후 첫 콜레라가 발생하였다. 1821년부터 1946년까지 대략 28회에 걸친 고전적 콜레라 유행이 있었다. 이후에 발생한 11차례의 유행은 엘토르형에 의한 것이었다(표 3-1).

표 3-1. 콜레라 연도별 신고 수(발생/사망/발생률) 단위: 명

일제강점기				1946-1980년				1981-2016년			
연도	발생	사망	발생률	연도	발생	사망	발생률	연도	발생	사망	발생률
1910	486	382	3.7	1946	15,644	10,181	82.6	1981	0	0	0.0
1911	4	2	0.0	1947	0	0	0.0	1982	0	0	0.0
1912	122	78	0.8	1948	0	0	0.0	1983	0	0	0.0
1913	1	1	0.0	1949	0	0	0.0	1984	0	0	0.0
1914	0	0	0.0	1950	0	0	0.0	1985	0	0	0.0
1915	1	1	0.0	1951	0	0	0.0	1986	0	0	0.0
1916	2,066	1,253	12.4	1952	0	0	0.0	1987	0	0	0.0
1917	0	1	0.0	1953	0	0	0.0	1988	0	0	0.0
1918	0	0	0.0	1954	0	0	0.0	1989	0	0	0.0
1919	16,915	11,533	98.6	1955	0	0	0.0	1990	0	0	0.0
1920	24,229	13,568	140.1	1956	0	0	0.0	1991	113	4	0.3
1921	1	1	0.0	1957	0	0	0.0	1992	0	0	0.0
1922	40	23	0.2	1958	0	0	0.0	1993	0	0	0.0
1923	0	0	0.0	1959	0	0	0.0	1994	0	0	0.0
1924	0	0	0.0	1960	0	0	0.0	1995	68	0	0.1
1925	6	5	0.0	1961	0	0	0.0	1996	2	0	0.0
1926	252	159	1.3	1962	0	0	0.0	1997	10	0	0.0

연도	발생	사망	발생률	연도	발생	사망	발생률	연도	발생	사망	발생률
1927	0	0	0.0	1963	414	36	1.5	1998	0	0	0.0
1928	0	0	0.0	1964	20	2	0.1	1999	3	0	0.0
1929	18	15	0.0	1965	0	0	0.0	2000	0	0	0.0
1930	0	0	0.0	1966	0	0	0.0	2001	162	0	0.3
1931	0	0	0.0	1967	0	0	0.0	2002	4	0	0.0
1932	70	38	0.3	1968	0	0	0.0	2003	1	0	0.0
1933	0	0	0.0	1969	1,538	137	4.9	2004	10	0	0.0
1934	0	0	0.0	1970	206	12	0.6	2005	16	0	0.0
1935	0	0	0.0	1971	0	0	0.0	2006	5	0	0.0
1936	0	0	0.0	1972	0	0	0.0	2007	7	0	0.0
1937	1	1	0.0	1973	0	0	0.0	2008	5	0	0.0
1938	50	32	0.2	1974	0	0	0.0	2009	0	0	0.0
1939	0	0	0.0	1975	0	0	0.0	2010	8	0	0.0
1940	0	0	0.0	1976	0	0	0.0	2011	3	0	0.0
1941	0	0	0.0	1977	0	0	0.0	2012	0	0	0.0
1942	0	0	0.0	1978	0	0	0.0	2013	3	0	0.0
1943	0	0	0.0	1979	0	0	0.0	2014	0	0	0.0
1944	0	0	0.0	1980	145	4	0.4	2015	0	0	0.0
1945	–	–	–					2016	4	0	0.0

주) 1. 발생률 : 인구 100,000명당 발생 수
2. 1910년 이후 자료는 보건사회부 보건사회통계연보 자료를 인용함

1946년에 발생한 콜레라는 세 가지의 특징을 갖고 있었다. 첫째, 국내에서 마지막으로 발생했던 고전적 콜레라라는 점이다. 둘째, 해방 이후 사회경제적 혼란이 극심했던 시기에 발생했다는 점이다. 셋째, 일제의 보건 행정 체계가 중단된 직후 미 군정의 공중 보건 체계가 자리를 잡기도 전에 발생했다는 점이다.

가. 조선 후기와 일제강점기

1821년에 중국과의 무역을 통하여 유입된 것이 사료로 확인되는 첫 번째의 콜레라 유행으로 알려져 있다.[1] 이후 일제강점기가 시작되는 1910년까지 10회 이상의 유행이 있었다.[2] 개항이 이루어지면서 민속적 전염병의 개념이 근대의 과학적인 것으로 바뀌어 갔다. 1876

---

[1] 김두종, 『한국의학문화대연표』(서울: 탐구당, 1966), 518쪽.
[2] 三木榮, 『朝鮮疾病史』(大阪: 富士精版社, 1963), 67-68쪽.

년의 개항과 식민지화 과정에서는 일제의 의도에 따라 전염병 관리 사업이 이루어졌다.[3]

일제강점기에도 콜레라가 지속적으로 발생하였다. 3·1 운동의 여파로 1919년과 1920년에 콜레라 발생이 정점을 찍은 이후 감소하기 시작하였다.[4] 일제강점기에는 검역과 격리수용의 결과로 발생 횟수와 사망자 수는 감소하였다.[5] 그러나 다른 전염병의 감소가 없었거나 증가한 것으로 볼 때 공중 보건 사업의 성과가 뚜렷하지 않았음을 알 수 있다.[6]

나. 1946년의 고전적 콜레라 유행

해방 후 일시에 해외의 조선인 500만 명 중 200만 명이 귀국하였다. 인구의 대다수가 대도시로 몰려들면서 위생 상태가 크게 악화되었다. 미 군정은 총독부의 조직을 정비하여 보건후생부를 설치하였다. 일제강점기의 보건 행정 체계가 일시에 중단된 상태에서 미 군정의 보건후생부는 부족한 인력 탓에 제대로 기능을 하지 못하였고, 전염병 현장의 경찰도 어정쩡한 역할을 맡고 있는 상태에서 각종 전염병이 유행하기 시작하였다.[7]

1946년 5월 중국 광동에서 들어오는 배를 통해 침입한 콜레라는 부산을 덮친 데 이어 전국으로 퍼졌다. 전국적으로 15,644명의 콜레라 환자가 발생하였고, 이 중에서 10,181명이 사망하였다.[8] 극심한 구토와 설사 증세를 보여서 심각한 탈수가 발생했는데, 치료에 필수적인 수액제는 찾아보기 어려웠다.

당시의 상황이 다음과 같이 묘사되어 있다.[9]

> 미 군정의 허술한 방역 정책은 호미로 막을 일을 가래로도 못 막게 하였다. 미군은 시체를 영도 바닷가에 수장했는데, 이는 인근 마을로 호열자를 퍼뜨리는 결과를 초래했다. 흉흉해진 민심 탓에 부산에서는 별별 일이 다 있었다. 호열자 환

---

3 신동원, 「조선말의 콜레라 유행, 1821-1910」, 『한국과학사학회지』 11, 1989, 53-86쪽.

4 전종휘, 『급성전염병개관』(서울: 최신의학사, 1975), 24쪽.

5 전종휘, 『의창야화: 남기고 싶은 이야기』(서울: 의학출판사, 1994), 30-31쪽.

6 대한감염학회, 『한국전염병사』(서울: 군자출판사, 2009), 411쪽.

7 전우용, 『현대인의 탄생』(서울: 웅진싱크빅, 2011), 38-44쪽.

8 질병관리본부, 『전염병감시연보』(2017).

9 유승훈, 「부산사람도 모르는 부산 생활사: 호열자, 부산을 덮치다」, 『국제신문』, 2014년 1월 15일.

자를 장롱에 감추다 한 동네가 몰살당했으며 화장터에서 연기가 날아온다고 화장
터를 부수는 소동도 있었다. 또 시신 운반을 거부하는 운전사에게 권총을 들이대
기도 했다.

다. 엘토르 콜레라의 유행

1960년대에 들어서는 엘토르 콜레라가 고전적 콜레라를 대체하게 되었다. 인도네시아 수라베시에서 시작된 제7차 세계적 유행부터는 엘토르형에 의하여 발생되고 있는데,[10] 설사의 양과 횟수가 적고 치명률이 낮으며 증상이 없이 보균만 하는 사람의 비율도 높다.

국내에서는 1963년부터 2001년 사이에 11차례의 크고 작은 콜레라 유행이 있었다.[11] 주로 8월부터 10월 사이, 여름부터 가을에 걸쳐서 발생하였는데, 해수 온도 등 환경 요인과의 연관성이 있을 수 있다. 1999년에 11일 동안 유행한 것이 가장 짧았고, 1970년에 77일 동안 유행한 것이 가장 길었다.[12] 대부분 인천, 부산, 군산, 마산, 신안 등지의 바다와 인접한 지역 또는 항구에서 발생이 시작되었다(표 3-2).[11]

표 3-2. 국내에서 유행한 엘토르 콜레라의 유행 연도, 유행 기간, 초발 지역, 주요 유행 지역

유행 연도	유행 기간	초발 지역	주요 유행 지역
1963	9월 17일–10월 23일	부산	경남, 경북, 강원
1964	10월 8일–11월 13일	인천	인천 주변 도서
1969	8월 26일–10월 15일	전북	서울, 부산, 대구, 경기, 충북, 전남, 경남
1970	8월 6일–10월 22일	경남 마산	창녕, 밀양
1980	8월 30일–10월 16일	전남 신안	목포, 광주, 서울, 인천 등
1991	7월 30일–9월 7일	충남 서천	전북 옥구, 인천, 서울 등
1995	8월 26일–9월 14일	경북 포항	인천, 충남, 강원, 경기
1996	8월 16일	경기 김포	경기 김포
1997	8월 24일–9월 10일	인천 강화	경기 김포
1999	10월 11일–10월 22일	전남 신안	전남 목포
2001	8월 29일–9월 22일	경북 영천	대구, 경남, 부산 등

---

10 Barua D, Cvjetanovic B. The seventh pandemic of cholera. Nature 1971;239:pp.137–138.

11 김정순, 「역사적 고찰을 통하여 본 우리나라 콜레라 유행의 특성」, 『한국역학회지』 13, 1991, 105–111쪽.

12 임현술, 「한국에서 발생한 콜레라의 역학적 특성 및 발생 원인」, 『동국의학』 9, 2002, 1–24쪽.

1) 1963년의 콜레라 유행

1963년 9월 부산 시내의 품팔이꾼에서 처음으로 엘토르형 콜레라가 발생하였다. 주로 경상남북도와 강원도의 해안 지역에 집중되었다. 유입 경로는 밝히지 못하였다. 주변 국가인 중국, 일본, 대만, 홍콩, 마카우 등지에서 환자 발생은 없었다.[13]

2) 1969년의 콜레라 유행

1969년 8월 전라북도 옥구군에서 시작하여 전국에서 순차적으로 만연하였다.[13] 유행 초기에 혼선이 있었다. 식중독으로 취급되었다가 장내 비브리오 감염증으로 변경되었고, 그 후 엘토르 콜레라로 확진되었다. 역학조사도 활발한 진전을 보지 못하였다.[14] 역학적, 임상적으로 엘토르 콜레라와는 다른 점들이 발견되었고, 치료소에 수용된 환자 중에서 여러 다른 병원체가 증명되었다. 또한, 국내 침입 경로가 모호하고 발생원이 단일하지 아니한 점들을 고려하여 국내의 일부 학자 중에서는 인위적으로 병균을 살포하여 유행이 발생한 것으로 의심을 하였다.[13] WHO 서태평양 지역의 Dr. Yen이 방한하여 조사한 뒤, 1970년에 한국에서 발생한 콜레라가 인위적으로 병원체를 살포시켜 발생되었다는 확실한 증거는 없다는 결론을 내렸다.[15]

3) 1980년의 콜레라 유행

1980년 9월 전라남도 신안군 안좌면 두리의 초상집에 다녀온 조문객들 중에서 설사병이 집단 발생하였다. 그 후 전국적 발생이 뒤따르게 되었다. 역학조사가 늦어져서 조사의 정확성을 확보하는 데 많은 어려움이 있었다. 방역 및 조사 과정에 있어서도 이전의 무분별한 조사에 의해서 형성된 주민들의 피로감과 공포심이 진실에 접근하는 데 어려움을 주었다. 과거의 유행으로 미루어 보아 선박이나 비행기를 통해 인근 오염 지역으로부터 유입되었을 가능성이 크다고 볼 수 있었다.[16,17]

---

13 전종휘, 「우리나라 콜레라 유행사」, 『대한의학협회지』 13, 1970, 621-625쪽.

14 권이혁, 「1969년 콜레라의 역학적 특성」, 『대한의학협회지』 13, 1970, 639-642쪽.

15 Yen CH. Field study report. Feb 21-28, 1970.

16 김정순·오병관·안수연 외, 「1980년 콜레라 발생의 근원추적 조사」, 『한국역학회지』 2, 1980, 26-42쪽.

17 이연태·이종훈·한훈 외, 「1980년 한국에서 유행한 콜레라균의 성상」, 『감염』 12, 1980, 39-45쪽.

4) 1991년의 콜레라 유행

1991년 8월 충청남도 서천군 두왕리의 허씨 상가 조문객들을 중심으로 집단 발생하였다. 상가 조문객을 중심으로 집단 발생한 뒤 전국적으로 산발적 발생이 있었지만, 새로운 집단 발병이 없었다는 것이 특징이다. 군산시 오수와 해수 및 일부 지역의 해산물에서도 콜레라균이 발견되었으나, 전체적으로 발생 규모가 작았고 유행 기간이 짧았다.[18]

5) 1995년의 콜레라 유행

1995년 8월 26일부터 19일간 유행하였다. 경상북도 포항에서 시작하였고 인천, 충남, 강원, 경기 등에서 유행하였다.

6) 2001년의 콜레라 유행

최초 환자가 신고된 8월 29일 이후 전국에서 콜레라로 확진된 환자는 총 139명이었다. 그중 경상북도 영천시 기사 식당과 관련된 환자는 105명, 감염 경로가 다른 기타 환자는 33명, 해외 유입 환자가 1명이었다. 영천시 기사 식당 종사자가 콜레라에 감염된 상태에서 조리에 참여하여 집단 발생하였고, 이후 전국적인 대규모 유행이 있었다.[19]

7) 2002년 이후의 콜레라 발생

2001년의 전국적인 유행 이후에는 다음과 같은 양상을 보였다. 2002년 2명의 환자를 제외하고는 2013년까지 모두 국외 유입 사례 및 연관 사례였다. 그러나 2016년에는 2002년 이후 처음으로 국내에서 3명의 환자가 발생하였고, 국외 유입 사례가 1명 신고되었다. 해외에서 유입된 사례는 대부분 동남아시아 지역을 여행하고 귀국한 여행객에서 나타났다. 주요 여행 국가로는 필리핀, 태국, 베트남, 인도, 인도네시아, 중국, 캄보디아 등이다.

---

18 김한종, 「1991년 서천, 군산지역 콜레라 유행의 역학조사 최종보고서」(1991)
19 양병국·배근량·고운영 외, 「2001년 발생한 콜레라 유행의 역학적 특성」, 『제53차 대한예방의학회 추계학술대회 연제집』, 2001, 283-284쪽.

2. 국내 질병 양상

가. 1946년 고전적 콜레라 유행의 특성

1946년 국내에 마지막 고전적 콜레라가 유행하였을 때, 15,644명의 콜레라 환자가 발생하였고, 이 중에서 10,181명이 사망하였다. 치명률은 65%였다.

경북대병원 원장을 역임한 박희명은 콜레라 창궐 당시 환자 치료를 위해 대구부립 회생병원(현 대구의료원)에 파견 근무를 나갔는데, 그때의 회고담을 살펴본다.[20]

> 콜레라 환자는 탈수로 3, 4일 만에 체중이 15-20kg이나 줄 수 있다는 것을 실감했다. 환자 배설물은 쌀뜨물 같았고, 악취는 별로 없었으나 양이 엄청나서 병실이나 바닥이 온통 질벅질벅했다. 이 때문에 항상 장화를 신어야 했다. 심한 탈수 때문에 피골이 상접해 있었고, 온몸에 주름살이 생겨 마치 노인처럼 보였다. 수액제는 가뭄에 콩 나듯 미군들이 가져다주는 약에 의존했다.

나. 엘토르 콜레라의 특성

1) 발생률, 치명률

환자 발생 수, 사망자 수, 치명률이 급속히 감소하였다. 높아야 10% 미만의 치명률을 보이다가 1995년 이후에는 사망자가 발생하지 않았다. 엘토르 콜레라 자체의 특성과 함께 영양 상태와 보건 위생 상태가 향상되고 의료에 대한 접근성이 크게 좋아진 이유로 생각된다.

2) 전파 양상

콜레라 유행의 초기에는 공동 배식을 통한 집단 식중독의 양상으로 폭발적인 환자 수 증가를 보이다가, 이후에는 점차적으로 불현성 환자에 의한 전파로 바뀌면서 산발적인 발생

---

20 박희명, 『8.15의 기억: 해방공간의 풍경, 40인의 역사체험』(서울: 한길사, 2005), '수련의 시절 대구 콜레라 현장을 누비다' 편.

양상을 보였다.[21]

3) 임상적 특성

성별로는 여자보다 남자가 많았다. 연령별로는 성인의 경우 연령이 증가할수록 발생이 증가하는 양상을 보였으며, 50-60대 연령군에서의 발생이 많았다.[12] 콜레라의 잠복기는 매우 짧아서 감염원에 노출된 후 1-3일 만에 발병하였다. 1969년과 1970년의 유행에서는 68%의 환자가 6시간 이내에 발병하는 등 매우 짧은 잠복기를 보였다.[12] 1963년부터 2001년까지의 11회의 콜레라 유행에서 연도별로 임상 증상의 차이는 관찰되지 않았다. 설사와 구토는 모든 유행에서 흔하였다. 복통과 발열이 나타나는 빈도는 낮았다.[12]

4) 발생 경로

1980년 유행까지는 해외에서의 유입설, 토착 보균자설, 인공 살포설 등이 감염 경로로 거론되어 왔다. 오랫동안 발생이 없다가 수년이 지난 후에 발생한 경우는 해외에서의 유입 가능성이 높으며, 연속된 이듬해에 발생하는 유행은 전년도에 감염되었던 보균자가 국소적 전파만을 유지하다가 다음 여름에 소규모의 유행을 일으키면서 시작되었을 가능성이 있다.[11,21]

1991년 이후부터는 콜레라 발생 경로로서 환경병원소 가설이 제기되었다.[22] 홍수 등의 조건 때문에 바다에서의 요각류 등 동물성 플랑크톤의 증식에 유리한 환경이 조성되면, 자연 상태에서 소수 존재하던 콜레라균이 요각류에서 크게 증식하고, 이어서 먹이사슬에 해당되는 해산물에 콜레라균이 오염될 수 있으며, 또한 동물성 플랑크톤에서 콜레라균이 월동을 할 수도 있다는 것이 이 가설의 요점이다.[23,24]

21 이정애 · 김정순, 「우리나라에서 발생한 엘톨 콜레라의 역학적 고찰」, 『한국역학회지』 13, 1980, 63-81쪽.

22 오희철 · 김문식 · 이종구 외, 「우리나라 1995, 1996년 콜레라 발생 근원에 대한 연구」, 『한국역학회지』 18, 1996, 182-190쪽.

23 Huq A, Colwell RR. Vibrios in marine and estuarine environment. J Mar Biotechnol 1995: pp. 60-63.

24 Colwell RR, Huq A. Environmental reservoir of Vibrio cholerae. The causative agent of cholera. Ann NY Acad Sci 1994;15: pp. 44-54.

3. 방역 및 관리

가. 해방 직후 1946년에 발생한 고전적 콜레라 유행 당시의 방역과 관리

당시 콜레라 방역에 실질적인 경험이 있었던 유일한 분이었던 경성의학전문학교의 기용숙 교수는 미 군정의 요청으로 교직원과 의과대학 학생들을 동원하여 교육을 시킨 후, 몇 개의 방역반을 편성하여 주요 지역에 파견하였다.[25] 경성의전 방역반은 국내 콜레라 유행에 관한 해방 후 최초의 학술 문헌으로 여겨지는 '인천 해양 검역사업 보고서'를 제출하였다.

콜레라를 여러 차례 경험했던 전종휘 교수의 회고담을 살펴본다.[26]

> 나는 두 번의 고전적 콜레라와 7회의 엘토르 콜레라를 경험하였는데 콜레라 치료가 충분한 물치료(水治 또는 水和)요법으로 바뀐 후에는 콜레라는 이제 무서운 병이 아니고 신속하게 물을 공급하는 노력에 힘써야 하는 병이라는 인식을 갖게 되었다. 그 결과로 1963년 유행에서 치명률을 5.1%로 낮출 수 있었다. 콜레라 유행에서 이제는 옛날처럼 보균자 검색을 할 생각은 버리고 우선 환자를 설사센터에 수용하여 치료해야 한다. 그리고 그 전파억제는 일반 위생상식과 소독약 사용 등의 일반화된 위생주의 사항으로도 충분하다는 간단한 결말을 얻게 된 것이다.

나. 엘토르 콜레라의 방역과 관리: 2001년의 경우

2001년 중앙역학조사반과 경상북도 역학조사반은 영천시와 경주시 보건소를 중심으로 방역대책반을 구성하여 설사 환자 모니터링을 강화하였고, 기사 식당에서 음식을 섭취한 주민을 찾기 위하여 직접 가구로 찾아가 설문 조사 및 직장 채변을 실시하였다. 음식점을 통한 추가 확산을 차단하기 위하여 위험 지역(기확진자 발생 지역으로 확산의 우려가 있다고 판단되는 지역)의 위생업소 종사자에 대한 미생물학 검사를 시행하였다. 설문 조사를

---

25 이규식, 「기용숙의 연구와 생애-콜레라 연구를 중심으로」, 『의사학』 16, 2007, 71-81쪽.

26 대한감염학회, 『대한감염학회 50년사 역대 회장·이사장 회고담』, 전종휘 편(서울: 도서출판 진기획, 2011), 188-190쪽.

보완하기 위하여 의무 기록 조사 및 의료인 면접 조사를 하였다. 감염원을 파악하기 위하여 해산물, 해수, 플랑크톤 등에 대한 미생물학 검사와 PCR 검사를 지방 검역소와 국립보건원 장내세균과에서 실시하였다.[19]

다. 콜레라의 관리

물과 식품을 매개로 발생하고, 집단 발생의 우려가 커서 발생 즉시 방역 대책을 수립하였다. 감염병 환자·의사 환자, 병원체 보유자를 진단한 경우, 감염병 환자 등의 사체를 검안한 경우, 사망한 경우에는 지체 없이 신고·보고하였다. 신고는 관할 보건소장에게 팩스 또는 질병보건통합관리시스템(http://is.cdc.go.kr)을 이용하였다.

WHO는 2002년부터 기후변화에 따라서 위험성이 증가할 것으로 예상되는 병원체를 선정하여 환경과의 연관성에 대한 평가를 실시하였다. 전파 차단과 예방을 위한 조기 경보망을 운영할 필요가 있는 11개의 병원체를 선정하였는데, 장염 병원체 중에서는 유일하게 콜레라가 포함되었다. 우리나라에서는 2005년부터 해양 환경 내 병원성 비브리오균 조사 사업인 비브리오넷(Vibrio net)을 운영하여 국내 연안 해수에 대한 모니터링을 실시하고 있다.[27]

콜레라가 발생하면 정부 내에 방역대책반이 구성되고 전문가가 참여하여 방역 활동을 하였다. 대한감염학회, 대한의사협회, 대한병원협회 등 전문 단체와 협력하여 콜레라 질병 정보 및 주의 사항을 홍보하였다.

---

27 남정현·이덕용, 「2012년 병원성 비브리오균의 국내 분리 현황 및 특성」, 질병관리본부 『주간 건강과 질병』 6, 2013, 405-410쪽.

이 질

1. 국내 발생 및 유행

이질은 오래전부터 우리나라에 널리 퍼져 있어서 특히 여름철마다 이로 인한 피해가 적지 않았다.[1] 이질이란 문구가 처음으로 우리나라에 기록된 것은 고려 신종 6년(1202) 9월 前王患痢疾(전왕환이질)이었고 東醫寶鑑(동의보감)에도 설사에 대한 처방이 있다. 그러나 동의보감에는 전염성 설사와 비전염성 설사를 구별하지 않았다.[1] 일제강점기에 佐藤(좌등)[2]은 우리나라에 이질이 많은 이유가 위생 개념과 식수 관리 체계가 없는 것이라 하였고[1] 이는 당시의 국가 상황을 보면 당연한 말이라고 하겠다. 이처럼 이질은 오랫동안 국내 식중독의 주요 원인이었고 최근까지도 전국적인 유행을 일으킨 질병이다. 이 장에서는 주로 세균성 이질을 중심으로 해방 이후의 국내 발생 및 질병 특성에 관하여 기술하고자 한다.

국내의 이질 역학은 다른 전염병과 마찬가지로 자료가 제한적이어서 전모를 파악하기 어렵다. 해방 후부터 살펴보자면 한국 전쟁 중 UN 연합군이 국내의 이질 연구를 시작하였고,[3,4] 전쟁 이후 국립보건원(Korean National Institute of Health)에서 전염병 감시를 시작

1 全鐘暉, 『韓國急性傳染病槪觀』(서울: 최신의학사, 1975).

2 佐藤, 「조선의 赤痢」, 『군의단잡지』 No. 45, 1913.

3 Zimmerman LE, Cooper M, Graber CD. Bacteriologic studies in an epidemic of bacillary dysentery in Korea: serotypes of Shigella and Salmonella recovered and bacteriologic response to sulfadiazine, chloramphenicol, terramycin, aureomycin and streptomycin. Am J Clin Pathol 1952:22: pp. 549-557.

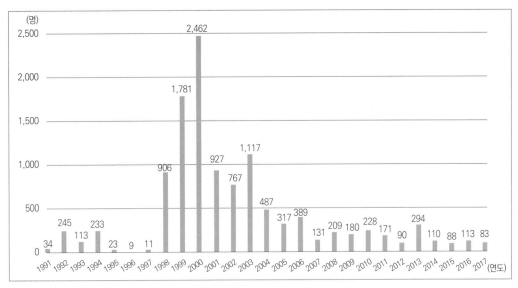

그림 4-1. **1991년부터 2017년 8월까지 국내 이질 발생 건수**

하였다. 〈표 4-1〉은 질병관리본부에서 발표한 1954년부터 2013년까지 우리나라의 이질 발생 건수이다.[5] 이질은 장티푸스와 더불어 국내 식품매개 법정전염병 중 가장 흔한 질병이었으나 장티푸스가 1960년대 가장 높은 발생을 보인 이후 꾸준히 감소한 반면, 이질은 1980년대와 1990년대 중반까지 발병 건수가 낮게 유지되다가 다시 유행이 발생하여서 시기별로 급격히 증가하는 양상을 보였다. 〈그림 4-1〉은 1991년부터 2017년까지 연간 국내 이질 발생 건수이다.[6] 그림에서 보듯이 1998년부터 2003년까지 이질이 유행하다가 2004년 이후 매년 감소하여 최근에는 낮은 발생률을 보인다.

---

4   Zimmerman LE. Some experiences with enteric diseases in Korea. Am J Public Health 1953;43: pp. 279−284.

5   Park SI, Cho E. National infectious diseases surveillance data of South Korea. Epidemiol Health 2014;11;36:e2014030. doi: 10.4178/epih/e2014030. eCollection 2014.

6   https://is.cdc.go.kr/dstat/jsp/stat/stat0101.jsp

표 4-1. 국내 식품 매개 법정전염병 보고 건수, 1954-2013년 [5]　　　　　　　　　　　　　단위: 명

질병	1954-1959	1960-1969	1970-1979	1980-1989	1990-1999	2000-2009	2010-2013	Total
콜레라	0	1,972	206	145	196	210	14	2,743
장티푸스	5,398	40,790	13,018	2,481	3,012	2,198	566	67,463
파라티푸스	193	440	64	172	164	795	223	2,051
이질	1,004	2,705	1,703	534	3,368	6,986	783	17,083
장출혈대장균감염	–	–	–	–	–	431	246	677

※ 각주 5) Table1의 수정

이처럼 국내의 이질 역학은 시기별로 차이가 있어서 해방 이후 최근까지 몇 시기로 나누어서 각 시기별 역학적 특성을 살펴보겠다.

가. 한국 전쟁 시대

다른 여타의 전쟁과 같이 한국 전쟁 중에도 발진티푸스, 재귀열, 장티푸스 및 천연두 등의 전염병이 발생하였으며, 특히 1950-1951년에 북한군 포로들에서 세균성 이질이 창궐하였다.[4] 1950년 초 발열과 설사를 호소하는 환자들의 대략 2/3가 세균성 이질이었고, 95% 이상에서 *Shigella flexneri*가 원인균이었다.[3,4] 1952-1953년에 군인, 피난민, 포로들에서 분리된 3,732 이질균 역시 *S. flexneri*가 90.9%로 가장 흔하였고, *Shigella dysenteriae* (6.3%), *Shigella sonnei* (2.3%) 및 *Shigella boydii* (0.5%)는 비교적 드물게 분리되었다.[7,8]

나. 1960년대-1970년대

보고된 이질의 숫자가 실제적인 한국 상황이라고 단정할 수 없으나 전반적으로 1960년대에 비하여 1970년대에는 국내 이질의 발생이 감소한 것을 알 수 있다. 〈표 4-2〉는 한국

7　Lee JC, Jeong YS, Oh JY, Kang HY, Kim KH, Kim JM, Lee YC, Cho DT, Seol SY. Epidemiology of Shigellosis in Korea. J Bact Virol 2006:36: pp. 41-49.

8　Chun D. A review of Salmonella and Shigella in Korea. Endemic Dis Bull Nagasaki Univ 1964:6: pp. 125-138.

전쟁 이후 국내 이질의 혈청형 분석 자료를 모아서 재정리한 자료이다.[7] 1960년대 대구와 경북 지역의 이질균 혈청형은 1950년대와 비슷한 분포를 보였다. [9,10,11] 1970년대 이질균의 혈청형은 1960년대와 비슷한 분포를 보이지만 *S. sonnei*가 증가하는 양상을 보인다. 또한 1970년대 항생제 사용이 증가하면서 이질균의 약제 내성이 증가하였다.[12] Chloramphenicol, tetracycline, streptomycin, sulfonamide 내성과 더불어 cotrimoxazole과 ampicillin에도 내성인 균들이 증가하여서 적어도 한 가지 이상 약제 내성인 이질균이 1973년 50%에서 1977년 이후 95% 이상으로 증가하였다.

표 4-2. 50년간 국내 이질 발생률[7]

혈청형	발생률					
	1952–1954년	1961–1968년	1970–1979년	1980–1987년	1991–1997년	1998–2004년
S. dysenteriae	6.4%	9.6%	1.5%	0.5%		
S. flexneri	90.9%	83.0%	83.5%	75.7%	13.5%	3.6–20%
S. boydii	0.5%	3.0%	0.3%	0.2%	1.3%	0.2–1%
S. sonnei	2.2%	4.8%	14.7%	23.6%	77.1%	79–96.2%
분리균주 수	3,865	271	713	2,223	617	8,448

다. 1980년대–1997년

1980년대에서 1997년까지 국내의 이질 발생률은 안정적으로 낮게 유지되었다. 1980년대의 흔한 혈청형은 역시 *S. flexneri*였지만 *S. sonnei*가 지속적으로 증가하였다(표 4-2). 이 시기 동안 우리나라는 사회경제적으로 발전하면서 전반적인 위생 상황이 개선되었고,

9 Chun D, Kim C, Ahn D, Lee J. Studies on Salmonella and Shigella isolated in Taegu area in Korea. Korean Choong Ang Med J 1964:5: pp. 249–254.

10 전도기, 「이질균의 종류 및 우리나라에서의 발생 빈도」, 『대한의학협회지』 13, 1970, 704–710쪽.

11 Ahn D, Chun D. Studies on Shigella isolated in Taegu area in Korea. Korean Choong Ang Med J 1962:3: pp. 265–270.

12 설승용, 「Salmonella 및 Shigella의 균형 및 항균제 내성의 추이」, 『경북의대잡지』 21, 1980, 245–249쪽.

1977년 시작한 건강보험제도가 1989년 지역의료보험까지 확대되면서 의료보험과 공중보건 체계가 안정되었다. 한편, 정부에서도 살모넬라, 이질, 콜레라 등 토착 전염병을 없애기 위하여 노력하였다. 1990년대는 국내 이질 발생이 가장 낮았던 시기로서 1996년과 1997년에는 전국적으로 이질이 각각 9건과 11건 발생하였다(그림 4-1). 이 시기의 가장 흔한 혈청형은 *S. sonnei*로서 1991년에 분리된 54균주 중 79.6%가 *S. sonnei*, 18.5%가 *S. flexneri*로서 국내에서 최초로 *S. sonnei*가 *S. flexneri*를 앞지르게 되었다.[7] 이후 현재까지 *S. sonnei*는 국내에서 가장 흔한 혈청형이다. 생물형(biotype)이나 유전자형(genotype) 분석으로 국내의 *S. sonnei*를 비교하여 보면 1990년대에는 1980년대 균주와는 다른 새로운 클론이 도입되어 기존의 클론을 대체한 것으로 판단된다.[13,14] 이 시기의 이질균은 sulfamethoxazxole, tetracycline 및 trimethoprim에는 대부분 내성이었으나, cefotaxime, ciprofloxacin 및 norfloxacin에는 감수성이었다. 그러나 nalidixic acid 내성은 1980년대에 7.7%에서 100%로 증가하였다.[15]

라. 1998년-2004년의 국가적인 유행

1998년 국내에서 거의 발생하지 않았던 이질이 급속하게 증가하였다. 1998년에만 906건이 발생하였고 2000년에 2,462건으로 정점을 찍었다(그림 4-1). *S. sonnei*가 대부분의 유행 균주였으나, *S. flexneri* 유행도 거의 매년 발생하였고 유행의 크기에 따라 *S. flexneri*의 점유율이 변하는 양상이었다.[7] 이 시기의 *S. sonnei* 유행균주는 1990년대 유입되어 산발적 발생을 일으키던 균주와 유사한 유전형이었다.[7] 중요한 몇개 유행 사례를 보면서 당시 유

13 Kim KS, Oh JY, Jeong YW, Cho JW, Park JC, Cho DT, Lee JC. Epidemiological typing and characterization of dfr genes of Shigella sonnei isolates in Korea during the last two decades. J Microbiol Biotechnol 2002;12: pp. 106-113.

14 Oh JY, Yu HS, Kim SK, Seol SY, Cho DT, Lee JC. Changes in patterns of antimicrobial susceptibility and integron carriage among Shigella sonnei isolates from southwestern Korea during epidemic periods. J Clin Microbiol 2003;41: pp. 421-423.

15 Lee JC, Oh JY, Kim KS, Jeong YW, Cho JW, Park JC, Seol SY, Cho DT. Antimicrobial resistance of Shigella sonnei in Korea during the last decades. APMIS 2001;109: pp. 228-234.

행 상황을 파악해 보고자 한다.

1998년 초등학교 전면 급식에 이어 1999년 가을부터 고등학교 전면 급식이 실시되었고 1998년과 1999년 이질 유행은 학교 급식과 연관되어 발생하였다. 예를 들면 1999년 경기, 충남, 부산 및 경남 지역 등에서 발생한 5개의 유행은 모두 유치원, 초등학교 및 고등학교에서 발생하였고 규모도 수십 명에서 수백 명에 이르는 대규모 유행 양상이었다.[16] 이질이 크게 유행하였던 1998년에서 2000년까지 지역별 발생 건수를 평균하면 강원, 전남, 경남 및 제주가 인구 10만당 6.0명 이상으로 호발지역이었고, 서울, 인천, 대전 및 전북 지역이 1.0 미만으로 발생이 적은 지역이었다.[16,17] 특히, 제주 지역에서는 1998년과 1999년 인구 10만 명당 각각 0, 2.62이던 발생률이 2000년 306.8로 집계되어 2000년에 폭발적인 유행이 있었음을 보여준다(그림 4-2).[18] 1999년과 2000년에 발생한 이질 환자들의 연령층은 각각 10세 미만이 29%, 45%, 10-19세가 44%, 20%를 차지하여 학동기 연령층에서 많이 발생한

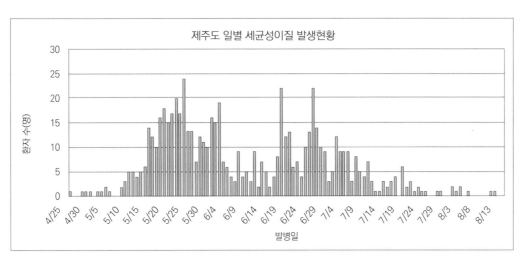

그림 4-2. **2000년 4월-8월간 제주도 일별 세균성 이질 발생 현황**

16　천병철, 「보건복지부 보건의료연구개발사업 최종 보고서」, 『세균성 이질 재유행의 역학적 특성과 효율적 관리방안에 관한 연구』.

17　배현주, 「세균성 이질」, 『대한의사협회지』 46, 2003, 527-532쪽.

18　중앙역학조사반 · 제주도 역학조사반, 「제주도 세균성 이질환자 집단발생 중앙역학조사반 보고서 2000」.

것을 알 수 있었다. 1999년과 2000년 국내에서 발생한 이질 유행의 추정 전파 경로는 음식, 물, 접촉이 각각 50%, 38.5%, 11.5%로 음식이 중요한 공통 감염원이었고 급수도 중요한 감염원으로 작용하였다. 접촉감염은 유아 유치원생에서 주로 발생하였다. 음식이 공통 감염원인 경우 학교에서의 급식이 주된 감염원이었고, 그 외 지역사회의 단체 급식과 상가 급식이 오염원으로 작용한 예가 많았다.

2004년 11월 충주의 한 초등학교에서 이질 집단 유행이 발생하였다.[19] 당시 1차로 초등학교에서 248명 발병 후 인근 어린이집에서 2차 발생으로 17명이 발병하여 규모가 매우 컸고 더욱이 원인균이 CTX-M-14 ESBL (extended-spectrum beta-lactamase)을 생산하는 광범위 항생제 내성균이었다(ampicillin, tetracycline, trimethoprim-sulfamethoxazole 및 3세대 cephalosporin 내성). 당시 이질이 초등학생과 어린아이들에게 주로 발생해서 fluoro-quinolone을 치료제로 쓸 것인지에 관하여 많은 논란이 있었다. 다행히도 2004년 이후 국내 이질 발생은 감소하였다.

마. 2005년 이후

1998년에서 2004년까지 국가적인 이질 유행의 시기가 끝나고 이후 국내 이질 발생은 현재까지 비교적 안정적으로 낮게 유지되고 있다. 그러나 해외여행이 증가하면서 해외 유입 이질이 증가하고 있으며 특히 2007년 이래 그 경향이 커지고 있다.[20] 2010년과 2011년에는 총 399명의 이질 환자 중 212명(53.1%)이 해외에서 유입되었다. 주로 동남아시아 여행 후 이질에 많이 걸렸는데, 인도(21.7%), 캄보디아(19.8%), 필리핀(17.9%) 및 베트남(9.0%) 등이 가장 흔한 방문국가였고, 균주는 대부분 *S. sonnei* (65.6%)와 *S. flexneri* (20.3%)였다. 역시 7월과 8월에 가장 많았고 20대에서 가장 많이 발생하였다. 해외 유입 이질이 증가하면서 광범위 치료제에 내성인 해외 유입 이질이 보고되고 있다. CTX-M-55 ESBL 생산 이질

---

19 이환종, 「질병관리본부 연구개발과제 연구결과: ESBL 생성 이질균 감염증 집단 발생의 적정관리 방안 마련 2005」.

20 Kim HJ, Youn SK, Lee S, Choi YH. Epidemiological characteristics of imported Shigellosis in Korea, 2010-2011. Osong Public Health Res Perspect 2013;4: pp. 59-65.

균이 중국에서 유입되었고[21] 중요한 치료제인 fluoroquinolone에 내성인 이질균이 베트남과 인도에서 유입된 바 있다.[22,23] 베트남 유입 이질은 어린이집과 가족 간 전파를 통하여 소규모 유행을 일으킨 사례였고 특히 균이 ciprofloxacin에 내성이면서 동시에 ESBL 생산 균주여서 더욱 문제가 되었다. 추후 해외 유입 이질은 더욱 흔해질 것으로 예상되므로 지속적인 감시와 관리가 필요하다.

이상으로 한국 전쟁 이후 최근까지 국내의 이질 현황에 관하여 알아보았는데, 정리하면 국내에서 이질은 1998년에서 2004년까지 국가적인 유행 시기를 거친 이후 안정적으로 낮은 빈도로 발생하고 있으며 최근에는 반수 이상이 해외에서 유입되고 있다.

2. 국내 질병 양상

가. 역학적 특징

전형적인 대변-경구 감염병이다.[24] 병원소인 이질 환자는 수 주 동안 대변으로 이질균을 배설하고 10-100마리만 섭취하여도 사람에 질병이 발생할 수 있으므로 접촉으로도 감염될 수 있다. 국내에서도 음식이 가장 흔한 전파 경로이고 유치원에서 접촉에 의한 발생이 보고된

21 Lee WO, Chung HS, Lee H, Yum JH, Yong D, Jeong SH, Lee K, Chong Y. CTX-M-55-type extended-spectrum β-lactamase-producing Shigella sonnei isolated from a Korean patient who had travelled to China. Ann Lab Med 2013;33: pp. 141-144.

22 Kim JS, Kim JJ, Kim SJ, Jeon SE, Seo KY, Choi JK, Kim NO, Hong S, Chung GT, Yoo CK, Kim YT, Cheun HI, Bae GR, Yeo YH, Ha GJ, Choi MS, Kang SJ, Kim J. Outbreak of ciprofloxacin-resistant Shigella sonnei associated with travel to Vietnam, Republic of Korea. Emerg Infect Dis 2015;21: pp. 1247-1250.

23 Jeon YL, Nam YS, Lim G, Cho SY, Kim YT, Jang JH, Kim J, Park M, Lee HJ. Quinolone-resistant Shigella flexneri isolated in a patient who travelled to India. Ann Lab Med 2012;32: pp. 366-369.

24 DuPont HL. Shigella species (Bacillary dysentery). In: Mandell GL, Bennett JE, Dolin R. Principles and practice of infectious diseases. 4th ed. pp. 2033-2039, Churchill Livingstone, 1995.

바 있다. 개발도상국에서는 오염된 우물물 등 수질 오염에 의한 이질 유행도 발생한다.

나. 국내 이질균의 항균제 내성

〈표 4-3〉은 1998년부터 2004년까지 국내에서 분리된 이질균의 항균제 내성률이다.[19] 연도 및 유행에 따라 내성률이 다르지만 ampicillin, nalidixic acid, TMP/SMX에는 대부분 내성이어서 초기 치료제로 사용하기 어렵다.

표 4–3. 1998년부터 2004년까지 국내에서 분리된 이질균의 항생제 내성률(%)

Antibiotics	1998년 (N=708)	1999년 (N=1664)	2000년 (N=2135)	2001년 (N=401)	2002년 (N=634)	2003년 (N=738)	2004년 (N=338)
Ampicillin	59.6	23.2	79.1	57.1	12.6	84.0	80.0
Amikacin	0.1	0.0	0.0	0.0	0.2	0.0	0.0
Ampicillin/Sulbactam	1.3	1.9	62.6	46.1	1.1	1.4	0.0
Cephalothin	3.8	4.3	1.5	15.2	3.6	3.9	78.8
Chloramphenicol	0.6	0.8	1.1	0.0	0.5	0.3	0.3
Ciprofloxacin	0.0	0.0	0.0	0.0	0.0	0.0	0.5
Ceftriaxone	0.0	0.1	0.2	0.0	0.2	0.1	20.5(0.0)*
Cefoxitin	0.0	0.1	0.4	1.2	0.3	0.3	0.0
Gentamicin	0.1	2.6	1.0	1.2	0.5	1.2	0.0
Kanamycin	51.1	10.4	70.6	41.4	5.5	46.4	7.3
Nalidixic acid	95.2	88.8	20.9	39.7	94.0	53.6	92.3
Streptomycin	94.2	85.5	84.3	85.8	98.1	88.7	95.3
TMP/SMX	95.5	93.9	95.8	85.8	97.5	94.1	94.4
Ticarcillin	56.8	19.9	77.6	37.4	9.8	51.2	80.3
Tetracycline	95.6	94.5	96.1	82.5	96.5	94.0	97.3
AMX/CVA	0.7	1.0	64.7	49.4	2.2	25.9	0.0

TMP/SMZ; Trimethoprim/sulfamethoxazole   AMX/CVA; amoxicillin/clavulanic acid

* 2004년에는 본 연구보고에 포함된 집단발생 예 267주 중 항생제 감수성 검사가 시행된 78주를 제외하면 ceftriaxone 내성균주는 없었음.
자료원: 질병관리본부 장내세균과

다. 증상

이질의 잠복기는 12시간에서 96시간이었다.[17, 24] 보통 경미하거나 증상 없이 지나가기도 하였다. 고열과 구역질, 때로는 구토, 경련성 복통, 후중기를 동반한 설사가 주요 증상이며 전형적인 경우에는 대변에 혈액이나 고름이 섞여 나왔다. 유아에서 드물게 경련 등 중추신경계 증상이 나타날 수 있었다. *S. dysenteriae*가 가장 심한 증상을 보이고, *S. flexneri*, *S. sonnei* 순서로 임상증상이 약했다.[25] 이질균은 주로 점막에 염증을 일으키므로 중증 감염에도 대부분 균혈증을 일으키지 않았다. 무증상이나 경미하게 지나갈 수 있고 대개 4-7일이면 나았다.

라. 진단

발열 등 전신 증상이 있는 설사 환자는 세균성 이질을 감별해야 한다.[17,24,25] 특히 설사가 48시간 이상 지속되고 가족 내 전파가 있으면서 1-3일의 간격으로 발생하였다면 이질의 가능성이 높다. 설사환자에서 대변 습식표본은 염증성 대장염의 진단에 도움이 된다. 대변을 슬라이드에 도말한 후 메틸렌블루로 염색하여 현미경하에서 관찰하면 많은 백혈구를 볼 수 있다. 확진은 대변에서 이질균을 분리하는 것이다. 이질균은 산에 약하므로 수송에 시간이 걸리면 검체를 냉장 보관하거나 운반배지에 접종한다.

마. 치료

설사와 구토로 인한 탈수를 치료하기 위하여 수분과 전해질을 경구로 투여한다.[25] 구토가 심하거나 심하게 아픈 환자들은 정맥으로 수분과 전해질을 공급한다. 대부분의 이질은 저절로 낫는 병이므로 항생제가 굳이 필요하지 않으나, 증세가 심한 이질은 항생제를 쓴다. 항생제를 사용하면 균의 배설 기간을 줄일 수 있으므로 균의 전파를 줄이기 위하여 항균제를 쓸 수 있다. 2000년 이후 국내에서 분리된 *S. sonnei*의 항균제 내성률은 각각 am-

---

25 대한감염학회 · 대한화학요법학회 · 대한임상미생물학회, 「소화기계 감염 진료지침 권고안」, 『Infect Chemother』 42-6, 2010, 323-361쪽.

picillin 91%, ampicillin/sulbactam 41%, kanamycin 9%, trimethoprim/sulfamethoxazole 82%로 높고 ESBL 생산 균주도 다수 보고된 바 있다.[25,26,27] 따라서 대한감염학회/대한화학요법학회에서 권장하는 항생제 치료는 ciprofloxacin 750 mg 하루 1회 3일 복용 혹은 azithromycin 500 mg 하루 1회 3일복용이다.[25]

3. 방역 및 관리

대한민국정부 수립 후 1954년 '전염병예방법'이 법률 308호로 공포되었다. 전쟁 후 만들어진 이 법령은 대부분 일제강점기의 '전염병예방령'을 기초로 하고 있다. 법정전염병을 1, 2, 3종으로 나누었고 이질은 콜레라, 페스트, 장티푸스, 발진티푸스 등 12종의 질환과 함께 1종에 속하였다. 1종과 2종은 즉시, 3종은 1달에 1회 신고하는 것과 일부 질환의 예방 접종이 주된 내용이었다. 과거 일제강점기 때 위생 분야를 경찰에서 담당하고 환자나 의사 환자를 관이 지정하는 피병원에 강제 격리수용하였었는데 1976년 전염병예방법 2차 개정 전의 전문가회의에서 전염병 환자를 모두 정부에서 수용하기보다 전염병실이 있는 사설종합병원에서 입원치료하는 것을 인정하도록 요구한 것을 보면, 아마도 그 당시 전염병 환자들을 관에서 지정한 수용시설로 보내는 대신 신고 없이 사설병원에서 치료하였음을 알 수 있다. 이후 여러 번의 법 개정이 있었으나 소폭 개정에 불과하였고 2000년 1월이 되어서 국내 현실에 맞는 전염병예방법이 공포되었다.[28] 이질은 발생 즉시 격리 등의 조치가 필요한 전염병인 제1군에 속하였다.

현재 이질 환자를 발견한 의사, 한의사 및 의료기관의 장은 서면, 모사전송(fax) 혹은 감염병웹보고시스템(http://is.cdc.go.kr)을 통하여 지체 없이 관할 보건소에 신고하여야 한

26 한국질병관리본부, 「Extended-spectrum β-lactamase를 생산하는 Shigella sonnei 유행」, 『감염병발생정보』 16, 2005, 1–5쪽.

27 한국질병관리본부, 「국가적 항균제 내성 감시 현황」, 『감염병발생정보』 14, 2003, 273–282쪽.

28 천병철, 「우리나라 감염병관련 법률 및 정책의 변천과 전망」, 『감염과 화학요법』 43, 2011, 474–484쪽.

다.[29] 신고를 게을리하거나 거짓으로 보고 또는 신고한 의사, 한의사, 군의관, 의료기관의 장은 200만 원 이하의 벌금에 처한다. 보건소에 신고된 사건은 시도 보건정책과를 통하여 질병관리본부에서 통합된다. 보건소는 관할구역에 이질 사례가 보고되면 전수 역학조사를 하여서 감염원 및 집단발병 유무를 파악하고 적절한 환자, 접촉자 및 환경 관리를 하여서 전파를 차단해야 했다. 특히, 이질과 같은 수인성/식품매개질환은 집단 발생인지 파악하는 것이 중요하다. 유행의 판단 기준은 감염병 환자(의사환자 포함)가 2명 이상 역학적으로 연관된 경우이다. 이질의 집단발생이 의심되면 발생 규모에 따라서 시/군/구, 시/도 혹은 중앙 역학조사반이 결성되어서 역학조사를 실시한다. 이질 환자는 장기간 대변에서 균이 분리되므로 2차 전파를 위하여 환자 격리가 필요하다. 국가에서 정한 격리 기간은 항생제 치료 48시간이 지난 후 24시간 간격으로 검사하여서 2회 대변배양검사가 음성일 때까지이다.

경제 발전과 더불어 위생 상황이 좋아지면서 더 이상 이질의 발생은 커다란 문제가 되지 않으나 수인성 및 식품매개 감염의 특성상 집단 발생이 일어날 수 있는 가능성은 언제나 열려있다. 또한, 최근에는 다약제 내성인 이질균의 해외 유입이 증가하고 있으므로 이질은 지속적으로 감시하고 관리해야 하겠다.

---

29 질병관리본부, 「2011 법정감염병 진단 · 신고 기준 2010」.

신증후군출혈열

1. 국내 발생 및 유행

가. 역사

신증후군출혈열(유행성출혈열, 한국형출혈열, Hemorrhagic fever with renal syndrome, HFRS)은 1951년 6월 한국전쟁 중 철원, 김화, 평강 등 "철의 삼각지"라 불리었던 중부전선에 주둔한 UN군 병사에서 한국에서는 처음으로 발생하였는데, 약 3,200명의 환자가 보고되었고 수백 명이 사망하였다. 당시 UN군 군의관들은 이 새로운 질병의 원인과 적절한 치료법을 모르는 상태였고 사망률은 15-20%나 되어 세계 의학계의 큰 관심의 대상이 되었다.[1] 이 급성 감염병은 서방 의학계에서 처음 접해보는 질환으로 미군 군의관들은 이 병을 한국에만 있는 새로운 병으로 생각하여 병 이름을 "한국형출혈열(Korean hemorrhagic fever)"로 불렀다. 그러나 역사적 기록을 조사해 본 결과 AD 960년경에 쓰인 중국 의학서에 신증후군출혈열과 유사한 질병에 관한 기록이 있었으며,[2] 실제 신증후군출혈열에 대한 문헌상의 기록은 1913년 러시아 블라디보스토크의 한 병원 기록이 처음이다.[3] 제2차 세계 대전 중 만주 지역에 주둔하고 있던 일본군에서 만여 명의 환자가 발생하였고 극동 지역의 러시아군인에서도 수백 명의 환자가 발생하였다. 그리하여 러시아와 일본은 1930년대 말부터 1940년

1 Smadel JE. Epidemic hemorrhagic fever. Am J Public Health 43:1953: pp. 1327−1330.
2 Brown WL. Trench nephritis. Lancet i:1916: pp. 391−395.
3 Casals J, Henderson BE, Hoogstraal H, et al. A review of Soviet viral hemorrhagic fever. J Infect Dis 122:1970: pp. 437−453.

대 중반까지 각각 연구팀을 구성하여 이 질환의 임상 증상 및 역학적 양상을 조사하고, 또 환자의 초기 혈액과 소변을 자원자의 정맥 또는 근육 내로 주사하여 유행성출혈열을 일으켰으나 병원체는 분리하지 못했다. 그 후 1952년 한국 전쟁 중 미국학자들이 유행성출혈열 센터를 서울에 설립하여 병원체 규명을 위한 연구를 하였으나 성공하지 못했다.[4]

1976년 이호왕 교수와 그 연구진은 출혈열 환자 다발생 지역인 경기도 동두천시 송내동에서 채집한 등줄쥐(*Apodemus agrarius*)의 폐와 신장조직에서 간접면역형광항체법으로 한국형출혈열 환자의 회복기 혈청과 특이하게 반응하는 항원을 발견하여 한국형 항원이라 명명하였고 1978년에는 출혈열 환자의 초기 혈액으로부터 같은 항원을 분리하였다. 그 후 이 바이러스를 A549세포에서 증식시키는 데 성공하였다.[5] 1980년 이 새로운 바이러스를 한탄강의 이름을 따서 한탄바이러스(Hantaan virus)로 명명하였으며[6] 한탄바이러스를 항원으로 한 혈청학적 진단법이 개발되어 한국에서 발생하는 한국형출혈열(Korean hemorrhagic fever), 러시아에서 발생하는 출혈성신우신장염(Hemorrhagic nephrosonephritis), 중국과 일본의 유행성출혈열(Epidemic hemorrhagic fever) 및 스칸디나비아의 유행성신장병증(Nephropathia epidemica)의 병원체가 한탄바이러스 혹은 유사한 바이러스들임이 증명되었다. 그리하여 1982년 봄 세계보건기구는 출혈열전문가회의를 일본 동경에서 개최하고 한국형출혈열과 유사한 임상증상을 나타내는 각종 질병명을 신증후군출혈열(HFRS)로 통일하였고, 1984년에는 신증후군출혈열의 각종 병원체를 모두 포함하는 한타바이러스 속(genus *Hantavirus*)이 새로 생겼다.

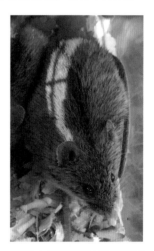

그림 5-1. **한탄바이러스의 숙주동물인 등줄쥐(*Apodemus agrarius*)**

4 이호왕, 『한탄강의 기적』 초판(서울: 시공사, 1999), 25-32쪽, 246-254쪽.

5 French GR, Foulke RS, Brand OA, et al. Korean hemorrhagic fever: Propagation of the etiologic agent in a cell line of human origin. Science 211:1981: pp. 1046-1048.

6 Karabatsos. International catalogue of arboviruses including certain other viruses of vertebrates. Hantaan virus. Texas USA: Am Sco Trop Med Hyg San Antonio. 1985: pp. 445-446.

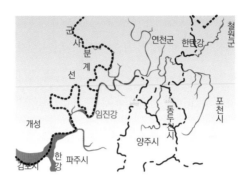

그림 5-2. 한탄강 등 신증후군출혈열 유행 지역

나. 바이러스 종류

한타바이러스는 설치류 매개 바이러스로 알려져 있으며, 한타바이러스 속의 바이러스들은 각각의 종마다 고유한 야생 설치류를 자연계의 숙주로 삼고 있다. 동아시아와 유럽에서 주로 발견되고 신증후군출혈열을 발생시키는 구대륙 한타바이러스와는 달리 북미와 남미 대륙에서는 치사율이 훨씬 높은(40-50%) 신대륙 한타바이러스들이 발견되고 있다.

최근에는 식충목 동물인 땃쥐와 박쥐목의 박쥐에서도 임진바이러스 등 신종 한타바이러스들이 한국을 포함한 전 세계에서 발견되고 있다.

한탄바이러스는 1976년 고려대학교 의과대학 이호왕 교수에 의해 처음 발견되었으며 이후 꾸준한 연구 끝에 현재까지 국내에서 총 6종의 한타바이러스, 즉 한탄바이러스(1976년),

표 5-1. 한국의 주요 한타바이러스

바이러스(혈청형)	발견 연도	질병	자연계 숙주	주 발생 지역
한탄바이러스	1976년	신증후군출혈열	등줄쥐	아시아, 유럽
서울바이러스	1982년	신증후군출혈열	시궁쥐,실험실 쥐	전 세계
수청바이러스	2006년	신증후군출혈열	흰넓적다리붉은쥐	한국, 중국, 러시아
무주바이러스	2007년	신증후군출혈열	비단털쥐	한국, 중국
임진바이러스	2009년	–*	우수리땃쥐(식충목)	한국, 중국
제주바이러스	2012년	–*	작은땃쥐(식충목)	한국

* 현재까지는 병원성 여부가 밝혀지지 않음

서울바이러스(1982년), 수청바이러스(2006년), 무주바이러스(2007년), 임진바이러스(2009년), 제주바이러스(2012년)가 발견되었고 이 중 한탄, 서울, 수청 및 무주바이러스가 사람에게 병을 일으키는 것으로 알려져 있다.

다. 환자 수와 역학

동아시아와 유럽에서 주로 발견되는 구대륙 한타바이러스는 주로 늦은 봄과 가을의 건조한 기후 동안에 호흡기를 통해 사람에게 전파되는데 최근 국내에서는 과거와 다르게 봄철의 작은 환자 유행이 사라지고 주로 늦가을과 초겨울에 대부분의 환자가 보고되고 있다. 한국 전쟁 중 경기 북부 중부전선에 주둔한 UN군 병사에서 한국에서는 처음으로 발생하였고 이후 이 질환은 휴전선 지역의 한국 군인과 민간인들에서도 발생하였다. 발생 지역도 일부 도서 지역을 제외한 전국으로 확대되어 많은 해에는 천여 명의 환자가 발생하였으며 사망률도 5-7%였다. 현재 중국에서는 매해 12,000-20,000명의 신증후군출혈열이 발생한다고 하며, 한국에서는 최근 매년 300-600명의 신증후군출혈열 환자가 발생하고 있고 국내의

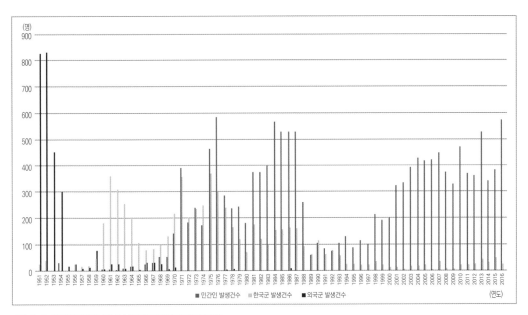

그림 5-3. **1951년 이후 국내 신증후군출혈열 발생 통계**

433

사망률은 약 1-2%로 보고되고 있다.[7]

2. 국내 질병 양상

가. 증상

1951년 한국 전쟁 당시 미군에서 발열과 출혈성 경향을 보이는 환자가 그해에만 약 1,000명 가까이 발생하면서 국내 신증후군출혈열 발생이 알려짐에 따라 질병의 특성에 대한 국외 연구자의 기록이 다수 존재한다. 신증후군출혈열의 주요 증상은 갑자기 발생하는 발열, 두통, 오한으로 식욕부진과 구토를 동반하였고 출혈 경향과 신부전이 특징이었다. 체온은 급격히 올라 경구체온이 38.8-40℃에 달했고 4-5일간 지속되었다.

잠복기는 약 2-3주로 생각되었는데 당시에는 원인 병원체도 밝혀지지 않았고 검사법이 없었기 때문에 신증후군출혈열을 진단하기가 어려웠다. 유행 지역에서의 노출력이 있고, 발열, 오한, 권태감, 두통, 요통의 증상이 있으며 얼굴이 달아오르고 결막과 점막에 충혈이 있을 때 신증후군출혈열을 의심하였다. 전형적인 환자의 경우 발병 4일째에 알부민뇨가 있었는데 알부민뇨는 신증후군출혈열을 거의 확진하는 근거로 여겨졌다.

나. 임상경과

신증후군출혈열의 전형적인 임상경과는 발열기, 저혈압기, 핍뇨기, 이뇨기, 회복기의 5단계로 구분된다.[8] 발열기는 약 4-6일간 지속되고 대개 발열이 생긴 3일째부터 입천장, 겨드랑이, 흉부에 점상출혈이 나타난다. 저혈압기는 몇 시간에서 3일 정도 지속되고 경증 환자에서는 없는 경우도 있다. 중증 환자의 경우 이 시기에 쇼크에 빠지기도 한다. 핍뇨기는

---

7   Kim WK, Kim JA, Song JW, et al. Phylogeographic analysis of hemorrhagic fever with renal syndrome patients using multiplex PCR-based next generation sequencing. Sci Rep 2016 May 25;6:26017.

8   이문호, 『한국형출혈열』 2nd edition(서울: 서울대학교 출판부, 1986).

평균 3-6일간 지속되고 이 시기에는 발열기에 나타났던 증상이 완화되고 혈압도 정상으로 회복되거나 상승하지만 신부전으로 인한 증상이 발생한다. 이뇨기는 수일에서 수 주간 소변량이 증가하고 대부분의 환자는 이 시기에 상태가 호전되고 식욕도 회복된다.

최근 신증후군출혈열이 과거에 분류한 전형적인 5단계의 경과를 보이지 않아 신증후군출혈열 확진 환자 중 74%에서 입원 초기 급성신부전의 원인으로 신증후군출혈열을 의심하지 않았다는 보고가 있다. 또한 대부분의 신증후군출혈열 환자가 발열기와 이뇨기를 보이는 반면 저혈압과 핍뇨는 상대적으로 발생 빈도가 낮았다. 신증후군출혈열 환자의 47.7-86%에서 복통이 있었으며 오심, 구토, 설사와 같은 위장관 증상이 공통된 증상으로 나타나 신증후군출혈열의 임상적 특징으로 발열, 신부전, 위장관 증상 이렇게 3가지가 제시되기도 했다.[9] 신증후군출혈열의 임상형은 임상경과에 따라 4가지 유형으로 분류할 수 있으며, 전형적인 임상경과를 보이며 가장 중증인 핍뇨형, 핍뇨기가 없고 핍뇨형에 비해 비교적 예후가 양호한 비핍뇨형, 저혈압기와 핍뇨기가 없이 발열기 이후에 단백뇨가 있다가 회복되는 비전형적 유형, 무증상 유형으로의 구분이 제시되었다.

치명률은 대상과 시기에 따라 차이가 있다. 스마델은 미군 8228 이동외과병원에서 치료받은 약 500명의 UN군에서 치명률을 5% 미만으로 보고했고 대부분의 사망은 발병 첫째 주 후반이나 둘째 주 초기에 발생했다. 1952년 4월부터 12월까지 9개월간 출혈열 센터에서 신증후군출혈열 환자를 분석한 자료에서는 828명의 환자 중 46명이 사망하여 치명률이 5.5%였고 대부분의 사망원인은 쇼크였으며, 출혈성 합병증이 사망원인이 되는 경우는 드물었다.[10] 1951년부터 1978년까지 국내 신증후군출혈열 환자 9,409명에서 사망률은 6.5%였다.[11] 한국 민간인에서 신증후군출혈열의 치명률은 1960년대에는 16.6%, 25.8%로 높게 보고되었으나 이후 감소하는 경향을 보이다가 1985년부터 급격히 낮아져

---

9   Shin DH, Han SK, Choi PC, et al. Acute abdominal pain in patients with hemorrhagic fever with renal syndrome in the emergency department. J Korean Soc Emerg Med 2010;21:191-8.

10 Giles RB, Sheedy JA, Ekman CN, et al. The sequelae of epidemic hemorrhagic fever; with a note on causes of death. Am J Med 1954;16: pp. 629-638.

11 이명철·조경삼·양경호 외, 「한국형출혈열(韓國型出血熱)」, 『대한바이러스학회지』 9, 1979, 7-12쪽.

최근에는 1% 내외로 보고되었다.[12] 급성기의 저알부민혈증이 신증후군출혈열의 중증도와 관련이 있는 요인으로 알려져 있으며, 2000년부터 2004년까지 신증후군출혈열 군인 환자를 대상으로 한 연구에서는 발병 초기의 백혈구증가증과 아스파테이트 아미노전이효소의 증가, 현미경적 혈뇨가 핍뇨를 동반한 신부전 발생과 관련이 있는 것으로 나타났다.[13] 한탄바이러스에 의한 신증후군출혈열 환자와 비교하여 서울바이러스에 의한 도시형 신증후군출혈열 환자는 출혈이나 신장 손상이 덜 하고 간 기능장애는 더 심하게 나타나는 것으로 알려져 있다.[14]

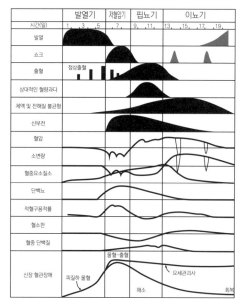

그림 5-4. **중증 신증후군출혈열의 임상경과**[15]

12 이재광·황상익, 「신증후 출혈열의 질병사적 고찰」, 『Korean J Med Hist』 13, 2004, 37-61쪽.

13 Kim YK, Lee SC, Kim C, et al. Clinical and laboratory predictors of oliguric renal failure in haemorrhagic fever with renal syndrome caused by Hantaan virus. J Infect 2007;54:381-6.

14 Kim YS, Ahn C, Han JS, et al. Hemorrhagic fever with renal syndrome caused by the Seoul virus. Nephron 1995;71: pp. 419-427.

15 Macdowell M, Oliver J. The renal lesion in epidemic hemorrhagic fever. J Clin Invest 1957;36(1 Part 2): pp. 99-223.

다. 병리소견

1951년 말 신증후군출혈열 사망 사례의 병리소견 보고에서는 신 수질 · 우심방 · 위장관 점막하 출혈, 신 수질 · 뇌하수체 전엽 · 부신의 괴사, 심근 · 췌장 · 비장 · 간의 단핵세포 침윤을 특징적인 소견으로 꼽았다.[16] 모세혈관의 울혈, 적혈구 누출, 출혈 및 모세혈관의 투과성 증가 등 혈관계의 변화가 두드러졌으며 모세혈관의 투과성이 증가하면서 간질 부종과 후복막 부종이 나타나는 것으로 생각되었다.[17] 특히 후복막 부종은 저혈압기에 사망한 환자의 약 75%에서 관찰되었으나 핍뇨기나 이뇨기에 사망한 환자에서는 거의 관찰되지 않았다.

3. 방역 및 관리

가. 한탄바이러스 발견 이전

한국에서 유행하는 출혈열은 1951년 의학계에 정식으로 알려졌다. 당시 우리나라 사람들 중 비슷한 증상을 가진 사람이 과거에 있었다는 증언과 여러 역학적 관찰에 따라 1951년 이전에도 풍토병으로 존재하였다는 의견이 있으며, 풍토병이었음에도 불구하고 의학계에 질환이 잘 알려져 있지 않은 이유는 질환에 대한 지식과 관심이 없었고, 대규모 유행이 발생하지 않았기 때문으로 설명하고 있다.[18] 그러나 질병의 기원에 대해서는 여러 가지 견해가 있으며, 이재광 등은 신증후군출혈열이 20세기 초반에 블라디보스토크 등 아무르강 유역에서 유행하다가 만주사변을 계기로 만주에 유입되었고, 한국 전쟁 때 중국군을 통해

---

16 Steer A. Pathology of hemorrhagic fever: a comparison of the findings; 1951 and 1952. Am J Pathol 1955;31: pp. 201-221.

17 Lukes RJ. The pathology of thirty-nine fatal cases of epidemic hemorrhagic fever. Am J Med 1954;16: pp. 639-650.

18 Dodge, et al. Epidemic hemorrhagic fever in a Korean farm population. Epidemic observation during 1954. Am J Hyg 1956;63: pp. 38-51.

우발적으로 유입되었을 가능성을 제시하였다.[12] 1953년 미군에 의해 유행성출혈열이라는 별도의 질병으로 확인되기 전까지 신증후군출혈열은 흔히 렙토스피라병으로 오인되었으며, 방역을 위한 대책도 확립되지 않았다. 이후 지속적인 신증후군출혈열 유행과 사망자 발생으로 인해, 다양한 학술적 연구에 대한 검토와 교류가 이루어졌고, 1944년 소련의 스모로딘세프가 신증후군출혈열의 병원체가 바이러스임을 추정하고, 기타노 등의 일본 연구진은 등줄쥐가 주요 병원소임을 주장하였다. 미군은 1952년 서울에 출혈열 센터를 설치하고 연구를 실시하였으나, 병원체 분리에 실패하였다.

한국군에서는 유행성출혈열 연구반이 1960년 설치되어 1970년대까지 운영되었으나, 역시 병원체 규명에는 실패하였다. 그러나 바이러스성 질환이며, 등줄쥐 등에 의해 감염이 일어난다는 사실은 널리 알려지게 되어 농민, 군인들에게 쥐와의 접촉을 자제하고, 쥐를 구제하는 등의 예방책을 적극 실시하였다. 또한 신증후군출혈열에 의한 급성신부전을 치료하기 위해 당시 매우 선진적이었던 혈액투석 치료가 1952년 미군에 의해 한국에 처음으로 도입되었고, 1965년 육군 수도통합병원에 혈액투석실이 설치되어 운영되었다.

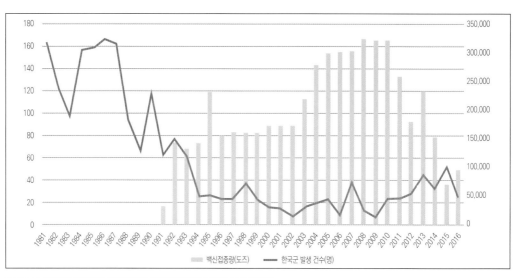

그림 5-5. 한국군의 한타박스® 보급과 신증후군출혈열 발생 건수의 변화

나. 한탄바이러스 백신 개발 이후

한탄바이러스에 대한 백신(한타박스®)은 1988년 개발되어 1990년부터 시판되었으며, 환자 혈액에서 분리된 한탄바이러스를 Vero E6세포에 접종한 후 다시 생쥐의 뇌에서 배양한 다음 포르말린으로 불활성화시켜 제조하였다. 한타박스®는 1992년부터 지역보건소와 한국군에서 접종이 시작되었으며, 현재 고위험지역 주민과 국군장병에게 주로 접종되고 있다. 가장 접종량이 많았던 2005년에서 2010년 사이에는 연간 10만 명의 국군장병이 접종받을 정도로 널리 접종되었으나 2017년 현재 한국군은 제한적으로 접종을 실시하고 있으며, 최근 3년간 신증후군출혈열 환자 발생이 확인된 부대를 대상으로 백신 접종을 실시하고 있다.

다. 2000년대 이후 신증후군출혈열 방역과 관리

1) 백신의 효과적 접종을 위한 노력과 새로운 백신 개발의 필요성

한국 내 휴전선 인근 지역에서 집중적으로 발생하는 신증후군출혈열의 특성으로 인해 해당 지역에서 근무하는 국군 장병과 지역 주민 특히 농민에게 있어 신증후군출혈열 백신은 거의 유일한 보호 수단이다. 따라서 신증후군출혈열 백신의 효과를 증명하고, 효율적인 접종계획을 수립하는 것은 한국 보건당국과 국방부의 주요한 과제로 여겨져 왔다.

백신의 장기 면역원성을 증명하기 위한 2016년 연구에는 2회의 기초접종 1년 후 중화항체 양전율은 1.4%, 3차 접종 이후 1년 경과 시 40.6%의 중화항체 양전율을 보이는 것으로 나타났다. 이는 기존의 3회 접종 방법에서 접종 횟수를 늘리거나, 접종 사이의 간격을 조정해야 할 필요성이 있다는 것을 시사한다.[19] 또한 국방부에서 최근에 수행된 연구에서 백신의 효과는 58.9%로 나타났다. 현재까지의 연구 결과로는 신증후군출혈열 백신의 효과는 비교적 낮지만 존재하는 것으로 판단된다. 그러나 신증후군출혈열의 효과적인 관리를 위해서 새로운 백신 개발이나 기존 백신에 대한 접종 일정 조정이 필요한 상황이다. 그리고 식품의약품안전처는 2018년 한타박스 임상시험 중간결과를 바탕으로 장기면역원성의 타

---

19 Song JY, Woo HJ, Kim WJ, et al. Long-term immunogenicity and safety of inactivated Hantaan virus vaccine (Hantavax™) in healthy adults. Vaccine. 34(10):2016: pp. 1289-1295.

당성을 인정하였으며, 기초접종을 2회에서 3회로 늘리는 것을 검토하고 있다.

2) 신증후군출혈열 매개체 감시를 위한 노력

1970년대 등줄쥐에서 한탄바이러스를 발견한 이후 고려대학교를 비롯한 국내 연구자들은 지속적으로 한탄바이러스, 서울바이러스 등 한타바이러스속을 매개할 수 있는 설치류에 대한 채집을 실시해왔다. 이는 오랜 기간 동안 지속되어 국내 상당수 유행 지역에 대한 매개체 정보를 획득할 수 있는 자산이 되었으며, 2000년대 이후는 한국군, 미군 등의 지원을 받아 매개체 감시 지역을 민간인 지역에서 군 장병 주둔 지역으로 확대하고 있다. 2000년부터 2017년까지 고려대학교는 총 13,919건의 설치류 시료를 채집하여 보관하고 있으며, 이를 이용하여 분자유전학적 연구에 활용하고 있다.

3) 신증후군출혈열 진단과 감시를 위한 노력

우리나라는 감염병 예방 및 관리에 관한 법률에 따라 신증후군출혈열을 3군 감염병으로 지정하고, 그 발생을 감시하고 있다. 또한 2000년대 이후 신증후군출혈열 진단을 위한 신속진단키트를 개발하여 보급하고 있으며, 현재 쯔쯔가무시병, 렙토스피라병과 함께 한국형 가을

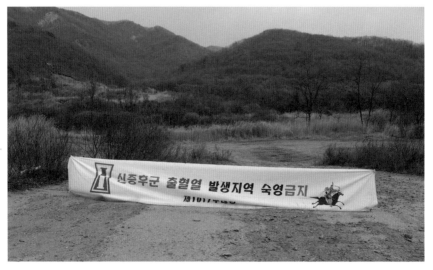

그림 5-6. 출입이 제한된 한국군 훈련장

철 열성질환 3종에 대한 동시 검사가 가능한 신속진단키트가 일반화되어 있다. 신증후군출혈열이 확진된 환자에 대해서는 지역 보건소에서 역학조사서를 작성하여 수집하고 있다.

4) 분자유전학적 기술을 활용한 신증후군출혈열 연구와 활용

2015년부터 고려대학교와 국방과학연구소는 미국 국방부와 공동으로 새로운 분자유전학적 기술을 사용한 한타바이러스속에 대한 연구를 진행하고 있다. 지난 40여 년 동안 축적된 신증후군출혈열 매개체에서 한타바이러스에 대한 유전정보를 획득하여 지리정보시스템에 저장하고, 이를 신증후군출혈열 환자에게서 추출한 한타바이러스의 유전정보와 대조하여 감염 위치를 추정하는 것이다. 이를 활용하여 2016년부터 신증후군출혈열 심층 분자 역학조사를 실시하고 있으며, 신증후군출혈열 환자가 발생하면 환자의 혈액에서 한타바이러스의 유전정보를 획득하고, 환자가 감염된 것으로 추정되는 지역에서도 매개체를 포집하여 바이러스의 유전정보를 추출하여 이를 역으로 대조하여 환자의 감염 지역을 추정하는 것이다. 이를 통해 한국군은 위험 지역을 선별하고 해당 지역에서 훈련, 근무하는 장병에 대한 예방 접종과 출입제한 조치를 취하고 있다.

렙토스피라증

1. 국내 발생 및 유행

렙토스피라증은 세계 도처에서 사람, 가축, 야생동물에 널리 발생하고 있는 중요한 인수 감염병이다. 한국에서는 사변 이후 전방전선의 유행성출혈열 유행 지역에서 포획한 등줄 쥐에서 *Leptospira* 2주가 분리된 적 있으나, 한미 의학도들이 본 질환의 국내 존재를 구명하려는 노력을 했음에도 불구하고 국내에서 인체 감염에 대한 기록은 없었다.

가. 속칭 "원인 불명의 출혈성 폐염양질환"으로 기술된 첫 번째 대유행

사변 이후 25년이 경과한 후 후향적으로 렙토스피라증 유행으로 판단되었던 역사적인 사건이 발생하였다. 1975년 10월에 중부내륙지방의 경기도 여주, 이천 지방에 발열, 기침, 객혈 등의 증상을 보이는 속칭 "출혈성 폐염양질환(肺炎樣疾患)" 또는 "유행성 폐출혈열"이라고 명명되었던 원인 불명의 괴질이 유행했고, 그들 중 일부가 급격히 증상이 진행되면서 사망함이 보건당국에 보고되었다. 이는 매스컴을 통하여 사회문제화되었고, 학계의 관심이 집중되었다. 충북 지방과 경기도 파주와 강원도 군부대 내에서도 같은 증세의 환자발생이 보고되었다. 1975년 11월 29일 제14차 대한감염학회 학술대회장(백병원)에서 "금추 유행한 폐염양질환"의 역학적 양상, 임상소견, X-선 소견, 부검 및 병리조직소견에 대하여 패널 토의가 열렸고, 1975년 12월 1일에 대한의학협회는 "금추 유행한 폐염양질환"에 대한 좌담회를 열어 유행의 실태를 파악하였으나[1] 그 정체를 구명하지 못하였으며, 대한감염학회 학술대회에서 토의된 내용들을 정리하여 1976년 4월 대한의학협회지에 특집으로

---

1   강석영·박승철·박용휘 외, 「今秋 유행한 肺炎樣疾患(좌담회)」, 『대한의학협회지』18, 1975, 1095–1102쪽.

실었다.[2] 당시 경기도 여주, 이천 지역의 122명의 환자들을 대상으로 실시된 역학조사 결과, 추수기에 많은 환자가 발생하였으며, 대부분 남자 장정(108명, 89.3%)이었고, 농업종사자 (114명, 94.2%)로 벼 베기(101명, 83.5%)와 벼 타작(95명, 78.5%)에 종사하였으며, 벼 베기 또는 탈곡을 하루 10시간 이상 종사한 예는 71명(58.7%)과 64명(38.0%)으로 많은 사람들이 과로하였으며, 치명률은 5.7%(7명)로서 보건소에 보고된 사례들의 17%에 비해 낮았으며, 중증 사례들 외에 경증 환자들도 있었다. 임상적으로 감기 몸살 증상을 70%에서, 특이적으로 아랫다리 통증을 50%에서 호소하였으며, 유병일수는 3-10일(91명, 74.3%)이었다. 151예의 방사선학적 소견을 분석하였을 때 대부분 객혈과 호흡곤란을 주소로 내원하여서 폐침범 소견이 91.7%(137명)에서 관찰되었으나 증상이 경미함에도 상당히 뚜렷한 X-선 소견을 보여 원발성 비전형폐렴 또는 바이러스성폐렴 등이 제시되었다. 객혈로 사망한 21-24세의 4예의 부검소견에서 여러 장기를 침범하는 전신적 감염소견으로 주로 단핵구 침윤을 보이면서 심장, 폐, 간, 부신, 신장, 위장, 뇌 등의 출혈과 함께 특히 폐의 출혈성 간질성폐렴이 관찰되었다. 또한, 국군수도통합병원에서 경험한 20예의 특성도 같은 호에 보고되었는데,[3] 젊고 과거력이 특별히 없는 군인에서 급격한 경과를 취하며 급성폐부종과 급성호흡부전의 소견을 보이다가 사망하거나, 흉부 X-선상 폐침범 소견이 비교적 광범위하더라도 잔유 증상이나 병변 없이 짧은 기간 내에 완전히 회복되는 특성을 보이며, 집단 내에서 대인 접촉 전파는 없었고, 유행 지역의 환경위생학적인 특성에 대한 조사의 필요성을 기술하였다. 이와 같이 본 질환의 여러 방면의 조사와 연구가 수행되었고, 농약중독설, 폐장알레르기질환, 원인 불명의 바이러스폐렴 등으로 추측되기도 하였으나 원인은 구명되지 못하였다. 한편, 1980년 2월 원주기독병원 입원환자들의 후향적 연구를 통하여 이 질환이 수년 전부터 국내 발생함을 보고하였고,[4] 이후 소규모의 산발적인 발생이 확인되었지만 관심의 대상에서 멀어지게 되었다.

---

2   「特輯: 1975년 가을 京畿·忠北地域에 流行한 肺炎樣疾患」, 『대한의학협회지』 19, 1976, 263-309쪽.

3   노영무·육순재·윤홍진 외, 「급성 폐출혈열 −1975년 8월∼11월에 유행된 급성폐출혈성열병 20예에 대한 관찰−」, 『대한의학협회지』 19, 1976, 315-323쪽.

4   최경훈·김두식·신계철 외, 「폐염양질환 유행성 폐출혈열, 제2보 후향적 연구(1970-1974)」, 『대한의학협회지』 23, 1980, 145-150쪽.

나. 두 번째 대유행과 렙토스피라증의 확인

1984년 9월 홍수 이후 벼 세우기 작업에 종사하였던 사람들 중에 많은 환자가 발생했고, 과거의 유행 지역을 훨씬 넘어서 전남, 전북, 경북, 충남 지역을 포함하여 전국으로 대폭 확대되었고, 사망자 수도 증가하면서 보건당국과 학계의 관심이 새롭게 집중되었고, 본 질환의 정체가 밝혀지게 되었다. 역학자 김정순은 이전에 대한의학협회지에 발표되었던 자료들을 토대로 가설을 설정하였다. 즉, 전신성 감염질환이면서, 사람 간의 전파가 없고, 산발적 발생, 가을 수확기 계절성과 습하고 진흙투성이의 논밭이라는 역학적 배경과 관련되며, 원인균은 보균동물에서 생활환(life cycle)을 유지하면서 우연히 사람을 감염시키고 병원소 밖에서 장기간 생존할 수 있는 특성을 가지는 것, 보균동물은 수가 많고, 가을에 논에서 접촉할 수 있는 야생 쥐로서, 이에 대한 감별진단으로 발진열, 쯔쯔가무시병, 기타 리케차질환, 한국형출혈열, 신종 바이러스질환, 렙토스피라증을 포함하였고, 최종적으로 렙토스피라증으로 결정하였다. 이어서 강원 지역(원주, 홍천, 원성, 횡성)의 주민들과 전남 광주 지역의 군인들을 대상으로 현지 역학조사를 실시하면서 렙토스피라증의 가설을 뒷받침하는 노출 환경과 위험한 행태들을 확인하였으며 균주 분리를 위하여 입원 환자들로부터 가검물을 채취하였다.[5] 이어서 조민기 등 국립보건원 연구팀에서 원주기독병원에 입원하였던 2명의 출혈성폐렴양 환자들로부터 채취한 혈액과 뇌척수액, 소변 검체들과 유행 지역(원주, 횡성, 홍천, 광주)에서 포획한 들쥐로부터 렙토스피라균을 성공적으로 분리하였고, 기니피그에 재접종하여 Koch의 4대 원칙에 따라 병원성을 검증하였다.[6] 이원영 등 연세대학교 미생물학교실 연구팀도 홍천병원에 입원하였던 2명의 환자들과 광주 지역에서 포획한 들쥐에서 렙토스피라균 분리를 보고하였다.[7]

국내에서 렙토스피라증 발생과 유행 확인은 최소 10년 이상 늦어졌는데, 교과서적으로

5   김정순·이주원·오대규 외, 「유행성출혈열의 원인구명을 위한 분석역학적 연구」, 『한국역학회지』 6, 1984, 8–15쪽.

6   조민기·백승복·오희복 외, 「한국에서 유행한 Leptospirosis의 세균학적 연구」, 『한국역학회지』 24, 1984, 16–35쪽.

7   이원영·이봉기·김주덕 외, 「폐렴양 출혈열 환자로부터 분리된 Leptospira의 세균학적 특성과 병인론적 증명」, 『한국역학회지』, 6, 1984, 36–46쪽.

알려진 황달과 신부전 등을 동반하는 전통적인 Weil씨 병과는 다른 폐출혈과 호흡곤란을 특징적으로 보였고, 이로 인하여 발병 초기에 사망으로 이어지는 극적인 임상경과를 보인 환자들에 관심이 집중되었던 점과 1975년 유행 당시에 의학계에서 다방면의 연구를 수행 하였으나 합치된 결론을 얻지 못한 채로 덮어버린 것이 큰 아쉬움으로 남는다.

다. 렙토스피라증 환자의 연도별 발생 추이

1984년 원인체 분리 이전의 '출혈성 폐염양질환'의 발생 규모는 정확히 알 수 없으나 1975년 121명(7명 사망), 1976년 80명 발생(6명 사망)으로 집계되었다. 원주기독병원 연구 팀의 후향적 조사연구에서 1970년-1974년 사이와 이후 1977년-1982년 사이에도 유사한 사 례들을 경험하였음을 보고하였다. 국립보건원에서 혈청학적 진단이 가능해진 이후에 환자 수는 1984년 200여 명, 1985년 264명, 1986년 50명이었고, 1987년에는 562명으로 주로 전 남과 전북 지역 중심으로 대유행하였고, 1991년 이후 현저히 감소 추세를 보였다. 1998년 부터 2009년까지 인구 10만 명당 발생률은 0.19-0.42 사이의 변동을 보였으며, 대규모의 유행이 있던 해에 인구 10만 명당 발생률은 0.3-1.2이었다. 렙토스피라증이 1987년에 지정 전염병으로 지정된 이후 연도별 신고 건수와 발생률은 감염병 감시 연보 자료에 나와 있 다. 한편, 최보율 등은 군 단위 유행 지역에서 환자 발견 체계를 통한 렙토스피라증의 발생 률 조사에서 대유행이 없었던 1989년과 대유행이 있었던 1990년에 인구 만 명당 각각 1.12-3.35와 3.63-9.85로 신고 수보다 약 50배 높음을 보고하였다.[8]

라. 렙토스피라증의 혈청역학적 조사에 의한 발생 규모

1) 급성 열성질환 "Leptangamushi diseases"의 혈청역학적 검사의 도입

1984년과 1987년에 국내에서 렙토스피라증과 쯔쯔가무시병이 유행하고 있음이 각각 증 명됨에 따라, 이전부터 매년 발생하고 있는 신증후출혈열을 포함한 '국내에서 유행하는 급

---

8 최보율·강성문·이수진 외, 「한 군단위 지역사회에서의 렙토스피라증 환자 발견을 위한 사업 −1989년 과 1990년 경기도 양평군을 대상으로−」, 『한국역학회지』 15, 1993, 74−84쪽.

성 열성질환'에 대하여 1988년 6월 대한의학협회지에 특집으로 실렸다.[9] 한탄바이러스 전문가인 이호왕은 이들 질환들이 유사한 초기 증상을 나타내는 출혈성 질환이며 발생 시기도 비슷하고, 자연계 병원소도 설치류이고 매년 유행하고 있고, 또한 야외에 주둔하는 군인들과 야외에서 작업을 많이 하는 농민이나 노동자들에서 많이 발생하므로 유행 시기에 반드시 혈청학적으로 감별진단이 필요하며, 또한, 유행 지역에 거주하는 일부 주민들은 불현성 감염 후 특이적 항체를 장기간 보유할 수 있으며, 소수에서 2가지 질환에 대한 항체를 동시에 보유하는 혼합감염도 가능할 수 있음을 기술하였다. 이러한 "Leptangamushi disease"의 혈청역학적 관점은 내과학 교과서 Harrison에도 소개된 바 있으며, 이후 우리나라에서 가을철 열성질환 환자의 혈청학적 감별진단검사의 중요한 접근 방법으로 자리를 잡아 오늘날까지 임상에서 지속적으로 활용되고 있다.

2) 일반 주민과 급성 발열 환자의 렙토스피라 항체 보유율

국립보건원 조사에서 1985년 2월부터 1986년 7월 사이에 경기, 강원, 충북, 경북, 전남 등 5개 도 17개 군의 주민으로부터 macroslide agglutination test로 실시한 렙토스피라 항체 보유율은 11.69%(113/967명)로서 지역별로는 강원도 17.06%, 경기도 16.18%, 충북 10.17%, 경북 6.17% 순이었고, 성별 차는 없었으며, 41-50세와 51-60세 연령군에서 각각 19.8%와 19.2%로 유의하게 높았다.[10] 이후에 1986년부터 1990년까지 많은 기초의학과 임상 연구자들이 지역 주민들과 급성 열성환자들의 혈청역학적 조사 결과를 연도별, 월별, 지역별 발생 양상으로 보고하였다.[11,12]

9   「特輯 : 우리나라에서 流行하는 急性 熱性 疾患」, 『대한의학협회지』 31, 1988, 581-627쪽.

10 국립보건연구원, 「한국에서 유행하는 렙토스피라증에 관한 연구 (I)」, 『제1차년도 최종 보고서』, 1986, 109-127쪽.

11 김윤원 · 조민기 · 김희숙 외, 「1986년부터 1990년 사이에 혈청학적으로 진단된 급성열성질환(쥐티푸스, 쯔쯔가무시병, 렙토스피라증, 신증후출혈열)의 발생 추이」, 『대한미생물학회지』 26, 1991, 431-441쪽.

12 장우현 · 김익상 · 최명식 외, 「1986년도부터 1991년까지 국내에서 발생한 렙토스피라병의 혈청역학적 연구」, 『대한미생물학회지』 28, 1993, 13-22쪽.

2. 국내 질병 양상

가. 국내 원인 병원체의 혈청형 동정

Leptospira genus(속)는 항원성 및 유전학적으로 매우 다양한 이질성을 나타내어 계통학적 및 병독성에 따르는 유전학적 분류와 고전적인 혈청학적 분류로 구분된다. 특정 지역의 혈청형 파악은 진단용 시약과 백신 개발에 필수적이며, 항원성의 변화나 병원성 연구에도 중요하다. 혈청형결정은 두 균주 간의 교차응집소흡수방법(cross-agglutination absorption test, CAAT)으로 유의한 항원의 차이를 보일 때 다른 혈청형(serovar)으로 명기되며, 각 serovar를 대표하는 표준균주가 지정되어 있고, 26개 혈청군하에 250개 이상의 혈청형들이 있다. CAAT 분석은 시간과 노력이 많이 소요되며, 균주 간의 미세한 그러나 중요한 항원적 차이를 나타내지 못할 수 있다. 1980년대 초 이후 상대적으로 신속하고 정확한 단세포 군항체를 이용한 항원응집반응분석과 제한효소 DNA분석법이 CAAT에 보완적으로 도입되기 시작하였다.

초창기에 국립보건원팀은 1985년 분리된 15주(환자 분리주 11주, 들쥐 분리주 4주)에 대하여 미국과 일본의 전문기관으로부터 분양받은 17개의 혈청형 대표균주들과 각각의 항혈청으로 CAAT를 실시하였고, HM3과 HV8이 serogroup Icterohemorrhagiae serovar *mwogolo*로, HS7은 serogroup Canicola serovar *canicola*로 보고하였으나 나머지 균주들은 확정하지 못하였고,[13] 미국 CDC의 결과도 serovar *mwogolo*로 파악되었다. 한편, 김민자는 여주 지역 환자분리주(HY-1, HY-2, HY-10)들이 일본 Kobayashi 등이 제조한 shiromizu, RGA, smithi 단세포군항체를 이용한 분석에서 serovar *mwogolo* 또는 *birkini* 와는 명확히 다름을 보고하였으며,[14] 환자들의 폐출혈 소견이 중국에서 유행하는 렙토스피라증의 특성과 유사하며, 주요 원인 혈청형이 serivar *lai* 라는 정보를 간접적으로 얻어 국내에 공유하

---

13 오희복 · 박경석 · 조민기, 「Cross-Agglutination Adsorption방법에 의한 렙토스피라균의 혈청학적 분석(1985)」, 『대한미생물학회지』 21, 1986, 337-343쪽.

14 김민자, 「Monoclonal antibody를 이용한 한국에서 분리된 Leptospira의 serovar 동정」, 『대한내과학회잡지』 32, 1987, 571-579쪽.

였다. 이후 장우현 등은 제한효소 DNA 분석법으로 Icterhemorrhagiae 혈청군에 속하는 국내 분리주 21주의 DNA절편양상을 비교하였을 때 점돌연변이로 인한 한 부위를 제외하고 중국 분리주 serovar *lai*와 거의 동일한 제한효소절편양상을 보임을 확인하였으며, 국내분리주 WH-20와 참조균주들로 생산한 단세포군항체를 이용하여 시험한 총 29주 중 23주가 serovar *lai* 로, 3주는 새로운 혈청형의 가능성을 제시하였다.[15] 조민기 등도 교차응집소흡수방법과 단세포군항체분석으로 환자분리주 24주와 들쥐분리주 68주에 대하여 혈청형 분석을 실시하여, 대부분의 균주가 serovar *lai*이며, HM-3와 18R을 포함한 5주는 신규혈청형일 가능성을 열어놓았다.[16] 최종적으로 오희복 등은 HM3와 18R이 신규 혈청형 증명에 성공하여 serovar *yeonchon*과 serovar *hongchon*으로 명명하고, 국제적으로 신규혈청형으로 등록하였다.[17]

나. 역학적 측면

1) 자연계 병원소와 감염 경로

렙토스피라증의 주요 보균 숙주는 야생 쥐가 가장 중요한 병원소로 알려져 있고, 양, 염소, 돼지, 소 등 일부 가축들도 포함된다. 우리나라에서 개, 소, 돼지에서 렙토스피라 항체를 증명한 바 있어서 동물 병원소의 존재는 아주 오래전부터 있었을 것으로 판단된다. 렙토스피라균은 감염된 동물의 소변을 통하여 배출되어 습기가 많고 중성 pH인 흙이나 물속에서 수 주간 생존할 수 있다. 인체 감염은 렙토스피라균에 오염된 환경에 노출 시에 피부의 조그만 상처를 통하여 또는 오염된 연무질이나 비말 형태로 코, 입, 눈 등의 점막을 통하여 이루어진다. 사람과 사람 간의 전파는 없었다.

---

15 장우현 · 김석용 · 천시옥 외, 「제한효소 DNA 분석과 단세포군항체를 이용한 국내분리 렙토스피라균의 동정」, 『대한미생물학회지』 24, 1989, 71–79쪽.

16 조민기 · 이종호 · 윤창순 외, 「교차응집소 흡수방법 및 단세포군항체를 이용한 렙토스피라균의 혈청학적 분석」, 『대한미생물학회지』 24, 1989, 539–548쪽.

17 Oh H, Chang W, Cho M, et al. Identification of new serovar Yeonchon and Hongchon belonging to Leptospira interrogans Icterohemorragiae serogroup. J Korean Soc Microbiol 1991;26: pp. 253–262.

국립보건원 연구팀은 1984년부터 1987년까지 강원도 원성, 홍천, 전남 광주, 경기도 파주, 여주, 연천, 강원도 양주, 원주, 철원, 광산 등 지역에서 들쥐로부터 총 68주의 렙토스피라균을 분리하였으며 등줄쥐(*Apodemus agrarius*)에서 64주, 시궁쥐(*Rattus norvegicus*)에서 2주, 비단털쥐(*Cricetulus tritonnestor*)와 땃쥐(*Crocidura lasiura*)에서 각각 1주였다. 야생 쥐에서 렙토스피라균 분리율은 1984년 15.5% (7/45), 1986년 14.9% (44/295), 1986년 1.6% (4/247), 1987년 후반 여주와 파주 지역에서 30.9% (13/42)로 지역별로 차이가 있었다. 야생 쥐 특히 등줄쥐는 국내에서 자연계의 중요한 병원소로 밝혀졌고, 환자 유행년도와 야생 쥐의 보균율의 상관관계가 밝혀졌다.[18]

2) 국내 유행적 발생의 역학적 특성

쥐들이 많이 다니는 습한 토양이 있는 곳이나 물과 관련된 작업장은 쥐의 오줌으로 오염되어 있어서 이러한 환경에서 근무하는 광부, 오수 처리자, 낚시꾼, 군인 등은 감염의 위험이 높다. 농부들은 쥐의 오줌으로 오염된 논밭물이나 농작물과의 접촉 시에 감염된다. 렙토스피라증은 토착화 지역에서는 연중 산발적으로 발생하며, 사회문화적 요인과 기후, 지리적인 요인 등 감염원에 노출될 수 있는 여건에 따라 폭발적으로 발생할 수 있다.

국내에서 렙토스피라증은 유행적 또는 산발적으로 발생하고 있으며, 초창기의 1975년과 1984년의 유행을 통하여 많은 역학적 특성이 밝혀졌다. 환자의 대부분은 노약자보다 노동력이 왕성한 청장년층 농업종사자로서 추수기에 탈곡 또는 장시간 벼 베기 작업에 종사하였거나 홍수 후 침수된 논밭에서 벼 세우기 작업과 관련하여 발생하였고, 피부 상처가 있는 경우가 유의하게 많았으며, 잠복기는 2-15일(평균 5일)이다. 일부 발생 지역의 지리적 특성의 조사에서 강원 지역의 산간의 논두렁 사이에 위치한 계단식 천수답 구조는 렙토스피라균이 장기간 생존할 수 있는 물이 있으며, 논두렁에 쥐구멍이 많이 있고 쥐구멍 주변에 논에서 날라 온 벼 이삭들이 관찰되어, 쥐들에게 좋은 서식처를 제공할 것으로 여겨졌

---

18 국립보건연구원, 「한국에서 유행하는 렙토스피라증에 관한 연구(II)」, 『제2차년도 최종 보고서』, 1987, 110-147쪽.

다.[19] 또한, 군인들의 경우 야외훈련이나 추수기 대민봉사 등으로 오염 환경에 폭로되는 기회가 많아 고위험군으로 간주되었다.[20] 2000년 9월에 태풍 후 전국적으로 수해 복구 작업(벼 세우기, 물웅덩이에서 흙 작업 등)에 참여하였던 전투경찰에서도 12명의 환자 발생이 보고되었다.[21]

계절적으로 8월 초부터 시작하여 9월과 10월에 최고에 달하고 11월에 감소하는 양상을 보였다. 특히 과거의 대규모의 유행적 발생들은 추수 시기 직전에 집중 호우 또는 홍수나 태풍이 있었고, 농작물 수확 혹은 농작물 피해 복구 작업에 종사한 농민들과 일부 복구 지원, 대민 지원 장병들과 대학생에서 발생하였다. 1984년 9월 1일-3일에 강원도 원주 지역은 일일 강수량 200-300 mm이었고, 여주 지역은 1985년 9월 중순부터 비가 계속 내려 추수 시기가 미뤄지던 중 10월 5일 폭우와 태풍, 10월 13일 집중호우가 이어졌다. 1987년 9월 5-6일에 전라도 지방은 100-200 mm로 각각 예년의 9월 및 10월의 평균 강수량 63-96 mm, 41-71 mm에 비해 훨씬 많은 비가 내렸다. 전북과 전남 지방은 1987년 9월 초에 홍수가 있은 후 약 1-2주 내에 집중적으로 발생하는 유행곡선을 보였다.[22]

1990년 9월 8-11일에 경기도를 비롯한 중부지방에 총 강우량 500 mm의 집중호우로 홍수가 있어 대규모 유행이 예상되었고, 한 군 단위 지역에서 주재 군부대 군인들이 벼 세우기 작업 등 대민 지원에 참가한 446명의 부대원들에서 감염률은 11.2%(95% 신뢰구간, 8.3-14.1%), 현성감염률 1.8%(95% 신뢰구간, 0.7-3.1%), 병원력 16.0%(95% 신뢰구간, 6.0-26.0%)로 추정되었다. 벼 베기 작업을 3일 이상 한 사람은 3.5배, 1-2일 하거나 기타 대민

19 김정순 · 이주원 · 오대규 외, 「폐염양질환(유행성폐렴)의 원인구명을 위한 역학적 연구」, 「대한의학협회지」 28, 1985, 77-87쪽.

20 전호종 · 김신규 · 최봉규 외, 「출혈성 폐렴양질환의 임상적, 방사선학적, 임상검사학적 고찰」, 「대한군진의학학술지」 16, 1985, 154-166쪽.

21 장원규 · 송명준 · 차영학 외, 「전투경찰에서 발생한 렙토스피라병 12예에 대한 역학 및 임상적 고찰」, 「대한내과학회지」 61, 2001, 553-561쪽.

22 Kim MJ, Kang SK, Choi IS. Leptospirosis in Korea: Clinical and epidemiologic Study. In: Kobayashi YZ(ed), Proceedings of Leptospirosis research conference 1990, Japanese Leptospirosis Research Society, Tokyo; Hokusen-sha pub;1991: pp. 88-103.

작업을 한 경우 각각 2.7배, 2.1배 높은 감염률을 보였다.[23]

다. 임상적 측면

렙토스피라증은 가벼운 감기 증상에서부터 치명적인 Weil씨 병에 이르기까지 다양한 임상상을 보이며, 원인 혈청형의 독력, 침투된 균의 양, 숙주의 감수성, 주 침범 장기에 따라 임상상과 병의 정도가 결정되며, 동일한 혈청형에 의한 경우도 발생 지역에 따라 다른 임상상을 보일 수 있다. 과거의 'serovar-specific syndrome'은 더 이상 존재하지 않으며, 임상경과는 이상성 경과를 밟기도 하며, 제1기(패혈증기)와 제2기(면역기)로 구분된다.

국내에서 렙토스피라증의 임상상은 원인균이 규명되기 이전에는 발병 초기에 호흡곤란, 혈담 혹은 객혈 증상을 보이고, 심한 경우에 발병 4일 전후에 대량의 폐출혈에 의한 질식으로 사망하는 독특한 폐침범의 임상상으로 주목을 받아왔다. 폐침범 소견은 1984년 이전 약 10년간 '출혈성 폐염양질환' 혹은 '유행성 폐출혈열'이라는 가칭하에 환자 발견의 주요 증상으로 초점이 맞춰졌으며, 당시 많은 환자들이 항생제 치료 없이도 후유증 없이 회복됨에도 불구하고 다수의 폐침범을 보이는 중증 환자들이 포함됨으로써 연구자에 따라 33.9%(평균 15.2%)까지의 치명률이 높은 질환으로 보고하였다.[24] 폐출혈의 병리학적 소견과 흉부 X-ray 소견의 특징도 잘 기술되었다. 흉부 X-선 병변은 임상증상과 같이 제3 병일에 심해지기 시작하여 수 시간 내지 1-2일 사이에 급격히 악화되어 제5-6 병일에 극도에 도달 후 급속히 감소하여 다른 폐렴과는 현저히 다른 점으로 마치 폐부종의 경과와 유사하였다. 렙토스피라증의 폐출혈 소견은 1959-1960년에 중국에서 이미 기술된 바 있으며, 우리나라와 중국에서 유행하고 있는 serovar *lai*와 연관성이 있을 것으로 여겨졌다. 외국에서 1990년대 후반기 이후에 렙토스피라증이 '신종감염병'으로 재조명되면서 종종 치명적인 중증 폐침범형(severe pulmonary form of leptospirosis)이 다양한 혈청형들이 분포하는 여

---

23 최보율 · 정대은 · 이수진 외, 「대유행이 예상된 시기의 렙토스피라 감염력에 대한 연구-한 특수집단을 대상으로-」, 『한국역학회지』 14, 1992, 91-101쪽.

24 최강원, 「출혈성폐염양 질환의 임상적 특성」, 『한국역학회지』 6, 1984, 3-7쪽.

러 국가들에서 보고되었으며, 비황달형과 황달형 렙토스피라증에서 모두 나타날 수 있다. 국내 토착 지역에서 2000년도 이후에도 치명적인 중증 폐침범형의 산발적 발생이 꾸준히 보고되고 있다.[25] 국내 연구자들이 폐출혈의 병원기전과 병태생리에 대하여 렙토스피라균의 직접적인 독성 효과,[26] 독성 물질에 의한 폐포모세혈관 내피세포의 손상,[27] 용혈소, 즉 pore-forming toxin에 의한 세포독성 효과[28] 등을 보고하였다.

국내에서 렙토스피라증의 혈청학적 진단이 가능해짐에 따라 전형적인 Weil씨 병, 폐출혈형, 급성신부전형, 인플루엔자형, 황달형 또는 급성간염형 등 다양한 임상상이 확인되었다. 이는 침범된 장기와 임상 중증도와 관련될 것으로 간주되나 발생 지역에 따라 임상상의 차이가 기술되었으며, 초기에 보고된 서울 소재 3차 의료기관에서 치료받은 중증 환자들이 포함된 연구들에서는 객혈 89%, 핍뇨 37%, 황달 63%, 발진 18% 등으로 실제 유행 지역에서 관찰되는 임상상의 빈도와 다소 차이가 있다.[29,30] 유행 지역에 따라 기본적인 전신 증상들을 제외한 일부 임상소견을 간추려 보면, 1985년 경기도 여주 지역에서 발생한 52예에서 객혈 34.6%, 혈청 AST와 ALT 상승 각각 65.4%, 48.1%, 폐침윤 57.7%, 뇨침사 이상 53.8%이었고, 90% 이상이 비황달형으로 사망 2예를 제외하면 발병 1-2주 이내에 호전되었다. 충남 지방의 경우 1985년에 발생된 18예 중 27.8%에서 발진이 있었고 객혈은 거의 없었고, 소수에서 뇌수막염 증상과 황달이 있었다. 강원도 춘천 지역의 경우 1985년 발생된 18예에서 객혈 없는 폐부종 및 울혈 62.5%, 저알부민혈증 75%, 1986년 발생한 13예에서는

25 강승지 · 이경주 · 박경화 외, 「최근 7년간 일개 대학병원에서 경험한 렙토스피라병의 임상적 고찰」, 『대한내과학회지』 77, 2009, 453-460쪽.

26 장우현 · 김익상 · 이우곤 외, 「실험적으로 기니픽에 유발시킨 렙토스피라병에 대한 미생물학적 및 병리학적 연구」, 『대한미생물학회지』 21, 1986, 211-225쪽.

27 우준희, 「렙토스피라증에서 출혈성 폐병변의 병인론에 관한 실험적 연구」, 『대한내과학회지』 38, 1990, 644-655쪽.

28 Lee SH, Kim S, Park SC, et al. Cytotoxic activities of Leptospira interrogans hemolysin SphH as a pore-forming protein on mammalian cells. Infect Immun 2002;70: pp. 315-322.

29 이정상 · 윤성철 · 이훈용 외, 「혈청학적으로 진단된 Leptospirosis의 임상상」, 『한국역학회지』 6, 1984, 47-51쪽.

30 김민자, 「우리나라에서 유행하는 Leptospirosis의 임상적 특성」, 『대한의학협회지』 31, 1988, 623-627쪽.

90% 이상이 비황달성간염을 보였다. 1987년에 전북 지방의 93예에서 객혈 40%, 호흡곤란 47%, 저혈압 41%로 비교적 흔하였고, 대량의 폐출혈로 5예가 사망하였다. 이와 같이 대부분의 환자들에서 하나 이상의 장기 침범 소견들이 중복되어 있으며, 혈담이나 호흡곤란, 발진 등의 빈도는 유행 지역에 따라 다소 차이를 보였다.

3. 방역 및 관리

국가적인 차원에서 1984년 가을에 렙토스피라증 발생과 유행을 확인하였으며, 이어서 예방과 관리 대책 수립이 논의되었고, 과학기술부의 지원으로 1985년 8월부터 2년간 국내 유행하는 렙토스피라증의 임상미생물학적 연구(주요 혈청형의 결정, 환자 혈청에 반응하는 주요 렙토스피라 혈청군, 지역별 환자 발생 통계와 유병률, 임상역학적 특성), 동물 병원소(야생 쥐와 가축)와 전파 경로, 주민항체가 조사(항체 양성률, 설문조사에 의한 역학조사), 혈청학적 진단 방법 개발(개량 수동혈구응집반응), 백신 개발 등에 대한 체계적인 연구가 국립보건원을 중심으로 전국의 의료기관들의 협조와 함께 활발히 수행되었으며 '한국에서 유행하는 렙토스피라증에 관한 연구 (I)과 (II)'에 상세히 기술되어 있다.

가. 정확한 발생 통계 조사

렙토스피라증은 가을철에 유행하는 열성질환들과의 감별이 제한적일 뿐만 아니라, 불현성 또는 경증 감염의 비율이 높으며, 경제적으로 취약한 농민층이 주로 걸리고, 가장 바쁜 추수기에 발생하므로 의료기관을 찾는 일이 적을 것으로 판단되었으므로 전향적으로 의료기관에 내원하는 환자들을 대상으로 한 현증 환자의 파악과 불현성 감염 등을 포함하기 위한 전국 규모의 혈청역학적 조사가 수행되었다.

환자 다발 지역 내의 협조 기관 설치는 1985년에 경기도, 강원도, 충청북도, 경상북도, 전라남도에 소재한 6개 대학 부속병원들과 경기도 신천병원, 청주병원, 국군수도병원, 서울대병원을 포함하는 협력 기관을 구축하였고, 렙토스피라증으로 의심되는 총 1,313명의 환자들을 대상으로 균배양이나 혈청학적 검사를 실시하여 264예를 진단하였으며, 임상역학적 특성을 분석하여 발생 시기와 전국적 분포를 확인하였고, 설문조사를 실시하여 직업과 야외활동, 주변 환경조건 등 위험 요인들을 파악하였다.

나. 법정전염병으로 지정 및 발생 감시

렙토스피라증은 1987년 지정감염병(유행 여부를 조사하기 위하여 감시활동이 필요하여 보건복지부장관이 지정하는 감염병)으로 제정되었으며, 이어서 1993년 12월에 제2군 법정감염병(예방접종을 통하여 예방 및 관리가 가능하여 국가예방접종사업의 대상이 되는 감염병)으로 신설 개정되었고, 2001년에 제3군 법정감염병으로 지정하여 발생을 계속 감시하고 방역 대책의 수립이 필요한 감염병으로 분류하였고, 환자를 진단하거나 그 사체를 검안한 경우 지체 없이 신고하도록 하였다.

다. 렙토스피라증의 예방 및 관리 대책

렙토스피라증의 예방 조치는 병원소의 관리, 오염 환경 관리, 사람에 대한 관리로 구분된다. 렙토스피라균의 주 병원소인 야생 쥐를 근절시키는 것은 불가능하며, 환경을 깨끗이 유지하여 쥐의 접근을 막도록 하며, 사람의 관리는 개인의 위생관리와 예방접종으로 나뉜다.

1) 렙토스피라 백신 개발 및 임시 예방접종 실시

국립보건원은 환자 분리 serovar *lai* (HY-10주)를 사용하여 포르말린 불활성화 사균백신을 개발하여 인체안전성효능시험을 통하여 안전성과 면역원성을 확보하였다. 1988년에 렙토스피라증에 대한 임시 예방접종이 도입되었으며 국내 제약회사들(녹십자백신, 제일제당, 동신, 보령신약, 한국백신)에 의해 연간 약 40만 바이알을 제조하여 위험 지역 주민들과 군인들을 대상으로 유행 전 시기에 접종하였다. 한편, 1991년부터 1997년 사이에 발생 환자 수가 현저히 감소하는 추세를 보여 1997년에 렙토스피라증은 임시 예방접종에서 제외되었다. 사균백신은 다양한 렙토스피라균주 사이에 교차면역반응이 결여되어 있으며, 방어효과의 지속 기간이 비교적 짧아 때로 방어효과가 불완전하고 배지성분 오염으로 인한 부작용의 가능성이 있었다.

2) 보건당국의 가을철 발열성 질환 관리 사업

매년 전염병 관리 사업의 월별 추진 계획으로 8월에는 가을철 발열성 질환의 예방·관리 대책 수립·시달을 시·도 및 시·군·구 보건소를 통하여 수행하고 있으며, 9월에는 가을철 발열성 질환 예방 홍보 활동 강화를 지속적으로 실시하고 있다.

3) 언론 매체를 통한 개인위생관리의 홍보 및 교육

다발생 지역에 대한 지속적인 발생 양상 모니터링과 매년 가을철에 언론 매체를 통하여 개인위생관리를 통한 예방법을 교육·홍보하고 있다. 이러한 교육 및 홍보 활동은 대민 지원 참가자(군인, 전투경찰, 대학생 등)들을 대상으로 한 역학조사 결과에 근거를 둔 것으로 집단 작업과 관련된 경우 작업 전 질환에 대한 교육 및 작업 후 체계적인 관리가 가능하여 질환의 발생 및 합병증의 예방도 가능함이 제시되었다.

쯔쯔가무시병

1. 국내 발생 및 유행

국내에서 쯔쯔가무시병으로 인정할 만한 근거는 1951년 한국 전쟁에 참전했던 유엔군에서 발생 보고가 처음이라고 알려져 있고, 이전 상황은 추정만이 가능하다. 서양의학 도입 전 기술로는, 1613년에 간행된 허준의『동의보감』잡병편(雜病編) 9권 해독(解毒)에 '수독(水毒)'으로 표현된 병이 중국 의학 서적에 기록된 모래이병(沙虱候)과 유사하다. 중국에서 모래이병은 이미 313년에 출판된 계홍(葛洪)의『주후비급방(肘後備急方: 응급처방 매뉴얼)』7권 제66편 치졸중사슬독방(治卒中沙虱毒方)에 기록이 있고, 이후 출판물인 610년에 출판된 소원방(巢元方)의『제병원후론(諸病源候論)』이나 1596년 이시진(李時珍)의『본초강목(本草綱目)』등에서도 이와 유사한 내용들을 기록하고 있다. 『동의보감』에서는 다음과 같이 기술하고 있다.

> 강남지방(※중국 장강 이남을 말함)의 골짜기 시냇물에, 단호 또는 사공 또는 역이라는 벌레가 있고 눈은 없으나 소리를 잘 들어 물속에서 사람의 소리를 듣고 입으로 독을 쏘며 이래서 사공이라고 한다. (중략) 사람이 독에 맞으면 열이 나고 답답하고 어지럽고 머리와 눈이 다 아프며 (중략) 또한 수독충(水毒虫)도 있으며 계온(溪溫)이라고 한다. 이 병은 사공과 유사하나 사공에서는 피부 궤양(창:瘡)이 생기나 계온에서는 궤양이 생기지 않는다. (중략) 또한 사슬(沙蝨)이라는 벌레도 있는데 뱀의 비늘에 있으며 (중략) 뱀이 비벼서 사슬을 털어내려고 하고 벌레는 모래로 들어간다. 사람이 독을 받으면 궤양 같은 것이 생기고 (중략) 독이 들어간 부위 살을 도려내면 즉각 호전되지만 방치하면 2-3일 내 사망할 수 있다. (중략) 치료는 끓는 물에 마늘을 넣은 후 목욕을 시키는데 몸에 발적이 생기면 수독에

상한 것이다.[1]

창(瘡)이 가피를 의미한다면 강가에서 벌레에 물린 후 열, 가피, 발진이 생기는 병이므로 일본에서 처음 보고될 때의 쯔쯔가무시병과 유사하다. '물속'이나 '모래'라는 언급 때문에 주혈흡충증이나 모래벼룩증으로 해석할 수도 있으나 이들 병에서는 열과 발진이 동반되지 않아 부합하지 않는다. 벌레에 물린 후 생긴 종기라면 발적이 생기지 않으므로 일반적인 세균 감염도 아니다. 그러나 이 기술은 중국 의학 서적인 『의학입문(醫學入門)』을 인용한 내용이어서 이 병들이 국내에서도 발생했는지는 불분명하다.

삼국시대를 기술한 『삼국사기』나 이후 고려와 조선시대의 왕조실록을 포함한 일반 기록에서 질병 유행을 확인할 수 있으나, 의학 서적이 아니면 증상에 대한 기술이 적어서 어느 병인지를 추정하기가 어렵다. 기록이 남는 병들은 대개 급성으로 발현하고 유행이거나 집단으로 발생하며 사망률이 높고, 증상이 일정하게 나오며 열과 발진이 동반된다면 더 특징적이다. 현대적 체계의 질병 발생 통계는 1886-1911년부터 있으며, 법정전염병을 포함해서 당시 국내에 많았던 병은 두창, 수두, 홍역, 성홍열, 이질, 콜레라, 장티푸스, 디프테리아, 백일해, 인플루엔자, 말라리아, 재귀열, 일본뇌염, 유행성뇌수막염(수막알균 감염), 발진티푸스, 결핵, 한센병, 매독을 포함한 성병, 토양 매개 기생충 감염과 디스토마 감염이다. 콜레라와 몇몇 새로 도입된 병들을 제외하면 이들 병은 국내에 토착화된 병들이므로 과거에도 많았다고 가정할 수 있고, 과거 역병으로 기록된 병들은 이들 중 하나였을 것으로 추정할 수 있다. 리케차 질환 중에서는 발진티푸스가 이런 조건을 충족하며, 서양에서도 이 병은 기원전 히포크라테스 때부터 인식이 되었고 15세기부터는 비교적 정확히 기술되기 시작한 것을 보면, 국내에서도 과거부터 알고 있었을 것이다. 국내 발진티푸스의 역학이 변한 시기는, 1945-1953년에 미군이 몸이(body louse) 조절을 위해 DDT를 다량 사용한 이후

---

1   江南溪澗中有虫 名爲短狐, 亦名射工, 〈一名〉蜮 其虫無目 利耳能聽 在水中聞人聲 輒以口中毒 射人 故謂
    之射工, 又含沙射人之影 故謂之射工, 人中其毒 寒熱悶亂 頭目俱痛 亦如中尸卒不能語, 又有水毒虫 〈一名〉
    溪溫, 其病與射工相似 但有瘡爲射工 無瘡爲溪溫. 又有沙虱毒蛇 鱗中虫也. 夏月蛇爲虱所苦 倒身江灘 刷
    其虱 虱入沙中 行人中其毒 如瘡如鍼孔粟粒 四面有五色文 須剜去小肉 卽愈 不然三兩日死. 射工, 溪溫, 皆
    能殺人, 治法 取湯數斛 以蒜5升 投湯中溫浴之 身體 發赤瘰者 水毒, 又 消水毒飮子 並主之《入門》.

이므로 1945년 이전의 발진티푸스의 유행 양상은 비슷했을 것으로 추정할 수 있다. 당시 유행하던 발진티푸스의 한 예로, 1939-1945년에 경성시립순화병원(※결핵과 1군 전염병 전문 병원으로, 이후 시립서대문병원으로 개명했다가 현재는 서북병원임)에 발진티푸스로 입원한 4,668명의 환자(한국인 4,416명, 일본인 252명)에서 보면, 직업은 육체노동자에서 흔해서 41%였고, 가족 내 발생은 9.2%, 발진은 대부분 환자에서 보이나 출혈성이 아닌 경우가 더 많았고, 난청은 25%에서 합병되었다. 그리고 OX19에 대한 양성률은 54.3%, 사망률은 9.0%였다. 발생 계절은 1월 0명, 2월 7명, 3월 15명, 4월 54명, 5월 80명, 6월 45명, 7월 15명, 8월 4명, 9월 2명, 10월 5명, 11월 14명, 12월 11명으로, 봄(4-6월)에 많이 발생하였다.[2] 한국인이 압도적으로 많아, 병원의 특성인지 질병의 특성인지는 분명하지 않지만, 4-6월은 보릿고개에 해당하여 영양 상태가 가장 좋지 않을 시기이고, 이런 영향을 한국 거주 일본인보다는 한국인들이 더 받았기 때문으로 추정된다. 다른 보고에서도 발진티푸스는 4-6월에 가장 많이 생기고, 한국인, 노동자, 남자에서 주로 발생한다고 되어 있고 일본인 중에서는 무직자에서 생긴다고 되어 있어, 기아에 따르는 발진티푸스 재발(브릴-진서병)과 만일 몸이가 있다면 이에 의해 리케차가 전파되어 발진티푸스가 유행하는 양상이다. 몸이에 노출 여부가 유행의 크기를 결정했을 것으로 추정된다. 이런 이유로 삼국시대부터 봄에 발생한 역(疫)의 일부 원인은 발진티푸스일 가능성이 있다. 특히 조선시대 초기에 발생한 온역(瘟疫)은 주로 봄에 발생하고, 죄수를 이주시킨 평안도에서 시작하였고 이후 발생지가 주로 북부나 북동부 지방이며, 기아와 관련이 되고, 구휼로 곡식을 나누어 주면서 더 이상 발생이 없고, 도성이나 왕실에서는 발생하지 않아,[3] 발진티푸스와 일치한다. 발진티푸스를 제외하고 발진열, 쯔쯔가무시병, 홍반열 리케차증은 해외에서도 1900년대 초반에야 구분이 된 병들이므로 이들을 역사적 기술만으로 추정하는 것은 무리이다.

19세기에 서양의학이 국내에 도입된 후로 1950년까지 쯔쯔가무시병에 대한 조사는 거의 없었으니, 아마도 쯔쯔가무시병이 일본 일부 지방(니가타, 야마가타, 아키타 현)의 풍토병이

---

2   魯炳鎬·崔相熙, 「發疹[티프스]의 臨床統計的 觀察」, 『朝鮮醫報』 1, 1947, 27-37쪽.

3   대한감염학회, 『한국전염병사』(서울: 군자출판사, 2009).

고, 중증이며 가피와 림프절종대가 특징인 질환이어서 만일 발생한다면 모를 리가 없는 질환인데 국내에서는 이런 환자들을 경험했다거나 보고가 없어서 국내 의사들이 관심을 두지 않았을 것으로 생각된다. 당시 가능했던 검사(동물접종이나 OXK 항원이 포함된 Weil-Felix 검사) 중에서 Weil-Felix 검사의 OX19 항원은 발진티푸스 진단 때문에 사용하고 있었지만, OXK 항원은 기증 형식으로 제공받아 사용하는 검사였고, 1930년대에 서양과 플랜테이션 지역, 일본, 타이완에서 의심되는 환자에서 이 검사를 했으나 국내에서는 OXK 항원 검사가 널리 이루어지지 않았고 양성인 예에도 의미를 두지 않았다. 또 다른 추정 근거로 일본이 타이완과 한국을 침략한 후 일본인들이 이주를 했으므로 만일 이 두 나라에 쯔쯔가무시병이 있었으면 이들이 쯔쯔가무시병을 경험하고 진단했을 가능성이 있다. 타이완에서는 일본인 경찰들과 새로 개척된 플랜테이션에서 일하는 일본인 이주자에서 쯔쯔가무시병이 발생하였고, 이를 1915년에 하토리가 보고하였다. 반면 국내에서는 이런 보고가 없었다.

국내에서 1915년에 의료선교사인 Weir가 불명열에 대한 보고를 했으며 10-14일이면 발열이 자연적으로 호전되고, 상대적 서맥, 발진, 결막 충혈, 비장종대, 난청을 동반해서 리케차 감염증을 의심했다. 저자도 "파라티푸스(paratyphus)"(paratyphoid fever의 한글 명칭인 '파라티푸스'가 아님)란 용어를 사용하여 리케차 감염을 제일 의심했다. 1913-1914년 2년간 3월에 2명, 4월 3명, 5월 8명, 6월 2명이 발생하여 봄에만 생겼고, 15명 중 사망자가 없어 경증 질환이므로 전형적인 발진티푸스는 아니다.[4] 인천 제물포(※현재의 인천 제물포가 아니고 인천 중구에 해당하며 대한제국 말에 개항장이었다)에서 환자들이 생긴 경우이므로 항구 도시에서 많이 생기는 발진티푸스나 발진열과 합당하다. 국내에서 발진열은 연중 발생하며 가을에 수가 증가하는 양상이고, 쯔쯔가무시병은 여름 또는 가을에 발생했을 것이므로 이 병들과는 발생 계절이 부합하지 않는다. 이상을 종합하면 3-6월에만 발생을 하여 쯔쯔가무시병보다는 발진티푸스 가능성이 높고, 경증이어서 이 질환의 재발형인 브릴-진서병이거나 멕시코 등에서 유행했던 경증의 발진티푸스로 생각된다.

1910-1945년까지는 국내에서 발진티푸스와 발진열에 대한 보고들이 많았다. 그러나 이

---

4   Weir HH. A continued fever of Korea. China Med J 1915;29: pp. 307-315.

두 질환을 구분하는 것이 현재도 쉽지 않은 사항이어서, 당시로서는 역학과 임상상을 고려해서 집단 발생을 하는 '유행성 티푸스(epidemic typhus)'가 발진티푸스이고, 산발적으로 발생하는 티푸스를 '산발성 발진티푸스(散發性 發疹티푸스: endemic typhus)'라고 구분했다. 후자에는 여러 리케차 감염병이 포함되지만 1910-1920년대에는 이를 구분하지 못했고 한 개 질병으로 생각했다. 1926-1931년에 발진열의 원인균과 매개체가 규명되어 산발성 티푸스의 가장 중요한 원인으로 인정되었고, 1909년에 발진티푸스가 몸이에 의해 매개된다는 것이 밝혀졌으며, 1934년에는 발진티푸스의 재발인 브릴-진서병도 산발 티푸스의 한 원인으로 규명되었다. 1906년에는 로키산홍반열 원인균이 확인되면서 참진드기매개 리케차 감염증들도 티푸스의 한 원인임이 밝혀졌고, 1927년에 '덤불티푸스(scrub typhus)'라는 용어가 만들어졌으며, 1936년에 덤불티푸스와 쯔쯔가무시병이 같은 원인에 의함이 규명되었다.[5] 발진열 원인균이 규명됨에 따라 1932년에 일본 학계에 발진티푸스와 발진열을 구분하는 기준이 제시되었으니, 기존에 알려진 역학과 임상소견에 동물 실험 결과를 종합 정리한 것이었다. 그러나 현실적으로 임상에서 동물실험을 하기가 어려워서 대부분 보고는 임상소견(뇌증, 출혈반 존재 등)과 역학소견(집단이나 가족 발생 등)만으로 구분하였기에 진단이 정확하지는 않았다. 예를 들면 가족 내 발생인데 아버지나 어머니는 발진티푸스로 진단되고 아이들은 발진열로 진단되는 이상한 경우도 있었고, 임상상이 어중간해서 발진열과 발진티푸스의 '중간형'이라는 표현을 종종 사용했다. 어쨌든지 이 기준으로 일본, 대만,

---

5   쯔쯔가무시병도 사람에서 사람으로 전파가 없으므로 '산발성 티푸스'에 해당되기는 하나, 1878년부터 보고가 되고 림프절종대, 발열, 가피, 발진이 특징적으로 나타나므로 감별진단의 대상이 아닌 데 비해 덤불티푸스에서는 발열만이 나타나므로 진단이 쉽지 않다. 현재는 덤불티푸스와 쯔쯔가무시병이 같은 의미로 사용되지만, Fletcher가 처음 덤불티푸스라는 용어를 만들 때 보면, 당시 말레이시아에서 발생하던 불명열이 리케차 감염증으로 생각했고, 이미 잘 알려진 발진티푸스와 구분하기 위해 '열대티푸스(tropical typhus)'라고 칭했다. 이후 Weil-Felix 결과와 역학 사항을 종합해서 이 병을 다시 도시에서 발생하며 OX19에 반응하는 도시티푸스(urban typhus: 현재의 발진열)와 시골에서 주로 발생하며 OXK에 반응하는 시골티푸스(rural typhus)로 구분했고, 후자가 풀숲에서 주로 발생한다고 해서 '덤불티푸스(scrub typhus)'라는 용어를 만들었다. 덤불티푸스는 경증으로 사망률이 낮고 가피나 국소 림프절종대가 없는 질환이었다. 역학과 임상상은 비슷하나 가피와 국소 림프절종대가 있으면 '말레이시아 쯔쯔가무시병(tsutsugamushi disease of Malaya)'으로 진단했다.

만주의 여러 지방에서 발진열이 진단되던 시기여서, 국내에서도 이 기준에 따라 진단을 했고 특히 평양에서 보고가 많았다. 평양에서 1932-1935년에 발생한 발진열을 보면, 발열과 발진이 있으며, 가피와 림프절종대는 없었다. OX19 역가는, 정상인에서도 낮은 역가 양성이 흔해서, 1:80 이상을 양성 기준으로 했고, OXK 항원 검사에 대해서는 언급이 없어 쯔쯔가무시병이 배제되었는지는 확실하지 않다. 101명 환자 중 일본인 이주자가 88명, 한국인이 13명이었다. 흥미로운 것은 '발진열' 환자들의 발생 계절로 1월 5예, 2월 0예, 3월 2예, 4월 1예, 5월 4예, 6월 1예, 7월 2예, 8월 2예, 9월 18예, 10월 29예, 11월 24예, 12월 13예가 발생하였다.[6] 이런 가을철 유행은 현재 국내에서 발생하는 쯔쯔가무시병과 발진열의 발생 계절과 비슷하다. OX19 역가가 낮은 환자 중 일부는 과거 감염이나 교차 반응에 의해 OX19 역가가 약간 높은 상태에서 쯔쯔가무시병에 걸려 입원했을 가능성이 있다. 쯔쯔가무시병의 존재를 제시하는 다른 증거들로, 절지동물 매개 질환은 꾸준히 발생한다는 특징이 있으므로 해방 전에도 이 병이 국내에서 발생했으리라 추정하는 것이 오히려 합리적이다. 1917년 수원에서 채집한 야생 쥐에 붙어 있던 좀진드기가 야마가타 현에서 분리한 진드기(*Trombicula akamushi*)와 유사하다고 기술되어 있어,[7] 매개체도 존재했다. 또한 쯔쯔가무시병에 경험이 있는 일본인 의사들은 전형적 쯔쯔가무시병에만 익숙해 있어 비전형적인 예들을 간과했을 수 있다. 즉, 일본에서 1945년 이전에 발생하던 쯔쯔가무시병은 고전형(classical type tsutsugamushi disease)이라고 하여 림프절종대, 가피, 발열, 발진을 특징으로 하며 사망률도 높아 15-60%에 달하는 중증 질환이었다. 또한 북서부 3개 현의 큰 강을 따라 강둑의 안쪽에서 일한 사람에서 여름에만 발생했다. 반면, 신형(new type tsutsugamushi disease)은 1948년에 후지산 부근에서 훈련 중이던 연합군에서 발생한 것을 시작으로, 전국에서 산발적으로 발생하다가 1951-1952년에 이즈 제도에서 대규모 발생이 있었고 이를 시치토열(Shichito fever; 七島熱)이라고 하면서, 일본인 의사들에게 익숙해지게

---

6 盧德三, 「朝鮮平壤地方に於ける發疹熱の臨牀學的觀察」, 『日本傳染病學會雜誌』11, 1937, 683-710쪽.
7 宮島幹之助・奧村多忠, 「本邦內地, 朝鮮, 臺灣産赤蟲及其近似種ノ比較研究」, 『細菌學雜誌』, No 266, 1917, 893-908쪽.

되었다. 신형은 매우 경증이어서 저절로 좋아지기도 하고 항생제를 사용하지 않은 환자에서도 사망자가 없을 정도였다. 강보다는 풀숲 노출이 위험인자이고 가을-겨울이나 봄에 발생했다. 따라서 해방 이전에는 쯔쯔가무시병에 경험이 많은 일본인 의사라고 해도 경증의 쯔쯔가무시병을 의심하지 못했을 것이다. 결론적으로 1945년 이전 국내에서 쯔쯔가무시병은 불명열이나 발진열과 비슷하게 경증 또는 비전형적으로 발현했으리라 추정되었으며, 이를 몰랐던 국내 의사들이 이 병을 간과한 것으로 생각된다.

1944년에 출판된 나라별 질병 발생을 기록한 책『Global epidemiology』에는 "한국에는 3종의 티푸스가 발생하는데 발진티푸스, 발진열(한국에서는 호난열("Honan fever")로 알려졌다),[8] 쯔쯔가무시병이고, 발진열이 제일 흔하고 쯔쯔가무시병이 가장 적게 발생한다. 한국에서 쯔쯔가무시병의 사망률은 모른다. 좀진드기가 존재하며, 가장 중요한 종은 *Trombicula akamushi*이다"라고 기록되어 있다. 어떤 논문에 근거했는지는 확인할 수 없으나, 당시 소수의 서양 의사들이 국내에 있었기에 이들을 통해 자료를 얻은 것이 아닌가 추정된다.

해방 이후 국내에서 쯔쯔가무시병에 대한 역사와 1986년 직후 연구 결과는 장우현 교수님의『한국의 쯔쯔가무시병』란 책에 기술되어 있다.[9] 1951년 6월과 7월에 한국전쟁에 참전하여 임진강 주변에 주둔 중이던 영국군에서 가피를 보이며 Weil-Felix 검사 OXK 항원 양성인 2명이 보고됐고,[10] 미군에서도 11월에 마산에서 감염된 1명과 중부 전선에서 감염된 3명이 진단됐다. 1953년에 중부 전선에서 10월 16일 발병한 미군에서 발열 가피 발진 림프절종대가 생겼고 OXK 항원에 대해서는 8병일에는 음성이었다가 19병일에 1:640까지 증가했고, 혈액 리케차 배양이 양성이었다. 서부 전선에서 근무하던 호주 병사는 11월 3일에 발병했고 발열 가피가 있었으며 Weil-Felix 반응은 음성이었지만 배양 양성이었다. 두 환자 모두 클로람페니콜 치료로 호전되었는데, 증상·역학·검사·치료 반응 모두 쯔쯔가무

---

8 호남열(湖南熱)을 잘못 쓴 것이며, 전라남도에 만연한다고 1939년부터 언급됐으며 이후 연구가 없어 병의 정체는 확인되지 않았다. 해방 후 논문이나 책에는 발진열로 추정한다고 되어 있다.

9 張友鉉,『韓國의 쯔쯔가무시病』(서울: 서흥출판사, 1994).

10 Munro-Faure AD, Andrew R, Missen GA, et al. Scrub typhus in Korea. J Army Med Corps 1951;97: pp. 227-229.

시병에 합당한 소견이어서 국내에도 쯔쯔가무시병이 존재함이 확립되었다.[11] 1952-1953년에 철원, 금화, 연천 등에서 채집한 야생 쥐 12마리에서 *O. tsutsugamushi*를 분리하고, *T. pallida* 유충에서도 균을 분리하여, 중부 지방 야생 설치류에 이 감염이 광범위하게 있음을 증명했다. 쥐 혈액에서는 1마리에서 보체결합 항체가 양성이었다.[12] 1964년에 한국인만을 대상으로 한 조사가 이루어져, 휴전선 연접 지역(철원, 양구, 포천 등)에 거주하는 83명의 건강한 한국인(거주자와 군인)에서 Weil-Felix법으로 검사한 결과 8명에서 1:20 희석에서 양성 결과를 얻었고, 이들 지역을 여행한 적이 없는 서울 거주자 45명은 모두 음성이었고, 106마리의 야생 쥐 조직을 실험동물에 접종한 실험에서 리케차는 모두 음성이었다. 유행지에 거주하는 한국인에서 감염이 흔하다는 것을 증명했으나 증상과 연관이 없었고 Weil-Felix 검사 자체의 한계로 더 이상 해석을 하지 못했다. 동물접종에서 리케차를 증명하지 못한 것도 이 연구의 약점이었다.[13] 이후 20년 동안 국내에서 리케차에 대한 연구나 환자 보고는 없었으며, 다만 월남전에 파견된 한국군에서 1969년에 발열 질환이 유행했고 13명의 혈청이 Weil-Felix OXK 항원에 양성 반응을 보였다.[14]

1985년 10월 제주도에 관광을 와서 골프를 쳤던 일본인이 귀국 직후 쯔쯔가무시병을 앓은 예가 1986년에 보고되었으나 주목받지는 못했다.[15] 이즈음 지방에서 풀에 노출된 사람들에서 장티푸스와 비슷하게 열이 나고 장티푸스의 장미진보다 크기가 더 큰 발진이 생긴 예들이 종종 있었으며 클로람페니콜에 반응하는 예들이 발생했으나 장티푸스로 오인되었고, 당시에는 렙토스피라증이 국내에서 발견된 직후여서 렙토스피라증이 우선적으로 고려

---

11 Ley HL, Markelz RA. Scrub typhus: occurrence in United Nations' personnel in Korea. Mil Med 1961;126: pp. 834-837.

12 Jackson EB, Danauskas JX, Smadel JE, et al. Occurrence of Rickettsia tsutsugamushi in Korean rodents and chiggers. Am J Hyg 1957;66: pp. 309-320.

13 全鍾暉·鄭喜泳·李鏞珍, 「韓國恙蟲病 (Tsutsugamushi disease)에 對한 研究(제1보)」, 『종합의학』 10, 1965, 1248-1252쪽.

14 백성호·이호왕, 「1969년 여름 월남 주둔 한국군에서의 Scrub typhus 및 Leptospirosis 만연에 관한 연구」, 『고려대의대잡지』 11, 1974, 789-795쪽.

15 稲田修一·功野泰三·浜田光惠 等, 「ツツガムシ病」, 『廣島醫學』 39, 1986, 163-164쪽.

되었다. 검사 항목에 Weil-Felix가 있기는 했지만 시행되지는 않았고, 리케차 감염을 진단할 수 있는 시설들이 국내에는 없었다. 1986년 국내 상주 한국인에서 발생한, 혈청학적으로 진단된 쯔쯔가무시병을 진해에서 발생한 예들은 이강수 등이, 서울에서는 이정상 등이 독자적으로 보고했다.[16,17] 다음 해인 1987년에 장우현과 강재승이 환자에서 균을 분리하면서,[18] 국내 주민에서도 쯔쯔가무시병이 발생함이 입증되었다. 이후 많은 국내 임상 의사와 연구자들이 쯔쯔가무시병의 역학, 균의 특징, 병리 기전, 임상상, 치료에 대한 연구들을 수행했다. 특히 1975년부터 중부 지방에서 발생한 "유행성 폐출혈열"의 원인으로 렙토스피라증이 밝혀지고 1980년대 중반부터는 쯔쯔가무시병도 일부 원인으로 확인됐으며, '가을철에 유행하는 열성질환'이라는 증후군이 생기고 이의 주요 원인으로 규명됨에 따라 이 병의 중요성이 인식됐다. 또한 당시에는 발진열, 렙토스피라증, 신증후군출혈열도 이 증후군의 중요 원인이었으나 점차 이들의 빈도는 감소하고 쯔쯔가무시병이 상대적으로 더 증가하고 있다. 1980년대와 1990년대에는 각 지역 대학병원에서 임상 양상을 보고했으나, 2000년 이후로는 질병관리본부 통계에서 환자는 증가하나 임상 연구는 오히려 감소하고 있어 의료인들의 관심이 줄어드는 것을 반영한다.

1994년 법정 전염병으로 지정되고, 신고 체계가 개선되고, 의사들의 인식도 늘면서, 보고된 환자 수는 지속적으로 늘었으며 2000년대 초반 1,000-2,000명대에서, 2004년 4,698명으로 증가한 후부터는 보고된 환자 수가 급증하여 2013년에는 10,365명에 달할 정도가 됐다(그림 7-1). 야외 활동이 증가하면서 진드기에 노출이 늘고, 항생제 사용 양상이 바뀌고, 기후 온난화로 진드기의 밀도가 높아져서 쯔쯔가무시병이 증가하고 있다고 추정하고 있다.

---

16 이강수·정윤섭·권오헌 등, 「쯔쯔가무시병으로 규명된 진해지방에서 발생하던 발진성 질환」, 『대한미생물학회지』 21, 1986, 113-120쪽.

17 李正相·安圭里·金允權 등, 「國內 常住 韓國人에서 처음으로 確診된 쯔쯔가무시病 9例를 包含한 Rickettsia 感染」, 『대한의학협회지』 29, 1986, 431-438쪽.

18 장우현·강재승, 「환자에서 Rickettsia tsutsugamushi의 분리」, 『대한의학협회지』 30, 1987, 999-1008쪽.

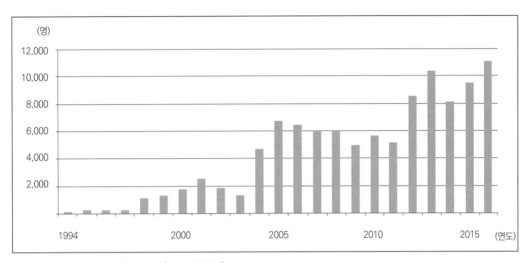

그림 7-1. **연도별 쯔쯔가무시병 신고 수 (1994-2016년)**

2. 국내 질병 양상

쯔쯔가무시병의 가장 큰 특징은 절지동물이 매개하는 질환으로 온혈동물-좀진드기-*O. tsutsugamushi*의 관계에 의해 자연계에서 감염이 유지되는 것이며, 사람은 온혈동물의 하나로 우연히 감염되는 것이다. 따라서 쯔쯔가무시병을 이해하기 위해서는 이 3가지 요인과 사람에서의 반응을 연구해야 하므로 다른 질환보다 더 복잡하지만, 항생제에 반응이 우수하여 연구해야 할 많은 부분들이 간과되어 왔다. 위의 3요소를 간략히 살펴보면 아래와 같다.

가. 세균

*O. tsutsugamushi*는 엄격한 세포내 세균으로 성장을 하려면 숙주 세포가 있어야 하며, 크기도 작은 편이어서 초기에는 바이러스로 불리기도 했다. 1995년에 리케차 속에서 오리엔시아 속으로 재분류됐으며 *Rickettsia orientalis*와 *R. tsutsugamushi*를 조합해서 *Orientia tsutsugamushi*로 이름이 바뀌었다. 혈청형이 매우 다양해서 거의 다른 종(species)이라고 할 정도로 차이가 있을 수 있다. 국내에서 항원형의 분포는 지역별로 차이가 있어, 연구 초

기 혈액 배양 분리주를 단세포군항체로 조사한 연구에서는 Karp와 Gilliam형이 경기도와 강원도에, Boryong형(일본에서 Kuroki형)이 충청남도 이남에 주로 분포했다. Yonchon형도 적지만 보고가 있다. 이후로는 주로 가피나 혈액을 중합효소연쇄반응으로 증폭한 후 염기서열 분석으로 유전자형을 조사했으며 Boryong형과 Kawasaki형이 주된 유전자형이었다. 1980-1990년대 강원도에서 발생하는 환자들이 남부 지방 환자들보다 중증인 것 같다고 해서, 이런 중증도와 지역별 혈청형/유전자형의 분포를 함께 생각하면, 일본의 고전형(Gilliam, Karp, Kato형이고 중증임)-신형(Kuroki, Kawasaki형에 의하면 경증임)의 관계와 비슷하다는 의견들이 있었다. 2007년 조남혁 등에 의해 Boryong주의 유전체 서열이 최초로 해독됐고,[19] 이어 Ikeda주와 Karp주도 해독됐다.

2000년을 전후로 생물테러 위협이 강조되고 실험실 안전이 강화되어, 쯔쯔가무시병 연구에 생물안전 3등급 시설을 요구하면서, 설치 비용이나 유지 비용 문제로 배양을 필요로 하는 연구들이 급격히 감소하였다.

나. 좀진드기(Mite)

*Leptotrombidium*속의 진드기는 알-유충(larva; chigger라고도 함)-약충-성충의 4단계를 순환하는데, 유충만 동물의 체액을 필요로 하고 약충과 성충은 낙엽 밑이나 땅속에서 곤충의 알을 먹으면서 생활한다. 거주하는 토양의 습기가 생존에 중요하며, 억새와 같이 키가 큰 풀들이 햇볕을 적당히 막아주는 곳이 최적지이다. 사람이 살게 되면 풀을 자르고 땅을 밟으면서 진드기가 살기에는 부적합한 환경이 되므로, 버려진 풀밭에 사람이 들어가기 시작한 처음 한두 해에 쯔쯔가무시병이 발생하다가 사람이 계속 거주하게 되면 점차 발생이 줄게 된다. 유충은 붉은색을 띠며 길이는 0.25 mm 정도여서 비숙련자의 눈으로는 확인하기 어렵다. 동물에 부착하면 단백분해효소가 포함된 침을 배출하여 피부를 녹여서 섭취관

---

19 Cho NH, Kim HR, Lee JH, et al. The Orientia tsutsugamushi genome reveals massive prolif-eration of conjugative type IV secretion system and host-cell interaction genes. Proc Natl Acad Sci USA 2007;8: pp. 7981-7986.

(stylostome)을 만들고, 이 관을 통해 동물의 체액을 먹게 된다. 흡혈이라는 표현을 쓰기도 하지만 모기와는 달리 혈액을 빼는 것은 아니다. 사람은 아무런 증상을 느끼지 못한다. 침에는 균도 있어, 이때 함께 들어가서 쯔쯔가무시병을 일으킨다. 유행지에서 채집한 유충의 0.2-2.1%만이 균을 보유하고 있고, 다른 연구에서는 유충에 물린 후 사람이 쯔쯔가무시병에 걸릴 확률은 2.5% 정도라고 보고하고 있어, 종합해 보면 유충에 물린 후 아주 일부 사람에서만 쯔쯔가무시병이 발생한다. 대개는 한번 붙으면 3-4일간 체액을 충분히 빨고 떨어지며 이후 약충으로 변태를 한다. 감염된 성충은 경란 전파를 통해 감염된 알을 낳고 감염성이 있는 유충으로 발달하고, 유충에서 성충으로 발달하면서도 감염되기도 하면서(trans-tadial), 자연계에서 감염이 유지된다. 이런 생활사를 보면 유충에 의해 동물(감염된)에서 동물(감염되지 않은)로 균의 전파는 불가능하지만, 일부(10%) 유충은 흡혈 도중 떨어진 후 다시 다른 동물에 부착하여 흡혈을 마저 하며, 이런 방법에 의한 동물에서 동물로의 감염 전파는 증명되어 있다. 발진티푸스에서 이(louse)와는 달리 이 균을 보유한 진드기는 죽지 않는다.

진드기의 종은 이 병의 역학을 결정하는 중요한 요인이고, 임상상의 차이와 관련이 있을 수 있어 꾸준히 연구됐고, 동남아시아에서는 *L. akamushi*와 유사한 *L. deliensis*가 주 매개체이다. 국내에서는 *L. pallidum*과 *L. scutellare*가 우월종이다. 특히 남부 지방에서 가을철에는 *L. scutellare*가 환자 발생보다 1-2달 선행하여 증가하며, 북부와 중부 지방에서는 *L. pallidum*이 많고 봄 또는 가을에 수가 증가한다.

다. 온혈동물

온혈동물은 원인균이나 진드기보다는 중요성이 낮다고 생각되지만, 진드기가 생활사를 완성하려면 야생 설치류나 다른 소형 동물과 공존해야 한다. 국내 야생 설치류 중에서는 등줄쥐(*Apodemus agrarius*)가 제일 흔한 개체이며, 이들에서 *O. tsutsugamushi*에 대한 간접면역형광 항체 양성률은 20-100%이며 가을과 겨울에 높다.

라. 역학

전국에서 발생하며 전라도, 경상도의 내륙 지방, 충청남도에서 특히 발생이 늘고 있다(그림 7-2). 10월에서 11월에 걸쳐 유행하며, 최근 비유행기 신고 수가 느는 듯하다. 시골에 거주하거나 야외를 찾는 사람에서 보고되며, 도시의 산이나 공원과 관련되어 발생하는 경우도 늘고 있다. 시골 거주자는 여성이 많고 시골이나 야외 방문자는 남성이 많다. 나이는 시골 거주자나 방문객의 나이와 연관된 것이므로 50-70대에 흔하다.

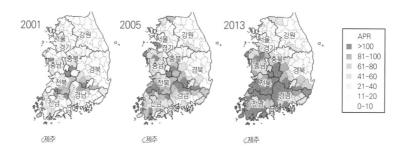

그림 7-2. **쯔쯔가무시병의 국내 지역별 발생률의 연도별 변화**
출처: Lee HW, et al. Current situation of scrub typhus in South Korea from 2001-2013. Parasit Vectors 2015;8:238

마. 임상상

국내에 보고된 쯔쯔가무시병의 임상상은 일본의 고전형 쯔쯔가무시병과 유사하며, 치료가 늦어지면 합병증과 사망률이 높지만 항생제가 사용되는 시기여서 보고된 사망률은 낮다(〈1%). 하지만 열대 지방에서는 가피나 발진이 없는 경우가 흔해서 증상만으로는 진단하기가 어렵다. 예를 들어 1976년 말레이시아에서 보고된 쯔쯔가무시병 환자에서는, 진단이 확실함에도 불구하고, 발진이나 가피가 전혀 없었다.[20] *O. tsutsugamushi*가 동물에서 지속 감염을 일으키는 현상은 과거부터 잘 알려졌지만, 사람에서는 연구가 별로 없다. 1948년에 일본에서 신경매독 치료를 위해 쯔쯔가무시 균을 주입한 환자 1명에서 지속 감염이 증명되고,

---

20 Brown GW, Robinson DM, Huxsoll DL, et al. Scrub typhus: A common cause of illness in indigenous populations. Trans R Soc Trop Med Hyg 1976;70: pp. 444-448.

1952년에는 림프절에서 지속함이 1명에서 보고되었다. 60년이 지나서 2012년에 6명의 환자 혈액에서 균이 지속됨이 증명되고, 특히 같은 환자에서 급성기와 만성기에 연속적으로 분리한 균들의 표면 항원 코딩 유전자의 서열이 같음을 확인하여, 재감염의 가능성을 배제하고 지속 감염임이 입증됐다.[21] 2014년에 좀진드기에 노출 위험 인자가 없는 사람에서 *O. tsutsugamushi* 폐렴이 발생되어 잠복 감염의 재발로 생각되는 환자가 보고되었다.[22]

바. 진단

국내에서 쯔쯔가무시병이 증명된 1980년대에는 이미 간접면역형광법이 정립된 시기여서 국내 대학이나 병원과 민간 검사실에서도 이 방법을 사용했고 이후 중합효소연쇄반응도 시행하다가, 국립보건원이 질병관리본부로 확대되면서 처리 가능한 검체 수가 늘고 무료이기도 해서, 병원에서는 자체 검사를 중단하거나 신속 검사법으로 대치한 곳이 많다. 질병관리본부로 의뢰하면 좋기는 하나, 의뢰하려면 의사(疑似) 쯔쯔가무시병으로 신고를 해야 하고, 중합효소연쇄반응과 같은 검사는 항체 양성이 나와야 의뢰할 수 있으므로, 검사를 의뢰하기가 쉽지만은 않다. 또한 국민의료보험공단은 IgG와 IgM 항체를 동시에 시행하면 하나를, 의심되는 여러 균에 대해 항체 검사를 하면 으레 한두 항목의 검사비를 삭감하곤 하여, 비전형 임상상을 보이는 환자에서는 원인균을 진단하기가 어렵다. 세포배양이나 동물접종으로 임상 검체에서 균을 증명하는 방법은 비용과 신기술 허가를 받는 문제들로 인해 시행하는 곳이 없다. 1993년 이후 여러 신속 진단키트들이 개발되어 국내뿐만 아니라 개발도상국에서도 사용되고 있다.

국내에서는 전형적인 환자들이 위주가 되므로 검사의 중요성이 떨어지지만, 세계적으로 보면 임상상이 비전형적이어서 진단이 어렵고 결과적으로 치료가 지연되어 아직도 사망률이 높고(5-17%), 임신부에서는 임신 합병증이 흔하다.

---

21 Chung MH, Lee JS, Baek JH, et al. Persistence of Orientia tsutsugamushi in humans. J Korean Med Sci 2012;27: pp. 231-235.

22 Im JH, Baek JH, Lee JS, et al. A case series of possibly recrudescent Orientia tsutsugamushi infection presenting as pneumonia. Jpn J Infect Dis 2014;67: pp. 122-126.

사. 치료

현재 테트라사이클린계 항생제인 독시사이클린을 주로 사용하며 효과는 우수하다. 하지만 독시사이클린을 사용할 수 없는 경우들이 있으니, 임신부, 소아, 주사제가 필요한 경우, 독시사이클린 내성의 경우이다. 임신부나 소아에서 독시사이클린을 며칠 사용하는 것은 큰 문제를 일으키지 않겠지만, 마크롤라이드 계열 항생제는 이 경우에도 안전하다고 하므로 안전한 대체제가 될 수 있다. 또한 아지트로마이신은 주사제가 있어 경구 투여가 어려운 사람에게 주사 투여가 가능하다. 클로람페니콜은 치료 효과가 처음으로 증명된 약제이나 테트라사이클린에 비해 반응이 늦고 부작용이 우려되어 현재 사용하지 않는다. 리팜피신도 대조 연구에서 효과가 있다고 하나 굳이 이 약제를 사용할 이유는 없다. 퀴놀론 제제는 일부 치료 효과가 있다는 보고가 있으나, 퀴놀론 내성 유전자가 검출되고, 치료 실패 예들이 있어, 1차 치료제로는 사용하지 않는다.

항생제 효과는 과거에 비해 낮아진 것으로 사료된다. 1978년 말레이시아에서 한 연구에서는 독시사이클린 1회 투여로도 완치가 됐으나, 1995년 국내 연구에서는 독시사이클린 3일 치료로도 해열이 안 된 환자들이 있었다. 이런 이유로 치료 기간이 아직 정립되지 않았고, 현재 국내에서는 통상 1주를 사용하며, 일본에서는 더 길게 투여하고 있다.

쯔쯔가무시병 치료에 가장 많이 사용되는 독시사이클린 내성이 1996년 태국에서 보고됐다.[23] 치앙라이에서 감염된 환자들은 독시사이클린 치료 시작 후 해열까지 시간이 대조군인 메이소트 지역 환자에 비해 2일 늦고, 치앙라이에서 분리된 균들을 쥐에 접종했을 때 항생제의 효과가 낮았다. 그러나 2008년 국내 조사에서는 항생제에 대한 지연 반응이 증명되지 않고, 분리 균주의 항생제 감수성 검사에서도 내성주를 발견할 수 없었다. 2016년 호주에서도 예방적 독시사이클린을 복용 중인 군인에서 쯔쯔가무시병이 발생하였고 1명에서 원인균을 분리하여 항생제 감수성 검사를 했을 때 감수성을 보였다. 또한 20년이 지나도록 태국의 같은 지역의 다른 연구자들에서 치료 반응 지연에 대한 추가 보고가 없다.

---

23 Watt G, Chouriyagune C, Ruangweerayud R, et al. Scrub typhus infections poorly responsive to antibiotics in northern Thailand. Lancet 1996;348: pp. 86-89.

3. 방역 및 관리

진드기 매개 질환이므로, 진드기 교상을 줄이면 쯔쯔가무시병에 걸릴 위험을 줄일 수 있다. 진드기 서식지를 없애는 방법(풀숲을 태우거나 불도저로 밀어버리는 방법), 잔류성 살충제를 거주지 주변 풀에 뿌리는 것, 곤충기피제를 몸이나 옷에 뿌리는 방법들이 있으며, 제2차 세계 대전 중 군인들에서는 분명히 효과가 있었다. 그러나 이런 방법들은 환경을 파괴하고 비생산적이어서 전쟁이 아닌 상황에서 상주 주민이 사용할 수 있을지는 의문이고, 치료제가 나온 상황에서 조기 진단-치료에 비해 더 효율적인지도 불분명하다. 독시사이클린을 예방적으로 복용하는 것도 질병 예방 효과가 있으며 풀숲에서 훈련하는 군인과 같이 일시적으로 위험이 높을 때 사용하긴 하나, 이런 경우조차 약을 빼먹는 경우가 흔해서 병에 걸리는 경우가 있다. 상주 주민들은 위험도를 인지하기가 어렵고 매년 복용해야 하므로, 예방적 항생제를 복용하기가 어려워 국내에서 예방적 항생제를 정식으로 사용한 적은 없다. 백신에 의한 예방이 최선일 것이지만, 과거에 개발된 백신들은 임상 연구에서 효과를 증명하지 못했으며, 항원형이 다양해서 백신에 포함된 항원으로는 교차 면역을 유발하지 못하기 때문으로 설명하고 있다. 현재 사용 중이거나 개발되고 있는 백신은 없다.

이상과 같이 쯔쯔가무시병 발생을 조절할 만한 방법들이 정립되지 않은 상태이고, 빠른 진단과 치료가 사망을 줄이는 효과가 현저해서, 국내에서는 예방적 관리보다는 민간 의료에 의한 치료에 더 의존하고 있다. 1994년에 법정 전염병으로 지정되면서 시기와 지역에 따른 발생 상황을 파악하고 있고, 이 자료에 근거해서 국내 질병관리본부와 보건소는 매년 위험 시기에 지역 주민에 대해 이 병에 대한 예방 교육과 조기 진료를 홍보하고 있으나, 2000년대 이후 발생 수가 증가하는 것을 보면 이런 조치들이 그다지 효과가 있는 것은 아닌 듯하다. 곤충기피제를 권하기도 했으나 매번 바르기가 쉽지 않아 순응도는 좋지 않다. 의도한 바는 아니지만, 경작지나 주거 지역 확장으로 삼림이 줄면서 진드기에 노출이 감소되는 것이 영향을 미칠 것으로 예상되고, 경작지 확장으로 쥐의 수가 주는 것도 쯔쯔가무시병 발생을 감소시킬 것으로 예상된다.

기생충 감염

개관

　기생충 감염은 크게 연충(helminths), 원충(protozoa), 절지동물(arthropods)에 의한 감염으로 구분된다. 이 세 가지 모두 과거부터 국내에 만연하였는데 국내에서는 주로 장내 연충(intestinal helminths)에 의한 감염이 관리 대상이었다. 고고학적인 발굴에 의해 미라에서 직접 채취하거나 주거지 유적지에서 충란을 검사한 결과로 이미 수천 년 전부터 회충을 위시한 장내 기생충이 존재하였음을 학술적으로 확인하였다.[1] 학술적 기록은 일제강점기에 일본 학자들에 의하여 등장하기 시작하였다. 『한국전염병사』에 기록된 바에 의하면 일제강점기에는 국민 거의 전부 감염되어 있는 수준이었다.[2] 이런 고율의 유행은 과거 국내 주요 산업 기반이 농업이었고 인분이 농업에 주요 비료로 사용되는 환경에서 당연한 현상이다. 또한 기생충 감염은 대부분 만성 감염병으로 치사율이 없거나 매우 낮고 무증상인 경우도 많아서 다른 급성 전염병에 비하여 상대적으로 후순위 과제로 분류되었다. 그러다 보니 전염병 관리에서 기생충은 제외되어 만연 상태가 지속할 수밖에 없었다. 해방과 정부 수립 후에도 계속 고율의 유행 상황은 지속하였고 한국전쟁으로 인하여 개선은 커녕 악화 일로에 있게 되었다. 전쟁 후에 외국에서 원조한 구충제가 대거 반입되었지만 부분적으로

1　Seo M, Chai JY, Kim MJ, Shim SY, Ki HC, Shin DH. Detection trend of helminths eggs in the strata soil samples from ancient historic places of Korea. Korean J Parasitol 2016;54: pp. 555-563.

2　대한감염학회, 『한국전염병사』(서울: 군자출판사, 2009).

구충제를 배부하는 수준으로 머무르고 효율적인 구충 사업을 진행하지 못하였다. 1966년 '기생충질환예방법'을 만들고 나서 법적인 근거와 일본 정부의 재정 지원에 의하여 1969년에 체계적인 전국 규모의 집단구충을 시작하게 되었다.[3] 1970년부터 연 2회 착실하게 전국학생 전체를 대상으로 검사와 투약을 하게 되었고 1971년도에는 전국장내기생충 감염실태조사를 시작하였다. 이에 따라서 토양매개성 장내선충의 감염이 지속적으로 꾸준하게 감소하기 시작하여 1980년대에 특히 회충의 경우 소위 임계점(threshold point, 재생산력 R-rate가 1 미만 전환)에 이르는 시기가 되었다.[4] 1980년대 후반부터 회충란 양성자가 하나도 없는 학교가 나오고 그런 학교부터 사업을 중단하기 시작하여 1995년도에 전국 단위 검사와 투약을 종료하였다.

국내에서 그동안 전국 학교 학생 전체를 대상으로 시행한 관리 사업은 토양매개성 장내선충(회충, 편충, 구충) 관리가 주요 목표였다. 학생을 중심으로 장내기생충관리사업을 하면서 국가적인 통계 자료로 국민 전체의 실태 조사를 1971년부터 5-8년 단위로 시행하여국가적인 실태 조사 자료를 만들었다. 마지막 국가 통계 자료는 2012년도에 시행한 제8차실태 조사이다.[5] 이 자료에 의하면 최근 우리나라 장내기생충 감염률(충란양성률과 동의어로 사용)은 2.6%이다. 전체 기간 중 기생충 감염률과 관리 대책은 기생충의 종류에 따라크게 다르므로 기생충별로 정리한다.

1. 토양매개성 선충

토양매개성 선충(soil-transmitted nematodes or soil-transmitted helminths, STH로 약함)은 소장에 기생하는 회충(*Ascaris lumbricoides*), 편충(*Trichuris trichiura*), 구충(십이지장

3   이순형, 「우리나라 기생충 질환의 변천사」, 『대한의사협회지』 50, 2007, 937–945쪽.
4   Hong ST, Chai JY, Choi MH, Huh S, Rim HJ, Lee SH. A successful experience of soil-transmitted helminth control in the Republic of Korea. Korean J Parasitol 2006;44(3): pp. 177–185.
5   질병관리본부, 『제8차 전국장내기생충 감염통계』(청주: 질병관리본부, 2013).

충, hookworm), 분선충(*Strongyloides stercoralis*)을 하나로 묶어서 통칭하는 용어이다. 유행 지역에서 통상 혼합되어 감염되기 때문에 함께 다루는 것이 편리하다.

가. 국내 발생 및 유행

소장에 기생하는 성충이 산란하면 충란이 대변과 함께 외부로 배출되어 흙을 오염시키고 이 충란이 흙 속에서 발육하여 새로운 사람에 감염된다. 회충과 편충은 난각 안에 유충이 생긴 자충포장란이 야채 등과 함께 입으로 들어와 감염되고, 구충과 분선충은 탈각한 유충이 흙 속에 있다가 유충이 접촉하는 사람의 피부를 뚫고 체내로 들어와 감염된다. 회충과 구충은 유충이 장내에서 혈행성으로 폐이행을 한 다음 소장으로 내려와 성충으로 자란다. 국내에서 고고학적 유적지를 발굴하며 조사한 바에 의하면 회충란과 편충란은 삼국시대 초기 5세기 유적에서도 발견된다.[1] 아마 사람이 정착하여 살기 시작하면서부터 이 땅에 분포하였을 것으로 추정한다. 학술적인 검변으로 충란양성률 기록은 1913년에 처음 등장하는데 황해도 지역 주민에서 회충 80%, 편충 93%, 구충 65%으로 기록되었고 1925년 조선총독부가 전국적 검변조사로 회충란 양성률 54.9%를 기록하였다.[6] 검변의 충란 검출 민감도를 감안하면 사실상 인구의 거의 전부가 감염된 수준이다. 회충 성충의 인체 내 자연 수명은 1년-1.5년 정도이며 흙 속에 묻힌 회충란은 우리나라 자연환경에서 3년 정도 생존한다. 과거 사업이나 조사가 주로 회충을 대상으로 하였고 1950-60년대 충란양성률은 어느 자료이건 모두 50% 이상이며 90%인 보고도 있었다. 과거에는 회충이 있어야 건강하다는 민간 인식이 팽배하였으나 1960년대에 중감염된 소녀의 사망, 파독 광부의 기생충 감염 국제 문제화, 국내에서 활약하는 외국인 의사와 국내 기생충학자들의 노력으로 만연한 감염은 국가적 수치이고 국가적으로 퇴치해야 하는 보건 문제로 대두하였다.[7] 전국 규모의 실태 조사(표 8-1)가 국가 통계 자료로 과거 장내기생충 감염의 감소 유형을 잘 보여준다.[5]

---

6   서홍관·황상익·채종일, 「한국 장내기생충 감염의 시대적 변천과 그 요인에 대한 관찰 −1913년에서 1989년까지−」, 『의사학』 1-1, 1992, 45−63쪽.

7   정준호·박영진·김옥주, 「1960년대 한국의 회충감염의 사회사: 사람과 함께 하는 인룡에서 수치스러운 질병으로」, 『의사학』 25, 2016, 167−204쪽.

이 자료를 토대로 국내에서는 1980년대 초반에 회충의 재감염력이 감소하여 그 이후는 관리 사업이 없었어도 자연 감소로 퇴치되는 시점이었다고 분석하였다.[4]

나. 국내 질병 양상

토양매개성 선충은 대개 소장에 기생하며 소수 감염 시 증상이 전혀 없다. 그러나 감염된 충체의 수가 많으면 영양실조와 함께 복통, 설사, 구토, 메스꺼움 등의 비특이적 소화기 증상이 생긴다. 회충은 충체 이동성이 강해서 간혹 이소기생을 일으켜 위로 이행한 충체를 구토로 배출하기도 하고, 담관으로 진입한 충체는 황달을 일으키고 외과적 처치 대상이 되기도 한다. 이 중 구충(십이지장충)은 한 마리가 하루 아메리카구충(*Necator americanus*)은 0.03 mL, 듀비니구충(*Ancylostoma duodenale*)은 0.15 mL를 흡혈하여 충체 수가 많으면 빈혈을 초래하고, 소장 융모의 퇴행성 병변을 유발한다. 편충은 맹장을 위시한 대장에 기생하며 대부분 별다른 증상이 없고 중감염되면 설사, 탈항, 빈혈을 일으키지만 국내에서는 이런 증례가 보고된 바 없다. 분선충과 동양모양선충도 이 범주에 속하고 과거 국내에 양성자가 저율로 있었지만 지금은 발견되지 않는다.

표 8-1. 전국 장내기생충 감염 실태 조사

연도	총 검사자 수(명)	장내 선충별 충란양성률(%)			
		총 충란	회충	구충	편충
1971	24,887	84.3	54.9	10.7	65.4
1976	27,178	63.2	41.0	2.2	42.0
1981	35,018	41.1	13.0	0.5	23.4
1986	43,590	12.9	2.1	0.1	4.8
1992	46,912	3.8	0.3	0.01	0.2
1997	45,832	2.4	0.06	0.007	0.04
2004	20,541	4.3	0.05	0	0.3
2012	23,956	2.6	0.03	0	0.4

※ 출처: 제8차 전국 장내기생충 감염 통계, 2013[5]

다. 방역 및 관리

일제강점기와 한국전쟁을 겪으면서 국내 장내기생충 감염은 거의 자연 포화 상태로 감염되어 신생아, 유아를 제외한 전 국민이 감염되는 수준이었다. 그럼에도 한국전쟁 이후 외국 원조로 들어온 구충제(주로 피페라진)가 쌓여 있었지만 이를 효율적으로 배부할 여력이 없었다. 위해동물인 쥐를 제거하기 위하여 1958년에 생긴 한국위생동물협회가 구충제를 나누어 주는 역할을 하다가 해산하고 본격적인 구충 사업을 위하여 1964년에 한국기생충박멸협회를 창립하였다. 초기에 재원 부족으로 활발한 활동을 하지 못하였지만 1966년에는 '기생충질환예방법'(법률 제1789호, 1966년 4월 25일 공포)을 제정하고 이 법에 따라 전국 학생 대변검사를 시행하게 되는데 부족한 재원을 일본 정부 지원을 받아 1969년 9월에 본격적으로 검변과 구충을 시작하게 되었다. 이 학생 구충 사업은 전체 충란양성자에게 구충제를 복용시키는 것이 핵심으로 전국적으로 활발하게 진행되었고, 가족계획사업, 새마을운동 등과 함께 지역사회 구충 사업도 진행되었다. 주로 사용한 구충제는 1969년-70년대 초반에 산토닌과 카이닌산(해인초 추출물), 1971-1981년 피페라진, 1973-1988년 피란텔 파모에이트, 1983-1993년 메벤다졸, 1988년 이후 알벤다졸을 사용하였다.[4] 1980년대로 넘어가면서 충란 양성률이 급감하여 중반부터 회충란 양성자가 없는 학교가 나오기 시작하여 학생 검변 사업이 감축되기 시작하였고, 1995년도에 학교 구충 사업을 중단하게 되었다(표 8-2).[8] 이러한 변화에 따라 기생충관리사업을 담당한 한국기생충박멸협회는 1982년도에 창설된 한국건강관리협회에 1986년도에 흡수합병되어 그 이름이 사라지게 되었다. 그 후 기생충관리사업은 한국건강관리협회가 맡아서 오늘에 이르고 있다. 학교 구충 사업은 중단되었지만 전국민을 대상으로 하는 실태 조사는 5-7년 간격으로 지속하여 2012년에 제8차 조사를 시행하여 실태를 파악하고 있다(표 8-1).[5] 즉 전국 단위 자료를 토대로 보면 과거 고율로 유행한 장내 선충은 우리나라에서 더 이상 보건 문제가 아니고 재유행할 가능성도 거의 없다고 판단한다. 2001도에 우리나라는 WHO로부터 장내선충류 감염 퇴치를 공인받았다.

---

8   한국건강관리협회, 『1995년도 학생기생충검사통계』(서울: 한국건강관리협회, 1996).

표 8-2. 전국 학생 검변 자료

연도	수검자 수(수검률 %)	충란양성자 수(%)	회충란양성자 수(%)
1969	6,551,926(44.9)	5,046,216(77.0)	3,631,699(55.4)
1970	10,871,280(74.3)	8,095,911(74.5)	6,042,588(55.6)
1971	11,813,868(77.3)	8,429,031(71.3)	6,100,187(51.6)
1972	11,243,033(70.4)	7,179,521(63.9)	5,148,951(45.8)
1973	12,116,892(78.3)	7,903,665(65.2)	5,830,227(48.1)
1974	11,901,236(77.3)	6,360,121(53.4)	4,545,509(38.2)
1975	12,480,942(80.5)	6,459,819(51.8)	4,835,409(38.7)
1976	13,423,636(85.5)	6,104,644(45.5)	4,519,433(33.7)
1977	14,160,212(89.0)	5,601,692(39.6)	4,211,724(29.7)
1978	15,030,061(102.4)	4,200,218(27.9)	2,914,865(19.4)
1979	15,682,977(96.5)	3,620,058(23.1)	2,347,664(14.9)
1980	15,495,361(91.9)	3,050,527(19.7)	1,883,010(12.1)
1981	16,229,764(92.7)	2,589,943(16.0)	1,657,760(10.2)
1982	16,216,136(92.5)	1,947,871(12.0)	1,122,911(6.9)
1983	16,220,369(93.2)	1,356,812(8.4)	760,903(4.7)
1984	16,091,005(92.8)	889,495(5.5)	492,474(3.1)
1985	15,812,300(91.2)	622,285(3.9)	319,798(2.0)
1986	14,861,006(88.2)	403,015(2.7)	199,925(1.4)
1987	13,206,807(92.1)	241,584(1.9)	112,693(0.9)
1988	12,703,799(91.9)	148,261(1.2)	70,209(0.6)
1989	9,594,316(88.3)	76,640(0.8)	33,256(0.3)
1990	9,146,913(87.0)	50,579(0.6)	21,788(0.2)
1991	8,212,776(87.2)	24,058(0.3)	9,290(0.1)
1992	4,294,499(91.3)	8,310(0.2)	2,892(0.07)
1993	1,699,141(91.8)	4,121(0.2)	1,105(0.07)
1994	1,531,706(87.6)	3,576(0.2)	668(0.04)
1995	1,334,517(90.5)	2,245(0.2)	241(0.02)
합계	307,926,478(85.8)		

※ 출처: 한국건강관리협회, 『1995년도 학생기생충검사통계』(1996).

2. 사상충

가. 국내 발생 및 유행

국내에서는 말레이사상충(*Brugia malayi*) 한 종이 유행하였다. 과거 기록을 보면 이미 1,000년 전부터 존재하였고 학술적인 기록은 1927년에 처음 등장한다. 그 후에 일부 보고가 있었지만 본격적인 역학조사는 1960년대에 시작하여 1964-1967년에 24,816명을 전국적으로 조사하여 0.63% 자충양성률을 보고하였다.[9] 이 자료를 토대로 경상북도, 전라남도, 제주도에 집중하여 조사하였고 마을에 따라 자충양성률 10% 이상의 고도 유행지가 형성되어 있음을 확인하였다. 사람 감염은 모기가 매개하는데 경북 내륙에서는 *Anopheles sinensis*가, 전남 해안과 제주도 지역에서는 *Aedes togoi*가 주요 매개종임을 확인하였다. 이들 유행 지역에서 감염자를 대상으로 diethylcarbamazine(DEC)으로 치료하였고 양성률이 서서히 감소하여 2002년에 전남 신안군에서 마지막 양성자가 2명 확인된 후 더 이상 나타나지 않게 되었다. 이후 WHO의 기준에 의한 역학조사를 통하여 우리나라에서 말레이사상충증이 퇴치되었음을 2007년도에 선언하였다.[10]

나. 국내 질병 양상

림프사상충증은 팔이나 다리에 림프관염, 림프절염, 부종 등을 동반하는 고열과 전신 근육통 증상이 반복하여 나타나면서 침범된 팔이나 다리가 서서히 굵어진다. 침범된 팔, 다리 조직에 교원질(collagen)이 증가하면서 피부가 트고 낫기를 반복하여 두터운 피부와 굵은 다리로 변하게 된다. 감염과 치유가 반복되면 감염자의 약 15% 내외가 이런 상피증(elephantiasis) 증상을 보인다. 상피증은 보통 감염되고 오랜 기간이 지나서 생기므로 자충검사에서는 음성이 된다. 상피증은 비가역적이며 평생 지속하는 후유증으로 일상생활에 지장을 주게 된다.

---

9   Seo BS. Malayan filariasis in Korea. Korena J Parasitol 1978;16(suppl): pp. 1-108.

10   Center for Disease Control and Prevention. (2007) Elimination of lymphatic filariasis in Korea. Seoul.

다. 방역 및 관리

크게 두 가지 관리 방법이 있는데 우선 감염자를 찾아 투약하여 질병의 부담을 낮추고 재감염력을 떨어뜨리는 것이 중요하다. 그리고 사람 간 매개체가 모기이므로 모기 흡혈로 부터 보호하는 여러 방법(모기장, 방충망, 살충제 등)을 같이 활용하는 것이 효과적이다. 우리나라는 DEC 집단 투약 위주로 퇴치에 성공한 사례에 속한다.

3. 간흡충

가. 국내 발생 및 유행

간흡충(*Clonorchis sinensis*) 충란도 회충란과 함께 삼국시대 초기 유적지에서 관찰되고 있어 거의 사람이 이 땅에 들어와 살기 시작하면서부터 분포한 기생충으로 판단된다. 학술적인 기록은 일제강점기에 처음 등장하고 1948년에 보건사회부 공무원이 부산과 경남에 담관암 환자가 유난히 많은 것에 주목하여 이 일대 주민의 50-70%가 간흡충란 양성임을 기록하고 보건학적인 중요성을 제기하였다.[11] 그 이후 여러 검변 자료가 거의 전국적으로 간흡충란 양성자가 분포함을 기록하였고, 1979-1980년에 전국 5대강 유역 주민 13,373명을 조사하여 간흡충란 양성률 21.5%를 기록하였다.[12] 1971년부터 8회에 걸친 전국 장내기생충 감염 실태 조사에 의하면 간흡충란 양성률은 전국 평균으로 1971년 4.6%, 1976년 1.8%, 1981년 2.6%, 1986년 2.7%, 1992년 2.2%, 1997년 1.4%, 2004년 2.4%, 2012년 1.9%이었다 (표 8-3). 이 양성률은 전국적으로 인구 비례 표본 조사 결과이므로 그 당시 국내 거주 전체 인구의 평균 감염률을 의미한다. 1981년도에 전국 평균 양성률이 2.6%이지만 전국 4대

---

11 한국건강관리협회, 『건협40년사』(서울: 한국건강관리협회, 2005).

12 Seo BS, Lee SH, Cho SH, Chai JY, Hong ST, Han IS, Sohn JS, Cho BH, Ahn SR, Lee SK, Chung SC, Kang KS, Shim HS, Hwang IS. An epidemiologic study on clonorchiasis and metag-onimiasis in riverside areas in Korea. Korean J Parasitol 1981;19(2): pp. 137-150.

질병사

강 유역에서는 21.5%로 강 유역 유행지에서는 매우 높은 양성률을 보였다. 간흡충은 고르게 분포하는 것이 아니라 강 유역 등에 집중하여 유행하였다. 전국 평균 양성률은 전반적으로 천천히 감소하였고 최근 자료는 1%대로 유지되고 있다. 간흡충증은 전형적인 식품매개성 기생충질환으로 극동시베리아, 중국, 우리나라, 대만, 베트남에 널리 분포한다.

표 8-3. 전국 실태 조사의 흡충류 충란양성률

연도	총 검사자 수(명)	검변에 의한 흡충별 충란양성률(%)			
		총 충란양성률	간흡충	폐흡충	장흡충
1971	24,887	84.3	4.6	0.09	–
1976	27,178	63.2	1.8	0.07	–
1981	35,018	41.1	2.6	0.00	1.2
1986	43,590	12.9	2.7	0.002	1.0
1992	46,912	3.8	2.2	0.00	0.3
1997	45,832	2.4	1.4	0.00	0.3
2004	20,541	4.3	2.4	0.002	0.5
2012	23,956	2.6	1.9	0.00	0.26

※ 출처: 제8차 전국 장내기생충 감염통계, 2013[5]

나. 국내 질병 양상

간흡충은 사람이 감염된 민물고기를 날로 먹으면 어육 내의 피낭유충을 먹어서 감염된다. 십이지장에서 탈낭한 유충은 곧바로 총수담관을 거쳐서 간내담관에 도달하여 성충으로 자란다. 인체에서 수명은 20-30년으로 추정되어 거의 평생 감염이 축적된다. 유행지에서는 감염률도 높지만 감염량도 많아 임상 증상이 있는 사람도 많이 나타난다. 소량 감염된 경우는 거의 자각증상이 없으나 다수 충체가 감염되면 명치끝이 막히고 답답한 무언가가 매달린 것 같은 느낌과 식사 후에 통증이 생긴다. 묽은 대변이 나오고 감염이 장기간 지속하면 담관 확장과 섬유화가 진행되어 간경화로 이어진다. 간혹 담관염으로 발열과 함께 통증이 있기도 하고 화농성 담관염이 생기며, 담석과 담관암이 증가한다. 우리나라에서 그간의 연구 자료를 종합한 결과 간흡충 감염으로 담관암 발병 위험이 4.7배 증가하고 국내에서 발생하는 전체 담관암의 약 10%가 간흡충에 의한 것으로 추정하

480

였다.[13]

다. 방역 및 관리

간흡충증의 관리는 효과적인 구충제 프라지콴텔이 개발되고 시판된 1980년대 이후에 가능하게 되었다. 처음 국내에 진출한 독일 바이엘사의 빌트리시드®에 이어 국산화된 신풍제약의 디스토시드®가 공급되면서 그동안 치료받지 못한 감염자들이 대거 치료받게 되었다. 1980년대에는 육군에서 감염자를 찾아 투약하는 사업을 시행하였지만 오래 지속하지 못하였고 기록도 남아 있지 않다. 한국건강관리협회가 유행지를 중심으로 부분적으로 감염자를 찾아 투약하였고 2004년 제7차 실태 조사에서 전국 평균 감염률이 2.4%이고 국내에 고감염률 유행지가 남아있는 것을 확인한 후 2005년부터 질병관리본부가 유행지를 중심으로 감염자 치료를 전국적으로 시행하였다. 그 결과에 의하면 매년 5만 명 내외를 검사하여 양성자를 투약하는 형태로 진행하여 유행지에서 충란양성률이 2005년 15.1%에서 2016년 5.2%로 감소하였다(질병관리본부 검사자료, 미발표). 간흡충 관리 사업은 유행지를 중심으로 당분간 양성자 투약 방식으로 더 진행될 예정이다.

4. 폐흡충

가. 국내 발생 및 유행

고기생충학 자료에 의하면 조선시대인 16-17세기에 폐흡충(*Paragonimus westermani*) 감염 기록이 있어 그 이전부터 우리나라에 유행하였다고 추정된다.[14] 폐흡충의 주요 인체 감염원은 제2 중간숙주인 민물게와 가재이다. 민물게장은 사람들이 선호하는 밥반찬

13 Shin HR, Oh JK, Lim MK, Shin A, Kong HK, Jung KW, Won YJ, Park S, Park SJ, Hong ST. Descriptive epidemiology of cholangiocarcinoma and clonorchiasis in Korea. J Korean Med Sci 2010;25(7): pp. 1011-1016.

14 기호철·신동훈·서민·채종일, 「조선 시대 흡충류 감염기전에 대한 고찰」, 『대한의사협회지』 57-10, 2014, 866-875쪽.

으로 거의 전국적으로 분포하였던 민물게를 잡아 게장으로 만들어 먹었다. 게장과 함께 특히 살아있는 가재를 잡아 즙을 짜서 홍역이나 다른 호흡기질환 치료에 사용하였던 민간요법에 의해 주로 감염되었다.[16] 일제강점기 자료는 매년 5천 명 이상 감염되어 1,000여 명이 사망하는 토질로 기록하고 있다.[15] 환자는 전국적으로 발생하였지만 70년대까지 유행이 남았던 지역은 제주와 해남 일대였다. 개발과 함께 민물게와 가재가 자연계에서 크게 감소하면서 감염자도 1980년대 이후에 크게 감소하여 대변검사로 감염자가 한 명도 없는 경우가 많았다(표 8-3). 대변검사 자료는 검사의 민감도가 워낙 낮아서 실제 감염자의 20%도 찾지 못하는 점을 감안하면 최소 확인된 감염자 수로 이해하여야 한다. 전국 실태 조사에서 양성자가 1명도 아예 없다기보다 전국적으로 감염자가 1,000명 이내라는 의미이다. 최근에는 대변검사보다 혈청검사로 진단하며 매년 100여 명 정도 발생하는 것으로 파악되고 있다.[16]

나. 국내 질병 양상

폐흡충은 폐조직에 직경 3-5 cm 크기의 충낭(worm capsule)을 만들어 엑스레이 등 이미지에서 결절로 보인다. 충낭 안에 보통 두 마리 충체와 충란이 괴사조직과 혈액, 농에 섞여 들어 있다. 충낭 안에 압력이 높아지면 인근 기관지로 괴사조직과 농이 충란과 함께 배출되는데 이때 혈담 증상이 생긴다. 인체에 감염된 폐흡충의 일부가 폐외 감염을 일으키는데 복강내 대망, 장간막, 자궁이나 난소, 복벽 등 복강에서 이행하면서 일으키는 경우가 가장 흔하다. 그 외 간, 비장 감염도 보고되었고 흉강내 감염으로 늑막염을 일으키기도 한다. 이소감염에서는 임상적으로 뇌 침범이 위중하다. 뇌폐흡충증은 두통과 함께 침범된 부위에 따라 다양한 신경학적 증상을 일으키고 뇌전증을 초래할 수 있다.

---

15 대한감염학회, 『한국전염병사』 제7장 일제강점기, 2009, 460-462쪽.

16 Jin Y, Kim EM, Choi MH, Oh MD, Hong ST. Significance of serology by multi-antigen ELISA for tissue helminthiases in Korea. J Korean Med Sci 2017;32(7): pp. 1118-1123.

다. 방역 및 관리

폐흡충증은 프라지콴텔이 개발되기 전에 비치오놀로 치료하였다. 1960년대 제주도 유행지에서 비치오놀을 이용한 집단치료를 시행하였고[17] 프라지콴텔이 도입된 이후에는 프라지콴텔로 치료하였는데, 실제 보건사업 대상으로 관리하기보다 진단되는 개별 감염자 치료 위주로 진행하였다. 감염자의 지속적 치료와 함께 농약에 의한 환경 오염, 수질 악화 등으로 제1 중간숙주인 다슬기와 제2 중간숙주인 가재, 참게 등이 감소하면서 1980-1990년대에는 환자 발생이 급감하여 보건 사업의 대상 기생충은 아니었다.

5. 장흡충

가. 국내 발생 및 유행

국내에 발생하는 장흡충은 그 종이 매우 다양하여 모두 16종이 기록되어 있지만 그중에서 가장 많은 사람이 감염되고 지역 분포가 넓은 것이 요코가와흡충(*Metagonimus yok-ogawai*)이다. 전국 장내기생충 실태 조사 결과를 보면 1981년도에 3차 조사에서 1.2%로 처음 기록되었고 마지막인 2012년도 8차 조사에서 0.26%로 확인되었다(표 8-3).[5] 이 숫자로 보아 전국적으로 약 30만 명 정도 감염자가 있다고 추정된다. 1970년대까지는 검변에서 요코가와흡충란을 간흡충란과 감별하지 못하고 모두 간흡충란으로 동정하였고 1980년대 후반부터 구분되어 기록되었다. 현재 국내에서 간흡충 다음으로 충란양성률이 높은 장내기생충이 요코가와흡충이다. 이 장흡충은 은어, 황어가 주로 매개하는데, 지역에 따라서 다른 이형흡충과 장흡충(heterophyid trematodes)이 고율로 국소적으로 유행하기도 한다. 여러 종의 이형흡충과 흡충을 충란만으로 감별하기 어려워 모두 요코가와흡충으로 진단되고 있다.[18] 이형흡충 외에 극구흡충(*Echinostoma*), 서울주걱흡충(*Neodiplostomum seou-*

---

17   Kim JS. Mass chemotherapy in the control of paragonimiasis. Korean J Parasitol 1969;7(1): pp. 6-14.

18   Chai JY, Lee SH. Intestinal trematodes of humans in Korea: Metagonimus, heterophyids and

lense), 참굴큰입흡충(*Gymnophalloides seoi*) 등의 장흡충이 인체 감염을 일으키고 국소적인 유행이 확인되어 있다. 서울주걱흡충과 참굴큰입흡충은 국내에서 신종으로 기록된 인체감염 장흡충이다.

나. 국내 질병 양상

종이 무엇이든 장흡충에 감염되면 장점막상피세포가 퇴행성 변화를 하고 점막층에 염증이 생긴다. 그 결과로 융모의 단축과 융합, 선와층의 증식, 미성숙 상피세포 증가, 점막하층 염증 등이 생겨 임상적으로는 설사, 복통이 생긴다. 극구흡충은 충체가 크고 두극과 두관을 이용하여 점막층을 침입하여 조직 결손과 출혈을 일으킨다. 장조직은 배세포가 증가하여 점액을 더 분비하고 호산구성 염증소견을 보인다. 장흡충증의 병변은 치료 후에 소실되고 조직은 완전히 정상으로 회복된다.

다. 방역 및 관리

장흡충은 장내에서 프라지콴텔이 직접 작용하고, 죽은 충체는 대변과 함께 외부로 쉽게 배출되므로 구충 효과가 우수하고 치료가 쉽다. 보건 차원에서 퇴치를 위한 사업을 하지는 않았고 꾸준히 대국민 홍보를 통하여 날로 물고기를 먹는 것의 위험을 알리는 정도의 대책을 시행하면서 진료나 역학조사 등을 통하여 충란양성자가 관찰되는 경우 모두 투약하고 있다.

6. 조충

가. 국내 발생 및 유행

국내에서 인체 감염을 일으키는 조충류는 테니아조충(아시아조충 *Taenia asiatica*, 무구조충 *Taenia saginata*, 유구조충 *Taenia solium*), 왜소조충(*Hymenolepis nana*), 열두조

---

echinostomes. Korean J Parasitol 1990 Dec;28(Suppl): pp. 103-122.

충(동해열두조충 *Diphyllobothrium nihonkaiensis*, 요나고열두조충 *D. yonagoensis*)이 기록되어 있다. 그중에서 분포나 감염자의 수로 비중이 있는 것이 테니아조충이다. 인체 감염 3종이 충란만으로 감별이 어려우므로 검변에서는 테니아조충 하나로 기록되는데 전국 실태 조사에서 1971년도 1.9%, 1976년도 0.7%, 1981년도 1.1%, 1986년도 0.3%, 1992년도 0.06%, 1997년도 0.02%, 2012년도 0.04%로 기록되었다.[5] 2012년도 자료는 국내에 약 2만 명 정도 감염자가 있을 것으로 추산하였다. 국내 고고학적 자료에서 확인된 바 없으나 중국에서는 기원전 3세기 한나라 시대 미라에서 테니아조충란이 확인되어 회충, 간흡충, 편충과 함께 오래된 인체기생충으로 확인되었다.[19] 이 중 90% 이상이 아시아조충으로 확인되었다. 보건학적으로 중요한 테니아조충은 사람에서 인체 유구낭미충증(cysticercosis)을 일으키는 유구조충(*Taenia solium*)이다. 유구조충의 중간숙주는 돼지이며 돼지고기를 통해 사람이 성충에 감염된다. 국내에서 유구낭미충을 보유한 돼지가 1990년대 중반에 확인된 이후 지금까지 관찰되지 않고 있다. 왜소조충(*Hymenolepis nana*)은 집쥐 분변에 의한 오염으로 감염되므로 위생 지표로 사용할 수 있는데 1969년 0.2%, 1981년도에 0.07%로 기록되었고 1990년대 이후에는 검출되지 않고 있다.[12]

나. 국내 질병 양상

테니아조충은 사람이 종숙주로 성충이 소장에 기생한다. 별다른 임상 증상이 없는 경우가 대부분인데 충체 편절이 배출되는 것이 가장 흔한 증상이고 복통이나 설사를 일으키기도 하고 드물지만 기계적 장폐색을 일으킬 수 있다. 유구조충에 감염된 사람은 침범된 부위에 따라서 무증상부터 뇌전증까지 다양한 증상을 일으킨다. 다른 부위보다 중추신경계 유구낭미충증이 임상적으로 중요하며 대부분 감염된 지 수년이 지나 충체가 석회화되거나 분해되면서 증상이 생긴다. 열두조충이나 왜소조충 국내 감염례들은 임상적으로 별다른 임상적 특성을 보이지 않았다.

---

19 Yeh HY, Mitchell PD. Ancient human parasites in ethnic Chinese populations. Korean J Parasitol 2016 Oct;54(5): pp. 565-572.

다. 방역 및 관리

조충의 관리책은 성충 감염자의 구충과 함께 중간숙주인 소나 돼지의 위생적 사육, 쇠고기 돼지고기를 잘 익혀 먹기 등을 진행하는 것이다. 테니아조충에 대하여 국내에서 관리 대책을 특별하게 진행하지는 않았으나 진료나 조사에서 확인된 충란양성자는 모두 프라지 콴텔로 치료하였다. 또한 국내에서는 위생적인 축사에서 사료를 먹여 소나 돼지를 키우므로 거의 국내산 쇠고기나 돼지고기가 충체를 전파할 가능성이 없다. 현재 감염자는 국내보다 외국 유행지에서 감염되어 유입될 가능성이 크므로 외국에서 육류를 날로 먹지 않도록 교육하는 것이 주 대비책이 될 것이다.

7. 장내 원충

가. 국내 발생 및 유행

우리나라에서는 1960년대 이후 수십 년간 정부가 주도하여 장내 기생충 관리 사업에 지속적인 노력을 기울였지만 장내 원충(intestinal protozoa) 감염에 대한 집단 관리는 시행된 바 없다. 원충의 포낭(cyst), 난포낭(oöcyst)은 기생연충(helminth)의 충란에 비해 크기가 작아서 감염을 확인하기가 비교적 어렵고, 감염이 확인되어도 이를 일반 구충제로 구제하기가 용이하지 않아 집단 관리를 수행하기는 쉽지 않았기 때문이었을 것이다. 따라서 장내 원충 감염에 관한 전국적인 발생, 유행을 대변할 수 있는 국가 통계 자료는 찾아보기 어려우며, 기생원충 감염에 관심을 가졌던 연구자의 논문 발표 결과 등을 토대로 상황을 추정할 뿐이다. 한편, 수인성 장내 원충 감염과 관련된 주변 환경과 감염원, 즉 먹는 물 정제 등과 관련된 조사 결과로 장내 원충 감염 상황을 간접적으로 유추할 수 있다.[20]

이질아메바(*Entamoeba histolytica*)는 병원성 장내 원충으로 서양 의술의 도입기부터 존

---

20 이목영 · 김도연 · 조은주 · 이의광 · 오세종 · 이채근 · 하영칠, 「1623방법에 의한 서울시 상수도계통의 지아디아 및 크립토스포리디움 검출」, 『한국물환경학회지』 16-5, 2000, 595-608쪽.

재가 알려졌다.[21] 이외 비병원성인 대장아메바(*Entamoeba coli*), 왜소아메바(*Endolimax nana*) 등의 기생아메바(*Entamoeba*)와 람블편모충(*Giardia lamblia*)이 분변검사에서 검출되었다. 위생 상태가 좋지 않았던 한국 전쟁 전후까지 장내 원충은 흔한 감염으로 1949년 조사에서 33.4%의 포낭양성률이 기록된 바 있다. 이질아메바 포낭양성률은 1960년대에는 전국적으로 10%대로 추산되었고, 서울에서는 4.3%로 보고된 바 있으며,[22] 1980년대는 1%로, 근래에는 1% 이하가 되었다. 이질아메바는 이질과 간농양 등 질병을 일으키므로 상대적으로 중시되었다.[23] HK-9 주(strain)는 한국 전쟁 후 거제도 포로수용소에서 분리, 배양된 역사를 가지고 있으며, 연구 재료로 오늘날까지 실험에 이용된다. 우리나라에서 동성애자들에 대한 장내 원충 조사는 이뤄지지 않았으나, 특별한 주거 상황에서는 2000년대에도 30% 이상 높은 감염률을 보인 바 있다.[24] 1990년대 이후 이전까지 형태로 구별이 불가능하였던 이질아메바와 병을 일으키지 않는 동형아메바(*Entamoeba dispar*)의 존재가 분자생물학적 방법으로 밝혀졌는데, 우리나라에서는 무증상 포낭배출자의 대부분이 동형아메바의 감염이라고 조사 결과 알려졌다.[25] 람블편모충은 최근까지도 우리나라에서 포낭 양성자가 종종 발견되므로 병원성 장내 원충 중에서는 가장 높은 감염률을 보인다고 생각되는데, 경기도 종합병원의 장염 환자의 2.5%가 람블편모충 감염에 의한 것이었다는 보고가 있다.[26] 람블편모충 포낭은 취수장에서 일정하게 발견되며(4.5 포낭/10L), 이 중 21%는 살

21 Ludlow AI. Amebic liver abscess. Chin Med J 1926;40(12): pp. 1165-1189.

22 Soh CT. Parasitic amoebae in Korea. 기생충학잡지 1981;19 Suppl: pp. 5-93.

23 Hong SO, Cho KM, Chung PR, Soh CT. Parasitological studies on liver abscess in Cheju Island. Yonsei Med J 1968;9(2): pp. 127-138.

24 Lee J, Park GM, Lee DH, Park SJ, Yong TS. Intestinal parasite infections at an institution for the handicapped in Korea. Korean J Parasitol 2000;38(3): pp. 179-181.

25 Choe SC, Lee M, Lee SK, Im K, Tannich E, Lee SH, Hong ST. Differentiation of Korean isolates of Entamoeba histolytica from Entamoeba dispar. Korean J Parasitol 1996;34(1): pp. 15-20.

26 Huh JW, Moon SG, Lim YH. A survey of intestinal protozoan infections among gastroenteritis patients during a 3-year period (2004-2006) in Gyeonggi-do (Province), South Korea. Korean J Parasitol 2009;47(3): pp. 303-305.

아있는 포낭으로 확인되었다.[27] 작은와포자충(*Cryptosporidium parvum*)은 면역억제된 마우스와 소에서 발견되어 국내 존재가 알려졌다.[28,29] 면역력이 저하된 사람에게서 설사병의 원인체로서 확인되었다.[30] 드물지만 원포자충(*Cyclospora*)의 유입 감염(imported case)도 보고되었다.[31]

나. 국내 질병 양상

이질아메바는 물과 음식으로 전파되어 소화기 감염을 일으키나, 선진국에서는 성적 접촉이 주 감염 경로로 알려졌다. 대장 점막에 궤양을 만들고 설사, 복통, 점혈변 등의 증상을 보이는 아메바이질(amebic dysentery)로 진행한다. 혈관을 타고 다른 장기로 전이하여 간염, 간농양, 폐농양 등 장외아메바증(extraintestinal amebiasis)을 일으키며, 악화하면 사망한다. 람블편모충은 이질아메바와 같이 주로 수인성 감염을 일으킨다. 소장에 기생하며, 조직을 침투하지는 않지만 대량 증식하여 장점막 손상과 융모 위축을 초래하고, 만성 설사, 복통, 지방변(steatorrhea)을 유발한다. 와포자충은 정상적인 면역 기능을 가진 사람에게서는 가벼운 설사만 보일 수 있지만, 면역 기능이 저하되어 있는 AIDS 환자 등에서는 심한 설사를 유발하여 사망할 수 있다. 사실 장내 원충 감염은 무증상이거나 경미한 소화기 증상만 보이는 경우가 흔하다.

27 조은주·이목영·변승현·한선희·안승구, 「PCR 및 RT-PCR을 이용한 하천수 중 Giardia lamblia 검출」, 『대한환경공학회지』 29-8, 2007, 904-908쪽.

28 Chai JY, Shin SM, Yun CK, Lee SH. Experimental activation of cryptosporidiosis in mice by immunosuppression. 기생충학잡지 1990;28(1): pp. 31-37.

29 Rhee JK, Seu YS, Park BK. Isolation and identification of Cryptosporidium from various animals in Korea. I. Prevalence of Cryptosporidium in various animals. 기생충학잡지 1991;29(2): pp. 139-148.

30 Guk SM, Chai JY, Shin YO, Seo M. Antibody responses to Cryptosporidium antigen in HIV-positive patients in the Republic of Korea. Korean J Parasitol 2008;46(2): pp. 71-75.

31 Yu JR, Sohn WM. A case of human cyclosporiasis causing traveler's diarrhea after visiting Indonesia. J Korean Med Sci 2003;18: pp. 738-741.

다. 방역 및 관리

의사의 처방을 필요로 하는 주로 항원충제(예: metronidazole, ornidazole)를 수일 이상 투여하여야 근치할 수 있다. 우리나라에서는 람블편모충과 와포자충은 먹는 물 공급을 위한 취수 과정에서 모니터링되고 있으며, 정수 과정에서 완전히 제거되도록 관리되고 있다. 그렇지 못한 물을 식수로 사용하는 경우 반드시 끓여 먹는 등 감염에 유의해야 한다.

8. 질편모충, 자유생활아메바

질편모충(*Trichomonas vaginalis*)은 성적 접촉에 의해 감염되어 질편모충증(trichomoniasis)을 일으킨다. 질편모충증은 세계 어느 곳이나 성인에게서 드물지 않게 관찰된다. 우리나라에서 질편모충의 유행과 감염률을 조사한 결과는 드물지만 질염 환자의 10.4%에서 질편모충이 발견된 바 있다.[32] 질편모충은 주로 여성에게서 음부소양증, 질 분비물 증가 등 질염(vaginitis)을 일으킨다. 남성 감염자도 적지 않을 것으로 생각되나 임상증상을 보이는 예는 드물며, 주로 전파자의 역할을 한다고 생각된다. 건전한 성생활과 콘돔 사용으로 예방이 가능하다. 질편모충증은 metronidazole 등 항원충제로 치료한다.

자유생활아메바(free-living amoeba)는 주변 환경의 물이나 흙에 존재하는 아메바이다. 자유아메바(*Naegleria*)와 다양한 가시아메바(*Acanthamoeba*)가 존재하는 것으로 알려졌다. 간헐적으로 인체 감염이 보고되었다.[33] 일단 눈에서 아메바가 증식하면 각막염과 각막 천공 등 심각한 증상을 유발하며, 뇌염을 일으키면 대부분 사망한다. 효과적인 치료약이 아직 없다.

32 Ryu JS, Min DY. Trichomonas vaginalis and trichomoniasis in the Republic of Korea. Korean J Parasitol 2006;44(2): pp. 101-116.

33 Xuan YH, Chung BS, Hong YC, Kong HH, Hahn TW, Chung DI. Keratitis by Acanthamoeba triangularis: Report of cases and characterization of isolates. Korean J Parasitol 2008;46(3): pp. 157-164.

9. 조직 기생원충

가. 국내 발생 및 유행

우리나라에서 톡소포자충(*Toxoplasma gondii*)에 대한 항체양성률은 피내반응검사법을 이용하여 최초로 알려졌다.[34] 톡소포자충의 집단 내 감염은 항체가의 증가로 추산할 뿐 정확히 판단하기 어렵다. 이 기생원충의 생활사를 볼 때 여러 가축이나 야생동물에 감염되어 있을 것으로 추정되나 충체 확인은 드물었는데, 눈병으로 내원한 사람에게서 분리, 배양되었다.[35] 돈육을 충분히 익혀 먹지 않는 경우가 종종 있을 것으로 생각되나 우리나라에서 톡소포자충에 대한 항체양성률은 유럽에 비해 상대적으로 낮은 편이라고 알려졌다. 한편, 두 차례의 집단 발생과[36] 제주도 학생과 주민에서 각각 5.5%, 12.9%의 IgG 양성률이 보고된 바 있다.[37]

리슈만편모충(*Leishmania*)은 우리나라에 분포하지 않지만 중동에 진출하였던 근로자나 유행지를 여행한 사람의 감염 사례가 보고되었다. 모래파리(sand fly; *Phlebotomus* 등)가 흡혈할 때 감염되는데, 원충의 종에 따라 다른 임상 증상을 보인다. 피부리슈만편모충증(cutaneous leishmaniasis)은 1978년 이래 20례 이상 보고되었고,[38] 내장리슈만편모충증(visceral leishmaniasis)은 2010년까지 5례가 확인된 바 있다.[39]

---

34 Soh CT, Lee SJ, Ahn YK. Latent infection by Toxoplasma gondii in Korea. Yonsei Med J 1960;1: pp. 52-54.

35 Chai JY, Lin A, Shin EH, Oh MD, Han ET, Nam HW, Lee SH. Laboratory passage and characterization of an isolate of Toxoplasma gondii from an ocular patient in Korea. Korean J Parasitol 2003;41(3): pp. 147-154.

36 Choi WY, Nam HW, Kwak NH, Huh W, Kim YR, Kang MW, Cho SY, Dubey JP. Foodborne outbreaks of human toxoplasmosis. J Infect Dis 1997;175(5): pp. 1280-1282.

37 Yang HJ, Jin KN, Park YK, Hong SC, Bae JM, Lee SH, Choi HS, Hwang HS, Chung YB, Lee NS, Nam HW. Seroprevalence of toxoplasmosis in the residents of Cheju island, Korea. Korean J Parasitol 2000;38(2): pp. 91-93.

38 안명희, 「해외유입 기생충질환」, 『Infect Chemother』, 42-5, 2010, 271-279쪽.

39 Chi JG, Shong YK, Hong ST, Lee SH, Seo BS, Choe KW. An imported case of kala-azar in

나. 국내 질병 양상

톡소포자충증은 림프선염, 수막뇌염, 맥락망막염(chorioretinitis) 등을 일으킨다.[40] 선천성 감염으로 사산, 유산, 조산을 일으키는 원인이 되기도 하며, 뇌석회화, 수두증(hydro-cephalus), 소두증(microcephaly), 정신운동성 장애(psychomotor disorder), 맥락망막염, 뇌전증(epilepsy) 등이 나타난다.[41] 심근염이나 소아에서 정신발육 장애도 나타나며 전신 감염으로 사망할 수 있다.

피부리슈만편모충증은 얼굴과 사지의 노출부에 구진(papule)과 궤양(ulcer)을 만든다. 통상 수개월에 걸쳐 자연 치유된다. 내장리슈만편모충증은 발열, 간비종대(hepatospleno-megaly), 전신 쇠약, 복부 팽만, 설사, 복통, 백혈구감소증, 빈혈 나아가 패혈증으로 발전하여 사망한다. 피부에 후유증을 남기기도 한다.

다. 방역 및 관리

돼지고기를 잘 익혀 먹고 야생동물의 생식을 금하는 등 개인위생을 철저히 하는 것 외에 톡소포자충증에 대한 특정 방역 체계는 없다. 길고양이가 종숙주 역할을 하지만 이를 특별히 관리할 수단은 없다. 리슈만편모충의 경우 국외 유행지에서 모래파리에 물리지 않도록 주의를 기울여야 한다. 외국에서 감염, 유입되는 기생원충증에 대한 집계 체계는 있으나, 귀국 후 발병하기 전에 미리 관리되지는 않는다.

Korea. 기생충학잡지 1983;21(1): pp. 87-94.

40 Park YH, Han JH, Nam HW. Clinical features of ocular toxoplasmosis in Korean patients. Korean J Parasitol 2011;49(2): pp. 167-171.

41 Jeong WK, Joo BE, Seo JH, Mun JK, Kim J, Seo DW. Mesial temporal lobe epilepsy in congenital toxoplasmosis: A case report. J Epilepsy Research 2015;5(1): pp. 25-28.

한 센 병

1. 국내 발생 및 유행

전 세계적으로 한센병(나병[1]) 발생과 신환자, 어린이 환자 발생, 치료 정도 등 역학에 관한 정보를 집약하고 있는 곳은 세계보건기구(WHO)이고, 주로 주간역학보고(Weekly epidemiological record, http://www.who.int/wer)에 실리고 있다. WHO 서태지역에 속하는 우리나라의 지난 54년간 통계를 살펴보면 다음과 같다(표 9-1). 2006-2014년까지의 통계는 wer 자료이며, wer 발표는 그 다음 해에 이루어진다. 2017, 1996, 1977년 자료는 대한나관리협회(현 한국한센복지협회)의 한센사업현황주요지표 및 나사업에 관한 보건사회지표[2]에서 발췌하였다. 1953년 통계는 당시 보건사회부 자료이다.

표 9-1. 한국의 나병(한센병) 발생 현황(1953-2017년)   단위: 명, %

	2017년	2014년	2011년	2006년	1996년	1977년[#]	1953년[##]
등록 환자 수	166	199	283	420	1,072 (0.24/1만 명)*	4,393 (1.21/1만 명)	17,188
신환자 발견	4	6	6	15	39 (0.1/10만 명)**	4,393 (1.21/10만 명)	
신환자 중 다균나	3	5	6	15			
신환자 중 여성	2	2	2	9			
신환자 중 어린이	0	0	0	1			

---

1   대한민국 국회는 일반적 용례에서는 나병, 나환자보다 나균 발견자의 이름을 딴 한센병, 한센병환자라는 용어를 사용하도록 결의하였다(1999년). 이 책은 학술적 목적으로 한센병을 함께 사용한다.
2   대한나관리협회, 「나사업에 관한 보건사회지표」(1977).

신환자 중 2도 이상 장애	1	2	2	4			
재발 환자	0	1	7	5			
치료율 소균나	100		100		100		
치료율 다균나	100		100		100		

등록 환자 수: Registered Prevalence, 현재 나병에 대한 다제요법(multidrug therapy, MDT)을 시행하고 있는 현증 나환자의 수
신환자 발견: 당해 연도에 발견된 신환자
다균나: 현미경 검사에서 나균이 발견된 경우, 전염성이 소균나에 비해 높다.
신환자 중 여성: 남성에 비해 상대적으로 발견이 어렵다.
신환자 중 어린이: 14세 이하 신환자
신환자 중 2도 이상 장애: grade 2 disabilities (G2D)가 있는 신환자의 경우 환자 발견에 어려움이 많았고, 감염 전파의 기회도 높다고 볼 수 있다.
*유병률, prevalence per 10,000 persons
**신환자발생률, detection rate per 100,000 persons
#1977년부터 WHO 기준의 현증 나환자(양성환자와 최근 3년간 WHO 기준 신환자 중 균음성자)를 보고하기 시작하였다.
##1953년 12월, 보건사회부가 작성한 통계

임의로 시대 구분을 하여 신환자 발생 및 등록 환자의 측면에서 해방 이후 나병 발생과 유행을 살펴보았다.

가. 해방 이후-1976년 (등록관리자 [현증환자 및 병력자])

시기별로 다소 다르지만, 해방 전부터 1976년까지는 나환자라고 말하면 현증 나환자와 치유된 나병력이 있는 사람 모두를 포함하였다. 1953년 보건사회부에서 발표한 나환자의 수가 17,188명이라는 뜻은 등록 관리자가 17,188명이라는 의미이다. 이들을 중앙등록실에 등록하여 관리하고 있었다. 나병에 걸린 후 신경 손상으로 인한 눈, 손, 발의 변형이 회복되지 않았지만, 활동성 증상에 대한 치료가 종료된 치유자도 나환자라고 하였던 시기이기 때문에 신환자가 얼마나 발생하는지 알 수가 없었다.

나. 1977-2017년 (등록 환자, 현증 환자, Registered prevalence)

세계보건기구의 통계를 보면 한국은 등록 환자(registered patients)가 40년 동안(1977-2017년) 급격하게 감소하고 있음을 알 수 있다. 1977년을 기점으로 현증 나환자, 신환자 등을 WHO의 기준에 맞게 역학조사를 실시하였다. 1977년은 처음 WHO의 통계 기준에 따르는 연도이기 때문에 현증 나환자와 신환자가 모두 4,393명으로 일치하고 있다. 참고로

이 당시에 등록 관리를 하고 있는 나환자의 전체 수(일반적 의미의 나환자 수)는 28,029명이었다. WHO 기준으로 본다면, 등록 환자 즉 현중 나환자의 수가 40년 동안 4,393명(1997년)에서 166명(2017년)으로 급격하게 감소하였음을 알 수 있다.

신환자 발생은 1996년 39명에서 2017년 4명으로 감소하고 있음을 알 수 있다. 1977년부터 1996년까지 20년의 변화를 보면, 과거에 지표로 삼았던 유병률(환자 수/인구 10,000명)은 1.21/10,000에서 0.24/10,000으로 감소하였다. 신환자 중 다균나(multibacillary, MB)의 수가 많아지면 감염 전파의 가능성이 높아지게 된다. 신환자 중 15세 미만의 어린이가 있다면 나병 억제의 대책에 허점이 있다는 의미이다.

다. 한센사업대상자

우리나라 나병에 관한 사업 대상자는, 한국한센복지협회가 발간하는 통계 자료(2017)를 살펴보면, 나병 병력이 있는 사람 전체를 대상으로 하고 있다. 대한민국 국회는 1999년 12월 13일부터 일반적으로 말하는 나병, 나환자라는 용어보다 한센병, 한센병 환자로 부르기로 결의한 바 있었다. 나병, 나환자에는 인권 차별적 요소를 갖고 있기 때문에 국가적 차원에서 이들을 배려하기 시작하였다. 신경 손상과 눈, 손, 발의 기능 장애와 변형 등으로 인해 노동력을 상실한 병력자(10,402명)를 '한센사업대상자'로 규정하고, 나병 및 이에 관련된 후유증을 치료하기 위한 '요치료'(5,997명)와 재활 서비스와 재발에 대한 관리가 필요한 '한센서비스대상자'(4,405명)로 나누었다. 요치료 중에 포함된 나병 활동성 환자 166명이 세계보건기구에 보고한 등록 환자(registered prevalence)이다.

라. 환자 수의 추정

6·25 전쟁의 혼란기 속에서 식량을 구하기 위해 거리로 몰려나온 환자들은 미군정 및 UNCACK[3]의 보건 위생 당국자가 해결해야 할 급선무 중의 하나였다. 1960년 대한의학협

---

3   남한에 주둔한 미 제8군의 Civil assistance section이 1950년 12월 UNCACK (유앤민사처, United Nations Civil Assistance Command in Korea)로 확대되어 한국정부와 협조하여 전염병예방과 기아

회장은 전국에 45,000명의 환자가 있고, 이들 중 21,200명은 32개소의 국·공·사립 요양소에 수용되어 있다고 하였다.

6·25 전쟁 이후 한국 정부의 보건, 후생, 위생 사업을 지원하던 KCAC(한국민사처)는 한국의 나병 문제가 심각하다고 판단하여 해외 전문가를 초빙하였다. 1955년 우리나라 나병 문제를 심도 있게 분석, 해결하기 위하여 미국 American Leprosy Mission의 자문관이며, 세계적 권위자였던 Robert Greenhill Cochrane 박사를 초청하였다. 그는 6주 동안 전국의 나환자 현황, 요양소, 병원 등을 돌아보고, 한국 나병의 미래를 위해 마련한 계획(Leprosy in Korea)[4]에서 1953년 보건사회부가 조사한 17,188명에 10을 곱한 숫자, 즉 17만 명의 환자가 있다고 추정하였다. 이 배경에는 한국에는 나종형나(다균나) 환자가 60% 이상으로서 인도에서 추정 환자를 10배로 계산하였던 바가 근거였다. 당시의 나사업에 종사하던 한국 의사들은 과다한 추정이라고 하였다. 영남 지역과 경북 월성군에서 실시한 최초의 표본조사의 유병률은 평균 2.6/1,000명으로 전국 나환자 수를 7-8만 명으로 추정하였다.[5]

2. 국내 질병 양상

가. 의학적 질환(disease)인 한센병

나균(*Mycobacterium leprae, M. leprae*) 감염으로 인한 만성 질환이지만 나균에 대한 면역이 어떤 상태에 있는가에 따라 피부 병변이 5개 이하인 소균나, 결핵양형나(tuberculoid leprosy)에서부터 피부 병변이 6개 이상이고, 결절 등이 많이 나타나는 다균나, 나종형나

방지, 사회적 소요를 억제하는 것이 목적이었다. 1953년 KCAC(Korean Civil Assistance Command, 한국민사처)로 바뀌었다.

4   Cochrane RG. Leprosy in Korea, April 21, 1955. 같은 제목의 내용이 Leprosy Review 1955;26:141-6. Leprosy Review 1956;27:19-28, 2회 게재됨.

5   최시룡, 「영남지역 나병의 역학적 고찰」, 『대한나학회지』, 3, 1965, 87-135쪽.

(lepromatous leprosy)가 있다. 또한 이들 사이에 속하는 중간군나에 이르기까지 다양한 임상소견이 보인다. 후배 의사들이나 학생들에게 나병을 교육시킬 때 항상 하는 이야기 중의 하나가 "신경증상이 없으면, 나병으로 진단하지 마라"이다. 자율신경, 감각신경, 운동신경의 손상을 확인해야 한다. 신경손상과 변형, 즉 갈고리손, 수·족하수, 토안 등의 변형이 회복되지 않은 채 평생을 가기 때문에 환자의 괴로움이 많았다. 우리나라의 나병이 제대로 치료되기 시작한 시점은 1950년대이다. 이전까지 환자는 나병과 나병의 후유증인 신경염 등으로 고통에 신음하였다.

나. 문화적–사회적–심리적 질병(illness)으로서 한센병

과거 나병(한센병)을 앓았던 환자는 자신의 병을 흔히 "몰라서 3년, 알아서 3년, 썩어서 3년"이라고 표현했다. 몰라서 3년은 잠복기가 3-5년 걸린다는 현대 의학의 소견과 일치한다. 알아서 3년은 이미 증상이 나타나서 나병이라는 진단을 받았지만 제대로 된 치료법이 없어서 고생하였고, 주위 사람들로부터 나환자라고 배척을 받게 되는 시기였다. 나병이라고 진단은 하였지만 치료 방법이 없었다. 1950년대 초기까지는 대풍자유(chaulmoogra oil) 등으로 치료해 보았지만 주사나 먹는 기름약(대풍자유)의 부작용, 예를 들면, 주사 맞은 엉덩이에 궤양, 종기 등이 발생하거나, 섭취 후 구토와 오심이 심하여 두 번 다시 먹거나 주사 맞고 싶지 않은 약이었다. 더욱이 대풍자유로 치료되었다는 사람이 있지만, 곧 재발하였다. 미국의 나병 문제를 담당하였던 Public Health Service도 1947년 대풍자유를 더 이상 나병의 치료제로 사용하지 않는다고 공식적으로 선언하였다. 썩어서 3년은 눈, 손, 발의 신경 손상이 심해지는 과정이고, 신체의 변형이 나타나 노동력을 상실해가는 기간이었음을 유추해볼 수 있다.

나병력자이며 유명한 시인인 한하운(1920-1975)은 자신의 자전적 저서 『나의 슬픈 반생기』[6]에서 골방에 숨어 지낼 수밖에 없었던 슬픈 이야기를 풀어내고 있다. 동네에서, 혹은 지역사회에서 어느 집에 나환자가 있다는 소문이 나면 배척당하기 일쑤였고, 환자의 치료

---

6   (재)인천문화재단 한하운전집 편찬위원회 엮음, 『한하운 전집』(문학과지성사, 2010), 219–492쪽.

에 여러 가지 일들, 예를 들면 굿을 하거나, 조상의 묘를 이장하거나, 만병통치약에 현혹되어 가산을 탕진하는 사례들을 볼 수 있었다. 결국 병이 진행되면, 남은 가족의 안녕과 행복을 가로막는 처지가 되어 집과 가정을 떠나서, 유랑 걸식의 길로 나서게 되는 게 나환자의 일생에서 흔히 보는 일이다. 나환자는 가족으로부터, 사회로부터 배척을 당하는 stigma이며, 동시에 outcast이다. 의료인류학에서 말하는 의학적 질환(disease)인 나병과 문화적-심리적-사회적 질병(illness)으로서의 나병, 2가지 면을 모두 볼 수 있는 병이 나병이다.[7] 1980년대부터는 리팜피신 600 mg 1회 복용으로 전염력의 99%가 소실되는 병이라는 사실을 일반인도 받아들이게 되었다.

진료실에서나 이동진료반에서 만난 환자가 이름을 바꾸는 경우도 있고, 주민번호나 이름이 2개인 경우도 보았다. 과거 국립소록도병원 조창원 원장이 자신의 성을 따서 소록도 조씨라는 새로운 본관을 만들어서 입원자 중 무적자들에게 호적을 만들어 준 적도 있었다.

다. 한센병의 치유

WHO는 다균나는 12개월, 소균나는 6개월 치료하면 완치가 된다고 판단하고, 등록에서 퇴록시키는 방법을 기본 지침으로 제시하고 있다. 1,000명에 1명 정도 재발하는 사람은 다시 치료하면 된다는 방침이다. 나균 검사에서 세균 지수가 양성으로 나와도, 형태 지수가 0이면 전염성이 없고, 완치가 되었다고 판정한다. 치료받고 있는 환자는 12개월에 치료 종료한다고 하면, "내 몸에 아직 병이 남아 있는데, 왜 다 나았다고 하느냐, 나는 받아들이기 어렵다"고 한다. 특히 2도 이상의 변형이 있는 경우는 "내 손, 내 발에 아직 병이 남아 있는데, 치료가 끝났다고 하는가" 라는 강한 의문을 제기한다. 즉 활동성 병변이 해소되면 다 나았다고 판정하는 WHO와 신체적으로 병이 걸리기 전의 상태로 돌아가야지(재활, 건강이 회복된 상태, 즉 강복(康復)) 병이 나았다고 생각하는 환자의 염원 사이에 괴리가 발생한

---

7 Barbara Miller, 홍석준 등 옮김, 『글로벌시대의 문화인류학』 제2판, '질환, 질병, 그리고 치료', 2013, 111-113쪽.

다.[8,9] 즉 의학적(신체적), 심리적, 영성적, 사회적, 경제적 치유가 이루어질 수 있도록 노력하여야 한다. 우리나라의 한센병 정책은 활동성 환자뿐 아니라 후유증 예방, 한센서비스 제공과 최저생계보장 등 여러 가지를 포함하고 있다. 이의 바탕에는 병력자로 하여금 위와 같은 치유를 조속히 이루도록 지원한다는 국민적 여망을 담고 있는 것이다.

3. 방역 및 관리

가. 미 군정과 KCAC의 역할

미 군정은 한국의 나병 문제가 심각하다고 판단하여 여수 애양원의 원장이었던 윌슨(Wilson)과 플레처(Fletcher) 의료선교사를 초청하여, 윌슨이 1946년 2월 내한하였다.[10] 윌슨은 군정 위생국의 나병 자문관으로서 소록도 요양소에 거주하면서 여수 애양원과 소록도를 합치는 문제를 검토하였다. 당시 군정장관인 러치(Lerch) 중장은 한국에 오기 전에 하와이에서 나병 문제를 살펴볼 기회가 있었다. 윌슨은 Public Health Service의 나병 담당자이자 필리핀 쿠리온(Culion) 요양소 설립했던 빅터 하이저(Victor Heiser)와 한국의 나병 문제를 해결하기 위한 방안을 모색하였다. 군정은 소록도요양소를 8천-9천 명 규모로 증설할 계획이 있었다. 미국의 최신 나병 치료 방법의 도입과, 쿠리온요양소와 여수애양원에서 실시했던 환자가 투표하여 자신들의 지도자(자치회장, mayor, 시장)를 선택하는 미국식 민주제도의 정착을 통해 일제강점기의 350명에 달했던 관리자들을 1945년 김형태 원장 재직 시절 100명으로 감소시켰고, 또 이를 50명 수준으로 감소시키는 방법을 검토하였다. 당시 5,716명의 재원자로 세계 최대 규모의 소록도요양소에서 민주제도의 정착과 자치제도의 정립은 큰 의미가 있었다.

8   류준, 『나무 심는 마음, 고희기념문집』(영남대학교출판부, 1986).

9   Tom Frist. Don't treat me like I have leprosy! A guide to overcoming prejudice and segregation. TALMILEP, 1996.

10   하용마, 「한국나병 100년의 편력」, 『대한나학회지』 31, 1998, 1-58쪽.

　자치회장으로 선출된 김민옥은 1947년 당시 군정장관 러치에게 편지를 보내, 소록도에 구호물품과 대풍자유, 그리고 다른 의약품을 보내준 데에 환자들을 대표하여 심심한 사의를 표하였다. 러치 군정장관은 소록도요양소의 민주적 절차와 요양소 자치회장의 선출에 대해 놀라서 칭찬하였고, 한국에서의 민주화의 시발점으로 보았다는 기사가 1947년 농민일보에 게재되었다.[11]

　미 군정은 나병 치료에 있어 최초의 화학요법제인 프로민(promin)과 다이아손(DDS 유도체)을 대량 공급하여 본격적으로 치료하기 시작하였다. 군정 이후 KCAC가 일본에서 생산한 이들 제품을 공급하였다. 국립요양소갱생원(소록도)의 연보를 보면 이들 약제의 사용으로 대풍자유에서는 볼 수 없었던 경이적 치료 효험을 보았다고 한다. 즉 균의 감소, 소실, 나결절의 흡수, 지각마비 부위가 작아지거나 소실되고, 반문의 쇠퇴, 탈락한 미모 및 두발의 재생 등 현저한 효과를 볼 수 있었다.[12]

　KCAC가 한국의 나병 문제를 해결하기 위한 방편의 하나로 R. G. Cochrane을 초청하였다. 그는 6주간 남한 전역을 돌면서, 실제 진료와 요양소 방문 등을 통해 나병 해결을 위한 근본적 대책을 수립하고, 보건사회부와 KCAC에 건의하였다. 이 청사진에 의해 나병을 담당할 공중보건의사의 양성과 해외에서의 훈련, 미감아에 대한 대책, BCG 접종 등을 제안하고 있었다. R. G. Cochrane은 맨손으로 환자를 진료하고, 그 손으로 악수하고, 코를 후비는 등, 이를 본 한국의 환자들이 경악하였다. 당시 한국 의사는 전신을 가리고 장갑을 낀 상태로 진료했었기 때문이다.

나. 대한나예방협회(한센복지협회)의 발족, 나학회 창립과 류준의 업적

　나병 퇴치와 계몽, 나병으로 인한 사회 문제를 해결할 대한나예방협회가 1947년 류준, 강대현, 방수원 등에 의해 창립되었다. 1948년 법인으로 정식 등록하였다. 류준(1916-2015)은 1941년 경성의학전문학교를 졸업 후 바로, 소록도갱생원에서 10개월간 지낸 다음

11　Kim JSH. Leprosy in Korea: A global history, Ph.D thesis, UCLA, 2012.
12　『소록도갱생원 연보』(1953-1956). 1955년 연보에 의하면 DDS가 처음 사용되었다.

일본 규슈의과대학에서 미생물학을 전공하였으며, 1945년 박사 학위를 취득하였다. 6·25 전쟁 중 UCLA에 유학하여 나균에 대한 논문으로 박사 학위를 받았다. 한국 구라사업의 대부이자, 나병 연구의 대가, 미생물학 교수로서, 그리고 정착마을의 모델을 제시한 나 사업가로서 한국을 대표하는 위대한 업적을 남겼다. 그가 주도한 대한나예방협회는 1956년 대한나협회로 명칭을 변경하고, 현재의 한국한센복지협회로 성장하여, 정부 기관인 질병관리본부의 지휘를 받는 명실상부한 우리나라 한센병의 퇴치, 관리에 선도적 역할을 하고 있다.

류준은 연세의과대학의 교수로서 제자들과 함께 전국 각지의 집단생활을 하는 나환자들을 대상으로 역학조사를 하여 환자 수가 약 4만 명이고, 이들 중 약 73%는 건강인과 마찬가지로 노동이 가능하다고 하였다. 즉 스스로 일하여 자신의 생계를 이어나갈 수 있는 방법을 마련해주었다. 양계, 축산, 농업 등에 종사하도록 종자를 마련하고, 자활할 수 있도록 격려하였다. 각 정착마을의 대표자들은 1948년 성좌회(현재의 한국한센총연합회)를 결성하여 자신들의 권익을 되찾고, 경제적, 사회적 재활을 위해 힘쓰기 시작하였다.

보건사회부 의정국장, 만성병과의 나병 담당자, 그리고 이동진료반의 진료의사 등 10여 명이 대한나학회 창립발기인회를 가진 때는 1958년 대한의학협회 총회이다. 그해 8월 11일부터 13일까지 소록도갱생원에서 나병강습회와 창립총회를 개최하였다. 나학회 창간호의 회원 명단을 살펴보면, 류준과 연세의대 미생물학교실의 장익진, 정민, 최대경, 갈승철, 이강순, 윤정구 등과 김상태(전 소록도병원장, 부산의대)를 비롯하여 최시룡, 김계한, 안부호, 김도일, 하용마, 차윤근, 서재주, 윤유선(보사부 의정국장), 윤석우, 크레인(전주예수병원), 서순봉(경북의대 피부과), 김성환(서울의대 피부과), 김진복, 송미영, 방숙(USOM-K 보건국), 정희영(중앙방역연구소) 등 44명의 정회원과 24명의 준회원에는 천주교구라회 회장 스위니(Swneey) 신부, 로이드(대구 구라협회) 등이 보인다. 창립총회 참석자는 40여 명이었다. 창립학회는 회장 류준, 부회장 김상태, 총무 윤석우, 학술 안부호를 선출하였다. 나병의 해결에 이들의 지대한 공헌이 있었다.

다. 서울 시내 의과대학 내 나병 진료소 개설

나환자만을 위한 진료실이 설치된 것은 1955년이다. 세브란스 의대의 한 귀퉁이에 나병 진료소가 개설되기까지 류준의 노력과 주위 교수, 병원에 대한 설득은 말로 표현할 수 없는 난관을 극복한 결과이며, 마침내 1959년 서울역 앞 세브란스병원 인근에 4층 건물을 짓고, 선명회특수피부진료소라는 간판을 내걸고 우리나라 최초의 의과대학 병원 내에 나병 전문 시설이 설치되었다. 1956년 성신의대 성모병원 구내에 있던 천주교구라회(Catholic Leprosy Service, CLS)는 재가 나환자에 대한 이동 진료와 성라자로마을의 진료를 담당하였는데, 1961년 만성병연구소라는 새로운 기관으로 변신하여, 오늘날에는 한센병연구소라는 이름으로 연구와 진료에 종사하고 있다.

라. 외원단체의 지원

종교 단체, 특히 미국천주교주교회의가 지원하는 가톨릭구제회(몬시뇰 Carrol)의 물품과 재정 지원을 받았으며, 특히 옥수수 등의 식량 지원은 남한 전체를 5cm 두께로 덮을 만큼의 지원이었다고 한다. 이동진료반은 이후 한미재단, OEC, 프랑스 향토개발처 등의 지원을 받다가 한국 정부의 성장과 경제 부흥에 따라 나관리협회에 이관되었다.

후천면역결핍증

1. 국내 발생 및 유행

가. 국내 HIV 감염인 수[1]

우리나라에서 처음 HIV 감염이 보고된 시점은 1985년이다. 1994년까지는 연간 100명 이하의 발생을 보이다가 1995년 이후는 연간 100명 이상, 2003년 이후는 연간 500명 이상, 2013년 이후는 연간 1,000명 이상 새로운 감염인이 보고되고 있다.[2] 1985년 처음 진단 이후 2015년 12월까지 총 12,522명의 감염인이 보고되었고, 이 중 2,020명이 사망하여 2015년 현재 생존 감염인은 10,502명이다(그림 10-1).

나. 시기별 국내 HIV 발생 및 유행

1) 최초 발생 및 국내 토착화 시기: 1985~1998년

미국에서 HIV 감염이 처음 보고된 시기는 1981년이며, 우리나라에서는 1985년에 내국인에서 첫 번째 HIV 감염이 보고되었다. 1985년 처음 환자가 보고된 이후 해마다 신규 감염인 숫자가 서서히 늘어 1995년 이후에는 연간 100명 이상이 보고되었다. 이 시기에 감염인의 남녀비는 6.9:1 이었고, 30세 미만 환자의 분율은 38.2%이었다. 우리나라 초기 역학의

---

1 후천면역결핍증 혹은 에이즈(Acquired Immune Deficiency Syndrome, AIDS)는 인간면역결핍바이러스(Human Immunodeficiency Virus, HIV)에 감염된 사람 중 면역기능이 저하되어 기회감염, 기회종양이 발생한 경우를 뜻한다. HIV에 감염되어도 증상이 없는 사람들이 많기 때문에 이 chapter에서는 'HIV 감염환자'라는 용어 대신 'HIV 감염인'이라는 용어를 사용한다.

2 http://cdc.go.kr/CDC/info Accessed 30 May 2017.

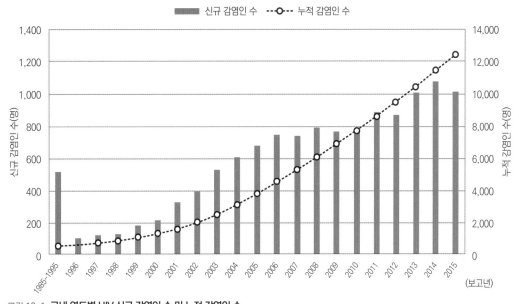

그림 10-1. **국내 연도별 HIV 신규 감염인 수 및 누적 감염인 수**

특징은 감염인 중 원양어업 종사자가 차지하는 분율이 상대적으로 높았던 점이다. 1987년 시행된 에이즈예방법에 따라 HIV 감염의 고위험군으로 분류된 직업을 가진 사람들은 강제 검진을 받아야했다. 원양어업 종사자는 고위험군으로 분류되어 1993년 5월까지 강제 검진을 받았으며 1985년부터 1998년까지 보고된 총 875명의 감염인 중 원양어업 종사자가 18.5%를 차지하였다. 또한, 이 시기에는 혈액제제 및 수혈을 통한 감염인의 분율이 상대적으로 높아 전체 감염인의 4.3%를 차지하였다. 국내 역학 초기에는 외국에서 감염된 경우가 많았다면 1990년대 들어서면서 국내에서 감염된 경우가 증가하였다. 정확한 시기는 알 수 없으나 1990년대에 들어서면서 HIV 감염의 국내 토착화가 이루어졌다고 본다.

2) 발생이 급격히 증가한 시기: 1999~2005년

국내 토착화 이후 이 시기에 내국인 HIV 감염인 수는 해마다 급격한 증가추세를 보였고 2003년 이후 신규 감염인 수는 500명을 넘었다. 이 시기에 감염인의 남녀비는 11.1:1 이었고 30세 미만 환자의 분율은 23.7%이었다. 전 세계적으로는 1990년대 중반부터 신규 감염이 감소되는 경향을 보였으나 우리나라에서는 도리어 빠르게 증가하는 양상을 보였다.

3) 일시적으로 발생이 정체된 시기: 2006~2010년

이 시기에 매년 내국인 신규 감염인 수는 700~800명 사이 분포를 보였다. 전 세계적인 신규 감염의 감소 경향과 더불어 우리나라에서도 증가 추세가 주춤하였다. 이 시기에 감염인의 남녀비는 13.4:1 이었고 30세 미만 환자의 분율은 22.4%이었다. 수혈 및 혈액제제를 통한 감염을 줄이기 위해 헌혈 혈액을 대상으로 2005년 2월부터 HIV 핵산검사를 시행하였다. 이러한 노력의 결과로 2006년 이후로는 혈액제제/수혈을 통한 전파가 보고되지 않았다.

4) 젊은 층을 중심으로 다시 급격히 증가하는 시기: 2011~2015년

약 5년 정도 정체 상태에 있던 내국인 신규 감염인 숫자가 다시 증가하여 2013년 이후로는 해마다 1,000명 이상의 신규 감염인이 보고되었다. 이 시기에 감염인의 남녀비는 15.4:1 이었고 30세 미만 환자의 분율은 34.2%이었다. 이 시기의 특징은 젊은 연령층인 15세~29세에 해당하는 신규 감염인의 비율이 크게 증가한 것이며, 신규 감염인의 연령이 젊어지면서 국내 HIV 전파가 더 증가할 것이라는 우려를 갖게 하였다. 또한, 1985년 이후 시기별 남자:여자의 비율은 각각 6.9, 11.1, 13.4, 15.4:1로서 남자의 비율이 꾸준히 증가하였다.

다. 감염 경로

감염 경로가 파악된 감염인을 분석하였을 때 성 접촉을 통한 감염인 수는 9,479명 (99.4%)이었고, 이 중 동성 간 성 접촉을 통한 감염인 수는 3,839명(40.3%), 이성 간 성 접촉을 통한 감염인 수는 5,640명(59.1%)이었다. 그러나 우리나라에서는 보건소 직원이 감염인과 면담을 통해 감염 경로를 파악하고 있는데 남녀 환자비가 12.6:1인 점을 고려하면 이성 간 성 접촉이 가장 흔한 감염 경로라는 공식적인 통계에도 불구하고 많은 전문가들은 남성 간에 동성 간 성 접촉이 가장 중요한 감염 경로일 것으로 추정하여 왔다. 통계와 추정이 차이가 나는 이유는 동성 간 성 접촉에 대한 부정적인 사회적 시선 때문에 감염인이 동성 간 성 접촉을 스스로 밝히지 않은 경우가 많았을 것으로 생각한다. 실제로 김 등[3]은 '한국

3　김준명 · 최준용 · 정우용 등, 「국내 HIV 감염의 감염 경로: 한국 HIV/AIDS 코호트 연구」, 『대한내과학회지』 93, 2018, 379-386쪽.

HIV/AIDS 코호트 연구'를 통해 국내에서의 감염 경로를 발표하였는데 동성 및 양성 간 성 접촉이 60.1%, 이성 간 성 접촉이 34.6%이었으며, 동성 및 양성 간 성 접촉 비율은 연령이 젊어질수록 높아져 18-29세에서는 71.5%, 나아가서 18-19세의 10대에서는 놀랍게도 92.9% 임을 증명하면서 국내에서 가장 주된 감염 경로가 동성 및 양성 간 성 접촉임을 확인하였다. 수혈 및 혈액제제에 의한 감염은 미국, 일본 등 선진국에서 유행 초기에 상당히 많은 감염인에서 감염 경로였으나 우리나라에서는 소수의 감염인만이 수혈 및 혈액제제를 통해 감염되었다. 수혈 및 혈액제제를 통한 감염인 수는 46명인데, 이 중 13명은 외국에서 수혈 받았던 경우이며, 17명은 혈액제제에 의해 감염되었으며, 16명은 국내에서 수혈에 의해 감염되었다.[4] 수혈에 의한 감염은 모두 적십자혈액원에서 시행한 효소면역측정법(enzyme immunoassay, EIA) 결과가 음성으로 나온 혈액을 수혈받은 경우였다. 이러한 현상은 HIV 에 감염되었더라도 항체가 형성되지 않은 기간(항체미형성기, window period)에 헌혈이 이루어졌기 때문이다. 우리나라에서는 1987년부터 수혈로 인한 HIV 감염을 줄이기 위해 모든 헌혈 혈액을 대상으로 HIV 항체검사를 시행하였으며, 항체미형성기로 인한 오류를 줄이기 위해 2005년 2월부터 모든 헌혈 혈액을 대상으로 핵산증폭검사를 시행하고 있다. 따라서 2006년 이후 수혈 및 혈액제제를 통한 HIV 감염 발생 보고는 없었다.

수직감염을 통한 감염인 수는 총 9명이었으며, 2014년까지 산발적으로 발생하였다. 마약 투여 시 오염된 주사기를 통한 감염인 수는 4명이었다. 의료기관에서 주사침 찔림 사고를 통한 감염인은 아직까지 발생하지 않았다.

HIV 진단검사를 한 이유 중 가장 흔한 경우는 진료 과정에서 임상증상의 발현으로 인해 검사를 한 경우였으며, 점차 자발적 검사의 비율이 증가하고 있다.

라. 분자역학적 특성

우리나라에서 유행하는 HIV 중 가장 흔한 아형은 B이며, 분자생물학적 분석을 하였을 때 다른 나라에서 발견되는 바이러스와 차이가 있는 Korean Clade B가 가장 흔한 분리주

---

4 Choe KW. Epidemiology of HIV/AIDS. J Korean Med Assoc 2007;50: pp. 296-302.

였다.[5] 내국인 HIV 감염환자 중 HIV-2에 감염된 사례들도 보고된 바 있다.[6]

2. 국내 질병 양상

후천면역결핍증은 처음 발견된 이후 1980년대 후반까지 대부분의 환자들이 진단된 지 1년 이내에 사망할 정도로 중한 질병이었으나, 1990년대 후반에 효과적인 항레트로바이러스 치료가 널리 보급된 이후에는 면역저하로 인한 기회질환의 발생이 과거보다 현저히 감소되었다. 국내에서도 HIV 감염인에서 기회감염의 발생 빈도는 항레트로바이러스 치료의 보급으로 2000년대에 들어 현저히 감소하였고, 그 대신 대사 합병증, 심혈관 질환, 신질환, 골질환, 신경정신질환 등의 비감염성 질환이 새로운 문제로 대두되고 있다. 또한, 치료제의 보급과 함께 치료제 내성 바이러스의 증가도 점점 문제가 된다.

가. 진단 시 면역 상태

국내에는 여전히 면역저하가 진행된 상태에서 처음 진단받는 환자들이 많아서 진단 시에 기회 질환을 동반한 환자들이 드물지 않다. 진단 시에 이미 CD4 양성 T세포 수가 200개/μL 미만으로 진행된 HIV 감염인의 비율이 2000년대 후반까지 줄어들지 않고 오히려 늘어나고 있다는 연구 결과가 발표된 적이 있는데,[7] 조기 진단의 필요성이 강조되고 있다.[8]

---

5   Chin BS. Molecular epidemiology of human immunodeficiency virus. Infect Chemother 2017;49: pp. 1-9.

6   Nam J, Kim GJ, Baek JY, et al. Molecular investigation of human immunodeficiency virus type 2 subtype A cases in South Korea. J Clin Microbiol 2006;44: pp. 1543-1546.

7   Choe PG, Park WB, Song JS, et al. Late presentation of HIV disease and its associated factors among newly diagnosed patients before and after abolition of a government policy of mass mandatory screening. J Infect 2011;63: pp. 60-65.

8   Kim MJ, Chng HH, Kim SI, et al. Trend of CD4+ cell counts at diagnosis and initiation of highly active antiretroviral therapy(HAART): Korea HIV/AIDS Cohort Study, 1992-2015. Infect

나. 기회 감염

HIV 감염인에서 발생할 수 있는 기회질환의 종류는 수도 없이 많은데, 기회질환은 지역과 국가, 인종, 환경에 따라 다양하고 특징적인 임상적 양상을 나타낸다. 1985년부터 2000년까지 HIV 감염인 176명을 대상으로 한 조사에 의하면, 폐포자충 폐렴, 결핵, 거대세포바이러스 감염증, HIV 소모 증후군, 칸디다성 식도염 등이 많이 동반되어 있었으며, 에이즈 정의질환 외에도 구강 칸디다증, 구강내 백반증, 모낭염, 경부 임파선 종대 등이 동반되어 있었다(표 10-1).[9] 1999년에 발표된 173명을 대상으로 한 연구에 의하면 국내 HIV 감염인에서 가장 흔한 기회질환은 결핵이었다.[10] 2013년에 1,086명의 환자를 대상으로 한 조사에서는 칸디다증, 폐포자충 폐렴, 결핵의 순으로 빈도가 높았고, 진단 시 낮은 CD4 세포 수, 결핵 과거력, 흡연, 음주가 기회질환 발생의 위험 요인이었다.[11] 30명의 노숙인 HIV 감염인을 대상으로 한 조사에서는 결핵과 거대세포바이러스 감염의 빈도가 높았다. 결핵은 국내 HIV 감염인에서 발생률이 높은 기회감염인데, 1988-1997년 사이에 143명의 감염인을 대상으로 한 조사에서 결핵의 발생률은 9.6/100인년이었으나, 같은 기관에서 1998-2010년 사이에 1,301명의 감염인을 대상으로 한 조사에서 결핵의 발생률은 1.19/100인년으로 감소하였다.[12] 1985-2012년 사이에 1,265명의 환자를 대상으로 한 조사에서 결핵의 발생률은

Chemother 2017;49: pp. 101-108.

9   Kim JM, Cho GJ, Hong SK, Chang KH, Chung JS, Choi YH, Song YG, Huh A, Yeom JS, Lee KS, Choi JY. Epidemiology and clinical features of HIV infection/AIDS in Korea. Yonsei Med J 2003;44: pp. 363-370.

10 Oh MD, Park SW, Kim HB, Kim US, Kim NJ, Choi HJ, Shin DH, Lee JS, Choe K. Spectrum of opportunistic infections and malignancies in patients with human immunodeficiency virus infection in South Korea. Clin Infect Dis 1999;29: pp. 1524-1528.

11 Kim YJ, Woo JH, Kim MJ, Park DW, Song JY, Kim SW, Choi JY, Kim JM, Han SH, Lee JS, Choi BY, Lee JS, Kim SS, Kee MK, Kang MW, Kim SI. Opportunistic diseases among HIV-infected patients: a multicenter-nationwide Korean HIV/AIDS cohort study, 2006 to 2013. Korean J Intern Med 2016;31: pp. 953-960.

12 Hwang JH, Choe PG, Kim NH, Bang JH, Song KH, Park WB, Kim ES, Park SW, Kim HB, Kim NJ, Oh MD, Choe KW. Incidence and risk factors of tuberculosis in patients with human im-

4.2/100인년이었고, CD4 세포 수를 일치시킨 대조군과 비교하였을 때 결핵 발생의 위험 요인은 낮은 체질량지수(body mass index, BMI)와 흡연이었다.[13] 한 연구에서는 국내 HIV 감염인에서 잠복결핵을 진단하는 검사법인 인터페론 감마 분비능 검사(interferon-γ releasing assay, IGRA) 양성인 경우 활동성 결핵 발생의 위험이 유의하게 높았다.[14] 따라서, 결핵의 발생률이 높은 우리나라에서는 HIV 감염인에서 결핵 예방요법의 적용이 중요하다. 국내 HIV 감염인에서 빈번한 기생충 감염에는 크립토스포리듐 감염, 이소스포라 감염 등이 있다.[15] 아메바 간농양이 감염인에서 간혹 발생하였다.[16] 매독의 발생률이 2000년대에 들어서 증가하였고, 여전히 유행이 지속되고 있는데, 이는 국내에서뿐만 아니라 아시아에서 동성애 남성에서도 나타나는 현상이다. 자궁경부암을 일으키는 인유두종바이러스(human papilloma virus, HPV) 감염의 유병률이 국내 HIV 감염 여성에서 높고, 특히 자궁경부암을 많이 일으키는 고위험 HPV 유전형의 감염률이 높기 때문에 자궁경부암에 대한 정기적인 검진이 요구되었다.[17] '한국 HIV/AIDS 코호트 연구'에 의하면 국내 HIV 감염인에서 B형간염 항원(HBs Ag) 양성률은 6.09%, C형간염 항체(anti-HCV Ab) 양성률은 1.78%였

munodeficiency virus infection. J Korean Med Sci 2013;28: pp. 374−377.

13 Ku NS, Choi YH, Kim YK, Choi JP, Kim JM, Choi JY. Incidence of and risk factors for active tuberculosis in human immunodeficiency virus−infected patients in South Korea. Int J Tuberc Lung Dis 2013;17: pp. 777−781.

14 Kim YJ, Kim SI, Kim YR, Wie SH, Park YJ, Kang MW. Predictive value of interferon−gamma ELISPOT assay in HIV 1−infected patients in an intermediate tuberculosis endemic area. AIDS Res Hum Retroviruses 2012;28: pp. 1038−1043.

15 Guk SM, Seo M, Park YK, Oh MD, Choe KW, Kim JL, Choi MH, Hong ST, Chai JY. Parasitic infections in HIV−infected patients who visited Seoul National University Hospital during the period 1995−2003. Korean J Parasitol 2005;43: pp. 1−5.

16 Park WB, Choe PG, Jo JH, Kim SH, Bang JH, Kim HB, Kim NJ, Oh MD, Choe KW. Amebic liver abscess in HIV−infected patients, Republic of Korea. Emerg Infect Dis 2007;13: pp. 516−517.

17 Park EK, Cho H, Lee SH, Lee SG, Lee SY, Kim KH, Lee CH, Chung JS, Kwak IS. Human papilloma virus prevalence and genotype distribution among HIV−infected women in Korea. J Korean Med Sci 2014;29: pp. 32−37.

다. 젊은 연령층에서는 A형간염 항체 양성률이 낮아서 검사와 예방 접종이 권장되었다.[18]

표 10-1. 국내 HIV 감염인에서 발생하는 기회질환의 종류와 빈도

발표 년도	1999년[10]	2003년[9]	2016년[11]
대상자 수	173명	176명	1,086명
기회질환의 빈도, 명 (%)			
구강 칸디다증	37 (21)	36 (15.5)	120 (11.0)
식도 칸디다증	16 (9.2)	14 (6.1)	53 (4.9)
결핵	44 (25)	29 (12.5)	120 (11.0)
비정형 미코박테리움	3 (1.7)	–	2 (0.2)
폐포자충 폐렴	18 (10)	37 (15.9)	121 (11.1)
거대세포바이러스 감염	17 (9.8)	21 (9.1)	42 (4.7)
대상포진	35 (20)	9 (3.9)	44 (4.0)
단순포진바이러스 감염	14 (8.1)	3 (1.3)	8 (0.7)
재발성 폐렴	–	–	7 (0.7)
진행성 다발성 백질뇌증	2 (1.2)	2 (0.9)	6 (0.6)
크립토콕쿠스증	3 (1.7)	4 (1.7)	6 (0.6)
톡소플라스마증	–	3 (1.3)	4 (0.4)
이소스포라증	3 (1.7)	–	1 (0.09)
악성 림프종	2 (1.2)	3 (1.3)	4 (0.4)
카포시육종	3 (1.7)	2 (0.9)	8 (0.7)
자궁경부암	–	1 (0.4)	1 (0.09)

다. 비감염 질환

신경계 질환이나 악성 종양도 국내 HIV 감염인에서 나타나는 기회질환이다. 신경계 질환은 HIV 치매나 중추신경계 기회감염과 같은 중추신경계 질환뿐만 아니라 다발성신경염

18 Baek JH, Kim CO, Park JY, Jeong SJ, Koo NS, Kim HW, Han SH, Choi JY, Song YG, Kim JM. Clinical factors associated with hepatitis A virus seropositivity in HIV-infected adults living in a country with an epidemiologic shift for hepatitis A virus infection. J Korean Med Sci 2012;27: pp. 969-971.

과 같은 말초신경계 질환도 나타난다. 림프종이나 카포시육종 같은 면역저하에 의한 에이즈 정의 악성종양 외에도 폐암, 직장암, 전립선암 등과 같은 악성 종양도 발생한다.

항레트로바이러스 치료가 널리 보급된 2000년대 이후에 HIV 감염은 더 이상 사망률이 높은 급성 질환이 아니라, 당뇨병이나 고혈압처럼 꾸준히 관리하면 건강한 삶을 오랫동안 영위할 수 있는 만성 질환이 되었다. HIV 감염인의 장기 생존이 가능해지면서 여러 만성 질환들이 국내 감염인에서 새로운 문제로 대두되고 있다.

국내 감염인들이 겪고 있는 만성 질환으로는 지방이상증, 이상지질혈증, 대사증후군, 당뇨병, 동맥경화, 골다공증, 신질환, 신경인지기능장애 등이 있는데, 감염인들의 연령이 증가하면서 외국과 마찬가지로 그 유병률이나 발생률이 더 늘어날 것으로 예상된다.

1995년에서 2006년까지 215명의 감염인을 대상으로 1,079인년을 추적한 연구에 따르면, 우리나라 감염인에서 당뇨병의 발생률은 1.39/100인년이었다.[19] 1,096명을 대상으로 분석한 단면 연구에 따르면 감염인의 6%, 5.5%, 32.1%에서 고콜레스테롤혈증, 고LDL콜레스테롤혈증, 고중성지방혈증이 있었다.[20] 당뇨병이나 이상지질혈증은 동맥경화를 악화시켜서 심근경색이나 뇌졸중과 같은 혈관 질환을 유발할 수 있는데, 우리나라 감염인 145명을 대상으로 경동맥 초음파를 통해 분석한 연구에 따르면 23.4%의 환자에서 경동맥 플라크 (plaque)가 관찰되었다.[21] 아직까지 심근경색이나 뇌졸중이 늘어난다는 보고는 없었지만, 향후 심혈관 질환의 위험이 외국과 마찬가지로 높아질 수 있기 때문에 주의해야 한다.[22] 골

19 Choi H, Jeong SJ, Lee HS, Chin BS, Choi SH, Han SH, Kim MS, Kim CO, Choi JY, Song YG, Kim JM. Clinical manifestations for diabetes mellitus in HIV-infected Koreans on highly active antiretroviral therapy. Korean J Med 2008;74: pp. 506-514.

20 Oh DH, Ahn JY, Kim SI, Kim MJ, Woo JH, Kim WJ, Baek JH, Kim SW, Choi BY, Lee MH, Choi J, Han MG, Kang C, Kim JM, Choi JY. Metabolic complications among Korean patients with HIV infection. J Korean Med Sci 2017;32: pp. 1268-1274.

21 Jeong SJ, Kim HW, Ku NS, Han SH, Kim CO, Choi JY, Song YG, Kim JM. Clinical factors associated with carotid plague and intima-medical thickness in HIV-infected patients. Yonsei Med J 2013;54(4): pp. 990-998.

22 Kim SB, Kim YC, Kim MH, Song JE, Oh DH, Ahn JY, Ku NS, Kim HW, Jeong SJ, Han SH, Song YG, Choi JY, Kim JM. A comparison of the predicted risk for cardiovascular disease between

다공증과 같은 골질환이나 신장 질환도 국내 감염인에서 나타나는 장기 합병증이다.

신경인지기능장애(neurocognitive dysfunction), 우울증, 불안증 등의 정신적 문제도 국내 감염인에서 외국과 마찬가지로 나타나는 문제이다. 국내 감염인 200명을 대상으로 인지기능검사를 수행하여 분석한 연구에 따르면 26.3%에서 신경인지기능이 정상인보다 감소한 신경인지기능장애가 나타났다.[23] 840명의 환자에서 단면적으로 조사한 연구에 따르면 우울 증상이나 불안 증상을 가진 환자들이 각각 32%, 36%였다.[24] 우리나라는 HIV 감염인에 대한 차별이나 편견이 매우 심한 나라인데, 이러한 차별, 편견, 낙인(stigma)이 HIV 감염인의 우울과 불안을 야기하는 한 원인이 되고 있다.

라. 항레트로바이러스 치료

1990년대 후반부터 국내에도 항레트로바이러스 치료가 시작되었다. 항레트로바이러스 치료를 지속하면 혈액 내 HIV 농도가 검출할 수 있는 한계 이하로 감소하게 되어 장기간 바이러스가 억제된 상태를 유지할 수 있다. 국내에서 2005년까지 1년 이상 항레트로바이러스 치료를 시행한 141명의 환자를 분석한 연구에 따르면, 항레트로바이러스 치료를 시작한 후 6개월째에 73%의 환자에서 바이러스 농도가 400 copies/mL 미만으로 억제되었다.[25] 2011년부터 2014년까지 한 병원에서 항레트로바이러스 치료를 시작한 환자를 분석한 연구에 따르면 137명의 대상자 중에서 35명이 항레트로바이러스제의 부작용으로 약제

HIV-infected and uninfected persons in Korea. Scand J of Infect Dis 2013;45: pp. 855-862.

23 Ku NS, Lee Y, Ahn JY, Song JE, Kim MH, Kim SB, Jeong SJ, Hong KW, Kim E, Han SH, Song JY, Cheong HJ, Song YG, Kim WJ, Kim JM, Smith DM, Choi JY. HIV-associated neurocognitive disorder in HIV-infected Koreans: the Korean NeuroAIDS Project. HIV Medicine 2014;15: pp. 470-477.

24 Kee MK, Lee SY, Kim NY, Lee JS, Kim JM, Choi JY, Ku NS, Kang MW, Kim MJ, Woo JH, Kim SW, Song JY, Paek JH, Choi BY, Kim SS. Anxiety and depressive symptoms among patients infected with human immunodeficiency virus in South Korea. AIDS Care 2015;27(9): pp. 1174-1182.

25 김명수·신소연·박윤선·김연아·구남수·김준형·김영근·최준용·송영구·김준명, 「국내 HIV 감염자에 있어서 highly active antiretroviral therapy (HAART)의 치료효과 및 영향 분석」, 『감염과 화학요법』 39, 2007, 142-150쪽.

를 변경하였는데, 부작용의 종류는 발진(16명), 상복부 통증(7명), 설사(7명), 고빌리루빈혈증(6명) 등이 있었다.[26] 치료제에 내성 돌연변이를 지닌 바이러스가 출현하면 항레트로바이러스 치료를 해도 바이러스가 증식하여 치료에 실패하게 된다. 국내 HIV 감염인에서 내성 돌연변이의 빈도는 아직 높지 않지만, 과거에 비해 증가하고 있어서 주의를 요한다.[27]

마. 사망 원인

1998년 최 등의 연구에서는 사망 원인으로 폐렴, 결핵, 크립토콕쿠스 수막염, 거대세포바이러스 감염증, 폐암, 세균성 복막염, 간경변, 자살 등이 있었다.[28] 2003년에 김 등이 보고한 바에 의하면 사망 원인으로서 결핵과 폐포자충 폐렴이 각각 25.7%를 차지하였으며, 세균성 폐렴 20%, HIV 뇌병증 8.5%, 크립토콕쿠스 수막염 5.7%이었으며, 그 외 악성림프종, 패혈증 등이 있었다.[9] 1998-2006년 사이에 항레트로바이러스 치료를 시작한 327명을 대상으로 분석한 연구에 의하면, 대상자 중 68명(30.8%)이 치료 시작 후 5년 이내에 사망하였는데, 에이즈로 인한 사망 원인으로는 결핵(15명), 폐포자충 폐렴(7명), HIV 소모 증후군(7명), 비호지킨 림프종(4명) 등이 있었고, 비에이즈 합병증에 의한 사망 원인으로는 간질환(5명), 심혈관질환(5명), 자살(5명), 세균 감염(4명) 등이 있었다.[29]

---

26 Kim MJ, Kim SW, Chang HH, Kim Y, Jin S, Jung H, Park JH, Kim S, Lee JM. Comparison of antiretroviral regimens: adverse effects and tolerability failure that cause regimen switching. Infect Chemother 2015;47(4): pp. 231-238.

27 Kim MH, Song JE, Ahn JY, Kim YC, Oh DH, Choi H, Ann HW, Kim JK, Kim SB, Jeong SJ, Ku NS, Han SH, Song YG, Kim JM, Choi JY. HIV antiretroviral resistance mutations among antiretroviral treatment-naive and -experienced patients in South Korea. AIDS Res Human Retroviruses 2013;29(12): pp. 1617-1620.

28 최강원·오명돈·박상원·김홍빈·김의석·강성욱·최희정·신동현, 「인간면역부전바이러스에 감염된 환자들의 기회감염증 및 악성종양」, 『감염』 30, 1998, 507-515쪽.

29 Lee SH, Kim KH, Lee SG, Cho H, Chen DH, CHung JS, Kwak IS, Cho GJ. Causes of death and risk factors for mortality among HIV-infected patients receiving antiretroviral therapy in Korea. J Korean Med Sci 2013;28: pp. 990-997.

3. 방역 및 관리

1990년대 중반 항레트로바이러스제 병합요법의 도입을 계기로 현대판 흑사병으로 불리던 에이즈는 당뇨나 고혈압과 같이 만성 조절성 질환으로 변화하게 되었다. 이에 발맞추어 정부의 관리정책도 초기 환자 및 병원체(HIV) 보유자에 대한 규제와 감시에서 치료접근성 보장과 더불어 감염취약 집단의 자발적인 HIV 검사 활성화, 감염인에 대한 사회적 지지체계 구축, HIV에 대한 차별과 편견 해소 등에 주력하게 되었다.[30]

가. HIV 감염 유입과 격리 중심의 정책 집행: 1985-1994년

해외에서 유행하는 치명적인 괴질로만 알려졌던 에이즈가 1985년 국내에서도 확인되면서 국민과 보건당국에 큰 충격과 불안을 야기하였다. 당시 효과적인 치료법이나 예방법이 없었던 상황에서 추가적인 전파 억제가 가장 중요한 정책 목표로 받아들여졌고, 이를 위해 환자의 격리, 혈액제제 및 외국인에 대한 병원체(HIV) 검사 강화 등이 시행되었다. 감염인 격리를 통한 HIV 전파방지 효과는 과학적인 근거가 결여되었을 뿐 아니라 인권 침해의 소지가 컸지만, 1987년 11월에 감염된 자의 신고(제5조), 감염자 명부 작성 및 보고(제6조), 감염 위험이 높은 특정 직업인에 대한 강제 검사(제8조), 혈액제제 관리에 관한 사항(제9조), HIV 감염자 격리 치료(제14조) 및 전파 매개 행위의 금지에 관한 사항(제19조) 등을 주요 내용으로 한 후천성면역결핍증예방법이 제정되었고, 이 법을 근거로 환자 격리, 보건 기관을 통한 감염인 추적 관리, 감염 취약 계층에 대한 강제 검진 등이 시행되었다(표 10-2). 한편, 1988년 올림픽을 전후하여 외국인에 대한 검진을 강화하는 법 개정이 이루어졌으며, 외국인에 대한 검진은 그 후로도 장기간 여러 나라에서 자국민의 보호라는 명분과 실효성 없는 차별이라는 원칙 간에 논란이 지속되고 있다. 1989년부터는 감염인에게 진료비 지원을 시작하였으며 무료 익명 검사 제도도 도입되었다.

HIV 감염은 다른 보건 사업에 비해 고도의 전문성이 요구되고 서비스 인력과 관련된 심

---

30 이훈재, 「국가 에이즈관리사업 평가 및 전략개발 질병관리본부 학술연구용역과제」(2014).

리적 접근성의 중요도가 크기 때문에 세계 각국에서는 HIV 감염 예방 및 감염인 지원 사업을 에이즈 관련 비정부기구들과 함께 시행하고 있다. 우리나라도 1993년경부터 한국에이즈퇴치연맹, 대한에이즈예방협회 등과 같은 민간단체가 설립되었으며 정부에서는 이들 기관에 국고를 교부하여 HIV 관련 사업을 수행해 오고 있다. 한국에이즈퇴치연맹은 1993년에 설립되었으며 주요 사업으로는 동성애자 및 외국인을 대상으로 하는 전문 상담 프로그램 운영, 콘돔 보급사업, 전문 소식지 발행 등이 있다. 대한에이즈 예방협회는 1994년에 설립되었으며 대표적인 사업으로는 상담지원센터 운영, 간병 서비스, 재가 감염인 지원서비스, 감염인 쉼터 운영 등이 있다.

나. 항레트로바이러스제 도입과 예방 중시 정책 수립: 1995-2004년

HIV 감염의 실체에 대한 과학적인 지식과 경험이 축적되면서 HIV 감염도 성매개감염병의 하나이고 콘돔 사용 등을 통해 예방이 가능하다는 사실이 보편적으로 받아들여지게 되었다. 1990년대 후반부터는 고강도 항레트로바이러스제 투여를 통해 HIV 감염인도 비감염인과 마찬가지로 건강한 생활을 영위할 수 있게 되었다. 이러한 변화는 정부의 정책 및 후천성면역결핍증예방법에도 반영되어 1995년에 HIV 예방을 위한 교육 및 홍보 업무를 민간에 위탁하여 시행할 수 있는 법적 근거가 마련되었으며, 감염인 격리, 전담 진료기관 지정 등과 같은 실효성이 떨어지고 인권 침해의 소지가 있는 조항은 폐지되었다. 민간단체 등을 활용한 대국민 교육홍보활동이 본격적으로 시작되면서 안전한 성 행동 실천, 콘돔 사용, 자발적 에이즈 검사의 편익 등을 주제로 한 다양한 대국민 홍보 활동이 전개되었으며 무료 콘돔 배포, 방송을 통한 HIV 관련 공익광고 등이 시작되었다.

아울러 1995년에 설립된 카톨릭 레드리본은 국내 최초로 감염인 쉼터를 개설하였고, 그 외에도 교정시설, 노숙인 등 취약 계층 감염인을 위한 지원 사업을 수행하고 있다. 감염인을 위한 쉼터는 병원에서 퇴원한 감염인들 중 가족이나 사회의 경제적 지지를 받지 못하는 감염인이 동료 감염인과 일반 주택에서 생활하면서 신체적, 정신적 건강을 회복해 사회에 복귀하는 중간 단계로 활용되어 많은 감염인에게 도움을 주고 있다. 그 외에도 한국 구세군 보건사업부, 한국 호스피스 선교회 등 다양한 민간단체들이 HIV 감염인 지원 사업을 수행하고 있으며, 2001년에 설립된 한국에이즈예방재단은 취약 계층 감염인의 치료비 및 복지후생비 지원 사업을 수행하고 있다.

HIV 감염 관리에 있어서 치료제 보급 못지않게 예방 사업, 사회적 편견 퇴치, 재활 및 사회복귀 지원 등 다면적인 정책 지원의 필요성이 대두되면서 2003년 질병관리본부 설립 과정에서 '에이즈결핵관리과'가 신설되어 체계적인 정책수립과 행정적 지원을 위한 토대가 강화되었다.

다. 감염인의 인권 보장 강화: 2005년 이후

질병관리본부 에이즈결핵관리과의 주도로 국제적인 동향과 국내 감염인의 요구를 반영한 사업들이 본격적으로 시도되었다. 동성애자 및 일반 감염 취약 집단 대상 에이즈 검사 상담센터 설치 및 운영, 의료기관 감염인 상담 사업 등이 대표적이며, 에이즈 환자 호스피스 센터, 국가 에이즈 사업 모니터단 등을 통해 국내 감염인의 어려운 상황을 개선시키고자 노력하였다. 홍보 사업도 기존의 예방 일변도에서 '차별과 편견' 해소를 핵심 메시지로 하는 공익광고가 방송되기 시작하였다. 아울러 HIV 감염에 대한 부정적인 인식으로 인해 초래되는 인권 침해가 주목을 받으면서 2005년에는 국가인권위원회에서 HIV 감염인 및 에이즈 환자 인권 상황 실태 조사를 시행하여[31] 이를 바탕으로 2008년 후천성면역결핍증 예방법 개정 시 감염인에 대한 사용주의 차별 금지 등 인권 관련 조항 보완, 감염인의 보호 지원 강화, 의료기관 등에서의 익명 검사 제도화 등이 반영되었다.

HIV 감염인에게 투약 및 건강관리, 생활 상담, 복지 지원 등 종합적인 의료서비스를 제공하기 위해 2005년부터 시작된 '의료기관 감염인 상담사업'은 2017년 현재 전국 18개 기관에서 감염인에게 포괄적인 서비스를 제공하고 있다.[32] 의료기관 특성상 HIV 감염인과 근접한 거리에서 신뢰 관계를 형성할 수 있고 질병에 대한 기본적인 이해도가 높은 간호사

---

31 국가인권위원회 · 인하대학교 의과대학, 『HIV 감염인 및 AIDS 환자 인권상황 실태조사』(국가인권위원회, 2005).

32 질병관리본부 보도자료: 에이즈 예방 · 치료를 위한 의료기관상담서비스 대폭 확대, 2010년 3월 30일.

들이 HIV에 대한 지식과 상담 관련 전문 교육을 이수하고 감염인 및 가족을 대상으로 질병에 대한 교육뿐만 아니라 치료 순응도 향상을 위한 복약 상담 및 생활 전반에 걸친 통합 상담, 지역사회 자원 연계 등의 업무를 담당하고 있다. '의료기관 감염인 상담 사업'은 HIV 감염인의 치료 순응도를 향상시키고 불안 및 우울을 감소시키는 등의 정서적 안정 효과가 나타났고, 나아가서 HIV 전파 예방에도 기여하고 있는 것으로 생각된다. 2006년에는 질병관리본부와 19개 대학 및 종합 병원의 공동 노력으로 '한국 HIV/AIDS 코호트 사업'이 출범하였고, 2007년에는 대한에이즈학회가 창립되면서 우리나라 HIV 감염의 특성을 연구하고 규명하여 그에 따른 합당한 치료 및 예방 정책을 수립할 수 있는 토대를 마련하였다.

2010년도에 수립된 '국민건강증진종합계획 2020'의 31가지 보건 분야 중점 사업 과제에 에이즈가 포함되면서 남성 동성애자 등 고위험군 대상의 예방관리사업 강화, HIV 감염 조기진단 활성화 및 HIV 감염인 치료 순응도 향상, '차별과 편견 해소'를 핵심 메시지로 하는 대국민 교육 홍보 강화, 효과적인 HIV/AIDS 확산 예방을 위한 전문 인력 인프라 확충이라는 4가지 기본 방향이 제시되었다.[33]

표 10-2. 후천성면역결핍증 예방법 주요 변천 내용

연혁	주요 내용	비고
1987년 제정	HIV에 감염된 자의 신고(제5조), 감염자 명부 작성 및 보고(제6조), 감염 위험이 높은 특정 직업인에 대한 강제 검사(제8조), 혈액제제 관리에 관한 사항(제9조), HIV 감염자 격리 치료(제14조) 및 전파 매개 행위의 금지에 관한 사항(제19조) 등	1985년 첫 내국인 HIV감염인 확인 후 HIV의 전파를 막기 위한 관리의 법적 근거 확립
1995년 2차 개정	후천성면역결핍증 예방을 위한 교육 및 홍보 업무의 민간 위탁 근거 마련, 수입 혈액제제에 대한 검사 강화	HIV 감염의 특성을 고려해 비정부 기구를 통한 예방교육 및 홍보활동의 근거 확립
1999년 4차 개정	감염인 격리 제도 및 전문 진료기관 지정제도를 폐지하고 익명 검사 및 감염인 쉼터 설치의 근거 마련	인권 침해의 소지가 있는 차별적 의료 행위 지양
2008년 8차 개정	감염인에 대한 사용주의 차별금지, 보건소 외 의료기관 익명 검사 도입	2005년 국가인권위원회 보고서를 기반으로 감염인의 인권 보호 및 지원 강화

* 국가 에이즈관리사업 평가 및 전략개발 중 '표 10. 국내 에이즈 관련 주요 사건과 정책의 변천'에서 주요 내용 발췌

---

33 보건복지부, 「제3차 국민건강증진종합계획(2011~2020)」(2011).

인플루엔자

1. 국내 발생 및 유행

가. 해방 이후 1990년대까지

북반구에 위치한 우리나라에서 인플루엔자는 겨울철 급성 호흡기 감염질환으로 유행해 왔다. 1945년 해방 이후 국내에서 체계적인 전국 감시체계가 없었기 때문에 거의 반세기 동안 인플루엔자 유행에 대한 과학적 자료는 거의 없다. 다만 신문 보도와 학술 논문을 통하여 거의 매해 겨울철 크고 작은 인플루엔자 유행이 있었던 것은 확인할 수 있다. 보통 인플루엔자보다 "독감"이라는 병명으로 국민에게 알려져 왔으며, 인플루엔자의 발생 현황, 그로 인한 환자 및 사망자 발생 등에 대한 정보가 알려지지 않다보니 심한 감기 정도로 간주되었을 뿐 치료, 예방 및 관리의 중요성이 정부와 국민 모두에게 간과돼왔다고 할 수 있다.

특히 1957년 A형 H2N2 아시아 인플루엔자 대유행과 1968년 A형 H3N2 홍콩 인플루엔자 대유행 시에 국내에서도 인플루엔자 유행이 크게 발생했다는 신문 보도가 있다. 1957년 6월부터 11월까지 인플루엔자 유행이 빈번하게 신문에 보도됐는데 A형 H2N2 아시아 대유행바이러스에 의한 것으로 추정된다. 전국 각지에서 인플루엔자 발생 소식과 함께 각급 학교에서 유행으로 인한 휴업, 휴교 소식을 전하고 있어 크게 유행한 것을 알 수 있다. 일례로 1957년 7월 13일 한 일간지에 서울 시내 여러 중고등학교에서 인플루엔자 유행을 보도하였다. 어떤 중고등학교에서 인플루엔자가 유행하여 217명 환자가 발생하였고, 171명이 결석하였으며 이틀간 휴교를 하였다는 기사도 있다. 1957년 9월 8일 한 일간지는 보건사회부 조사 자료를 인용하여 전국에서 277만 명의 인플루엔자 환자가 발생하였다고 보도하였다. 전국 인플루엔자 발생률은 17.3%, 대도시 62%, 지방도시 26%, 읍 1.78%, 면 1.56%로 농촌보다 대도시에서 발생률이 높았다. 인구 밀집도가 높은 대도시가 소도시보다 인플루엔자 전파 유행의 위험이 높았음을 나타내었다. 1968년 8월부터 11월까지 전국에서 인플루엔자 유행 소식과 학교의 휴업, 휴교 소식이 보도되고 있는데 A형 H3N2 홍콩 인플루엔자 대유행바이러스에 의한 것으로 생각된다. 1957년 A형 H2N2 아시아 대유행이 1968년 A형 H3N2 홍콩 대유행보다 인플루엔자 유행의 크기와 영향이 더 컸었던 것으로 판단된다.

해방 이후 1990년대까지 전국적인 인플루엔자 실험실 감시 체계 또한 없었기 때문에 인플루엔자바이러스를 체계적으로 수집하여 유행 바이러스의 특성(형, 아형, 균주) 규명, 유전형 및 항바이러스제 내성 양상에 대한 체계적인 연구는 없었다. 대신 국립보건원에서 인플루엔자바이러스 분리 및 특성 규명에 대한 몇몇 연구가 있었으나, 계절인플루엔자 유행의 바이러스 및 항원 특성을 체계적으로 알기에는 한계가 있다. 1990년대에 들어 주로 대학병원에서 호흡기바이러스감염 연구와 함께 인플루엔자에 대한 학술 보고도 증가하기 시작했다. 특히 1997-1998년 절기에 A형 H3N2 시드니 바이러스주에 의한 인플루엔자가 크게 유행하여 환자가 폭발적으로 발생하였으며, 일반인들의 관심을 끌게 되었다.

나. 2000년 이후 2015년까지

1997년 말 홍콩에서 H5N1 조류인플루엔자에 18명이 감염되고 6명이 사망하는 인체감염이 사상 처음 발생하면서, 세계적으로 인플루엔자 대유행의 우려가 고조되었다. 세계보건기구는 인플루엔자 대유행이 임박했음을 경고하면서 각국이 인플루엔자 감시, 대유행백신 개발 및 항바이러스제 비축 등을 포함한 대유행 대비 및 대응 체계를 갖추도록 권고하였다. 따라서 우리나라에서 전국적인 인플루엔자 유행 감시 체계의 필요성이 대두되었다. 2000년 인플루엔자가 제3군 법정감염병에 새로 포함되면서 국가 차원의 인플루엔자 예방 및 관리에 적극 나서게 되었다. 1999년부터 국립보건원(현재 질병관리본부) 주도로 전국 인플루엔자유행감시체계(Korea Influenza Surveillance Scheme, KISS)가 조직, 가동되어 비로소 국내 인플루엔자 유행의 전모가 밝혀지기 시작했다(그림 11-1).

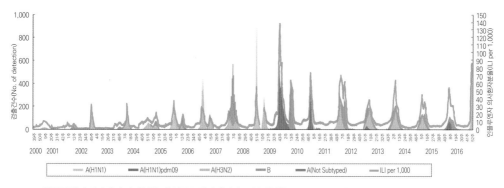

그림 11-1. **인플루엔자 의사환자 발생분율 및 인플루엔자바이러스 분리현황, 2000-2016절기**
※ 출처: 질병관리본부

2000년부터 국립보건원에서 전국적으로 1차 의료기관과 보건소 중심으로 주간 단위 외래 내원 환자 1,000명당 인플루엔자 의사환자(influenza-like illness, ILI) 발생률을 모니터하고, 일부 환자에서는 상부호흡기검체를 채취하여 인플루엔자바이러스를 분리, 특성 규명을 시작했다. 이후 축적된 인플루엔자 감시 자료에 따라 국내에서 계절 인플루엔자의 유행 시기, 발생 양상, 바이러스 형/아형, 항바이러스제 내성 및 백신주와 유행주의 항원 일치 여부 등이 밝혀졌다. 현재까지 국내에서 인플루엔자는 12월부터 다음 해 4월까지 겨울철에 매년 크고 작은 유행이 발생하였으며, 감시 체계가 가동을 시작한 이래 한 해도 유행이 없었던 적은 없었다. A형 H1N1, A형 H3N2 및 B형 인플루엔자바이러스 중에서 한두 가지 아형이 유행을 주도하는 양상이었으며, 2회의 유행 정점을 나타내는 경향으로 첫 번째 정점은 12-1월 주로 A형이 주도하고, 상대적으로 작은 두 번째 유행 정점은 3-4월에 B형 바이러스가 주도하는 경향을 나타내고 있다.

다. 2009년 A형 H1N1 신종인플루엔자 대유행

1968년 A형 H3N2 홍콩인플루엔자 대유행이 발생한 이래, 21세기에 들어 A형 H5N1 조류인플루엔자바이러스가 인플루엔자 대유행을 일으킬 가능성이 높다는 예측이 지배적이었다. 예상과 달리 2009년 4월 북미(멕시코, 미국)에서 출현한 돼지유래 A형 H1N1 인플루엔자바이러스(A/H1N1pdm09)가 항공 여행객을 통하여 전 세계로 급격히 확산되었다. 국내에서도 2009년 5월 초 멕시코에서 입국한 사람이 첫 사례로 확진된 이후 서울시 영어학원 강사들에서 유행이 있었고, 여름철에 산발적으로 전국에서 환자가 발생하였다. 세계보건기구는 수년간 유지해오던 인플루엔자 대유행 위기경보 3단계를 급격히 올려 2009년 6월 11일 대유행인플루엔자를 공식 선언했다. 9월부터 전국에 걸쳐 급격하게 환자 발생이 증가되어 10월 말에 유행 정점을 찍고 감소세로 들어섰다. 2009년 18주차에 첫 환자 발생을 시작으로 유행 정점은 44주차(143,058명)에 도달한 후 감소되어 2010년 23주 이후 종료되었다(그림 11-2).

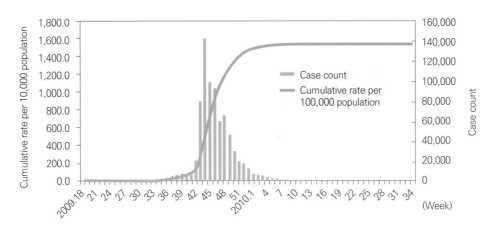

그림 11-2. **국내 대유행 인플루엔자 H1N1 주별 환자 발생자 수 및 누적 발생률**
※ 출처: 질병관리본부

2009년 H1N1 신종인플루엔자 대유행에 대하여 징부는 관심, 주의, 경계, 심각 등 4단계의 국가재난경보를 발령하여 경각심을 높이고, 대응 수준을 강화했다. 특히 전국인플루엔자유행감시체계(KISS)는 H1N1 신종인플루엔자 대유행의 진행, 규모 등을 모니터하여 위기의 수준을 평가하고 적절한 대응을 하는 유용한 시스템으로 활용되었다. 우리나라는 항바이러스제 투약 대상을 단계적으로 확대하여 유행 정점에서는 모든 열성호흡기질환자에게 제공하였다.[1] 대유행 기간 항바이러스제(oseltamivir, zanamivir)를 투약받은 사람은 346만여 명으로 집계됐다. 항바이러스제 비축은 초기에 254만 명분에 불과하였으나 대유행이 확산되고 심각 수준에 도달하면서, 인구 대비 20%, 약 1,000만 도즈를 상시 비축하는 체제로 전환하였다. 대유행 초기에 백신은 없었으나 질병관리본부, 식약청, 녹십자(주) 및 전문가들이 협력하여 신속하게 대유행백신을 개발하였다. 마침 녹십자(주)에서 국내 최초로 계절인플루엔자 백신 개발을 완료하고 2009년 7월에 식약청 시판 허가를 받아, 같은 백신 개발 플랫폼을 이용하여 대유행 백신 개발에 활용하였다. 대유행백신은 10월 27일에 의료인, 방역요원 접종을 시작으로 예방접종심의위원회에서 접종 우선순위를 정하여 초·중·고등학생, 유소아, 임신부, 만성병환자, 노인 차례로 접종을 확대하였다. 대유행백신은 어쥬번트백신을 포함하여 총 2,500만 도즈를 생산하여, 실제 1,475여만 도즈를 접종 완료했다. 보건 당국에 최종 집계된 H1N1 신종인플루엔자 감염자는 763,752명이었으며, 사망자는 270명(치사율 0.035%)이었다. 항바이러스제의 적극적인 투약과 대유행백신의 대규모 집단 접종은 신종인플루엔자로 인한 유행 규모 축소와 인명 피해를 최소화하는 결정적인 요인이 되었다. 우리나라에서 신종인플루엔자 환자의 치사율은 선진국에서의 자료와 유사할 정도로 낮았다. 세계보건기구는 2010년 8월 10일 인플루엔자 대유행 단계를 대유행 후 단계로 낮추면서 대유행 종료를 선언했다.

라. 가금류 농장에서 A형 H5Nx형 조류인플루엔자 유행

1997년 홍콩에서 조류인플루엔자 A형 H5N1의 인체 감염이 발생한 이래, 조류인플루엔자바이러스는 대유행인플루엔자의 유력한 후보로 대두되었다. 그리고 2003년 태국, 베트

---

1 보건복지부, 『신종인플루엔자 대응백서, 2009-2010』(서울: 질병관리본부, 2010).

남, 중국 등의 가금류에서 H5N1 조류인플루엔자 유행이 대규모로 시작되었다. 우리나라도 2003년 말부터 2017년까지 닭, 오리 등 가금류 농장에서 6차례의 H5Nx형 조류인플루엔자 유행이 있었다. 2003-2004년, 2006-2007년, 2008-2009년 및 2010-2011년 4차례 겨울과 봄에 가금류 농장에서 고병원성 A형 H5N1 조류인플루엔자가 유행하였다. 매번 대규모 닭, 오리 살처분으로 유행을 통제하였으며, 인체 감염자는 발생하지 않았다. 2003-2004년 가금류 살처분에 참여한 2,512명 중에 9명(0.36%)에서 H5N1 항체 양성으로 무증상감염자가 확인됐지만 가금-사람 간 전파율은 매우 낮은 것으로 보고되었다. A형 H5N1 고병원성 조류인플루엔자는 중국, 베트남, 인도네시아 등 동남아시아에서 지속적으로 유행하고 인체 감염과 높은 사망률(약 50%)을 나타내고 있다. 현재 H5N1 조류인플루엔자는 중국, 베트남, 인도네시아, 이집트 등의 가금류에 풍토병으로 토착화돼 있는 실정이다. 우리나라에서 2014-2015년에 A형 H5N8 조류인플루엔자바이러스가 가금류 농장에서 대규모 유행을 초래했고, 2016-2017년 11월부터는 A형 H5N6 조류인플루엔자바이러스가 가금류 농장에서 유행이 역대 최대 규모로 유행하였으며, 유행 통제를 위해 농장 간 이동 제한 및 약 4,000만 마리의 가금류가 살처분되었다. 매년 겨울에 시베리아에서 남하하는 철새를 통하여 H5형 조류인플루엔자바이러스가 유입되어 주로 서·남해안의 가금류 농장에서 대규모 유행을 일으키고 이동 제한 및 대규모 살처분 정책으로 통제하는 양상이 반복되고 있다.

2. 국내 질병 양상

가. 개요

인플루엔자는 국내에서 겨울철 급성 열성 호흡기질환으로 일반 인구의 10-15%에서 발생하는 것으로 추정된다. 특히 초·중·고등학교에서 하루 종일 밀접하게 지내는 학생 중에서 유행이 시작되며, 학생이 결석하게 되는 흔한 원인이다. 학생은 학교로부터 가정으로 인플루엔자를 전파시키는 전염원 역할을 한다. 건강한 소아 및 성인은 인플루엔자는 약 1

주일 이내에 합병증 없이 회복되는 것이 보통이다. 반면 인플루엔자는 노인, 만성질환자, 영유아, 임신부, 면역 저하 환자 등 고위험군에서는 폐렴이 합병되거나 갖고 있던 지병이 갑자기 악화되어 병원에 입원 치료를 하게 된다. 특히 A형 인플루엔자는 중등도 내지 중증 경과를 나타내고 모든 연령에서 발생한다. A형 인플루엔자바이러스는 사람뿐만 아니라 돼지 등 포유류 및 조류도 감염시킬 수 있는 대표적인 인수공통감염병이다.

나. 임상 특성

1) 증상

인플루엔자의 임상 증상은 우리나라와 다른 국가 인플루엔자 환자 사이에 특별한 차이는 없다. 인플루엔자바이러스에 노출 후 증상 시작까지의 잠복기는 1-4일이며, 보통 2일 정도이다. 잠복기 중에도 인플루엔자바이러스는 다른 사람에게 전염될 수 있다. 인플루엔자바이러스에 감염된 사람의 약 50%만이 전형적인 증상을 나타낸다. 전형적인 인플루엔자 증상은 갑작스러운 발열, 근육통, 두통 등 전신증상과 함께 인두통, 기침 등 호흡기 증상이다. 이외에도 콧물, 코막힘, 흉통, 안구통, 복통, 구토 등의 증상이 나타나기도 한다. 이상의 급성 열성 호흡기질환 양상은 겨울철에 동시에 유행하는 라이노바이러스, 코로나바이러스, 파라인플루엔자바이러스, 호흡기융합세포바이러스에 의한 상부호흡기감염과 증상만으로 구별하기 힘들다. 발열은 대개 38℃ 이상으로 급격히 발생하며 심한 탈진을 동반하기도 한다. 근육통 등 전신 몸살 증상은 보통 2-3일 정도 지속되며 5일 이상 지속되는 경우는 드물다. 건강한 사람에서 휴식, 수분 섭취 및 대증요법만으로 회복되나, 노약자 등에서 회복 후 무기력, 피로감, 기침 등의 증상이 수 주간 지속되기도 한다.

2) 감염 경로

인플루엔자는 인플루엔자 환자가 기침 또는 재채기를 할 때 분비되는 호흡기 비말(droplet)을 통해서 가까운 주위 사람에게 전파된다. 인플루엔자바이러스는 건조한 점액에서도 몇 시간 동안 생존할 수 있기 때문에 인플루엔자바이러스에 오염된 물건이나 환경을 만지고 나서 손으로 눈이나 코, 입 등을 만지는 경우 접촉감염이 발생할 수 있다. 사람 사이에 악수를 통하여 접촉감염이 될 수 있다. 인플루엔자바이러스의 전파는 성인의 경우 증상 발생 1일 전부터 증상 발생 후 약 5일간 가능하며 소아의 경우 증상 발생 후 10일 이상까지도 가능하다. 또한 인플루엔자 유행 기간 중 발병률이 가장 높은 5-18세 소아의 경우 지역사회 인플루엔자 전파에 있어 가장 중요한 감염원 역할을 한다.

3) 합병증

건강한 성인에서 인플루엔자는 보통 합병증 발생 없이 대부분 회복된다. 65세 이상 노인과 만성 호흡기질환, 당뇨병, 만성심혈관질환, 만성신부전, 만성간질환, 암환자, 면역억제제 복용자를 포함한 만성질환 환자에서는 합병증 발생의 위험이 증가되며, 그로 인하여 병원에 입원 치료를 받게 되거나 심지어 사망에 이르기도 한다. 인플루엔자의 가장 흔하고 치명적인 합병증은 폐렴으로 바이러스폐렴 또는 이차 세균 폐렴이 있다. 만성병을 갖고 있는 환자에서는 인플루엔자에 걸렸을 때 기저 만성질환이 급격히 악화되거나 그로 인하여 사망의 위험이 증가한다. 국내에서도 매년 인플루엔자로 인하여 폐렴 합병 또는 기저질환 악화로 입원하는 환자가 늘고 있으며, 대부분이 65세 이상 노인에서 발생한다.

소아에서 인플루엔자 감염 시 천식의 악화 또는 중이염, 부비동염 합병증 발생 위험이 증가한다. 특히 2세 미만 영유아에서 인플루엔자 감염은 합병증 발생으로 병원 입원의 위험이 증가한다. 소아가 인플루엔자, 특히 B형 인플루엔자바이러스에 감염되었을 때 아스피린을 복용하면 라이증후군의 발생 위험이 증가한다. 이 밖에도 심근염, 심낭염, 기흉, 기종격동, 뇌염, 횡단성 척수염, 근육염(특히 B형) 및 횡문근융해증 등도 드물게 발생할 수 있다.

우리나라의 인플루엔자 질병 부담 연구에 의하면 매년 인플루엔자로 인해 2,900명의 초과사망이 발생하는 것으로 추정되었다.[2] 전체 연령에서 인플루엔자로 인한 초과사망 발생률은 인구 10만 명당 5.97명이었으며, 65세 이상 노인의 경우 인플루엔자로 인한 초과사망 발생률은 인구 10만 명당 46.98명으로 매우 높은 양상을 보였다. 또한 2013-2014절기에 성인에서 발생한 인플루엔자의 사회경제적 비용은 입원 환자의 실증 자료를 바탕으로 했을

---

2 Park M, Wu P, Goldstein E, Kim WJ, Cowling BJ. Influenza associated excess mortality in South Korea. Am J Prev Med 2016;50(4):e111-119.

때 1억 2,500만 달러로 추계되어 상당한 것으로 밝혀졌다.[3]

다. 진단

인플루엔자의 증상은 발열, 콧물/코막힘, 및 인두통 등 인플루엔자 유사 질환의 양상으로 나타나는 다른 급성 상부호흡기감염과 구별이 쉽지 않다. 보건 당국에서 지역사회에 "인플루엔자 유행주의보"를 발령한 이후에 인플루엔자유사질환의 증상을 나타내는 경우, 실제 인플루엔자일 가능성이 높다.

인플루엔자의 실험실 검사법은 신속항원검사(rapid antigen test, RAT), 바이러스 핵산 중합효소연쇄반응(PCR), 바이러스 배양, 및 면역항체검사 등이 있다. 실제 외래 진료실에서 편리하게 사용되는 인플루엔자 진단검사는 신속항원검사이다. 2009 H1N1 신종인플루엔자 대유행 시 임상에서 사용이 보편화된 신속항원검사는 환자의 상기도검체를 채취하여 10-15분 이내에 결과를 현장에서 확인할 수 있을 정도로 빠르고 편리하다. 신속항원검사는 특이도는 매우 높으나, 민감도가 50-80%로 매우 다양하여 신뢰할 만큼 높지 않다는 문제점이 있다. PCR 검사는 민감도와 특이도가 매우 높아 신뢰할 만한 검사법이나 결과가 나오기까지 4시간 이상 걸리고, 비용이 비싸다는 단점이 있어, 일차 의료기관에서 사용되기보다 종합병원의 입원 환자에서 주로 사용되고 있다. 바이러스 배양 및 면역항체검사는 주로 표준실험실 또는 연구소에서 연구 목적으로 사용되고 있다.

라. 치료

만성병이 없고, 건강한 성인에서 합병증이 없는 단순 인플루엔자 환자에서는 안정, 수분 섭취를 하고 필요에 따라 해열진통제 등을 사용하는 대증요법만으로 충분히 호전된다. 그러나 인플루엔자 감염 시 합병증 발생의 위험이 높은 고위험군 및 중증 인플루엔자 환자에서는 가급적 신속하게(보통 증상 시작 48시간 이내) 인플루엔자 특이 항바이러스제 투약을

---

3   Choi WS, Cowling BJ, Noh JY, Song JY, Wie SH, Lee JS, Seo YB, Lee J, Jeong HW, Kim YK, Kim SW, Park KH, Lee SH, Cheong HJ, Kim WJ. Disease burden of 2013-2014 seasonal influenza in adults in Korea. PLoS One 2017;12(3):e0172012.

시작하여야 증상 경감, 합병증 발생 감소 및 사망의 위험을 낮출 수 있다.

인플루엔자 치료 항바이러스제는 M2 억제제(amantadine, rimantadine)와 뉴라미니다제 억제제(oseltamivir, zanamivir, peramivir) 2가지 종류가 있다. M2 억제제는 A형 인플루엔자바이러스에만 효과가 있고, 유행 중인 A형 인플루엔자바이러스 대부분이 내성을 나타내므로 임상에서 사용되지 않고 있다. 뉴라미니다제 억제제는 M2 억제제와는 달리 A형 및 B형 인플루엔자 모두에 효과가 있다. M2 억제제와 뉴라미니다제 억제제는 증상 시작 48시간 이내 투약을 시작한 경우 인플루엔자의 증상을 완화시키고 이환 기간을 줄일 수 있다. 현재 유행 중인 인플루엔자바이러스는 아직까지 뉴라미니다제 억제제에 대한 내성은 매우 낮다.

뉴라미니다제 억제제인 zanamivir(리렌자®)와 oseltamvir(타미플루®)는 1999년 미국에서 처음 시판되었으며, 국내에서는 둘 다 2001년 시판됐다. Zanamivir는 흡입제로 사용이 불편하여 사용량이 매우 적으며, 경구용 제제인 oseltamivir가 시장 대부분을 차지하고 있다. 특히 2009년 H1N1 신종인플루엔자 대유행 시에 oseltamivir가 널리 국민들에게 알려져서 타미플루®는 인플루엔자 치료제의 대명사가 되었다. 2009년 대유행 시에 긴급 사용 허가를 받은 peramivir(페라미플루®)는 주사제로 1회 투여로 간편한 장점이 있다. 2016년에 oseltamivir의 물질특허가 만료되어 국내 제약회사들이 제네릭을 만들어 현재 40여 개 회사가 제품을 만들어 판매하고 있다. 항바이러스제의 투여 용량은 환자의 연령 및 기저질환에 따라 다르다. Oseltamivir는 생후 2주 이상, zanamivir는 7세 이상, peramivir는 18세 이상에서 증상 시작 48시간 이내의 인플루엔자 치료에 사용이 승인돼 있다. Peramivir를 제외한 항바이러스제의 사용 기간은 평균 5일을 기준으로 한다. 항바이러스제의 예방적 투여는 oseltamivir는 1세 이상, zanamivir는 5세 이상에서 사용이 승인돼 있다. 인플루엔자 예방에 항바이러스제는 백신을 대체할 수 없으며, 보조적으로 사용돼야 한다.

3. 방역 및 관리

가. 감시 체계

우리나라에서 인플루엔자의 예방 및 관리에 보건 당국이 나서게 된 계기는 1997년 홍콩에서 조류인플루엔자 인체 감염이 발생하면서 대유행인플루엔자 대비 및 대응의 필요성이 제기되었기 때문이다. 실제 매년 겨울에 독감이 유행하였음에도 체계적인 유행 감시 체계가 없었기 때문에 실체를 제대로 파악할 수 없었다. 계절인플루엔자 발생에 대한 감시 체계 가동이 국가 인플루엔자 예방 및 관리의 시발점이었다. 2000년에 인플루엔자가 제3군법정감염병에 포함되면서 표본감시 대상으로 지정되었고, 비로소 전국적인 임상표본감시와 실험실표본감시로 구성된 국가 인플루엔자 표본감시체계(Korea Influenza Surveillance Scheme, KISS)가 시작되었다. 이후 우리나라에서 인플루엔자 발생 현황이 체계적으로 수집되었고(그림 11-3), 이를 바탕으로 인플루엔자 예방 및 관리 정책이 과학적으로 수립되었다. 국가인플루엔자표본감시체계는 2005년 추가된 "급성호흡기감염증감시사업" 중 호

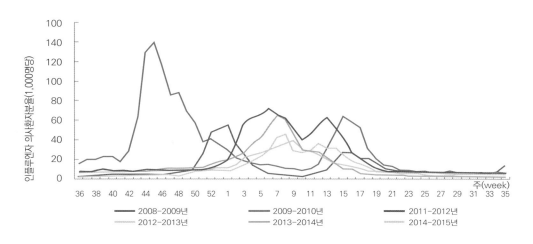

그림 11-3. **2008-2009년 절기~2014-2015년 절기 인플루엔자 임상표본감시 결과**
※ 출처: 질병관리본부

흡기바이러스감시를 통합하여 2009년 5월 이후 "인플루엔자 및 호흡기바이러스 실험실감시체계(Korea Influenza & Respiratory Viruses Surveillance System, KINRESS)"로 확대되어 현재 운영되고 있다.[4]

임상감시 체계에 참여한 표본감시 의료기관은 방문한 인플루엔자의사환자(ILI)와 해당 주의 총 진료 환자 수를 매주 신고하고 있다. 주간 단위로 외래에 내원한 1,000명 환자당 ILI 수는 인플루엔자 발생 추이를 모니터하여 유행을 조기에 인지하고 그에 따른 관리 대책을 마련하여 대응하는 데 활용되고 있다. 인플루엔자 임상감시 체계는 유행 절기 단위로 운영되고 있으며 주간 감시를 기본으로 하면서, 12월부터 다음해 4월까지는 유행의 조기 인지를 위한 일일 감시도 동시에 운영된다.

실험실감시체계는 임상감시체계의 일부 의료기관이 참여하는데 인플루엔자 의사환자로부터 채취된 호흡기검체에서 바이러스를 분리하여 인플루엔자바이러스의 시기별 유행 정도를 파악한다. 아울러 그 특성을 규명함으로써 신종 바이러스 출현을 감시하고 항원 및 유전자 특성, 항바이러스제 내성 양상을 파악하는 데 활용되고 있다. 특히 유행바이러스주의 항원형 및 유전자 서열은 백신주와의 일치 여부에 따라 인플루엔자 백신의 효과 추정에 사용되고 있다.

인플루엔자 감시 체계를 통하여 지역사회 유행의 발생 규모, 유행 정도 및 지역 전파를 파악할 수 있다. 감시 결과는 국민에게 예방 정보 제공, 항바이러스제 권고 및 백신 접종 등 적절한 방역 조치를 결정하는 데 중요한 근거가 되고 있다. 인플루엔자 유행 여부는 임상감시 체계에서 집계된 주간 인플루엔자 의사환자 분율(총 진료 환자 수 1,000명당 ILI 수)을 바탕으로 결정한다. 인플루엔자 유행 판단 기준은 대개 미국 CDC의 기준을 인용하는데, 해당 절기의 의사환자 분율이 과거 3년의 비유행 기간 ILI 평균보다 표준편차의 2배 이상 증가하면 인플루엔자 유행으로 판단한다. 따라서 인플루엔자 유행주의보는 인플루엔자 의사환자 분율이 유행 판단 기준을 초과하게 되는 시점에 발령하게 된다. 매해 인플루엔자 유행주의보 발령 시기는 다른데 최근에는 12월 초부터 1월 초 사이에 내려지고 있다.

---

4   질병관리본부, 『2017년도 인플루엔자 관리지침』(서울: 질병관리본부, 2017).

인플루엔자 유행주의보가 발령되고 3-4주경에 유행의 정점에 도달하게 되며, 이후 유행파가 감소되었다가 3월에 다시 작은 규모의 유행이 시작되는 경우도 있다. 인플루엔자 유행은 초·중·고등학교 학생들에서 급성 열성 호흡기질환 유행으로 시작되어 점차 가정 및 지역사회로 전파되며, 수도권 및 광역시 등 대도시에서 지방 소도시, 농촌으로 확산되는 경향을 나타낸다. 인플루엔자 유행이 진행되면서 학동기 소아에서 성인층으로 전파되고, 결국 노인 및 만성병 환자 등 고위험군에서 폐렴 등 합병증 발생으로 병원 입원 환자가 증가되고 이어서 사망자도 발생하게 된다.

나. 인플루엔자의 관리

계절인플루엔자가 유행하면 보통 인구의 10-20%가 감염되며, 건강한 사람에서는 결석, 결근으로 업무의 차질을 초래한다. 반면 인플루엔자는 노인, 만성질환자, 영유아, 및 임신부 등 고위험군이 감염될 경우 합병증 발생으로 병원 입원 치료를 하게 되며 그중 일부는 중증으로 진행되어 사망에 이르게 된다. 우리나라에서 매년 약 2,000-3,000명이 인플루엔자로 사망하는 것으로 추정되며, 대부분이 노인 및 만성병 환자에서 발생한다. 따라서 우리나라에서 인플루엔자로 인한 환자 발생, 입원 및 사망 등 보건학적 및 경제적 피해는 막대하다.

인플루엔자의 예방 및 관리에 백신 접종이 가장 효과적이다. 백신 이외 인플루엔자를 예방하기 위한 비약물학적 조치로 개인위생(손씻기, 기침 예절 등), 사회적 격리(휴업, 휴교, 집회 중단 등) 등이 있다. 인플루엔자 유행 시기에 보건 당국은 개인위생 수칙 준수 및 공익 캠페인 등을 통하여 환자와 접촉자 관리를 높여 피해를 줄이려는 노력을 하고 있다. 또한 인플루엔자가 의심되거나 진단된 급성 열성 호흡기질환 환자의 경우 등교 및 출근을 피하고 일찍 항바이러스제 투약을 시작하도록 권고하고 있다. 해열이 되고 24시간이 지나 전염성이 소실된 후에 학교 또는 직장에 복귀하도록 하고 있으며, 사회적 격리 수단으로 휴교, 휴업은 계절인플루엔자 유행 시에 적용 효과는 확실하지 않으며, 인플루엔자 대유행 시 학교 휴교는 일시 유행을 지연시킬 수 있지만 전체 규모를 줄이지는 못하는 것으로 알려져 있다.

다. 인플루엔자 백신 정책

인플루엔자에 대한 가장 효과적인 예방법은 백신 접종이다. 인플루엔자 백신은 매년 맞아야 하며, 특히 합병증 발생 고위험군에 대한 접종을 적극적으로 시행하는 것이 중요하다. 1997년부터 보건복지부 예방접종심의위원회에서 인플루엔자 백신 접종을 우선적으로 권장하는 대상을 정하기 시작하였는데 가장 최근의 것은 〈표 11-1〉과 같다.[5] 국가 인플루엔자 백신 접종 정책은 1997년 저소득층 노인 대상으로 무료 접종을 시작한 것이 효시이다. 2005년부터 65세 이상 노인을 국가 무료접종 대상으로 확대하였으며, 보건소에서만 실시하던 예방 접종을 2015년부터 민간 의료기관에도 위탁하여 실시하기 시작하였다.[6] 2012년부터 군입대 장병에 대하여 인플루엔자 백신 접종이 시작되었다. 국가 인플루엔자 백신 무료 접종 사업에 2016년 생후 6개월 이상 12개월 미만 영유아, 2017년에 생후 13개월 이상 59개월 이하 소아를 추가로 포함시켰다. 2017-2018절기 인플루엔자 백신 접종률은 65세 이상 노인 82.9%, 생후 6개월 이상 59개월 이하 소아에서 78.0%로 매우 높았으며,[7] 세계적으로 접종률이 매우 높은 국가에 포함된다. 2018년 말부터 유치원, 초등학교에서 집단생활로 인한 인플루엔자 유행 차단을 위해 인플루엔자 백신 국가 예방 접종 대상에 생후 60개월-12세 소아를 추가할 예정이다.

우리나라에서 시판되고 있는 인플루엔자 백신은 대부분이 3가 또는 4가 불활성화 분편 백신으로 계란 또는 MDCK 세포배양을 통하여 생산되고 있다. 일부 MF59어쥬번트 백신(플루아드®)이 수입되어 65세 이상 고령자 대상으로 접종되고 있으며, 소아에서 효과가 더 우수한 약독화생백신(플루미스트®)은 시판되고 있지 않다. 2010년대 중반 B형 인플루엔자 바이러스의 B/Victoria와 B/Yamagata 두 가지 계통(lineage) 항원을 모두 포함한 4가(quadrivalent) 백신의 사용이 증가되는 추세로 향후 접종 백신의 대부분을 차지할 것으로

5   질병관리본부, 『예방접종대상 감염병의 역학과 관리』(오송: 질병관리본부, 2017).

6   Yun JW, Noh JY, Song JY, Chun C, Kim Y, Cheong HJ. The Korean influenza national immunization program: history and present status. Infect Chemother. 2017;49(4): pp. 247-254.

7   질병관리본부, 「생후 6~59개월 어린이 인플루엔자 접종률 78.0%」, 질병관리본부 보도자료, 2018년 5월 10일.

예측된다. 2010년대 중반 A형 H3N2 백신이 유행바이러스주와 항원 불일치로 인플루엔자 백신의 예방 효과가 낮아서 문제가 되었다. 인플루엔자 백신은 1990년대에는 전량 수입에 의존하다가 2009년부터 국내 백신 회사가 자체 생산하기 시작하였다. 2009년 H1N1 대유행 시에는 국내 백신 회사가 2,500만 도즈를 공급하여 인명 피해를 줄이고 유행 규모를 줄이는 데 기여하였다. 2017-2018절기에 국내와 국제 백신회사가 약 2,400만 도즈를 시판하여 인플루엔자 백신 수급에 문제는 없는 상황이다.

표 11-1. 인플루엔자 백신의 우선접종 권장 대상("예방접종의 실시기준 및 방법" 보건복지부 고시 제2016-80호)

① 만성폐질환자, 만성심장질환자
② 만성질환으로 사회복지시설 등 집단시설에서 치료, 요양, 수용 중인 사람
③ 만성간질환자, 만성신질환자, 신경—근육 질환, 혈액—종양 질환, 당뇨환자, 면역저하자(면역억제제 복용자), 장기간 아스피린 복용 중인 6개월—18세 소아
④ 65세 이상 노인
⑤ 의료인
⑥ 만성질환자, 임신부, 65세 이상 노인과 거주하는 자
⑦ 6개월 미만의 영아를 돌보는 자
⑧ 임신부
⑨ 50—64세 인구
⑩ 생후 6개월—59개월 인구
⑪ 조류인플엔자 대응기관 종사자
⑫ 닭 · 오리 · 돼지농장 및 관련업계 종사자

홍 역

1. 국내 발생 및 유행

가. 홍역 백신 도입 전 시기

홍역 백신이 도입되기 전에 우리나라에서 소아 홍역은 가장 발생 빈도가 높은 감염 질환이었다. 국가적으로 정확한 통계는 없으나 전문가들이 밝힌 내용을 보면 홍역 백신이 도입되기 전 1960년대 중반까지 소아 500만 명 인구의 20%인 100만 명 정도가 주로 5월부터 7월 사이에 이 질환에 감염되었고, 이 중 약 2만 명 정도가 목숨을 잃었다고 하였다.[1] 이런 비율이면 병에 걸리는 이환율과 사망률이 가장 높은 중증 감염 질환으로 인식되었다고 할 수 있다. 잘못된 다양한 민간요법(가재 즙, 술 등)으로 인해 합병증이 심해지고 이로 인한 후유증과 사망이 문제된 시기라고 볼 수 있다. 이 당시 감염 전문가들은 발열이 지속되거나, 호흡 장애가 있거나 의식 변화가 있는 경우에는 입원을 적극 권장하였고, 접촉자에게는 감마 글로블린을 근육 주사하여 홍역을 예방하거나 걸려도 증상이 심해지는 것을 막을 수 있음을 강조했고,[2] 개인 청결과 함께 충분히 수분을 공급하고 소화가 잘 되는 단백 음식을 권했던 것으로 여러 지상 매체에서 확인되었다.

나. 홍역 백신 일제 접종 전 시기

세계 최초로 홍역 백신인 Edmonston B주 불활성화 백신과 약독화 생백신이 시판되었으

---

1   『조선일보』 1966년 5월 22일 5면 보도자료.

2   『조선일보』 1965년 5월 30일 5면 보도자료.

나 불활성화 백신은 면역의 지속 기간이 짧고 접종 후 많은 사람들이 비정형 홍역에 이환되어 1967년 사용이 중지되었다. 약독화 생백신은 접종 후 항체 양전율은 높았으나 발열 및 발진의 발생 빈도가 높아 역시 1975년에 사용이 중지되었다. 또한 1965년부터 Edmonston A주를 더 약독화시킨 Schwarz주 백신이, 1968년부터 Edmonston B주를 더 약독화시킨 Edmonston-Enders주 백신이 사용되고 있다.

우리나라는 1965년에 약독화 생백신으로 라이루겐, 루비오 박스란 상품명의 약독화 생백신(Schwarz주) 홍역 백신이 도입되어 사용하기 시작하였고, 초기에는 백신 접종 비용이 1,500원으로 매우 비싸 빈곤층에서는 접종이 어려웠으나, 1970년 3월부터 극빈층 9개월에서 4세 미만 사이 소아에게 무료 접종이 실시되기 시작되었고, 일반 접종률도 꾸준히 상승하면서 홍역 환자 발생이 현저히 감소하였다.[3]

이 당시에 홍역 백신 접종은 6개월에서 1세 전에 한 번 접종하였는데, 이를 12개월에 접종하는 것을 권장하면서 한 번 접종으로 평생 방어력이 있는 것으로 인식되었으나, 홍역 접종을 받고도 걸리는 경우가 점차 늘어 홍역 백신 관리에 의한 문제인지(저온보관 원칙 준수를 하지 않아 발생하는 것으로 추정) 아니면 홍역 백신 방어력이 오래 지속되지 않는 것인지에 대한 문제가 1978년부터 대두되기 시작하였다.[4] 그러나 1990년대부터 2회 접종을 통해 안전한 방어력을 유지할 수 있음이 전 세계적으로 알려짐으로써 국내에서도 12-15개월, 4-6세에 접종하는 것을 권장하기 시작하였다.

그럼에도 불구하고 낮은 홍역 예방 접종률로 인해 홍역에 걸릴 위험이 있는 감수성자가 유행 수준만큼 누적되는 4-6년 주기로 홍역이 유행하였다. 이런 유행 양상으로 홍역은 1980년대 초까지 매년 평균 4,000-6,000명의 환자가 보고되었으나, 민간 차원에서의 예방 접종 사업이 지속되고 1985년 국가사업으로 일부 무료 접종이 시작되면서부터 매년 1,000-2,000명 수준으로 감소하였다.[5] 그러나 전 세계적으로 홍역의 대유행이 있었던 1989년과 1990년에 각각 2,394명과 3,415명의 유행이 보고되었고, 1993-1994년에도 전국적 유행이

---

3 『조선일보』1975년 3월 13일 5면 보도자료.

4 『조선일보』1978년 2월 23일 5면 보도자료.

5 『조선일보』1993년 11월 23일 19면 보도자료.

있었으며, 이때 1989-1990년에 비해 6세 이상 소아에서 높은 발생을 보여 1994년 대한소아
과학회에서는 예방 접종 권장사항인 15개월 MMR 접종 외에 6세에 MMR 백신을 재접종할
것을 임시로 권장하였다. 이를 계기로 1997년 이후 MMR 1차 접종을 생후 12-15개월로 앞
당기고 만 4-6세에 2차 접종을 하도록 예방 접종 일정이 조정되었다. 이후 홍역 발생 빈도
는 연간 100명 이하로 보고되다가, 2000-2001년에 52,897명이 보고되는 대유행이 발생하였고
(표 12-1, 그림 12-1), 유행 기간 동안 7명이 사망하였다.[6]

표 12-1. 우리나라 연도별 홍역환자 보고 현황(1966-2010년) 단위 : 명

연도	'66	'67	'68	'69	'70	'71	'72	'73	'74
보고건수	11,925	982	6,286	5,397	3,625	4,192	6,738	3,408	4,867
연도	'75	'76	'77	'78	'79	'80	'81	'82	'83
보고건수	4,973	7,328	5,064	6,149	2,533	5,097	2,307	6,776	695
연도	'84	'85	'86	'87	'88	'89	'90	'91	'92
보고건수	2,246	1,283	1,818	1,880	1,579	2,394	3,415	258	38
연도	'93	'94	'95	'96	'97	'98	'99	'00	'01
보고건수	1,503	7,883	71	65	2	4	88	32,647	23,060
연도	'02	'03	'04	'05	'06	'07	'08	'09	'10
보고건수	62	33	11	7	28	194	2	17	114

※ 출처: 질병관리본부, 『2010 감염병 감시연보』(2011).

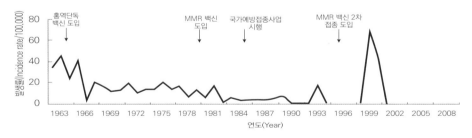

그림 12-1. 우리나라 연도별 홍역 환자 발생률(1963-2010년)

---

6   질병관리본부, 『2010 감염병 감시 연보』(2011).

2000년 홍역 유행 조사에 따르면, 연령별 분포는 1세 미만에서 높은 발생률을 보인 후 2세부터 감소하여 4-5세에 현저히 낮은 발생률을 보였으며, 6세부터는 다시 서서히 증가하기 시작하여 10세에서 정점을 보인 후 점차 감소하였다. 같은 조사에서, MMR백신 기초 접종률이 1-3세 34.9%, 4-6세 72.1%, 7-15세 72.0-79.0%로 3세 이후 연령에서는 주로 백신 접종을 받은 소아에서 홍역이 발생하였으나 실제 4-6세 이후 연령에서는 MMR백신 접종률은 19.4%로 매우 낮았다.

이런 대유행을 근절하기 위해 보건복지부는 국가 홍역퇴치 5개년 사업을 계획하기에 이르렀으며, 홍역의 유행 종식 및 근절을 2005년 이전으로 앞당기기 위해서 접종률을 95%이상 유지시킬 수 있는 강력한 정책을 수립하게 되었다.[7] 정책 전략은 첫째, 홍역 감수성 수준을 파악하기 위해 전국 홍역 면역도 조사를 실시하였으며, 둘째 취학 전 아동의 홍역 2차 접종률을 높이고자 초등학교 취학 아동의 홍역 2차 예방 접종력 확인 사업을 실시하기로 하고, 2000-2001년 유행 시 연령별 홍역 환자 발생 분포와 2000년에 7세에서 18세 사이 연령군 18,139명을 대상으로 실시한 홍역 면역도 조사 결과를 바탕으로 홍역 풍진 백신(MR 백신)을 2001년 5월 21일부터 2001년 6월 30일까지 8세에서 16세 연령군 5,849,816명을 대상으로(그림 12-2) 접종을 획일적으로 실시하는 일제 예방 접종(catch-up vaccination) 사업이 실행되었다. 전체 대상자 중 97.1%에서 접종되었다.[8]

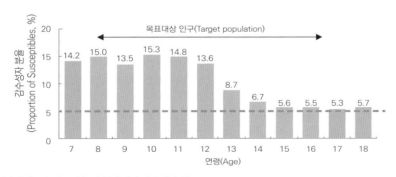

그림 12-2. **연령별 감수성 인구 비율 및 일제 예방 접종 대상 인구**

7   국립보건원, 「2001년 홍역일제예방접종사업지침」(2001).
8   국립보건원, 「전국 홍역면역도 조사결과보고서」(2002).

이 일제 접종이 실행되는 동안 사회적으로 일제 접종에 대한 많은 무리와 반발이 있었고 특히 접종 후 집단 이상반응으로 인한 많은 어려움이 있었다.[9] 실제 MR 일제 접종에 의한 접종 후 중고등학교 여학생들에게서 단체 이상반응이 보였는데 이는 예방 접종 백신과는 무관하고 집단 접종에 의한 연쇄 반응으로 밝혀졌다. 중증 이상반응으로 사망 1례와 급성 파종성 뇌척수염 1례를 제외한 중증 부작용 사례는 없었으며, 접종 후 일시적으로 발생된 발열, 두통, 발진 등 경미한 증상이었다. 홍역 일제 예방 접종 후 홍역 발생 환자는 급격히 감소하였으며(그림 12-3), 이 시기에 북한 상봉단에게 우리 정부는 국내 홍역 유행에 따른 조치로 홍역 백신 접종을 맞고 오라는 통보를 한 사실도 있어 이 당시 얼마나 홍역에 대해 사회적으로 민감했는지 짐작할 수 있다.[10] 2005년까지 홍역을 퇴치하기 위해서 정부는 2005년부터 초등학교 입학 시 예방 접종 기록 제출법이 시행되기 전까지 초등학교 취학 예정 아동의 2차 홍역 예방 접종 확인 사업을 매년 실시하여 2차 MMR 접종률을 95% 이상으로 유지할 수 있도록 하였다.

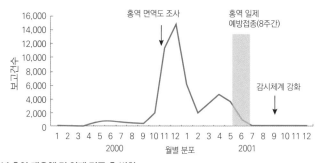

그림 12-3. **2000~2001년 홍역 대유행 및 일제 접종 후 변화**

다. 국가 홍역 일제 접종 후 시기

홍역 일제 접종 사업 이후 홍역 2차 예방 접종률을 적어도 95% 이상 유지하기 위한 목표로 2001년 3월에 초등학교 입학 전 아동을 대상으로 홍역 예방 접종력 확인 사업을 실시한

9   국립보건원, 「예방접종 후 이상반응 역학조사 업무 편람」(2001).
10 『중앙일보』 2000년 11월 28일 보도자료.

바 초등학교 입학 전 7세 아이들에서 홍역 백신 2회 접종에 대한 예방 접종률이 95-99%로 유지되고 있다. 홍역 퇴치를 위해 2003년부터 홍역 감시 체계를 강화하여 토착 발병의 근절을 확인하며 홍역 의심 환자들을 정확히 진단하고 적극적 조사를 위해 환자의 임상검체를 모두 수집하여 2002-2006년 동안 우리나라는 WHO에서 홍역 퇴치 선언을 위한 모든 기준을 만족하였다.[11] 이 기간 동안 매년 인구 100만 명당 홍역 확진 환자가 1명 미만(해외 유입을 제외한 발생)이었으며, 홍역 감시 체계 강화를 통해 모든 홍역 환자와 전파 경로를 적극적으로 조사하여 보고하였다.

또한 홍역 함유 백신 2회 접종률을 95% 이상 유지함으로써 모든 지역 내의 접종률이 95% 이상 유지되었으며, 해외 유입 홍역의 경우라도 소규모 유행으로 소멸되었다. 2006년과 2007년에 각각 소규모 유행이 있었는데, 2006년의 경우 인천의 한 유치원에서 유행이 발생되어 15명 원생에게 전파되었고, 확진자로부터 검출된 바이러스 유전자형은 H1으로 밝혀졌다. 또한 2007년 서울, 경인 지역에서 예방 접종력이 없는 0-1세를 중심으로 병원 내 감염이 발생하였으며, 총 6개 병원에서 전체 홍역 확진 환자 중 81명이 원내 전파를 통해 발생한 것으로 확인되었다. 이들 환자 중 76명은 홍역 환자와 같은 기간에 입원해 있던 환자였고, 2명은 입원한 환자의 가족으로 병원 방문 중 전파된 것으로 추정되었으며 3명은 의료인이었다. 2007년 당시 연간 194명의 홍역 환자가 보고되었으나, 그 이후 다시 2008년 2명, 2009년 17명, 2010년 114명의 환자 발생이 보고되었다.[12] 2009년에는 유행 사례가 없었지만 17명의 환자(의사환자 6명)가 산발적으로 발생하였다. 2010년에는 인천 지역의 학교를 중심으로 유행이 발생하여 환자 수가 114명(의사환자 3명)으로 증가하였고, 2011년에는 주로 경남 지역을 중심으로 소규모 유행이 있어 홍역 의심 환자 287명 중 총 42명의 확진 환자가 발생하였다. 해외 유입 사례는 3명(필리핀 2명, 태국 1명)이었다. 2012년에는 홍역 수동 감시 체계를 통해 125건이 신고되었고 2건이 능동 감시 체계를 통해 신고되었는데, 실험실 검사와 WPRO의 사례 분류 기준에 따라 최종적으로 확진된 사례는 2건이었으

---

11 질병관리본부, 「홍역 감시·관리 지침」(2006).
12 질병관리본부, 「홍역 관리 지침」(2014).

며 모두 해외 유입 사례였다. 2013년에는 경남, 경기 지역에서 의료기관, 학교, 지역사회, 가족 전파에 의한 유행으로 107명이 확진되었다. 2014년에는 해외 유입 사례에 의한 국내 2차 전파로 병원을 중심으로 면역력이 없는 소아, 접종력이 없는 집단생활 청소년과 대학생에서 확산되어 442명이 발생하여 전년 대비 4배 정도 증가하였다. 국내 발생으로 신고된 421명은 경기 141명, 서울 94명, 인천 52명, 전남 44명 순으로 많았고, 연령별로는 10대 미만에서 191명(43.2%), 10대에서 142명(32.1%) 순이었으며, 남자 261명, 여자 181명으로 남자가 더 많았다.[13] 2006년 이후 우리나라에서 발견된 홍역 바이러스의 유전자형은 주로 B3, D5, D8, D9, H1이었다. 이와 같이 우리나라는 재유행의 가능성에 대비한 감시 체계 유지, 해외 유입 사례에 대한 지속적인 관리, 학교 또는 유치원과 의료기관 내 전파에 대한 관리, 역학조사반을 포함한 지역 대응 인력 교육 등이 꾸준하게 필요한 실정이며, 이러한 노력의 결과로 2014년 3월 세계보건기구 서태평양지역사무국으로부터 홍역 퇴치 국가로 인정되었다. 그러나 퇴치 선언 이후에도 산발적 홍역 환자 발생이 반복되어 아직 재유행의 가능성과 해외 유입 사례에 대한 지속적인 관리가 필요한 실정에 있다.

2. 국내 질병 양상

가. 역학적 특성

홍역 바이러스는 RNA 바이러스로 한 개 항원형을 갖고 있으며 사람에게만 침투하여 병을 일으키는 특성이 있고, 온도, 광선, 습도 등에 민감하여 외부 환경에서는 장시간 생존하지 못하는 특성 때문에 홍역 방역과 예방 접종을 포함한 관리를 통해 천연두처럼 지구상에서 퇴치 또는 박멸이 가능할 것으로 기대하고 있다. 그러나 이 질환에 대한 방역과 관리가 전 세계적으로 일률적으로 진행되지 않고 접촉자의 95%에서 감염을 일으키는 강한 전염력과 호흡기 감염 전파로 인해 실제 퇴치 후에도 지속적 관리와 방역이 요구되어 박멸에

---

13 질병관리본부, 「감염병 관리, 홍역」(2014).

대한 기대는 쉽지만은 않은 질환이다.

나. 임상적 특성

전염성이 매우 높은 홍역은 급성 유행성 호흡기 감염 질환으로 발열, 기침, 콧물, 결막염이 가장 흔히 발생되는 주증상이고 홍역 특유의 구강 점막 내 발진과(그림 12-4), 이후 목 뒤와 얼굴로부터 하지로 내려가며 홍반성 반점, 구진의 융합성 발진(그림 12-5)을 특징으로 하는 질환이다. 한 번 걸린 후 회복되면 평생 면역을 얻게 되어 다시 걸리지 않는데 과거 우리나라에서는 어린 소아들이 홍역에 걸려 많은 사망을 보임에 따라 이 병에 걸려 회복되어야만 사람 구실을 한다 하여 "제구실"이란 질환명을 갖고 있었다.

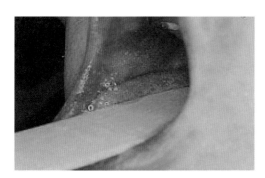

그림 12-4. **Koplik 반점**

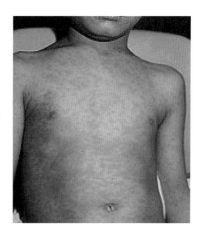

그림 12-5. **발진이 나타난 모습**

1) 전형적인 형태

잠복기(10-12일)를 지나 증상이 나타나며 노출 후 평균 14일(7-18일)에 발진이 발생한다.

발진 전에 2-4일 동안, 기침, 콧물과 결막염 등의 증상이 나타나며, 이때에 점막 내 발진인 Koplik 반점이 맞은편 첫 번째 하구 치아 구강 점막에 충혈된 작은 점막으로 둘러싸여 있는 회백색의 모래알 크기의 작은 반점으로 발진 1-2일 전에 나타나, 이런 특성으로 조기 임상 진단이 가능하다. 이 점막 발진은 발진 발생 후 1-2일 이내 자연 소실된다.

홍역 발진은 홍반성 구진 상 발진이 귀 뒤에서부터 생긴 후 첫 24시간 내에 얼굴, 목, 팔과 몸통 상부, 2일째에는 대퇴부, 3일째에는 발까지 퍼진 다음, 발진이 나타났던 순서대로 소실되기 시작한다. 홍역이 심하면 발진이 서로 융합되며 때로는 점상 출혈반 등이 나타난다. 초기에 발진은 손으로 눌렀을 때 하얗게 변하는 모습을 보이며, 발진 3-4일째에는 압력에 변화를 보이지 않는다. 이런 발진이 나타날 때까지 발열이 지속되며 발진이 발까지 도달한 후에는 발열도 소실되기 시작한다. 홍역 때 동반되는 증상으로는 식욕 부진, 설사 등의 위장관 증상이 특히 영아에서 흔하게 나타나며 림프절이 커지는 경우도 흔히 나타날 수 있다. 회복기는 발진이 소실되면서 색소 침착을 남기며 작은 겨 껍질 모양으로 벗겨지면서 7-10일 내에 소실된다. 손과 발은 벗겨지지 않으며 이 시기에 합병증이 잘 생긴다. 합병증 발생은 발진 소멸과 동시에 발열이 소멸된 후 2-3일 내에 다시 발열이 나타나면 일차적으로 호흡기 합병증이 발생된 것으로 추정하여야 한다.

2) 비전형적인 형태

홍역에 대한 불완전한 면역 상태를 가진 사람에게서 홍역 바이러스에 감염 후 경증 홍역이 발생한다. 충분한 방어면역을 보유하지 못한 경우이거나 홍역 환자에게 노출되고 면역 글로불린을 주사한 경우에 발생되는 홍역은 전형적인 홍역 임상증상을 보이지 않는다. 홍역 자연 감염의 기회가 줄어들면서 홍역 백신 접종에 의한 방어면역 유지가 과거와 다른 양상을 보여 1세 전 연령에서도 홍역이 발생되는 경우도 있고, 홍역 임상 양상이 과거와 다르게 발현되어 초기에 임상 진단이 어려운 경우도 발생하는 것이 현실이 되어 과거와 달리 임상 양상에만 의존하는 진단보다 발열, 발진이 동반되어 3일 이상 진행될 경우에는 의심 환자로 분류하여 정확한 홍역 검사실 진단이 요구되고 있는 것도 현실이다. 발진 양상도 과거와 달리 융합형보다 단순 홍반성 발진만 보이는 경우가 흔하다(그림 12-6).

이외 1960년대에 개발된 초기 불활성화 홍역 백신(inactivated measles virus vaccine)을 접종받은 경우에 자연 홍역에 감염되면 비정형 홍역이 발생될 수 있고, 임신부와 면역 저하자에서 홍역이 발생되는 경우가 있어 이들에 대한 접종 확인과 방어력 평가는 매우 중요하다.

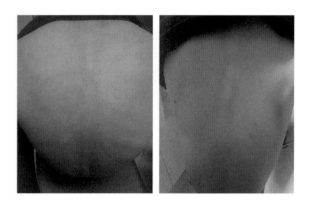

그림 12-6. **단순 발진이 나타난 모습**

3) 합병증

홍역 환자의 약 30%에서 합병증이 발생될 정도로 빈도가 높으며 주로 5세 미만의 소아와 20세 이상의 성인에서 흔하게 발생한다. 소화기 증상인 설사가 가장 흔한 합병증으로 약 8%에서 발생하고, 중이염이 7%에서, 기관지염과 폐렴이 6%에서 2차 세균 감염에 의한 합병증이 발생되어 높은 사망률을 보인다. 신경계 합병증으로 급성 뇌염이 홍역 환자 1,000명 중 1-2명에서 발생될 수 있고, 만성 뇌염의 형태로 나타나는 아급성 경화성 전뇌염(subacute sclerosing panencephalitis)은 매우 드물게 홍역을 앓고 난 후 평균 약 7년(발병 후 1개월-27년) 후에 발병할 수 있으며 좋지 않은 예후를 보인다. 홍역은 영양 부족이나 비타민A가 부족한 환자에서 잘 발생되며 합병증의 발생이 높다.[14]

3. 방역 및 관리

가. 홍역 퇴치 선언 전 방역 및 관리

질병관리본부에서는 홍역 일제 접종을 실시하여 반복되는 홍역 유행을 차단하고 동일한

---

14 예방접종 대상 감염병의 역학과 관리(2011), 홍역, 187 199쪽.

문제가 발생하는 것을 예방하기 위한 체계적 홍역 방역 대책 및 관리를 위한 정책 실행이 요구되어, 이에 대한 정책으로 우선 전 국민을 대상으로 홍역에 방어면역 상태를 파악하는 면역도 조사와 초등학교 입학 대상자에 대한 홍역 백신 접종 여부를 파악하는 사업이 진행되었다. 전 국민 면역도 조사를 2000년 12월부터 전면 실시하여 2001년 1월 말에 종료하였고, 초등학교 입학생 대상 홍역 접종 실태 파악이 2001년 1월부터 실시되었다. 홍역 방역 관리가 실시되기 시작하면서 2003년부터 단계별 홍역 감시 체계 전략이 최초로 확립되었다.[15] 이런 홍역 방역 관리 정책은 홍역 일제 접종 후 홍역 퇴치 선언을 위한 것으로 홍역 환자의 임상적 특성이 과거와 달리 전형적 환자 발생보다는 약화된 임상을 보이는 경우가 많을 것을 예측하여 홍역 환자의 임상 증상에 따른 세분화 작업을 병행하고 의심환자 색출을 강화하기 위해 홍역 진단과 역학 상황을 파악하기 위한 실험실 운영을 국제적 수준으로 향상시키며 신속 보고 체계를 통한 즉각 대응을 위한 전략으로 요약할 수 있다. 이런 취지하에 홍역에 대한 방역과 관리가 수행되어 2006년 8월에 세계보건기구 서태평양 산하 37개국 가운데 최초로 홍역국가실험실 인증을 받았으며, 2006년 11월 7일에 세계보건기구가 제시한 홍역 퇴치 수준에 부합하여 서태평양지역에서 최초로 홍역 퇴치 선언을 하게 되었다.[16]

나. 홍역 퇴치 선언 후 방역 및 관리

홍역 퇴치 선언 이후에 홍역 관리의 기준은 토착화된 홍역 바이러스 전파가 중단된 국가 기준에 따라 실험 결과로 확진된 홍역 환자가 발생되어도 홍역 퇴치 유지를 위한 관리 지침에 따른 철저한 관리가 이루어지는 것이다. 이런 기준을 통해 홍역 환자의 조기 발견, 접촉자 관리, 지속적인 집단 방어력을 유지하여 홍역 발생을 최소화하는 목표로 2006년 퇴치 선언 이후 홍역 퇴치 유지위원회가 발족되어 현재까지 홍역 관리 업무를 유지하고 있다. 특히, 철저한 해외 유입 홍역 환자의 관리 필요성은 아래 〈표 12-2〉와 같은 홍역 환자 발생

---

15 국립보건원, 「홍역 예방 관리」(2003).
16 질병관리본부 보도자료, 2008년 3월 14일.

과 감염 경로를 볼 때에 해외 유입에 의한 국내 홍역 발생 및 전파의 위험이 높기 때문에 해외여행자 외에도 외국인의 국내 방문에 따른 검역을 실행함으로써 유입 국가 및 지역까지 확인하여 2차 발생의 위험을 최소화하는 관리 체계를 유지하고 있다.

표 12-2. 2010년 이후 홍역 환자 발생 빈도 및 감염 경로   단위: 명

연 도	2010	2011	2012	2013	2014.5.
계	114	43	2	107	210
해외 유입*	1	3	2	4	10
해외 유입 관련**	94	32		101	188
불명	19	8		8	12
유전자형***	H1(45)	D9(12)		B3(74)D9(2)	B3(64)D8(4)H1(1)

* 해외 유입; 외국에서 감염된 후 국내에서 확진된 경우.
** 해외 유입 관련; 해외 유입 사례에 의한 국내 2차 전파 사례 또는 바이러스 유전자 분석 결과 해외 유입 바이러스로 분류된 경우
*** 유전자형: B3(필리핀 유행 바이러스), D8(베트남 유행 바이러스), H1(중국 유행 바이러스)

한편, 홍역 방역 및 관리에 있어서 주 기관인 질병관리본부는 2014년부터 환자와 접촉자 감시 관리보고 체계와 의심 환자 관리 흐름을 실시하고 있다.[12,17] 더불어 현재와 같이 95% 이상의 높은 홍역 백신 예방 접종률을 유지하고 2차 접종 누락자를 색출하여 추적 접종을 실시하는 관리도 병행하고 있어 대외적으로도 홍역 방역 관리는 인정받을 정도로 높은 수준에 있다.

---

17 질병관리본부, 「감염병 관리지침」(2017).

바이러스 간염

1. 국내 발생 및 유행

우리나라에서는 6·25 전쟁으로 참전한 미국 군의관을 통해서 바이러스 간염에 대한 연구가 처음 시작되었고, 한국 군의관으로서 연구를 함께 한 정환국 교수는 1960년 유행성 간염 환자에게 간침 생검을 실시하여 간염의 본체를 규명한 바 있다.[1] 특히, 그는 한국인에 흔한 무황달형 간염을 세계 최초로 확인하여 황달이 없이도 만성 간질환으로 진행하는 임상형을 보고하였다. 국내에서는 B형간염 바이러스의 정체가 처음 밝혀진 이후 바이러스 간염에 대하여 본격적인 관심을 갖고 진료와 연구가 이루어지게 되어 1971년 한국 성인의 급만성 간염, 간경변, 간암의 상당수가 B형간염 바이러스와 관계있는 것으로 판명되었다. 이후 한국에서도 A형과 B형을 구별하여 사용하기 시작했고, 1973년부터는 A, B형간염 바이러스의 면역 진단 시약이 국내에 도입되어 A형간염의 경우 10세 이상의 성인에서는 급성 간염이 드물다는 사실도 밝혀졌다. C형간염에 관해서는 1979년 그 존재를 의심하는 연구 보고가 있었으나, 1989년 C형간염 바이러스가 최초로 규명된 다음 해에 수혈 후에 주로 발병하는 간염이 C형간염 바이러스와 관련이 있다는 사실을 국내에서도 확인하였다. 이후 헌혈자와 수혈 시에 C형간염 바이러스 항체 검사를 의무화하여 수혈로 인한 간염을 현저히 줄일 수 있게 되었다.[2]

1   정환국·김길수·이진관·문세광, 「급성 바이러스 간염에 대한 장기 추적」, 『대한내과학회지』 18-5, 1975, 428–450쪽.
2   정규원·선희식·정환국·신호균·박충기·유재영·Di Bisceglie AM·Waggoner JJ·Hoofnagle JH, 「한국인 수혈후 간염과 만성 간질환 환자에서의 C형간염바이러스 감염동태 (제1보)」, 『대한내과학

우리나라 만성 간질환의 주된 원인은 B형간염 바이러스로 발병 빈도가 가장 높아 만성 간질환 원인 중 60-70%를 차지하여 한국인의 국민 건강에 미치는 영향이 매우 크며, C형 간염 바이러스가 두 번째이다. B형간염은 사람의 몸속에서만 증식하는 B형간염 바이러스 에 감염 시 간에 염증이 생기며, 출생 시 산모에서 태아로 감염되는 수직감염이 바이러스 전파의 가장 중요한 경로이다. B형간염 백신이 개발되기 전인 1970년대 및 1980년대 초까 지는 B형간염 표면항원(HBsAg) 양성률이 전체 인구의 7-8%, 학동기 연령층의 14.2%에 달 할 정도로 높아서 간염 왕국이라는 말을 들을 정도였다. 김정룡 교수는 이러한 미지의 항 원의 다양한 물리적 특성을 규명하여 이를 바탕으로 녹십자와 함께 1983년 6월 국내 최초 이자 세계에서 세 번째로 B형간염 백신인 '헤파박스-B'의 개발에 성공하였다.[3] 이후 국가 적인 예방접종 사업 및 관리를 시행하면서 B형간염 표면항원 보유율이 전체 인구의 3% 내 외로 뚜렷이 감소하였다.

C형간염은 국내에서 29만여 명의 건강검진 수검자를 대상으로 조사했을 때, 전국적으로 유병률이 약 0.8%인 것으로 나타났고,[4] C형간염은 간경변증 원인의 세 번째, 그리고 간암 원인의 두 번째로 B형간염과 함께 한국인 간 건강을 크게 위협하는 질환이다. C형간염 바 이러스는 혈액이나 체액을 통해 감염되는 전염병으로, 예전에는 수혈을 통해 주로 감염되 었으나, 1991년부터 헌혈 혈액에 대한 C형간염 바이러스 선별검사가 보편화된 후로 수혈 을 통한 감염은 현저히 줄었다. C형간염의 감염 경로는 정확히 알기 어려우나, 국내의 연 구 조사 결과에서는 정맥주사 약물남용, 주사침 찔림 손상, 과거 수혈을 받은 이력, 문신이 만성 C형간염의 유의한 위험인자로 나타났다.[5] 한편, 급성 C형간염 환자를 대상으로 한 국

회지』38-6, 1990, 750-753쪽.

3   김정룡, 「B형간염 Vaccine에 관한 연구」, 『대한의사협회지』 22, 1979, 1013-1025쪽.

4   Kim DY, Kim IH, Jeong SH, et al. A nationwide seroepidemiology of hepatitis C virus infection in South Korea. Liver Int 2013;33: pp. 586-594.

5   Seong MH, Kil H, Kim YS, et al. Clinical and epidemiological features of hepatitis C virus in-fection in South Korea: a prospective, multicenter cohort study. J Med Virol 2013;85: pp. 1724-1733.

내 연구에서는 약 절반에서만 침술, 수술, 주사침 찔림 등 오염된 혈액에 노출된 이력이 있었고 나머지는 원인이 불분명하였다.[6] 경구 감염이 되는 A형간염이 계절과 연관되어 집단 발생할 수 있는 반면에, C형간염은 주기적 유행이 보고되지는 않았다. 그러나 2015년 이후 몇몇 의료기관에서의 주사기 재사용을 통한 집단적 환자 발생이 나타나 사회적 문제가 되었다.

　A형간염은 위생 상태와 밀접한 관련이 있는 질병으로 저개발국가에서 발생 빈도가 높다. 따라서 사회경제 여건이 향상됨에 따라 위생 상태가 개선되면서 우리나라를 포함한 많은 지역에서 시대에 따른 발생률이 급변하고 있다. 우리나라는 20년 전까지만 해도 국내 성인의 90% 이상이 어릴 때의 자연 감염을 통해 A형간염 바이러스 방어 항체를 가졌기 때문에 성인에서 급성 A형간염 예를 보기 어려웠다. 하지만 위생 상태의 개선으로 간염의 증상이 나타나지 않는 불현성 감염에 의한 항체 보유율이 낮아지면서, 바이러스에 노출 시 면역력이 없는 성인이 증가하여 최근 보고에 의하면 A형간염 환자의 평균 나이는 29세로 87%의 환자가 20-30세의 성인이었으며 2000년 이후 입원 환자 비율도 증가하였다.[7] 이후 A형간염에 대한 중요성을 인식하여, 항체가 없을 것으로 생각되는 30세 이하의 성인에서 A형간염의 예방접종이 권고되었고, 2009년 정점을 찍은 이후 발생률은 감소 추세를 보이고 있다.

　급성 바이러스 간염으로 진단된 환자의 가장 많은 원인은 1973년에서 1984년까지는 B형간염이었고 A형간염은 3.4%에 불과하였으나, 2001년에서 2003년까지는 49.5%로 증가하였고, 2005년에서 2007년에는 94.6%를 차지하여 A형간염이 급성 바이러스 간염의 주원인으로 대두되었다.[8] 질병관리본부 자료에 의하면 2009년 15,231명의 A형간염 신고 건수로

6　Kim JY, Won JE, Jeong SH, et al. Acute hepatitis C in Korea: different modes of infection, high rate of spontaneous recovery, and low rate of seroconversion. J Med Virol 2011;83: pp. 1195-1202.

7　Jeong SH. Current status and vaccine indication for hepatitis A virus infection in Korea. Korean J Gastroenterol 2008;51: pp. 331-337.

8　Jung YK, Kim JH. Epidemiology and clinical features of acute hepatitis A: from the domestic perspective. Korean J Hepatol 2009;15: pp. 438-445.

정점을 이룬 후에 적극적 예방 활동을 통하여 3년 뒤 발생 보고 건수는 1,129건으로 현저히 줄어들었다.

그간 보고된 문헌을 참조하여 연도별 항체 보유율 변화를 〈그림 13-1〉에 표시하였다. 선진국으로 진입하는 다른 나라들처럼 우리나라도 A형간염 역학의 급격한 이동을 볼 수 있다.[7]

이외에 D형과 E형간염이 있는데, D형간염은 주로 B형간염 환자에서 중복 감염으로 나타나고, E형간염은 급성 간염으로서 A형간염과 유사한 임상양상을 보이나 우리나라에서 보고된 예가 많지 않고 간혹 해외여행을 다녀온 후 또는 국내에 거주하는 외국인을 통하여 감염되는 사례가 보고되고 있다.

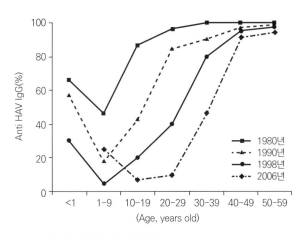

그림 13-1. **1980-2006년 우리나라 A형간염 항체 양성율 역학 변화**
※ 출처: 대한소화기학회지[7]

2. 국내 질병 양상

B, C, D형간염 바이러스는 비경구적 경로를 통하여 감염되고 만성으로 진행할 위험이 높은 반면, A, E형간염은 주로 경구를 통해 감염되고 급성 간염이 주된 임상 형태이다.

B, C형간염은 평생 관리를 요하는 감염병으로 적절한 관리를 받지 않으면 만성 간염, 간

경변, 간암으로 진행하여 사망하게 된다. B형간염은 출생 시 또는 유아기에 전염되는 수직 감염이 주된 경로이기 때문에 가족력이 있는 경우가 많고, 우리나라 중년 남성에서 간질환으로 인한 사망률이 높은 이유는 바로 이 B형간염 때문이다. C형간염은 수평으로 감염되는데, 주로 성인에서 감염되어 서서히 진행되므로 주로 60대 이후에 간경변, 간암의 문제가 나타난다. 다행히 지금은 항바이러스제로 적절히 치료받으면 간경변증이나 간암으로의 진행을 현저히 줄일 수 있다.

B형간염의 치료는 1990년대 이전까지는 뚜렷한 항바이러스제가 없었고 간장보조제에 의한 보존적 치료만 가능하다가 1993년에 인터페론 알파가 허가되었으나 일부 환자에서만 효과를 거두었다. 1999년에는 경구약으로서 라미부딘(제픽스®)이 국내에 출시되어 처음으로 B형간염 바이러스 활성 억제 및 환자의 치료 반응을 개선할 수 있게 되었다. 그러나 제한된 보험 기간의 보상으로 조기 중단에 따르는 후유증과 약제내성의 출현으로 간염이 악화되거나 진행하는 문제가 발생하였다. 2004년에는 라미부딘 내성 바이러스를 억제할 수 있는 아데포비어(헵세라®)가 1차 치료에 실패한 환자를 위한 2차 약으로 출시되어 내성 문제를 어느 정도 해결했으나 아데포비어 내성 바이러스가 출현하는 등의 2차 약제내성 문제가 발생하였다. 주 1회 사용이 가능해진 페그인터페론 알파의 출현으로 종전 인터페론 사용보다 환자 편의성이 높아졌고 일정 기간만 치료하는 장점이 있지만 역시 치료 효과는 경구 약제에 비하여 미흡하였다. 2007년에는 기존의 약제보다 항바이러스 효과가 뛰어나고 내성 바이러스의 발생률이 현저하게 낮은 엔테카비어(바라크루드®)가 국내에 출시되었고 국내 제약사에서 처음 개발한 클레부딘(레보비르®)도 기존의 약제보다 항바이러스 억제 효과가 뛰어나 기대를 모았으며 뒤이어 텔비부딘(세비보®)도 국내 시장에 출시되어 약효와 안정성을 바탕으로 항바이러스제의 경쟁이 시작되었다. 결국 내성 문제를 가장 중요한 것으로 평가하는 시점에서 이 문제에서 우월성을 보인 엔테카비어가 경쟁의 우위를 차지하고 약점이 노출된 두 약제는 국내외에서 점차 경쟁력을 잃어가게 되었다. 2012년에는 초치료 및 내성 바이러스 환자 모두에게 효과가 좋은 테노포비어(비리어드®)가 출시되어 현재 임상에서 간염 환자들에게 널리 사용 중이다.[9] 그러나 고혈압 약처럼 장기간 투약을

---

9   대한간학회, 「2015 대한간학회 만성 B형간염 진료 가이드라인」.

해야 하는 문제가 향후 해결하여야 할 문제이다.

C형간염의 경우, 경구약제인 리바비린을 인터페론에 병합하여 6-12개월 치료할 때 치료 성공률이 40% 정도로 증가하였고, 2000년대 중반에 기존 인터페론의 효과와 부작용을 개선한 페그인터페론이 개발되어 이것을 리바비린과 병합할 때 치료 성공률이 50-80% (한국인에서는 70-90%)로 증가하였다. 인체의 면역 반응을 이용하는 인터페론과 달리 C형간염 바이러스의 복제와 증식을 직접 억제하는 소위 '직접 작용 항바이러스제(direct acting antiviral, DAA)'가 2010년대 초반에 도입되었고 2015년에는 드디어 국내에서도 인터페론의 필요 없이 경구약제만으로 치료하는 시대가 열리게 되었다. 현재 C형간염의 유전자형별로, 또한 환자 상태별로 다양한 경구약제를 이용하여 일정 기간(12-24주) 치료함으로써 96-100%의 높은 치료 성공률을 거두고 있다. 한때 치료약이 고가인 관계로 사용이 제한적이었으나 보험 적용이 된 이후에는 진단이 된 경우 항바이러스제로 간염이 쉽게 해결되고 있다.

A형간염은 소아에서 감염 시에는 임상경과가 경미하나, 성인에서 감염 시 임상증상이 뚜렷이 나타날 뿐 아니라 심각한 상태가 될 수 있다. 2007-2009년 대한간학회가 4,218명의 A형간염 환자를 조사한 자료에 따르면 신부전 2.73%, 간부전 0.91%, 재발성 감염 0.65%, 담즙정체성 간염 1.92%로 비전형적인 증세를 보였고, 이 중 19명(0.45%)의 환자는 사망하거나 간이식을 받을 정도로 매우 위중하였다.[10] 따라서, A형간염은 빠른 진단으로 심각한 상태에 이르지 않도록 조치하는 것이 중요하다.

3. 방역 및 관리

1983년부터 처음 B형간염 예방백신 접종이 시작되었으며, 국산 백신 개발에 힘입어 비용 부담을 크게 감소시켰고 이후 1985년 유전자재조합 방식의 백신 개발로 가격은 더 낮아

---

10 Kwon SY, Park SH, Yeon JE, et al. Clinical manifestations and outcome of acute hepatitis A in Korea: A multi-center study, 2-7-2009 [Abstract]. Korean J Hepatol 2010;16(Suppl 3):S17.

졌다. 1987년에는 세계적 예방사업기구인 파스(Program for Appropriate Technology in Health, PATH)가 시행하는 대규모 간염 퇴치사업에 헤파박스-B가 선정됨으로써 세계적으로 B형간염 퇴치사업에도 기여하게 되었다. 또한 정부는 서울올림픽을 앞두고 'B형간염 왕국'이라는 오명에서 벗어나고자 1984년 '간염퇴치5개년계획'을 수립하여, B형간염에 대한 정부 차원의 예방 사업 계획이 추진되었고, 이는 1995년 영유아대상 국가 예방접종 사업의 초석이 되었다. 'B형간염 주산기감염 예방사업'은 B형간염 바이러스 감염의 주된 경로인 주산기감염으로부터 신생아를 보호하기 위해 2002년부터 B형간염 산모로부터 출생한 영유아에게 면역글로불린, 백신 예방접종, 항원 및 항체 검사 비용을 지원하는 것으로 질병관리본부가 관련 학회와 협회의 협조를 얻어 전국적으로 3,000개 이상의 기관(보건소 및 의료기관)에서 성공적으로 진행하였다.[11]

이후 전체 인구의 B형간염 표면항원 보유율은 1995년 8.3%에서 1998년 4.6%, 2005년 3.7%, 2011년 3.0%로 현저하게 감소하였다. 특히 국가 예방접종으로 영아의 95% 이상이 접종받고 있어 현재 청소년의 B형간염 표면항원 양성률은 0.2% 미만으로 현저히 감소하여 장차 만성 간염으로 인한 유병률과 사망률을 현저히 줄일 수 있게 되었다.

B형간염은 정체가 규명된 이후 약 50년 동안 예방과 치료 면에서 국가의 보건 정책의 한 축으로 성공적으로 관리가 되고 있는 국가와 그렇지 않은 국가로 나눌 수 있다. 우리나라는 현재 최근 30년 사이 세계적으로 간으로 인한 사망률이 가장 현저하게 줄어든 성공적으로 관리한 국가로 평가받고 있다. 그러나 여전히 우리나라에서는 국민의 약 3%가 B형간염 바이러스를 보유하고 있기 때문에, B형간염 바이러스 감염을 근절하기 위해서는 B형간염의 유병률을 모니터링하고 만성 B형간염 환자를 지속적으로 관리할 수 있는 체계화된 질병 감시 체제가 필수이다. 이를 위해서는 예방 백신 사업, 주산기 감염 예방 사업 및 B형간염 환자의 항바이러스제 치료를 연계하여 체계적으로 운영할 수 있는 'B형간염 통합 관리 시스템'의 구축이 필요하다.

C형간염의 경우는 예방 백신이 없기 때문에 병이 진행되기 전에 발견하여 적극적 항바

---

11 대한간학회, 『한국인 간질환 백서』(2013).

이러스 치료가 간염 관리에 가장 중요하나 현재 건강보험공단의 국가검진 항목에 C형간염 선별검사인 항체검사는 포함되어 있지 않다. 따라서 혈액검사를 받지 않는 무증상의 C형 간염 환자들이 본인의 감염 여부를 모르고 있는 경우가 많다. 2013년 대한간학회가 시행한 '일반인 간질환 인식 조사'에 따르면 전체 3,000명의 설문 응답자 중에서 C형간염 검사를 받은 적이 있는 비율은 10.4%에 불과했고, 전체 응답자 중 1.6%에서 C형간염 검사 결과가 양성이라고 답하였다. 따라서 본인의 C형간염 감염 여부를 확인할 기회가 없어 인지하지 못한 C형간염 환자가 상당수 있음을 추측할 수 있다. 이에 따라, 국가 차원의 적극적인 선별검사를 통해 C형간염 환자의 진단율을 높이는 방안을 강구해야 한다.[11]

그동안의 역학 연구를 통해 마약 등 불법 정맥주사 남용이 감염의 주된 경로인 서구와 달리, 우리나라의 C형간염은 고령 인구에서 특히 해안 지역을 중심으로 유병률이 높았고, 주사침 노출, 치과 시술, 문신, 침습적 의료 행위 등이 감염의 위험 인자로 지목되어 왔다. 또한, 환자들에서 침술이나 뜸, 부황 등의 한방 시술에 대한 노출 빈도가 높은 것으로 보고 되었으나, 치과의원, 한의원, 침술원, 문신원 등의 기관에서는 감염 관리에 대한 인식이 낮고 보고에 대한 의무가 없는 것이 문제점으로 지적된다. 최근 2년 동안 C형간염 집단 감염 사태가 세 차례에 걸쳐 의료기관을 매개로 발생하였고, 이들 집단 감염은 1회용 주사기의 재사용에 의한 것으로 추정되고 있어 C형간염 바이러스 감염의 고위험군이 아닌 일반 인구에서도 침습적 시술이 시행되는 의료 기관 등에서 감염원에 노출될 가능성이 있으므로, 이러한 기관들에 대한 현실적이고 전반적인 감염 관리 대책이 필요하다.

국내에서 2000년 이후 성인에서 급성 A형간염의 발생률이 증가함에 따라, 예방 접종을 통한 A형간염 예방에 주력하고 있다. 성인 A형간염 예방접종 가이드라인에서는 30세 미만의 환자에서 A형간염 항체 검사를 시행하지 않고 백신을 접종하며, 30세 이상의 환자에서는 선별검사를 통해 HAV IgG항체 여부를 확인하고 음성일 때에 예방접종을 권고하고 있다. 현재 널리 사용되고 있는 백신은 모두 비활성화 백신으로서 국내에서는 1차 접종 6개월 후 재접종을 권고하고 있다. 현재 예방접종으로 인하여 A형간염의 발생률이 점차 감소되고 있으나, 청소년 이상 젊은 성인에서는 예방접종률이 매우 낮은 편이다. 국내 A형간염 예방접종은 1997년부터 시작되었기 때문에 1997년 이전에 출생한 연령층은 대부분 A형간염 바이러스에 대한 면역력이 없으며 예방접종을 하지 않을 경우 향후 현증 A형간염 발생 위험이 있다. 특히, 해외여행자의 증가, 단체 생활 등 바이러스 전파 가능성으로 인하여 재유행을 유념해야 한다. 또한, A형간염은 제1군 감염병으로 지정되어 A형간염 환자 발생 시 지체 없이 관할 보건소에 신고해야 하며, 2011년 이후 질병관리본부는 전국의 A형간염 발생 현황을 지속적으로 감시하고 있다.

최근 세계보건기구(WHO)에서는 2030년까지 바이러스 간염의 신규 환자 발생을 90% 감소시키고 사망률을 65% 감소시키는 목표를 제시한 바 있다. 한국은 과거 세계보건기구로부터 B형간염 관리 우수 국가로 지정받은 바 있는데, 치료 성적이 뛰어난 C형간염 경구치료제가 도입된 이때 무증상의 C형간염 환자들을 찾아내어 치료함으로써 감염원을 없애면 다시 한 번 C형간염 관리 우수 국가로 지정받을 수 있을 것이다.[12] 이를 위해서는, 고가의 C형간염 치료제에 대하여 추가적인 국가의 급여 범위 확대, 비용 보조 등의 지원이 필요하겠다.

바이러스 간염도 21세기에 들어와서 전 국가적 관심과 지원으로 이미 관리가 가능한 상태가 되었다. 바이러스 간염은 우리나라에서 학계와 정부가 손잡고 비교적 성공적으로 예방 관리가 잘 되어 온 부분으로 평가받고 있다. 급성 전염병 질환에는 온 국가적 관심이 쏟아지고 재원이 투입되었으나 만성 전염병 관리는 다소 소홀한 경향이 있었다. 그러나 바이러스 간염은 효율적 정책으로 더욱 지속적으로 막을 수 있고 치료될 수 있는 병으로, 의료계와 정부가 합심하여 이 전염병으로 건강과 생명을 잃는 국민이 더 이상 없어야 하겠다.

---

12 Kim DY, Han KH, Jun B, et al. Estimating the cost-effectiveness of one-time screening and treatment for hepatitis C in Korea. PLos One 2017;12:e0167770.

말라리아

1. 국내 발생 및 유행

가. 해방 후부터 1980년대까지

우리나라 자연계에서 유행하는 말라리아는 삼일열말라리아(vivax malaria) 한 가지이며, 원인 충체는 삼일열원충(*Plasmodium vivax*)이다. 이 병은 오래 전부터 우리나라에 만연하였으나 근대적인 문헌에는 1913년에야 최초로 기록되었다.[1] 그 후 1927년에는 춘천과 철원의 초등학생, 중학생 등에서 1.3-16.1%의 말라리아원충 감염률을 나타내었다는 보고가 있었고,[2] 이러한 유행은 약간의 소강상태를 보이면서 1945년 해방 후까지도 지속되었던 것으로 보인다. 예를 들어 1949년에 서울 시내 3개 중학교 학생 3,983명을 대상으로 최근(1948년) 말라리아에 걸린 적이 있었는지에 대한 질문에 14.7%가 앓은 적이 있다고 대답하였다.[3]

그 후 잠시 소강상태를 보이던 말라리아는 한국 전쟁(1950년) 후 1953년까지 재유행의 양상을 띠게 된다. 이른바 전쟁 말라리아(war malaria)의 전형적인 형태였다.[4] 강원도 양양군 인구 10,000명 정도의 작은 마을에서 1952년 4월에서 9월까지 짧은 기간 동안 환자가 1,032명(10.3%), 1년으로 환산하면 2,000명 이상(20.6%)이 발생하였다고 하니[4] 상황을 미

1 Hasegawa Y. Malaria in Korea. Chosen Igakkai Zasshi 1913;(4): pp. 53–69 (in Japanese).
2 Tanabe M. Distribution of malaria in Korea. On the endemicity of malaria in Chunchon and Cholwon, Kangwon-do. Chosen Igakkai Zasshi 1927;(82): p. 882 (in Japanese).
3 임한종, 「말라리아증」, 『종합의학』 13, 1968, 18–22쪽.
4 Paik YH, Ree HI, Shim JC. Malaria in Korea. Jpn J Exp Med 1988;58: pp. 55–66.

루어 짐작할 수 있다. 또 하나의 예로 한국 전쟁에 참전했던 유엔군 병사(캐나다 국적)의 캐나다 귀국 후 말라리아 발병을 들 수 있다. 즉, 캐나다 장병 1,350명 중 귀국 후 1952년 1월부터 12월까지 1년 동안 152명이 말라리아를 앓았다고 하며,[5] 이는 11.3%의 높은 말라리아 발병률을 보인 셈이다(대부분 장기 잠복기 환자였던 것으로 보임). 이러한 전쟁 말라리아는 주민의 정착, 말라리아 치료약 보급, 모기 방제 등으로 다소 호전되기는 하였지만 1960년까지도 환자 발생은 지속되었던 것으로 보인다.

이러한 상황을 인식했던 세계보건기구(WHO)와 한국 정부(당시 보건사회부)는 공동으로 말라리아근절사업단(National Malaria Eradication Service)을 설립하고 말라리아 치료 및 관리를 위한 여러 활동을 시작하였다. 가장 먼저 시작한 사업은 1960년 전국 9개도 41개 시-군 중 278개 부락(총 인구 166,241명)을 대상으로 일반 주민 18,697명을 추출하여 혈액도말검사를 시행한 일이었다. 그 결과, 212명이 말라리아원충 양성으로 판정되어 1.1%의 양성률을 보였다. 이때 양성률이 가장 높았던 지역은 경상북도였고(183명, 2.5%), 다음이 전라북도(9명, 0.7%), 경상남도(8명, 0.5%), 경기도(8명, 0.2%), 충청북도(1명, 0.2%)의 순이었다. 말라리아근절사업단이 시행한 또 하나의 큰 사업은 1961-1965년에 수동적 환자 색출(passive case detection, PCD)을 시행한 점이다. 이는 발열환자 중 말라리아에 의한 경우가 어느 정도 되는지를 채혈 후 원충검사로 확인하는 제도였다. 이 방법에 의해 5년 동안 전국적으로 45,395명의 발열 환자 중 13,929명(30.7%)이 말라리아에 의한 것임이 확인되었다.[4] 이때 양성률이 가장 높았던 지역은 경상북도였고(41.5%), 다음이 강원도(32.7%), 경기도(30.6%), 충청북도(20.6%), 제주도(10.9%)의 순이었다(그림 14-1).

말라리아 근절 사업이 커다란 성과를 나타낸 결과 경기 북부와 동부 및 경북 북부 지역을 제외한 나머지 지역에서는 말라리아 전파가 사실상 거의 중단되었다.[4] 그 후 말라리아 유행 추세를 고찰한 논문들[6,7]에 의하면 1960년대 중반부터 1970년대 초반까지 계속 감소

---

5   Hale TR, Halpenny GW. Malaria in Korean veterans. Canad Med Assoc J 1952;68: pp. 444-448.

6   Kim DC. Status of malaria infection in the Republic of Korea. Yonsei Rep Trop Med 1982;13: pp. 59-62.

7   Soh CT, Lee KT, Im KI, et al. Current status of malaria in Korea. Yonsei Rep Trop Med 1985;16: pp. 11-18.

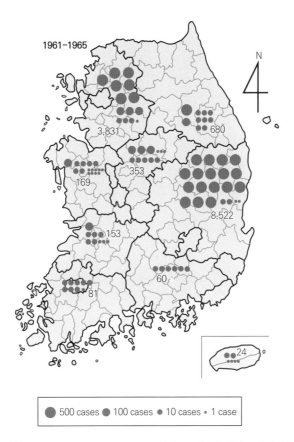

그림 14-1. **말라리아근절사업단(National Malaria Eradication Service)이 수동적 증례색출(PCD) 방법으로 진단한 혈액 내 삼일열원충(*P. vivax*) 양성자의 지리적 분포(1961-1965년)** 총 피검자 45,395명 중 양성자 수는 13,929명(30.7%)이었음.
※ 출처: Paik et al. (4) 보건사회부 1966년 통계.

추세를 보였고, 1970년대 후반부터는 거의 소멸되었음을 알 수 있다. 가장 늦게까지 감염이 지속되었던 경북 북부지역마저도 환자 발생이 완전히 중단되었으며, 특히 1984년의 2례[7] 보고 이후부터 1993년까지 10년 동안은 전국적으로 토착적 말라리아의 발생이 전혀 없었다. 그러나 매개 모기인 얼룩날개모기(*Anopheles* spp.)의 분포는 크게 줄지 않았으며, 과거 고도 유행지는 물론 전국의 농촌 지역에 두루 서식하고 있었다. 따라서 만일 말라리아원충이 다시 들어온다면 재유행 가능성을 배제할 수 없는 상황이었다. 특히, 북한 지역의 말라리아 상황에 따라 남한에서의 재유행 가능성은 상존하고 있었던 것으로 보인다.

나. 1990년대 이후 2015년까지(말라리아의 재유행)

1) 재유행의 시작

남한에서는 토착형 삼일열말라리아가 1984년 이후 1993년 6월까지 약 10년 동안 완전히 소멸되었고 수입 말라리아 증례만 간혹 진단되는 정도였다.[8] 그러나 1993년 7월 경기도 북부 휴전선 부근에서 외국 여행 경력이 전혀 없는 말라리아 환자가 1명 발생하였다.[9] 이 환자 발생은 일과성이 아니었고 그 후 계속되어 2015년 현재까지 23년 동안 총 32,526명(연평균 1,414명)의 환자가 발생하였다(그림 14-2).

최초 환자는 경기 북부의 한 군부대에 근무하는 병사였다.[9] 발열, 비종대 등이 나타났고 혈액도말검사에서 예상하지 못했던 삼일열원충의 여러 발육 단계가 발견되어 삼일열말라리아로 진단되었다.[9] 그러나 이 환자는 국내에서 감염된 것이 확실하나, 말라리아가 소멸된 지 10년이 된 상태여서 감염원을 파악할 길이 없었다. 첫 환자가 발견된 지 10-11개월이 지난 1994년 5월과 6월에 또다시 인근 지역 주둔 병사에서 각각 1명씩 모두 2명의 말라리아 환자가 발생하여,[10] 결코 일과성이 아닌 현상일 가능성이 강력히 시사되었다.

2) 재유행의 지속 및 특성

이렇게 시작된 재유행 삼일열말라리아 환자는 그 후에도 계속 발생하였는데, 1994년에 21명, 1995년에 107명, 1996년에는 358명, 1997년에는 1,723명 등 환자 수가 급속도로 증가하였고 1998년에는 3,930명, 1999년 3,622명, 2000년 4,141명이 발생하여 1998-2000년 3년 동안 최고조에 이르렀다(그림 14-2, 3).

---

8   Chai JY. Re-emerging Plasmodium vivax malaria in the Republic of Korea. Korean J Parasitol 1999;37: pp. 129-143.

9   채인호 · 임건일 · 윤성노 외, 「해외여행 경력이 없는 남자 환자에서 발병한 삼일열 말라리아 1례」, 『기생충학잡지』 32, 1994, 195-200쪽.

10 Cho SY, Kong Y, Park SM, et al. Two vivax malaria cases detected in Korea. Korean J Parasitol 1994;32: pp. 281-284.

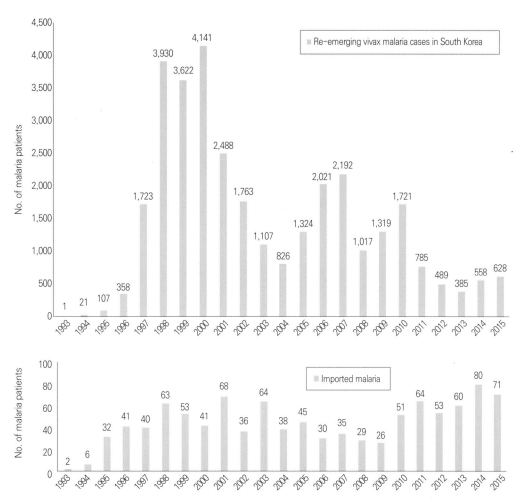

그림 14-2. 남한의 재유행 삼일열말라리아(Re-emerging vivax malaria in South Korea) 및 해외유입 말라리아(Imported malaria)
　　　　발생현황(1993-2015년)
　　　　※ 출처; 질병관리본부 홈페이지

　　그러나 다행히 그 후부터는 약간의 감소와 증가를 계속 보이면서 전체적으로 차츰 감소하여 2003년 1,107명, 2006년 2,021명, 2009년 1,319명, 2012년 489명, 2015년 628명의 환자 수를 보였다(그림 14-2).[8,11] 재유행 말라리아는 환자 직업과 나이 등을 볼 때 매우 특이

11　질병관리본부, 「말라리아 관리지침」(2015~2017).

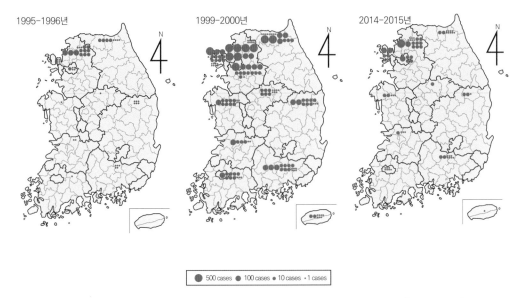

그림 14-3. **재유행 삼일열말라리아의 지역적 발생 빈도(1995-1996년, 1999-2000년 및 2014-2015년)** 재유행 초기(1995-1996
년)에는 465명, 폭발적 유행기(1999-2000년)에는 7,763명, 소강상태로 접어든 시기(2014-2015년)에는 1,186명이 각
각 발생하였고, 지역적으로는 경기 북부, 서부와 강원 북부가 주요 환자 발생지였다. 그 외의 시도에서 발생한 증례는 대부
분 장기 잠복기 환자로 전역 장병이거나 경기 북부나 강원 북부 여행자 등이다.
※ 출처: Han et al. (17) 및 질병관리본부(11)

한 현상을 보였다. 즉, 1993년부터 1996년까지 재유행 초기 환자의 대다수(1993년 100%,
1994년 90.5%, 1995년 93.5%, 1996년 87.2%)는 현역 군인 또는 전역한 군인이었다.[8] 그러
나 재유행이 점차 진행됨에 따라 민간인 발생이 급격히 늘어나게 되었고 총 환자의 50%를
초과하기에 이르렀다(민간인 비율: 2000년 38.2%, 2003년 50.6%, 2006년 63.2%, 2010년
60.8%, 2013년 59.0%).[11] 민간인 중에는 4-5세 어린이에서부터 60세 이상에 이르기까지 다
양한 연령 분포를 보이고 있었다. 이러한 현상들은 초기에 재유행 말라리아가 휴전선 부근
에 위치한 군부대를 중심으로 좁은 지역에서 유행하였으나 차츰 분포가 넓게 확산되고 있
음을 나타내고 있었다.

3) 재유행 말라리아의 분포 지역 및 초기 감염원

재유행 초기 4년간의 주요 유행지는 경기 북부에서 휴전선을 따라 동서로 길게 분포하

였고 환자 거주지는 대부분 휴전선으로부터 10 km 이내의 거리에 있었다.[12] 경기 북부, 특히 연천군 및 파주군에서 가장 많은 환자가(80.0%) 발생하였고, 다음이 강원 북서부의 철원군(12.3%)이었고, 서울, 김포, 포천 및 동두천에서도 일부 환자가 발생하였다.[12] 대구/경북, 부산/경남, 광주/전남 및 충북에서도 소수의 환자가 발생하였는데(그림 14-2) 이들은 대부분 최근 1년 이내에 휴전선 부근의 군부대에서 근무한 적이 있었던 전역 군인임이 확인되었다.[12] 따라서 이들을 포함한다면 재유행 초기에는 휴전선 부근의 군부대 근무 중 감염된 경우가 대부분이었던 것으로 보인다. 특히, 최초 발생 환자 20례는 예외 없이 경기 북부 또는 강원 북서부 지역의 휴전선 인근에서 발생하였다.[12] 이러한 정황을 종합할 때 재유행 말라리아의 초기 감염원으로는 휴전선 북방 북한 지역 말라리아 환자의 피를 빤 모기가 남쪽으로 날아온 후 남한의 병사를 물어 감염시켰을 가능성이 크다. 모기의 평상시 이동 거리는 반경 1 km 내외로 알려져 있지만 온화한 북풍이 불고 기온과 습도가 적절할(하천을 타고 이동하는 등의) 경우 이동 거리가 크게 늘어날 수도 있기 때문이다.

4) 재유행의 추이

말라리아의 재유행은 10년 정도 경과하면서 그 분포 지역 등에 있어서 많은 변화를 초래하였다. 초기에는 주요 유행지가 경기 파주군, 연천군 및 강원 철원군이었으나 재유행 10년이 경과한 후에는 경기 김포시, 동두천시, 강화군, 옹진군 등이 추가되어 서서히 남쪽 및 서쪽으로 확산되는 추세를 보였다(그림 14-3). 주요 유행지 외의 지역에서 발생한 민간인 환자 중에도 상당수는 최근 1년 이내에 유행지에서 군복무 후 전역한 경우가 포함되어 있으나(장기 잠복 후 발병한 증례), 나머지는 순수 민간인이며 유행지 여행 경험이 없는 경우도 많이 있어 유행지가 점차 확산되고 있을 가능성을 시사해 주고 있다. 또한, 수혈로 인한 감염 증례도 보고되었다.[13,14]

---

12 채종일, 「새로 출현하는 말라리아」, 『대한의사협회지』 40, 1997, 728-733쪽.

13 정인경·오명돈·채종일 외, 「수혈을 통한 말라리아가 원인이었던 불명열 1예」, 『감염』 31, 1999, 41-45쪽.

14 Lee YK, Lee KY, Choi KH, et al. Transfusion-induced malaria in a child after open heart surgery in Korea. J Korean Med Sci 2001;16: pp. 789-791.

그러나 재유행 말라리아는 2010년대에 들어서면서 연간 환자 수 1,000명 이하를 유지하면서 소강상태에 들어가고 있는 것으로 보인다(그림 14-2). 또한, 남한의 일부 국소 유행지(주로 경기 북부; 파주시, 강화군 등)에 정착하여 토착화되고 있는 과정 중인 것으로도 볼 수 있다. 북한과의 지속적인 상호 전파 가능성을 완전히 배제할 수는 없으나 그럴 가능성은 많이 낮아졌으며 남한의 유행 지역 내에서 2차, 3차 감염이 계속 일어나고 있다고 판단된다.

5) 미군 병사에서의 재유행 말라리아

남한 주둔 미군 병사에서도 재유행 삼일열말라리아 환자가 지속적으로 발생하였다. 환자 수는 1993년 1명으로 시작하여 1996년 11명, 1999년 53명으로 급속도로 증가하였고, 그 후 2002년에는 45명, 2005년 18명, 2007년 32명 등으로 차츰 감소하고 있다.[15] 총 환자 수 363명 중 166명은 남한 내에서 발병한(열발작이 시작된) 경우였고, 나머지 197명은 미국으로 돌아간 후 또는 다른 나라로 파견된 후 발병하였다.[15] 이들 중 상당수는 장기 잠복기 환자로 추정된다. 남한 내에서 발병한 환자 중 대부분은 경기 북부에 주둔하는 병사들이었고 특히 파주의 휴전선 인근 주둔 부대에서 가장 많은 환자가 발생하였다.[16]

6) 북한의 말라리아 유행

남한의 재유행 말라리아가 북한에서 감염된 모기가 감염원으로 작용했을 것이라는 점은 여러 정황으로 볼 때 추측이 가능하다. 그러나 재유행 초기에는 북한의 말라리아 상황에 대한 자료를 찾을 수가 없어 감염원 유추에 많은 어려움이 있었다. 북한 말라리아 상황에 대해 공식적인 자료가 나온 것은 2002-2005년 세계보건기구(WHO) 홈페이지, 유엔(UN) 평양사무소 홈페이지, 그리고 유엔 홈페이지 등에 게시된 것이 처음이었다.[17] 곧이어

---

15 Klein T, Pacha LA, Lee HC, et al. Plasmodium vivax malaria among U.S. Forces Korea in the Republic of Korea, 1993-2007. Milit Med 2009;174: pp. 412-418.

16 Kim HC, Pacha LA, Lee WJ, et al. Malaria in the Republic of Korea, 1993-2007. Variables related to re-emergence and persistence of Plasmodium vivax among U.S. Forces in Korea. Milit Med 2009;174: pp. 762-769.

17 Han ET, Lee DH, Park KD, et al. Reemerging vivax malaria: changing patterns of annual incidence and control programs in the Republic of Korea. Korean J Parasitol 2006;44: pp. 285-294.

WHO 평양사무소가 태국 마히돌대학 팀과 공동으로 북한 말라리아 상황을 보고하면서 공식화되었다.[18] 이 기록에 따르면 북한의 말라리아는 1970년대에 소멸되었다가 1998년부터 재유행하기 시작했다고 적고 있다. 그러나 홍수와 생활수준 악화 등으로 소강상태에 있었던 말라리아의 불씨가 1990년대 초반부터 되살아난 결과일 가능성을 배제할 수는 없다.

WHO 홈페이지 자료, 발표된 논문 자료[18] 및 북한 학자가 중국 상해 회의에서 발표한 자료 등을 종합하면 다음과 같다. 말라리아 재유행으로 심각한 상황이 된 것은 1997년이었으나 구체적인 환자 수치는 기록된 것이 없었고, 1998년에 강원도, 황해남도 및 개성시에서 2,100명의 환자가 말라리아로 처음 확인되었다고 한다.[18] 이듬해인 1999년부터 환자 수가 급격히 증가하여 95,960명의 환자가 발생하였고, 2000년에는 204,428명, 2001년에는 295,570명, 2002년에는 240,339명으로 1999-2002년에 최고조를 이루었다.[17] 그 후 2003년에는 46,251명, 2004년에는 33,677명으로 크게 감소하는 추세를 보였으며,[17] 2005년에는 11,507명, 2006년 9,353명, 2007년에는 7,436명이 말라리아로 진단되어 감소 추세가 지속되었다고 한다(비공식 자료). 유행지는 2006년 황해북도, 황해남도, 개성시 및 강원도에서 2007년에는 황해남도 및 강원도의 상황이 호전된 반면 평안북도가 고도 유행지로 추가되었으며, 결국 황해북도, 개성시 및 평안북도의 3개 시도가 주요 관리 대상 지역으로 남았다고 하였다(비공식 자료).

7) 해외유입 말라리아

재유행 말라리아가 1993년에 시작되어 2015년까지 23년 동안 지속되는 동안 해외여행 도중 감염되어 귀국 후 발병한 해외유입 말라리아 환자도 점차 증가하였다(그림 14-2). 전국 18-26개 종합병원급 이상으로부터 자료를 수집하여 집계한 보고[7]를 보면 1970-1985년까지 총 80례의 해외유입 말라리아 환자가 기록되었고 그중 열대열말라리아(falciparum malaria)가 35명, 삼일열말라리아가 11명, 난형열말라리아(ovale malaria)가 1명, 종 불명인 말라리아 환자가 37명이었다(혼합 감염자 4명). 질병관리본부가 해외유입 말라리아 환자 발생 보고를 받

---

18 Chol PT, Suwannapong N, Howteerakul N. Evaluation of a malaria control project in PDR Korea, 2001-2003. Southeast Asian J Trop Med Public Health 2005;36: pp. 565-571.

기 시작한 1993년부터 2015년까지의 해외유입 말라리아 환자는 총 1,028명으로 집계되었고 대다수가 열대열말라리아와 삼일열말라리아로 나타났다(연평균 44.7명).[8,11]

2. 국내 질병 양상

가. 임상적 특성

1) 잠복기

세계적으로 삼일열말라리아의 잠복기는 보통 10-15일 정도로 알려져 있으나, 온대 지방의 경우 드물게 10개월 이상의 긴 잠복기를 보이는 경우도 있다.[19] 우리나라에 분포하는 삼일열말라리아도 온대 말라리아의 한 유형으로 잠복기에 있어 매우 특이한 양상을 보인다.[8,20] 즉, 단기 잠복기(1개월 이내)와 장기 잠복기(7-12개월)를 가진 환자가 대략 1:3 정도로 나타나 장기 잠복기를 보이는 환자가 월등히 많다.[8] 장기 잠복기의 발현 기전은 밝혀져 있지 않으나, 생물학적으로 볼 때 모기가 11월-4월에는 거의 활동을 하지 않으므로 말라리아원충이 생존하려면 사람 체내에서 긴 잠복기를 가져야만 하기 때문으로 해석할 수 있다. 월동하는 모기 체내에서는 말라리아원충이 오래 생존할 수 없으며, 포유동물 중에서는 오직 사람만이 숙주가 될 수 있다.

이런 이유 때문에 말라리아 유행지가 아닌 멀리 떨어진 지역에서도 말라리아 발병(열 발작)이 시작될 수 있다.[17] 가령, 군 복무 도중 감염 모기에 물려 원충에 감염된 병사가 제대후 고향에 돌아간 지 1년이나 경과하였을 때 갑자기 말라리아 열 발작을 시작하는 일이 가능한 것이다. 한국 전쟁 참전 후 캐나다로 돌아간 유엔군 병사 1,350명 중에서 152명이 긴 잠복기에 의해 뒤늦게 열 발작을 일으킨 경우도 보고되었다.[5]

---

19 채종일 · 홍성태 · 최민호 외, 『임상 기생충학』(서울: 서울대학교출판문화원, 2011).

20 Tiburskaja NA, Vrublevskaja OS. The course of infection caused by the North Korean strain of Plasmodium vivax. WHO 1977;WHO/MAL/77.895: pp. 1-19.

2) 임상 증상

재유행 삼일열말라리아 환자는 다양한 임상증상을 보인다(표 14-1). 환자 중 대략 2/3 정도는 전형적인 삼일열의 열 발작 주기(48시간)를 보인다. 즉, 군인 환자 26명 중 21명(80.8%)이 전형적인 48시간 주기의 열 발작(오한, 발열 및 발한)을 보였고, 4명은 초기의 부정기적인 열 발작 후 차츰 48시간 주기의 열 발작으로 변화하였다.[21] 이에 비해 민간인 환자(전역 군인 포함) 101명 중에서는 69명(68.3%)만이 전형적인 48시간 주기의 열 발작을 나타내었다.[22] 열 발작 이외의 임상증상으로는 비종대 43명(42.0%), 간종대 16명(15.8%), 두통 84명(83.2%), 근육통 43명(42.6%), 오심 24명(23.8%), 설사 24명(23.8%), 구토 17명(16.8%), 기침 15명(14.9%), 상복부 압통 9명(8.9%) 등이 나타났다.[22] 한편, 경기도에 위치한 한 대학병원의 환자 341명에서는 발열 337명(98.8%), 오한 213명(62.5%), 두통 115명(33.7%), 근육통 85명(24.9%), 오심 61명(17.9%), 구토 36명(10.6%), 복통 31명

표 14-1. 재유행 삼일열말라리아의 주요 임상증상 및 혈액학적 소견

주요 임상증상(빈도, %)		주요 혈액학적 소견(빈도, %)	
발열	98.8–100	혈소판감소증	61.5–99.7
오한	62.5–100	헤모글로빈 감소(빈혈)	28.5–61.5
두통	33.7–83.2	백혈구감소증	19.9–50.0
근육통	24.9–88.5	백혈구증가증	2.9–19.2
비종대	23.1–69.2	아미노전달효소 증가	14.9–54.8
간종대	7.7–15.8	빌리루빈 증가	10.9–53.7
오심	17.9–23.8		
구토	10.6–16.8		
기침	14.9		
설사	4.1–23.8		
복통	8.9–9.1		

자료 근거: 각주(21–23).

---

21 김광희·임채승, 「1995년에 발병한 토착형 말라리아 26례에 대한 임상적 고찰」, 『대한내과학회지』 52, 1997, 577–583쪽.

22 Oh MD, Shin H, Shin D, et al. Clinical features of vivax malaria. Am J Trop Med Hyg 2001;65: pp. 143–146.

(9.1%), 설사 14명(4.1%) 등의 증상들이 나타났다.[23]

3) 혈액학적 특성

재유행 삼일열말라리아 환자의 경우 빈혈은 그 빈도가 그리 높지 않은 편이다(표 14-1). 즉, 환자 101명을 분석한 논문의 경우 빈혈(< 12.0 g/dL)이 나타난 경우는 52명(51.5%)이 었는데 그중 절반(25명)은 헤모글로빈치가 10.1-12.0 g/dL로서 그리 심한 빈혈은 아닌 것으로 나타났다.[22] 높은 빈도로 나타나는 다른 혈액학적 소견은 혈소판감소증이었는데 61.5-100%(진료기관별 차이)의 환자에서 관찰되었다.[8] 그 외에도 백혈구 감소, 아미노전달효소 증가, 빌리루빈 증가 등이 나타났다.[22,23]

4) 합병증 및 후유증

재유행 삼일열말라리아 환자의 가장 심각한 합병증 중 하나는 자연 비장파열(spontaneous rupture of the spleen)이다.[22,23] 그 외에도 저혈압, 정신장애, 질소혈증(azotemia), 비장경색증(spleen infarction) 등이 나타날 수 있다.[23] 후유증의 하나는 치료 후의 재발이다. 정규적인 클로로퀸 치료를 받을 경우 열 발작은 곧 사라지지만, 간세포에 남아있던 조직형 원충(crypto-merozoite)을 죽일 수 있는 프리마퀸(primaquine)을 제대로 투여받지 못한 경우에는 원충이 다시 증식하여 얼마 후 열 발작이 재발할 수 있다. 심지어는 클로로퀸과 프리마퀸 투여를 모두 잘 받았음에도 불구하고 치료 실패로 인해 환자 101명 중 1명 정도에서 재발이 나타난다.[23] 경기도의 환자 341명 중에서도 11명(3.2%)이 재발을 보였는데 클로로퀸과 프리마퀸 투여를 모두 잘 받은 경우였다.[23] 다만, 이들에 대한 총 프리마퀸 투여 용량이 평균 3.01 mg/kg 으로서 재발하지 않은 환자의 3.39 mg/kg에 비해 조금 낮았다는 점이 있기는 하다.[23]

5) 약제 내성

재유행 삼일열말라리아의 약제 내성을 분석한 한 논문에서 환자 484명 중 2명이 클로로퀸 치

---

23 Kwak YG, Lee HK, Kim M, et al. Clinical characteristics of vivax malaria and analysis of re-curred patients. Infect Chemother 2013;45: pp. 69-75.

료에 반응하지 않아 약제내성으로 판단된다고 하였다.[24] 다행히 더 이상의 약재내성 보고는 없다. 외국의 경우 대부분의 나라에서 삼일열말라리아의 약제내성 문제는 없으나, 다만 인도네시아, 미얀마, 베트남, 파푸아뉴기니, 인도 등지에서는 약제내성 문제가 일부 보고되고 있다.[25]

나. 역학적 특성

1) 매개 모기

남한에는 얼룩날개모기속(*Anopheles* spp.) 모기가 8종 알려져 있다.[26] 즉, *A. sinensis* (sensu stricto), *A. pullus* (syn. *A. yatsushiroensis*), *A. lesteri, A. kleini, A. belenrae, A. sineroides, A. lindesayi japonicus* 및 *A. koreicus*가 분포하는데, 이들 중 말라리아를 매개할 수 있는 종은 *A. sinensis*[27,28], *A. pullus*[28,29], *A. lesteri*[30,31] 및 *A. kleini*[28]의 4종이다(표 14-2). 그중에도 특히 *A. sinensis*(중국얼룩날개모기)는 주 매개체로서 분포 밀도가 매우 높고 야간(20시-5시)에 주로 활동한다. 동물혈기호성(zoophilism)이 강하지만 주변에 동물이 없을 때에는 사람에 대한 공격 성향이 매우 강하다.[27]

24 Lee KS, Kim TH, Kim ES, et al. Chloroquine-resistant Plasmodium vivax in the Republic of Korea. Am J Trop Med Hyg 2009;80: pp. 215-217.
25 염준섭, 「말라리아」, 『대한내과학회지』 86, 2014, 265-270쪽.
26 Jeong KY, Un S, Lee J, et al. Population dynamics of five Anopheles species of the hyrcanus group in northern Gyeonggi-do, Korea. Korean J Parasitol 2010;48: pp. 351-353.
27 Ree HI. Studies on Anopheles sinensis, the vector species of vivax malaria in Korea. Korean J Parasitol 2005;43: pp. 75-92.
28 Lee WJ, Klein T, Kim HC, et al. Anopheles kleini, Anopheles pullus, and Anopheles sinensis: potential vectors of Plasmodium vivax in the Republic of Korea. J Med Entomol 2007;44: pp. 1086-1090.
29 홍한기, 「한국산 주요 모기종의 생태학적 연구」, 동국대학교 박사학위논문, 1978.
30 Shin EH, Kim TS, Lee HW, et al. Vector competence of Anopheles lesteri Baisas and Hu (Diptera: Culicidae) to Plasmodium vivax in Korea. Korean J Parasitol 2002;40: pp. 41-44.
31 Joshi D, Choochote W, Park MH, et al. The susceptibility of Anopheles lesteri to infection with Korean strain of Plasmodium vivax. Malar J 2009;8: p. 42.

표 14-2. 재유행 삼일열말라리아의 주요 매개모기

중국얼룩날개모기(*Anopheles sinensis*)
잿빛얼룩날개모기(*Anopheles pullus*, syn. *Anopheles yatsushiroensis*)
레스터얼룩날개모기(*Anopheles lesteri*)
클라인얼룩날개모기(*Anopheles kleini*)

자료 근거: 각주(26-31).

2) 계절적 소장

단기 잠복기 환자와 장기 잠복기 환자가 섞여 발생하고 있어 열 발작이 시작되는 시기는 매우 다양하다. 그렇지만 종합적으로 볼 때 재유행 삼일열말라리아의 환자 발생(열 발작의 시작)은 5-9월, 즉 늦은 봄부터 여름을 거쳐 초가을 사이에 집중되는 경향을 보인다.[8,25] 이러한 계절적 소장은 1913년에 기록된 한국형 삼일열말라리아의 계절적 소장과 거의 동일하다.[8] 이 5-9월은 일 년 중 모기가 주로 활동하는 시기와 거의 일치한다. 즉, 이 시기에 환자를 발생시킴으로써 원충이 모기로 넘어갈 수 있고 원충의 생존이 가능할 것으로 보인다.

3) 열대열말라리아와 사일열말라리아의 토착적 발생 가능성

우리나라에서 토착적으로 발생할 수 있는 말라리아는 삼일열말라리아 한 가지뿐이다. 삼일열말라리아를 전파하는 매개 모기는 4종이 알려져 있으나[28,31] 열대열말라리아(falciparum malaria)나 사일열말라리아(quartan malaria)를 전파할 수 있는 매개 모기는 분포하지 않는다. 충남 서산군에서 1930년대에 사일열말라리아의 토착적 발생 보고가 잠깐 있었으나[32] 더 이상의 유행은 기록된 바 없다. 열대열말라리아도 마약 중독자 간에 오염된 주사기에 의한 전파가 한때 보고된 바 있었으나[33] 곧 소멸되었다. 해외여행 경력이 없는 환자 1명이 심한 열대열말라리아에 걸려 사망한 일이 있었으나, 이는 아프리카에서 감

---

32 Oh SN. On quartan malaria in Korea. Mansen No Ikai 1930;112: pp. 18-19 (in Japanese).

33 서병설·임한종, 「서울시내 마약중독자간에 유행하는 열대열 및 사일열」, 『서울대학교논문집(의약지)』 8, 1959, 213-220쪽.

염된 다른 수입 말라리아 환자로부터 전파된 병원 내 감염 때문으로 확인되었다.[34]

3. 방역 및 관리

가. 말라리아 관리 기본 전략

말라리아 관리를 위한 4대 기본 전략은 다음과 같다.[35] 즉, (1) 환자 조기 진단 및 치료, (2) 지속적인 예방 대책 및 모기 방제 대책의 수립 및 수행, (3) 유행의 조기 감지, 억제 및 예방 대책의 수행, (4) 유행과 관련된 생태학적 및 사회경제적 여건의 정기적 점검 등이다.

나. 환자 조기 진단 및 치료

재유행 말라리아가 크게 확산되고 있던 1990년대 중·후반 정부와 군(주한 미군 포함)은 수동적 환자 색출 방법(passive case detection, PCD) 및 능동적 환자 색출 방법(active case detection, ACD) 등 환자 조기 색출을 위한 여러 가지 대책을 시행하였다. 그 결과, 지역 보건소나 병의원에 근무하는 의료진의 말라리아에 대한 관심이 급속도로 높아졌고 환자 발생부터 진단까지 소요되는 시간이 1995년에 평균 23.6일이었던 것이 1997년에는 9.5일, 그리고 2000년에는 8.0일로 크게 단축되었다.[36] 그 후에는(2000-2002년도) 환자의 61.7-73.6%가 발병 6일 이내에 진단되었다.[17] 또한, 2008년 이후에는 말라리아 항체를 신속하게 검출하도록 개발된 신속진단키트(rapid diagnostic test, RDT)를 보급하였으며, 이후 말라리아 환자의 진단에 소요되는 시간은 더욱 단축되었다.[37]

---

34 Kim JY, Kim JS, Park MH, et al. A locally acquired falciparum malaria via nosocomial transmission in Korea. Korean J Parasitol 2009;47: pp. 269-273.

35 WHO. Turning malaria around (monograph published by Division of Control of Tropical Diseases, WHO). Geneva. 1998.

36 Park JW, Klein T, Lee HC, et al. Vivax malaria: a continuing health threat to the Republic of Korea. Am J Trop Med Hyg 2003;69: pp. 159-167.

37 정재훈, 「군 말라리아 예방화학요법의 효과 분석(세미나 발표자료)」(2017).

다. 지속적인 예방 대책 및 모기 방제 대책의 수립 및 수행

1) 개인방어

정부는 주요 유행지 주민들에 대한 말라리아 경각심 고취와 모기에 물리지 않도록 하기 위한 주민 및 장병 보건교육을 시행하였다. 군에서도 말라리아 매개 모기 방제를 위해 방충망 보급, 전투복 살충제 처리, 모기 기피제(repellent) 보급 등 개인방어를 위한 여건을 마련하였다.[37]

2) 집단 예방화학요법

개인방어에 비해 보다 적극적인 방법의 하나로 집단 예방화학요법(mass chemoprophylaxis)을 들 수 있다. 삼일열말라리아의 경우에는 클로로퀸(chloroquine) 300 mg 주 1회 투여 또는 프리마퀸(primaquine) 15 mg을 14일간 매일 투여하는 단독 요법이나 클로로퀸-프리마퀸 두 가지를 다 사용하는 병용 요법을 사용할 수 있다. 클로로퀸은 혈액 내의 원충을 죽이기 위한 것이며 반감기(후기)가 1-2개월까지 가능하므로 주 1회만 투여하며,[19] 총 6년간 누적 용량 100 g을 사용해도 별다른 부작용은 없는 것으로 알려져 있다.[38] 프리마퀸은 간세포 내에 잠복하고 있는 조직형 원충을 죽이기 위한 약제로 최소 14일간은 투여해야 한다. 따라서 겨울에 프리마퀸을 14일간 투여하면 간에 장기간 잠복 중인 원충을 죽일 수 있어 이듬해의 말라리아 발병을 막을 수가 있다.

이 집단 예방화학요법은 군에서 주로 사용하였다. 재유행 초기인 1997년 15,981명에 대해 클로로퀸 및 프리마퀸 병용 예방화학요법을 처음 시작하였으며,[17,37] 그 후 1998년 37,529명, 1999년 61,772명 등으로 계속 대상자를 확대하여 2007년에는 최다 19만 명이 말라리아 예방화학요법을 받았고 이 방법은 2015년까지 지속되고 있다(그림 14-4).[37]

또한, 2001년부터는 전역자를 대상으로 프리마퀸 단독 요법을 따로 실시하기 시작하였고, 매년 1만여 명에 대해 이 예방화학요법을 계속하고 있다(그림 14-4). 그리하여 2015년에는 9만 명이 클로로퀸과 프리마퀸 병합 요법을, 10만 명이 프리마퀸 단독 요법을 받은 바 있다.[37] 군에서의 이러한 예방화학요법은 재유행 말라리아 관리에 대단한 효과를 가져왔다고 평가된다.

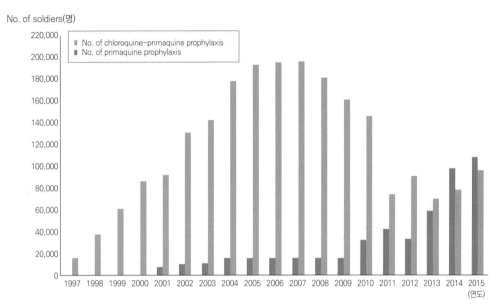

No. of soldiers(명)

그림 14-4. **군(軍)에서 시행한 말라리아 예방화학요법의 현황** 1997년부터 2015년 현재까지 클로로퀸-프리마퀸 병합요법을 주로 사용하였고, 2001년부터는 전역 장병에 대해 프리마퀸 단독요법을 사용하였다. 프리마퀸 단독요법 사용은 2014-2015년부터 크게 확대되었다.
[자료; 정재훈(37)].

3) 모기 방제

재유행 말라리아가 1993년의 최초 증례 발생 후 수년간 사라지지 않고 지속되자 정부와 군(주한 미군 포함)은 모기 방제에도 많은 노력을 기울였다. 특히, 2001년에는 남북한 정부가 공동으로 말라리아 관리의 필요성에 대해 합의하였고 모기 방제 등의 활동을 동시에 시작하기도 하였다.[17] 남한의 경우에는 경기도, 강원도 및 인천시를 집중 관리 지역으로 하였고 질병관리본부와 각 시도 보건당국이 모기 방제를 위한 예산을 배정하여 관리 활동을 전개하였다. 북한에서도 세계보건기구(WHO), 국제적십자재단(IFRC) 및 남한 정부 등으로부터 모기 방제 및 항말라리아 약제 구입을 위한 예산을 지원받았다.[17] 군에서도 모기 방제를 위해 많은 활동을 전개하였으며, 특히, 주둔지 주변의 웅덩이 매몰, 웅덩이 내 유충 구제제 살포, 분무, 연무 방역 등을 활발히 시행하였다.

비브리오패혈증

1. 국내 발생 및 유행

비브리오패혈증은 비브리오패혈증균(*Vibrio vulnificus*)에 감염되어 발열과 출혈성 괴사성 피부병변이 생기고, 패혈성 쇼크가 진행되어 감염된 환자의 50%가 사망에 이르는 치명적인 질환이다.[1] 1976년, 비브리오 속(屬, Genus)의 다른 종과 달리 사람에게 장외 감염을 일으키고 다른 종과 구별되는 생화학적 특성이 있는 균종이 발표되면서 최초로 알려졌다.[2] 1979년에는 이 균에 의한 감염증은 원발성 패혈증 또는 창상 감염으로 나타난다는 임상적 특성이 보고되었고,[3] 특징적인 피부 증상을 일으키는 이 균의 특성을 고려하여 *Vibrio vulnificus* (vulni = wound, ficus = to make) 라고 명명되었다.[4]

비브리오패혈증균은 생존 조건이 맞는 곳에서는 어디서나 이 균이 검출된다는 점을 볼 때 1970년대 이전부터 있었을 것으로 보이고, 비브리오패혈증으로 추정되는 증례들이 기원전 히포크라테스의 기록과 1801년 『외과학의 원칙(The principle of surgery)』이라는 서

1 Horseman MA, Surani S. A comprehensive review of Vibrio vulnificus: an important cause of severe sepsis and skin and soft-tissue infection. Int J Infect Dis 2011;15:e157-166

2 Hollis DG, Weaver RE, Baker CN, Thornsberry C. Halophilic Vibrio species isolated from blood cultures. J Clin Microbiol 1976;3: pp. 425-431.

3 Blake PA, Merson MH, Weaver RE, Hollis DG, Heublein PC. Disease caused by a marine Vibrio. Clinical characteristics and epidemiology. N Engl J Med. 1979;300: pp. 1-5.

4 Farmer JJ 3rd. Vibrio ("Beneckea") vulnificus, the bacterium associated with sepsis, septicaemia, and the sea. Lancet 1979;2: p. 903.

적에도 기술되어 있다.[5,6] 이 질환이 갯벌이 없는 청정 해역이나 수온이 낮은 지역에서는 거의 발생하지 않고, 갯벌이 있는 지역 중에서도 오염 정도를 반영하는 지표인 화학적 산소요구량(COD)이 높은 곳에서 균이 많이 분리되는 것을 보면 최근의 환경 변화에 의해 발생이 증가하고, 이로 인해 균과 감염증의 정체가 알려지게 된 것으로 보인다.[7]

국내에서 비브리오패혈증은 1979년 전남 지방에서 최초로 보고되었다. 당시에 "8월부터 10월 사이 전남 농촌 지방에(그림 15-1) 병명을 알 수 없는 악성 피부병이 발생하여 10명이 앓다가 이 가운데 7명이 발병 후 3, 4일 만에 숨지게 된" 괴질이 발생하였다고 언론에 보도되면서 사회적 파문이 일었다.[8] 역학 조사반이 파견되

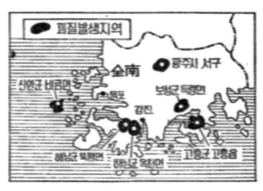

그림 15-1. **全南 지방에 正體不明 의 怪疾**
출처: 『경향신문』 1979년 11월 27일

었고 당시 보건사회부는 이 질병이 "전염성이 없는 일종의 악성 괴사성피부염으로 모기나 거머리 등의 독충에 물린 상처가 악화되어 발생했을 가능성이 높은 것으로 추정된다"고 밝히기도 하였다.[9] 이후 1982년에 서울의대 구정순, 연세의대 정윤섭 등이 각각 비브리오패혈증균에 의한 패혈증을 국내 학계에 처음으로 보고하였고,[10,11] 이듬해인 1983년에 "소위 '피부괴질'이라 불리었던" 1979년에 보고된 전남 지방의 괴질도 비브리오패혈증이라는 것을 전남의대

---

5   Baethge BA, West BC. Vibrio vulnificus: Did Hippocrates describe a fatal case? Rev Infect Dis. 1988;10: pp. 614-615.

6   Hassing RJ, de Groot YJ, Kompanje EJ. A description and illustration of a necrotizing fasciitis by John Bell in 1801, hypothetically caused by Vibrio vulnificus. Int J Infect Dis. 2010;S3:e341-343.

7   이준행 · 최현일, [R&D동향], 한국보건산업진흥원, 2004, 13-17쪽.

8   「全南 지방에 正體不明 의 怪疾」, 『경향신문』 1979년 11월 27일.

9   「全南怪疾 전염성 없다 - 保社部調查團」, 『동아일보』 1979년 12월 3일.

10   구정순 · 김대원 · 한규섭 · 석종성 · 박명희 · 김상인, 「Lactose Fermenting Vibrio (Vibrio vulnificus) 패혈증 5예」 16, 1982, 463-469쪽.

11   Chong Y, Park MY, Lee SY, Kim KS, Lee SI. Vibrio vulnificus septicemia in a patient with liver cirrhosis. Yonsei Med J 1982;23: pp. 146-152.

김영표, 원광의대 박석돈 등이 밝히면서 이 질환의 국내 발생이 확인되었다.[12]

괴질의 원인이 비브리오패혈증균임이 밝혀진 후 전국에서 이 감염병의 발생이 보고되기 시작하였다. 1984년과 1985년, 대중 언론에 환자의 피부괴저, 출혈성수포 같은 심각한 증상들이 보도되면서 온 나라를 공황 상태에 빠뜨린 '괴저병 파동'이 발생하기도 하였다. 감염 경로가 오염된 해산물이라는 것이 알려지자 "고기를 잡는 어민들과 패류를 양식하는 양식 어민들은 애써 생산한 어패류가 팔리지 않아 시름에 젖고 생선 횟집 등은 고객이 급격히 줄어들어 불황의 늪에 빠지는" 등 사회 경제적 파장이 일었다.[13]

이후 이 질환의 역학적 특성이 좀 더 알려지면서 이러한 도를 넘는 공포는 사라졌지만, 여전히 해마다 일정 수의 환자가 발생하고 있으며 사망률이 높아 현재까지도 주요 보건사회적 문제가 되고 있다. 국내에서 1994년부터 수행된 법정병원체 실험실 감시 체계를 통하여 1994년 8명, 1995년 16명, 1996년 11명, 1997년 13명, 1998년 44명의 환자가 세균학적으로 확인되었다.[14] 2000년에 제3군 법정감염병으로 지정되었고, 이후 신고 환자 수는 연간 24-88명으로(그림 15-2),[15] 발생률은 인구 10만 명당 0.05-0.18명 정도이다. 수동적인 보

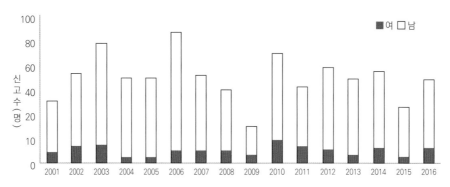

그림 15-2. **연도별 비브리오패혈증 환자 수(2001-2016년)** 출처: 질병관리본부 자료.

---

12 김영표 · 전인기 · 나해철 · 박석돈, 「소위 "피부괴질"이라 불리웠던 가칭 Fulminating Gangrenous Dermatitis Syndrome due to Vibrio (일명(一名) Gangrenous Skin Tissue Toxic Shock Syndrome) 4증례」, 『대한피부과학회』 제 35차 춘계학술대회 초록, 19, 1983.

13 「패혈症 쇼크－西南海岸에 "깊은시름" 출렁」, 『경향신문』 1985년 7월 19일.

14 신영학 · 이점규 · 오경수 외, 「1998년 세균학적으로 확인된 Vibrio vulnificus 감염증」, 『감염』, 31, 1999, 232-236쪽.

15 감염병 웹통계 시스템 https://is.cdc.go.kr/dstat/jsp/stat/stat0002.jsp

고 체계와 확진이 안 된 상태에서 치료했거나 사망한 증례를 고려한다면 발생 건수는 이보다 훨씬 많을 것이다.

비브리오패혈증의 발생은 자연환경 변화와 관계가 많다. 국내에서는 해마다 5월부터 11월에 주로 발생한다. 이것은 비브리오패혈증균이 바닷물의 온도가 18-20℃ 이상으로 올라가면 잘 증식하기 때문에 이 시기에 바닷물과 해산물에 균의 개체 수가 늘어나기 때문이다.[16] 국내 해수 실험실 감시 배양 결과를 보면 남해안과 서해안 지역의 해수 및 갯벌에서 균이 많이 분리되고, 강화도와 김포, 강릉, 울산, 부산, 제주도에서도 분리된다.

2011년 이전에는 첫 환자의 발생이 6월-7월이었으나, 2012년과 2014년에는 5월, 2017년에는 4월에 첫 환자가 발생하였다(그림 15-3). 환자 발생이 이처럼 빨라지는 것은 바닷물의 평균 온도 상승과 관계가 있을 것으로 보인다. 강수량이 늘거나 폭우가 쏟아진 후에는

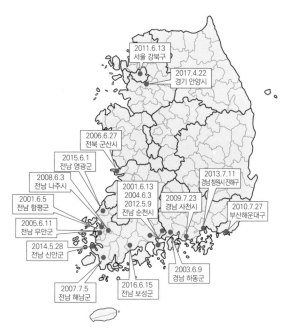

그림 15-3. **비브리오패혈증 첫 환자 발생 시기(2001-2017년)** 출처: 질병관리본부 보도참고자료 2017.4.30.

16 Oliver JD. The Biology of Vibrio vulnificus. Microbiol Spectr 2015;3:doi: 10.1128/microbiolspec. VE-0001-2014.

환자 발생이 증가하기도 한다.[17,18] 이와 같은 현상은 비브리오패혈증균이 호염균이기는 하나 비교적 낮은 염도(10-18 천분율(‰))에서 잘 자라므로, 비가 많이 와서 연안으로 흘러들어오는 민물의 양이 많아지면 바닷물의 염도가 낮아져 비브리오패혈증균의 증식이 왕성해지기 때문인 것으로 해석된다.

지역별 환자 발생 상황을 보면 전라남도, 경상남도, 경기도 등 남해안과 서해안 지역에서 더 많기는 하나 내륙 지방을 포함한 전국에서 환자가 발생한다(그림 15-4).[19] 삼면이 바다인 우리나라의 지형적 특성과 해산물을 날로 즐겨먹는 문화적 특성에서 나타나는 현상으로 보인다.

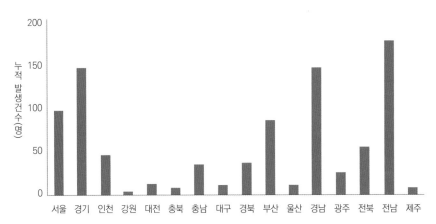

그림 15-4. **지역별 비브리오패혈증 누적 발생 건수(2001-2016년)** 출처: 질병관리본부.

17 김시헌·장재연, 「국내 기후변화 관련 감염병과 기상요인간의 상관성」, 『J Prev Med Public Health』, 43, 2010, 436-444쪽.
18 Na W, Lee KE, Myung HN, Jo SN, Jang JY. Incidences of waterborne and foodborne diseases after meteorologic disasters in South Korea. Ann Glob Health 2016;82: pp. 848-857.
19 감염병 웹통계 시스템 https://is.cdc.go.kr/dstat/jsp/stat/stat0002.jsp

2. 국내 질병 양상

가. 병원체

비브리오패혈증균은 그람음성 막대균이다. 수온이 9-31℃인 연안에서 서식하는 세균총으로 우리나라 해안가나 강물과 바닷물이 만나는 하구의 바닷물, 바다의 침사물, 갯벌, 각종 어패류, 해조류, 플랑크톤 등에서 광범위하게 검출된다. 굴, 대합, 홍합, 가리비 같은 조개류는 바닷물을 빨아들인 후 여과 방식으로 영양을 섭취하는데, 이때 바닷물과 함께 들어온 비브리오패혈증균이 조개류의 조직 내에 농축되어 주요 감염원이 되고 있다.

비브리오패혈증균이 증식하는 데 해수의 온도와 염분 농도가 크게 영향을 미친다. 수온이 18-20℃ 이상일 때 잘 증식하고, 이보다 낮은 온도에서도 균이 검출되기는 하나 자라는 속도가 느리고, 30℃ 이상으로 상승하면 오히려 개체 수는 줄어든다. 염도의 경우 10-18‰ 정도가 증식에 가장 적합한 농도이다. 염도가 2-2.5‰보다 낮거나, 먼 바다와 같이 35‰보다 높으면 균은 거의 검출되지 않는다.[20]

나. 임상 양상

비브리오패혈증균 감염은 대체로 원발성 패혈증 또는 균에 노출된 부위의 창상감염형으로 나타난다. 그 밖에 위장관염 형태로 나타나기도 하며, 드물지만 폐렴, 뇌수막염, 자발성세균성복막염, 자궁내막염, 골수염, 패혈성관절염, 안구내염, 그리고 각막염 등이 보고된 바 있다.

원발성 패혈증은 주로 위험 요인이 되는 기저질환을 가지고 있는 사람에서 명확한 감염병소가 없는 균혈증으로 발생한다. 오염된 해산물을 섭취한 뒤 평균 2-2.5일 후 증상이 나타난다. 빠르면 노출 3시간 이내, 대부분은 7일 이내에 증상이 나타나지만, 늦게는 노출 14일에 증상이 시작된 경우도 있다. 갑자기 열과 오한이 발생하는데, 때로는 구토, 오심, 복통, 설사 등 소화기 증상이 먼저 나타나기도 한다. 패혈증 증상이 나타나기 시작하면 60-

---

20 Oliver JD. The biology of Vibrio vulnificus. Microbiol Spectr 2015;3:doi: 10.1128/microbiolspec. VE-0001-2014.

70% 환자에서 혈압이 떨어지고, 전이성 감염으로 피부 병변이 나타난다. 피부 병변은 90% 이상의 환자에서 관찰되는데, 사지, 특히 다리에 많이 발생하며 발적, 반상출혈, 수포, 출혈성 대수포, 궤양 등의 양상으로 발전하면서 괴사성근막염, 근육괴사로 진행한다(그림 15-5). 절반 이상의 환자가 저혈압, 의식저하, 핍뇨 상태로 병원에 도착하였다는 결과를 보면 패혈증이 진행된 상태에서 병원을 찾게 되는 경우가 많다는 것을 알 수 있다.[21,22]

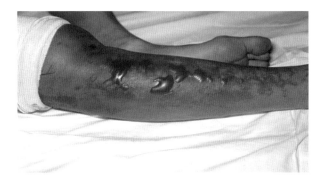

그림 15-5. **비브리오패혈증 환자에서 동반된 피부병변** 출처: 전남대학교 병원 제공

창상감염형은 피부에 침입구가 있고, 피부 병변이 균이 침입한 부위에 국한되며, 기저질환이 없는 사람에게서도 발생한다. 노출 12-72시간 뒤에 증상이 나타나며, 보통 7일 이내에 발병하지만, 잠복기가 12일까지 늦어지기도 한다. 면역 상태에 따라서 경증으로 발생하여 자연치유되기도 하지만 절반 이상의 환자에서 증상 발생 후 24시간 이내에 출혈성 대수포를 동반한 괴사성근막염, 괴사성혈관염 등의 심각한 감염으로 진행한다.

다. 전파 양식과 발병기전

비브리오패혈증은 비브리오패혈증균에 오염된 해산물을 날 것으로 또는 덜 익힌 채 먹거나 오염된 해수로 세척한 채소나 조리 기구로 조리한 음식을 섭취하여 감염된다. 미국에

---

21 김동민 · 홍수진, 「비브리오 패혈증」, 『대한내과학회지』 82, 2012, 671-679쪽.

22 정영선 · 정숙인 · 강승지 · 전충환 · 박경화 · 신종희 · 정은경, 「패혈증비브리오균 감염증의 임상양상과 예후인자 분석」, 『대한내과학회지』, 74, 2008, 288-295쪽.

서는 굴이 주요한 매개 식품으로 꼽히지만, 국내에서는 전어, 문절어, 낙지, 게, 새우, 조개 같은 다양한 해산물이 관여하고 있다. 해수 온도가 18-20℃ 이상으로 높아지는 시기에는 한반도 연안의 바닷물, 갯벌, 어패류, 수족관의 물에서 비브리오패혈증균이 빈번히 동정된다. 그런데도 비브리오패혈증 발생률이 그다지 높지 않은 이유는 섭취한 사람의 감수성이 질병 발생에 큰 영향을 미치기 때문이다. 환자의 90-95%는 다른 기저질환을 가지고 있고, 만성 간질환 특히 만성 B, C형간염 또는 알코올성 간경변이 대표적인 고위험질환이다. 우리나라는 만성 간질환의 유병률이 높은 나라이므로 비브리오패혈증 발생에 유의해야 한다. 간질환 병력 없이 비브리오패혈증에 걸려서 오는 환자들을 보면, 본인은 모르고 있었지만 이미 전부터 장기간의 음주로 인해 만성 간질환을 앓고 있었던 경우가 많다. 드물게 발병하는 창상감염은 이미 있던 개방성 창상이 오염된 바닷물에 노출되거나 오염된 낚시 바늘이나 어패류를 손질할 때 사용하는 도구에 의해 상처가 생겨 발생한다.

라. 진단과 치료

위험 요인이 되는 기저질환을 가지고 있는 환자가 특징적 임상증상을 보이면 추정진단이 가능하다. 발병 1주일 이내에 어패류를 익히지 않거나 덜 익힌 상태로 섭취하였거나, 바닷물과 접촉했거나, 낚시 또는 어패류 손질 중 다친 일이 확인되면 초기 진단에 도움이 된다. 비브리오패혈증균이 혈액이나 피부 병변에서 검출되면 확진할 수 있으므로 이러한 검체에서 균 배양 검사를 반드시 시행한다. 환자의 예후를 위해 빠른 진단과 신속한 항생제 투여, 적절한 수술적 처치가 중요하므로 진단적 검사를 위해서 치료가 지연되지 않도록 주의한다. 국내 자료를 보면, 사망률이 평균 53% 정도로 최근까지도 매우 높다.

3. 방역 및 관리

비브리오패혈증균은 매우 광범위한 지역에 분포하고, 온도와 염도만 맞으면 잘 증식하는 자연 세균총이기 때문에 박멸은 불가능하므로 인체 감염 예방을 위한 활동은 주로 환경

감시와 대국민 교육에 초점이 맞춰져 있다. 2000년 8월 1일 시행된 전염병예방법 개정 법률에서는 비브리오패혈증을 제3군 법정감염병으로 지정하여 관리하고 있다. 법정감염병으로 지정하기 전에는 국립보건원(현 질병관리본부)에서 1992년부터 비브리오균 속의 월간 검체원별 실험실 감시 사업을 시작하여 지자체에서 의뢰하는 균을 분리·동정하고 감수성 검사를 시행하였다. 1994년부터는 법정병원체 실험실 감시 체계를 이용해 환자 발생을 감시하였다. 2006년부터 질병관리본부에서 '해양 환경 내 병원성 비브리오균 실험실 감시 사업'을 시작하여, 국내 연안의 바닷물, 수족관 물, 유통 수산물 등에서 병원성 비브리오균(비브리오콜레라, 비브리오패혈증균, 장염비브리오균 등) 검출 여부를 확인하고 있다. 이 감시 사업에는 11개의 국립 검역소(부산, 인천, 군산, 목포, 여수, 마산, 통영, 울산, 포항, 동해, 제주)가 참여하며 2008년부터 지자체 보건환경연구원(인천, 전남)도 참여하고 있다. 감시 사업에서 얻은 자료를 바탕으로 발생을 예측하고, 비브리오패혈증 발생 주의보를 발령하며 예방을 위한 국민 교육과 홍보를 시행한다. 2012년에는 기후변화에 따른 해양 환경 내 병원성 비브리오균 유행 예측 모델 연구를 수행하였으며 질병보건통합관리시스템을 통한 전산 시스템으로 '비브리오넷'을 개발하여 2016년부터 운영 중에 있다. '비브리오넷'에서 모은 자료를 바탕으로 2017년에는 식품의약품안전처 주관으로 '비브리오패혈증균 모니터링 및 예측 시스템 구축' 사업을 하여, 7월부터 비브리오패혈증 대국민 예보제를 시범적으로 운영하고 있다. 이 시범 사업에서는 비브리오패혈증의 발생 위험 단계를 관심·주의·경고·위험 4단계로 구분하여 국민들에게 실시간으로 제공한다. 주요 항구, 양식 어장 및 해수욕장 주변 등 거점 지역 41곳을 대상으로 수온, 염도 등 해양 환경 정보를 실시간으로 감시하여 비브리오패혈증균 발생 가능성을 예측하고 주의 정보를 제공하여 비브리오패혈증 발생을 예방하려는 정책이다. 비브리오패혈증 발생을 예방하고자 하는 여러 보건정책 사업에도 불구하고 아직까지 발생률의 감소를 보이고 있지 않아서 대국민 교육과 홍보가 더 필요하다.

모든 사람, 특히 기저질환을 가지고 있는 환자들이 감염 예방 수칙을 잘 지켜야 한다. 어패류는 충분히 익혀 먹고(살균을 위해서 충분한 시간 조리하는 것이 중요, 조개껍질이 열린 후에 5-9분 추가 가열), 피부에 상처가 있는 사람은 바닷물에 들어가지 않아야 한다. 날

생선이나 어패류 조리에 사용한 도마나 칼 등의 조리 도구가 다른 음식에 닿지 않도록 주의하며, 해산물을 다룰 때는 장갑을 착용하여 다치지 않도록 한다. 특히 간 질환, 당뇨병 같은 만성 질환자, 위장관질환자, 면역 저하 환자는 발병 위험도뿐 아니라 치명률도 높으므로 더욱 주의한다. 해안가에 거주하는 사람 중, 비브리오패혈증이 발생하기 전까지 본인의 만성 간질환 유병 상태를 모르고 있는 경우도 많으므로 해안가 거주자에 대한 예방 교육이 더 필요하고, 만성 음주자라면 여름철에 날 해산물을 섭취하지 않도록 주의한다.[23]

---

23 http://cdc.go.kr/CDC/mobile/notice/CdcKrIntro0201.jsp?menuIds=HOME001-MNU1154-MNU0005-MNU0011&fid=21&q_type=&q_value=&cid=74448&pageNum=1

임질 및 매독

1. 국내 발생 및 유행

성병은 성교 또는 성 접촉으로 전파될 수 있는 모든 질환을 의미한다. 성병의 원인 미생물은 현재 20종이 넘는 것으로 밝혀졌지만, 과거에는 검사 방법이 발달하지 않았기 때문에 증상이 뚜렷한 임질과 매독이 성병을 대표하였다. 성병의 발생에는 성 접촉이 필요하다는 특수성 때문에 성병의 역학에는 고위험군(core group)이 존재한다. 우리나라에는 원래 공인된 매춘업이 없었지만, 1895년 청일전쟁이 끝난 후 일본인들의 영향으로 윤락업소들이 생겨나기 시작했다. 1916년 3월 일제는 공창제를 법제화하여 공인하였고, 해방 후 1948년 2월 미군정이 공식적으로 이를 폐지하기 전까지 법의 보호를 받으며 유지되었다. 기존의 공창제 지역과 광복 이후 미군이 진주하는 지역을 중심으로 사창이 늘어났고, 이와 관련된 유흥업소 종사자, 특수업태부, 위생업소 종사자 등의 고위험군을 중심으로 성병이 전국적으로 증가하였다. 성병의 국가적 관리를 위해 정부는 1954년 2월 전염병예방법을 처음 공포하였고, 이들에 대한 정기적인 검진과 건강진단서(보건증) 휴대를 법적으로 규정하였다. 이에 따라 사회적으로 노출된 고위험군 성매매 여성에 대한 조사와 관리는 상당 부분 이루어지는 긍정적인 효과를 가져왔다. 반면에 일반 국민들에 대한 조사와 관리는 미흡하여 개별적인 조사에 의존할 수밖에 없었다.

국민 전체에 대한 국가적인 성병의 발생과 유병률은 정확하게 알기가 어렵다. 왜냐하면 성병은 감염자들이 밝히기를 꺼리고, 검사 방법의 민감도도 과거에는 높지 않았기 때문이다. 그래서 보통 성병에 대한 역학은 시간 경과에 따른 추이를 관찰함으로써 그 유행을 추정하게 된다. 1960년대에 들어서 우리나라의 임질과 매독에 대한 유병률 조사들이 본격적으로 보고되기 시작하였는데, 성매매를 하는 고위험군 여성에 대한 관찰은 주로 보건증 발급을 위한 검진으로 이루어졌다.

1970년대의 보건사회부 통계연보에 따르면 1960년대 초반부터 1970년대 초반까지 약 10년 동안 고위험군 여성에서 임질은 약 10배, 매독은 약 2배 증가하였다. 당시의 증가 원인으로는 한국 전쟁 이후 성에 대한 인식의 변화와 젊은이들의 개방적인 성 문화, 그리고 관리되지 않은 사창의 증가 등이 거론되었다.

일반인에서의 성병 발생과 유행에 대한 조사들은 연구 대상이나 방법, 지역, 기간 등이 통일되지 않아 비교·분석하기 매우 어렵다. 다행히도 일반인들에 대한 매독항체 양성률은 한 의료기관에 의해서 꾸준히 조사되었다. 헌혈자, 건강 검진자, 임신부 등에 대한 조사를 살펴보면 1960년대 6-7% 정도이던 일반인의 매독 양성률이 1970년대부터 1990년대까지 지속적으로 감소하여 1% 이하로 나타났다. 이는 효과적인 매독 치료제인 페니실린의 보급과 매독의 위험도에 대한 인식 덕분으로 생각된다. 과거 우리나라의 임질 유병률은 정확한 통계는 없으나 1999년 보고에 따르면 성병 진단을 위해 의료기관에 내원한 일반 환자의 18~25%, 특수업태부(외국인 전용 유흥 음식업 영업에서의 유흥 종사자 혹은 상습적으로 윤락 행위를 할 우려가 있다고 인정되는 이)의 경우 5% 내외로 보고된 바 있다. 임질은 매독과 마찬가지로 1990년대까지 지속적으로 감소하였다는 것이 외국 보고들의 전반적인 경향이었다.

21세기에 들어서자 전 세계적인 변화가 관찰되었다. 그동안 감소하던 성병이 다시 증가하는 추세를 보이기 시작한 것이다. 우리나라 정부는 1999년 전염병예방법을 전면 개편하면서 2000년 8월부터 의료인의 자발적 참여에 의한 성병 표본 감시 체계를 출범시켰다. 표본 감시 체계란 국가 관리가 필요한 감염병 중 감염병 환자 발생의 전수 보고가 어렵거나 중증도가 비교적 낮고 발생률이 높은 감염병에 대해 일부 표본기관을 지정하여 자료를 지속적, 정기적으로 수집, 분석, 배포하여 이를 감염병의 예방·관리에 활용하는 감시 체계이다. 완전하지는 않지만, 이를 계기로 우리나라도 비로소 성병에 대한 국가적인 역학 자료를 얻을 수 있게 된 것이다. 표본 감시 체계를 통해 신고된 임질 건수는 2001년부터 2003년까지는 외국의 경우와 마찬가지로 증가 추세를 보이다가 다시 2010년까지 감소 추세를 보였다. 2000년대 초반 일반 대학생에서 임질 유병률은 약 0.1%인 데 반해 성매매 종사자의 경우 8.8%, 가출 청소년의 경우 7.3-7.9%로 월등히 높은 유병률을 나타내었다.[1]

2004년 9월 우리나라 성병사에 획기적인 사건이 일어났는데, 바로 성매매특별법의 시행이다. 이 때문에 그동안 검진 대상으로 관리되었던 고위험군이 법적 처벌 대상으로 전환되는 사회적 행태 변화가 초래되었다. 그 결과 관리해야 할 성병 검진 대상자가 감소하였고, 대안 없는 단속 강화와 변종 성매매에 의해 오히려 음성적인 성매매가 더 늘어나는 효과를 초래하였다. 국가적인 성병 관리 정책도 의무적인 검진을 통한 고위험군의 관리에서 건강진단 대상자 등의 자발적 검진과 치료를 유도하는 방향으로 전환되고 있다.

2011년부터는 1기, 2기의 전염성 매독과 선천성 매독이 표본 감시 체계에서 전수 감시로 전환되어 그 감시가 강화된 상태이며, 매년 남녀 각각 약 500명 이상의 전염성 매독 환자 발생이 보고되고 있다.

2008년부터는 건강보험심사평가원과 건강보험공단이 보건의료 빅데이터를 공개하면서 전 국민의 진료 자료를 검토할 수 있게 되었다. 건강보험심사평가원 자료에 따른 연도별 진료율 추이를 보면 임질은 2008년 인구 10만 명당 84.9건에서 2014년 47.2건으로 약 44% 감소하였다. 남성이 여성보다 약 3.5배 정도 더 많으며, 남녀 모두 20-30대에서 가장 높은 발생을 보이고 있다. 1기, 2기의 전염성 매독은 2008년 인구 10만 명당 18.7건에서 2014년 20건으로 약 7% 상승하였다. 2008년 남성이 약 1.5배 많았으나, 여성에서의 발생이 상대적으로 늘면서 점점 그 차이가 없어지고 있다. 임질과 마찬가지로 매독 역시 남녀 모두 20-30대에서 가장 높은 발생을 보이고 있다.

최근 몇몇 언론 보도를 통해 노인의 성병 증가 가능성이 제기된 바 있다. 최근 평균 수명

1   이승주, 「성매개 감염병 진료지침 개정 및 성매개 감염병 역학적 특성분석(질병관리본부 정책용역사업)」 (2016).

이 늘어나 노인 인구가 증가하였고, 성생활에 대한 인식 변화와 발기부전 치료제의 보급 등으로 노인들의 성 활동이 증가한 것은 사실이다. 하지만 성병의 특성상 노인의 성 활동 증가가 바로 성병의 증가로 이어질지에 대한 의문은 존재한다. 실제로도 최근 노인에 대한 성병 역학조사와 건강보험심사평가원 자료에서도 젊은 연령에 비해 매우 낮은 발생을 보이고 있는 것이 사실이다.

2. 국내 질병 양상

임질은 그람 음성 알균인 *Neisseria gonorrhea*에 의해 생긴다. 1897년에 Neisser가 발견한 데서 명명되었다. 매독과는 달리 전달 매체인 plasmid에 의해 항생제 내성을 활발히 교환하기 때문에 근래 들어 국내에서도 tetracycline 내성균들이 증가하고 있어서 문제가 되고 있다.[2,3,4] 가장 흔한 성 매개 질환이었으나 2003년을 기점으로 감소 추세에 들어섰다. 그러나 여전히 우리나라 성병들 중에 비임균성 질환과 더불어 가장 많이 보고되는 질환이다. 전염성이 매우 강해서 남성이 여성 감염자와 한 번만 성관계를 해도 20% 정도가 걸리며 4-5번이면 전염률이 80%에 달한다. 남성 감염자가 여성에게 전염시킬 확률은 이보다 훨씬 높아서 불과 1회의 성관계로도 과반수의 여성이 전염된다. 현재 임상에서 가장 큰 문제점은 임질균이 갈수록 내성을 강화시키고 있다는 점이다. 이는 전 세계적인 추세로, 우리나라도 예외가 아니다. 90년대까지는 penicillin이나 tetracycline 제제를 치료제로 썼으나, 점차 이 약제가 듣지 않게 되어 이후부터는 3세대 cephalosporin 제제가 사용되었다.

---

2   김정훈 · 장인호, 「한국에서 세균성 성매개감염의 항생제 내성역학」, 『대한요로생식기감염학회지』 7-2, 2012, 106-120쪽.

3   이혁민 · 김현수 · 김효진 · 서영희 · 용동은 · 정석훈 · 이경원 · 정윤섭, 「Increasing incidence of high-level tetracycline-resistant Neisseria gonorrhoeae due to clonal spread and foreign import」, 『Yonsei Med J』 57-2, 2016, 350-357쪽.

4   채지윤 · 오미미, 「다제내성시대의 임균치료」, 『대한요로생식기감염학회지』 10-1, 2015, 12-18쪽.

그러나 이에 대해서도 내성이 생기면서 치료 실패 사례들이 축적되어 현재는 두 가지 종류의 항생제를 병합해서 쓰도록 방침이 바뀌었다. 임질 환자가 늘어나면서 항생제의 사용량도 그만큼 증가함에 따라 내성 또한 앞으로도 더 높아질 것으로 예상되어 미래의 성병 치료 방침에 우려를 주고 있다.

매독은 *Treponema pallidum* 균에 의하여 생긴다. 매독의 영문명은 syphilis인데, 1530년 이탈리아의 시인이자 의사인 Fracastoro가 지은 시 'Syphilis 혹은 프랑스병'에 등장하는 목동 Syphilis의 이름에서 유래하였다.

매독은 콜럼버스가 신대륙을 발견하면서 유럽에 퍼지기 시작했다는 설이 유력하지만, 이미 그 전부터 존재했었다는 반론도 만만치 않다. 공교롭게도 신대륙 발견 다음 해부터 유럽 전역에 매독이 급증하였으며, 페니실린의 발견 이전까지 오랜 세월 동안 난치병으로 많은 이들을 괴롭혔다.

페니실린이 보급되기 전의 시대에는 3기 매독, 특히 신경매독이 흔했지만 요즘은 보기 어렵다. 그러나 에이즈 환자의 경우엔 신경매독이 적지 않게 나타난다.

국내에서도 매독은 16세기부터 시작된 것으로 추정되지만 본격적인 기록은 19세기 말부터이며 일제강점기에는 말라리아 다음으로 많은 질환이었다.

해방과 더불어 penicillin이 보급되면서 매독은 극적으로 감소하는 듯했으나 1960년부터 다시 급증하기 시작하였고, 1965년 이후부터는 현증보다는 조기 잠복매독이 더 많아졌다. 60년대 매독의 주요 감염원인 매춘의 경우, 고객들이 예방 목적으로 마이신(경구 페니실린 제제이거나 ampicillin이었을 것으로 추정)을 미리 무분별하게 복용하고 임하곤 했으니 매독을 완전히 막을 수 없었다. 게다가 이 당시만 해도 1, 2차 매독 시 딱 한 번만 주사하면 되는 benzathine penicillin이 국내에선 충분히 공급되지 못하여, 2주간 매일 줘야 하는 procaine penicillin이나 aqueous penicllin을 주로 사용했다. 심지어는 해방 전에나 쓰이던 Salvarsan 606을 아직도 치료제로 사용하는 사례도 적지 않았다. 이로 인해 치료가 불완전하게 되어 잠복기로 들어가는 사례가 많았다는 것이 1960년대에서 70년대까지 우리나라

매독 양상의 특징이었다.[5] 이후 의료 환경이 향상되면서 90년대 들어서는 1% 미만까지 떨어졌으나, 2000년대 들어 반등하기 시작하였다.

2000년 이후 잠복매독을 제외한 전염성 매독의 발생 증가에 관한 두 차례의 보고가 있었고, 표본 감시 체계 통계 결과에서도 2000년 이후 1기, 2기의 전염성 매독 환자의 발생이 지속적으로 증가하였다. 특히 20대 청년층의 환자가 급증하였고, 또한 60세 이상의 노년층에서도 해마다 늘고 있는 것으로 보고되었다. 이는 성 문화의 확산, 인구 이동의 증가에 따른 성병에의 노출 위험성 증가, 그리고 건강검진과 같은 검사 자체의 증가 등에 따른 결과로 생각된다. 2004년 성매매특별법의 시행으로 성매매업소가 집중적인 단속을 받으면서 오히려 더 다양하게 신종 유흥업소로 성매매 시작이 확장되고, 인터넷 등을 매개로 한 성 접촉 기회 또한 증가하였다.[6]

현재 우리나라의 매독은 여성보다 남성이 더 많으며 성적으로 활발한 20-30대 젊은 층에서 가장 많다. 그러나 최근 들어 여성의 매독 발생률도 점차 증가하여 남성의 발생률에 근접하고 있다. 또한 최근까지 1기 및 2기 매독 발생도 서서히 증가하고 있다.[7]

아울러 HIV 감염인의 증가와 관련되어 이제는 완연한 증가 추세에 접어들고 있는 것이 분명해지고 있어 이에 대한 관리의 중요성이 증가하고 있다. 또 하나 심각한 문제는 60대 노인층에서 최근 들어 매독 환자가 급증하고 있다는 사실이다. 이는 발기부전 치료제가 보급되고 의료의 발달로 노인들 중에 예전보다 적극적으로 성관계에 임하는 이들이 증가하기 때문이다. 특히 노인은 성병에 걸려도 증상을 인지하지 못하거나 단순한 노화 현상으로 치부하는 경향이 있어 그만큼 진단이 늦어진다는 점이 문제이다. 앞으로 우리나라의 매독과 임질은 젊은 층과 AIDS 환자뿐 아니라 노인층의 발병에 대해서도 각별히 신경을 써야 할 것이다.

---

5   김영래 · 우태하, 「한국에 있어서의 매독의 근황」, 『대한피부과학회지』 8-2, 1970, 31-35쪽.

6   이임순, 「성매개 질환 발생에 관한 시대적 변천과 현황」, 『대한의사협회지』 51-10, 2008, 868-874쪽.

7   질병관리본부, 『2016 감염병감시연보』(2017) (cited 2017-August-01). http://cdc.go.kr/CDC/info/CdcKrInfo0302.jsp?menuIds=HOME001-MNU1132-MNU1138-MNU0038&fid=32&q_type=&q_value=&cid=75290&pageNum=

3. 방역 및 관리

임질, 매독 등의 성매개 질환은 고위험군에 대한 정기적인 검진 및 성매개 질환 감시 체계 운영, 그리고 대국민 홍보 등이 중요한 관리 방안이다. 임질 및 매독의 국가적 방역 및 관리는 1954년 2월 2일 법률 제308호로 제정된 '전염병예방법'이 그 시작이다. 먼저 임질과 매독은 전염병예방법을 통해 제3종 전염병으로 지정되었다. 또한 "특별시장 또는 도지사가 성병에 감염되어 그 전염을 매개할 상당한 우려가 있다고 인정한 자는 주무부장관의 정하는 바에 의하여 성병에 관한 건강진단을 받아야 한다(제3장 제8조 2항). 특별시장 또는 도지사는 전염병에 감염되었으리라고 의심되는 충분한 이유 있는 자 또는 전염병에 감염되기 쉬운 환경에 있는 자에 대하여 주무부장관이 정하는 바에 의하여 건강진단을 받을 것을 명할 수 있다(제3장 제9조)"의 내용을 명시하여 고위험군을 대상으로 강제 건강진단의 법적 근거를 마련하였다. 또한 성매개질환을 진단, 치료할 수 있는 예방 시설의 설치에 대한 근거로 "①특별시 또는 도는 주무부장관이 정하는 바에 의하여 제3종 전염병 예방상 필요한 요양소 또는 진료소를 설치하여야 한다. ②시, 읍, 면은 주무부장관이 정하는 바에 의하여 제3종 전염병 예방상 필요한 요양소 또는 진료소를 설치할 수 있다(제5장 제24조)"의 조항을 설립 제3종 전염병 예방 시설의 설치 조항을 제정하였다. 당시 성병에 대한 국가적 관리는 고위험군에 한정하였으므로 법률에 따라 전국적으로 설치된 성병 진료소는 일반 국민은 이용 대상이 아니었으며 주로 유엔군 상대의 성매매 여성을 대상으로 하였다. 그러나 1960년대 일반인을 대상으로 하는 성병 진료로 진료의 범위를 확대하였다.

1983년 3차 개정된 전염병예방법에서는 "환자 및 환자가 ②제8조 제2항의 규정에 의한 성병에 관한 건강진단을 받아야 할 자가 건강진단을 받지 아니한 때에는 동조 동항의 규정에 의한 직업에 종사할 수 없으며 당해 영업을 영위하는 자는 건강진단을 받지 아니한 자를 그 영업에 종사하게 하여서는 아니 된다(제6장)"로 명시, 성병 예방을 위하여 필요하다고 인정되는 직업에 종사하는 경우, 성병에 관한 건강진단을 받지 않을 경우 직업에 종사할 수 없도록 명시하여 강제성을 강화하였다. 이어 1984년 제정된 '위생분야 종사자 등의 건강진단규칙'을 통해 건강진단 대상자에 대한 성병 건강진단 횟수를 구체적으로 정해 놓았다. 이처럼 성매매에 대한 관대한 사회적 인식 및 법 집행 결여로 성매매는 불법인 상태로 성매매 집결지를 중심으로 공공연히 이루어졌지만, 보건위생 당국은 성병 검진 대상자들로 하여금 보건소에 성병 검진 대상자로 등록하여 정기적으로 성병 검진을 받도록 성병 검진제를 운영해왔으며, 성매매 여성과 업주 또한 행정 당국의 지침을 따를 경우 별 피해 없이 계속적으로 영업할 수 있기 때문에 이 같은 강제 성병 검진제에 협조적으로 따랐다. 그러나 2004년 3월 성매매특별법이 제정 통과된 후 성병 정기검진 대상자로 등록하면 오히려 성매매를 했다는 증거가 되고 단속의 대상이 되어 성매매종사자의 검진율은 급격하게 하락하였고, 현재까지 성매매종사자에 대한 성병 검진정책은 큰 혼선을 보이고 있다. 전염병예방법은 정부안 5회, 의원입법 2회 등 총 7차례의 부분 개정을 거쳐 2010년 2월 '감염병의 예방 및 관리에 관한 법률'로 개정되었으며, 성병도 성매개감염병으로 이름을 변경하였다. 현재 성매개 감염은 보건복지부 산하 보건의료정책실 공공보건정책관 질병정책과와 질병관리본부 질병예방센터 에이즈 결핵관리과의 주도로 성매개감염병 예방 및 관리에 관한 기본 계획 수립 등 총괄 역할을 하고 있으며 시도의 보건의생정책과와 보건소의 활동을 통해 방역, 관리 사업을 하고 있다.

　성매개 질환에 대한 국가적 감시는 2000년 이전에는 시·군·구 보건소를 중심으로 특수 직업여성의 정기 검사를 대상으로 수집된 자료외 전체 유병률, 발생률에 대한 보고 자료 및 감시 체계가 없었다. 본격적인 국가적 감시 체계를 운영하기 시작한 것은 2000년대에 진입하면서부터로, 2000년 8월 국내 모든 대학병원의 비뇨기과, 산부인과, 피부과 및 각 기초 자치단체별로 보건소 및 2개의 민간 의료기관을 지정한 성병 표본 감시 체계가 출범하였으며, 2011년 질병관리본부는 매독은 전수 조사로 그 외 5개 성매개감염병(임질, 클라미디아 감염증, 성기 단순포진, 첨규콘딜롬, 연성하감)은 표본조사로 하는 새로운 감시 체계를 마련하여 체계적인 감시, 분석 중이다. 이와 함께 보건소를 중심으로 예방 관리를 위한 교육, 홍보 자료의 개발과 보급, 타 부처와 협조하여 대상별(청소년, 군인, 노인, 고위험군) 교육, 홍보 실시, 배우자 동반 검진 독려 및 콘돔 배포 등 성매개 감염병 예방 교육 및 홍보 활동을 시행하고 있다.

매독, 임질 등의 성매개 감염 질환에 대한 관리 치료 지침은 질병관리본부 주도의 성병 관리 지침을 매년 발간하였으며, 국가적으로 표준화된 예방, 진단, 치료 지침의 필요성이 대두됨에 따라 2011년 우리나라의 실정에 맞는 성매개감염 진료지침이 정부 주관하에 관련 학회(대한요로생식기감염학회 외)와 공동으로 발간되었으며, 2016년 개정판을 발간하였다.

매독은 항생제 치료가 시작된 이래로 아직까지 페니실린에 대한 내성이 나타나지 않아 항생제 치료가 매우 효과적이다. 하지만 최근 전 세계적으로 임질에 대한 항생제 내성이 만연하면서 심각한 문제로 대두되고 있다. 다시 말해 과거에는 잘 듣던 항생제가 지금은 잘 듣지 않게 되었고, 새로운 항생제도 개발되지 않고 있는 상태이다. 이는 무분별한 항생제 사용으로 인해 우리가 맞이하게 된 재앙이며 앞으로 우리 모두가 해결해야 할 중요한 숙제이다.

부록

연   표

1945년 8월 15일 해방.

1945년 9월 서울에서 두창 대유행 시작.

1945년 9월 24일 미군정법령 1호 반포. 이에 따라 위생국, 조선방역연구소 등 설치.

1945년 11월 5일 DDT 살포를 통한 발진티푸스 관리 시작.

1946년 초 발진티푸스 유행.

1946년 6월 1일 200병상 규모의 국립마산결핵요양원 개원.

1947년 8월 해공항검역규칙 제정.

1948년 11월 및 12월 서울에서 두창 대유행.

1948년 8월 15일 대한민국 정부 수립.

1950년 6월 25일 한국전쟁 발발.

1951년 9월 25일 「국민의료법」 제정.

1952년 11월 미육군 제48이동외과병원 내 출혈열센터(Hemorrhagic Fever Center) 개소.

1953년 7월 27일 한국전쟁 휴전 협정.

1953년 11월 6일 대한결핵협회 창립.

1954년 1월 세브란스 병원 구내에 흉부진료소 개설. 결핵 환자에 대한 통원진료 시작.

1954년 2월 2일 「전염병예방법」(법률 제308호) 공포.

1954년 8월 국립중앙결핵원 설립.

1954년 9월 국제항결핵연맹(International Union Against Tuberculosis) 가입.

1955년 3~4월 코크레인(Cochrane R. G.) 박사가 한국의 한센병 실태를 조사하고 권고안을
　　　　　제시.

1955년 4월 전국 소재 공공 의료기관에서 결핵 환자 외래 진료 확대.

1957년 첫 전국결핵실태표본조사 시행.

1957년 7~9월 전국에서 A형 H2N2 아시아 대유행인플루엔자 환자 발생.

1958년 6월 16일 대한화학요법학회 창립.

1958년 7월 부산에서 일본뇌염 대유행 시작. 총 6,856명의 환자가 발생, 2,166명 사망.

1958년 11월 3일 한국위생동물협회 설립.

1959년 1월 15일 대한기생충학회 창립.

1959년 7월 세계보건기구(WHO)와 보건사회부가 공동으로 말라리아근절사업단(National Malaria Eradication Service)을 설립.

1961년 11월 11일 대한감염학회 창립.

1961년 소아마비 생백신 도입. 사백신 사용 중단.

1961년 10월 한센인 정착촌 사업 실시.

1962년 9월 24일 「보건소법」 반포. 보건소에서 BCG 접종 사업과 결핵 관리 사업 시작.

1963년 2월 9일 「전염병예방령」 반포.

1963년 9월 17일 부산 감천동에서 콜레라 환자 발생.

1963년 10월 24일 1,063마리 기생충을 품은 소녀 사건 발생.

1963년 12월 16일 국립보건원 발족.

1964년 3월 31일 한국기생충박멸협회 설립.

1965년 홍역 생백신 도입, 접종 실시.

1965년 5~11월 제1차 전국결핵실태조사 실시.

1966년 4월 19일 「기생충질환예방법」 반포.

1967년 2월 국립보건원이 국립보건연구원으로 개칭됨.

1967년 10월 27일 「결핵예방법」 반포.

1968년 8~11월 전국에서 A형 H3N2 홍콩 대유행인플루엔자 환자 발생.

1969년 8월 전국 학생 대상 장내기생충 검사와 투약 사업 시작.

1969년 9월 3일 군산에서 콜레라 환자 발생.

1970년 1월 결핵연구원 발족.

1970년 3~10월 제2차 전국결핵실태조사 실시.

1970년 4월 21일 뇌염, 백일해, 백신 등 일부 예방접종약의 수익자 부담. 전염병 환자 발생 신고 의무화.

1970년 4월 22일 새마을운동 시작됨.

1970년 7월 장티푸스 예방주사 부작용 사건 발생.

1970년 8월 9일 경남 창녕에서 콜레라 환자 발생.

1971년 일본뇌염 예방주사 시범 사업.

1971년 제1차 전국 장내기생충 감염실태조사.

1971년 3월 전 국민 콜레라 예방접종 의무화.

1973년 진단 시약 도입으로 국내 발생 A형과 B형 간염의 유형 규명.

1974년 4월 모든 신생아 대상 결핵(BCG), 종두, 디프테리아, 백일해, 파상풍, 소아마비 6종의 예방접종 무료 실시, 어린이 예방접종기록카드제 실시.

1975년 6월 유행성 이하선염 유행.

1975년 12월 한국보건개발연구원법 제정.

1976년 제2차 전국 장내기생충 감염실태조사.

1976년 3월 한탄바이러스(Hantaan Virus) 발견.

1976년 4월 12일 한국보건개발연구원 발족.

1976년 4월 27일 무선 검역에 관한 규정 첫 제정.

1976년 9월 24일 한국나병연구원 개원.

1976년 12월 31일 전염병예방법 제2차 개정 및 공포.

1977년 7월 1일 500인 이상 사업장 의료보험 시작.

1977년 7월 16일 서울시내 52개 국민학교 학생 7,852명 집단 식중독 사건 발생.

1977년 8월 19일 전염병예방법 시행규칙 공포.

1977년 11월 1일 성병 환자에 대한 전국 보건소 및 의료보호 제1, 2 진료기관에서 무료 검 진 및 치료 실시.

1977년 말 국민소득 1천 불 돌파.

1979년 1월 1일 두창 예방접종 폐지.

1979년 7월 1일 의료보험 개정에 따라 300인 이상 사업장으로 적용 대상 확대.

1979년 여름 콜레라 유행.

1979년 10월 26일 박정희 암살 사건.

1979년 12월 12일 신군부 12 · 12 군사 반란.

1980년 3~9월 제4차 전국결핵실태조사 실시. 결핵 유병률 2.5%.

1980년 4월 MMR 백신 도입 및 접종 실시.

1980년 5월 18일~27일 5 · 18 광주 민주화 운동.

1980년 5월 세계보건기구가 지구상에 두창 박멸 선언.

1980년 8월~10월 엘토르 콜레라(El Tor Cholera) 제5차 전국 유행.

1981년 재가 한센인 생계비 지원.

1981년 폐결핵환자 의료보험급여기간 제한 철폐.

1981년 3월 3일 제5공화국 수립. 전두환 제12대 대통령 취임.

1981년 제3차 장내기생충실태조사 실시. 전체 충란양성률 41.1%, 회충 13.0%.

1981년 구충제 메벤다졸 사용. 구충제 프라지퀀텔 시판 시작.

1982년 Vibrio vulnificus 감염 환자에서 원인균 분리.

1982년 한센병 환자에게 다제화학요법 실시.

1982년 2월 세계보건기구가 'Hemorrhagic fever with renal syndrome(신증후군출혈열)'이라
　　　　는 병명으로 공식화.

1982년 4월 사단법인 대한나협회가 재단법인 한국나병연구원을 흡수 통합.

　　　　사단법인 한국건강관리협회 발족.

1982년 11월 이호왕 연구진 서울바이러스(Seoul virus) 분리.

　　　　주식회사 녹십자 국내 최초로 인플루엔자 백신 개발. 상품명 '플루박스'시판 시작.

1982년 12월 31일 국립나병원에서 국립소록도병원으로 명칭 변경.

1982년 한센병 환자의 다제화학요법 실시.

1983년 1월 국립목포결핵병원(70병상) 개원.

1983년 5월 두창, 콜레라, 장티푸스 정기예방접종 대상에서 제외.

　　　　홍역, 폴리오 정기예방접종 도입.

1983년 12월 20일 전염병예방법(3차 개정)이 법률 제3662호로 공포.

1983년 국내 최초 B형간염 백신 개발 및 예방접종 시작.

1983년 충청북도 각 보건소에서 결핵 환자에게 6개월 단기 화학요법 시범 실시.

1983년 국산 프라지퀀텔 시판 시작.

1984년 3월 전국 보건소 등록 결핵균양성 초치료환자에게 9개월 단기화학요법 실시.

1984년 7월 서울 고려병원에서 레지오넬라증 발생 및 규명.

1984년 농촌 중심으로 렙토스피라증 동시다발 발생.

1984년 '간염퇴치 5개년계획' 수립. 정부 차원 B형 간염 예방사업 추진.

1984년 토착형 삼일열말라리아 환자 2예 발생.

1984년 9월 위생분야종사자 등의 건강진단규칙이 보건사회부령 제754호로 제정됨.

1984년 9~10월 환자로부터 렙토스피라증 병원체 분리.

1984년 11월 대한결핵협회 초청으로 한국 결핵사업의 선구자 서우드 홀 44년 만에 내한

1985년 1월 서울바이러스 명명 공식화.

1985년 3~9월 제5차 전국결핵실태조사 실시. 결핵 유병률 2.2%.

1985년 6월 국내에서 최초로 후천성면역결핍증 환자(주한 미국인) 보고.

　　　　　수입혈액제제 통관예정 보고서에 에이즈 검사 음성 확인서 첨부 의무화 실시.

1985년 7월 전라남도에 비브리오 패혈증 유행. 이후 '비브리오 패혈증'이 병명으로 공식화.

1985년 11월 국립마산결핵병원 난치성환자병동(318병상) 준공.

1985년 12월 국내에서 최초로 내국인 후천성면역결핍증 환자 보고됨.

1986년 3월 경상남도 진해에서 쯔쯔가무시병 국내 최초 확인.

1986년 5월 MMR(홍역, 유행성 이하선염, 풍진) 백신 전국보건소에서 무료접종 실시 시작.

1986년 5월 10일 전염병예방법(4차 개정)이 법률 제3825호로 공포됨.

1986년 9월 20일~10월 5일 서울 하계 아시안게임 개최.

1986년 11월 사단법인 한국건강관리협회가 사단법인 한국기생충박멸협회를 흡수 통합.

1986년 제4차 장내기생충실태조사 실시. 전체 충란양성률 12.9%, 회충 2.1%.

1987년 2월 후천성면역결핍증, 렙토스피라증, B형 간염의 지정전염병 고시.

1987년 2월 국내 첫 한국인 후천성면역결핍증 환자(케냐에서 수혈로 감염) 보고.

1987년 3월 정부의 AIDS관리대책위원회 발족.

1987년 6월 10일~29일 6월 민주항쟁.

1987년 11월 28일 후천성면역결핍증예방법이 법률 제3943호로 공포.

　　　　　결핵예방법(2차 개정)이 법률 제3948호로 공포.

1987년 11월 모든 헌혈 및 혈액제제에 대한 HIV 항체 검사 의무화.

1988년 2월 25일 제6공화국 수립. 노태우 제13대 대통령 취임.

1988년 9월 17일~10월 2일 서울 하계 올림픽 개최.

1988년 11월 이호왕 연구진과 주식회사 녹십자가 신증후군 출혈열 백신 세계 최초 공동
　　　　　개발.

1988년 12월 후천성면역결핍증예방법(1차 개정)이 법률 제4077호로 공포. 후천성면역결핍
　　　　　증 외국인 검진제도 강화.

1988년 렙토스피라증의 임시예방접종 도입, 포르말린 불활성화 사균백신 개발과 접종 실시.

1988년 가을철 급성열성질환들(Leptangamushi diseases)의 혈청역학적검사 도입.

1988년 BCG 국내 소요량 전량 자급자족.

1989년 수혈로 인한 국내 첫 HIV 감염 발생.

1989년 7월 1일 전 국민 의료보험 실시.

1989년 DTP(DPT) 백신 대신 DTaP(PDT) 백신으로 전면 교체.

1989년 10월 HIV 감염 익명검사제도 실시.

1990년 콜레라 예방접종 중단.

1990년 4~9월 제6차 전국결핵실태조사 실시. 결핵 유병률 1.8%.

1990년 6월 전국 보건소 등록 결핵균양성 초치료환자에게 6개월 단기 화학요법 전국적 실시.

1990년 9월 신증후군 출혈열 백신을 상품화한 '한타박스' 시판 시작.

1990년 12월 국립목포결핵병원 신축 건물(360병상) 준공.

1990년 레지오넬라증(재향군인병) 1례 국내 최초 보고.

1991년 수혈 혈액에 대한 C형간염 검사로 수혈에 의한 간염 예방 실시.

1992년 제5차 전국 장내기생충 감염실태조사.

1993년 8월 경기도 파주 육군 사병에서 말라리아 감염 발견.

1993년 12월 렙토스피라증 제2군 법정감염병으로 추가 개정.

1993년 12월 27일 제5차 전염병예방법 개정.

1994년 5월 국내 첫 HIV 수직감염 확인.

1994년 5월 23일 일본뇌염 예방접종 후 사망 사건 발생.

1994년 5월 25일 해외유입전염병관리규정 제정.

1994년 8월 3일 제6차 전염병법령 개정.

1995년 전국 학생대상 장내기생충 검사와 투약 사업 종료.

1995년 제7차 전국결핵실태조사가 마지막으로 시행됨.

1995년 전국적으로 국가 지원 신생아 B형간염 예방접종사업 시작.

1995년 한국소아감염병연구회가 대한소아감염병학회로 개칭.

1995년 11월 대한병원감염관리학회 창립.

1996년 12월 12일 경제협력개발기구(OECD) 가입.

1997년 HIV 감염 칵테일요법(삼제병용요법) 국내 도입.

1997년 렙토스피라증 임시예방접종에서 제외.

1997년 제6차 전국 장내기생충 감염실태조사.

1997년 초등학교 6학년 투베르쿨린 음성자 BCG 재접종 중단.

1997년 5월 MMR 2회 접종 최초 시행.

1998년 9월 대한임상미생물학회 창립.

1999년 B형 간염 경구용 항바이러스 치료제 급여 시작.

1999년 2월 HIV 감염인 격리 제도 폐지.

2000년 7월 의약분업 시행.

2000년 8월 결핵정보감시센터 설치.

2000년 10월 감염병 표본감시체계 구축.

2001년 소아감염병 및 학교감염병 표본감시 구축.

2001년 3월 30일 WHO 토양매개성 장내기생충감염 퇴치 공인인증.

2001년 6월 홍역, 풍진(MR) 일제예방접종(Catch-up vaccination) 사업 실시.

2002년 질병관리본부 B형간염 주산기감염 예방사업 실시.

2002년 11월 중국에서 중증급성호흡기증후군(SARS) 발생 및 전 세계 유행.

2003년 12월 18일 질병관리본부 확대 개편. 에이즈결핵관리과 신설.

2004년 전국의료관련감염감시체계 구축.

2004년 제7차 전국 장내기생충 감염실태조사.

2005년 국립검역소 검역전산망 운영.

2005년 의료기관 HIV 감염인 상담사업 운영 시작.

2005년 초등학교 입학 시 홍역 예방접종기록 제출법 제정.

2005년 11월 대한인수공통전염병학회 창립.

2006년 2월 수청바이러스(Soochong virus) 발견.

2006년 11월 7일 질병관리본부 홍역 퇴치 선언.

2006년 전국병원감시체계 구축.

2006년 급성 B형간염 법정 감염병 2군으로 분류.

2006년 결핵 퇴치 2030 계획 수립.

2006년 12월 한국 HIV/AIDS 코호트 출범.

2007년 11월 무주바이러스(Muju virus) 발견.

2007년 12월 대한에이즈학회 창립.

2008년 결핵 퇴치 2030 계획 개정.

2008년 3월 27일 WHO 림프사상충 감염 퇴치 공인인증.

2009년 민간공공협력결핵관리사업 시작.

2009년 결핵정보통합관리시스템(TBNET) 구축.

2009년 3월 필수예방접종비용 국가부담사업 시행.

2009년 5월 신종인플루엔자 A(H1N1) 첫 확진 환자 발생.

2009년 6월 임진바이러스(Imjin virus) 발견.

2009년 10월 신종인플루엔자 백신을 의료인에게 처음 접종 시작.

2009년 12월 29일 「전염병예방법」을 「감염병의 예방 및 관리에 관한 법률」로 명칭 변경하면서 전부개정.

2010년 1월 25일 「결핵예방법」 전부개정.

2010년 11월 「출입국관리법 시행규칙」 개정으로 HIV 감염인 입국 및 체류 제한 전면 폐지.

2010년 12월 「감염병의 예방 및 관리에 관한 법률」 전부개정으로 성매개감염병 건강진단 대상자 등록 관리 제도 폐지.

2011년 결핵조기퇴치 New 2020 Plan으로 수정.

2012년 제8차 전국 장내기생충 감염실태조사.

2012년 3월 제주바이러스(Jeju virus) 발견.

2013년 제1기 결핵관리종합계획 수립.

2013년 12월 서아프리카지역에서 에볼라 확산.

2014년 국가예방접종비용 전액 지원.

2014년 2월 에볼라 대응 긴급구호대 파견.

2014년 3월 21일 WHO 홍역 퇴치 국가 인증.

2015년 5월 대한병원감염관리학회에서 대한의료관련감염관리학회로 개칭.

2015년 5월 소아 A형간염 국가예방접종 전액 지원.

2015년 5월 국내 최초 중동호흡기증후군(MERS) 환자 발생.

참 고 문 헌

[시대사]

1. 미 군정기와 정부 수립기: 1945-1949년

1) 사료

「朝鮮의最古結核病舍」,『세브란스교우회보』11, 1929

『동아일보』

『서울신문』

『朝鮮衛生要覽』(朝鮮總督府, 1929)

中央防役研究所,『大韓民國 保健社會部 中央防役研究所 要覽』第2號 (大旺印刷所, 1955)

98th MG Gp. Report, 1946 March 1-31

Choi CC, Public health in Korea, Deputy Minister of Public Health and Welfare, American Military Government, Seoul, Korea, 1945-1949

Chu IH, Public health report in Korea, Headquarters Combined Hospital Facilities 3rd and 14th Field Hospitals, 1951

Hunter GW, Ralph WD, et al., Report of parasitism among the South Koreans,『中央防疫研究所所報』1-1, 1949

Headquarters United States Army Military Government in Korea(HUSAMGIK), APO 235 Unit 2. History of the Department of Public Health and Welfare to May 1947

Headquarters USAMGIK, APO 235 Unit 2. Monthly report of Public Health and Welfare activities for July 1948

Headquarters USAMGIK, APO 235 Unit 2. History of the Department of Public Health and Welfare

Headquarters XXIV Corps Office of the Surgeon, APO 235. General conditions of health and welfare of Korea

Historical Summation, Department of Public Health and Welfare, September 1945 - May 1947, RG 407, Entry No. 368, Box No. 2066 (국편수집번호: 03016382)

HUSAMGK, part III

Mosquito fauna of Japan and Korea, Office of the Surgeon HQ. 8th Army APO 343. Prepared by 207th Malaria Survey Detachment APO 301

Preventive Medicine Manual for All officers No. 2, Military control of insect and snail borne diseases, malaria and insect-borne disease control, United States Army Forces, Pacific, August 1945

Public Health and Welfare / USAMGIK Box 19

Public Health and Welfare / USAMGIK Box 20 / 국편 21권

Public Health and Welfare, RG 332, USAFIK, XXIV Corps, G-2, Historical Section, US-AMGIK, Box No. 20 (국편 수집번호: 03010337) (국편 자료 21권)

Public Health and Welfare, USAMGIK, Box No. 19 (국편수집번호: 03010333)

Summation of non-military activities in Japan and Korea, No. 2, 1945. 11.

TB MED 208

War Department Technical Bulletin

Medical and sanitary data on Korea

War Department, Dec 1945

The Medical Department of the United States Army, Preventive medicine in World War II, Vol. II. Environmental Hygiene, p. 202, Office of the Surgeon General Department of the Army, 1955

USAMGIK Box 19

"Quarantine procedure for cholera in Repatriator" 1946. 4. 13.

2) 연구서

대한결핵협회,『한국결핵사』(1998)

서울대학교 한국인물사 편찬위원회,『한국의학인물사』(태학사, 2008)

애양원 100년사 간행위원회,『구름기둥, 불기둥: 성심의 동산, 애양원 100년』(북인, 2009).

한국한센복지협회,『한국나병사』(한국한센복지협회, 2001)

Kinkela D, DDT the American Century, University of Chapel Hill Press, 2011

Sams CF, "Medic" - The mission of an American military doctor in occupied Japan and wartorn Korea (M. E. Sharpe, 1998)

3) 연구논문

노재훈,「산업보건학의 선구자 최영태 박사」,『연세의사학』2-3, 1998

신영전 · 서제희,「미군정 초기 미국연수를 다녀온 한국인 의사 10인의 초기 한국보건행정에서의 역할」,『보건행정학회지』23-2, 2013

오중근 · 유준,「한국 나병의 관리 및 추세」,『대한나학회지』7-1, 1970

조동수,「우리나라의 결핵사정 BCG 예방접종」,『보건세계』, 1958. 2.

2. 한국 전쟁과 전후 복구 시기: 1950-1959년

1) 사료

「朝鮮의最古結核病舍」,『세브란스교우회보』11, 1929

『경향신문』

『동아일보』

『마산일보』

『서울신문』

『朝鮮衛生要覽』(朝鮮總督府, 1929)

『韓國의 結核』(中央結核院. 1954)

보건사회부,『말라리아 撲滅基礎事業年報』(1965)

中央防役研究所,『大韓民國 保健社會部 中央防役研究所 要覽』第2號, (大旺印刷所, 1955)

질병관리본부,『한국 질병관리 60년사 및 주요 업적 정리』(2008)

Annual Report of Public Health in Korea, 1953

Choi CC, Public health in Korea, Deputy Minister of Public Health and Welfare, American Military Government, Seoul, Korea, 1945-1949

Chu IH, Public health report in Korea, Headquarters Combined Hospital Facilities 3rd and 14th Field Hospitals, 1951

Cochrane RG, A report on leprosy in Korea, March 15-April 26th, 1955, RG 469, Entry P321, Box 3

Headquarters United States Army Military Government in Korea(HUSAMGIK), APO 235 Unit 2. History of the Department of Public Health and Welfare to May 1947

Historical Summation, Department of Public Health and Welfare, September 1945 - May 1947, RG 407, Entry No. 368, Box no. 2066 (국편수집번호: 03016382)

Hunter GW, Ralph WD, "Report of parasitism among the South Koreans", 『中央防疫研究所所報』 1(1), 1949

Koo YS, Public health in Korea, 1951, April. p. 14. Report submitted to WHO Regional Committee by delegate of Korea

Mosquito fauna of Japan and Korea, Office of the Surgeon HQ. 8th Army APO 343. Prepared by 207th Malaria Survey Detachment APO 301

Preventive Medicine Manual for all Officers No. 2, Military control of insect and snail borne diseases, malaria and insect-borne disease control, United States Army Forces, Pacific, August, 1945

Public Health and Welfare, RG 332, USAFIK, XXIV Corps, G-2, Historical Section, USAMGIK, Box No. 20.(국편 수집번호: 03010337)

Smith HF, Report of the public health problems of the R.O.K., 1951

Summation of non-military activities in Japan and Korea, No. 2, 1945. 11.

The Medical Department of the United States Army, Preventive medicine in World War II, Vol. II. Environmental Hygiene, p. 202. Office of the Surgeon General Department of the Army, 1955

United Nations Civil Assistance Command, Kyongsang Nam Do Team, APO 59, 12th March, 1951

Walton BC, Chyu I, Clonorchiasis and paragonimiasis in the Republic of Korea, Bull. WHO 21, 1959

2) 연구서

대한결핵협회, 『한국결핵사』 (대한결핵협회, 1998)

보건복지70년사 편찬위원회, 『보건복지70년사』 '보건의료편' (보건복지부, 2015)

서울대학교 한국인물사 편찬위원회, 『한국의학인물사』 (태학사, 2008)

애양원 100년사 간행위원회, 『구름기둥, 불기둥: 성심의 동산, 애양원 100년』 (북인, 2009)

이호왕, 『한탄강의 기적』 (시공사, 1999)

전종휘, 『韓國急性傳染病槪觀』 (醫藥界社, 1965)

지역보건의료발전을 위한 모임, 『지역보건 60년의 발자취』 1. 함께한 사람들 (2012)

한국기생충박멸협회, 『寄協 20年史』 (1984)

한국한센복지협회, 『한국나병사』 (한국한센복지협회, 2001)

Apel OF, Apel P, MASH-An army surgeon in Korea(The University Press of Kentucky, 1998)

Kinkela D, DDT the American Century(University of Chapel Hill Press, 2011)

Sams CF, "Medic" - The mission of an American military doctor in occupied Japan and wartorn Korea(M. E. Sharpe, 1998)

3) 연구논문

권영훈, 「1953-1955년 한미재단의 보건의료부문 활동과 그 영향」, 연세대학교 대학원 석

사학위논문, 2017

노재훈, 「산업보건학의 선구자 최영태 박사」, 『연세의사학』 2-3, 1998

신영전·서제희, 「미군정 초기 미국연수를 다녀온 한국인 의사 10인의 초기 한국보건행정에서의 역할」, 『보건행정학회지』 23-2, 2013

오중근·유준, 「한국 나병의 관리 및 추세」, 『대한나학회지』 7-1호, 1970

이임하, 「한국전쟁기 유엔민간원조사령부(UNCACK)의 보건위생정책-급성전염병을 중심으로」, 『사회와 역사』 100, 2014

전종휘, 「6·25사변을 전후한 급성전염병의 연차적 변동」, 『감염』 2-1, 1970

조동수, 「우리나라의 결핵사정 BCG 예방접종」, 『보건세계』 1958-2

Garrison, et al. Treatment of Korean vivax malaria, JAMA 149, 1952

Hale TR, Halpenny GW, Malaria in Korean veterans, Canad Med Ass J 68, 1953

3. 보건방역 체계 수립 시기: 1960-1969년

1) 사료

『WHO』

『경향신문』

『국가교육과정정보센터』

『국민일보』

『국사편찬위원회 승정원일기』

『동아일보』

『마산일보』

『매일경제』

『월간조선』

『조선일보』

『한국광고총연합회 광고정보센터』

국가보훈처, 『고엽제 자문협의회 회의자료』(1994)

國立防疫研究所,『國立防疫研究所所報』第4卷 第1號, 1961. 4.

國立防疫研究所,『國立防疫研究所所報』第5卷 第1號, 1962. 10.

國立保健院,『國立保健院院報』第1卷 第1號, 1964

국회 보건사회위원회,『제73회 제1차 보건사회위원회 회의록』(1970. 6. 1.)

국회사무처,『제6회 국회정기회의속기록 제33호』(1950)

김태종·채종일·장현갑·KDI국제정책대학원·보건복지부,『기생충 구제사업: 1969-1995』, (KDI국제정책대학원, 2014)

내각기획통제관실,『국가재건최고회의연석회의회의록 제3호』(1962)

보건사회부,『1971년도 방역대책』(보건사회부, 1971)

보건사회부,『건국십주년 보건사회행정개관』(보건사회부, 1958)

보건사회부,『검역관계법령집』(보건사회부, 1970)

보건사회부,『국립방역연구소보』4-1(1961)

보건사회부,『국민건강조사보고』(보건사회부, 1971)

보건사회부,『말라리아 근절 기초사업 종합보고(1961-1965)』(보건사회부, 1966)

보건사회부,『말라리아 박멸 기초사업 보고서』(보건사회부, 1963)

보건사회부,『보건사회 통계월보』(보건사회부, 1957)

보건사회부,『보건사회 행정의 실적과 전망』(보건사회부, 1971)

보건사회부,『보건사회부 국정감사자료』(보건사회부, 1971)

보건사회부,『日本腦炎媒介種의 習性 및 그의 效果的인 驅除方法研究報告書』(보건사회부, 1968)

보건사회부,『전국 자궁내 피임보고』(보건사회부, 1967)

보건사회부,『전국결핵실태조사보고: 1965년도』(보건사회부, 1966)

보건사회부,『질병상해통계조사보고서』(보건사회부, 1967)

보건사회부장관,『코레라 방역대책 현황보고』(1963. 9. 30)

존 무롬필드,『한국의 산업보건』(보건사회부, 1960)

질병관리본부 편,『콜레라방역관리지침』(질병관리본부, 2002)

질병관리본부 편,『한국 질병관리 60년사 및 주요 업적정리』(질병관리본부, 2008)

총무처 의정국 의사과,「국민의료법 개정법률: 의료법」(1962. 3. 20)

한국기생충박멸협회,『학생기생충검사통계』, 1971-1979

2) 연구서

강창민,『쌍천 이영춘 빛 가운데로 걸어가다: 이 땅 농촌에 의술의 불을 밝힌』(푸른사상, 2007)

기용숙,『미생물학과 더불어: 기용숙교수님의 생애와 주변』(서울: 기용숙교수 추모집발간 위원회, 1985)

김용출,『독일 아리랑』(서울: 에세이, 2006)

대한결핵협회,『한국결핵사』(대한결핵협회, 1998)

대한바이러스학회,『바이러스 이야기』(대한바이러스학회, 2015)

대한보건협회,『대한민국 보건발달사』(지구문화사, 2014)

박노례,『1957-1960년 한국의 보건사업』(인제대학교 국제보건연구소, 2013)

서병설,「1950년-1960년대 기생충학」, 의학신보 편,『한국의학100년사(상)』(서울: 의학출판사, 1984)

서준창,『쌍천 이영춘의 생애와 사상』(삼경문화사, 1998)

소상영・장경식,『1968年度 第19次 世界保健機構西太平洋地域 地域委員會 韓國代表參席 復命書』(서울: 保健社會部, 1968)

소진탁,「한국인의 인체기생충학의 역사적 고찰」, 의학신보 편,『한국의학100년사(상)』(서울: 의학출판사, 1984)

蘇鎭卓,『寄生蟲病: 症勢, 診斷, 治療, 豫防』(富民文化社, 1964)

이순형,「1960-70년대의 기생충학」, 의학신보 편,『한국의학100년사(상)』(서울: 의학출판사, 1984)

이하나,『'대한민국', 재건의 시대(1948~1968)』(서울: 푸른역사, 2013)

임한종,『기생충학 리포트: 중랑천에서 빅토리아호 코메섬까지』(한비미디어, 2013)

전우용,『현대인의 탄생』(서울: 이순, 2011)

전종휘,『한국급성전염병개관』(醫藥界社, 1965)

전종휘,『한국급성전염병개관』(醫藥界社, 1975년 제3판)

조정래,『한강』 2 (서울: 해냄, 2003)

채종일,『우리 몸의 기생충, 적인가 친구인가』(파주: 자유아카데미, 2016)

칼 짐머 지음, 이석인 옮김,『기생충 제국 - 세상에서 가장 위험한 생물의 세계를 탐험하다』(궁리, 2004)

파월전사편찬위원회,『越南戰과 枯葉劑 : 越南參戰 33年史』, 上下券, (戰友新聞社, 1997)

한국기생충박멸협회,『기협이십년사』(한국기생충박멸협회, 1984)

한국기생충박멸협회,『韓國 學生 蛔蟲感染 集團管理 事業分析: 蛔蟲 10年史: 1969～1978』(한국기생충박멸협회, 1980)

홍성원,『흙에 심은 사랑의 인술: 쌍천 이영춘 박사의 생애』(군산: 모음사, 1993)

Cook GC, Alimuddin, Zumla, Manson P. Manson's Tropical Diseases 22nd ed. (Edinburgh: Saunders/Elsevier, 2009)

Grove D, Tapeworms, lice, and prions: A compendium of unpleasant infections(Oxford, UK: OUP Oxford, 2013)

Huntington SP, American politics: The promise of disharmony(Cambridge: Harvard University Press, 1981)

Melady J, Korea: Canada's forgotten war(Toronto, Canada: Macmillan of Canada, 1983)

Roberts LS, John J, Schmidt GD, Larry S, Roberts' Foundations of Parasitology. 8th ed. (Boston: McGraw Hill, 2009)

3) 연구논문

권이혁,「1969년에 유행한 콜레라에 대한 조사연구」,『국립보건연구원보』 6, 1969

권이혁·박순영·홍재웅,「1969년에 유행한 콜레라에 대한 조사 연구: 충남·전북지구 콜레라에 대한 역학조사보고」,『국립보건연구원보』 6, 1969

기호철·배재훈·신동훈,「조선후기 한양 도성 내 토양매개성 기생충 감염 원인에 대한 역사 문헌학적 고찰」,『의사학』 22-1, 2013

김경호 외, 「1964년도 한국에 있어서 일본뇌염 유행의 혈청학적 조사보고」, 『국립보건원원보』 2-1, 1965

김경호 외, 「1966년도 한국에 있어서 일본뇌염 유행의 역학적 조사」, 『국립보건원원보』 3, 1966

김경호 외, 「일본뇌염 역학조사 연구」, 『국립보건원원보』 4, 1967

김경호 외, 「홍역백신 제조에 관한 연구」, 『국립보건원원보』 4, 1967

김광성·이용우·인선동·민창홍, 「1969년 콜레라 발생지역의 보균자에 대한 조사연구」, 『국립보건연구원보』 7, 1971

김동찬 외, 「한국에 있어서의 간흡충의 역학적 연구」, 『국립보건원원보』 4, 1967

김동한, 「한국에서 분리된 콜레라균의 성상」, 이화여자대학교 교육대학원 과학교육전공 석사학위논문, 1972

김부영, 「일본뇌염 예방에 대한 고찰」, 『보건학논집』 9-2, 1972. 1.

김승희, 「1969-1970년 한국에서 발생한 콜레라에 대한 의료정치학적 고찰: 미셸 푸코의 생체권력적 관점을 중심으로」, 고려대학교 과학기술학협동과정 박사논문, 2015

김승희, 「1969년 한국에서 발생한 콜레라를 통해서 본 생명권력과 그 한계」, 『사회사상과 문화』 18-1, 2015. 3.

김영석 등, 「한국의 식중독 발생에 대한 조사연구」, 『보건연구원보』 6, 1969

김영석·신광순·신석한, 「한국의 식중독에 대한 조사 연구」, 『국립보건연구원보』 6, 1969

김영욱, 「한국에 있어서 급성전염병에 대한 역학적 고찰(1963)」, 『국립보건원원보』 1-1, 1964

김영욱, 「한국에 있어서의 급성전염병에 대한 역학적 고찰(1964)」, 『국립보건원원보』 2-1, 1965

김영욱, 「한국에 있어서의 중요전염병의 연차적 변이에 대한 고찰」, 『국립보건원원보』 1-1, 1964

김영욱·차몽호, 「한국에 있어서의 소아마비에 관한 역학적 고찰」, 『국립보건원원보』 2-1, 1965

김원호·박병기·정규복·이헌주·도사금, 「장티푸스 168례와 파라티푸스A 45례에 대한 임상적 관찰」, 『대한내과학회잡지』 24-6, 1981

김인달 · 윤덕로, 「일산화탄소 중독에 관한 연구」, 『서울대학교 논문집』 17, 1966

김정림 외, 「국내 삼일열 말라리아 확산 방지 및 근절을 위한 종합방제 방안에 관한 연구」, 『국립보건원보』 36, 1999. 12.

김정순 · 임현술 · 이홍복 · 이원영 · 박영주 · 김성수, 「파월국군장병의 고엽제 위해에 관한 예비적 역학조사」, 『예방의학회지』 27-4, 1994. 12.

김택제, 「최근 3년간의 서울시 사망률 조사보고 - 특히 결핵 사망률을 중심으로- 」, 『대한결핵 및 호흡기학회 춘계학술발표 초록집』 22권, 1966

민창홍 · 김경호 · 김광성, 「1969년에 유행한 콜레라에 대한 조사 연구: 콜레라 균주에 대한 생물학적 성상」, 『국립보건연구원보』 6, 1969

박영진, 「한국과 일본의 기생충 질환 퇴치의 역사」, 서울대학교 대학원 의학과 석사학위 논문, 2016

박윤재, 「1940-60년대 농촌위생연구소의 설립과 활동」, 『역사와현실』 72, 2009

박지영 · 미야가와 타구야 · 홍정화 · 김옥주, 「1950-60년대 한국의 뇌폐흡충증과 심보성의 대뇌반구적출술」, 『의사학』 20-1, 2011. 6.

박형종, 「콜레라의 방역과 관리」, 『技術協力』 6-4, 1970. 4.

서홍관·황상익·채종일, 「한국 장내기생충 감염의 시대적 변천과 그 요인에 대한 관찰」, 『의사학』 1-1, 1992

소진탁, 「기생충 그 인식의 변천」, 『건강소식』 16-5, 1992b

蘇鎭卓, 「마라리아의 症勢: 마라리아에 感染되면 主症狀은 熱發作을 나타내는데 七年 後까지 再發할 수도 있다」, 『보건세계』 8-6, 1961

소진탁, 「회충 0% 운동」, 『건강소식』 16-2, 1992a

宋宰鉉, 「우리나라 마라리아의 感染度에 關한 硏究」, 『公衆保健雜誌』 2-1, 1965. 11.

신규환, 「1950-60년대 한국 제약산업과 일반의약품 시장의 확대」, 『의사학』 24-3, 2015. 12.

신규환, 「제1 · 2차 만주 페페스트의 유행과 일제의 방역행정(1910-1921)」, 『의사학』 21-3, 2012. 12.

신규환, 「지방병 연구와 식민지배: 1927년 영흥 및 해남지역 에메틴 중독사건을 중심으로」,『의사학』18-2, 2009. 12.

신규환,「해방 이후 약무행정의 제도적 정착과정: 1953년 '약사법' 제정을 중심으로」,『의
  사학』22-3, 2013. 12.

여인석,「동의보감에 나타난 기생충 질환」,『의사학』2-2, 1993. 12.

여인석,「학질에서 말라리아로: 한국 근대 말라리아의 역사(1876-1945)」,『의사학』20-1,
  2011. 6.

윤덕진,「홍역과 그의 치료를 위한 단방약 가재의 영향」,『중앙의학』1, 1961

尹德鎭・李琦寧・安泳謙・李倫鎬,「肺 디스토마의 環境學的 調査研究」,『대한소아과학
  회』10-4, 1967. 4.

이명화・김재봉・이용식,「연탄까스 중독에 관한 고찰」,『국립보건원원보』1-1, 1964

이상욱・오희철,「베트남 참전군인의 사망양상」,『대한직업환경의학회지』23-3, 2011. 9.

이순형,「나는 회충이다 1회」,『건강소식』2-9, 1974a

이순형,「나는 회충이다 4회」,『건강소식』2-12, 1974b

이순형,「우리나라 기생충 질환의 변천사」,『대한의사협회지』50-11, 2007

이연태・이종훈・기용숙,「한국 자연환경 내에 분포된 병원성 비브리오균속에 관한 조사
  연구(1969)」,『감염』12-1, 1980

이재홍,「연구실에 얽힌 뒷 이야기」,『건강소식』7-3, 1983

이종승 외,「세균조사사업: 1963년도 콜레라 방역보고」,『국립보건원원보』3, 1966

이종훈・이연태・황기선・고광균・최상규・정해식・기용숙,「병원성 비브리오균속에 관
  한 연구(1971)」,『감염』12-1, 1980

전종휘,「1969년에 유행한 콜레라에 대한 조사 연구: El Tor cholera에 대한 몇 가지 임상
  경험」,『국립보건연구원보』6, 1969

전종휘,「1969년에 유행한 콜레라에 대한 조사연구(제2보): El Tor cholera에 대한 몇 가
  지 임상경험」,『국립보건연구원보』6, 1969

전종휘,「장티푸스의 당면과제」,『감염』1-1, 1969

정규원,「한국에서의 B형 간염 바이러스 보유율 감소」,『대한내과학회지』58-6, 2000

정근식, 「질병공동체의 해체와 이주의 네트웍－두 정착마을 사례를 중심으로」, 『사회와 역사』 69, 한국사회사학회, 2006

정준호·박영진·김옥주, 「1960년대 한국의 회충 감염의 사회사: 사람과 함께 하는 인룡에서 수치스러운 질병으로」, 『의사학』 25-2, 2016. 8.

정희영, 「장내세균감염증」, 『감염』 1-1, 1969

조수헌·신영수·이덕형·김용익·윤덕로, 「연탄가스 중독의 발생실태에 관한 연구」, 『예방의학회지』 18-1, 1985. 10.

차몽호, 「우리나라 농촌지역에 대한 출생사망 및 사인조사연구(1963)」, 『국립보건원원보』 1-1, 1964

채종일·조승열·이순형·서병설, 「전국 회충란 양성률 감소에 따른 담도 및 기타 외과적 회충증의 감소 양상」, 『기생충학잡지』 29-2, 1991

崔三燮, 「월남에 있어서 한국군에 발생한 마라리아에 대한 역학적 조사 연구」, 전남대학교 대학원 박사학위논문, 1970

한국건강관리협회, 「기생충의 피해와 그 예방」, 『건강소식』 2-7, 1974

한상태·김영욱·차몽호·박남영, 「한국에 있어서의 백일해, 홍역 및 디프테리아의 역학 조사」, 『국립보건원원보』 1-1, 1964

咸基善, 「마라리아根絶을 爲한 Case Detection 活動의 諸問題點에 關한 考察」, 『公衆保健雜誌』 4-1, 1967. 5

황상익, 「전쟁으로 인한 의학 발전, 그 아이러니」, 『역사비평』(2010)

Chae HB, Kim JH, Kim JK, Yim HJ, "Current status of liver diseases in Korea: Hepatitis B", Korean J Hepatology 15(Supp 6), 2009

Crane PS, Pak YH, Lee HK, "Surgical complication of massive infestations with Ascaris lumbricoides", Annals of Surgery 162-1, 1965

Crompton DWT, "Ascaris and ascariasis," Advances in Parasitology 48, 2001

Hong SC, "Malaria: An early indicator of later disease and work level", Journal of Health Economy 32(3), May 2013

Hong ST, Chai JY, Choi MH, Huh S, Rim HJ, Lee SH, "A successful experience of soil-transmitted helminth control in the Republic of Korea", Korean Journal of Parasitology 44.3, 2006

Park CM, "Epidemiological aspects of paragonimiasis in Korea", Yonsei Medical Journal 3-1, 1962

Seo BS, Lee SH, Yoon JJ, Ryang YS, "Parasitological studies of Korean Forces in South Vietnam - Ⅰ. Examination of blood films on malaria patients", The Korean Journal of Parasitology 8-1, 1970. 4.

Walton BC, Chyu I, "Clonorchiasis and paragonimiasis in the Republic of Korea", Bull. WHO 21-6, 1959

4. 예방 접종 활성화 시기: 1970-1979년

1) 사료

「새로 제정된 전염병예방법 시행규칙 주요골자」, 『한국가톨릭병원협회지』 8-2, 1977

『경향신문』

『국제신보』

『동아일보』

『매일경제』

『부산일보』

『신아일보(新亞日報)』

대한보건협회편, 『대한민국 보건발달사』(경기: 지구문화사, 2014)

보건사회부 사회보장심의위원회, 『한국의 보건의료에 관한 종합지표』

보건사회부, 『결핵실태조사 결과보고 제2차(1970년도)』, 보건사회부, 대한결핵협회 결핵연구원, 1971

보건사회부, 『급성전염병통계연보』(1987)

보건사회부, 『방역대책』(1971)

보건사회부, 『보건사회』(1981, 1982)

보건사회부, 『보건사회백서』(1984)

보건사회부, 『보건사회백서』(1991)

보건사회부, 『보건사회통계연보』(1980)

보건사회부, 『불량식품 근절 캠페인 씨리즈, 제1집, 식중독과 그 예방』(1971)

보건사회부, 『주요보건사회통계』(1979. 3.)

보건사회부, 『주요보건사회통계』(1980. 3.)

식중독예방책. http://theme.archives.go.kr/next/koreaOfRecord/foodPoisoning.do

연하청, 김학영, 『보건의료자원과 진료생활권』(한국개발연구원, 1980)

의료보험연합회, 『의료보험의 발자취』(1997)

한국지방행정사편찬위원회, 『한국지방행정사:1948-1986)』(내무부한국지방행정연구원, 1987)

2) 연구서

김정혜 · 이수경, 『역학 및 전염병 관리』(청구문화사, 1994)

대한감염학회, 『감염학(개정판)』(군자출판사, 2014)

대한바이러스학회, 『바이러스이야기』(국진피앤디, 2015)

대한보건협회, 『대한민국 보건발달사』(지구문화사, 2014)

박남영, 『보건법규요해』(신광출판사, 1976)

의학신보, 『한국의학100년사(1884-1983)』(의학출판사, 1984)

이명화 · 구성회, 『공중보건학』(고문사, 1977)

이성관, 『예방의학과 공중보건』(계축문화사, 1979)

3) 연구논문

권숙표, 「식중독의 예방과 관리」, 『학교보건』 4, 1977

권숙표, 「식품의 오염과 피해」, 『환경교육시리이즈』 6, 이화여자대학교 환경문제연구소, 1973

기춘석, 「식중독-최근 들어 집단급식에서 많이 발생!」, 『건강소식』 17-7, 1993

김경호 외, 「한국형 출혈열에 관한 역학적 조사(1971년~1976년」, 『국립보건원보』 13, 1976

김성구, 「한국의 급성전염병발생에 대한 역학적 고찰」, 『국립보건연구원보』 16, 1979

김소영, 「유행성 출혈열의 공간 전파에 관한 지리적 연구」, 이화여자대학교 사회생활학과 석사학위논문, 1983

김연심, 「식품위생」. 『건강교육』 4, 이화여자대학교 건강교육학과, 1970

김정순·정호근·오영철·조우현·김병익, 「1980년 콜레라 유행과 방역사업-유행의 특성과 방역상 문제점을 중심으로」, 『한국역학회지』 2-1, 1980

대한영양사회, 「집단급식시설에서 발생한 식중독: 올 여름 매스컴에 보도된 사례를 중심으로」, 『국민영양』 101, 1988

박순영, 「여름철 소화기계 전염병」, 『의료보험』 12, 1979

박영희, 「학교급식의 위생관리에 대한 고찰」, 『대전대학교 논문집』 5-1, 1986

서광석, 「한국의 식품위생관리에 관한 연구: 식중독 관리를 중심으로」, 단국대학교 행정대학원 행정학과 석사논문, 1991

신미영, 「주변에서 중심으로-바이러스학자 이호왕의 연구 활동」, 전북대학교대학원 과학기술문화학과 박사논문, 2015

양은주, 「전염병 예방관리」, 『학교보건』 22, 한국학교보건협회, 1999

전종휘, 「감염증의 변천, 병증의 변모-50여년간의 임상경험을 토대로」, 『감염』 20-1, 1988

정근식, 「식민지 위생경찰의 형성과 변화, 그리고 유산-식민지 통치성의 시각에서」, 『사회와 역사』 90, 2011

정희영, 「식중독의 예방과 치료」, 『학교보건』 14, 1985

정희영, 「여름철전염병」, 『건강소식』 1-1, 한국건강관리협회, 1973

조규상, 「한국의 의료보험」, 『대한의학협회지』 16-2, 1973

채규철, 「한국 민간의료보험에 관한 고찰」, 『공중보건잡지』 11-2, 1974

한시백, 「한국의 신고법정전염병의 역학적 변천」, 서울대학교보건대학원보건관리학과석사논문, 1988

황병주, 「1970년대 의료보험 정책의 변화와 복지담론」, 『의사학』 20-2, 2011

5. 새로운 전염병 출현 시기: 1980-1989년

1) 사료

"의안번호 제421호 후천성면역결핍증예방법안," 「국무회의의안처리전」(1987.9.12. 접수)

「보건사회부공고제87-17호 후천성면역결핍증예방법(안)입법예고」, 『관보』, 제10627호(1987. 5.2.)

『경향신문』

『관보』, 제10797호(1987.11.28.)

『관보』, 제11122호(그2)(1988.12.31.)

『동아일보』

『매일경제신문』

『제137회 국회 국회본회의 회의록』, 제11호(1987.10.30.)

『제137회 국회 법제사법위원회 회의록』, 제6호(1987.10.29.)

『제137회 국회 보건사회위원회 회의록』, 제7호

『제144회 국회 법제사법위원회 회의록』, 제13호(1988.12.16.)

『제144회 국회 보건사회위원회 회의록』, 제11호(1988.12.12.)

『제144회 국회 보건사회위원회 회의록』, 제12호(1988.12.13.)

『제144회 국회 본회의 회의록』, 제17호(1988.12.17.)

『중앙일보』

『한겨레신문』

강건일(1997), 『이야기 현대약 발견사』, 서울: 까치.

경제기획원 조사통계국(통계청), 『사망원인통계(연보): 인구동태신고에 의한 집계』

국가기록원 관보 http://theme.archives.go.kr/next/gazette/viewMain.do

국가기록원 국무회의기록 http://theme.archives.go.kr/next/cabinet/viewMain.do

국가기록원 정부간행물 http://theme.archives.go.kr/next/publishment/viewMain.do

국립중앙도서관 http://nl.go.kr/nl/

국회법률도서관 http://law.nanet.go.kr/

국회전자도서관 http://dl.nanet.go.kr/index.do

국회회의록 http://likms.assembly.go.kr/record/

대한민국국회사무처,『제137회 국회 보건사회위원회 회의록』, 제7호(1987.10.21.)

보건복지70년사편찬위원회,『보건복지 70년사』, 제2권(보건복지부, 2015)

보건복지부 http://www.mohw.go.kr/

보건복지부,『보건복지백서』(1996)

보건복지부・한국건강관리협회,『제6차 한국 장내 기생충 감염 현황』(1997)

보건사회부,『'90급성전염병통계연보』(1991)

보건사회부,『1981년 제3차 한국 장내기생충 감염현황』(서울, 1981)

보건사회부,『보건사회(1981년)』(1982)

보건사회부,『보건사회백서(1984년)』(1985)

보건사회부,『보건사회백서(1991년)』(1992)

보건사회부,『보건사회백서』(1984)

보건사회부,『보건사회백서』(1985)

보건사회부,『보건사회백서』(1989)

보건사회부,『보건사회백서』(1990)

보건사회부,『보건사회백서』(1991)

보건사회부,『보건사회통계연보』(1982)

보건사회부,『보건사회통계연보』(1991)

세계보건기구 http://www.who.int/

양화진외국인선교사묘원 홈페이지 http://www.yanghwajin.net/v2/

질병관리본부 http://www.cdc.go.kr/

질병관리본부,『2010 HIV/AIDS 통계연보』(2011)

질병관리본부,『2011 HIV/AIDS 신고 현황 연보』(2012)

질병관리본부・국립보건연구원,『제8차 전국 장내기생충 감염통계』(2013)

통계청,『사망원인통계연보: 인구동태신고에 의한 집계』(1981~1990)

KOSIS 국가통계포털 http://kosis.kr/

KOSIS 국가통계포털 http://kosis.kr/

NAVER 뉴스 라이브러리 http://newslibrary.naver.com/

2) 연구서

김민중, 『에이즈의 법률학』(서울: 신론사, 2013)

김준명·최준용, 『HIV 감염』(서울: 군자출판사, 2007)

대한감염학회, 『감염학』, 개정판(서울: 군자출판사, 2014)

대한바이러스학회, 『바이러스이야기』(국진피앤디, 2015)

대한보건협회, 『대한민국 보건발달사』(파주: 지구문화사, 2014)

뤽 몽따니에, 『AIDS』, 이경일 역(서울: 범양사 출판부, 1987)

류준, 『한국의 나병 치유』(서울: 류준의과학연구소, 1991)

보건복지70년사편찬위원회, 『보건복지 70년사』, 전3권(보건복지부, 2015)

보건신문사 출판국, 『에이즈란 무엇인가』(서울: 보건신문사, 1987)

셔우드 홀, 『닥터 홀의 조선 회상』, 김동열 역(서울: 동아일보사, 1984)

셔우드 홀, 『닥터 홀의 조선 회상』, 김동열 역(서울: 좋은씨앗, 2003)

여인석 등, 『한국의학사』(의료정책연구소, 2012)

이문호, 『죽음의 그림자 AIDS: 정체와 실태에서 예방법까지』, 최신가정의학백과, 제2권(
　　　서울: 서음출판사, 1987)

임한종, 『기생충학 리포트: 중랑천에서 빅토리아호 코메섬까지』(한비미디어, 2013)

장우현, 『韓國의 쯔쯔가무시病』(湍興出版社, 1994)

전종휘, 『한국현대의학·의료문화연표』(서울: 의학출판사, 1994)

정해구, 『전두환과 80년대 민주화운동: '서울의 봄'에서 군사정권의 종말까지』(고양: 역사
　　　비평사, 2011)

정희영·전종휘, 『감염질환』(서울: 수문사, 1987)

채규태, 『한센병연구소 50년사』(서울: 가톨릭대학교 의과대학 한센병연구소, 2011)

한국결핵사편찬위원회, 『한국결핵사』(서울: 대한결핵협회, 1998)

한국행정연구원,『전두환 정부』, 대한민국 역대 정부 주요 정책과 국정운영, 제3권(서울: 대영문화사, 2014)

3) 연구논문

김기호,「우리나라 결핵박멸사업의 문제점과 대책」,『대한의학협회지』28-4, 1985

김문식,「AIDS 예방 및 대책」,『대한의학협회지』30-7, 1987

김민자,「우리나라에서 유행하는 leptospirosis의 임상적 특징」,『대한의학협회지』31-6, 1988

김일순 외 6인,「1980년 전국 결핵실태조사시 발견된 폐결핵환자의 추적조사」,『결핵 및 호흡기질환』30-1, 1983

김재홍 외 17인,「서울의 PPNG 발생빈도(1990)」,『대한화학요법학회지』10-2, 1992

김재홍 · 김지현 · 김영태 · 노영석,「서울에서 10년간 PPNG 발생빈도 변화 및 이에 미치는 영향에 대한 고찰」,『감염』24-2, 1992

김정순,「AIDS의 역학」,『대한의학협회지』30-7, 1987

김준명 외 10인,「국내 HIV감염/AIDS의 역학적 및 임상적 양상」,『대한내과학회지』61-4, 2001

김준명,「병원감염의 국내 발생현황」,『대한내과학회지』57-4, 1999

김중환 외 4인,「서울의 PPNG 발생빈도(1985)」,『대한화학요법학회지』5-1, 1987

김진주,「쯔쯔가무시병의 진단을 위한 Rickettsia tsutsugamushi의 분리와 혈청학적 진단에 관한 연구」, 연세대학교 대학원 박사논문, 1989

김택중,「1918년 독감과 조선총독부 방역정책」,『인문논총』74-1, 2017

김홍직 · 신동헌 · 김용환,「피부 리슈마니아증 5예」,『대한피부과학회지』22-1, 1984

남철현 · 서미경 · 홍현주 · 김혜연,『국민보건의식행태조사연구』(한국인구보건연구원, 1984)

민득영 · 안명희 · 김경민,「Flubendazole의 회충, 편충 및 요충에 대한 구충효과」,『기생충학잡지』24-1, 1986. 6.

민득영 · 안명희 · 김경민 · 김춘원,「서울지역 장내기생충 감염상태 조사: 한양대학병원 내원환자를 중심으로」,『기생충학잡지』24-2, 1986. 12.

박기덕 외 5인, 「한국인의 매독항체 분포에 관한 조사 연구」, 『국립보건원보』 19, 1983

백승복 외 4인, 「한국인의 간염 B 바이러스에 대한 항원 및 항체조사」, 『국립보건연구원보』 16, 1979

서병설·홍성태·채종일·이순형, 「요꼬가와 흡충에 관한 연구 VI. 동해안과 남해안산 은어의 피낭유충 감염상태」, 『기생충학잡지』 20-1, 1982

서홍관·황상익·채종일, 「한국 장내기생충 감염의 시대적 변천과 그 요인에 대한 관찰: 1913년에서 1989년까지」, 『의사학』 1-1, 1992. 6.

소진탁, 「역사 속에 사라진 기생충」, 『건강소식』 16-4, 1992

신소연 외 12인, 「동아시아에서의 HIV/AIDS 역학」, 『감염과 화학요법』 39-1, 2007

신학균 외 4인, 「바이러스성 간염에 관한 연구: B형 간염 감염률 조사, 1983」, 『국립보건연구원보』 20, 1983

오명돈, 「국내에서 새로이 출현한 감염병」, 『Infect Chemother』, 43-6, 2011

우준희 등, 「우리나라 병원감염관리의 실태조사보고」, 『병원감염관리』 2-2, 1997

윤방부·강희철·오용화·이종연, 「後天性 免疫 결핍증 환자 경험 1例」, 『가정의학회지』 6-7, 1985

이순형, 「수입성 기생충질환」, 『대한의학협회지』 32-3, 1989

이재광·황상익, 「신증후군 출혈열의 질병사적 고찰」, 『의사학』 13-1, 2004

임한종, 「아세아에 있어서 흡충류감염 방어를 위한 공중보건학적 조치」, 『한국농촌의학회지』 13-1, 1988

장우현, 「우리나라 쭈쭈가무시병의 발생양상과 R. tsutsugamushi의 원형의 분포」, 『대한의학협회지』 31-6, 1988

전종휘, 「감염성질환의 변천양상」, 『대한의학협회지』 28-2, 1985

전종휘, 「감염증의 변천, 병증의 변모-50여년간의 임상경험을 토대로」, 『감염』 20-1, 1988

전종휘, 「감염질환의 앞으로의 전망」, 『보험의학회지』 12-1, 1993

전종휘, 「우리나라에서의 수입병」, 『대한의학협회지』 32-3, 1989

정희영, 「우리나라 감염질환의 변천(1945~1985)」, 『가톨릭대학 의학부 논문집』 42, 1989

정희영,「우리나라 급성전염병의 역학과 임상상: 1961년 감염학회 창설 이후」,『감염』23-4, 1991

주종윤·박영춘·안성훈,「경북 울진 등에서의 폐흡충 역학적 조사」,『기생충학잡지』23-1, 1985

진병원·장동준,「국공립 및 민간 병의원에서의 결핵환자 관리실태 분석」,『결핵 및 호흡기질환』37-4, 1990

최시룡,「우리나라 한센병(나병) 관리 어디까지 왔는가?」,『한국가톨릭병원협회지』21, 1990

최홍재 외 6인,「한국인의 B형 간염 바이러스 표식자 양성률에 관한 연구: 간질환이 없는 내원자를 대상으로」,『대한소화기병학회잡지』15-2, 1983

한용철·홍영표,「결핵의 변천양상」,『대한의학협회지』, 28-2, 1985

홍성태,「일부 국군 장병의 최근 장내 기생충 감염 현황」,『기생충학잡지』24-2, 1986. 12.

홍성태·홍성종·이순형·김익상·신정식,「전남 소록도 주민의 장내기생충 감염실태 및 조충의 치료성적」,『기생충학잡지』21-1, 1983. 6.

Ahn MH, et al.(1982), "Imported malaria cases in Korea," Yonsei Reports on Tropical Medicine, vol. 13, no. 1

Chong Y, et al.(1982), "Vibrio vulnificus septicemia in a patient with liver cirrhosis," Yonsei Medical Journal, vol. 23, no. 2

Joo CY, "Recent patterns of intestinal heliminth infections among the residents in Taegu City, Korea", The Korean Journal of Parasitology, 22-1, (June 1984)

Kim MH, et al., "Diseases of returnees from tropical countries (Middle East)," Yonsei Reports on Tropical Medicine, 10-1, 1979

Min DY, et al.(1982), "Urinary schistosomiasis among Korean returnees from the Middle East", Yonsei Reports on Tropical Medicine, vol. 13, no. 1

Rim HJ(1988), "Public health measures in trematode control in Asia," Korean Journal of Rural Medicine, vol. 13, no. 1

Soh CJ, Kim JJ, Min DY(1985), "Korean workers in tropical countries (Moddle East), with special reference to their understandings of tropical diseases," Yonsei Reports on Tropical Medicine, vol. 16, no. 1

Soh CT, et al.(1985), "Current status of malaria in Korea", Yonsei Reports on Tropical Medicine, vol. 16, no. 1

6. 의료관련감염과 내성균 엄습 시기: 1990-1999년

1) 사료

「윤락행위등방지법시행규칙」(보건복지부령 제17호, 1996.1.6.)

「전염병예방법」(법률 제4910호, 1995. 1. 5..)

『경향신문』

『관보』

『국회본회의회의록』

『동아일보』

『매일경제』

『한겨레』

결핵연구원,「국내 결핵역학지표의 변화에 대한 고찰」

국가법령정보센터, http://www.law.go.kr/

국회회의록, http://likms.assembly.go.kr/record/

대한민국정부,『관보 제14199호』(1999. 5. 10.)

대한민국정부,『관보 제15102호』(2002. 5. 17.)

대한보건협회,『대한민국보건발달사』(파주: 지구문화사, 2014)

보건복지부,『1993년 보건복지백서』(서울: 보건복지부, 1994)

보건복지부,『1998년 보건복지백서』(서울: 보건복지부, 1999)

보건복지부,『1999년 보건복지백서』(서울: 보건복지부, 2000)

보건복지부,『보건복지백서』(서울: 보건복지부, 1994~2000)

보건복지부, 『업무지침: 병원감염관리준칙』, 보건복지부, 1992

보건복지70년사편찬위원회, 『보건복지 70년사 2』(세종: 보건복지부, 2015)

제14대국회 제165회 제17차, 『국회본회의회의록』(1993. 11. 30.)

제14대국회 제169회 제15차, 『국회본회의회의록』(1994. 7. 14.)

제14대국회 제170회 제19차, 『국회본회의회의록』(1994. 12. 16.)

질병관리본부, 『감염병 관리 사업 지침』(질병관리본부, 2012)

질병관리본부, 『2017년 말라리아지침』(2017)

WHO Regional Office for the Western Pacific, The work of WHO in the Western Pacific region, 1996-1997, Report of the Regional Director to the Regional Committee for the Western Pacific Forty-eighth session

2) 연구서

대한간학회, 『한국인 간질환 백서』(진기획, 2013)

대한결핵협회, 『한국결핵사』(서울: 상문상사, 1998)

대한바이러스학회, 『바이러스이야기』(서울: 대한바이러스학회, 2015)

대한보건협회, 『대한민국보건발달사』(파주: 지구문화사, 2014)

대한예방의학회, 『예방의학과 공중보건학』(서울: 계축문화사, 2013)

보건복지70년사편찬위원회, 『보건복지 70년사』 2(세종: 보건복지부, 2015)

한국보건의료관리연구원·대한병원감염관리학회, 『병원감염관리 및 의료의 질향상 기술 연구(Ⅰ)』(과천 : 보건복지부, 1997)

3) 연구논문

고원규, 「국내 말라리아의 재유행」, 『대한의사협회지』 50-11, 2007

기모란, 「풍진 항체 양성률 변화와 관련 요인에 관한 분석: 경기도 초등학생을 대상으로 한 1993, 1996, 1999년 반복 추적 조사 연구」, 한양대학교 박사학위논문, 1999

김교현·기해란·최보율·김창휘·이동한·고운영·기모란, 「볼거리 예방접종 효과 평가」, 『한국역학회지』 30-1, 2008

김민자, 「신증후 출혈열, 렙토스피라병의 예방접종」, 『대한내과학회지』 51-2S, 1996

김봉수 · 이영선 · 양숙자 · 김홍빈 · 유재일, 「국가적 병원감염 연구사업」, 『병원감염관리』 5-1, 2000

김수영, 「최근에 국내에 유행하는 말라리아에 대한 문헌고찰」, 서울대학교 석사학위논문, 1999

김우주, 「국제적 여행 및 무역과 관련한 감염」, 『감염』 31-1, 1999

김정순, 「Epidemiology of Hantavirus infection in Korea」, 『공중보건지』 34-1, 1997

김정순, 「우리나라 법정전염병의 재분류」, 『대한의사협회지』 40-4, 1997

김정순, 「우리나라 사망원인의 변천과 현황」, 『대한의사협회지』 36-3, 1993

김준명 · 박은숙 · 정재심 · 김경미 · 김정미 등, 「1996년도 국내 병원감염률 조사연구」, 『병원감염관리』 2-2, 1997

김한중 외, 「1991년 서천, 군산지역 콜레라 유행의 전파경로와 발생근원」, 『한국역학회지』 13-2, 1991

노영석 외, 「성인성 질환(성병)의 감염원에 관한 고찰」, 『감염』 24-3, 1992

류지소, 「콜레라」, 『감염』 25-4, 1993

박승철, 신쌍재, 「새로이 출현하는 전염병 - E. coli O157;H7 및 Salmonella enteritidis」, 『대한의사협회지』 40-6, 1997. 6.

박재원, 「재출현 이후 우리나라에서의 삼일열 말라리아 발생 현황」, 『Hanyang Medical Reviews』 30-3, 2010

박정미, 「한국 기지촌 성매매정책의 역사사회학, 1953-1995년」, 『한국사회학』 49-2, 2015

박정한, 「경북 영일군 오천중 · 고등학교 집단 장티푸스 발생 역학조사」, 『한국역학회지』 17-1, 1995

배직현, 「제한된 인력과 비용을 이용한 효율적인 감염관리」, 『병원감염관리』 3-2, 1998

서정기, 「하계전염병/세균성 이질」, 『대한의사협회지』 35-7, 1992

서환조, 「현시대(1975~1999)의 감염질환」, 『감염』 31-6, 1999. 12.

손영모, 「국내에서 시행하고 있는 홍역 예방접종에 대한 고찰」, 『감염』 23-2, 1991

송재훈, 「미생물의 적응과 변화에 의한 신종 감염 - 항생제 내성균의 출현과 확산-」, 『감

염』31-1, 1999

신해림, 「부산시 장티푸스 유행에 관한 역학조사연구」, 『한국역학회지』19-2, 1997

심민주 외, 「2000-2001년 서울 북부 지역 홍역 유행의 양상」, 『인제의학』24-1, 2003

심재철 외, 『국내 말라리아 환자의 재발생에 대한 소고』, 『감염』31-1, 1999

여인석, 「학질에서 말라리아로: 한국 근대 말라리아의 역사(1876-1945)」, 『의사학』20-1, 2011

오명돈, 「새로이 문제가 되는 감염병-세균성이질」, 『대한의사협회지』42-7, 1999

오성희, 「새로이 문제가 되는 감염병-볼거리」, 『대한의사협회지』42-7, 1999

오희철 외, 「1991년 콜레라 유행의 역학적 특성」, 『한국역학회지』13-2, 1991

이덕형, 「국가예방접종사업의 과거현재미래」, 『감염』27-3, 1995

이영선, 「인수공통전염병(14)-항균제 내성균」, 『대한수의사회지』44-7, 2008

이재광, 「신증후 출혈열의 질병사적 고찰」, 『의사학』13-1, 2004

이종구 외, 「우리나라 1995, 1996년 콜레라 발생 근원에 대한 연구」, 『한국역학회지』18-2, 1996. 12.

이종구·최은경, 「2000년대 글로벌 전염병 거버넌스의 변화」, 『의사학』25-3, 2016

이한일, 「Can malaria be endemic in South Korea?」, 『감염』30-4, 1998

이호왕, 「한국형 유행성 출혈열」, 『감염』3-1, 1971

정철, 「경주시에서 집단 발생한 세균성 이질 확진자에 대한 유행기전 분석」, 동국대학교 박사학위논문, 2001

정현미, 「AIDS의 刑事法的 問題」, 『刑事政策』9, 1997

진선미, 「일부지역 학동기 아동에 발생한 볼거리 역학: 1998년 대전지역 유행을 중심으로」, 충남대학교 석사학위논문, 1999

채종일, 「새로이 출현하는 전염병 - 새로 출현하는 말라리아」, 『대한의사협회지』40-6, 1997

최보율, 「홍역볼거리 및 풍진의 역학」, 『소아감염』4-1, 1997

한양의대 예방의학교실, 「세균성이질 유행에 관한 역학적 연구」(서울: 한양의대 예방의학교실, 1999)

홍성태, 「국내 기생충 감염증의 현황」, 『대한의사협회지』41-7, 1998

홍순구,「결핵 발생현황 및 국가관리대책」,『대한의사협회지』 47-4, 2004

홍영진,「일본뇌염백신: 국제적 현황과 우리나라 현황」,『소아감염』 15-2, 200

Ree HI, Unstable vivax malaria in Korea, The Korean Journal of Parasitology, 38-3, 2000, 132-133

7. 전염병 세계화 시기: 2000-2015년

1) 사료

「감염병의 예방 및 관리에 관한 법률」 제2조

「보건복지부, 법무부와 손잡고 결핵퇴치위해 외국인 결핵관리 강화한다」,『보건복지부 정책브리핑』(2015.3.23.)

『강원일보』

『경향신문』

『국민일보』

『뉴데일리』

『뉴시스』

『데일리메디』

『매일경제』

『메디칼업저버』

『보건복지 70년사』

『사스 관리지침』

『새전북신문』

『서울신문』

『아시아경제』

『아주경제』

『연합뉴스』

『연합신문』

『의협신문』

『의회신문』

『제1기 결핵관리종합계획』

『제1기 서울시 결핵관리사업 종합계획』

『조류인플루엔자 인체감염 예방 및 관리지침』

『조선비즈』

『청년의사』

『파이낸셜뉴스』

『한겨레』

『한국경제』

『헤럴드경제』

『환경일보』

『2004 질병관리백서』

『2008 결핵관리지침』

『2011 보건복지백서』

『2013-2017 감염병의 예방 및 관리에 관한 기본계획』

『2014-2015 질병관리백서』

『2015 감염병 감시연보』

『2015 국가결핵관리지침』

『2015 메르스 백서』

『2015 보건복지백서』

『2015년도 국내 말라리아 관리지침』

『2016 감염병 감시연보』

『2016 결핵환자 신고현황 연보』

『2016 의료관련감염병 관리지침』

『YTN』

부록

국가법령정보센터 https://www.law.go.kr

국가법령정보센터, 「감염병의 예방 및 관리에 관한 법률」 제1조(목적)

국가법령정보센터, 「검역법」(2017. 7. 26. 개정)

국가법령정보센터, 「결핵예방법」

국립보건원, 『사스 관리지침』(2003)

국립환경과학원, 「한국 기후변화 평가 보고서」(2010)

기후변화 2014 종합보고서, IPCC.

김동진, 『기후변화에 따른 전염병관리분야 적응대책』(2009)

보건복지부 보도자료, 「체계적인 C형간염 예방·관리 시스템 구축된다」, 2016.9.6

보건복지부 보도자료, 2011.8. 24.

보건복지부, 「제1기 결핵관리종합계획」

보건복지부, 『2011 보건복지백서』(2012)

보건복지부, 『2015 감염병 감시연보』(2016)

보건복지부, 『2015 메르스 백서』(2016)

보건복지부, 『2015 보건복지백서』(2016)

보건복지부, 『감염병의 예방 및 관리에 관한 기본계획(2013-2017)』(2013)

보건복지부, 『보건복지 70년사』(2015)

보건복지부, 『의료관련감염대책 협의체 논의 결과 및 향후 계획』(2015)

보건복지부, 『의료관련감염 예방관리 종합대책』(2018)

보건복지부, 『조류인플루엔자 인체감염 예방 및 관리지침』(2016)

서울대학교 의과대학, 『보건소와 병·의원 결핵치료 실태분석』(2003)

서울특별시생활보건과, 「제1기 서울시 결핵관리사업 종합계획」

신의철, 『결핵정보감시시스템』(2006)

우리나라 결핵관리 정책 변화. Public Health Weekly Report 8-28, KCDC

질병관리본부 보도자료, 「SFTS(중증열성혈소판감소증후군) 예방관리 당부」(2013.5.20)

질병관리본부 보도자료, 「SFTS 바이러스 감염 두 번째 환자 확인」(2013.5.23)

질병관리본부, 「결핵관리지침」(2008)

질병관리본부, 「결핵환자 의무기록조사 최종보고서」(2010)

질병관리본부, 「의료관련감염병 관리지침」(2016)

질병관리본부, 『2004 질병관리백서』(2005)

질병관리본부, 『2014-2015 질병관리백서』(2016)

질병관리본부, 『2016 결핵환자 신고현황 연보』(2017)

질병관리본부, 『결핵환자 의무기록조사 최종보고서』(2010)

질병관리본부, 『중증열성혈소판감소증후군 진료지침 권고안』(2016)

질병관리본부, http://cdc.go.kr/CDC/contents/CdcKrContentView.jsp?cid=68334&menuIds=HOME001-MNU2374-MNU2375-MNU2476

질병관리본부고시 제2015-1호

Centers for Disease Control and Prevention, 「The 2009 H1N1 pandemic: Summary high-lights, April 2009-April 2010」, https://www.cdc.gov/h1n1flu/cdcresponse.htm

Crimmins AJ, Balbus JL, Gamble CB, et al. 2016: Executive summary. The impacts of climate change on human health in the United States: A scientific assessment. U.S. Global Change Research Program, Washington, D.C.

http://cdc.go.kr/CDC/cms/content/mobile/35/68935_view.html

http://cdc.go.kr/CDC/cms/content/mobile/90/63690_view.html

http://www.cdc.gov/vhf/ebola/outbreaks/2014-west-africa/cumulative-cases-graphs.html

http://www.who.int/csr/sars/en/

https://is.cdc.go.kr/dstat/index.jsp

IPCC, 『기후변화 2014 종합보고서』(2014)

WHO & UNICEF, Immunization summary, The 2012 edition.

WHO, 『World Malaria Report 2012』(2012)

WHO, Human infection with pandemic (H1N1) 2009 virus: Updated interim WHO guid-ance on global surveillance. 10 July 2009

WHO. Changes in reporting requirements for pandemic (H1N1) 2009 virus infection. 16 July, 2009. (http://www.who.int/csr/disease/swineflu/notes/h1n1_surveillance_20090710/en/)

WHO. World Malaria Report 2012

World Health Organization (WHO), 『Climate change and adaptation strategies for human health』, 2006

World Health Organization: Summary of probable SARS cases with onset of illness from 1 November 2002 to 31 July 2003. http://www.who.int/csr/sars/country/table2003_09_23/en/

2015 국가결핵관리지침, 보건복지부

2015 보건복지백서, 보건복지부

2015년도 국내 말라리아 관리지침, 질병관리본부

2016 감염병 감시연보, 질병관리본부

2) 연구서

대한병원감염관리학회, 『병원감염관리』 제3판(한미의학, 2006)

대한병원감염관리학회, 『의료기관의 감염관리』 제5판(한미의학, 2017)

질병관리본부·대한의료관련감염관리학회, 『의료관련감염 표준예방지침』(한미의학, 2017)

3) 연구논문

곽이경 외, 「전국병원감염감시체계 중환자실 부문 결과 보고: 2008년 7월부터 2009년 6월까지 1년간의 결과와 3년간 전국 중환자실 병원감염발생률의 분석」, 『대한병원감염관리학회』 15-1, 2010

김계형, 오명돈, 「중증열성혈소판감소증후군」, 『대한내과학회지』 86, 2014

김동진, 『기후변화에 따른 전염병관리분야 적응대책』(보건복지포럼, 2009)

김우주, 「대유행 인플루엔자(H1N1 2009)의 경험과 교훈」, 『감염과 화학요법』 42-2, 2010

김우주, 「신종인플루엔자 A/H1N1 대유행: 현황과 전망」, 『대한의사협회지』 52-8, 2009

김정현 외,「중증열성혈소판감소증후군의 국내 병원감염 사례 고찰과 감염관리 방안」,『주간 건강과 질병』11-10, 2018

박옥,「최근 전염병발생현황 및 관리」,『대한내과학회지』66-1, 2004

박은철,「국가질병관리 역량강화를 위한 중앙정부 조직개편」,『대한의사협회지』58-8, 2015

송도영, 이원길,「중증급성호흡기증후군」,『대한임상미생물학회지』8-2, 2005

송봉구 외,「2015년 참진드기 전국 분포조사 현황」,『주간 건강과 질병』10, 2016.

신민철, 안호선,「메르스 감사를 통해 본 국가방역체계」,『감사』130, 2016

어영,「전국병원감시체계(KONIS) 손위생 모듈 구축」(2016)

오명돈,「국내에서 새로이 출현한 감염병」,『감염과 화학요법』43-6, 2011

이동한 외,「정부의 신종인플루엔자 A(H1N1) 대응」,『Journal of Preventive Medicine and Public Health』43-2, 2010

이진수 등,「2003년 국내 중증급성호흡기증후군 진료 현황 및 문제점 분석」,『감염과 화학요법』36, 2004

Centers for Disease Control and Prevention (CDC). Serum cross-reactive antibody response to a novel influenza A (H1N1) virus after vaccination with seasonal influenza vaccine. MMWR 2009;58

Kang YA, Cost of treatment for multidrug-resistant tuberculosis in South Korea. Respirology, 38-3, 2006

Kim Y, et al. The Characteristics of Middle Eastern respiratory syndrome coronavirus transmission dynamics in South Korea. Osong Public Health Res Perspect 2016;7

Kim KH, et al. Severe fever with thrombocytopenia syndrome, South Korea, 2012. Emerg Infect Dis. 2013;19

Kim WY, et al. Nosocomial transmission of severe fever with thrombocytopenia syndrome in Korea. Clin Infect Dis. 2015;60

Yu XJ, et al. Fever with thrombocytopenia associated with a novel bunyavirus in China.

NEJM. 2011;364

Zumla A, Hui DS, Perlman S. Middle East respiratory syndrome. The Lancet. Review. 2015;386

8. 해방 이후 북한 전염병사

1) 사료

「醫療施設을 擴充强化 民衆의 無漏利用을 圖謀」, 『正路』(1946. 3. 29.)

『경향신문』

『동아일보』

어린이의약품지원본부, 『북한 어린이 건강실태 보고서』(서울: 어린이의약품지원본부, 2002)

조선민주주의인민공화국 내각, 「방역위원회 개편에 관한 결정서(1949. 9. 14.)」, 『北韓關係史料集』 22, 222-224.

조선중앙통신사, 『조선중앙연감』(평양: 조선중앙통신사, 1949-2016)

한림대학교 아시아문화연구소, 『북한경제통계자료집(1946・1947・1948년도)』, 132

CDC, Status of public health, Democratic People's Republic of Korea, April, 1997. https://www.cdc.gov/mmwr/preview/mmwrhtml/00048030.htm (검색일: 2017. 12. 10.)

Central Intelligence Agency Reports, General CIA Records

Central Intelligence Agency, Report Civilian and military morale and health in Kaesong and Hwanghae province, 1951. 3. 19.

Central Intelligence Agency, Report Conditions in North Korea, prices of commodities, clothing, consumer goods, mode of dress, general living conditions, 1957. 5. 7.

Central Intelligence Agency, Report Disease and preventive measures in Hwanghae province, North Korea, 1952. 8. 27.

Central Intelligence Agency, Report Disease epidemics in North Korea, 1951. 8. 9.

Central Intelligence Agency, Report Disease in the Korean area, 1952.

Central Intelligence Agency, Report Epidemic prevention conference, North Korea, 1952. 3. 26.

Central Intelligence Agency, Report Infectious disease prevalent in North Korea, 1952. 1. 15.

Central Intelligence Agency, Report Living conditions in North Korea, 1954. 10. 5.

Central Intelligence Agency, Report Sociological, political, and military information on North Korea, 1964. 2. 28.

Hazel Smith, North Korea: Markets and military rule (Cambridge: Cambridge University Press, 2015)

Institute of Asian Culture Studies Hallym University, HQ, USAFIK Intelligence summary Northern Korea 1(1945. 12. 1-1947. 3. 31) (Chunchon: Institute of Asian Culture Studies, 1989), 249

International Scientific Commission, Report on the international scientific commission for the investigation of the facts concerning bacterial in Korea and China (Peking: 1952)

Milton Leitenberg, China's false allegations of the use of biological weapons by the United States during the Korean War, Cold War International History Project Working Paper, (March 1, 2016)

UNICEF, Analysis of the situation of children and women in the Democratic People's Republic of Korea, 2006

UNICEF, Medium term strategic plan for the development of the health sector DPR Korea 2016 - 2020, 2017

UNICEF, Situation analysis of children and women in the Democratic People's Republic of Korea 2017

WHO DPR Korea, Malaria profile, 2018

http://www.searo.who.int/dprkorea/areas/malaria/en/(검색일: 2018년 6월 12일)

WHO, WHO country cooperation strategy, Democratic People's Republic of Korea 2014-2019, 2016. 11.

World Health Organization Regional Office for South-East Asia Documents

World Health Organization Regional Office for South-East Asia, Proposed programme and budget estimates for 1976/1977, New Delhi, 1974. 7.

World Health Organization Regional Office for South-East Asia, Twenty-ninth annual report of the regional director to the regional committee for South-East Asia, 1 July 1976-30 June 1977

Материалы по радио и печати здравоохранения и народное образование, финансы и финансовая схема Северной Кореи за 1945 г.(북조선의 라디오, 출판, 보건의료, 인민교육, 재정 및 재정체계에 관한 자료, 1945년), 1945. 8. 20, ЦАМО, ф. 172, оп. 614630, д. 3, лл. 14-15

Управление Советской Гражданской Администрации в Северной Корее(북조선소련민정국), Доклад об Итогах Работы Управления Советсой Гражданской Администрации в Северной Корее за три года. Август 1945г. – ноябрь 1948г.(북조선소련민정국 3년간 사업 총괄보고, 1945년 8월~1948년 11월』), 평양, 1948. 12, АВПРФ, ф. 0480, оп. 4, д. 47, л. 284

2) 연구서

국사편찬위원회,『北韓關係史料集』권 18, 22(과천: 국사편찬위원회, 1994, 1995)

김일성,『인민보건사업을 발전시킬데 대하여』(평양: 조선로동당출판사, 1985)

문옥륜,『北韓의 保健醫療制度 分析』(서울: 國土統一院, 1989)

박재형·김옥주·황상익,『북한의 의학교육』, (서울대학교출판부, 2003)

이윤환,『북한 보건의료의 인도적 지원: 정책방향과 과제』(서울: 아주남북한보건의료연구소, 2003)

이철수·김소윤·이일학,『대북지원 NGO의 보건의료지원 현황 및 향후 방향』(서울: 아주남

북한보건의료연구소, 2008)

헨리 지거리스트, 『문명과 질병』, 황상익 역(파주: 한길사, 2008)

홍순원, 『조선보건사』(평양: 과학, 백과사전출판사, 1981)

황나미 · 강신욱 · 신정훈 · 노용환, 『통일대비 북한 위기상황에 따른 보건복지 대응방안』
      (서울: 한국보건사회연구원, 2011)

3) 연구논문

강정구, 「한국전쟁과 미국의 세균전」, 『東國社會研究』 1, 1992

김근배, 「북한 함흥의과대학 교수진의 구성, 1946-48」, 『醫史學』 51, 2015

김기환, 「북한에서의 삼일열 말라리아 발생 현황」, 14

김익복, 「해방후 공화국 북반부 인민보건사업 발전의 몇 가지 지수」, 『인민보건』 5, 1957

김진숙, 「북한 약학부문사업과 보건의료 연구」, 북한대학원 박사학위논문, 2012

김진혁, 「북한의 위생방역제도 구축과 '인민'의식의 형성 (1945-1950)」, 고려대학교 석사
      학위논문, 2013

김진혁, 「북한전염병사(1945-2000)」, 『연세의사학』 20-2, 2017

류기춘, 「우리나라 위생방역사업에서 제기되는 당면한 과업」, 『인민보건』 1, 1957. 3.

문옥륜, 「북한의 보건 의료」, 『북한의 사회』(서울: 을유문화사, 1990)

박윤재·박형우, 「북한의 의학교육제도 연구」, 『醫史學』 12, 1998

박태진, 「북한 보건의료의 이해를 위하여」, 『한국의료보장연구』(서울: 청년세대, 1989)

승창호 외, 『북한보건의료연구』(서울: 청년세대, 1989)

신동원, 「1960년대 이후 북한 한의학의 변천과 성격」, 『한국과학사학회지』 25-1, 2003

신동원, 「해방 이후 북한 한의학의 변천, 1945-1960」, 『한국과학사학회지』 25-2, 2003

신영전·김진혁, 「최응석의 생애: 해방직후 보건의료체계 구상과 역할을 중심으로」, 『醫史
      學』 48, 2014

안주군 인민위원회, 「페스트방역사업 강화에 대하야(1949. 10. 28.)」, 『北韓關係史料集』
      18, 421

이혜경, 「북한의 '보건일군' 양성정책 연구: 체제수호 전위양성을 중심으로」, 북한대학원

박사학위논문, 2013

지면식, 「인민보건사업발전의 새로운 단계」, 『근로자』 172, 1960

황상익·김수연, 「해방 전후부터 정부 수립까지(1945년-1948년)의 북한의 보건의료」, 『醫史學』 30, 2007

Grundy J, Biggs B-A, Hipgrave DB, Public health and international partnerships in the Democratic People's Republic of Korea, PLoS Med 12, 2015

[질병사]

1) 사료

『경향신문』

『국제신문』

『동아일보』

『동아일보』

『동의보감』

『조선일보』

『중앙일보』

감염병 웹통계 시스템 https://is.cdc.go.kr/dstat/jsp/stat/stat0002.jsp

경제기획원,『사망원인통계연보(1991)』(서울: 통계청)

국가인권위원회 · 인하대학교 의과대학,『HIV 감염인 및 AIDS 환자 인권상황 실태조사』(국가인권위원회,2005)

국립보건연구원,『한국에서 유행하는 렙토스피라증에 관한 연구 (I) 제1차년도 최종 보고서』(1986)

국립보건연구원,『한국에서 유행하는 렙토스피라증에 관한 연구 (II) 제2차년도 최종 보고서』(1987)

국립보건원,「2001년 홍역일제예방접종사업지침」(2001)

국립보건원,「예방접종 후 이상반응 역학조사 업무 편람」(2001)

국립보건원,「전국 홍역면역도 조사결과보고서」(2002)

국립보건원,「홍역 예방 관리」(2003)

대한간학회,「만성 B형간염 진료 가이드라인」(2015)

대한결핵협회 결핵연구원,『국민건강영양조사 제7기 1차년도(2016) 결핵감염률 조사 지원 및 질관리』(질병관리본부, 2016)

대한나관리협회,「나사업에 관한 보건사회지표」(1977)

보건복지부,「제3차 국민건강증진종합계획(2011~2020)」(2011)

보건복지부,『보건복지 70년사 (질병의 시대에서 건강시대로)』(2015)

보건복지부,『신종인플루엔자 대응백서, 2009-2010』(서울: 질병관리본부, 2010)

보건복지부 · 질병관리본부,『감염병감시연보』(2016)

보건사회부 · 대한결핵협회,『대한민국 결핵실태조사결과』(1965)

소록도갱생원 연보, 1953-1956』(1955)

예방접종 대상 감염병의 역학과 관리(2011), 홍역

이준행 · 최현일, [R&D동향], 한국보건산업진흥원, 2004

이훈재,「국가 에이즈관리사업 평가 및 전략개발 질병관리본부 학술연구용역과제」(2014)

인하대학교 의과대학 · 질병관리본부,「장티푸스 보균자 찾기사업의 효율성 제고방안 수립」(2008)

정재훈,「군 말라리아 예방화학요법의 효과 분석(세미나 발표자료)」(2017)

중앙역학조사반 · 제주도 역학조사반,「제주도 세균성 이질환자 집단발생 중앙역학조사반 보고서」(2000)

질병관리본부,「2011 법정감염병 진단 · 신고 기준」(2010)

질병관리본부,「2016 감염병감시연보」(2017) (cited 2017-August-01). http://cdc.go.kr/CDC/info/CdcKrInfo0302.jsp?menuIds=HOME001-MNU1132-MNU1138-MNU0038&fid=32&q_type=&q_value=&cid=75290&pageNum=

질병관리본부,「감염병관리 사업지침」(2011)

질병관리본부,「감염병 관리지침」(2017)

질병관리본부,「말라리아 관리지침」(2015~2017)

질병관리본부,『2010 감염병 감시 연보』(2011)

질병관리본부,『2017년도 인플루엔자 관리지침』(서울: 질병관리본부, 2017)

질병관리본부,『결핵환자 신고현황 연보』(오송:질병관리본부, 2016)

질병관리본부,『예방접종대상 감염병의 역학과 관리』(오송: 질병관리본부, 2017)

질병관리본부,『제8차 전국장내기생충 감염통계』(2013)

질병관리본부, 감염병관리, 홍역(2014)

질병관리본부, 홍역 감시·관리 지침(2006)

질병관리본부, 홍역 관리 지침(2014)

질병관리본부『전염병감시연보』(2017)

질병관리본부 보도자료(2008. 3. 14.)

질병관리본부 보도자료: 에이즈 예방·치료를 위한 의료기관상담서비스 대폭 확대
(2010.3.30.)

통계청·국민건강보험공단,『건강보험통계연보』(2016)

한국건강관리협회,『1995년도 학생기생충검사통계』(1996)

한국질병관리본부, Extended-spectrum β-lactamase를 생산하는 Shigella sonnei 유행, 감
염병발생정보,2005:16;1-5

한국질병관리본부, 국가적 항균제 내성 감시 현황,감염병발생정보,2003:14;273-82.

환경부,「상수도 통계」(2015)

Center for Disease Control and Prevention. (2007) Elimination of lymphatic filariasis in
Korea. Seoul

http://cdc.go.kr/CDC/mobile/notice/CdcKrIntro0201.jsp?menuIds=HOME001-MNU1154-
MNU0005-MNU0011&fid=21&q_type=&q_value=&cid=74448&pageNum=1

http://cdc.go.kr/CDC/info Accessed 30 May 2017

http://kosis.kr/statisticsList/statisticsList_01List.jsp?vwcd=MT_ZTITLE&parentId=D#Sub-
Cont

https://is.cdc.go.kr/dstat/jsp/stat/stat0101.jsp

WHO. Turning malaria around (monograph published by Division of Control of Tropi-
cal Diseases, WHO). Geneva. 1998

World Health Organization. Global tuberculosis report 2016. 2016, Geneva, Switzerland:
World Health Organization

2) 연구서

김두종,『한국의학문화대연표』(서울: 탐구당,1966)

대한간학회,『한국인 간질환 백서』(2013)

대한감염학회,『대한감염학회 50년사 역대 회장·이사장 회고담』(서울: 도서출판 진기획, 2011)

대한감염학회,『한국전염병사』(서울: 군자출판사, 2009)

대한결핵협회,『대한결핵협회 60년사』(서울:대한결핵협회, 2014)

대한결핵협회,『한국결핵사』(서울:대한결핵협회, 1998)

류준,『나무심는 마음, 고희기념문집』(영남대학교출판부, 1986)

박희명,『8.15의 기억: 해방공간의 풍경, 40인의 역사체험』(서울:한길사, 2005)

三木榮,『朝鮮疾病史』(大阪: 富士精版社, 1963)

이문호,『한국형출혈열』2nd edition(서울: 서울대학교 출판부,1986)

이호왕,『한탄강의 기적』초판(서울: 시공사, 1999)

인천문화재단한하운전집편찬위원회,『한하운 전집』(문학과지성사, 2010)

張友鉉,『韓國의 쯔쯔가무시病』(서울: 서흥출판사, 1994)

전우용,『현대인의 탄생』(서울:웅진싱크빅, 2011)

전종휘,『의창야화: 남기고 싶은 이야기』(서울: 의학출판사, 1994)

全鐘暉,『韓國急性傳染病槪觀』(서울: 최신의학사, 1975)

채종일·홍성태·최민호 외,『임상 기생충학』(서울: 서울대학교출판문화원, 2011)

한국건강관리협회,『건협40년사』(2005)

Barbara Miller, 홍석준 등 옮김.『글로벌시대의 문화인류학』(시그마프레스, 2013)

Tom Frist, Don't treat me like I have leprosy! A guide to overcoming prejudice and seg-
  regation, Talmilep, 1996

3) 연구논문

「特輯: 1975년 가을 京畿·忠北地域에 流行한 肺炎樣疾患」,『대한의학협회지』19, 1976

「特輯: 우리나라에서 流行하는 急性 熱性 疾患」,『대한의학협회지』31, 1988

강석영·박승철·박용휘 외,「今秋 유행한 肺炎樣疾患(좌담회)」,『대한의학협회지』18, 1975

강승지·이경주·박경화 외,「최근 7년간 일개 대학병원에서 경험한 렙토스피라병의 임상적 고찰」,『대한내과학회지』77, 2009

구정순·김대원·한규섭·석종성·박명희·김상인,「Lactose Fermenting Vibrio (Vibrio vulnificus) 패혈증 5예」16, 1982

宮島幹之助·奧村多忠,「本邦內地, 朝鮮, 臺灣産 赤蟲及 其近似種ノ 比較研究」,『細菌學雜誌』266, 1917

권이혁,「1969년 콜레라의 역학적 특성」,『대한의학협회지』13, 1970

기호철·신동훈·서민·채종일,「조선 시대 흡충류 감염기전에 대한 고찰」,『대한의사협회지』57, 2014

김광희·임채승,「1995년에 발병한 토착형 말라리아 26례에 대한 임상적 고찰」,『대한내과학회지』52, 1997

김대범·김시현·오수진·김동규·최수미·김명신·신완식,「시프로프록사신에 반응하지 않은 해외유입 장티푸스 3예」,『대한내과학회지』773, 2009

김동민·홍수진,「비브리오 패혈증」,『대한내과학회지』82, 2012

김두희,「한국에 있어서의 장티푸스에 관한 역학적 연구」,『대한의학협회지』16-4, 1973

김명수·신소연·박윤선·김연아·구남수·김준형·김영근·최준용·송영구·김준명,「국내 HIV 감염자에 있어서 highly active antiretroviral therapy (HAART)의 치료 효과 및 영향 분석」,『감염과 화학요법』39, 2007

김민자,「Monoclonal Antibody를 이용한 한국에서 분리된 Leptospira의 Serovar 동정」,『대한내과학회잡지』32, 1987

김민자,「우리나라에서 유행하는 Leptospirosis 의 임상적 특성」,『대한의학협회지』31,

1988

김시헌 · 장재연,「국내 기후변화 관련 감염병과 기상요인간의 상관성」,『J Prev Med Public Health』43, 2010

김영래 · 우태하,「한국에 있어서의 매독의 근황」,『대한피부과학회지』8-2, 1970

김영표 · 전인기 · 나해철 · 박석돈,「소위 "피부괴질"이라 불리웠던 가칭 Fulminating Gangrenous Dermatitis Syndrome due to Vibrio (일명(一名) Gangrenous Skin Tissue Toxic Shock Syndrome) 4증례」,『대한피부과학회』제35차 춘계학술대회 초록, 19, 1983

김우주 · 박승철,「장티푸스」,『대한의학협회지』35-7, 1992

김윤구 · 정태화 · 송철 · 이명원 · 김정순 · 오대규,「입원 장티푸스 환자의 신고에 관한 연구」,『한국역학회지』7-2, 1985

김윤원 · 조민기 · 김희숙 외,「1986년부터 1990년 사이에 혈청학적으로 진단된 급성열성 질환(쥐티푸스, 쯔쯔가무시병, 렙토스피라증, 신증후출혈열)의 발생 추이」,『대한미생물학회지』26, 1991

김윤정 · 전현지 · 이정우 · 홍경욱 · 김상일 · 위성헌 · 김양리 · 강문원,「국내 항균제의 사용 실태와 변화 추세(V)」,『Infect Chemother』44-6, 2012

김정룡,「B형간염 Vaccine에 관한 연구」,『대한의사협회지』22, 1979

김정순,「역사적 고찰을 통하여 본 우리나라 콜레라 유행의 특성」,『한국역학회지』13, 1991

김정순 · 오병관 · 안수연 외,「1980년 콜레라 발생의 근원추적 조사」,『한국역학회지』2, 1980

김정순 · 이주원 · 오대규 외,「유행성출혈열의 원인구명을 위한 분석역학적 연구」,『한국역학회지』6, 1984

김정순 · 이주원 · 오대규 외,「폐염양질환(유행성폐렴)의 원인구명을 위한 역학적 연구」,『대한의학협회지』28, 1985

김정훈 · 장인호,「한국에서 세균성 성매개감염의 항생제 내성역학」,『대한 요로생식기 감염학회지』7-2, 2012

김준명 · 최준용 · 정우용 등,「국내 HIV 감염의 감염 경로: 한국 HIV/AIDS 코호트 연구」,

『대한내과학회지』 93, 2018

김한중, 「1991년 서천, 군산지역 콜레라 유행의 역학조사 최종보고서」(1991)

김희진, 「한국의 결핵실태 및 관리체계」, 『대한의사협회지』 49-9, 2006

남정현·이덕용, 「2012년 병원성 비브리오균의 국내 분리 현황 및 특성」, 질병관리본부 『주간 건강과 질병』 6, 2013

盧德三, 「朝鮮平壤地方に 於ける 發疹熱の 臨牀學的 觀察」, 『日本傳染病學會雜誌』 11, 1937

魯炳鎬·崔相熙, 「發疹[티프스]의 臨床統計的 觀察」, 『朝鮮醫報』 1, 1947

노영무·육순재·윤홍진 외, 「급성 폐출혈열 -1975년 8월~11월에 유행된 급성폐출혈성 열병 20예에 대한 관찰-」, 『대한의학협회지』 19, 1976

대한감염학회·대한화학요법학회·대한임상미생물학회, 「소화기계 감염 진료지침 권고 안」, 『Infect Chemother』 42-6, 2010

稲田修一·功野泰三·浜田光惠 等, 「ツツガムシ病」, 『廣島醫學』 39, 1986

배현주, 「세균성 이질」, 『대한의사협회지』 46, 2003

백성호·이호왕, 「1969년 여름 월남 주둔 한국군에서의 Scrub typhus 및 Leptospirosis 만 연에 관한 연구」, 『고려대의대잡지』 11, 1974

서병설·임한종, 「서울시내 마약중독자간에 유행하는 열대열 및 사일열」, 『서울대학교논 문집(의약지)』 8, 1959

서홍관·황상익·채종일, 「한국 장내기생충 감염의 시대적 변천과 그 요인에 대한 관찰 - 1913년에서 1989년까지 -」, 『의사학』 1-1, 1992

설승용, 「Salmonella 및 Shigella의 균형 및 항균제 내성의 추이」, 『경북의대잡지』 21, 1980

송재훈, 「중합효소 연쇄반응을 이용한 장티푸스의 새로운 진단법의 개발」, 『대한내과학회 지』 46-2, 1994

신동원, 「조선말의 콜레라 유행, 1821-1910」, 『한국과학사학회지』 11, 1989

신영학·이점규·오경수 외, 「1998년 세균학적으로 확인된 Vibrio vulnificus 감염증」, 『감 염』 31, 1999

안명희,「해외유입 기생충질환」,『Infect Chemother』42-5, 2010

양병국・배근량・고운영 외,「2001년 발생한 콜레라 유행의 역학적 특성」,『제53차 대한
　　　예방의학회 추계학술대회 연제집』(2001)

염준섭,「말라리아」,『대한내과학회지』86, 2014

오희복・박경석・조민기,「Cross-Agglutination Adsorption방법에 의한 렙토스피라균의
　　　혈청학적 분석(1985)」,『대한미생물학회지』21, 1986

오희철・김문식・이종구 외,「우리나라 1995, 1996년 콜레라 발생 근원에 대한 연구」,『한
　　　국역학회지』18, 1996

우준희,「렙토스피라증에서 출혈성 폐병변의 병인론에 관한 실험적 연구」,『대한내과학회
　　　지』38, 1990

우준희,「장티푸스, 콜레라 백신」,『대한내과학회지』51-2S

이강수・정윤섭・권오헌등,「쯔쯔가무시병으로 규명된 진해지방에서 발생하던 발진성
　　　질환」,『대한미생물학회지』21, 1986

이규식,「기용숙의 연구와 생애-콜레라 연구를 중심으로」,『의사학』16, 2007

이명철・조경삼・양경호 외,「한국형출혈열 (韓國型出血熱)」,『대한바이러스학회지』9,
　　　1979

이목영・김도연・조은주・이의광・오세종・이채근・하영칠,「1623방법에 의한 서울시 상
　　　수도계통의 지아디아 및 크립토스포리디움 검출」,『한국물환경학회지』16-5, 2000

이순형,「우리나라 기생충 질환의 변천사」,『대한의사협회지』50, 2007

이승주,「성매개 감염병 진료지침 개정 및 성매개 감염병 역학적 특성분석(질병관리본부
　　　정책용역사업)」(2016)

이연경 외,「우리나라 결핵관리 정책 변화」,『주간 건강과 질병』8-28

이연태・이종훈・한훈 외,「1980년 한국에서 유행한 콜레라균의 성상」,『감염』12, 1980

이원영・이봉기・김주덕 외,「폐염양 출혈열 환자로부터 분리된 Leptospira의 세균학적
　　　특성과 병인론적 증명」,『한국역학회지』6, 1984

이임순,「성매개 질환 발생에 관한 시대적 변천과 현황」,『대한의사협회지』51-10, 2008

이재광·황상익,「신증후 출혈열의 질병사적 고찰」,『Korean J Med Hist』13, 2004

李正相·安圭里·金允權등,「國內 常住 韓國人에서 처음으로 確診된 쯔쯔가무시病 9
例를 包含한 Rickettsia 感染」,『대한의학협회지』29, 1986

이정상·윤성철·이훈용 외,「혈청학적으로 진단된 Leptospirosis의 임상상」,『한국역학
회지』6, 1984

이정애·김정순,「우리나라에서 발생한 엘톨 콜레라의 역학적 고찰」,『한국역학회지』
13,1980

이종구·최원석,「우리나라의 백신 정책」, 40-1, 2008

이혁민·김현수·김효진·서영희·용동은·정석훈·이경원·정윤섭,「Increasing inci-
dence of high-level tetracycline-resistant Neisseria gonorrhoeae due to clonal
spread and foreign import」,『Yonsei Med J』57-2, 2016

이환종,「질병관리본부 연구개발과제 연구결과: ESBL 생성 이질균 감염증 집단 발생의
적정관리 방안 마련」(2005)

임한종,「말라리아증」,『종합의학』13, 1968

임현술,「감염성 수인성/식품매개질환의 발생 원인」,『대한의사협회지』50-7, 2007

임현술,「한국에서 발생한 콜레라의 역학적 특성 및 발생 원인」,『동국의학』9, 2002

장우현·강재승,「환자에서 Rickettsia tsutsugamushi의 분리」,『대한의학협회지』30, 1987

장우현·김석용·천시옥 외,「제한효소 DNA 분석과 단세포군항체를 이용한 국내분리
렙토스피라균의 동정」,『대한미생물학회지』24, 1989

장우현·김익상·이우곤 외,「실험적으로 기니픽에 유발시킨 렙토스피라병에 대한 미생
물학적 및 병리학적 연구」,『대한미생물학회지』21, 1986

장우현·김익상·최명식 외,「1986년도부터 1991년까지 국내에서 발생한 렙토스피라병
의 혈청역학적 연구」,『대한미생물학회지』28, 1993

장원규·송명준·차영학 외,「전투경찰에서 발생한 렙토스피라병 12예에 대한 역학 및
임상적 고찰」,『대한내과학회지』61, 2001

전도기,「이질균의 종류 및 우리나라에서의 발생 빈도」,『대한의학협회지』13, 1970

전종휘, 「우리나라 콜레라 유행사」, 『대한의학협회지』 13, 1970

전종휘, 「장티푸스의 임상(Clinics of Typhoid Fever)-1. 현황과 이상 경과를 가진 증례들」, 『대한내과학회지』 19-1, 1976

全鍾暉·鄭喜泳·李鏞珍, 「韓國恙蟲病 (Tsutsugamushi disease)에 對한 研究(제1보)」, 『종합의학』 10, 1965

전호종·김신규·최봉규 외, 「출혈성 폐렴양질환의 임상적, 방사선학적, 임상검사학적 고찰」, 『대한군진의학학술지』 16, 1985

정규원·선희식·정환국·신호균·박충기·유재영·Di Bisceglie AM·Waggoner JJ·Hoof-nagle JH, 「한국인 수혈후 간염과 만성 간질환 환자에서의 C형 간염바이러스 감염동태 (제1보)」, 『대한내과학회지』 38-6, 1990

정영선·정숙인·강승지·전충환·박경화·신종희·정은경, 「패혈증비브리오균 감염증의 임상양상과 예후인자 분석」, 『대한내과학회지』 74, 2008

정인경·오명돈·채종일 외, 「수혈을 통한 말라리아가 원인이었던 불명열 1예」, 『감염』 31, 1999

정준호·박영진·김옥주, 「1960년대 한국의 회충감염의 사회사: 사람과 함께 하는 인룡에서 수치스러운 질병으로」, 『의사학』 25, 2016

정환국·김길수·이진관·문세광, 「급성 바이러스 간염에 대한 장기 추적」, 『대한내과학회지』 18-5, 1975

정희영, 「수인성전염병. 장티푸스, 이질」, 『대한의학협회지』 11-5, 1968

정희영·양창중·최제하, 「장천공을 합병한 장티푸스의 치험예」, 『대한내과학회지』 12-1, 1969

조민기·백승복·오희복 외, 「한국에서 유행한 Leptospirosis의 세균학적 연구」, 『한국역학회지』 24, 1984

조민기·이종호·윤창순 외, 「교차응집소 흡수방법 및 단세포군항체를 이용한 렙토스피라균의 혈청학적 분석」, 『대한미생물학회지』 24, 1989

조은주·이목영·변승현·한선희·안승구, 「PCR 및 RT-PCR을 이용한 하천수 중 Giardia lamblia 검출」,『대한환경공학회지』29-8, 2007

佐藤,「조선의 赤痢」,『군의단잡지』45, 1913

채인호・임건일・윤성노 외,「해외여행 경력이 없는 남자 환자에서 발병한 삼일열 말라리아 1례」,『기생충학잡지』32, 1994

채종일,「국내에 재유행하는 삼일열 말라리아. 특집: 새로이 대두되는 감염질환」,『Medi-cal Postgraduates』6, 2003

채종일,「새로 출현하는 말라리아」,『대한의사협회지』40, 1997

채지윤・오미미,「다제내성시대의 임균치료」,『대한요로생식기감염학회지』10-1, 2015

천병철,「보건복지부 보건의료연구개발사업 최종 보고서」,『세균성 이질 재유행의 역학적 특성과 효율적 관리방안에 관한 연구』

천병철,「우리나라 감염병관련 법률 및 정책의 변천과 전망」,『Infect Chemother』43-5, 2011

최강원,「출혈성폐염양 질환의 임상적 특성」,『한국역학회지』6, 1984

최강원・김성민・오명돈,「Ciprofloxacin을 이용한 장티프스의 항균요법 (Chlorampheni-col 요법과의 비교 및 Ciprofloxacin 단기요법)」,『대한화학요법학회지』8-2, 1990

최강원・오명돈・박상원・김홍빈・김의석・강성욱・최희정・신동현,「인간면역부전바이러스에 감염된 환자들의 기회감염증 및 악성종양」,『감염』30, 1998

최경훈・김두식・신계철 외,「폐염양질환 유행성 폐출혈열, 제2보 후향적 연구(1970-1974)」,『대한의학협회지』23, 1980

최보율・강성문・이수진 외,「한 군단위 지역사회에서의 렙토스피라증 환자 발견을 위한 사업 - 1989년과 1990년 경기도 양평군을 대상으로-」,『한국역학회지』15, 1993

최보율・정대은・이수진 외,「대유행이 예상된 시기의 렙토스피라 감염력에 대한 연구-한 특수집단을 대상으로-」,『한국역학회지』14, 1992

최시룡,「영남지역 나병의 역학적 고찰」,『대한나학회지』3, 1965

하용마,「한국나병 100년의 편력」,『대한나학회지』31,1998

한용철,「폐결핵의 단기요법」,『대한의학협회지』28-4, 1985

홍영표,「결핵의 역학 - 전국 실태조사 성적을 중심으로」,『대한의학협회지』34-5, 1991

홍영표, 「우리나라 결핵 - 어제, 오늘, 내일」, 『결핵 및 호흡기질환』 44-1, 1997

홍한기, 「한국산 주요 모기종의 생태학적 연구」, 동국대학교 박사학위논문, 1978

황창용, 「전염병관리 관련법령의 변화 추이분석 및 향후 개정방향에 관한 연구」, 『연세대학교보건대학원』(1998)

Ahn D, Chun D. Studies on Shigella isolated in Taegu area in Korea. Korean Choong Ang Med J 1962:3;265-270

Baek JH, Kim CO, Park JY, Jeong SJ, Koo NS, Kim HW, Han SH, Choi JY, Song YG, Kim JM. Clinical factors associated with hepatitis A virus seropositivity in HIV-infected adults living in a country with an epidemiologic shift for hepatitis A virus infection. J Korean Med Sci 2012;27:969-71

Baethge BA, West BC. Vibrio vulnificus: Did Hippocrates describe a fatal case? Rev Infect Dis. 1988;10:614-5

Bai GH, Kim SJ, Lee EK, Lew WJ. Incidence of pulmonary tuberculosis in Korean civil servants: Second study, 1992-1994. Int J Tuberc Lung Dis. 2001 Apr;5(4):346-53

Barua D, Cvjetanovic B. The seventh pandemic of cholera. Nature 1971;239:137-8

Blake PA, Merson MH, Weaver RE, Hollis DG, Heublein PC. Disease caused by a marine Vibrio. Clinical characteristics and epidemiology. N Engl J Med. 1979;300:1-5

Brown GW, Robinson DM, Huxsoll DL, et al. Scrub typhus: A common cause of illness in indigenous populations. Trans R Soc Trop Med Hyg 1976;70:444-8

Brown WL. Trench nephritis. Lancet i:1916:391-395

Casals J, Henderson BE, Hoogstraal H, et al. A review of Soviet viral hemorrhagic fever. J Infect Dis 122:1970:437-453

Chai JY, Lee SH. Intestinal trematodes of humans in Korea: Metagonimus, heterophyids and echinostomes. Korean J Parasitol 1990 Dec;28(Suppl):103-122

Chai JY, Lin A, Shin EH, Oh MD, Han ET, Nam HW, Lee SH. Laboratory passage and characterization of an isolate of Toxoplasma gondii from an ocular patient in

Korea. Korean J Parasitol 2003;41(3):147-54

Chai JY, Shin SM, Yun CK, Lee SH. Experimental activation of cryptosporidiosis in mice by immunosuppression. Korean J Parasitol 1990;28(1):31-7

Chai JY. Re-emerging Plasmodium vivax malaria in the Republic of Korea. Korean J Parasitol 1999;37:129-43

Chi JG, Shong YK, Hong ST, Lee SH, Seo BS, Choe KW. An imported case of kala-azar in Korea. Korean J Parasitol 1983;21(1):87-94

Chin BS. Molecular epidemiology of human immunodeficiency virus. Infect Chemother 2017;49:1-9

Choe KW. Epidemiology of HIV/AIDS. J Korean Med Assoc 2007;50:296-302

Choe PG, Park WB, Song JS, et al. Late presentation of HIV disease and its associated factors among newly diagnosed patients before and after abolition of a government policy of mass mandatory screening. J Infect 2011;63:60-5

Choe SC, Lee M, Lee SK, Im K, Tannich E, Lee SH, Hong ST. Differentiation of Korean isolates of Entamoeba histolytica from Entamoeba dispar. Korean J Parasitol 1996;34(1):15-20

Choi H, Jeong SJ, Lee HS, Chin BS, Choi SH, Han SH, Kim MS, Kim CO, Choi JY, Song YG, Kim JM. Clinical manifestations for diabetes mellitus in HIV-infected Koreans on highly active antiretroviral therapy. Korean J Med 2008;74:506-14

Choi WS, Cowling BJ, Noh JY, Song JY, Wie SH, Lee JS, Seo YB, Lee J, Jeong HW, Kim YK, Kim SW, Park KH, Lee SH, Cheong HJ, Kim WJ. Disease burden of 2013-2014 seasonal influenza in adults in Korea. PLoS One 2017;12(3):e0172012.

Choi WY, Nam HW, Kwak NH, Huh W, Kim YR, Kang MW, Cho SY, Dubey JP. Foodborne outbreaks of human toxoplasmosis. J Infect Dis 1997;175(5):1280-2

Chol PT, Suwannapong N, Howteerakul N. Evaluation of a malaria control project in PDR Korea, 2001-2003. Southeast Asian J Trop Med Public Health 2005;36:565-71

Chong Y, Park MY, Lee SY, Kim KS, Lee SI. Vibrio vulnificus septicemia in a patient with liver cirrhosis. Yonsei Med J 1982;23:146-52

Cho NH, Kim HR, Lee JH, et al. The Orientia tsutsugamushi genome reveals massive proliferation of conjugative type IV secretion system and host-cell interaction genes. Proc Natl Acad Sci USA 2007;8:7981-6

Cho SY, Kong Y, Park SM, et al. Two vivax malaria cases detected in Korea. Korean J Parasitol 1994;32:281-4

Chun D, Kim C, Ahn D, Lee J. Studies on Salmonella and Shigella isolated in Taegu area in Korea. Korean Choong Ang Med J 1964:5;249-254

Chun D. A review of Salmonella and Shigella in Korea. Endemic Dis Bull Nagasaki Univ 1964:6;125-138

Chung MH, Lee JS, Baek JH, et al. Persistence of Orientia tsutsugamushi in humans. J Korean Med Sci 2012;27:231-5

Colwell RR, Huq A. Environmental reservoir of Vibrio cholerae. The causative agent of cholera, Ann NY Acad Sci 1994;15:44-54

Dodge, et al. Epidemic hemorrhagic fever in a Korean farm population. Epidemic observation during 1954. Am J Hyg 63:38-51, 1956

DuPont HL. Shigella species (Bacillary dysentery). In: Mandell GL, Bennett JE, Dolin R. Principles and practice of infectious diseases. 4th ed. p2033-2039, Churchill Livingstone, 1995

Farmer JJ 3rd. Vibrio ("Beneckea") vulnificus, the bacterium associated with sepsis, septicaemia, and the sea. Lancet 1979;2:903

French GR, Foulke RS, Brand OA, et al. Korean hemorrhagic fever: Propagation of the etiologic agent in a cell line of human origin. Science 211:1981:1046-1048

Giles RB, Sheedy JA, Ekman CN, et al. The sequelae of epidemic hemorrhagic fever; with a note on causes of death. Am J Med 1954;16:629-38

Guk SM, Chai JY, Shin YO, Seo M. Antibody responses to Cryptosporidium antigen in HIV-positive patients in the Republic of Korea. Korean J Parasitol 2008;46(2):71-5

Guk SM, Seo M, Park YK, Oh MD, Choe KW, Kim JL, Choi MH, Hong ST, Chai JY. Parasitic infections in HIV-infected patients who visited Seoul National University Hospital during the period 1995-2003. Korean J Parasitol 2005;43:1-5

HJ Kim, SK Youn, S Lee, YH Choi. Epidemiological characteristics of imported shigellosis in Korea, 2010-2011

Hale TR, Halpenny GW. Malaria in Korean veterans. Canad Med Assoc J 1952;68:444-8

Han ET, Lee DH, Park KD, et al. Reemerging vivax malaria: changing patterns of annual incidence and control programs in the Republic of Korea. Korean J Parasitol 2006;44:285-94

Hasegawa Y. Malaria in Korea. Chosen Igakkai Zasshi 1913;(4):53-69 (in Japanese)

Hassing RJ, de Groot YJ, Kompanje EJ. A description and illustration of a necrotizing fasciitis by John Bell in 1801, hypothetically caused by Vibrio vulnificus. Int J Infect Dis. 2010;S3:e341-3

Hollis DG, Weaver RE, Baker CN, Thornsberry C. Halophilic Vibrio species isolated from blood cultures. J Clin Microbiol 1976;3:425-31

Hong SO, Cho KM, Chung PR, Soh CT. Parasitological studies on liver abscess in Cheju Island. Yonsei Med J 1968;9(2):127-38

Hong ST, Chai JY, Choi MH, Huh S, Rim HJ, Lee SH. A successful experience of soil-transmitted helminth control in the Republic of Korea. Korean J Parasitol 2006;44(3):177-85

Hong YP, et al. Cohort analyses of the treatment of smear-positive pulmonary tuberculosis patients under programme conditions in Korea, 1983-1994. Int J Tuberc Lung Dis 1998;2(5):365-371

Horseman MA, Surani S. A comprehensive review of Vibrio vulnificus: an important cause of severe sepsis and skin and soft-tissue infection. Int J Infect Dis 2011;15:e157-66

Huh JW, Moon SG, Lim YH. A survey of intestinal protozoan infections among gastroenteritis patients during a 3-year period (2004-2006) in Gyeonggi-do (Province), South Korea. Korean J Parasitol 2009;47(3):303-5

Huq A, Colwell RR. Vibrios in marine and estuarine environment. J Mar Biotechnol 1995;3:60-3

Hwang JH, Choe PG, Kim NH, Bang JH, Song KH, Park WB, Kim ES, Park SW, Kim HB, Kim NJ, Oh MD, Choe KW. Incidence and risk factors of tuberculosis in patients with human immunodeficiency virus infection. J Korean Med Sci 2013;28:374-7

Im JH, Baek JH, Lee JS, et al. A case series of possibly recrudescent Orientia tsutsugamushi infection presenting as pneumonia. Jpn J Infect Dis 2014;67:122-6

Jackson EB, Danauskas JX, Smadel JE, et al. Occurrence of Rickettsia tsutsugamushi in Korean rodents and chiggers. Am J Hyg 1957;66:309-20

Jeong KY, Un S, Lee J, et al. Population dynamics of five Anopheles species of the hyrcanus group in northern Gyeonggi-do, Korea. Korean J Parasitol 2010;48:351-3

Jeong SH. Current status and vaccine indication for hepatitis A virus infection in Korea. Korean J Gastroenterol 2008;51:331-337

Jeong SJ, Kim HW, Ku NS, Han SH, Kim CO, Choi JY, Song YG, Kim JM. Clinical factors associated with carotid plague and intima-medial thickness in HIV-infected patients. Yonsei Med J 2013;54(4):990-8

Jeong WK, Joo BE, Seo JH, Mun JK, Kim J, Seo DW. Mesial temporal lobe epilepsy in congenital toxoplasmosis: A case report. J Epilepsy Research 2015;5(1):25-8

Jeon YL, Nam YS, Lim G, Cho SY, Kim YT, Jang JH, Kim J, Park M, Lee HJ. Quinolone-resistant Shigella flexneri isolated in a patient who travelled to India. Ann

Lab Med 2012;32:366-369

Jin Y, Kim EM, Choi MH, Oh MD, Hong ST. Significance of serology by multi-antigen ELISA for tissue helminthiases in Korea. J Korean Med Sci 2017;32(7):1118-23

Joshi D, Choochote W, Park MH, et al. The susceptibility of Anopheles lesteri to infection with Korean strain of Plasmodium vivax. Malar J 2009;8:42

Jung YK, Kim JH. Epidemiology and clinical features of acute hepatitis A: From the domestic perspective. Korean J Hepatol 2009;15:438-445

Karabatsos. International catalogue of arboviruses including certain other viruses of vertebrates, Hantaan virus. Texas USA: Am Sco Trop Med Hyg San Antonio. 1985, 445-446

Kee MK, Lee SY, Kim NY, Lee JS, Kim JM, Choi JY, Ku NS, Kang MW, Kim MJ, Woo JH, Kim SW, Song JY, Paek JH, Choi BY, Kim SS. Anxiety and depressive symptoms among patients infected with human immunodeficiency virus in South Korea. AIDS Care 2015;27(9):1174-1182

Kim JS, Kim JJ, Kim SJ, Jeon SE, Seo KY, Choi JK, Kim NO, Hong S, Chung GT, Yoo CK, Kim YT, Cheun HI, Bae GR, Yeo YH, Ha GJ, Choi MS, Kang SJ, Kim J. Outbreak of ciprofloxacin-resistant Shigella sonnei associated with travel to Vietnam, Republic of Korea. Emerg Infect Dis 2015:21;1247-1250

Kim JSH. Leprosy in Korea: A global history, Ph.D thesis, UCLA, 2012

Kim DC. Status of malaria infection in the Republic of Korea. Yonsei Rep Trop Med 1982;13:59-62

Kim DY, Han KH, Jun B, et al. Estimating the cost-effectiveness of one-time screening and treatment for hepatitis C in Korea. PLos One 2017;12:e0167770

Kim DY, Kim IH, Jeong SH, et al. A nationwide seroepidemiology of hepatitis C virus infection in South Korea. Liver Int 2013;33:586-594

Kim HC, Pacha LA, Lee WJ, et al. Malaria in the Republic of Korea, 1993-2007. Variables related to re-emergence and persistence of Plamodium vivax among U.S. Forces in Korea. Milit Med 2009;174:762-9

Kim JM, Cho GJ, Hong SK, Chang KH, Chung JS, Choi YH, Song YG, Huh A, Yeom JS, Lee KS, Choi JY. Epidemiology and clinical features of HIV infection/AIDS in Korea. Yonsei Med J 2003;44:363-70

Kim JS. Mass chemotherapy in the control of paragonimiasis. Korean J Parasitol 1969;7(1):6-14

Kim JY, Kim JS, Park MH, et al. A locally acquired falciparum malaria via nosocomial transmission in Korea. Korean J Parasitol 2009;47:269-73

Kim JY, Won JE, Jeong SH, et al. Acute hepatitis C in Korea: different modes of infection, high rate of spontaneous recovery, and low rate of seroconversion. J Med Virol 2011;83:1195-1202

Kim KS, Oh JY, Jeong YW, Cho JW, Park JC, Cho DT, Lee JC. Epidemiological typing and characterization of dfr genes of Shigella sonnei isolates in Korea during the last two decades. J Microbiol Biotechnol 2002;12:106-113

Kim MH, Song JE, Ahn JY, Kim YC, Oh DH, Choi H, Ann HW, Kim JK, Kim SB, Jeong SJ, Ku NS, Han SH, Song YG, Kim JM, Choi JY. HIV antiretroviral resistance mutations among antiretroviral treatment-naive and -experienced patients in South Korea. AIDS Res Human Retroviruses 2013;29(12):1617-20

Kim MJ, Chng HH, Kim SI, et al. Trend of CD4+ cell counts at diagnosis and initiation of highly active antiretroviral therapy(HAART): Korea HIV/AIDS Cohort Study, 1992-2015. Infect Chemother 2017;49:101-8

Kim MJ, Kang SK, Choi IS. Leptospirosis in Korea: Clinical and epidemiologic study, In: Kobayashi YZ(ed), Proceedings of Leptospirosis Research Conference 1990, Japanese Leptospirosis Research Society, Tokyo; Hokusen-sha pub;1991;88-103

Kim MJ, Kim SW, Chang HH, Kim Y, Jin S, Jung H, Park JH, Kim S, Lee JM. Comparison of antiretroviral regimens: adverse effects and tolerability failure that cause regimen switching. Infect Chemother 2015;47(4):231-238

Kim SB, Kim YC, Kim MH, SongJE, Oh DH, Ahn JY, Ku NS, Kim HW, Jeong SJ, Han SH, Song YG, Choi JY, Kim JM. A comparison of the predicted risk for cardiovascular disease between HIV-infected and uninfected persons in Korea. Scand J of Infect Dis 2013;45:855-62

Kim SJ, Hong YP, Lew WJ, Yang SC, Lee EG. Incidence of pulmonary tuberculosis in Korean civil servants. Tuber Lung Dis 1995 Dec;76(6):534-9

Kim WK, Kim JA, Song JW, et al. Phylogeographic analysis of hemorrhagic fever with renal syndrome patients using multiplex PCR-based next generation sequencing. Sci Rep 2016 May 25;6:26017

Kim YJ, Kim SI, Kim YR, Wie SH, Park YJ, Kang MW. Predictive value of interferon-gamma ELISPOT assay in HIV 1-infected patients in an intermediate tuberculosisendemic area. AIDS Res Hum Retroviruses 2012;28:1038-43

Kim YJ, Woo JH, Kim MJ, Park DW, Song JY, Kim SW, Choi JY, Kim JM, Han SH, Lee JS, Choi BY, Lee JS, Kim SS, Kee MK, Kang MW, Kim SI. Opportunistic diseases among HIV-infected patients: a multicenter-nationwide Korean HIV/AIDS cohort study, 2006 to 2013. Korean J Intern Med 2016;31:953-60

Kim YK, Lee SC, Kim C, et al. Clinical and laboratory predictors of oliguric renal failure in haemorrhagic fever with renal syndrome caused by Hantaan virus. J Infect 2007;54:381-6

Kim YS, Ahn C, Han JS, et al. Hemorrhagic fever with renal syndrome caused by the Seoul virus. Nephron 1995;71:419-27

Klein T, Pacha LA, Lee HC, et al. Plamodium vivax malaria among U.S. Forces Korea in the Republic of Korea, 1993-2007. Milit Med 2009;174:412-8

Ku NS, Choi YH, Kim YK, Choi JP, Kim JM, Choi JY. Incidence of and risk factors for active tuberculosis in human immunodeficiency virus-infected patients in South Korea. Int J Tuberc Lung Dis 2013;17:777-81

Ku NS, Lee Y, Ahn JY, Song JE, Kim MH, Kim SB, Jeong SJ, Hong KW, Kim E, Han SH, Song JY, Cheong HJ, Song YG, Kim WJ, Kim JM, Smith DM, Choi JY. HIV-associated neurocognitive disorder in HIV-infected Koreans: the Korean NeuroAIDS Project. HIV Medicine 2014;15:470-7

Kwak YG, Lee HK, Kim M, et al. Clinical characteristics of vivax malaria and analysis of recurred patients. Infect Chemother 2013;45:69-75

Kwon SY, Park SH, Yeon JE, et al. Clinical manifestations and outcome of acute hepatitis A in Korea: A multi-center study, 2-7-2009 [Abstract]. Korean J Hepatol 2010;16(Suppl 3):S17

Lee J, Park GM, Lee DH, Park SJ, Yong TS. Intestinal parasite infections at an institution for the handicapped in Korea. Korean J Parasitol 2000;38(3):179-81

Lee JC, Jeong YS, Oh JY, Kang HY, Kim KH, Kim JM, Lee YC, Cho DT, Seol SY. Epidemiology of Shigellosis in Korea. J Bact Virol 2006:36;41-49

Lee JC, Oh JY, Kim KS, Jeong YW, Cho JW, Park JC, Seol SY, Cho DT. Antimicrobial resistance of Shigella sonnei in Korea during the last decades. APMIS 2001:109;228-234

Lee KS, Kim TH, Kim ES, et al. Chloroquine-resistant Plasmodium vivax in the Republic of Korea. Am J Trop Med Hyg 2009;80:215-7

Lee SH, Kim KH, Lee SG, Cho H, Chen DH, CHung JS, Kwak IS, Cho GJ. Causes of death and risk factors for mortality among HIV-infected patients receiving antiretroviral therapy in Korea. J Korean Med Sci 2013;28:990-997

Lee SH, Kim S, Park SC, et al. Cytotoxic activities of Leptospira interrogans hemolysin SphH as a pore-forming protein on mammalian cells. Infect Immun 2002;70: 315-22

Lee WO, Chung HS, Lee H, Yum JH, Yong D, Jeong SH, Lee K, Chong Y. CTX-M-55-type extended-spectrum β-lactamase- producing shigella sonnei isolated from a Korean patient who had travelled to China. Ann Lab Med 2013;33:141-144

Lee WJ, Klein T, Kim HC, et al. Anopheles kleini, Anopheles pullus, and Anopheles sinensis: potential vectors of Plasmodium vivax in the Republic of Korea. J Med Entomol 2007;44:1086-90

Lee YK, Lee KY, Choi KH, et al. Transfusion-induced malaria in a child after open heart surgery in Korea. J Korean Med Sci 2001;16:789-91

Ley HL, Markelz RA. Scrub typhus: occurrence in United Nations' personnel in Korea. Mil Med 1961;126:834-7

Ludlow AI. Amebic liver abscess. Chin Med J 1926;40(12):1165-89

Lukes RJ. The pathology of thirty-nine fatal cases of epidemic hemorrhagic fever. Am J Med 1954;16:639-50

Macdowell M, Oliver J. The renal lesion in epidemic hemorrhagic fever. J Clin Invest 1957;36(1 Part 2):99-223

Munro-Faure AD, Andrew R, Missen GA, et al. Scrub typhus in Korea. J Army Med Corps 1951;97:227-9

Nam J, Kim GJ, Baek JY, et al. Molecular investigation of human immunodeficiency virus type 2 subtype A cases in South Korea. J Clin Microbiol 2006;44:1543-6

Na W, Lee KE, Myung HN, Jo SN, Jang JY. Incidences of waterborne and foodborne diseases after meteorologic disasters in South Korea. Ann Glob Health 2016; 82:848-857

Oh DH, Ahn JY, Kim SI, Kim MJ, Woo JH, Kim WJ, Baek JH, Kim SW, Choi BY, Lee MH, Choi J, Han MG, Kang C, Kim JM, Choi JY. Metabolic complications among Korean patients with HIV infection. J Korean Med Sci 2017;32:1268-1274

Oh H, Chang W, Cho M, et al. Identification of new serovar Yeonchon and Hongchon belonging to Leptospira interrogans Icterohemorragiae serogroup. J Korean Soc Microbiol 1991;26:253-62.

Oh JY, Yu HS, Kim SK, Seol SY, Cho DT, Lee JC. Changes in patterns of antimicrobial susceptibility and integron carriage among Shigella sonnei isolates from southwestern Korea during epidemic periods. J Clin Microbiol 2003:41;421-423

Oh MD, Park SW, Kim HB, Kim US, Kim NJ, Choi HJ, Shin DH, Lee JS, Choe K. Spectrum of opportunistic infections and malignancies in patients with human immunodeficiency virus infection in South Korea. Clin Infect Dis 1999;29:1524-8

Oh MD, Shin H, Shin D, et al. Clinical features of vivax malaria. Am J Trop Med Hyg 2001;65:143-6

Oh SN. On quartan malaria in Korea. Mansen No Ikai 1930;112:18-19 (in Japanese)

Oliver JD. The Biology of Vibrio vulnificus. Microbiol Spectr 2015;3:doi:10.1128/microbiolspec.VE-0001-2014

Paik YH, Ree HI, Shim JC. Malaria in Korea. Jpn J Exp Med 1988;58:55-66

Park EK, Cho H, Lee SH, Lee SG, Lee SY, Kim KH, Lee CH, Chung JS, Kwak IS. Human papillomavirus prevalence and genotype distribution among HIV-infected women in Korea. J Korean Med Sci 2014;29:32-7

Park JW, Klein T, Lee HC, et al. Vivax malaria: a continuing health threat to the Republic of Korea. Am J Trop Med Hyg 2003;69:159-67

Park M, Wu P, Goldstein E, Kim WJ, Cowling BJ. Influenza-associated excess mortality in South Korea. Am J Prev Med 2016:50(4):e111-119

Park SI, Cho E. National infectious diseases surveillance data of South Korea. Epidemiol Health 2014:11;36:e2014030. doi: 10.4178/epih/e2014030. eCollection 2014.

Park WB, Choe PG, Jo JH, Kim SH, Bang JH, Kim HB, Kim NJ, Oh MD, Choe KW. Amebic liver abscess in HIV-infected patients, Republic of Korea. Emerg Infect Dis 2007;13:516-7

Park YH, Han JH, Nam HW. Clinical features of ocular toxoplasmosis in Korean patients. Korean J Parasitol 2011;49(2):167-71

Ree HI. Studies on Anopheles sinensis, the vector species of vivax malaria in Korea. Korean J Parasitol 2005;43:75-92

Rhee JK, Seu YS, Park BK. Isolation and identification of Cryptosporidium from various animals in Korea. I. Prevalence of Cryptosporidium in various animals. Korean J Parasitol 1991;29(2):139-48

Ryu JS, Min DY. Trichomonas vaginalis and trichomoniasis in the Republic of Korea. Korean J Parasitol 2006;44(2):101-16

Schwarcz L, Chen MJ, Vittinghoff E, Hsu L, Schwarcz S. Declining incidence of AIDS-defining opportunistic illnesses: results from 16 years of population-based AIDS surveillance. AIDS 2013;27:597-605

Seo BS. Malayan filariasis in Korea. Korena J Parasitol 1978;16 (suppl):1-108

Seo BS, Lee SH, Cho SH, Chai JY, Hong ST, Han IS, Sohn JS, Cho BH, Ahn SR, Lee SK, Chung SC, Kang KS, Shim HS, Hwang IS. An epidemiologic study on clonorchiasis and metagonimiasis in riverside areas in Korea. Korean J Parasitol 1981;19(2):137-50

Seo M, Chai JY, Kim MJ, Shim SY, Ki HC, Shin DH. Detection trend of helminths eggs in the strata soil samples from ancient historic places of Korea. Korean J Parasitol 2016;54:555-63

Seong MH, KilH, Kim YS, et al. Clinical and epidemiological features of hepatitis C virus infection in South Korea: a prospective, multicenter cohort study. J Med Virol 2013;85:1724-1733

Shin DH, Han SK, Choi PC, et al. Acute abdominal pain in patients with hemorrhagic fever with renal syndrome in the emergency department. J Korean Soc Emerg Med 2010;21:191-8

Shin EH, Kim TS, Lee HW, et al. Vector competence of Anopheles lesteri Baisas and Hu (Diptera: Culicidae) to Plasmodium vivax in Korea. Korean J Parasitol 2002;40:41-4

Shin HR, Oh JK, Lim MK, Shin A, Kong HK, Jung KW, Won YJ, Park S, Park SJ, Hong ST. Descriptive epidemiology of cholangiocarcinoma and clonorchiasis in Korea. J Korean Med Sci 2010;25(7):1011-6

Smadel JE. Epidemic hemorrhagic fever. Am J Public Health 43:1953:1327-1330

Soh CT, Lee KT, Im KI, et al. Current status of malaria in Korea. Yonsei Rep Trop Med 1985;16:11-8

Soh CT, Lee SJ, Ahn YK. Latent infection by Toxoplasma gondii in Korea. Yonsei Med J 1960;1:52-4

Soh CT. Parasitic amoebae in Korea. Korean J Parasitol 1981;19 Suppl:5-93

Song JY, Woo HJ, Kim WJ, et al. Long-term immunogenicity and safety of inactivated Hantaan virus vaccine (Hantavax™) in healthy adults. Vaccine 34(10):2016: 1289-1295

Steer A. Pathology of hemorrhagic fever: a comparison of the findings; 1951 and 1952. Am J Pathol 1955;31:201-21

Tanabe M. Distribution of malaria in Korea. On the endemicity of malaria in Chunchon and Cholwon, Kangwon-do. Chosen Igakkai Zasshi 1927;(82):882 (in Japanese)

Taubenberger JK, Kash JC. Influenza virus evolution, host adaptation, and pandemic formation. Cell Host & Microbe 2010;7(6):440-451

Tiburskaja NA, Vrublevskaja OS. The course of infection caused by the North Korean strain of Plasmodium vivax. WHO 1977;WHO/MAL/77.895: 1-19

Watt G, Chouriyagune C, Ruangweerayud R, et al. Scrub typhus infections poorly responsive to antibiotics in northern Thailand. Lancet 1996;348:86-9

Weir HH. A continued fever of Korea. China Med J 1915;29:307-15

Xuan YH, Chung BS, Hong YC, Kong HH, Hahn TW, Chung DI. Keratitis by Acanthamoeba triangularis: Report of cases and characterization of isolates. Korean J Parasitol 2008;46(3):157-64

Yang HJ, Jin KN, Park YK, Hong SC, Bae JM, Lee SH, Choi HS, Hwang HS, Chung YB, Lee NS, Nam HW. Seroprevalence of toxoplasmosis in the residents of Cheju island, Korea. Korean J Parasitol 2000;38(2):91-3

Yeh HY, Mitchell PD. Ancient human parasites in ethnic Chinese populations. Korean J Parasitol 2016 Oct;54(5):565-572

Yen CH. Field study report. Feb 21-28, 1970

Yu JR, Sohn WM. A case of human cyclosporiasis causing traveler's diarrhea after visiting Indonesia. J Korean Med Sci 2003;18:738-41

Yun JW, Noh JY, Song JY, Chun C, Kim Y, Cheong HJ. The Korean influenza national immunization program: history and present status. Infect Chemother. 2017; 49(4):247-254

Zimmerman LE, Cooper M, Graber CD. Bacteriologic studies in an epidemic of bacillary dysentery in Korea; serotypes of Shigella and Salmonella recovered and bacteriologic response to sulfadiazine, chloramphenicol, terramycin, aureomycin and streptomycin. Am J Clin Pathol 1952:22;549-557

Zimmerman LE. Some experiences with enteric diseases in Korea. Am J Public Health 1953;43:279-284

찾아보기

한글

ㄴ

영어

A

B

2009년 발행

韓國傳染病史 목차

서론

제1장 선사시대

제2장 삼국과 통일신라시대

개관

제3장 고려시대

개관

제4장 조선시대 전기

개관

제7장 일제강점기

개관